Der Körper des Menschen

Der Körper des Menschen

Einführung in Bau und Funktion

Adolf Faller
Neu bearbeitet von Michael Schünke

unter Mitarbeit von Gabriele Schünke

13., komplett überarbeitete und neu gestaltete Auflage

316 farbige Abbildungen

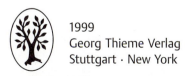

1999
Georg Thieme Verlag
Stuttgart · New York

Prof. Dr. Adolf Faller †
ehem. Universität Fribourg, Schweiz

Prof. Dr. Dr. Michael Schünke
Anatomisches Institut der Universität Kiel
Olshausenstr. 40, 24098 Kiel

Dipl.-Biol. Gabriele Schünke
Holländerey 6
24119 Kronshagen

Zeichnungen von
Gerhard Spitzer, Frankfurt am Main
Markus Voll, Fürstenfeldbruck

Umschlaggestaltung:
Markus Voll, Fürstenfeldbruck

1. Auflage 1966
2. Auflage 1967
3. Auflage 1969
4. Auflage 1970
5. Auflage 1972
6. Auflage 1974
7. Auflage 1976
8. Auflage 1978
9. Auflage 1980
10. Auflage 1984
11. Auflage 1988
12. Auflage 1995

1. französische Auflage 1970
2. französische Auflage 1983
3. französische Auflage 1988

1. italienische Auflage 1973

1. japanische Auflage 1982
2. japanische Auflage 1993

1. niederländische Auflage 1970
2. niederländische Auflage 1974
3. niederländische Auflage 1978
4. niederländische Auflage 1981

1. spanische Auflage 1968
2. spanische Auflage 1984

*Die Deutsche Bibliothek –
CIP-Einheitsaufnahme*

Faller, Adolf
Der Körper des Menschen : Einführung in Bau und Funktion / Adolf Faller. [Zeichn. von Gerhard Spitzer ; Markus Voll]. – 13., komplett überarb. und neu gestaltete Aufl. / neubearb. von Michael Schünke unter Mitw. von Gabriele Schünke. - Stuttgart ; New York : Thieme, 1999

Geschützte Warennamen (Warenzeichen) werden **nicht** besonders kenntlich gemacht. Aus dem Fehlen eines solchen Hinweises kann also nicht geschlossen werden, dass es sich um einen freien Warennamen handele.

Das Werk, einschließlich aller seiner Teile, ist urheberrechtlich geschützt. Jede Verwertung außerhalb der engen Grenzen des Urheberrechtsgesetzes ist ohne Zustimmung des Verlages unzulässig und strafbar. Das gilt insbesondere für Vervielfältigungen, Übersetzungen, Mikroverfilmungen und die Einspeicherung und Verarbeitung in elektronischen Systemen.

© 1966, 1999 Georg Thieme Verlag,
Rüdigerstraße 14, D-70469 Stuttgart
Unsere Homepage: http://www.thieme.de

Printed in Germany

Satz: primustype Robert Hurler,
D-73274 Notzingen,
gesetzt auf Textline mit Herkules Pro
Druck: Appl, Wemding

ISBN 3-13-329713-9

Vorwort für die 13. Auflage

Knapp 4 Jahre nach der kompletten Neubearbeitung des Faller durch meine Frau und mich und gut 10 Jahre nach Adolf Fallers Tod erscheint die nunmehr 13. Auflage. Auf den ersten Blick im selben Gewand, beim genauen Hinschauen jedoch deutlich umfangreicher mit fast 200 Seiten mehr Text und mit über 50 neuen Abbildungen! Der gesamte Inhalt des Buches wurde aktualisiert, sämtliche Kapitel wurden vervollständigt und bei Bedarf völlig neu geschrieben.

Die wichtigsten Änderungen hierbei sind: Das Kapitel „Genetik und Evolution" ist neu hinzugekommen, das Kapitel „Herz und Gefäßsystem" erhielt eine neue übersichtlichere Gliederung, im Kapitel „Blut, Immunsystem und lymphatische Organe" wurde vor allem das Immunsystem sehr ausführlich dargestellt und dem neuesten Wissensstand angepasst, die Kapitel „Bewegungsapparat" und „Endokrine Organe" wurden durch neue bessere Abbildungen ergänzt, im Kapitel „Verdauungssystem" wurden die Abschnitte „Antioxidanzien" und „Pflanzenwirkstoffe" neu hinzugefügt und im Kapitel „Zentrales und peripheres Nervensystem" wurde die Blutversorgung des Gehirns neu aufgenommen. Viele dieser Verbesserungen und Ergänzungen verdanken wir unseren Lesern, deren Anregungen wir gerne aufgegriffen haben. Ein von vielen geäußerter Wunsch, am Ende der jeweiligen Kapitel eine kurze Zusammenfassung zu geben, wurde ebenso berücksichtigt wie der Wunsch nach einer Falttafel mit einem vollständig beschrifteten Skelett sowie einer übersichtlichen Gliederung am Beginn jedes Kapitels. Die neue Rechtschreibung bedarf vielleicht einer gewissen Gewöhnung, besonders wenn sie so seltsame Blüten treibt wie z. B. beim „rauen Endoplasmatischen Retikulum". Alles in allem ist der Faller noch besser und noch kompakter geworden, aber letztlich handlich und übersichtlich geblieben. Wir möchten daher an dieser Stelle allen Lesern noch einmal herzlich für die konstruktive Kritik, aber auch für die vielen, vielen begeisterten Zuschriften danken. Dies hat uns bei der Bearbeitung der 13. Auflage ungeheuer motiviert.

Die Freude an der Arbeit haben wir mit vielen geteilt, vor allem mit den Mitarbeitern und Mitarbeiterinnen des Georg Thieme Verlags, insbesondere Frau M. Hieber, Herrn R. Zepf, Herrn M. Lehnert sowie Herrn B. Wiedemann. Aber was wäre der Faller ohne unseren lieben Herrn M. Voll aus Fürstenfeldbruck, der einmal mehr in unverkennbarer Art und Weise seine

Spuren hinterlassen hat: Die perfekte Umsetzung unserer Wünsche in den Abbildungen und die professionelle Gestaltung der neu konzipierten Abbildungen haben die vorliegende 13. Auflage geprägt. Ein herzliches Dankeschön an alle.

Wir denken, dass der Faller gut gerüstet ins nächste Jahrtausend geht und wünschen ihm hierzu einen guten Start und weiterhin viel Erfolg!

Kiel, im September 1999   Gabriele und Michael Schünke

Auszug aus dem Vorwort zur 12. Auflage

Wer hätte 1966 nach dem Erscheinen der 1. Auflage von Adolf Fallers Taschenbuch „Der Körper des Menschen" gedacht, dass dieses Buch fast 30 Jahre konkurrenzlos erfolgreich ist. Neben den mittlerweile 11 deutschen sprechen zahlreiche ausländische Auflagen in mehreren Sprachen für sich. In diesem Zusammenhang stellt sich natürlich die Frage, warum ein derart populäres Buch wie der „Faller" ein neues Gesicht bekommen soll. Nun, die Antwort hat Adolf Faller in seinem Vorwort zur 11. Auflage bereits vorweggenommen: „Jedes Buch gleicht etwas Lebendigem – es muss sich dauernd neuen Situationen anpassen."

Inhaltsverzeichnis

Eine detaillierte Übersicht finden Sie auf den jeweiligen Kapitelseiten

1 Biologie der Zelle — 1

1.1 Einleitung 2
1.2 Anzahl, Größe, Form und Eigenschaften von Zellen 2
1.3 Aufbau der Zelle und Zellorganellen 4
1.4 Zellteilung (Mitose) 18
1.5 Reduktions- oder Reifeteilung (Meiose) 21
1.6 Stoffaustausch der Zelle mit ihrer Umgebung 24
1.7 Membran- oder Ruhepotenzial einer Zelle 27
1.8 Stoff- und Flüssigkeitstransport 28

2 Genetik und Evolution — 39

2.1 Genetik (Vererbungslehre) 40
2.2 Evolution (Abstammungslehre) 55

3 Gewebe — 67

3.1 Epithelgewebe 68
3.2 Binde- und Stützgewebe 72
3.3 Muskelgewebe 85
3.4 Nervengewebe 97

4 Bewegungsapparat — 113

4.1 Achsen, Ebenen und Orientierungsbezeichnungen 114
4.2 Allgemeine Anatomie des Bewegungsapparats 116
4.3 Spezielle Anatomie des Bewegungsapparates 129

5 Herz und Gefäßsystem — 205

5.1 Herz (Cor) 206

5.2 Gefäßsystem - Bau und Funktion 228

5.3 Gefäßsystem - physiologische Grundlagen 244

6 Blut, Immunsystem und lymphatische Organe — 259

6.1 Blut 260

6.2 Immunsystem 281

6.3 Lymphatische Organe (Immunorgane) 287

7 Endokrines System — 307

7.1 Hormone 309

7.2 Hypothalamus-Hypophysen-System 313

7.3 Hirnanhangsdrüse (Hypophyse) 314

7.4 Zirbeldrüse (Corpus pineale, Epiphyse) 317

7.5 Schilddrüse (Glandula thyroidea) 318

7.6 Nebennieren (Glandulae suprarenales) 321

7.7 Inselorgan der Bauchspeicheldrüse (Pancreas) 325

7.8 Geschlechtsorgane 327

7.9 Hormonbildende Gewebe und Einzelzellen 328

8 Atmungssystem — 333

8.1 Weg des Sauerstoffs zur Zelle: äußere und innere Atmung 334

8.2 Luft leitende Atmungsorgane 335

8.3 Seröse Höhlen und Häute des Brust- und Bauchraums ... 348

8.4 Lungen (Pulmones) 348

8.5 Belüftung der Lungen (Ventilation) 353

8.6 Gasaustausch und Blut-Luft-Schranke 357

8.7 Atemregulation 362

8.8 Atemmechanik 364

9 Verdauungssystem — 377

9.1 Stoffwechsel, Energiebedarf und Nahrungsstoffe 378

9.2 Verdauungsorgane 389

9.3 Übersicht über die Verdauungsvorgänge 428

10 Nieren und ableitende Harnwege — 441

10.1 Aufgaben der Nieren 442

10.2 Übersicht über Bau und Funktion der Nieren 442

10.3 Nieren (Renes) 443

10.4 Ableitende Harnwege 458

11 Geschlechtsorgane — 471

11.1 Funktion und Aufbau der Geschlechtsorgane 472

11.2 Männliche Geschlechtsorgane 472

11.3 Weibliche Geschlechtsorgane 485

12 Fortpflanzung, Entwicklung und Geburt — 505

12.1 Keimzellen 506

12.2 Befruchtung 506

12.3 Eileitertransport und Furchung 511

12.4 Implantation und Ausbildung des Mutterkuchens (Placenta) 513

12.5 Embryonalentwicklung 516

12.6 Fetalentwicklung 520

12.7	Geburt	523
12.8	Postnatale Entwicklung	525
12.9	Anatomische Biotypologie	528

13 Zentrales und peripheres Nervensystem — 535

13.1	Gliederung des Nervensystems	536
13.2	Aufgaben des Nervensystems	536
13.3	Entwicklung des Nervensystems	537
13.4	Zentralnervensystem	538
13.5	Peripheres Nervensystem	588

14 Vegetatives Nervensystem — 607

14.1	Funktion und Bestandteile	608
14.2	Allgemeiner Aufbau	610
14.3	Sympathisches Nervensystem	611
14.4	Parasympathisches Nervensystem	615
14.5	Darmwandnervensystem	618

15 Sinnesorgane — 623

15.1	Rezeptoren und Sinneszellen	624
15.2	Auge	624
15.3	Ohr	643
15.4	Geschmackssinn	653
15.5	Geruchssinn	654

16 Haut und Hautanhangsgebilde — 663

16.1	Haut (Cutis) und Unterhaut (Subcutis)	664
16.2	Hautanhangsgebilde	668

17 Abkürzungen, Messgrößen und Maßeinheiten — 673

17.1 Abkürzungen 674

17.2 Messgrößen und Maßeinheiten 674

18 Glossar — 679

19 Sachverzeichnis — 693

1
Biologie der Zelle

Inhaltsübersicht

1.1 Einleitung 2

1.2 Anzahl, Größe, Form und Eigenschaften von Zellen 2
1.2.1 Anzahl, Größe und Form 2
1.2.2 Eigenschaften 3
- Stoffwechsel und Energiegewinnung 3
- Vermehrung und Lebenserwartung 3
- Reizaufnahme und Reizbeantwortung 3

1.3 Aufbau der Zelle und Zellorganellen 4
1.3.1 Grundbauplan 4
1.3.2 Zellmembran 4
1.3.3 Zytoplasma und Zellorganellen 6
- Endoplasmatisches Retikulum (ER) 6
- Ribosomen 7
- Golgi-Apparat 7
- Lysosomen 8
- Zentriolen 8
- Mitochondrien 8
1.3.4 Zellkern 10
- Chromosomen und Gene 10
- Genetischer Code 13
- Proteinsynthese 15
- Verdoppelung des genetischen Materials (Replikation) 18

1.4 Zellteilung (Mitose) 18

1.5 Reduktions- oder Reifeteilung (Meiose) 21

1.6 Stoffaustausch der Zelle mit ihrer Umgebung 24
1.6.1 Zusammensetzung der extrazellulären Flüssigkeit 26
1.6.2 Zusammensetzung der intrazellulären Flüssigkeit 26

1.7 Membran- oder Ruhepotenzial einer Zelle 27

1.8 Stoff- und Flüssigkeitstransport 28
1.8.1 Diffusion 29
1.8.2 Osmose und osmotischer Druck 29
1.8.3 Filtration 31
1.8.4 Aktiver Transport 32
1.8.5 Endo- und Exozytose 32

Zusammenfassung 33

1.1 Einleitung

Der Grundbaustein des menschlichen Körpers sowie aller Tiere und Pflanzen ist die einzelne Zelle. Sie ist die kleinste selbstständig lebende Einheit und tritt als eigenständiger Organismus in Form von *Einzellern* (z. B. Geißeltierchen und Amöben) auf. Bei den *Mehrzellern* bilden die Zellen große Verbände und sind funktionelle Einheiten im Rahmen einer übergeordneten Struktur. Bei den einzelligen Organismen, wie Bakterien und Pilze, weisen alle Zellen einen identischen Grundbauplan auf. Auch bei Mehrzellern, wie Pflanzen, Tiere und Menschen, zeigen sie ein in ihrem Grundmuster einheitliches Bild. Es bestehen hier jedoch große Unterschiede in der Aufgabenvielfalt und jeder Zelltyp ist darauf spezialisiert eine besondere Aufgabe im Organismus zu übernehmen. So transportieren z. B. die roten Blutkörperchen (Erythrozyten) Sauerstoff, andere Zellen wiederum stehen im Dienste der Erregungsleitung (Nervenzellen) oder dienen der Fortpflanzung (Keimzellen).

Die innerhalb eines Organismus erbrachten Leistungen jeder einzelnen Zelle beruhen auf einer *spezifischen genetischen Information*. Sie ist in der Zelle in bestimmten Abschnitten der so genannten *Desoxyribonukleinsäure (DNS)* in den Genen gespeichert und besteht aus einem Programm zur Steuerung der Zellvermehrung sowie zur Synthese von Eiweißstoffen. Beide Eigenschaften sind unabdingbar, damit sich aus einer befruchteten Eizelle ein vielzelliger Organismus entwickelt und damit sich aus gemeinsamen Vorläuferzellen so unterschiedlich differenzierte Zellen, wie z. B. Gehirn-, Lungen-, Muskel- oder Leberzellen, entwickeln.

1.2 Anzahl, Größe, Form und Eigenschaften von Zellen

1.2.1 Anzahl, Größe und Form

Der menschliche Körper besteht etwa aus *75×10^{12} Zellen (= 75.000 Milliarden)*, von denen alleine 25×10^{12} als Erythrozyten im Blut vorkommen und somit den am häufigsten vorkommenden Zelltyp darstellen. Von den verbleibenden Zellen entfallen wiederum 25×10^9 (= 25.000 Millionen) auf das Nervensystem. Bei einer so hohen Zellzahl muss jeder einzelne Baustein mikroskopisch klein sein und so schwankt die Zellgröße beim Menschen zwischen 5 µm (z. B. einige Bindegewebszellen) und 150 µm (weibliche Eizellen). Einige Zellen können jedoch zusammen mit ihren Zellfort-

Anzahl, Größe, Form und Eigenschaften von Zelllen

sätzen eine beträchtliche Länge erreichen, z. B. Nervenzellen, die vom Gehirn zum Rückenmark ziehen und bis zu 1 m lang sind. Recht unterschiedlich ist auch die Form von Zellen. Eizellen sind rund, Bindegewebszellen weisen Fortsätze auf und andere wiederum sind spindelförmig (Muskelzellen) oder platt, kubisch oder hochprismatisch (Epithelzellen). Unterschiedliche Größe und Form stehen häufig in engem Zusammenhang mit den jeweiligen Eigenschaften von Zellen.

1.2.2 Eigenschaften

Allen Zellen ist eine Reihe von *Grundeigenschaften* gemeinsam, auch wenn sie im Hinblick auf die Übernahme bestimmter Aufgaben differenziert sind:

■ **Stoffwechsel und Energiegewinnung.** Jede Zelle besitzt einen Stoffwechsel, über den aufgenommene Stoffe zu zelleigenen, dem Aufbau der Zelle dienenden Verbindungen umgewandelt und in Form von Endprodukten abgegeben werden. So benötigen Zellen zur Aufrechterhaltung ihrer normalen Lebensfunktion Nährstoffe, aus denen sie die nötige Energie für ihre Aufgaben gewinnen. Die chemischen Prozesse zur Energiegewinnung, die sich bei der Umwandlung von Nährstoffen (Fette, Eiweiße und Kohlenhydrate) abspielen, sind in allen Zellen grundsätzlich gleich, genau wie die Abgabe der Endprodukte an die die Zellen umgebende Flüssigkeit.

■ **Vermehrung und Lebenserwartung.** Mit wenigen Ausnahmen haben fast alle Zellen die Fähigkeit sich durch Teilung zu vermehren. Diese Eigenschaft wird häufig lebenslang beibehalten und ist Voraussetzung für den Ersatz zugrunde gegangener Zellen bzw. für die Regeneration (Wiederherstellung) von Geweben und Organen nach Verletzungen. So bildet das menschliche Knochenmark stündlich etwa 160 Millionen rote Blutkörperchen und die Keimdrüsen (Hoden) des Mannes etwa 85 Millionen Spermien pro Tag. Eine hohe Zellteilungsrate charakterisiert z. B. auch die Schleimhautzellen des Dünndarms, die eine durchschnittliche Lebensdauer von nur wenigen Tagen (30-100 h) aufweisen. Andere Zellen wiederum teilen sich nur in einer bestimmten Entwicklungsphase und bleiben danach lebenslang erhalten, z. B. Nervenzellen und Muskelzellen.

■ **Reizaufnahme und Reizbeantwortung.** Fast alle Zellen stehen mit ihrer unmittelbaren Umgebung durch spezifische Zelloberflächenstrukturen

(z. B. Rezeptoren) in Verbindung und können unterschiedliche Reize aufnehmen, auswerten und beantworten.

Neben diesen Grundeigenschaften besitzen bestimmte Zellen spezifische Eigenschaften, z. B. im Hinblick auf ihre Fähigkeit zur *Bewegung* (z. B. Abwehrzellen im Bindegewebe, männliche Spermien im weiblichen Genitaltrakt), die *Aufnahme und Abgabe von Stoffen* (z. B. Aufnahme von Zelltrümmern durch Abwehrzellen, Sekretabgabe von Drüsenzellen) oder zur Ausbildung bestimmter *Oberflächendifferenzierungen* (z. B. Flimmerhaare auf Schleimhautepithelzellen des Atemtraktes, Bürstensaum auf Schleimhautepithelzellen des Dünndarms).

1.3 Aufbau der Zelle und Zellorganellen

1.3.1 Grundbauplan

Bei lichtmikroskopischer Betrachtung einer Zelle erkennt man einen flüssigen **Zellleib (Zytoplasma)**, einen **Zellkern (Nucleus)** und die umgebende **Zellmembran (Plasmalemm)** (Abb. 1.1). Das Zytoplasma enthält eine Reihe hochorganisierter, oft nur mit einem Elektronenmikroskop sichtbarer Körperchen, die als **Zellorganellen** bezeichnet werden, sowie bestimmte formgebende Strukturen (Anteile des Zytoskeletts) und zahlreiche Zelleinschlüsse (z. B. Ausgangs- und Endprodukte des Stoffwechsels).

1.3.2 Zellmembran

Die umgebende Zellmembran (Plasmalemm) hält den flüssigen Zellleib zusammen und zeigt im elektronenmikroskopischen Querschnitt einen *dreischichtigen Aufbau* (Abb. 1.2): Sie besteht aus einer Lipiddoppelschicht, wobei 2 Lagen von Lipidmolekülen *(Phospholipide, Cholesterin)* derart angeordnet sind, dass ihre fettlöslichen Anteile *(Fettsäuren)* einander zugekehrt sind (heller Mittelstreifen), während die wasserlöslichen Anteile an die Innen- bzw. Außenseite der Zellmembran grenzen (dunkle Außen- bzw. Innenlinie). Die Lipiddoppelschicht wird von Proteinen mehr oder weniger mosaikartig durchsetzt. Diese Eiweißmoleküle haben vielfältige Funktionen, z. B. dienen sie als Poren dem Durchtritt von Wasser und Salzen oder nehmen als Rezeptorproteine an Regulationsvorgängen teil. Die an die Außenseite der Zelle grenzenden Membranproteine und z. T. auch die wasserlöslichen Anteile der Phospholipide werden von einer dünnen

Aufbau der Zelle und Zellorganellen 5

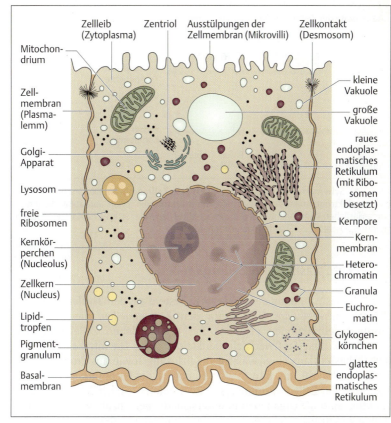

Abb. 1.1 **Vereinfachte Darstellung einer Zelle nach elektronenmikroskopischen Befunden** (*siehe auch Abb. 1.7)

Schicht komplexer Zuckermoleküle (Kohlenhydrate) überzogen, die in ihrer Gesamtheit als *Glykocalyx* bezeichnet wird. Der chemische Bau der Glykocalyx ist genetisch festgelegt und spezifisch für jede Zelle. Über sie können Zellen einander als körpereigen oder körperfremd „erkennen" (siehe Kapitel 6.2: Immunsystem, spezifische Immunabwehr).

Diese so genannte *„Einheitsmembran"* hat eine Dicke von 7,5 nm (1 µm = 1.000 nm) und bildet eine Barriere zwischen dem Zellinneren und dem Extrazellulärraum. Auch die Zellorganellen sind von Einheitsmembranen umgeben.

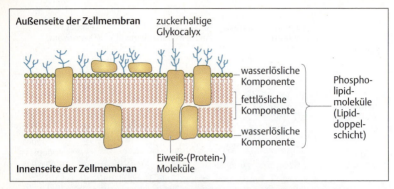

Abb. 1.2 **Schematischer Querschnitt durch eine Zellmembran:** Der 3-schichtige Aufbau im elektronenmikroskopischen Bild kommt durch die innen und außen liegenden wasserlöslichen Komponenten und die in der Mitte liegende fettlösliche Komponente der Lipiddoppelschicht zu Stande (nach Leonhardt)

1.3.3 Zytoplasma und Zellorganellen

Das Zytoplasma umgibt den Zellkern. Es besteht aus dem *Hyaloplasma oder Zytosol (intrazelluläre Flüssigkeit)*, den *Zellorganellen,* die bestimmte Stoffwechselfunktionen erfüllen, und verschiedenen Zelleinschlüssen, dem *Paraplasma* (Stoffwechselprodukte der Zelle). Die intrazelluläre Flüssigkeit besteht aus einer wässrigen Salzlösung sowie aus Proteinen (Mikrotubuli, Mikro- und Intermediärfilamente), die Form und mechanische Festigkeit der Zelle bestimmen (sog. Zytoskelett). Je nach Zelltyp und Zellfunktion sind die Organellen in unterschiedlicher Anzahl vorhanden. Folgende wesentliche Zellorganellen werden unterschieden:

- **endoplasmatisches Retikulum,**
- **Ribosomen,**
- **Golgi-Apparat,**
- **Lysosomen,**
- **Zentriolen,**
- **Mitochondrien.**

Endoplasmatisches Retikulum (ER)

Das endoplasmatische Retikulum (Abb. 1.**1**) durchzieht das Zytoplasma in Form von röhren- und bläschenförmigen Strukturen, die von Einheitsmembranen umgeben sind. Es unterteilt das Zellinnere im Sinne einer Kompartimentierung und ermöglicht entlang seiner Hohlräume den *intrazellulären Stofftransport*. Durch seine große Oberfläche ermöglicht es einen schnellen Ablauf von unterschiedlichen Stoffwechselreaktionen (z. B. Protein- und Lipidsynthese) und es dient als Membrandepot, d. h. es ist der Ursprung für andere Membranen. An vielen Stellen ist das endoplasmatische Retikulum mit kleinen körnchenartigen Strukturen, den *Ribosomen*, besetzt (raues ER), die vor allem der Eiweißsynthese (s. unten) dienen. Man findet raues endoplasmatisches Retikulum besonders ausgeprägt z. B. in Bauchspeicheldrüsenzellen. Fehlen die Ribosomen, so spricht man von glattem ER, das vor allem in hormonproduzierenden Zellen den überwiegenden Anteil ausmacht. Mit Ausnahme der roten Blutkörperchen besitzen alle Zellen endoplasmatisches Retikulum.

Ribosomen

Ribosomen (Abb. 1.1) stehen im Dienst der Eiweißsynthese (s. auch Kap. 1.3.4, Zellkern, Proteinbiosynthese) und kommen entweder einzeln in Form freier Ribosomen oder in Verbindung mit dem endoplasmatischen Retikulum vor (raues ER). Sie sind nicht von einer Einheitsmembran umgeben. Während sie am rauen ER für die Produktion von Exportproteinen (z. B. Drüsensekrete) zuständig sind, produzieren sie als freie Ribosomen *zelleigene Proteine* (z. B. Enzyme, Strukturproteine). Bei Ribosomen handelt es sich um Multienzymkomplexe, die aus Eiweiß- und RNA-Molekülen (r-RNA) bestehen, die bei der Proteinsynthese die Aminosäuren verketten. Die r-RNA ist auch ribosomales Strukturelement.

Golgi-Apparat

Der Golgi-Apparat (Abb. 1.1) setzt sich aus mehreren Golgi-Feldern zusammen und stellt ebenfalls ein inneres Hohlraumsystem dar, das an der Aufnahme und an der Ausschleusung von Stoffen in Form von *membranbegrenzten Sekretvesikeln* beteiligt ist. Auch die Lysosomen werden auf diese Weise gebildet. Die Golgi-Felder besitzen eine *Aufnahme- und eine Abgabeseite.* Vorstufen von Eiweißsekreten wandern aus dem rauen endoplasmatischen Retikulum zur Aufnahmeseite des Golgi-Feldes, wo sie in Transportvesikel verpackt und über die Abgabeseite aus der Zelle ausgeschleust werden. Dabei verschmilzt die Vesikelmembran mit der Zellmembran. Die Erneuerung der Zellmembran ist daher eine wichtige Aufgabe des Golgi-Apparates.

Lysosomen

Die mehr oder weniger kugelförmigen Lysosomen (Abb. 1.1) sind die Verdauungsorgane der Zelle. Sie enthalten große Mengen von *Enzymen*, insbesondere saure Hydrolasen und Phosphatasen, mit deren Hilfe sie aufgenommene Fremdkörper oder zelleigene überalterte Organellen abbauen und dem zellulären Stoffwechsel in Form von Ausgangsstoffen wieder zur Verfügung stellen können (Recycling). Die Lysosomenmenbran schützt intakte Zellen vor einer unkontrollierten Wirkung der lysosomalen Enzyme. In geschädigten Zellen können die freigesetzten Enzyme der Gewebsautolyse (z. B. bei eitrigen Geschwüren) beitragen.

Zentriolen

Zentriolen (Abb. 1.1), auch Zentralkörperchen genannt, sind Hohlzylinder mit offenem Ende, deren Wand aus so genannten *Mikrotubuli*, starren, fadenartigen Eiweißkörpern, aufgebaut ist. Sie spielen eine große Rolle bei der Zellteilung, indem sie ein Fasergerüst von Spindelfasern aufbauen, das im Zusammenhang mit den Bewegungen der Chromosomen steht. Dabei wird offenbar die Polarität der Zelle für die Richtung der Zellteilung bestimmt.

Mitochondrien

Mitochondrien (Abb. 1.1) sind kleine, 2-6 µm lange, fadenförmige Gebilde, die in wechselnder Menge (wenige bis über tausend) in allen Zellen, mit Ausnahme der roten Blutkörperchen, vorkommen. Ihre Wände bestehen aus einer inneren und einer äußeren Einheitsmembran, wobei die innere nochmals stark aufgefaltet ist und somit eine große Oberfläche besitzt. Mitochondrien sind die *„Kraftwerke"* der Zellen, da sie die für alle Stoffwechselprozesse notwendige Energie in Form eines universellen biologischen Brennstoffs, *Adenosintriphosphat (ATP)*, liefern. Die Herstellung von ATP aus den drei Grundnahrungsstoffen, Proteine, Fette und Kohlenhydrate, findet nahezu ausschließlich in den Mitochondrien statt (Abb. 1.3), indem im Rahmen eines Verbrennungsprozesses mithilfe von Sauerstoff *(mitochondriale Atmungskette)* die freiwerdende Energie nicht in Form von Hitze, sondern in Form energiereicher Verbindungen (ATP) gespeichert wird.

ATP besteht aus drei chemischen Substanzen, einem *stickstoffhaltigen Adenin*, dem Zucker *Ribose* sowie drei Molekülen *Phosphat,* die unterei-

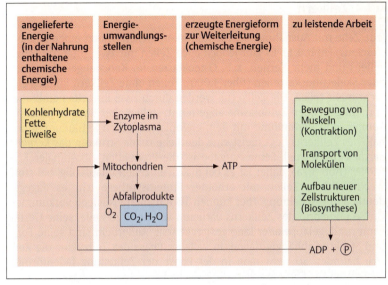

Abb. 1.3 Schematische Darstellung der Energieumwandlungsprozesse in einer Zelle (nach Beske)

ATP	Adenosintriphosphat	CO_2	Kohlendioxid
ADP	Adenosindiphosphat	O_2	Sauerstoff
P	Phosphat	H_2O	Wasser

nander durch energiereiche Verbindungen verknüpft sind (Adenosintriphosphat). Bei Abspaltung eines Phosphatmoleküls wird Energie freigesetzt und aus dem ATP entsteht ADP (Adenosindiphosphat), das unter Energieaufwand in den Mitochondrien wieder in ATP überführt werden kann.

Aus den Mitochondrien gelangt ATP zu den energieverbrauchenden Orten innerhalb der Zelle. Es wird unter anderem benötigt für den Transport von Stoffen durch die Zellmembran, für die Synthese von Eiweiß und anderen Zellbestandteilen oder für die Bewegung (Kontraktion) von Muskeln.

1.3.4 Zellkern

Jede Zelle mit Ausnahme der roten Blutkörperchen besitzt einen Zellkern (Nucleus) (Abb. 1.**1**). Es gibt jedoch auch Zellen mit zwei (manche Leberzellen) und mehr Kernen, z. B. Osteoklasten im Knochengewebe (5-20) oder Skelettmuskelzellen (über 1.000). Zellen ohne Zellkern können sich nicht mehr teilen. Die Zellkerne werden durch zwei Einheitsmembranen vom umgebenden Zytoplasma abgetrennt, stehen aber über so genannte *Kernporen* in Verbindung mit dem endoplasmatischen Retikulum. Innerhalb des Zellkerns liegt meist eine deutliche runde Struktur, das *Kernkörperchen (Nucleolus)*. Seine Aufgabe ist die Produktion ribosomaler RNA (rRNA) (Abb. 1.**7a**), daher ist es bei inaktiven Zellen unauffällig, bei stoffwechselaktiven Zellen mit erhöhter Proteinsynthese tritt es dagegen deutlich in Erscheinung. Hier können auch mehrere Nucleoli vorkommen. Größe und Form des Zellkerns variieren von Zelle zu Zelle, seine Gestalt kann rund, gelappt oder lang gestreckt sein. Außerdem sind seine Form und Struktur abhängig davon, in welcher Phase des Zellzyklus die Zelle sich befindet. So sieht man in der Phase der Zellteilung fadenförmige Strukturen, die *Chromosomen*, die zwischen zwei Teilungsphasen, in der so genannten *Interphase*, unsichtbar bleiben.

Chromosomen und Gene

Chromosomen sind die Träger der Erbanlagen, die als *Gene* bezeichnet werden (s. auch Kap. 2.1, Genetik). Menschliche Zellkerne enthalten 46 Chromosomen (diploider Chromosomensatz) in Form von 23 Chromosomenpaaren (23 väterliche und 23 mütterliche Chromosomen). Die einzelnen Chromosomen lassen sich anhand der Gesamtlänge, der Länge der Chromosomenarme sowie der Lage von Einschnürungen unterscheiden. Auf diese Weise kann man die einzelnen Chromosomenpaare bestimmten Gruppen zuordnen (Aufstellung eines *Karyogramms*) und sie nach abnehmender Größe von 1-22 durchnummerieren, das 23. Paar bestimmt das Geschlecht (Abb. 1.**4a** u. **b**). Mit Ausnahme der Geschlechtschromosomen *(heterologe Chromosomen = Gonosomen)* entsprechen sich mütterliche und väterliche Chromosomen *(homologe Chromosomen = Autosomen)* in den Erbmerkmalen. Während das weibliche Geschlecht zwei gleich große Geschlechtschromosomen (XX) aufweist, besitzt das männliche Geschlecht ein großes und ein kleines Geschlechtschromosom (XY).

Beim Menschen enthalten 23 Chromosomenpaare etwa zweimal 100.000 Erbmerkmale oder Gene. Hierbei kommt in jeder Körperzelle je-

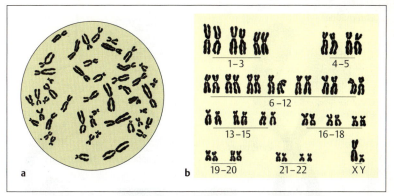

Abb. 1.4a u. b Chromosomensatz einer normalen menschlichen Zelle (nach Langman)

a Die Chromosomen werden dargestellt und sichtbar gemacht, indem man die Zellen in einem künstlichen Medium kultiviert und anschließend mit einer Colchicinlösung behandelt. Dadurch werden die Mitosen in der Metaphase blockiert. Anschließend werden die Zellen fixiert, auf einem Objektträger ausgebreitet und gefärbt

b Anordnung der in **a** dargestellten Chromosomen im Karyogramm nach Gesamtlänge und Lage des Zentromers. Die beiden Geschlechtschromosomen (XY) bestimmen das Geschlecht (männlich)

des Gen zweimal vor, und zwar als mütterliches und als väterliches *(diploider Chromosomensatz)*. Im Gegensatz hierzu haben die Keimzellen (Ei- und Samenzelle) jeweils nur einen einfachen Chromosomensatz *(haploider Chromosomensatz)*. Bei 23 Chromosomen mit insgesamt 100.000 Genen enthält also jedes Chromosom rund 4.400 Gene.

■ **Aufbau eines Chromosoms.** Man unterscheidet am einzelnen Chromosom zwei Chromosomenarme, die durch eine *Einschnürung (Zentromer)* verbunden sind (Abb. 1.**5a** und **b**). In den Chromosomenarmen sind während der Zellteilungen zwei spiralig aufgewundene *Chromatiden* zu sehen, die zwischen den Zellteilungen (Interphase) entspiralisiert und somit unsichtbar sind. Jede Chromatide besteht aus einem einzigen kompliziert gefalteten und aufgewundenen doppelsträngigen Riesenmolekül in Form einer Doppelhelix, der *Desoxyribonukleinsäure (DNS)* oder *DNA* (engl. *desoxyribonucleic acid*). Sie besteht aus zwei nur etwa 2 millionstel Millimeter dünnen Fäden, die je nach Menge der gespeicherten Information kürzer

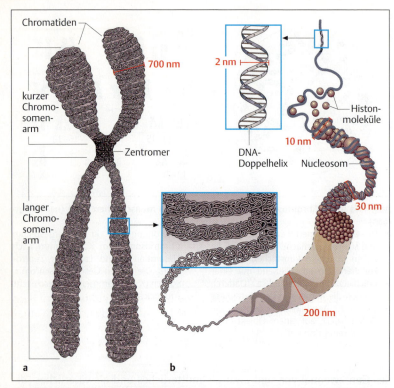

Abb. 1.5a u. b **Schema eines Metaphasechromosoms** (nach Koolman u. Röhm)
a Zwischen den beiden unterschiedlich langen Chromosomenarmen, die aus jeweils zwei Chromatiden bestehen, befindet sich das Zentromer (primäre Einschnürung)
b Ausschnitt aus a: Die DNA bildet mit den basischen Histon-Proteinen stark aufgewickelte, perlenkettenartig angeordnete Komplexe, die Nucleosomen

oder länger sind. Würde man z. B. die DNS aller Chromosomen eines Zellkerns aneinander reihen, ergäbe sich bei einem Bakterium eine Länge von etwa 1 mm, beim Menschen hingegen von über 2 m. Die antiparallel (entgegengesetzt) laufenden Fäden verhalten sich wie ein Negativ zu seinem Positivabzug. Sie winden sich um eine gedachte Achse und sind mit einer verdrehten Strickleiter zu vergleichen (Doppelhelix). Die DNA bildet mit basischen Proteinen (Histonen) Komplexe, die als Chromatin bezeichnet werden. Nur während der Zellteilungen ist das Chromatin zu lichtmikroskopisch sichtbaren Chromosomen spiralisiert (kondensiert). Während der Interphase ist es weitgehend aufgelockert (Euchromatin), bis auf wenige Bereiche, die sich nicht entspiralisieren (Heterochromatin) (Abb. 1.**7a**). Das Euchromatin ist das genetisch aktive Chromatin (s. Proteinsynthese), das Heterochromatin ist genetisch inaktiv.

Die Histone, die direkt mit der DNA assoziiert sind, bilden etwa die Hälfte des Chromatins. Die DNA ist auf Histonpartikeln aufgewickelt, sodass eine Chromatinfaser wie eine Perlenkette strukturiert ist (Abb. 1.**5**). Als Nukleosom wird ein Histonpartikel mit aufgespultem DNA-Stück (~ 180 Basenpaare, s. u.) bezeichnet. Jedes Histonpartikel besteht aus 8 Histonmolekülen (Oktamer).

An den Enden der Chromosomenarme sind Heterochromatinabschnitte lokalisiert, die die Lebensdauer der Zelle bestimmen (Telomere oder Satelliten). Bei jeder Zellteilung wird ein kleines Stück des Chromatins abgetrennt, so lange bis der Satellit verbraucht ist. Danach stirbt die Zelle ab.

Die Bausteine der DNS sind die *Nukleotide* (Abb. 1.**6**). Sie bestehen jeweils aus einer *Base (Adenin, Thymin, Cytosin* oder *Guanin)* sowie einem *Zucker (Desoxyribose)* und einem sauren Phosphatrest. Die Phosphatreste zweier aufeinander folgender Nukleotide bilden Phosphatbrücken, über die sie verbunden sind. Zwei gegenüberliegende Nukleotide sind über ihre Base durch Wasserstoffbrückenbindungen verknüpft. Verglichen mit einer Strickleiter, bilden die Zucker- und Phosphatsäureeinheiten die Holme und die Basen die Sprossen der Leiter. Dabei verhalten sich je zwei gegenüberliegende Basen wie Nut und Feder. Auf Grund chemischer Wechselwirkungen bilden stets Adenin und Thymin sowie Guanin und Cytosin ein *Basenpaar*.

Beim Menschen enthalten 23 Chromosomenpaare die gesamte Erbsubstanz in Form der Desoxyribonukleinsäure. Die DNA lässt sich in einzelne Abschnitte, Gene oder Erbfaktoren, unterteilen und hat drei wichtige Funktionen:

- **Speicherung der genetischen Information** (genetischer Code),
- **Übertragung der Information für die Biosynthese von Eiweißen** (Proteinbiosynthese),
- **identische Verdopplung** (Replikation) **der genetischen Information bei der Zellteilung.**

Genetischer Code

Die genetische Information für den Aufbau von Eiweißen folgt aus der Art und Anordnung von Aminosäuren. Die Verschlüsselung dieser Erbinformation, der genetische Code, ist durch die Anordnung der vier Basen (= 4

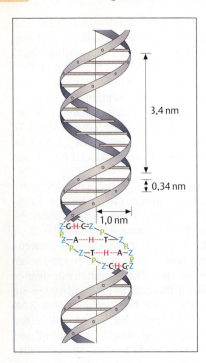

Abb. 1.**6 Aufbau eines DNS-Moleküls.** Die Doppelhelix besteht aus den Basen Adenin (A), Thymin (T), Cytosin (C) und Guanin (G), dem Zucker Desoxyribose (Z) und aus sauren Phosphatresten gebildeten Phosphatbrücken (P). Eine der Basen bildet jeweils mit dem Zucker und einem Phosphatrest ein Nukleotid. Verglichen mit einer Strickleiter, bilden die Zucker- und Phosphatsäureeinheiten die Holme und die Basen die Sprossen der Leiter. Auf Grund chemischer Wechselwirkungen bilden stets Adenin und Thymin sowie Guanin und Cytosin Basenpaare, die jeweils untereinander über Wasserstoffbrückenbindungen (H) verbunden sind. Die Abstände zwischen den einzelnen Sprossen und der Radius der Doppelspirale sind in Nanometer (nm) angegeben (1 nm = 1 milliardstel Meter = 10^{-9} m) (nach Beske)

verschiedene Nukleotide) innerhalb der DNS gekennzeichnet und in allen Lebewesen gleich. In ähnlicher Weise wie die sinnvoll aneinander gereihten Buchstaben des Alphabets den Informationsgehalt eines Textes ausmachen, bestimmt die wechselnde Aufeinanderfolge der verschiedenen Basen den spezifischen Informationsgehalt der Gene für den Bauplan von Millionen unterschiedlicher Eiweißmoleküle (siehe Kapitel 2.1: Genetik).

Jeweils drei Basen bilden in unterschiedlicher Kombination eine definierte Informationseinheit, ein Wort - auch *Triplett* oder *Codon* genannt -, das in eine der 20 in Eiweißen vorkommenden Aminosäuren übersetzt werden muss. So bildet beispielsweise die Anordnung der Basen Guanin (G), Adenin (A) und Thymin (T) - kurz GAT - die Information für die Aminosäure Asparaginsäure, AAG wiederum für die Aminosäure Lysin. Auf diese Weise werden gemäß der aufeinander folgenden Basentripletts die im Zytoplasma vorliegender Aminosäuren zu den entsprechenden Eiweißmolekülen zusammengesetzt (s. u.). Somit ergeben sich bei vier Bausteinen 4^3 ($4 \times 4 \times 4 = 64$) *Kombinationsmöglichkeiten* (Informationseinheiten = Wörter). Von diesen werden 61 als Anweisung für die Bildung von Eiweißen benutzt, die übrigen Triplett signalisieren Anfang und Ende eines Eiweißmoleküls bzw. eines Gens. Das Bauprogramm für ein Protein aus z. B. 340 Aminosäuren besteht also aus 340 solcher Basentripletts (oder Codons). Die Gesamtheit dieser Tripletts nennt man *Gen*. Ein Gen legt also fest, aus wie viel Aminosäuren ein Protein besteht und in welcher Reihenfolge diese Aminosäuren aneinander gereiht werden müssen. Ein Gen erstreckt sich über durchschnittlich 300–3.000 Basentripletts. Ein Merkmal kann von mehreren Genen bestimmt werden.

Proteinsynthese

In allen Organismen erfüllen *Proteine* lebensnotwendige Aufgaben. Als Bau- und Betriebsstoffe gehören sie zu den wichtigsten Bestandteilen der Zelle. Einige von ihnen, wie z. B. *Kollagen* in den Binde- und Stützgeweben, übernehmen wichtige Aufgaben beim Aufbau und verleihen dem Organismus seine Struktur. Andere, wie z. B. das *Myosin und Aktin* der Muskelzellen, ermöglichen die Verkürzung (Kontraktion) von Muskeln und damit die Bewegung. Wiederum andere Proteine transportieren Sauerstoff (das *Hämoglobin der roten Blutkörperchen*) oder wirken als Schutz- und Abwehrstoffe im Immunsystem *(Antikörper)*. Von besonderer Bedeutung sind solche Proteine, die als *Biokatalysatoren (Enzyme)* die Stoffwechselprozesse im Organismus stimulieren. Mithilfe der Enzymproteine wird alles, was eine Zelle braucht um lebensfähig zu sein (Proteine, Fette und Kohlenhydrate), synthetisiert.

Betrachtet man die genetische Information als *biologischen Datenspeicher*, so muss die Information jederzeit abrufbar sein und bei Bedarf durch einen biochemischen Mechanismus innerhalb der Zelle aus dem Zellkern an den Ort der Eiweißbiosynthese (Ribosomen) übertragen werden. Zu diesem Zweck wird im Zellkern der genetische Code durch die ähnlich wie die DNS aufgebaute, jedoch *einsträngige Ribonukleinsäure (RNS* oder engl. *RNA)* abkopiert (Abb. 1.**8**), ein Vorgang, den man als Überschreibung oder *Transkription* bezeichnet. Die Proteinsynthese findet in der Interphase des Zellteilungszyklus statt. Das Chromatin muss entspiralisiert sein, damit die Transkription stattfinden kann. Daher ist nur das Euchromatin transkriptionsaktiv (Abb. 1.**7a**). Die RNS wird im Zellkern aus freien Bausteinen synthetisiert und mithilfe des Enzyms RNS-Polymerase zu einer RNS-Kette verknüpft (Abb. 1.**7b**). Die RNS bringt diese Botschaft zu den Ribosomen des endoplasmatischen Retikulums und wird daher auch als *Boten-RNS*

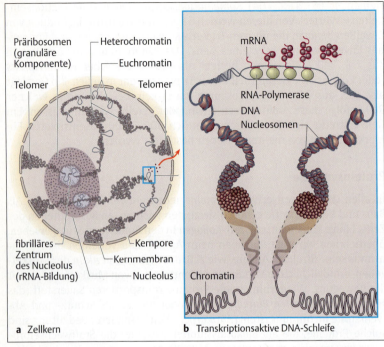

Abb. 1.7a u. b Schematische Darstellung eines Interphasekerns mit zwei Chromosomen (nach Benninghoff)
a Innerhalb der weitgehend entspiralisierten Chromosomen wechseln aufgelockerte, transkriptionsaktive DNA-Bereiche (Euchromatin) mit genetisch inaktiven, nicht entspiralisierten DNA-Abschnitten (Heterochromatin)
b Ausschnitt aus a: Transkriptionsaktive DNA-Schleife

oder *mRNS* (im Englischen messenger = Bote) bezeichnet (Abb. 1.8). Sie setzt sich wie die Desoxyribonukleinsäuren aus Nukleotiden zusammen, enthält jedoch an Stelle des Thymins die Base Uracil und an Stelle des Zuckers Desoxyribose die Ribose. Die Bindung der mRNS an die Ribosomen erfolgt durch Basenpaarung mit den tRNS-Molekülen.

Andere, relativ kurze RNS-Moleküle, die ebenfalls im Zellkern aus freien Bausteinen synthetisiert werden, binden jeweils eine der im Zytoplasma vorhandenen Aminosäuren und transportieren diese zu den Ribosomen, auf denen die mRNS mit den kopierten Basentripletts sitzt. Diese kurzen RNS-Moleküle werden daher auch als *tRNS* (Transport oder Transfer) bezeichnet und sind für jeweils eine Aminosäure und das dazugehörende Triplett auf der mRNS spezifisch (Abb. 1.8). Auf diese Weise werden entsprechend der Abfolge der Tripletts auf der mRNS die verschiedenen

Aufbau der Zelle und Zellorganellen 17

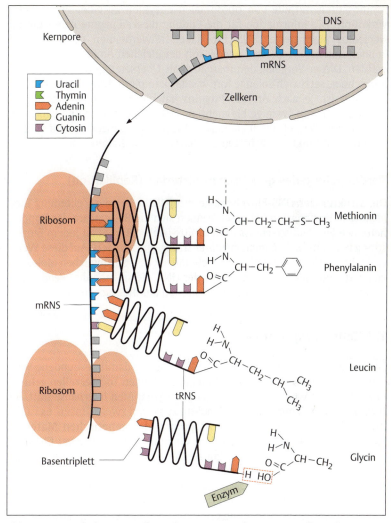

Abb. 1.8 Vereinfachte Darstellung der Proteinsynthese einer Zelle. Informationsübertragung der Bauanweisung für ein Protein durch Kopierung (Transkription) der einsträngigen DNS mithilfe einer mRNS (innerhalb der mRNS ist die Base Thymin durch die Base Uracil ersetzt). An der Oberfläche der Ribosomen anschließend Aufbau des Proteinmoleküls (Translation) mithilfe von tRNS-Molekülen, die entsprechend ihrer Basensequenz (Triplett) spezifisch einzelne Aminosäuren, z. B. Leucin, Glycin oder Methionin, im Zytoplasma binden und sie zu den Ribosomen transportieren. Mithilfe von Enzymen und ATP werden die einzelnen Aminosäuren zu einem Proteinmolekül (Polypeptidkette) zusammengebaut (nach Nultsch)

Aminosäuren mithilfe von ribosomalen Enzymen zu einer Proteinkette verknüpft. Die Information für die Bildung dieser Enzyme liefert die im Nucleolus produzierte rRNS. Die dabei freiwerdenden tRNS-Moleküle können nun im Zytoplasma wieder mit der gleichen Aminosäure beladen werden. Dieser Vorgang, den man auch als Übersetzung oder *Translation* bezeichnet, setzt sich solange fort, bis das komplette Eiweißmolekül synthetisiert ist. Je nach Art des Proteins hat die Eiweißkette eine unterschiedliche Länge (wenige bis mehrere 100 Aminosäuren) und kann sich im weiteren Verlauf durch chemische Wechselwirkungen zu einem dreidimensional funktionstüchtigen Eiweißmolekül auffalten.

Verdoppelung des genetischen Materials (Replikation)

Die Struktur der DNS-Einzelstränge ermöglicht bei der Zellteilung eine *identische Verdoppelung.* Hierbei trennen sich die Basenpaare der Doppelhelix wie ein Reißverschluss in der Mitte (Abb. 1.**9**) und an jedem Einzelstrang wird ein exakt *komplementärer Strang* synthetisiert. Auf diese Weise entsteht eine Kopie der beiden Einzelstränge des ursprünglichen Moleküls. Durch die identische Verdoppelung der DNS, die so genannte *Replikation,* erfolgt die Übertragung der Erbinformation auf die Nachkommen.

1.4 Zellteilung (Mitose)

Die Verdoppelung (Replikation) der DNS und die damit verbundene Weitergabe der genetischen Information auf die beiden Tochterzellen geht jeder Zellteilung voraus und findet in der so genannten *Interphase* statt. Als Interphase bezeichnet man das Stadium zwischen zwei Mitosen, es ist die *Arbeitsphase der Zelle.* **Durch Verdopplung des genetischen Materials während der Interphase entstehen Chromosomen mit zwei Chromatiden.** Damit sind die Voraussetzungen für eine mitotische Zellteilung geschaffen. Als Zeichen ihrer Verdopplung weisen die Chromosomen im mikroskopischen Bild einen Längsspalt auf. Durch zunehmende Spiralisierung verkürzen und verdicken sich die Chromosomen. Nach erfolgter Zellteilung entspiralisieren sich die Chromosomen und erfahren während der nun folgenden Interphase eine erneute Replikation.

Mitotische Zellteilungen lassen aus einer befruchteten Eizelle einen Organismus heranwachsen. Sie sind Voraussetzungen für die physiologische Zellerneuerung und führen zur Regeneration des Gewebes nach Verletzungen. Mit Ausnahme weniger Zellen (Nervenzellen, Herz- und Ske-

Zellteilung (Mitose) **19**

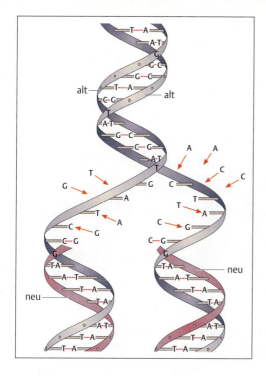

Abb. 1.**9 Doppelhelix der DNS und ihre Verdopplung (Replikation).** Öffnung des doppelsträngigen DNS-Moleküls nach Art eines Reißverschlusses und Bildung von zwei neuen, vollkommen identischen DNS-Molekülen. Die alten Stränge sind blau, die neugebildeten pink dargestellt (Zucker-Phosphorsäure-Kette als Band; A = Adenin, T = Thymin, C = Cytosin, G = Guanin; freie Nukleotidbausteine mit Pfeilen gekennzeichnet) (nach Hadorn u. Wehner)

lettmuskelzellen) geht die Teilungsfähigkeit während des gesamten Lebenszyklus nicht verloren, allerdings ist die Teilungsfähigkeit von Zellen unterschiedlich ausgeprägt. In der Regel sind Mitosen in hochdifferenzierten Geweben seltener.

■ **Ablauf der Mitose.** Im Verlauf einer Zellteilung (Abb. 1.**10a-f**), die sich einer Interphase (inter = zwischen) anschließt, lassen sich verschiedene Mitosestadien unterscheiden:

- **Prophase** (pro = vor),
- **Metaphase** (meta = mitten),
- **Anaphase** (ana = aufwärts),
- **Telophase** (telos = Ende, Ziel).

Mit Beginn der *Prophase* rundet sich die Zelle ab und im Kern erscheinen die Chromosomen als knäuelförmige, fädige Strukturen. Gleichzeitig ver-

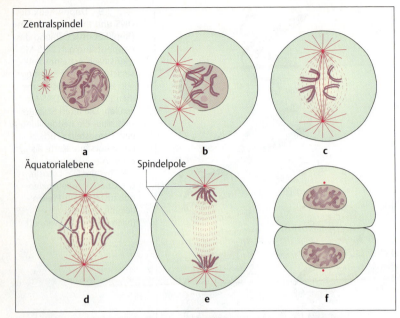

Abb. 1.**10a-f Schema der Zellteilung (Mitose)** (nach Hadorn u. Wehner)
a Prophase: Chromosomen im Kern werden durch Spiralisierung sichtbar und der Spindelapparat bildet die Zentralspindel aus;
b frühe Metaphase: Streckung der Zentralspindel und Wanderung der Chromosomen in Richtung Äquatorialebene;
c späte Metaphase: Die Aufteilung der Chromosomen in jeweils zwei Chromatiden ist deutlich sichtbar, Anordnung im Äquator der Spindel ist abgeschlossen;
d u. e Anaphase: Auseinanderrücken der Tochterchromosomen in Richtung der Spindelpole;
f Telophase: Entspiralisierung der Chromosomen, Ausbildung einer Kernmembran und Durchschnürung des Zellleibs

schwindet die Kernmembran und die beiden Zentralkörperchen *(Zentriolen)* rücken auseinander. Sie wandern zu den Zellpolen und bilden die so genannte *Zentralspindel* aus. In der nun folgenden *Metaphase* verkurzen und verdicken sich die Chromosomen, die beiden Chromatiden werden sichtbar und sind in Größe und Form deutlich unterscheidbar. Im weiteren Verlauf ordnen sich die Chromosomen zwischen den beiden Polen in der so genannten *Äquatorialebene* an.

Am Ende der Metaphase haben sich die Chromosomen derart in der Äquatorialebene angeordnet, dass ihre jeweiligen Einschnürungen *(Zentromere)* zur Mittelachse gerichtet sind. Auf Grund der sternförmigen Anordnung aus Sicht der beiden Pole nennt man diese Anordnung einen „Monaster" (griechisch: Einzelstern). Mit Beginn der *Anaphase* wandern die Chromatiden (Chromosomenhälften) der einzelnen Chromosomen auseinander und es entstehen zwei sternförmige Figuren, so genannte „Diaster" (Doppelsterne). Durch die Wanderung jeweils einer Chromosomenhälfte (Tochterchromatide) zu jeweils einem der beiden entgegengesetzten Pole wird das gesamte genetische Material identisch auf beide Tochterzellen verteilt.

In der anschließenden *Telophase* versammeln sich die *Chromatiden*, die jetzt die Chromosomen der beiden Tochterzellen bilden, in der Nähe des Zentriols, entspiralisieren sich und werden wieder unsichtbar. Mit Bildung einer neuen Kernmembran sind zwei neue Interphasekerne entstanden. Nachfolgend kommt es zur endgültigen Durchschnürung des Zellleibs und in aller Regel entstehen zwei gleich große eigenständige Tochterzellen.

Durchschnittlich dauert eine Mitose etwa 60 Minuten, wobei die Anaphase mit etwa 3 Minuten die kürzeste Phase darstellt.

1.5 Reduktions- oder Reifeteilung (Meiose)

Eine besondere Form der Zellteilung stellt die *Reduktions- oder Reifeteilung (Meiose)* dar. Als Vorbereitung für die spätere Befruchtung müssen die männlichen und weiblichen Keimzellen ihren Chromosomensatz halbieren *(haploider Satz)*, damit bei der Vereinigung von Ei- und Samenzelle wieder ein normaler doppelter *(diploider)* Chromosomensatz entsteht. Diesen Vorgang bezeichnet man als Meiose und er umfasst zwei Zellteilungsschritte: die **1. und 2. Reifeteilung** (Abb. 1.**11**).

Kurz vor der 1. Reifeteilung verdoppeln die männlichen und weiblichen Geschlechtszellen wie bei der Mitose ihre DNS, sodass jedes Chromosom zwei identische Chromatiden aufweist. Bei der Meiose dauert die Prophase der 1. Reifeteilung sehr viel länger als die Prophase bei der Mitose, bei männlichen Keimzellen in der Regel 24 Tage und bei weiblichen, auf Grund einer eingeschalteten Ruhephase *(Diktyotän)*, unter Umständen mehrere Jahrzehnte (s. Kap. 11.3.2, Oogenese). Die Prophase gliedert sich in vier Phasen: ein *Leptotän*, ein *Zygotän*, ein *Pachytän* sowie ein *Diplotän*.

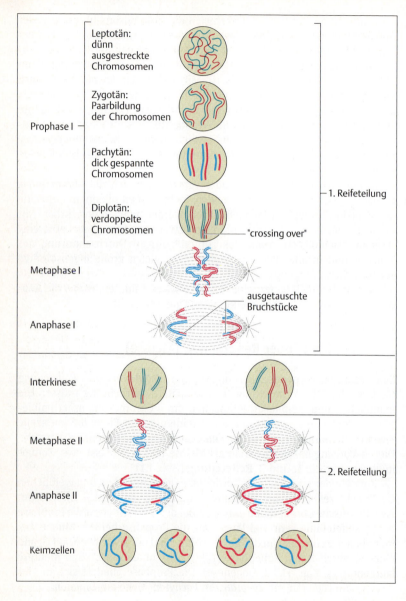

Reduktions- oder Reifeteilung (Meiose)

1. Reifeteilung. Im Leptotän der Prophase werden die Chromosomen als feine Fäden sichtbar und lagern sich im anschließenden Zygotän paarweise zusammen (Chromosomenpaarung). Hierbei liegen immer die entsprechenden (homologen) mütterlichen und väterlichen Chromosomen der Länge nach dicht aneinander. Da jedes einzelne Chromosom zwei Chromatiden enthält, bestehen die Chromosomenpaare aus vier Chromatiden, zwei mütterlichen und zwei väterlichen. Diese Vierergruppe bildet eine so genannte *Tetrade,* die im Diplotän der Prophase besonders deutlich in Erscheinung tritt. Jetzt beginnen auch die homologen Chromosomen sich zu trennen. Hierbei kann es durch *Überkreuzungen (Chiasmata)* und Verklebungen parallel nebeneinander liegender homologer väterlicher und mütterlicher Chromatiden zu einem Austausch homologer Stücke kommen *(„crossing over")*.

In der nachfolgenden Metaphase ordnen sich, ähnlich wie bei der Mitose, die Chromosomen in der Äquatorialebene an. Während der Anaphase wird die Trennung der homologen Chromosomen unter Vermittlung des Spindelapparates beendet. Die Telophase beendet die 1. Reifeteilung und die beiden entstandenen Tochterzellen haben jetzt nur jeweils die Hälfte der Chromosomen der Ausgangszelle, wobei jedoch die einzelnen Chromosomen noch aus zwei Chromatiden bestehen.

2. Reifeteilung. Nach einer kurzen Phase (Interkinese), in der die DNS nicht mehr verdoppelt wird, schließt sich die 2. Reifeteilung an. Diese Reifeteilung läuft wie eine ganz normale mitotische Zellteilung ab, d. h. in der Anaphase werden die beiden Chromatiden der jeweiligen Chromosomen getrennt und auf zwei Tochterzellen verteilt. Dies bedeutet, dass nach er-

◁ **Abb. 1.11 Schema der Reifeteilung (Meiose).** Aus Gründen der besseren Übersicht ist der Ablauf der beiden Reifeteilungen an einer Keimzelle mit drei Chromosomenpaaren beispielhaft dargestellt (rote Chromosomen = väterlich, blaue Chromosomen = mütterlich). Im Pachytän der Prophase der 1. Reifeteilung werden die Chromatiden sichtbar, väterliche und mütterliche Chromosomen lagern sich aneinander und bilden eine Tetrade (zwei Chromosomen mit jeweils zwei Chromatiden). Dabei überlagern sich väterliche und mütterliche Chromatiden teilweise und beim Auseinanderweichen kommt es zum Austausch von Bruchstücken („crossing over"). In der Metaphase der 1. Reifeteilung erfolgt die Trennung der homologen (väterlichen und mütterlichen) Chromosomen, die nach dem Zufallsprinzip auf die beiden Tochterzellen verteilt werden. Es entstehen zwei haploide Tochterzellen mit einem einfachen Chromosomensatz. In der 2. Reifeteilung erfolgt in Form einer mitotischen Zellteilung die Trennung der beiden Tochterchromatiden und es entstehen am Schluss der 1. und 2. Reifeteilung vier haploide Geschlechtszellen (nach Beske)

folgter Halbierung des doppelten Chromosomensatzes während der 1. Reifeteilung die entstandenen haploiden Tochterzellen während der 2. Reifeteilung ihre DNS-Menge wieder halbieren.

■ **Ergebnis der beiden Reifeteilungen = reife Geschlechtszellen.** Aus den beiden Teilungsschritten der Meiose gehen also insgesamt vier *Tochterzellen* (reife Geschlechtszellen) hervor, bei denen sowohl die Zahl der Chromosomen als auch die DNS-Menge auf die Hälfte reduziert worden ist. Außerdem sind ihre Chromosomen auf Grund des „crossing over" **umgebaut** und durch die zufällige Verteilung der beiden homologen Chromosomen auf die beiden Tochterzellen während der 1. Reifeteilung **neu kombiniert.** In dieser Durchmischung von genetischem Material liegt die eigentliche biologische Bedeutung der Meiose.

1.6 Stoffaustausch der Zelle mit ihrer Umgebung

Vor Milliarden von Jahren entwickelte sich das Leben in Form kleinerer einzelliger Organismen in einem großen Urmeer (Abb. 1.**12a**). Ihre wässrige Umgebung zeichnete sich durch ein Milieu gleichbleibender Zusammensetzung aus. Nährstoffe waren ausreichend vorhanden und Ausscheidungsprodukte wurden sofort bis ins Unendliche verdünnt. Die Zellen eines vielzelligen Organismus besitzen ebenfalls eine wässrige Umgebung, die alle für die Versorgung der Zellen notwendigen Salze und Nährstoffe enthält. Im Vergleich zum Urmeer hat diese Flüssigkeit jedoch ein viel geringeres Volumen und die Gefahr, dass ihre Zusammensetzung sich kurzfristig ändert, ist viel größer.

Wasser (H_2O) hat unter allen chemischen Verbindungen des Organismus den größten prozentualen Anteil. So besteht der Körper eines Erwachsenen zu etwa 60% aus Wasser, das sich auf zwei unterschiedliche Räume verteilt: den Intrazellularraum (Gesamtheit des von allen Zellen eingeschlossenen Volumens) und den Extrazellularraum (Gesamtheit des außerhalb aller Zellen vorhandenen Volumens). Etwa zwei Drittel der gesamten Körperflüssigkeit entfallen auf den Intrazellularraum (intrazelluläre Flüssigkeit), das restliche Drittel (etwa 14 l bei einer 70 kg schweren Person) umspült die Zellen von außen. Von den 14 l extrazellulärer (interstitieller) Flüssigkeit befinden sich drei Viertel in den feinen Spalträumen, die die Zellen voneinander trennen (interstitielle Flüssigkeit = Interstitium) und ein Viertel im Gefäßsystem (Arterien, Venen, Kapillaren und Lymphgefäße), wo es den wässrigen Anteil des Blutplasmas sowie die Lymphflüssigkeit bildet (Abb. 1.**12b**).

Stoffaustausch der Zelle mit ihrer Umgebung 25

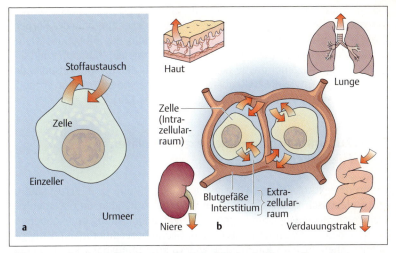

Abb. 1.12a u. b **Das Milieu, in dem die Zelle lebt** (nach Silbernagl)
a Einzeller: Wechselwirkung der ersten Zellen mit ihrer Umgebung, dem Urmeer, das sich durch ein Milieu gleichbleibender Zusammensetzung auszeichnete;
b Mensch: Die Zellen innerhalb eines vielzelligen Organismus werden von extrazellulärer Flüssigkeit umspült, deren Volumen jedoch deutlich kleiner als das intrazelluläre Volumen ist. Dieses „innere Milieu" würde sich in seiner Zusammensetzung sehr schnell verändern, wenn der Zwischenzellraum (Interstitium) nicht über den Blutweg an Organe, wie z. B. die Lunge, die Nieren oder den Verdauungstrakt, angeschlossen wäre, die neue Nahrung aufnehmen und Stoffwechselprodukte ausscheiden

Der Wassergehalt des Körpers wird mit großer Genauigkeit konstant gehalten. Die ist notwendig um das Gleichgewicht der zahlreichen in der Körperflüssigkeit gelösten Stoffe nicht zu gefährden. Physiologische Wasserverluste (z. B. Urinproduktion, Schweißsekretion und Verluste durch Befeuchtung der Atemluft) müssen daher beispielsweise durch Flüssigkeitsaufnahme ausgeglichen werden.

Die Konstanthaltung des so genannten „inneren Milieus" *(Homöostase)* ist eine lebensnotwendige Voraussetzung für das optimale Funktionieren aller Körperzellen. Da durch Atmung, Nahrungsaufnahme und Stoffwechselaktivität der Zellen unterschiedlichste Substanzen in den Extrazellularraum gelangen, gehört die Aufrechterhaltung der Homöostase zu den wichtigsten Aufgaben des Organismus. Neben der Tätigkeit vor allem der Lungen, des Darms und der Nieren sind hierbei spezifische Transportprozesse von Bedeutung, die dem Stoff- und Flüssigkeitsaustausch zwischen

Zellen und ihrer Umgebung dienen (z. B. Diffusion, Osmose, aktiver Transport) (siehe Kapitel 1.8). Größere Wegstrecken innerhalb des Körpers hingegen werden durch Stofftransport innerhalb des Blutgefäßsystems zurückgelegt (z. B. die aus dem Darm aufgenommenen Nährstoffe und der in der Lunge aufgenommene Sauerstoff). Auch der Lymphtransport, die Darmpassage sowie die Gallenblasenentleerung sorgen für eine schnelle Verteilung von Stoffen und Flüssigkeiten (Abb. 1.**12b**).

1.6.1 Zusammensetzung der extrazellulären Flüssigkeit

Die in der extrazellulären Flüssigkeit gelösten Stoffe (z. B. Salze) sind in Form elektrisch geladener Teilchen (Ionen) vorhanden und werden als Elektrolyte bezeichnet. Sie tragen eine elektrische Ladung und können im elektrischen Feld wandern. Aus diesem Grund bezeichnet man positiv geladene Ionen auch als Kationen (wandern zum Minuspol = Kathode) und negativ geladene Ionen als Anionen (wandern zum Pluspol = Anode). Das mengenmäßig am stärksten vertretene Salz ist das Kochsalz (NaCl), das aus einem positiv geladenen Natriumion (Na^+) und einem negativ geladenen Chlorion (Cl^-) besteht und in einer Konzentration von etwa 9 g pro Liter gelöst ist. Daneben kommen, allerdings in deutlich geringeren Konzentrationen, weitere Kationen und Anionen vor, z. B. Kalium (K^+), Kalzium (Ca^{2+}), Magnesium (Mg^{2+}) sowie Bikarbonat (HCO_3^-) und negativ geladene Proteine. Die drei Kompartimente des Extrazellularraums, das Interstitium, das Blutplasma und die Lymphflüssigkeit unterscheiden sich vor allem in ihrem Gehalt an gelösten Proteinen. So ist die Wand der Blut- und Lymphkapillaren nur für kleine Ionen und organische Substanzen mit geringer Größe durchlässig, große Proteine hingegen werden im Gefäßlumen zurückgehalten.

1.6.2 Zusammensetzung der intrazellulären Flüssigkeit

Im Gegensatz zur extrazellulären Flüssigkeit, in der Natrium überwiegt, ist Kalium das mengenmäßig dominierende Kation (K^+) im Zellinneren. Dagegen ist die Natriumkonzentration (Na^+) in der Zelle etwa 10-mal geringer als außen. Den Hauptteil intrazellulärer Anionen bilden Proteine, in geringerer Konzentration sind anorg. Phosphate ($HPO_4^-/H_2PO_4^-$) vorhanden.

1.7 Membran- oder Ruhepotenzial einer Zelle

Durch die unterschiedliche Verteilung von Ionen im intra- und extrazellulären Raum entsteht an den Zellmembranen eine Potenzialdifferenz, die man als Membranpotenzial bezeichnet. Dabei weist das Innere einer Zelle gegenüber dem extrazellulären Raum in Ruhe eine negative Ladung auf (Ruhepotenzial). Diese Potenzialdifferenz kann mit empfindlichen Messmethoden gemessen werden und beträgt etwa 60-80 mV.

Die Ursache für die negative Ladung im Zellinneren gegenüber der Umgebung liegt in einer unterschiedlichen Verteilung der Ionen im intra- und extrazellulären Raum. So ist die Kaliumkonzentration intrazellulär ca. 35-mal größer als extrazellulär, als Anionen überwiegen innerhalb der Zelle Proteine. Extrazellulär überwiegen Natriumionen und als negative Gegenionen Chloranionen (siehe Tab. in Abb. 1.**13**). Die Anreicherung von Kaliumionen im Inneren der Zellen ist eine spezifische Leistung fast jeder Zelle und stellt einen der wichtigsten aktiven Transportprozesse dar. Diese „Ionenpumpe" transportiert Kaliumionen in die Zelle hinein und im Gegenzug Natriumionen aus der Zelle heraus. Man bezeichnet sie daher auch als Na^+-K^+-Pumpe. Sie besteht aus einem Enzym (Na^+-K^+-ATPase), das ATP spaltet. Hierbei wird die für den Ionentransport erforderliche Energie frei (Abb. 1.**13**). Die Zellmembran ist für Ionen undurchlässig, daher gibt es für Na^+, K^+ und Cl^- Membranporen (Kanäle), nicht jedoch für Proteinanionen. Während des Ruhepotenzials sind die K^+-Kanäle häufig offen, während die Na^+- und Cl^--Kanäle meist geschlossen sind. Aufgrund der Konzentrationsdifferenz haben die K^+-Ionen das Bestreben nach außen zu diffundieren. Die Diffusion von positiv geladenen Kaliumionen aus der Zelle wird jedoch durch negativ geladene intrazelluläre Proteinanionen begrenzt, die aufgrund ihrer Größe die Membran nicht passieren können. Der Ausstrom bereits weniger Kaliumionen lässt an der Innenseite der Zellmembran die negativ geladenen Gegenionen (Proteinanionen) zurück, wodurch das Zellinnere negativ gegenüber der Umgebung geladen ist. Das Ruhepotenzial wird daher auch als Diffusionspotenzial bezeichnet. Der **Ionenausstrom durch die Membranporen ist unabhängig von der Na^+-K^+-Pumpe.**

Die energieverbrauchenden Ionenpumpen können durch Sauerstoffmangel (fehlende ATP-Produktion), aber auch durch Stoffwechselgifte (z. B. Cyanide) gehemmt oder blockiert werden, was schwere Störungen der zellspezifischen Leistungen zur Folge hat. Die Entstehung und Fortleitung einer Erregung in einer Nerven- oder Muskelzelle beruht auf kurzzeitigen Veränderungen des Membranpotenzials (Aktionspotenzials) (s. Kap. 3.4, Nervengewebe).

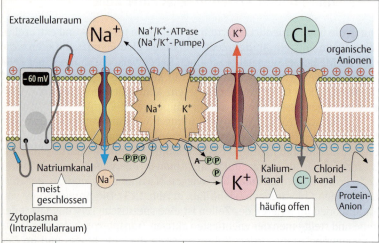

Ion	Konzentrationen	
	Zytoplasma (mM)	Extrazellularbereich (mM)
K⁺	139	4
Na⁺	12	145
Cl⁻	4	116
organ. Anionen⁻	138	34

Abb. 1.**13 Membranpotenzial einer Zelle** (nach Koolman und Röhm)

1.8 Stoff- und Flüssigkeitstransport

Bei den spezifischen Transportprozessen, die sich im mikroskopischen Bereich abspielen, z. B. zwischen den Zellen einerseits und zwischen Blutkapillaren und umgebenden Zellen andererseits, unterscheidet man im Wesentlichen passive (Diffusion, Osmose und Filtration) und aktive (energieabhängige) Transportprozesse (aktiver Transport, Endo-/Exozytose).

1.8.1 Diffusion

Der einfachste Stoffaustauschprozess ist die Diffusion. In wässrigen Lösungen oder in Gasen sind Atome oder Moleküle aufgrund ihrer thermokinetischen Energie frei beweglich und Konzentrationsunterschiede gleichen sich durch Diffusion aus. Dabei diffundieren Moleküle so lange auf die Seite niedriger Konzentration, bis ein Ausgleich stattgefunden hat. Treibende Kraft dieses Prozesses ist ein Konzentrations- oder ein Ladungsgradient, übergreifend als *elektrochemischer Gradient* bezeichnet. So beruht beispielsweise ein großer Teil des Stofftransports (Salze, Atemgase, Nährstoffe) im interstitiellen (zwischenzelligen) Raum sowie aus der Zelle heraus und in die Zelle hinein auf Diffusionsvorgängen. Kleine Moleküle, wie z. B. die Atemgase O_2 und CO_2 oder auch Wasser, passieren die Zellmembran ungehindert *(freie Diffusion)*. Für die Nährstoffe (z. B. Glukose und Aminosäuren in den Zellen der Darmschleimhaut) und für Ionen erleichtern membrandurchspannende Poren (Kanalproteine, Membranporen) oder bewegliche Transportproteine (Carrier) den Durchtritt *(erleichterte Diffusion)* (Abb. 1.**14**).

1.8.2 Osmose und osmotischer Druck

Befindet sich zwischen zwei unterschiedlich konzentrierten Lösungen eine halbdurchlässige so genannte *semipermeable Membran,* die zwar das Lösungsmittel, nicht aber die gelösten Stoffe hindurchlässt, so spricht man von Osmose. Es diffundiert so lange Wasser durch die Membran zum Ort der höheren Konzentration, bis ein Konzentrationsausgleich erreicht ist. Dabei steigt das Volumen auf der ursprünglich konzentrierteren Seite an (Abb. 1.**15**). Den Druck, der auf dieser Seite ausgeübt werden müsste um die Osmose rückgängig zu machen, nennt man *osmotischen Druck*. Er wird in Millimeter Quecksilbersäule (mmHg) oder mit der neuen SI-Einheit Pascal (Pa) gemessen. Hierbei zeigt sich, dass die Größe des osmotischen Druckes ausschließlich von der Anzahl der gelösten Teilchen in einem gegebenen Volumen abhängig ist und nicht von deren Größe und Ladung.

Auch die Zellmembranen sind mehr oder weniger semipermeable Membranen, da die Lipidschichten für geladene Moleküle wie z. B. Ionen und Proteine weniger gut durchlässig sind. Der osmotische Druck der extrazellulären Flüssigkeit hängt von deren Protein- und Salzgehalt ab und entspricht etwa einer Salzlösung von 0,9% Kochsalz (NaCl). Eine solche „*physiologische Kochsalzlösung*" ist isotonisch. Dementsprechend geben in

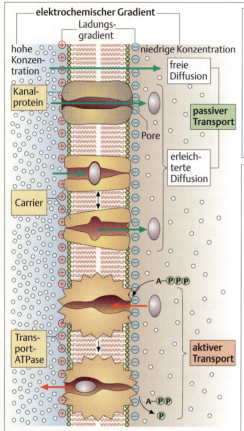
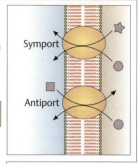

Abb. 1.14 **Aktiver und passiver Transport durch die Zellmembran** (nach Koolman und Röhm)

hypertonischen (höher konzentrierten) Lösungen Zellen Wasser ab und schrumpfen, in hypotonischen (geringer konzentrierten) Lösungen hingegen nehmen sie Wasser auf und quellen. Der Organismus ist daher bestrebt durch besondere Regelmechanismen den osmotischen Druck in der extrazellulären Flüssigkeit möglichst konstant zu halten. Dies führt infolge der guten Wasserdurchlässigkeit der Zellmembranen zu einem ebenfalls recht konstanten osmotischen Druck im Inneren der Zelle.

Abb. 1.15 **Aufbau des osmotischen Drucks an einer semipermeablen Membran**

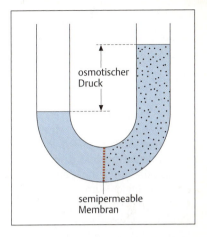

Von **kolloidosmotischem Druck** spricht man, wenn z. B. im Blutplasma, anders als im umgebenden Interstitium, Eiweiße gelöst sind, für die die Kapillarwand undurchlässig ist. Durch sie besteht ein osmotisches Druckgefälle von etwa 25 mmHg (3,3 kPa) aus dem Interstitium in Richtung Kapillarinnenraum. Dies würde zu einer Flüssigkeitsaufnahme in das Gefäßinnere führen, wenn nicht der im Gefäß wirkende hydrostatische Blutdruck entgegenwirken würde. Da der Blutdruck am Beginn der Kapillare mit 37 mmHg sogar größer als der kolloidosmotische Druck ist, erfolgt dort eine Filtration von Flüssigkeit in den interstitiellen Raum (s. Kap. 5.3.5, Blutzirkulation in den Kapillaren).

1.8.3 Filtration

Von Filtration spricht man dann, wenn aufgrund einer hydrostatischen Druckdifferenz Wasser und die in ihr gelösten Teilchen durch Zellmembranen oder Porensysteme gepresst werden. Bei den Poren handelt es sich z. B. um Lücken zwischen den Endothelzellen (Interzellularspalte) oder um Löcher (Fenestrierungen) in den Zellmembranen. Einen solchen Vorgang finden wir beispielsweise im Bereich der Gewebekapillaren. Werden hingegen bei Filtrationsprozessen, z. B. in den Blutkapillaren der Nierenkörperchen, größere Blutbestandteile an den Kapillarwänden zurückgehalten oder gelöste Moleküle aufgrund ihrer Größe oder Ladung getrennt, spricht man auch von Ultrafiltration.

Kombinierte Stoff- und Wassertransporte

S. Kap. 10.3.6, Nierenkanälchen und Sammelrohre

1.8.4 Aktiver Transport

Unter aktivem Transport vesteht man den Transport von Stoffen durch die Zellmembran mithilfe eines *energieverbrauchenden Transportsystems* (Transport-ATPase). *ATP* dient auch hier als *universeller Brennstoff*. Ein solcher Transportprozess ist in der Lage eine Substanz gegen ein Konzentrationsgefälle durch die Membran zu befördern (Abb. 1.**14**). So besitzen Zellen die Fähigkeit, im Inneren z. B. bestimmte *Ionenkonzentrationen* aufrechtzuerhalten, die sich deutlich von den Konzentrationen in der extrazellulären Flüssigkeit unterscheiden. Diese aktiven Transportprozesse werden von spezialisierten Proteinen der Zellmembranen übernommen und können mehrere Ionen gleichzeitig befördern. Hierbei kann der gekoppelte Transport von Stoffen in dieselbe Richtung (Symport) oder aber in entgegengesetzte Richtung (Antiport) ablaufen (Abb. 1.**14**). So wird beispielsweise in der Niere der Transport von Aminosäuren an den aktiven Na^+-Transport gekoppelt. Darüber hinaus sind aktive Ionentransporte durch Zellmembranen Voraussetzung für die Entstehung des Membran- oder Ruhepotenzials.

1.8.5 Endo- und Exozytose

Große Moleküle, z. B. Proteine, die in die Zelle gelangen *(Endozytose)* oder aus ihr entfernt werden *(Exozytose)*, überwinden die Zellmembranen durch so genannten *vesikulären Transport* (Abb. 1.**16**). Dabei werden zum Teil über membranständige Rezeptoren an der Außenseite der Zellmembran Stoffe gebunden, von Teilen der Plasmamembran umschlungen und als membranumschlossenes Vesikel ins Zellinnere abgegeben *(rezeptorvermittelte Endozytose)*. Man spricht in diesem Zusammenhang, in Abhängigkeit von der Größe der aufgenommenen Partikel, auch von *Pinozytose* und *Phagozytose*.

Bei der Exozytose gelangen zelleigene Syntheseprodukte in membranumschlossenen Vesikeln an die Innenseite der Plasmamembran und durch Verschmelzung mit ihr gelangen sie in den Extrazellularraum. So werden beispielsweise mittels Exozytose in Synapsen die Übertragersub-

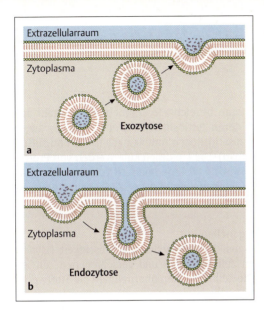

Abb. 1.16 a u. b **Exozytose** und **Endozytose**

stanzen an den Endigungen von Nervenzellfortsätzen freigesetzt. In ähnlicher Weise verlassen bei den meisten Drüsenzellen die Sekretprodukte das Zellinnere. Endo- und Exozytose sind ATP-abhängig.

Zusammenfassung   Biologie der Zelle

Die kleinste lebende Einheit eines Organismus ist die Zelle: Anders als bei Einzellern, die eigenständige Organismen darstellen, bilden die Zellen höherer Organismen Funktionsverbände. Entsprechend ihrer Funktion sind die Zellen hinsichtlich Größe, Form und Ausprägung bestimmter Merkmale unterschiedlich differenziert.

Für alle Körperzellen gibt es einen Grundbauplan und zahlreiche Grundeigenschaften. Zu den Grundeigenschaften gehört die Fähigkeit sich zu teilen sowie Reize aufzunehmen und zu beantworten.

■ Grundbauplan der Zelle

Im Großen und Ganzen besteht eine Zelle aus dem Zytoplasma, das die Zellorganellen enthält, dem Zellkern und der alles umgebenden Zellmembran.

■ Zellmembran

Die auch als Einheitsmembran bezeichnete Zellmembran besteht aus einer Lipiddoppelschicht, deren fettlöslichen Anteile einander zugekehrt sind, während die wasserlöslichen Anteile nach innen und außen grenzen (3-schichtiger Aufbau). Die Lipidmoleküle werden von Proteinen durchsetzt. Die Außenseite der Zellmembran ist von einer Glykocalyx überzogen. Auch die Zellorganellen und der Zellkern werden von Einheitsmembranen umgeben.

■ Zytoplasma und Zellorganellen

Das Zytoplasma besteht aus der intrazellulären Flüssigkeit (Hyaloplasma oder Zytosol), den Zellorganellen und verschiedenen Zelleinschlüssen (Paraplasma). Die Zellorganellen übernehmen die Stoffwechselfunktionen der Zelle:

Endoplasmatisches Retikulum (ER):

in allen Zellen, außer Erthrozyten; intrazellulärer Stofftransport; Proteinsynthese (raues ER); Lipid-, Hormonsynthese (glattes ER).

Ribosomen:

ohne Einheitsmembran; Multienzymkomplexe aus Eiweiß- und rRNA-Molekülen, die die Aminosäuren bei der Proteinsynthese verketten;
  freie Ribosomen: zelleigene Proteine (Enzyme etc.); Ribosomen auf ER (raues ER): Exportproteine (Drüsensekrete etc.).

Golgi-Apparat:

in allen Zellen, außer Erythrozyten; Aufnahme und Abgabe von Syntheseprodukten in Form membranbegrenzter Transportvesikel, die aus der Zelle ausgeschleust werden (sekretorische Vesikel), der Erneuerung der Zellmembran dienen oder sich als primäre Lysosomen an der intrazellulären Verdauung beteiligen.

Lysosomen:

„Verdauungsorgane" der Zelle; bauen mithilfe von Enzymen zellfremde Strukturen und zelleigene zugrunde gegangene Organellen ab.

Zentriolen (Zentralkörperchen):
Aufbau der Spindelfasern bei der Zellteilung.

Mitochondrien:
„Kraftwerke" der Zelle; hier werden die Nahrungsstoffe (Proteine, Fette, Kohlendydrate) im Wesentlichen zu CO_2 und H_2O abgebaut, wobei die für den Stoffwechsel (z. B. Muskelkontraktion, Synthese körpereigener Stoffe) notwendige Energie entsteht, die in Form von ATP gespeichert wird.

■ Zellkern

In allen Zellen, außer Erythrozyten; der Zellkern (Nucleus) enthält den Nucleolus (Produktion von rRNA ⇒ Proteinbiosynthese) und die Chromosomen, die Träger der Erbanlagen (Gene) sind. Menschliche Zellkerne enthalten 23 Chromosomenpaare (23 väterliche, 23 mütterliche ⇒ diploider Chromosomensatz), das 23. Paar bestimmt das Geschlecht.

Das Erscheinungsbild des Zellkerns und der Chromosomen variiert in den einzelnen Phasen der Zellteilung.

Zwischen zwei Zellteilungen (Mitosen), in der Interphase (= Arbeitsphase der Zelle), erfolgt die Verdopplung des genetischen Materials und es entstehen Chromosomen mit zwei Chromatiden, die durch eine Einschnürung (Zentromer) verbunden sind. Jede Chromatide besteht aus einem Molekül DNS (Desoxyribonukleinsäure). Die Bausteine der DNS, die Nukleotide, setzen sich jeweils aus einer Base (Adenin, Thymin, Cytosin oder Guanin), einem Zucker (Desoxyribose) und einem sauren Phosphatrest zusammen. Die DNS enthält die gesamte Erbsubstanz in Form der Gene.

Eine Informationseinheit wird von jeweils drei Basen (Triplett, Codon) in unterschiedlicher Kombination gebildet. Jedes Triplett stellt die Information für eine Aminosäure dar. Ein Gen besteht aus etwa 300–3.000 Basentripletts und liefert die Information für ein Protein. Dieser genetische Code ist in allen Lebewesen gleich und beinhaltet die Information für die Biosynthese von Proteinen, die in allen Organismen den wichtigsten Bau- und Betriebsstoff darstellen.

Proteinbiosynthese:
Die im Zellkern synthetisierte einsträngige mRNS kopiert den genetischen Code ab (Transkription) und bringt die Botschaft zu den Ribosomen, dem Ort der Proteinbiosynthese. Jedes kopierte Basentriplett steht für eine Aminosäure. Ebenfalls im Zellkern synthetisierte tRNS-Moleküle binden dem genetischen Code entsprechend (= entsprechend der Abfolge der Tripletts) Aminosäuren und transportieren sie zu Riboso-

men, wo sie mithilfe von Enzymen zu Proteinen verknüpft werden. Jede tRNS ist spezifisch für eine Aminosäure.

Zellteilung (Mitose):

Durch die Verdopplung des genetischen Materials („Reißverschluss") in der Interphase entstehen Chromosomen mit 2 Chromatiden. Dies ist bei der Zellteilung Voraussetzung für die Weitergabe der genetischen Information an die Tochterzelle. Durch mitotische Zellteilungen sind Wachstum und Zellerneuerung möglich.

Reduktions- oder Reifeteilung (Meiose):

Zwei aufeinander folgende Zellteilungen lassen männliche bzw. weibliche Geschlechtszellen mit halbiertem (haploidem) Chromosomensatz entstehen:

1. Reifeteilung: Die nebeneinander liegenden väterlichen und mütterlichen (homologen) Chromosomen trennen sich, wobei es durch Überkreuzungen zum Austausch homologer Stücke („crossing over") kommt. Es entstehen zwei Tochterzellen mit haploidem Chromosomensatz.

2. Reifeteilung: Sie entspricht einer normalen Mitose. Die Chromatiden der Chromosomen werden getrennt. Aus den zwei Tochterzellen entstehen vier reife Geschlechtszellen mit haploidem Chromsomensatz.

Bei der Befruchtung entsteht wieder ein diploider Chromosomensatz. Der eigentliche Sinn der Meiose ist der Umbau und die Neukombination der Chromosomen, d. h. die Durchmischung des genetischen Materials.

■ Intra-, extrazelluläre Flüssigkeit

Der Körper eines Erwachsenen besteht zu 60% aus Wasser, $2/3$ befinden sich intra-, $1/3$ extrazellulär. Von den 14 l extrazellulärer Flüssigkeit entfallen $3/4$ auf den Zwischenzellraum und $1/4$ auf das Gefäßsystem.

■ Membranpotenzial

In der extrazellulären Flüssigkeit überwiegt Natrium als Kation und Chlor als Anion, in der intrazellulären Flüssigkeit Kalium als Kation und Proteine dominieren als Anionen. Durch die unterschiedliche Verteilung von Ionen im intra- und extrazellulären Raum entsteht eine Potenzialdifferenz an den Zellmembranen (Membran-, Ruhepotenzial). Die Ursache hierfür ist die aktive Anreicherung von Kalium im Zellinnern (ATP-abhängige Na^+-K^+-Pumpe).

■ Stoff- und Flüssigkeitstransport

Bei der Aufrechterhaltung des „inneren Milieus" (Homöostase) spielen spezifische Transportprozesse zwischen den Zellen und ihrer Umgebung eine wichtige Rolle. Man unterscheidet passive und aktive (energieabhängige) Transportprozesse. Passive sind freie Diffusion (z. B. O_2, CO_2, H_2O), erleichterte Diffusion (z. B. Glukose und Aminosäuren in den Zellen der Darmschleimhaut), Osmose und Filtration (z. B. Glukose und Aminosäuren in den Gewebekapillaren), aktive sind der aktive Transport (z. B. Ionen) sowie Endo- und Exozytose (Proteine).

2
Genetik und Evolution

Inhaltsübersicht

2.1 Genetik (Vererbungslehre) *40*
2.1.1 Gene, Chromosomen und Genom *40*
2.1.2 Allele *40*
2.1.3 Dominanz, Rezessivität und Kodominanz *41*
2.1.4 Phänotyp und Genotyp *41*
2.1.5 Die Mendelschen Regeln *41*
 – Uniformitätsregel *42*
 – Spaltungsregel *44*
 – Unabhängigkeitsregel *45*
2.1.6 Autosomal-dominanter Erbgang *46*
2.1.7 Autosomal-rezessiver Erbgang *48*
2.1.8 Geschlechtsgebundener Erbgang *50*
 – X-chromosomal-dominanter Erbgang *50*
 – X-chromosomal-rezessiver Erbgang *50*

2.1.9 Mutationen *51*
 – Genmutationen *53*
 – Chromosomenmutationen *53*
 – Genommutationen *53*

2.2 Evolution (Abstammungslehre) *55*
2.2.1 Evolutionsbegriff *55*
2.2.2 Evolutionsfaktoren *55*
 – Selektion *55*
 – Mutation *57*
 – Rekombination *58*
 – Gendrift *58*
 – Isolation *58*
2.2.3 Evolutionsbeweise *59*
 – Embryologische Fakten *59*
 – Homologe Organe *60*
 – Rudimentäre Organe *60*
 – Atavismus *61*

Zusammenfassung *61*

2.1 Genetik (Vererbungslehre)

2.1.1 Gene, Chromosomen und Genom

Genetik ist die Wissenschaft von der Vererbung, die sich mit der Analyse der Struktur und Funktion von Genen befasst. Die Zellen aller lebenden Organismen enthalten ein Programm, das ihre Funktionen steuert und das genetisch determiniert ist, d. h. es wird bei jeder Zellteilung auf die beiden neu gebildeten Zellen übertragen. Dies muss präzise erfolgen, da ansonsten Störungen in den Funktionen auftreten (Mutationen, s. unten). Das genetische Programm besteht aus einzelnen Informationseinheiten, den *Genen* (= Erbanlagen), wobei jedes Gen eine definierte Funktion steuert. Die Gesamtheit aller Gene ist das *Genom* (das menschliche Erbgut umfasst, bezogen auf den einfachen Chromosomensatz, schätzungsweise 100.000 Gene, s. Kap. 1.3.4); es befindet sich im Kern jeder Zelle in den Chromosomen. Gene sind auf den Chromosomen linear angeordnet und haben eine definierte Position und Struktur. Sie sind die kleinsten genetischen Funktionseinheiten und erstrecken sich jeweils über durchschnittlich 1.000-10.000 Basenpaare (300-3.000 Basentripletts), ein vergleichbar kurzer Abschnitt auf einem Chromosom (der einfache Chromosomensatz, also 23 Chromosomen, enthält doppelsträngige DNA mit einer Gesamtlänge von rund 3 Milliarden Basenpaaren). Ein Gen enthält z. B. die Information für ein Protein (d. h. wie viele Aminosäuren und in welcher Reihenfolge sie angeordnet sind). Ein Merkmal hingegen kann von mehreren Genen bestimmt werden.

2.1.2 Allele

Mit Ausnahme der Geschlechtszellen enthalten die Zellen beim Menschen 46 Chromosomen, 23 mütterliche und 23 väterliche. Dadurch ist jedes Gen in identischer oder leicht abgewandelter Form jeweils auch auf dem homologen entsprechenden Partner-Chromosom vorhanden. Die Gene, die auf den mütterlichen und väterlichen Chromosomen an gleicher Stelle lokalisiert sind, werden als *Allele* bezeichnet. Sind die beiden Allele in Bezug auf ihre genetische Information völlig identisch, ist der Träger in diesem Merkmal *reinerbig (homozygot)*, unterscheiden sie sich, ist der Träger für das betreffende Merkmal *mischerbig (heterozygot)*.

2.1.3 Dominanz, Rezessivität und Kodominanz

Überdeckt bei Heterozygoten ein Allel stets das andere Allel, indem es für die Ausprägung eines Merkmals allein ausschlaggebend ist, wird es als *dominant* bezeichnet. Das Allel, das sich im Phänotyp nicht ausdrückt, also nicht in Erscheinung tritt, nennt man *rezessiv* (unterdrückt). Wenn sich bei Heterozygoten beide Allele phänotypisch manifestieren, spricht man von *Kodominanz* der Allele.

2.1.4 Phänotyp und Genotyp

Die beiden Begriffe Genotyp und Phänotyp beziehen sich auf die genetische Information eines Merkmals an jeweils einem Genort (Genlocus). Ein beobachtetes Merkmal, das Erscheinungsbild, wird als *Phänotyp* bezeichnet; dies kann z. B. eine Haarfarbe, eine bestimmte Blutgruppe oder die Blütenfarbe einer Pflanze sein. Als *Genotyp* bezeichnet man die dem Phänotyp zugrunde liegende genetische Information.

2.1.5 Die Mendelschen Regeln

Verfolgt man die Weitergabe bestimmter einzelner Erbanlagen (Gene) von Generation zu Generation, so ergeben sich aus dem Verteilungsmechanismus der Chromosomen während der Reifeteilungen (Meiose, s. Kap. 1.5) bestimmte Gesetzmäßigkeiten. Sie beziehen sich auf die zufällige Verteilung der homologen Chromosomen während der Meiose und die nachfolgenden Kombinationsmöglichkeiten beim Zusammentreffen von Eizelle und Samenzelle. Diese Gesetzmäßigkeiten wurden von dem Augustinerpater Johann Gregor Mendel (1822-1884) im Jahre 1866 bei Kreuzungsversuchen mit Gartenerbsen erkannt, ohne dass er etwas über die Prozesse bei der meiotischen Reifeteilung wusste.

Voraussetzungen für die Erkennung der Verteilungsregeln der Erbanlagen sind allerdings, dass man für die notwendigen Kreuzungsexperimente reinerbige (homozygote) Organismen verwendet, da auf diese Weise alle Keimzellen die gleichen Erbanlagen enthalten, dass es sich bei den beobachteten Erbanlagen um äußerlich sichtbare Merkmale handelt (über Gene wusste man damals nichts) und dass diese Merkmale bzw. die Gene, die diese Merkmale bestimmen, auf unterschiedlichen Chromosomen liegen. Bei den Kreuzungsversuchen bezeichnet man die Elterngeneration als *Parentalgeneration (P-Generation),* die erste Nachfolgegeneration als *erste Filialgeneration (F_1-Generation)* und die Nachkommen dieser als *zweite Filialgeneration (F_2-Generation).*

- 1. Mendelsches Gesetz: Uniformitätsregel (phänotypische Uniformität der F_1-Generation)
- 2. Mendelsches Gesetz: Spaltungsregel (phänotypische Aufspaltung der F_2-Generation beim dominant-rezessiven bzw. intermediären Erbgang)
- 3. Mendelsches Gesetz: Unabhängigkeitsregel (unabhängige Weitergabe der nicht gekoppelten Gene)

Uniformitätsregel

Kreuzt man zwei unterschiedlich homozygote Linien miteinander, die sich in einem oder mehreren Allelen unterscheiden, so erhält man eine heterozygote F_1-Generation mit einem *einheitlichen Phänotyp (Uniformität).* Kreuzt man z. B. homozygot rotblühende (RR[1]) und homozygot weißblühende (rr) Erbsenpflanzen der P-Generation, so ist die heterozygote F_1-Generation uniform rot (Rr), wie der eine Elternteil (Abb. 2.**1**). Das Merkmal des weißblühenden Elternteils ist unterdrückt, sodass es nicht in Erscheinung treten kann. Man bezeichnet deshalb das in der F_1-Generation phänotypisch auftretende Merkmal (hier rot) als das dominante (dominierende), das andere als das rezessive (unterdrückte) Merkmal.

Die *dominant-rezessive Vererbung* ist die weitaus häufigste Form der Vererbung. So dominiert bei Mendels Erbsenversuchen nicht nur rote Blütenfarbe über weiße, sondern auch gelbe Farbe der Samen über grüne, runde Gestalt der Samen über runzlige, hoher Wuchs der Pflanzen über niedrigen.

Kreuzt man hingegen eine reinerbig rotblühende mit einer reinerbig weißblühenden Japanischen Wunderblume, so ist die heterozygote F_1-Generation einheitlich rosa blühend (Abb. 2.**2**). Man spricht in diesem Fall von einem *intermediären Erbgang,* bei dem sich die beiden homozygoten Elternteile und die heterozygote F_1-Generation phänotypisch unterscheiden lassen. In der F_1-Generation kommt die rosa Blütenfarbe durch eine

---

[1] Man benützt für die dominante Erbanlage einen Großbuchstaben, für die rezessive einen Kleinbuchstaben: RR = homozygot dominant, rr = homozygot rezessiv, Rr = heterozygot bei dominant-rezessivem Erbgang

Genetik (Vererbungslehre) **43**

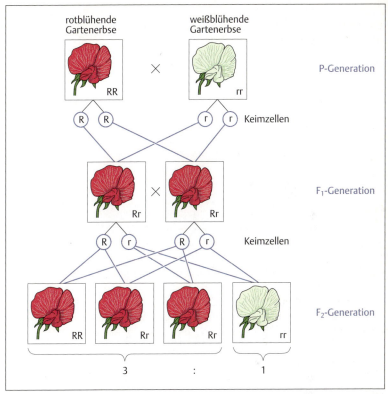

Abb. 2.1 **Dominant-rezessiver Erbgang.** Kreuzung einer homozygot rotblühenden (RR) mit einer homozygot weißblühenden (rr) Gartenerbse. Die heterozygote F_1-Generation ist einheitlich rot, da die Blütenfarbe rot dominant über weiß ist. Die F_2-Generation spaltet sich im Verhältnis 3:1 auf, d. h. 3 Nachkommen sind rotblühend (RR, Rr und Rr) und ein Nachkomme ist weißblühend (rr)

Mischung der beiden vererbten Gene der P-Generation (weiße und rote Blütenfarbe) zu Stande.

Von *Kodominanz* der Gene spricht man hingegen, wenn beide Allele gleichwertig sind und beide Merkmale im heterozygoten Zustand nebeneinander in Erscheinung treten. Ein Beispiel hierfür sind die Blutgruppen A und B: Erbt ein Kind vom Vater das Blutgruppenallel A und von der Mutter das B-Allel, so hat das Kind die Blutgruppe AB.

2 Genetik und Evolution

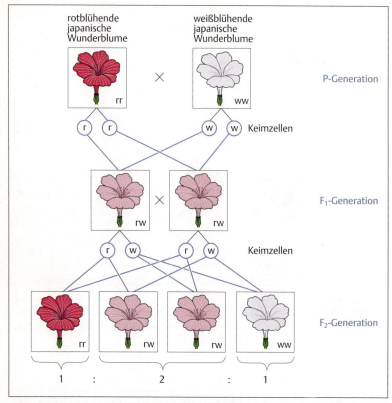

Abb. 2.**2** **Intermediärer Erbgang.** Kreuzung einer homozygot rotblühenden (rr) mit einer homozygot weißblühenden Japanischen Wunderblume (ww). Die F_1-Generation ist einheitlich rosablühend (rw), da sich beide Blütenfarben phänotypisch durchsetzen. Die F_2-Generation spaltet sich im Verhältnis 1:2:1 auf, d. h. jeweils eine Pflanze ist rot- (rr) bzw. weißblühend (ww), zwei weitere sind rosablühend (rw, rw)

Spaltungsregel

Bei der Kreuzung von Erbsenpflanzen der F_1-Generation (Rr × Rr) untereinander entstehen in der nächsten Generation (F_2-Generation) 3/4 rotblühende und 1/4 weißblühende Pflanzen (Abb. 2.**1**). Hierbei tritt das Zahlenverhältnis von 3:1 um so genauer auf, je mehr Nachkommen untersucht werden. Das phänotypische Aufspaltungsverhältnis hängt davon ab, ob ein

Gen (Allel) dominant bzw. rezessiv ist. Bei Dominanz des rotblühenden Gens der Erbsenpflanze über das weißblühende Gen resultiert ein Verhältnis der Phänotypen rot (R) zu weiß (r) wie 3:1, da die Kombination RR und Rr den Phänotyp R ergeben.

Unterscheiden sich die Heterozygoten der F_1-Generation (rw) im Phänotyp sowohl von den rr- als auch von den ww-Eltern (intermediärer Erbgang der Japanischen Wunderblume), ergibt sich in der F_2-Generation phänotypisch wie auch genotypisch ein Aufspaltungsverhältnis von 1:2:1 (Abb. 2.**2**). Dies bedeutet, dass jeweils eine Pflanze reinerbig rot (rr) bzw. weiß (ww) ist, zwei weitere Pflanzen sind rosa und mischerbig für die Blütenfarbe (rw).

Diese Aufspaltung ist auf die Trennung der homologen Chromosomen in der 1. meiotischen Reifeteilung zurückzuführen, denn die Keimzellen können, da sie haploid sind, nur eines der beiden Allele enthalten, entweder für das rote (r) oder das für die weiße Blütenfarbe (w). In der Zygote wird nun eine Kombination der Gene rot/rot (rr), rot/weiß (rw), weiß/rot (wr) und weiß/weiß (ww) ermöglicht. Sind beide Gene für rot und weiß dominant (oder beide rezessiv), sind alle Heterozygoten rosa und die Homozygoten entweder weiß oder rot. Das Aufspaltungsverhältnis ist daher zwangsläufig 1:2:1. Ist der Erbgang nicht intermediär, sondern dominant-rezessiv, so hat man ebenfalls eine 1:2:1-Aufspaltung, jedoch nur genotypisch. Phänotypisch erhält man ein Verhältnis von 3:1, da die Heterozygoten den Phänotyp des dominanten Allels zeigen.

Unabhängigkeitsregel

Kreuzt man zwei homozygote Organismen miteinander, die sich in zwei Allelen (AAbb × aaBB) voneinander unterscheiden (Abb. 2.**3**), werden die einzelnen Gene unabhängig voneinander auf die folgenden Generationen vererbt. Dies gilt jedoch nur für Gene, die sich auf verschiedenen Chromosomen befinden. Keine Gültigkeit besitzt diese Regel bei Genen, die auf demselben Chromosom lokalisiert sind, da sie in der Regel nur gekoppelt weiter vererbt werden können. Die Koppelung aller Gene eines Chromosoms muss jedoch nicht absolut sein, da während der Meiose z. B. Crossing-over (s. Kap. 1.5, Reduktions- oder Reifeteilung) zwischen homologen Chromosomen stattfinden kann. Dies ermöglicht eine erhöhte *Kombinierbarkeit von Genen*, was unter dem Gesichtspunkt der möglichen genetischen Variabilität von großer Bedeutung sein kann.

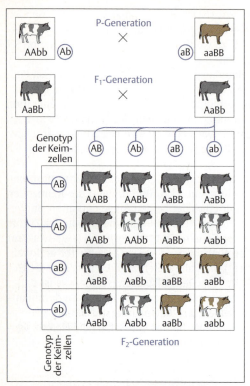

Abb. 2.3 **Unabhängige Vererbung von zwei Merkmalen.** Kreuzungen von zwei Rinderrassen, die sich in Fellfarbe und Verteilung der Fellfarbe unterscheiden (schwarz-gescheckt und rotbraun-ungescheckt). Es dominiert schwarz (AA) über rotbraun (aa) und ungescheckt (BB) über gescheckt (bb). Die Tiere der F_1-Generation sind alle schwarz und ungescheckt (AaBb). Sind die beiden Allele für die Fellfarbe und die Verteilung der Farbe auf unterschiedlichen Chromosomen lokalisiert und können die beiden Allelpaare bei der Bildung der Geschlechtszellen unabhängig voneinander kombinieren, entstehen theoretisch vier genotypisch unterschiedliche Ei- bzw. Spermienzellen: AB, Ab, aB und ab. Für die Vereinigung der Geschlechtszellen ergeben sich somit mit gleicher Wahrscheinlichkeit 16 Möglichkeiten. Kreuzt man die Individuen der F_1-Generation untereinander, ergeben sich vier phänotypisch unterschiedliche Erscheinungsformen: schwarz-ungescheckt, schwarz-gescheckt, rotbraun-ungescheckt, rotbraun-gescheckt im Zahlenverhältnis 9:3:3:1

2.1.6 Autosomal-dominanter Erbgang

Eine Form für dominant-rezessive Vererbung ist der autosomal-dominante Erbgang. Ein autosomal-dominanter Erbgang für ein Merkmal liegt vor, wenn der Phänotyp vom dominanten Allel bestimmt wird, und der Genlocus auf einem Autosom (s. Kap. 1.3.4, Chromosomen und Gene) liegt.

Genetik (Vererbungslehre) 47

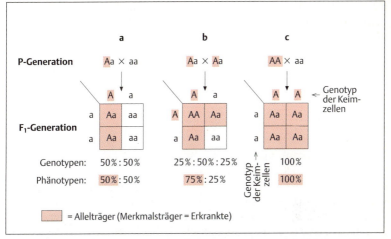

Abb. 2.**4a-c Autosomal-dominanter Erbgang (Genotypen und Phänotypen).** A = dominant vererbtes Allel (Merkmal); a = rezessiv vererbtes Allel (Merkmal); AA = homozygot erkrankt, Aa = heterozygot erkrankt, aa = homozygot gesund;
a ein Elternteil heterozygot erkrankt, ein Elternteil homozygot gesund = 50% der Kinder sind erkrankt
b beide Elternteile sind heterozygot erkrankt = 75% der Kinder sind erkrankt
c ein Elternteil homozygot erkrankt, ein Elternteil homozygot gesund = 100% der Kinder sind erkrankt

Beim Menschen findet sich dieser Erbgang bei vielen normalen Merkmalen (z. B. Dominanz der Blutgruppen A und B gegenüber der Blutgruppe 0), aber auch bei zahlreichen Erbkrankheiten, z. B. Polydaktylie (Vielfingrigkeit), familiäre Hypercholesterinämie (erhöhter Cholesteringehalt im Blut), Chorea Huntington (Nervenerkrankung), Marfan-Syndrom (Kollagensynthesestörung).

Bei autosomal-dominanten Erbkrankheiten des Menschen besitzt meist nur ein Elternteil das krankmachende, dominante Allel (Gen) auf einem Chromosom (A), während das entsprechende Gen auf dem zweiten Chromosom gesund ist (a). Der andere Elternteil hingegen weist zwei gesunde, intakte Allele (aa) auf (Abb. 2.**4a**). Somit ergibt sich für den Vererbungsmodus meist die Konstellation, dass sich ein heterozygot Erkrankter mit einem homozygot Gesunden paart. Für jedes Kind, unabhängig vom Geschlecht, ergibt sich damit bei einem autosomal-dominanten Erbleiden eine Erkrankungswahrscheinlichkeit von 50%. Dabei spielt es keine Rolle, welcher Elternteil das krankhafte dominante Allel trägt. Sind hingegen beide Elternteile heterozygot erkrankt (Abb. 2.**4b**), sind 75% der Kinder erkrankt (25% homozygot und 50% heterozygot Erkrankte) und 25% homozygot gesund.

Bei dem seltenen Fall, dass ein Elternteil an einer autosomal-dominanten Erbkrankheit homozygot erkrankt ist, der andere Elternteil aber völlig gesund ist (Abb. 2.**4c**), werden alle Kinder heterozygote Merkmalsträger sein.

2.1.7 Autosomal-rezessiver Erbgang

Eine weitere Form der dominant-rezessiven Vererbung ist der autosomalrezessive Erbgang. Autosomalrezessive Merkmale, deren genetische Information in Form des rezessiven Allels auf den Autosomen liegt, prägen sich in der F_1-Generation phänotypisch nur bei homozygoten Trägern aus (Abb. 2.**5a-c**). Heterozygote Allelträger unterscheiden sich nicht von homozygot Gesunden. Eine phänotypische Merkmalsausprägung findet man daher nur bei homozygot Erkrankten. Bei allen schweren autosomal-rezessiven Erbleiden wird der Erkrankte in der Regel von heterozygot gesunden Eltern abstammen, bei denen das krankmachende Allel sich phänotypisch nicht manifestiert. Ist ein Elternteil heterozygot und der andere homozygot gesund, werden alle Kinder gesund sein (50% homozygot und 50% heterozygot) (Abb. 2.**5a**). Sind beide Elternteile heterozygot gesund, besteht für die Kinder ein Risiko von 25% zu erkranken (Abb. 2.**5b**). 50% der Kinder sind wiederum heterozygot Gesunde, die als Anlageträger das rezessive Allel tragen und weitervererben. 25% schließlich sind homozygot Gesunde. Bei Familien mit geringer Kinderzahl treten die autosomal-rezessiv vererbten Erkrankungen daher nur sporadisch auf. Ist ein Elternteil homozygot erkrankt und der andere Elternteil homozygot gesund, werden alle Kinder heterozygot gesund sein (Abb. 2.**5c**).

Fast alle Stoffwechseldefekte, denen ein Ausfall eines Enzyms zugrunde liegt, werden autosomal-rezessiv vererbt, z. B. Phenylketonurie (Brenztraubensäureschwachsinn, s. unten), Albinismus (durch den Mangel an Tyrosinhydroxylase ist der Stoffwechselweg von der Aminosäure Tyrosin zum Hauptpigment Melanin gestört), cystische Fibrose (Mukoviszidose = durch das zähe Sekret der sekretorischen Drüsen kommt es zu schweren Komplikationen im Bereich der Atemwege und des Magen-Darm-Trakts). Hierbei weisen heterozygot Erkrankte in der Regel eine um 50% verminderte Enzymaktivität auf, die jedoch unter normalen Stoffwechselbedin-

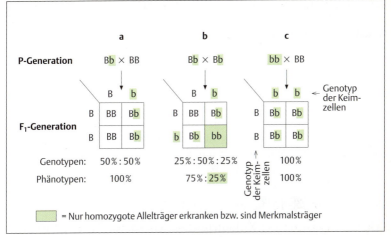

Abb. 2.**5a–c Autosomal-rezessiver Erbgang (Genotypen und Phänotypen).** B = dominant vererbtes Allel (Merkmal); b = rezessiv vererbtes Allel (Merkmal); BB = homozygot gesund, Bb = heterozygot gesund, bb = homozygot erkrankt;
a ein Elternteil heterozygot gesund, ein Elternteil homozygot gesund = 100% der Kinder sind gesund
b beide Elternteile sind heterozygot gesund = 25% der Kinder sind erkrankt
c ein Elternteil homozygot erkrankt, ein Elternteil homozygot gesund = 100% der Kinder sind gesund

gungen für ein intaktes Funktionieren des entsprechenden Enzyms ausreicht. Erst bei homozygot Erkrankten kommt es zu Krankheitszeichen. Beim dominant-rezessiven Erbgang liegt häufig ein Übergang zum intermediären Erbgang vor, da im heterozygoten Zustand die rezessive Erbanlage nicht völlig unterdrückt ist.

Bei der Phenylketonurie (Häufigkeit 1:10.000) ist durch das Fehlen des Enzyms Phenylalaninhydroxylase der Abbau von Phenylalanin zu Tyrosin gestört. Dadurch entsteht im Stoffwechsel Phenylbrenztraubensäure, die als Ketonkörper mit dem Urin ausgeschieden wird. Unbehandelt kommt es bei Säuglingen zu geistiger Behinderung, verzögerter körperlicher Entwicklung und neurologischen Symptomen (Krampfanfälle). Bei rechtzeitiger Erkennung der Erkrankung ist durch strenge phenylalaninarme Diät eine weitgehend normale Entwicklung möglich. Die Diät muss jedoch bis zum 10. Lebensjahr durchgehalten werden, bis das Gehirn voll entwickelt ist.

2.1.8 Geschlechtsgebundener Erbgang

Geschlechtsgebundene Erbgänge liegen bei Merkmalen vor, deren genetische Information auf dem X-Chromosom lokalisiert ist. Als Träger zahlreicher Gene haben die X-Chromosomen kein homologes Allel auf dem Y-Chromosomen. Man unterscheidet x-chromosomal-rezessive und x-chromosomal-dominante Erbgänge. Wichtig bei diesen Erbgängen ist die Tatsache, dass männliche Nachkommen ihr X-Chromosom ausschließlich von der Mutter erben und es nie an ihre Söhne weitergeben. Während eine Frau für ein X-chromosomales Allel homozygot oder heterozygot sein kann, besitzt ein Mann immer nur jeweils ein Allel aller Gene des X-Chromosoms und ist somit hemizygot.

X-chromosomal-dominanter Erbgang

Charakteristisch für die X-chromosomal-dominanten Erbgänge ist, dass alle Töchter eines erkrankten Vaters Merkmalsträgerinnen sind, da er sein X-Chromosom immer auf die Töchter vererbt (Abb. 2.**6a**). Auf der anderen Seite sind alle Söhne eines erkrankten Vaters gesund, da sie von ihm das Y-Chromosom erhalten (Abb. 2.**6a**). Die Kinder heterozygot erkrankter Mütter haben ein 50%iges Risiko zu erkranken (Abb. 2.**6b**). X-chromosomal-dominant vererbte Krankheiten sind sehr selten. Ein Beispiel ist die Vitamin-D-resistente Rachitis, bei der es durch einen niedrigen Blutspiegel von Phosphat zu einer Unterentwicklung des Zahnschmelzes und einer Anomalie der Haarfollikel kommt.

X-chromosomal-rezessiver Erbgang

Bei der X-chromosomal-rezessiven Vererbung sind vor allem die Männer betroffen, da sie das defekte Allel auf ihrem X-Chromosom tragen (Abb. 2.**7a**). Frauen hingegen erkranken nur, wenn sie homozygote Genträgerinnen sind (sehr selten) (Abb. 2.**7c**). Im heterozygoten Zustand sind sie phänotypisch gesund und übertragen lediglich das krankheitsverursachende Gen auf ihre Nachkommen (so genannte *Konduktorinnen*) (Abb. 2.**7b**). Hierbei sind 50% ihrer Söhne erkrankt (Merkmalsträger) und 50% der Töchter wiederum Konduktorinnen.

Beispiele für X-chromosomal-rezessive Erbgänge sind die Rot-Grün-Blindheit (Häufigkeit 1:15), die Hämophilie A und B (Bluterkrankheit, Häufigkeit 1:10.000) sowie die Muskeldystrophie vom Typ Duchenne (Häufigkeit 1:3.000).

Genetik (Vererbungslehre) 51

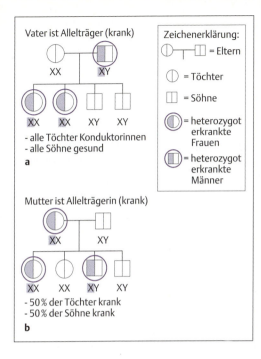

Abb. 2.6a u. b **X-chromosomal-dominanter Erbgang.** X = X-Chromosom, Y = Y-Chromosom, XX = weibliches Geschlecht, XY = männliches Geschlecht. **a** Vater ist Träger des X-chromosomal-dominanten Allels und heterozygot erkrankt, **b** Mutter ist Trägerin des X-chromosomal-dominanten Allels und heterozygot erkrankt

2.1.9 Mutationen

In der Regel werden die Chromosomen und die auf ihr lokalisierten Gene unverändert von Generation zu Generation weitergegeben. Kommt es jedoch zu spontanen Veränderungen im Genbestand, spricht man von Mutationen, die sowohl in Körperzellen *(somatische Mutationen)* als auch in Keimzellen *(germinale Mutationen)* auftreten können. Neben spontanen Mutationen kommt es auch zu induzierter Auslösung von Mutationen durch z. B. ionisierende Strahlung oder chemische Stoffe (so genannte Mutagene). Die Häufigkeit, mit der sich z. B. ein Gen verändert, liegt durchschnittlich zwischen 1:10.000 und 1:100.000. Man unterscheidet:

- Genmutationen
- Chromosomenmutationen (= strukturelle Chromosomenaberrationen)
- Genommutationen (= numerische Chromosomenaberrationen)

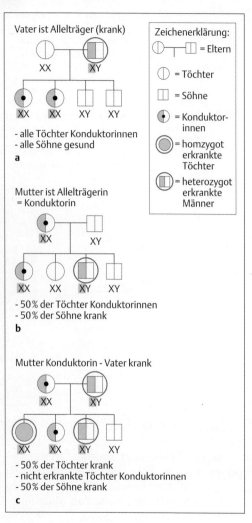

Abb. 2.**7a-c X-chromosomal-rezessiver Erbgang.** X = X-Chromosom, Y = Y-Chromosom, XX = weibliches Geschlecht, XY = männliches Geschlecht. **a** Vater ist Träger des X-chromosomal-rezessiven Allels und heterozygot erkrankt, **b** Mutter ist Trägerin des X-chromosomal-rezessiven Allels, heterozygot gesund und Konduktorin, **c** Mutter Konduktorin und Vater erkrankt

Genmutationen

Genmutationen sind die wichtigsten und häufigsten Gründe für Veränderungen im Genbestand und entstehen durch *Fehler bei der identischen Replikation der Gene,* d. h. durch Fehler, die bei der Replikation der DNA-Stränge auftreten und Änderungen in der Basensequenz bewirken. Dies wiederum führt zu einer Änderung der Aminosäurefrequenz des von dem betreffenden DNA-Molekül gebildeten Proteins. Die Folge ist eine Veränderung der Proteinfunktion, die sich im Phänotypus des von der Mutation betroffenen Individuums niederschlagen kann.

Chromosomenmutationen

Bei den Chromosomenmutationen liegen lichtmikroskopisch identifizierbare Veränderungen der Chromosomenstruktur vor *(strukturelle Chromosomenaberrationen)*. Sie kommen z. B. durch „crossing-over", d. h. durch den Austausch von Chromosomenstücken (s. Kap. 1.5) zu Stande oder sie entstehen dadurch, dass Chromosomen auseinander brechen und sich in anderer Form wieder vereinigen. Strukturelle Chromosomenaberrationen sind mit einer Häufigkeit von 1:200 Neugeborene seltener als numerische Aberrationen. Man unterscheidet:

- Deletion (Verlust eines Chromosomenstückes),
- Duplikation (Wiederholung eines Abschnitts auf dem gleichen Chromosom),
- Inversion (umgekehrter Einbau eines Chromosomensegmentes),
- Translokation (Austausch von Segmenten zwischen zwei nicht homologen Chromosomen).

Genommutationen

Bei Genommutationen wird die Zahl der Chromosomen verändert *(numerische Chromosomenaberrationen)*. Ursache hierfür sind Unregelmäßigkeiten bei den Zellteilungen als Folge von Fehlverteilungen bei der Meiose und Mitose. Dies führt zu vom normalen Karyogramm (s. Kap. 1.3.4, Chromosomen und Gene) abweichenden Chromosomenzahlen (Aneuploidie). Kommt es beispielsweise in der 1. Reifeteilung der Meiose zu einer fehlenden Trennung homologer Chromosomen, spricht man von „*Nondisjunction*" (Nicht-Auseinanderweichen). Dies kann sowohl die Autosomen als auch die Gonosomen betreffen. Mögliche Ursachen für das Entstehen einer numerischen Chromosomenaberration sind der Verlust der

Zentromer-Region eines Chromosoms oder die fehlerhafte Ausbildung der Teilungsspindel.

Fehlverteilung von Autosomen werden vor allem bei kleinen Chromosomen beobachtet. Lebendgeborene weisen fast ausschließlich Trisomien auf, wobei das Chromosom 21 am häufigsten betroffen ist (Trisomie 21 oder Down-Syndrom). Bemerkenswert ist, dass autosomale Trisomien eine ausgeprägte Altersabhängigkeit aufweisen. Während bei jungen Frauen das Risiko ein Kind mit Trisomie 21 zur Welt zu bringen bei 1:2.500 liegt, häufen sich die Down-Syndrom Fälle bei Müttern ab 40 auf 1:50. Die erkrankten Kinder weisen unterschiedlich starke geistige Behinderungen sowie typische körperliche Auffälligkeiten auf, wie z. B. schräge Lidachsen, eine Vierfingerfurche, einen kurzen runden Schädel, eine flache Nasenwurzel und einen gedrungenen Körperbau. Als Fehlbildung bei den inneren Organen ist am häufigsten das Herz betroffen.

Fehlverteilungen von Geschlechtschromosomen führen im Allgemeinen nicht zu einem Absterben des Embryos. Sowohl ein überzähliges *(gonosomale Trisomie)* als auch ein fehlendes Geschlechtschromosom *(gonosomale Monosomie)* führen in der Regel zu keiner schweren Behinderung, die geistige Entwicklung ist meistens völlig normal. Lediglich die Fortpflanzungsfähigkeit ist meist aufgehoben. Die einzige lebensfähige gonosomale Monosomie hierbei betrifft das X-Chromosom (Turner-Syndrom: Karyogramm 45, XO[2] mit einer Häufigkeit von 1:2.500). Turner-Frauen haben einen weiblichen Phänotyp und sind nicht fortpflanzungsfähig. Auffällige Körpermerkmale sind Minderwuchs, eine überschüssige Hautfalte am Hals (Pterygium colli) sowie Fehlentwicklungen von inneren Organen (z. B. Herzfehler). Beim Klinefelter-Syndrom handelt es sich um eine gonosomale Trisomie (Karyogramm: 47, XXY[3] mit einer Häufigkeit von 1:900). Betroffene haben einen männlichen Phänotypus mit eunuchoidem Hochwuchs und unterentwickelten Hoden (Hypogonadismus).

---

[2] 45,XO bedeutet: 44 Autosomen + 1 Gonosom (X) = 45; 1 Gonosom fehlt (O)

[3] 47,XXY bedeutet: 44 Autosomen + 3 Gonosomen (XXY), 1 Gonosom ist überzählig (X)

2.2 Evolution (Abstammungslehre)

2.2.1 Evolutionsbegriff

Das Leben auf der Erde tritt in einer ungeheuren Mannigfaltigkeit auf. Über 1,5 Millionen Tierarten und fast 500.000 Pflanzenarten sind bis heute beschrieben und nahezu täglich werden neue Arten entdeckt (andererseits werden durch den Menschen nahezu täglich Arten ausgerottet!). Bis zum Ende des 18. Jahrhunderts galt in der Biologie die aus der biblischen Schöpfungsgeschichte abgeleitete und vorherrschende Lehrmeinung von der *„Unveränderlichkeit der Arten"*. So vertrat der schwedische Naturforscher Carl von Linné (1707-1778) die Ansicht, dass die auf der Erde vorkommenden Arten seit Beginn des Lebens auf der Erde existieren. Sein Verdienst war es die zu seiner Zeit bekannten Tier- und Pflanzenarten auf Grund von Bauähnlichkeiten in einem einheitlichen System zu ordnen und zu beschreiben. Erst zu Beginn des 19. Jahrhunderts wurde die gestaltliche Ähnlichkeit auch unter einem verwandtschaftlichen Aspekt gesehen, d. h. verwandte Arten wurden einem gemeinsamen Ahnen zugeschrieben. Es war schließlich Charles Darwin (1809-1882), der diese Gedanken aufgriff und sie durch eine Fülle von Beobachtungen aus der vergleichenden Anatomie, der Paläontologie und der Tier- und Pflanzengeographie ergänzte. Dies war die Geburtsstunde der heute allgemein anerkannten Abstammungslehre (Evolutionslehre). In seinem 1859 erschienenen Buch *„Die Entstehung der Arten"* (*„On the origin of species by means of natural selection"*) beschrieb er die Abstammung der heutigen Lebewesen von früheren einfachen Formen und gab gleichzeitig eine einleuchtende Darstellung der Ursachen für die Evolution der Organismen an.

2.2.2 Evolutionsfaktoren

Selektion

Die Abstammungslehre besagt, dass sich die unübersehbare Vielfalt der Lebewesen auf der Erde aus wenigen einfachen Formen, vielleicht nur aus einer einzigen, im Laufe von Jahrmillionen entwickelt hat. Im Laufe der Erdgeschichte haben sich die Lebewesen gewandelt, was im Allgemeinen mit einer Zunahme der Komplexität des Baues und der Leistungen einhergeht. Eine wichtige Frage innerhalb der Evolutionsforschung war und ist, die Ursachen des Evolutionsgeschehens, d. h. die eine Evolution bewirkenden und ermöglichenden Faktoren zu erfassen (kausale Evolutionsforschung). Auch hier war es Darwin, der die verblüffend einfache Lösung des Kausalproblems (s. unten) mit seiner *Selektionstheorie ("survival of the fittest" - Überleben der Tauglichsten)* erklärte. Er ging hierbei von folgenden Tatsachen aus:

- Die Lebewesen erzeugen viel mehr Nachkommen, als zur Erhaltung der Art notwendig wäre. Obwohl zur Erhaltung der Art zwei zur Fortpflanzung gelangende Nachkommen genügen würden, werden oft tausende, ja Millionen von Nachkommen erzeugt. Trotzdem bleibt in einem Lebensraum bei gleichen Umweltbedingungen die Anzahl der Individuen über längere Zeit konstant.
- Die Nachkommen eines Elternpaars sind nicht alle gleich, sie variieren in ihren Erbmerkmalen.
- Die Lebewesen schließlich stehen untereinander in ständigem Wettbewerb um günstige Lebensbedingungen, um Nahrung, Lebensraum und Geschlechtspartner.

Hieraus folgerte Darwin, dass in dem Wettbewerb oder dem *Kampf ums Dasein ("struggle for life")* nur die am besten an ihre Umwelt angepassten Individuen überleben (Überleben des Tauglichsten - „survival of the fittest"). Der Wettbewerb hierbei ist nicht auf eine Art beschränkt, auch Organismen unterschiedlicher Arten können untereinander konkurrieren, wenn sie z. B. ähnliche ökologische Nischen[4] besetzten. Der Wettbewerb führt dazu, dass sich innerhalb einer ökologischen Nische auf Dauer häufig nur eine Art behaupten kann. Weniger gut angepasste Arten sterben aus oder werden in andere Nischen abgedrängt. Die *natürliche Auslese („natural selection")* führt auf diese Weise durch eine sich ständig verbessernde Anpassung an die Umweltverhältnisse zu einer allmählichen Umbildung der Arten. Die Tauglichkeit („Fitness") eines Lebewesens ist daher am einfachsten an der Zahl überlebender Nachkommen festzustellen.

Charles Darwins Selektionstheorie kam jedoch erst zur vollen Geltung, als es in diesem Jahrhundert gelang die Ergebnisse der Vererbungslehre in seine Theorie einzufügen. Heute sind daher folgende Evolutionsfaktoren bekannt:

---

[4] Dies ist kein Raum, sondern die Gesamtheit der Umweltfaktoren, die eine Art in einem Lebensraum (Ökosystem) nutzt. Durch die unterschiedliche Nutzung des gleichen Lebensraumes (= Besetzung unterschiedlicher ökologischer Nischen) kann eine Vielzahl von Arten in einem Lebensraum koexistieren ohne untereinander zu konkurrieren.

- Selektion
- Mutation
- Rekombination
- Gendrift
- Isolation

Der Artbegriff

Für das Verständnis der Wirkung dieser Evolutionsfaktoren kommt dem Art- und Populationsbegriff eine ausschlaggebende Bedeutung zu. Alle Lebewesen, die in ihren wesentlichen Merkmalen übereinstimmen und miteinander fruchtbare Nachkommen haben können, fasst man zu einer Art zusammen. Hierbei bilden die einzelnen Individuen dieser Art, die zu gleicher Zeit in einem bestimmten Gebiet leben und sich fortpflanzen, eine Population.

Der Gesamtbestand an Genen, von denen jedes in sehr vielen verschiedenen Allelen, d. h. strukturellen Abwandlungen vertreten sein kann, stellt den so genannten *„Gen-pool"* einer Population dar. Die Häufigkeit, mit der bestimmte Allele (durch Mutationen abgewandelte Gene) in einer Population vertreten sind, bezeichnet man als *Genfrequenz*. Neben seltenen Genen oder Allelen mit geringer Frequenz, z. B. solchen, die durch Mutation erst vor kurzem entstanden sind, gibt es Gene oder Allele mit sehr hoher Frequenz. Evolution läuft daher ab, wenn sich die Genfrequenzen in einer Population im Laufe der Generationsfolge verändern. Geschlechtliche Fortpflanzung führt ständig zu neuen Genkombinationen bei den Individuen einer Art. Man nennt diese Veränderbarkeit der Genzusammensetzung *genetische Variabilität*. Sie wird erhöht durch das Auftreten neuer Allele infolge von Mutationen der Gene.

Mutation

Betrachtet man die Evolution als Prozess, der dazu führt, dass die Nachkommen im Laufe der Generationsfolge andersartig als ihre Vorfahren werden, kommt der Veränderbarkeit der Gene *(Mutabilität)* eine wichtige Bedeutung zu. Mutationen, d. h. Änderungen der Erbsubstanz, treten zufällig auf und sind daher gewissermaßen der Motor der Evolution.

Die verschiedenen Arten von Mutationen (s. Kap. 2.1.9) erweitern zwangsläufig die genetische Vielfalt einer Population, wobei die Summe der Änderungen in einem bestimmten Zeitraum als *Mutationsdruck* bezeichnet wird. Ihm steht der von der natürlichen Auslese (Selektion) gesetzte *Selektionsdruck* gegenüber, der ungünstige Mutationen wieder ausmerzt.

Rekombination

Durch die Rekombination der Erbanlagen bei der Bildung der Keimzellen entstehen immer wieder neue Allelkombinationen (Genotypen). Dies führt zu einer hohen Variabilität und damit zu neuen Phänotypen. Hierdurch werden die Voraussetzungen geschaffen, dass geeignete Phänotypen mit ihren günstigen Genkombinationen die Chancen für zufällig gutes Angepasstsein erhöhen, worin die grundlegende Bedeutung der Bisexualität zu sehen ist. Eine genetische Rekombination ist nur bei geschlechtlicher Fortpflanzung möglich, denn sie erfolgt durch Zufallsverteilung der väterlichen und mütterlichen Chromosomen sowie durch „crossing over" bei der Meiose. Da die Organismen im allgemeinen sehr viele Gene besitzen, entsteht eine Fülle von Rekombinationsmöglichkeiten für die Nachkommen, was dazu führt, dass praktisch nie ein Nachkomme desselben Elternpaares dem andern genetisch völlig gleich ist (Ausnahme: eineiige Zwillinge).

Gendrift

Als Gendrift bezeichnet man zufallsbedingte *Änderungen des Genpools.* Diese Veränderungen können z. B. auch ohne Mutationen und Selektionen auftreten. So kann eine Gruppe von Trägern bestimmter Merkmale innerhalb einer Population durch Krankheiten, Unwetter, Waldbrände oder andere Umstände plötzlich aussterben. An ihre Stelle kann sich der überlebende Teil der Population mit anderer genetischer Zusammensetzung ausbreiten. Auf diese Weise kann zufälliger Tod oder zufälliges Überleben von bestimmten Merkmalsträgern (und ihrer Gene) die Zusammensetzung einer Population entscheidend beeinflussen.

Isolation

Gruppen von Individuen einer Art, also Populationen, können sich unterschiedlich weiterentwickeln, wenn sie voneinander getrennt werden und keinen gemeinsamen Gen-Pool mehr bilden. Unter den verschiedenen Isolationsmechanismen hat die so genannte *geographische Separation* die verbreitetste und nachhaltigste Wirkung. Eine geographische Separation kann z. B. eintreten, wenn sich das Klima ändert und Teile von Populationen etwa durch Versteppung, Versumpfung oder die Vereisung ihres Areals in verschiedene Richtungen abgedrängt werden. Das ursprünglich einheitliche Verbreitungsgebiet einer Art wird dadurch stark aufgesplittert. Die nun eintretende Entwicklung ohne Genaustausch zwischen den Gruppen bewirkt eine Aufspaltung der Art. Zunächst bilden sich Formen, die sich nur in wenigen Merkmalen voneinander unterscheiden. Auf diese Weise können sich Unterarten oder Rassen bilden, die sich jedoch noch miteinander paaren und fruchtbare Nachkommen zeugen können. Nehmen die Merkmalsunterschiede im Laufe der Zeit weiter zu, kann es zur Ausbildung einer Fortpflanzungsschranke kommen und eine Paarung ist nicht mehr möglich. Damit sind die beiden Gen-Pools endgültig getrennt und es sind zwei voneinander unabhängige Arten entstanden.

2.2.3 Evolutionsbeweise

Embryologische Fakten

Embryonen verschiedener Wirbeltierklassen sind sowohl in ihrer Gestalt als auch in der Ausbildung des Kopfes mit den Augen sowie des Rumpfes mit Gliedmaßen und Schwanz kaum zu unterscheiden (Abb. 2.**8**). So durchlaufen nahezu alle Wirbeltiere, also auch der Mensch, in der Keimesentwicklung ein Embryonalstadium, in dem sie einem Fischembryo auffallend ähnlich sind und wie dieser z. B. Kiemenbögen anlegen, auch wenn es nie zur Ausbildung eines Kiemenapparates kommt. Dies kann als Beweis dafür herangezogen werden, dass die Evolution der Wirbeltiere ganz sicher mit im Wasser lebenden und durch Kiemen atmende Formen begann. Die funktionelle und morphologische Ähnlichkeit früher Entwicklungsstadien weist auf Verwandtschaftsbeziehungen hin, d. h. die Stammesentwicklung (Phylogenese[5]) spiegelt sich in gewisser Weise in der individuellen Keimesentwicklung wider. Der deutsche Naturforscher Ernst Haeckel (1834-1919) formulierte die so genannte *„biogenetische Grundregel"*, die Folgendes besagt: *Die Keimesentwicklung (Ontogenese) eines Wirbeltierorganismus ist die kurze und schnelle Rekapitulation (Wiederholung) der Stammesentwicklung (Phylogenese).*

---

[5] Die über Millionen von Jahren ablaufende stammesgeschichtliche Entwicklung der Lebewesen von wenigen einfachen (einzelligen) Formen bis zu den heute existierenden verschiedenen Tier- und Pflanzenarten mit unterschiedlich hoher Organisationsstufe

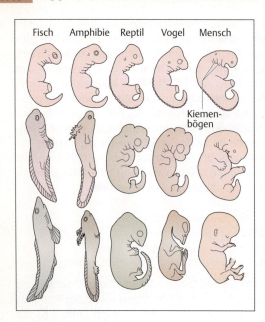

Abb. 2.8 **Unterschiedliche Entwicklungsstadien von Wirbeltieren während der Embryonalentwicklung.** Die frühen Entwicklungsstadien (obere Reihe) von Mensch, Vogel, Reptil, Amphibie und Fisch sind sich sehr ähnlich und zeigen eine auffallende Übereinstimmung in der Gestalt und in der Anlage der Kiemenbögen. Menschliche Embryonen erinnern in der 5.-7. Entwicklungswoche an Keime von Fischen, ein Beweis für die Abstammung des Menschen von ursprünglichen Formen

Homologe Organe

Organe sind homolog, wenn sie im Bauplan der Lebewesen dieselbe Lage einnehmen und sich stammesgeschichtlich auf die gleichen morphologischen Strukturen zurückführen lassen. In diesem Sinne sind der Flügel der Fledermaus, das Grabbein des Maulwurfs, die Flosse eines Wals und der Arm des Menschen homologe Organe. Trotz verschiedener Gestalt ist dieselbe Einteilung in Oberarm, Unterarm, Handwurzel- und Mittelhandknochen sowie Fingerglieder vorhanden und jedes einzelne Teil hat bei allen noch so unterschiedlich aussehenden Gliedmaßen dieselbe Lage im Verband.

Rudimentäre Organe

Im Laufe der Evolution haben die Organismen vielfach ihre Lebensweise geändert. Dies hat einen Funktionswechsel ihrer Organe bedingt. Zu den eindrucksvollsten Beweisen der Abstammungslehre zählen daher rudimentäre Organe, d. h. in der Regel weitgehend funktionslos gewordene, rückgebildete Stadien. Solche Rückbildungen (Organrudimente) sind z. B. beim Menschen das dichte Haarkleid des Embryos, das Steißbein als Anlage einer embryonal angelegten Schwanzwirbelsäule, der Blinddarm mit dem Wurmfortsatz als Rudiment eines früheren größeren Darmanhangs, in dem Nahrung aufgeschlossen wurde oder die funktionslos gewordenen Muskeln der Ohrmuscheln. Auch der so genannte Darwin-Höcker, ein bei einigen Menschen am Ohr befindlicher kleiner Höcker soll einer entwicklungsgeschichtlich umgeformten Spitze des Säugetierohres entsprechen.

Atavismus

Von Atavismus (Rückschlag) spricht man, wenn bei Organismen plötzlich wieder Merkmale auftreten, die im Laufe ihrer Stammesgeschichte bereits verschwunden waren. So können beispielsweise manche Menschen ihre Ohren sehr gut bewegen. Neugeborene tragen manchmal ein kleines Stummelschwänzchen. Das Auftreten überzähliger Brustwarzen, die entlang einer bauchwärts gerichteten Milchleiste angeordnet sind, erinnern an bauchständige Zitzenpaare, wie sie bei Säugetieren mit einer größeren Zahl von Jungen pro Wurf üblich sind. Das Auftreten von Atavismen als Rückschläge zu früheren Evolutionsstufen spricht dafür, dass in diesen Fällen die entsprechenden Gene im Genom noch enthalten, aber entweder blockiert sind oder zu einem falschen Zeitpunkt in der Ontogenese aktiv werden.

Zusammenfassung | Genetik und Evolution

■ **Genetik**

Gene und Allele

Das genetische Programm ist in Form von Informationseinheiten, den Genen (= Erbanlagen), in den Chromosomen der Kerne jeder Zelle gespeichert. Ein Gen erstreckt sich über 1.000-10.000 Basenpaare (300-3.000 Basentripletts) der DNA und enthält z. B. die Information für ein Protein. Ein Merkmal kann von mehreren Genen bestimmt werden. Die DNA aller Chromosomen (23 Chromosomen = haploider Chromosomensatz) besteht aus 3 Milliarden Basenpaaren.

23 Chromosomenpaare (= diploider Chromosomensatz) enthalten das gesamte Erbgut (= Genom), das ca. 100.000 Gene umfasst. Hierbei kommt jedes Gen zweimal vor, nämlich als väterliches und als mütterli-

ches auf den sich jeweils entsprechenden (homologen) Chromosomen. Diese Gene heißen Allele. Sind ihre Informationen identisch, ist der Träger für dieses Merkmal reinerbig (homozygot), sind sie es nicht, ist er mischerbig (heterozygot).

Bei Heterozygoten ist ein Allel dominant, wenn es für die Ausprägung eines Merkmals, den Phänotyp (Genotyp = genetische Information dazu), allein verantwortlich ist. Das nicht in Erscheinung tretende Allel wird unterdrückt, es ist rezessiv. Bestimmen beide Allele den Phänotyp, liegt Kodominanz vor (d. h. beide Merkmale kommen nebeneinander vor). Beim intermediären Erbgang ist das ausgeprägte Merkmal das Ergebnis einer Mischung beider Allele.

Mendelsche Regeln

Sie beinhalten die Verteilungsregeln bei der Weitergabe einzelner Erbanlagen von Generation zu Generation und wurden formuliert, bevor die Gene entdeckt wurden. Voraussetzungen: 1. reinerbige Versuchsorganismen (bezogen auf die beobachteten äußeren Merkmale); 2. Lage der beobachteten Merkmale bzw. der sie bestimmenden Gene auf unterschiedlichen Chromosomen:

- *1. Mendelsches Gesetz (Uniformitätsregel):* Kreuzung zweier reinerbiger Organismen, die sich in einem oder mehreren Merkmalen (Allelen) unterscheiden, ergibt phänotypische Uniformität in der heterozygoten F_1-Generation beim dominant-rezessiven (dominantes Allel bestimmt Phänotyp) sowie beim intermediären Erbgang.
- *2. Mendelsches Gesetz (Spaltungsregel):* Aufspaltung der Phänotypen in der F_2-Generation im Verhältnis 3:1 = dominantes : rezessives Merkmal; genotypische Aufspaltung 1:2:1 = reinerbig im dominanten Merkmal : mischerbig mit dominantem Merkmal : reinerbig im rezessiven Merkmal. Beim intermediären Erbgang ist die Aufspaltung phänotypisch wie genotypisch 1:2:1.
- *3. Mendelsches Gesetz (Unabhängigkeitsregel):* Bei Kreuzung zweier reinerbiger Organismen, die sich in zwei Merkmalen (Allelen) unterscheiden, werden die einzelnen Gene unabhängig voneinander vererbt. Voraussetzung: Die Gene müssen sich auf verschiedenen Chromosomen befinden. In der F_2-Generation ergeben sich 16 verschiedene Genotypen und 4 Phänotypen (Aufspaltung 9:3:3:1).

Autosomale Erbgänge (dominant-rezessive)

- *Autosomal-dominanter Erbgang* (Phänotyp = Merkmal von dominantem Gen bestimmt, das auf einem Autosom liegt),

- *autosomal-rezessiver Erbgang* (Gen für das Merkmal liegt auf einem Autosom, das Merkmal prägt sich jedoch nur bei homozygoten Trägern aus).

Gonosomale (geschlechtsgebundene) Erbgänge

Genetische Information für ein bestimmtes Merkmal liegt auf dem X-Chromosom. Da kein homologes Allel auf dem Y-Chromosom vorhanden ist, besitzt ein Mann jeweils nur ein Allel aller Gene des X-Chromosoms, er ist somit hemizygot. Bei Geschlechtschromosom-gebundenen Erbkrankheiten sind bei X-chromosomal-rezessivem Erbgang Söhne häufiger erkrankt, während Töchter häufiger Überträger (Konduktorinnen) sind. Bei den seltenen X-chromosomal-dominanten Erbgängen sind Töchter häufiger erkrankt als Söhne, weil bei erkranktem Vater die Söhne nie, die Töchter aber auf jeden Fall das X-Chromosom des Vaters erben.

Mutationen

Spontane oder durch mutagene Stoffe ausgelöste Veränderungen im Genbestand der Körper- (somatische) oder der Keimzellen (germinale Mutationen):

- *Genmutationen:* Häufigkeit 1:10.000-1:100.000; Veränderung der Basensequenz durch Fehler bei der identischen Verdopplung (Replikation).
- *Chromosomenmutationen:* Häufigkeit 1:200; strukturelle Chromosomenaberrationen = Veränderungen der Chromosomenstruktur z. B. durch Austausch von Chromosomenstücken infolge „crossing-over", durch Auseinanderbrechen von Chromosomen und Vereinigung in anderer Form (Deletion, Duplikation, Inversion, Translokation).
- *Genommutationen:* Veränderung der Chromosomenzahl durch Fehler bei Mitose und Meiose = numerische Chromosomenaberrationen betreffen sowohl Autosomen als auch Gonosomen. Bei Autosomen sind vor allem kleine Chromosomen betroffen (meist Trisomien: Trisomie 21, altersabhängige Häufigkeit 1:50-1:2.500), bei den Gonosomen gibt es gonosomale Trisomien (z. B. XXY = Klinefelter-Syndrom), die abgesehen von einigen körperlichen Schwächen lediglich nicht fortpflanzungsfähig sind, und Monosomien, die außer XO (= Turner-Syndrom) nicht lebensfähig sind.

Evolution

Charles Darwin war einer der Begründer der Evolution, der Abstammungslehre, die besagt, dass sich die heutigen höheren Lebewesen im Laufe der Jahrmillionen aus früheren einfachen Formen entwickelt haben. Als Motoren der Evolution gelten heute folgende Evolutionsfaktoren:

- *Selektion:* Gemäß der Selektionstheorie von Charles Darwin gilt das Prinzip „survival of the fittest". Als Folge intraspezifischer (innerhalb der Art) und interspezifischer Konkurrenz (zwischen den Arten) werden durch natürliche Auslese die schwächsten Nachkommen sterben bevor sie die Geschlechtsreife erreichen. Dadurch vermehren sich nur diejenigen, die an die herrschenden Umweltbedingungen am besten angepasst sind. Eine Veränderung der Umwelt hat somit eine allmähliche Umbildung der Arten zur Folge.
- *Mutationen:* Die verschiedenen Mutationen erhöhen die genetische Vielfalt der Population.
- *Rekombination:* Durch die Rekombination bei der geschlechtlichen Fortpflanzung (Zufallsverteilung der väterlichen und mütterlichen Chromosomen bei der Meiose; Crossing-over) entstehen immer neue Geno- und Phänotypen (erhöhte Variabilität).
- *Gendrift:* zufallsbedingte Änderungen des Gen-Pools ohne Mutation und Selektion z. B. durch Naturkatastrophen.
- *Isolation:* Verhinderung des Genaustausches innerhalb einer Population durch geographische Separation. Dies bewirkt nach und nach die Aufspaltung der Art und die endgültige Trennung des Genpools. Unterschiedliche Umweltbedingungen begünstigen unterschiedliche Merkmale. Nach Ausbildung einer Fortpflanzungsschranke sind zwei voneinander unabhängige Arten entstanden.

Art = alle Lebewesen, die in ihren wesentlichen Merkmalen übereinstimmen und miteinander fruchtbare Nachkommen haben können.
Population = Individuen einer Art, die zu gleicher Zeit in einem Gebiet leben und sich fortpflanzen.
Genpool = Gesamtbestand der Gene in einer Population.

Beweise für die Evolution

- *Embryologische Fakten:* „Die Keimesentwicklung (Ontogenese) ist eine kurze und schnelle Rekapitulation der Stammesentwicklung (Phylogenese)".

- *Homologe Organe:* Organe, die stammesgeschichtlich auf die gleichen morphologischen Strukturen zurückzuführen sind.
- *Rudimentäre Organe:* Rückbildung von Organen durch Veränderung der Lebensweise im Laufe der Stammesentwicklung.
- *Atavismus:* plötzliches Wiederauftreten von Merkmalen, die im Laufe der Stammesgeschichte bereits verschwunden waren.

3
Gewebe

Inhaltsübersicht

3.1 Epithelgewebe *68*
3.1.1 Oberflächenbildende Epithelien *68*
  - Gestalt und Anordnung *68*
  - Oberflächendifferenzierung *71*
  - Zellkontakte *71*
3.1.2 Drüsen- und Sinnesepithelien *72*

3.2 Binde- und Stützgewebe *72*
3.2.1 Bindegewebe *73*
  - Funktionen *73*
  - Bindegewebszellen *74*
  - Zwischenzellsubstanz (Extrazellulärmatrix) *74*
  - Lockeres faserarmes Bindegewebe *75*
  - Straffes faserreiches Bindegewebe *75*
  - Retikuläres Bindegewebe *76*
  - Fettgewebe *77*

3.2.2 Stützgewebe *78*
  - Chordagewebe *79*
  - Knorpelgewebe *79*
  - Knochengewebe *80*
  - Vergleich Knochen – Knorpel *85*

3.3 Muskelgewebe *85*
3.3.1 Glattes Muskelgewebe *86*
3.3.2 Quergestreiftes Muskelgewebe *87*
  - Skelettmuskelgewebe *88*
  - Herzmuskelgewebe *97*

3.4 Nervengewebe *97*
3.4.1 Neuron *98*
3.4.2 Nervenimpulse (Aktionspotenziale) *100*
3.4.3 Synapsen *103*
3.4.4 Gliazellen (Neuroglia) *104*
3.4.5 Nerven *106*

Zusammenfassung *107*

Gewebe sind *Verbände gleichartig differenzierter Zellen und ihrer Abkömmlinge*, den Interzellularsubstanzen, und üben eine oder mehrere bestimmte Funktionen aus. Man unterscheidet herkömmlicherweise vier Gewebearten:

- **Epithelgewebe,**
- **Binde- und Stützgewebe,**
- **Muskelgewebe,**
- **Nervengewebe.**

3.1 Epithelgewebe

Innerhalb der Epithelgewebe unterscheidet man im Hinblick auf die im Vordergrund stehenden Leistungen die **oberflächenbildenden Epithelien**, die **Drüsenepithelien** und die **Sinnesepithelien**.

Alle Epithelien sitzen einer dünnen *Basalmembran (Glashaut)* auf, die dem Epithel mechanischen Halt gibt. Als oberflächenbildende Epithelien bedecken sie äußere und innere Oberflächen des Körpers, bieten ihm *Schutz (Protektion)* und setzen den Körper durch *Stoffausscheidung (Sekretion)* und *Stoffaufnahme (Resorption)* mit der Umwelt in Verbindung. Als Drüsenepithelien produzieren sie Stoffe (Sekrete), die sie über bestimmte Ausführungsgänge an innere oder äußere Körperoberflächen abgeben *(exokrine Drüsen)* oder die direkt, ohne Vermittlung eines Ausführungsganges, in das Blut gelangen *(endokrine Drüsen)*, z. B. als Hormone. Als Sinnesepithelien sind sie am Aufbau von Sinnesorganen beteiligt und vermitteln *Sinnesempfindungen* (z. B. als Netzhaut im Auge) (Abb. 3.**1a-d**).

3.1.1 Oberflächenbildende Epithelien

Gestalt und Anordnung

Nach der Gestalt unterscheidet man *Plattenepithel, isoprismatisches (kubisches)* und *hochprismatisches (Zylinder-)Epithel* und auf Grund der Anordnung (Schichtbildung) *einschichtiges, mehrschichtiges* und *mehrreihiges Epithel* (Abb. 3.**2**). Bei mehrschichtigen Epithelien erfolgt die Benennung immer nach der Gestalt der obersten Zellschicht, z. B. mehrschichtiges Plattenepithel. Mehrreihige Epithelien sind dadurch charakterisiert, dass alle Epithelzellen der Basalmembran aufsitzen, aber nicht alle die freie Oberfläche erreichen (z. B. zweireihiges Flimmerepithel der Atemwege).

Epithelgewebe 69

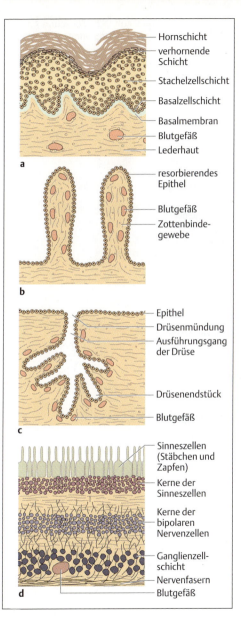

Abb. 3.1a-d Beispiele unterschiedlicher Epithelfunktionen
a Epidermis der Haut;
b Dünndarmzotten;
c exokrine Drüse;
d Netzhaut im Auge

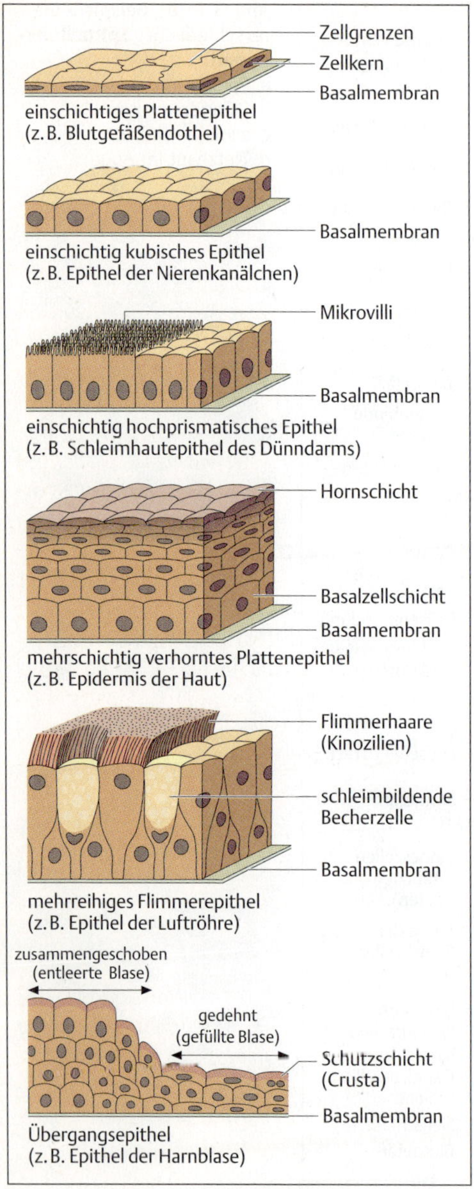

Abb. 3.2 **Form und Anordnung von Epithelzellen**

Eine besondere Form des mehrreihigen Epithels stellt das *Übergangsepithel der ableitenden Harnwege* dar, das sich z. B. bei der Harnblase erheblichen Oberflächenveränderungen anpassen kann.

Oberflächendifferenzierung

Besondere Oberflächendifferenzierungen einzelner Epithelzellen stehen in unmittelbarem Zusammenhang mit der Funktion. Resorbierende und sezernierende Epithelzellen besitzen an ihrer Oberfläche häufig charakteristische fingerförmige Ausstülpungen der Plasmamembran *(Mikrovilli)*, die eine starke Oberflächenvergrößerung hervorrufen (Abb. 3.**2**). Dieser so genannte Bürstensaum beschleunigt im Dünndarm die Aufnahme von Nahrungsbestandteilen und dient z. B. in der Gallenblase durch Resorption von Flüssigkeit der Eindickung der Galle. Eine besondere Form der Zellausstülpungen stellen die *Stereozilien* dar, die schmaler als Mikrovilli sind und häufig in dichten Büscheln auf der Zelloberfläche angeordnet sind. Im Nebenhodengang dienen sie ebenfalls Resorptions- und Sekretionsvorgängen.

Sind die Zellfortsätze eigenbeweglich, spricht man von *Kinozilien*. Sie kommen z. B. am respiratorischen Epithel des Atemtraktes vor (Abb. 3.**2**), wo eine Zelle zwischen 200 und 300 Kinozilien trägt (Flimmerhaare). Durch koordinierte wellenartige Bewegungen (etwa 20 Schläge/s) verteilen die Kinozilien Schleim auf der Epitheloberfläche und können somit einen gerichteten Flüssigkeitsstrom erzeugen. Beim mehrschichtig verhornten Plattenepithel der Haut sind die obersten Zellschichten abgestorben und bilden somit eine schützende Hornschicht gegenüber äußeren Einflüssen. Auch im Übergangsepithel der Harnblase sind die oberflächennahen Zellmembranen durch eine Verdichtung bestimmter Eiweißsubstanzen *(Crusta)* vor dem Einfluss des aggressiven Harns geschützt (Abb. 3.**2**).

Zellkontakte

Zellkontakte zwischen benachbarten Zellen gibt es nicht nur bei den Epithelien, sondern bei allen Geweben. Sie werden auf verschiedene Weise ausgebildet, und zwar als „*Verschlusskontakt*" *(tight junction)*, als „*offener Kontakt*" *(gap junction)* und als „*Haftplatte*" *(Desmosom)*. Diese drei Kontakttypen unterscheiden sich besonders in Bezug auf ihre Funktion. Verschlusskontakte findet man z. B. zwischen hochprismatischen Epithelzellen des Darmepithels, wodurch der Interzellularraum zwischen den benachbarten Zellen vollkommen undurchlässig für Stoffe aus dem Darmmilieu ist. Offene Kontakte stellen eine Verbindung zwischen benachbarten Zellen her und dienen dem Stofftransport von Zelle zu Zelle (z. B. Herzmuskelzellen oder Knochenzellen). Haftplatten haben dagegen ausschließlich eine mechanische Bedeutung und dienen z. B. innerhalb von Plattenepithelien der gegenseitigen Verankerung.

3.1.2 Drüsen- und Sinnesepithelien

Drüsen- und Sinnesepithelien stellen innerhalb des Epithelgewebes besonders spezialisierte Vertreter dar (Abb. 3.**1c** u. **d**). Drüsenzellen können als Einzelzellen innerhalb von Epithelzellen (z. B. Becherzellen im Dickdarm) oder in Form epithelialer Organe (Schweißdrüsen, Speicheldrüsen, Tränendrüsen, Bauchspeicheldrüse) vorkommen. Die von den Drüsen gebildeten Substanzen (Sekrete) werden häufig nicht am Ort ihrer Entstehung benötigt, sondern werden im Falle der *exokrinen Drüsen* über bestimmte Ausführungsgänge an den Ort ihrer Wirksamkeit transportiert. Fehlt ein spezieller Ausführungsgang, wie z. B. bei den hormonproduzierenden Drüsen (Schilddrüse, Hirnanhangsdrüse), wird das Sekret direkt an das Blut abgegeben, um auf diesem Weg an seinen Bestimmungsort zu gelangen *(endokrine Drüsen)*.

Sinneszellen innerhalb von Epithelverbänden dienen der *Reizaufnahme* (Sinnesfunktion), wobei die auftreffenden Reize (Licht, chemische Stoffe, mechanischer Druck, Schmerz) in elektrische Signale umgewandelt werden und als Erregung in der Nervenfaser weitergeleitet werden (Abb. 3.**1d**).

3.2 Binde- und Stützgewebe

Binde- und Stützgewebe sind äußerlich recht verschieden, sie gehören aber dennoch aufs engste zusammen, weil sie beide gemeinsamen Ursprungs sind. Sie entstehen aus dem *Mesenchym*, einem embryonalen Bindegewebe. Während Epithel-, Muskel- und Nervengewebe hauptsächlich aus zelligen Strukturen bestehen, gibt es im Binde- und Stützgewebe *Zellen* und *zwischenzellige Substanzen (Extrazellularmatrix)*, die flüssig, halbflüssig oder fest sein können. Beide sind am Aufbau von Binde- und Stützgewebsstrukturen in qualitativ und quantitativ unterschiedlicher Weise beteiligt. Je weniger die Stützfunktion ausgeprägt ist, umso mehr tritt die Stoffwechselfunktion in den Vordergrund, denn Bindegewebe ist gut durchblutet. Seinem Namen entsprechend verbindet es u. a. die Organe mit den Blutgefäßen. Unter Stützgewebe versteht man die härteren Gewebe, Knorpel und Knochen, bei denen die Stützfunktion überwiegt, die aber durchaus durchblutet sind (nur Knochen).

3.2.1 Bindegewebe

Funktionen

■ **Bindefunktion.** Ganz allgemein umhüllt Bindegewebe die Organe, Gefäße und Nerven und verbindet alle Komponenten untereinander. In Form von Bändern dient es der Stabilisierung der Gelenke und in Form von Sehnen der Kraftübertragung vom Muskel auf den Knochen.

■ **Stoffwechselfunktion.** Während der Stoffwechsel in erster Linie von den fixierten Bindegewebszellen übernommen wird, erfolgt der Stoffaustausch innerhalb der Interzellularsubstanz. Die aus dem Blut austretenden Nährstoffe diffundieren über die Interzellularsubstanz zu den Zellen. Das Bindegewebe dient somit der Nährstoffverteilung. Entsprechend gelangen die Ausscheidungsstoffe von den Zellen über das Bindegewebe zu den abführenden Blutkapillaren und den Lymphgefäßen.

■ **Wasserhaushalt.** Ein Großteil der extrazellulären Flüssigkeit befindet sich in den Spalträumen des lockeren Bindegewebes, in denen große Wassermengen gespeichert werden können. Bei Nieren- und Herzerkrankungen z. B. können abnorme Wasseransammlungen im Gewebe zu Ödemen führen.

■ **Wundheilung.** Wunden verheilen unter Bildung von Bindegewebe *(Granulationsgewebe)*, das später in derbes Narbengewebe übergeht.

■ **Abwehr.** Einzelne spezialisierte „freie" Bindegewebszellen (die verschiedenen Formen der Leukozyten, siehe Kapitel 6.1.2: Blutzellen) sind für die Abwehr von Krankheitskeimen und Fremdkörpern verantwortlich. Sie haben die Fähigkeit zur *Phagozytose* (Aufnahme von geformten Bestandteilen in das Zellinnere) und unterstützen durch Bildung von Antikörpern die körpereigene Abwehr.

■ **Speicherfunktion.** Z. B. dient Fettgewebe als Kalorienspeicher.

Bindegewebszellen

In dem Raum, den das Bindegewebe einnimmt, liegen einerseits die „*fixierten Bindegewebszellen*", die *Fibroblasten (Fibrozyten)*, die die zwischenzelligen Substanzen (Grundsubstanz und Bindegewebsfasern) produzieren. Andererseits findet man hier freie Zellen, die aus den Blutgefäßen ausgetreten sind und größtenteils dem Abwehrsystem angehören. Diese „*freien Bindegewebszellen*" sind nicht ortsständig, sondern können sich aufgrund ihrer amöboiden Eigenbeweglichkeit innerhalb des Bindegewebes fortbewegen. Nach heutiger Auffassung entstammen alle freien Bindegewebszellen dem embryonalen Mesenchym und fast alle stellen Formen der weißen Blutkörperchen *(Leukozyten)* dar, die aus der Blutbahn in das Bindegewebe eingewandert sind (s. hierzu Kap. 6.1.2, Blutzellen).

Zwischenzellsubstanz (Extrazellulärmatrix)

Die unterschiedliche Ausbildung der Interzellularsubstanz macht den Bindegewebsraum einerseits zur *Transitstrecke zwischen Blutgefäßen* und *Organen (Grundsubstanz)*, andererseits zum *eigentlichen Bindegewebe (Bindegewebsfasern)*. Die Grundsubstanz besteht im wesentlichen aus interstitieller Flüssigkeit, Proteoglykanen und Glykoproteinen. Proteoglykane verleihen der interstitiellen Flüssigkeit visköse bis feste Eigenschaften. Sie sind aufgrund ihrer *Wasserbindungseigenschaften* z. B. für die elastische Formbeständigkeit des Gelenkknorpels und für die Durchsichtigkeit der Hornhaut (Cornea) verantwortlich. Glykoproteine kommen unter anderem an der Zelloberfläche als Glykocalyx und als Bestandteile der Basalmembran vor. Sie haben zum Teil mechanische Aufgaben (Zell-Extrazellularmatrix-Haftung) und bilden wahrscheinlich eine regulierende Stofftransportschranke zwischen interstitiellen Räumen und anliegenden Zellen.

Bei den Bindegewebsfasern unterscheidet man im Wesentlichen drei unterschiedliche Typen: *Kollagenfasern, elastische Fasern* und *Retikulin-* oder *Retikulumfasern*. Kollagenfasern sind zugfest und entstehen unter Zugbeanspruchung (Sehnen, Bänder), Retikulinfasern sind biegungselastisch und bilden z. B. im Lymphknoten und in der Milz das Grundgerüst in Form räumlicher Netze, elastische Fasern sind zugelastisch und können auf das $1^{1}/_{2}$fache reversibel gedehnt werden (Blutgefäße).

Lockeres faserarmes Bindegewebe

Das lockere zwischenzellige und faserarme (interstitielle) Bindegewebe (Abb. 3.3) verbindet als Stroma innerhalb von Organen die spezifischen Gewebsanteile miteinander bzw. fixiert Nerven und Gefäße und baut sie in ihre Umgebung ein. Darüber hinaus dient es als Wasserspeicher und Verschiebeschicht.

Straffes faserreiches Bindegewebe

Beim straffen faserreichen Bindegewebe treten die Zellen mengenmäßig in den Hintergrund und der Faseranteil überwiegt. Man unterscheidet *straffes geflechtartiges und straffes parallelfaseriges Bindegewebe* (Abb. 3.4). Innerhalb des geflechtartigen Bindegewebes verlaufen die Kollagenfasern in Bündeln, die ein filzartiges Geflecht bilden (z. B. Organkapseln, Lederhaut, harte Augenhaut [Sklera], harte Hirnhaut [Dura mater]). Beim straffen parallelfaserigen Bindegewebe werden die Kollagenfasern unter dem Einfluss von Zugkräften (Kraftübertragung vom Muskel auf den Knochen) einer makroskopisch sichtbaren Ausrichtung (Abb. 3.5a u. b) unterworfen (z. B. Sehnen und Aponeurosen = flächenhafte Sehnen).

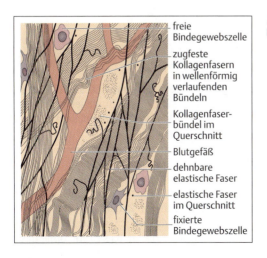

Abb. 3.3 **Lockeres Bindegewebe**

- freie Bindegewebszelle
- zugfeste Kollagenfasern in wellenförmig verlaufenden Bündeln
- Kollagenfaserbündel im Querschnitt
- Blutgefäß
- dehnbare elastische Faser
- elastische Faser im Querschnitt
- fixierte Bindegewebszelle

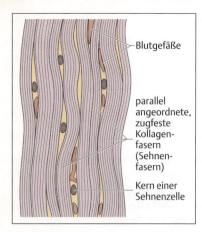

Abb. 3.4 **Straffes parallelfaseriges Bindegewebe einer Sehne**

– Blutgefäße

parallel angeordnete, zugfeste Kollagenfasern (Sehnenfasern)

Kern einer Sehnenzelle

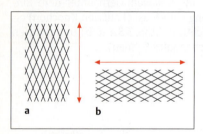

Abb. 3.5a u. **b** **Scherengitterstruktur zugfester Kollagenfasern bei straffen parallelfaserigem Bindegewebe**
a im gedehnten und
b im ungedehnten Zustand

Retikuläres Bindegewebe

Das retikuläre Bindegewebe steht formal dem embryonalen Bindegewebe, dem Mesenchym, sehr nahe. Es besteht aus speziellen Bindegewebszellen, den *Retikulumzellen*, und netzartig angeordneten *Retikulumfasern (Gitterfasern)* (Abb. 3.**6**). Retikuläres Bindegewebe bildet z. B. das Grundgerüst von lymphatischen Organen (Milz, Lymphknoten), wobei die Maschenräume mit „freien Zellen" angefüllt sind (Zellen der Abwehr, z. B. Lymphozyten). Im Knochenmark befinden sich zwischen dem räumlich angeordneten Verband von Retikulumfasern Blutbildungszellen. Auf diese Weise bildet das retikuläre Bindegewebe mit den „freien Zellen" eine Funktionsgemeinschaft. Retikulumfasern kommen jedoch auch sonst im lockeren Bindegewebe und in Eingeweideorganen (z. B. Leber, Niere) vor, ohne dass

Binde- und Stützgewebe

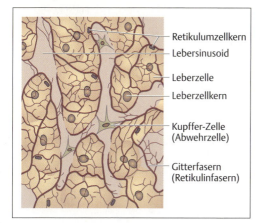

Abb. 3.6 **Retikulumfasern in der Leber**

- Retikulumzellkern
- Lebersinusoid
- Leberzelle
- Leberzellkern
- Kupffer-Zelle (Abwehrzelle)
- Gitterfasern (Retikulinfasern)

man im eigentlichen Sinne von retikulärem Bindegewebe spricht. So umspinnen die Retikulumfasern die glatten und quergestreiften Muskelfasern und verbinden sie zu einem einheitlichen Ganzen.

Fettgewebe

Fettgewebe kann man als spezialisierte Form des retikulären Bindegewebes ansehen. Fettzellen (Lipozyten oder Adipozyten) speichern Fettsubstanzen, die durch *Pinozytose* aus dem Blut aufgenommen werden oder aus Kohlenhydraten (Zuckern) in den Zellen direkt gebildet werden. Dadurch verlagert sich ihr stark abgeplatteter Zellkern an den äußeren Rand und liegt in einem dünnen Zytoplasmasaum (Abb. 3.7). Das Fettgewebe hat *mechanische Aufgaben,* dient als *Kaloriendepot* und dem *Kälteschutz*.

■ **Speicherfett.** Mit einem doppelt so hohen Brennwert wie Kohlenhydrate oder Eiweiße ist Fett ein hervorragender Kalorienspeicher. Das lockere Bindegewebe in der Umgebung von Blutgefäßen im Unterhautbindegewebe z. B. nimmt bei Überangebot Fett auf, das im Hungerzustand wieder abgebaut werden kann. Die Zellen überleben aber und können erneut Fett speichern. Neueren Vorstellungen zufolge soll die Anzahl der bereits in früher Kindheit erworbenen (ausgebildeten) Fettzellen zeitlebens als potentieller Fettspeicher erhalten bleiben.

■ **Baufett.** Im Gegensatz zum Speicherfett dient das Baufett als Polstermaterial (z. B. Fußsohle, Handteller, Gesäß, der Fettkörper der Augen und

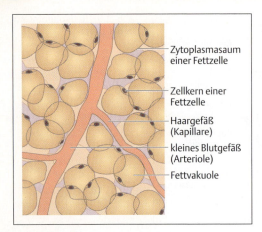

Abb. 3.**7 Fettgewebe**

- Zytoplasmasaum einer Fettzelle
- Zellkern einer Fettzelle
- Haargefäß (Kapillare)
- kleines Blutgefäß (Arteriole)
- Fettvakuole

der Wangen) und ist als normaler Bestandteil des Körpers notwendig. Es wird erst in fortgeschrittenem Hungerzustand eingeschmolzen und der Kalorienbildung zugeführt (tiefliegende Augen, eingefallene Wangen).

■ **Braunes Fettgewebe.** Eine besondere Form des Fettgewebes ist das wegen seiner zahlreichen Mitochondrien mit hohem Cytochromgehalt dunkler aussehende braune Fettgewebe. Es kommt beim Neugeborenen vor allem in der Gegend zwischen den Schulterblättern vor und ist in den ersten Lebensmonaten ein wichtiges Depot für die *Wärmebildung*. Beim Erwachsenen wird es kaum noch, bei Nagetieren aber regelmäßig beobachtet (Erhöhung der Körpertemperatur nach dem Winterschlaf).

3.2.2 Stützgewebe

Als typische Stützgewebe gelten das *Knorpel-* und *Knochengewebe*. Dazu kommen noch das *Chordagewebe* und, als hoch spezialisiertes und extrem hartes Knochengewebe, das *Zahngewebe* (s. Kap. 9.2.1, Mundhöhle). Sie enthalten vorwiegend kollagene Fasern und besitzen damit die Zugfestigkeit von Bindegewebsstrukturen. Durch besondere Ausbildung der extrazellulären Matrix beim Knorpel und durch Einlagerung von Kalksalzen beim Knochen wird zusätzlich die Druckfestigkeit erhöht.

Chordagewebe

Das Chordagewebe ist ähnlich gebaut wie das Fettgewebe, der Zellinhalt besteht jedoch nicht aus Fett, sondern aus Flüssigkeit. Es kommt bei den Wirbeltieren, also auch beim Menschen, als „Chorda dorsalis", dem embryonalen primitiven Achsenorgan vor. Die prall gefüllten Zellen geben ihr eine *elastische Festigkeit,* ähnlich einem straff aufgeblasenen Schlauch. Beim Erwachsenen sind möglicherweise Teile der Zwischenwirbelscheiben (Nucleus pulposus) Reste des Chordagewebes.

Knorpelgewebe

Knorpelgewebe kommt vorwiegend im Skelett und in den Luftwegen vor. Kennzeichnend für das Knorpelgewebe sind die *Knorpelzellen (Chondrozyten),* die mehr oder weniger abgerundet und in kleinen Gruppen *(Chondrone)* ohne miteinander Kontakt zu haben in der *Knorpelgrundsubstanz (Extrazellulärmatrix)* liegen (Abb. 3.**8a-c**). In Abhängigkeit von der Art und Menge an Fasern unterscheidet man *hyalinen Knorpel, elastischen Knorpel* und *Faserknorpel.* Alle drei Arten von Knorpel sind beim Erwachsenen frei von Blutgefäßen, ihre Versorgung mit Nährstoffen erfolgt durch Diffusion entweder von einer gefäßführenden *Knorpelhaut (Perichondrium)* oder, im Falle des hyalinen Gelenkknorpels, direkt durch die Gelenkflüssigkeit (Synovia). Die Knorpelentwicklung geht vom Perichondrium aus, aber die Regenerationsfähigkeit von Knorpel ist generell gering. Fehlt das Perichondrium, wie beim hyalinen Gelenkknorpel, findet keine Neubildung statt. Knorpel zeichnet sich durch eine *hohe Druckfestigkeit* aus, ist *viskoelastisch verformbar* und besitzt einen hohen Widerstand gegenüber Scherkräften.

■ **Hyaliner Knorpel.** Hyaliner Knorpel sieht in frischem Zustand bläulich-milchig aus und wird wegen seiner durchscheinenden Beschaffenheit als glasartig bezeichnet (Abb. 3.**8a**). Er überzieht als Gelenkknorpel die Gelenkflächen, bildet den Rippenknorpel, einen Teil der Nasenscheidewand, das Kehlkopfskelett und die Spangen der Luftröhre sowie der großen Bronchien. Während der Embryonalperiode wird der größte Teil des späteren knöchernen Skeletts knorpelig vorgebildet. Beim Heranwachsenden bestehen die *Epiphysenfugen (Wachstumsfugen)* innerhalb der Röhrenknochen aus hyalinem Knorpel (s. Abb. 3.**10**), der erst nach Abschluss des Wachstums durch Knochen ersetzt wird. Der hyaline Gelenkknorpel besitzt als einziger Knorpel keine Knorpelhaut (Perichondrium), daher kann nach seiner Zerstörung (entzündliche und degenerative Gelenkerkrankungen) kein funktionsfähiger Knorpel mehr aufgebaut werden.

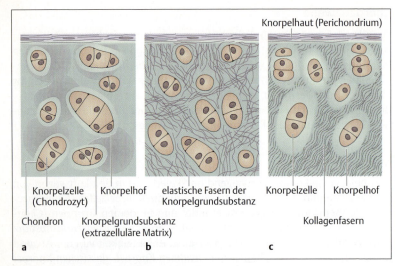

Abb. 3.8a-c **Verschiedene Knorpelgewebe**
a Hyaliner Knorpel; b elastischer Knorpel; c Faserknorpel

■ **Elastischer Knorpel.** Elastischer Knorpel enthält zusätzlich zu den Strukturen des hyalinen Knorpels *elastische Fasernetze* (Abb. 3.**8b**), die netzartig um die Chondrozyten verlaufen und in das angrenzende Perichondrium einstrahlen. Elastischer Knorpel hat wegen der elastischen Fasern ein gelbliches Aussehen und kommt beim Menschen nur in der Ohrmuschel, in Teilen des Kehlkopfskeletts, im Kehldeckel (Epiglottis) sowie in der Ohrtrompete (Tuba auditiva) vor.

■ **Faserknorpel.** Der Faser- oder Bindegewebsknorpel enthält gegenüber dem hyalinen Knorpel deutlich mehr Kolagenfasern (Abb. 3.**8c**) und findet sich überall dort, wo Sehnen oder Bänder auf Druck beansprucht werden, so z. B. in den *Zwischenwirbelscheiben (Anulus fibrosus)* sowie in den *Gelenkzwischenscheiben (Discus* und *Meniscus)*.

Knochengewebe

Das Knochengewebe ist als Baumaterial der Knochen bzw. des Skeletts das Hauptstützgewebe. Der ausdifferenzierte Knochen ist nach dem Zahnmaterial die härteste Substanz des Körpers. Er besitzt eine *hohe Druck-* und

Zugfestigkeit und ist außerordentlich widerstandsfähig gegenüber *Biegebeanspruchung*. Der Knochen wird mit wenigen Ausnahmen (im Bereich des Gelenkknorpels) von einer *Knochenhaut (Periost)* überzogen, von der z. B. nach einer Knochenfraktur die Knochenbruchheilung ihren Ausgang nimmt.

■ **Knochenzellen und Interzellularsubstanz.** Die *Knochenzellen (Osteozyten)* haben lange Ausläufer und sind über diese netzartig untereinander verbunden. Sie werden allseitig von Knochengrundsubstanz (Extrazellularmatrix) eingeschlossen, die in Bezug auf Zusammensetzung und Anordnung einige Besonderheiten aufweist. Die Extrazellularmatrix ist reich an Kollagenfasern, die in einer mit *anorganischen Salzen* (Kalksalze, vor allem Kalziumphosphat und Kalziumkarbonat) angereicherten Grundsubstanz verlaufen. Sie besteht zu 20-25% aus Wasser, zu 25-30% aus organischer und zu ca. 50% aus anorganischer Substanz. Die Mineralien sind in kristalliner Form eingelagert und verleihen dem Knochen seine *große physikalische Härte*. Seine *biologische Plastizität* erlangt der Knochen auf Grund seiner außerordentlich guten Gefäßversorgung, die einen intensiven Stoffwechsel ermöglicht. Das starre und äußerst harte Knochenmaterial ist eine lebende Substanz, die sich veränderten statischen Bedingungen im Körper, z. B. durch eine neue Belastungsrichtung im Knochen, durch Umbau leicht anpasst. Die organischen und anorganischen Bestandteile durchdringen sich gegenseitig und können erst im mikroskopischen Bereich voneinander unterschieden werden.

Glüht man Knochen aus, so bleibt nur das anorganische Mineralgerüst übrig und der Knochen wird brüchig. Legt man einen Knochen in Säure, so bleibt der organische Anteil übrig und der Knochen wird gummiartig biegsam.

■ **Aufbau eines Lamellenknochens.** Am Querschnitt durch einen Röhrenknochen wird der Aufbau besonders gut deutlich. Man unterscheidet einen *äußeren dichten Knochen (Substantia compacta* oder kurz *Compacta)* von einem *inneren Bälkchenknochen (Substantia spongiosa* oder kurz *Spongiosa)* (Abb. 3.**9a**). Während die Compacta im gesamten äußeren Bereich eines Röhrenknochens vorhanden ist und im *Schaft (Diaphyse)* besonders ausgeprägt ist, ist die Spongiosa vor allem an den Enden *(Epiphysen)* eines Röhrenknochens ausgebildet. Hierin äußert sich die *„Leichtbauweise"* des Knochens: Mit einem Minimum an Material wird ein Maximum an Festigkeit erreicht. Durch die Ausrichtung der *Spongiosabälkchen (Trabekel)* kann der Knochen sich funktionell anpassen. Die Trabekel bilden sich unter dem Einfluss von Biegebeanspruchung, und zwar in Form von *Druck-* und

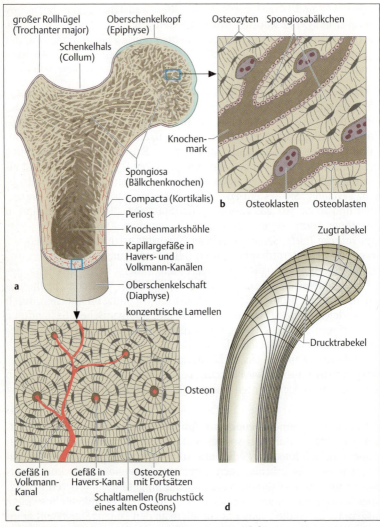

Abb. 3.9a–d Aufbau von Knochengewebe am Beispiel des Oberschenkelknochens
a Sägeschnitt durch Kopf, Hals, großen Rollhügel und proximalen Schaft.
b Ausschnitt aus a: Schnittpräparat durch die Spongiosa
c Ausschnitt aus a: Schnittpräparat durch die Compacta
d Vereinfachte Darstellung der Zug- und Drucktrabekel der Spongiosa

Zugtrabekeln (Abb. 3.**9d**). In den Hohlräumen zwischen den Spongiosatrabekeln befindet sich das *rote, blutbildende Knochenmark. Gelbes Knochenmark (Fettmark)* hingegen ist im Bereich der Markhöhle der Diaphyse besonders ausgebildet.

Seinen Namen verdankt der Lamellenknochen dem lamellenartigen Aufbau der Substantia compacta eines Röhrenknochens. Am Querschnitt wird die Verteilung der Lamellensysteme *(Osteone* oder *Havers-Systeme)* innerhalb der Compacta besonders deutlich (Abb. 3.**9c**). Im Zentrum eines Osteons befindet sich ein ernährendes Blutgefäß, um das die *Osteozyten* und die Extrazellularmatrix ringförmig angeordnet sind. Die Knochenzellen liegen stets zwischen den Lamellen, in denen die Kollagenfasern spiralig angeordnet sind. Untereinander stehen die Zellen über Zellfortsätze, die in winzigen *Knochenkanälchen (Canaliculi)* verlaufen, in Verbindung und können auf diese Weise die Nährstoffe von innen (Blutgefäß) nach außen weiterreichen. In einem im Aufbau befindlichen Osteon siedeln sich von innen *Knochenbildungszellen (Osteoblasten)* in großer Menge an und bauen eine Schicht Knochensubstanz wie eine Tapete an. In dieser röhrenförmigen Lamelle sind die Kollagenfasern parallel und spiralig eingelagert. Zwischen den Fasern liegen in bestimmter räumlicher Anordnung die anorganischen Salze in Kristallform. Im Folgenden wird von innen eine weitere Lamelle angelegt, in der die Kollagenfasern mit jeweils gekreuztem Verlauf zu den vorangegangenen verlaufen, bis schließlich in dem verbleibenden sog. Havers-Kanal (Abb. 3.**9c**) nur noch wenig Platz für etwas Bindegewebe und die zur Ernährung erforderlichen Blutgefäße bleibt. Ein fertiges Osteon ist etwa 1 cm lang und besteht aus 10-20 ineinandergeschachtelten Röhrenlamellen. Zwischen den Knochenlamellen sind die Knochenzellen regelrecht eingemauert und über feine Zytoplasmafortsätze mit den Nachbarzellen verbunden. Die Osteone sind untereinander durch Kanäle *(Volkmann-Kanäle)* verbunden. In ihnen verlaufen arterielle Abzweigungen, die in die Gefäße der Havers-Kanäle münden.

Innerhalb der Spongiosa ist der Knochen ebenfalls lamellenartig aufgebaut, wobei die Lamellen jedoch wie beim Sperrholz in Form von Platten aufgebaut sind (Abb. 3.**9b**). Da die Knochenzellen innerhalb der Spongiosa ebenfalls einen hohen Stoffwechsel haben und mit Nährstoffen versorgt werden müssen, können die Spongiosatrabekel nur eine bestimmte Dicke erreichen (etwa 0,5 mm), denn der Stoffaustausch erfolgt ausschließlich durch Diffusion vom umgebenden Knochenmark.

Die Osteone der Compacta und die Knochenlamellen der Spongiosa werden zeitlebens umgebaut und können sich veränderten statischen Bedingungen (nach Knochenbrüchen) sehr gut anpassen. Auf diese Weise werden innerhalb der Compacta und der Spongiosa alte Lamellensysteme abgebaut (Abb. 3.**9c**) und neue aufgebaut. Der Abbau erfolgt durch spezialisierte *knochenabbauende Zellen (Osteoklasten)*, die im Umbau befindlichen Osteone werden Schaltlamellen genannt.

■ **Entwicklung des Knochengewebes.** Die Struktur des ausdifferenzierten (ausgebildeten) menschlichen Knochens, des Lamellenknochens, entsteht nicht primär. Zunächst wird in der Embryonalperiode, aber z. B. auch bei der Knochenbruchheilung, *Geflechtknochen* gebildet. Im Geflechtknochen sind Anordnung der Blutgefäße und Verlauf der Kollagenfaserbündel ungeordnet. Der Geflechtknochen entspricht einem erhärteten, faserreichen Bindegewebe und kann auf zweierlei Weise entstehen:

1. Der Knochen geht direkt aus dem Mesenchym hervor und es entsteht ein so genannter *Bindegewebsknochen*. Den Verknöcherungsvorgang nennt man *desmale* oder *direkte Ossifikation*.
2. Aus dem Mesenchym entsteht zunächst ein knorpeliges Vorskelett, dessen Umbau zum Knochen führt *(Ersatzknochen)*. Diesen Verknöcherungsvorgang nennt man *chondrale* oder *indirekte Ossifikation*.

In Anpassung an den wachsenden Organismus wird der neugebildete Knochen laufend umgestaltet, er wächst durch Abbau an der einen und Anbau an einer anderen Stelle. Höhere funktionelle Beanspruchung, z. B. zunehmendes Körpergewicht, führt später zu einem Umbau in Lamellenknochen (Knochenumbau).

■ **Entwicklung eines Röhrenknochens.** Die meisten Knochen entstehen indirekt über eine knorpelige Vorstufe, nur wenige Knochen (einige Schädelknochen sowie das Schlüsselbein) entstehen durch direkte Ossifikation. Aber auch innerhalb eines knorpelig vorgebildeten Röhrenknochens können Teile durch desmale Ossifikation entstehen, z. B. die perichondrale Knochenmanschette, die im Bereich der Diaphyse entsteht und auf deren Grundlage der Knochen in die Dicke wächst *(periochondrale Ossifikation)* (Abb. 3.**10**). Innerhalb des Knochens (enchondral) entsteht Knochen indirekt, indem der Knorpel zunächst durch knorpelabbauende Zellen *(Chondroklasten)* weggeräumt und dann durch chondrale Ossifikation ersetzt wird. Am Übergang der Diaphyse zu den Epiphysen entsteht die knorpelige Wachstumsfuge (Epiphysenfuge), in der die Knorpelzellen sich bis zum Abschluss des Wachstums teilen und in der das Längenwachstum stattfindet (Abb. 3.**10**). Diese Wachstumszone ist im Röntgenbild auf Grund fehlender Kalziumeinlagerungen sichtbar. Die Knochenbildung innerhalb der Epiphysen *(Epiphysen-* bzw. *Knochenkern)* setzt erst zum Zeitpunkt der

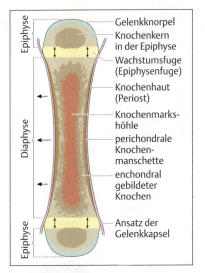

Abb. 3.10 **Vereinfachte Darstellung der Entwicklung eines Röhrenknochens**
← = Dickenwachstum
↕ = Längenwachstum

Geburt ein; viele Knochenkerne entstehen erst in den ersten Lebensjahren. Als *Apophysen* bezeichnet man die aus besonderen Knochenkernen hervorgehenden Anbauten von Knochen, an welche die Sehnen von Muskeln angeheftet werden.

Vergleich Knochen – Knorpel

Der gefäßreiche Knochen, dessen Zellen ein dichtes Stofftransportsystem bilden, regeneriert gut und passt sich durch stetigen Umbau veränderten statischen Bedingungen laufend an. Der gefäßfreie Knorpel, dessen Zellen isoliert voneinander und weitab von Nährstoffquellen liegen, regeneriert weniger gut und zeigt nur eine geringe biologische Anpassungsfähigkeit.

3.3 Muskelgewebe

Die Zellen des Muskelgewebes können ähnlich wie Nervenzellen chemisch und elektrisch erregt werden. Die Muskelzelle jedoch hat die Fähigkeit zur *Verkürzung (Kontraktion)*, die durch die Erregung ausgelöst wird und die an die Anwesenheit bestimmter Eiweißstrukturen (Myofibrillen) gebunden ist. Außerdem spielen Muskeln eine wichtige Rolle im *Wärmehaushalt des Organismus*, denn bei der Kontraktion von Muskeln wird Energie verbraucht, die zum größten Teil als Wärme frei wird. Andererseits werden Muskelkontraktionen *("Muskelzittern")* durchgeführt, die dazu dienen bei Wärmeverlust Wärme zu erzeugen.

In ihrem allgemeinen Aufbau gleichen die Muskelzellen den übrigen Zellen des Körpers, jedoch ist die Muskelzelle eine Faser, die bis zu 20 cm Länge erreichen kann. Daher wird die Muskelzelle auch als *Muskelfaser* bezeichnet. Als Besonderheit liegen in den Muskelzellen bzw. -fasern in hoher Konzentration die als Myofibrillen bezeichneten Eiweißstrukturen, die sich bei Erregung der Muskelfasern zusammenziehen (kontrahieren). Die *Myofibrillen* sind aus kurzen Eiweißfäden, den *Myofilamenten*, zusammengesetzt. Man unterscheidet *dünne Aktinfilamente* und *dicke Myosinfilamente* (siehe Abb. 3.**12**). Die Auslösung einer Kontraktion erfolgt durch eine Nervenerregung, die durch Vermittlung eines Überträgerstoffes, dem Acetylcholin, an der motorischen Endplatte auf den Muskel übertragen wird. Die Farbe des Muskels entsteht durch Myoglobin, ein bezüglich Bau und Aufgabe dem Hämoglobin nahe stehender, im Zytoplasma gelöster Farbstoff.

Nach Bau und Funktion unterscheidet man **glattes** und **quergestreiftes Muskelgewebe** (Abb. 3.**11a-c**).

3.3.1 Glattes Muskelgewebe

Glattes Muskelgewebe ist hauptsächlich das Muskelgewebe der Eingeweide. Es bildet den größten Teil der *Wände von Hohlorganen* (Magen-Darm-Trakt, Gallenblase, harnableitende Wege, Geschlechtsorgane, Blutgefäße etc.) und es kommt in den tiefen Atemwegen, am Auge sowie an den Haaren und Drüsen vor. Glattes Muskelgewebe steht unter dem Einfluss des autonomen (vegetativen) Nervensystems, wird aber auch in vielen Organen durch passive Dehnung erregt (myogene Erregung).

Die spindelförmige glatte Muskelzelle ist etwa 25 µm lang und hat einen zentral gelegenen länglichen Zellkern (Abb. 3.**11a**). In der Gebärmutter (Uterus) können die Muskelzellen sich am Ende der Schwangerschaft erheblich vergrößern und etwa 0,5 mm groß werden (1 mm = 1000 µm). Die für die Kontraktion verantwortlichen Myofibrillen liegen im Zytoplasma, sind aber im Gegensatz zur quergestreiften Skelettmuskulatur weniger streng angeordnet. Glatte Muskulatur kontrahiert sich langsam und kann z. B. im Darm durch gleichmäßige Kontraktionswellen (Peristaltik) den

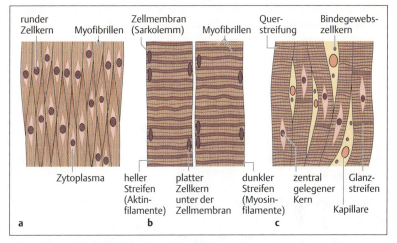

Abb. 3.**11a-c Muskelgewebe im Längsschnitt**
a Glattes Muskelgewebe; **b** quergestreifte Skelettmuskulatur (siehe auch Abb. 3.**12**);
c Herzmuskulatur

Darminhalt transportieren, sie kann jedoch auch in einem bestimmten Kontraktionszustand (Tonus) sehr lange verharren (z. B. Schließmuskel am Übergang vom Magen zum Zwölffingerdarm). Die Muskelzellen sind durch Bindegewebsfasern (Retikulinfasern) untereinander und mit ihrer Umgebung verbunden. Die Auslösung der Kontraktion erfolgt durch bestimmte chemische Überträgerstoffe wie Acetylcholin und Adrenalin (Parasympathikus und Sympathikus, Kap. 14, Vegetatives Nervensystem).

3.3.2 Quergestreiftes Muskelgewebe

Innerhalb des quer gestreiften Muskelgewebes unterscheidet man *Skelettmuskelgewebe* und *Herzmuskelgewebe*. Die sehr regelmäßige Anordnung der Myofibrillen sowie ihrer Untereinheiten (Aktin- und Myosinfilamente) innerhalb der einzelnen Muskelzellen zeigt sich im Lichtmikroskop als *gleichmäßige Hell-Dunkel-Bänderung* der Muskelzellen, die dem Skelettmuskel und dem Herzmuskel auch den Namen quergestreifter Muskel zugetragen hat (Abb. 3.**11b** u. **c**). Diese regelmäßige streifenartige Anordnung der Aktin- und Myosinfilamente unterscheidet lichtmikroskopisch die quergestreifte von der glatten Muskulatur, bei der die Aktin- und Myosinfilamente unregelmäßig verteilt sind.

Skelettmuskelgewebe

Die Skelettmuskulatur ist mit einem Anteil am Gesamtkörpergewicht von 40-50% das weitaus am stärksten ausgebildete Organ des Menschen. Zum größten Teil handelt es sich dabei um die *Muskulatur des aktiven Bewegungsapparates,* die in ähnlicher Form auch in Gesicht (mimische Muskulatur), Zunge, Rachen, Kehlkopf, Auge, Mittelohr, Beckenboden etc. vorkommt. Sie wird von Nerven des animalischen (willkürlichen) Nervensystems versorgt.

Aufbau eines Skelettmuskels

Im Skelettmuskel sind Muskelfasern und Bindegewebe funktionell eng miteinander verknüpft (Abb. 3.**12a-e**). Eine derbe Bindegewebshülle aus straffem, kollagenem Bindegewebe *(Muskelfaszie)* umgibt den Muskel, hält ihn zusammen und verleiht ihm Verschieblichkeit gegen die Umgebung. Die Muskeln setzen sich aus einzelnen *Faserbündeln (Sekundärbündel* bzw. *Fleischfaser)* zusammen, die mit dem bloßen Auge noch gut sichtbar sind und die untereinander durch lockeres Bindegewebe *(Perimysium externum)* verbunden sind. Innerhalb des Perimysium externum verlaufen Gefäße und Nerven, die auf diese Weise bis in das Innere des Muskels gelangen.

Die einzelnen Faserbündel wiederum sind aus vielen 100 *Muskelfasern (Muskelzellen)* aufgebaut, die von zartem Bindegewebe *(Endomysium)* umgeben sind und untereinander ebenfalls über lockeres Bindegewebe *(Perimysium internum)* in Verbindung stehen. Jede einzelne Muskelzelle ist ein langer, von einer Zellmembran (Sarkolemm) begrenzter Zytoplasmaschlauch, in dessen Verlauf die Zellgrenzen fehlen und die mehrere 100 am Rand gelegene Zellkerne besitzen (Abb. 3.**11** u. 3.**12**). Auf diese Weise sind Muskelzellen fadenförmige, oft mehrere Zentimeter lange Zellen mit einem Durchmesser von 10-100 µm Durchmesser. Sie durchlaufen meist die Gesamtlänge eines Muskels und gehen an beiden Enden in bindegewebige Sehnen über, durch die der Muskel am Knochen befestigt ist (Abb. 3.**12**).

■ **Muskelspindel.** Innerhalb eines Muskels liegen zwischen 40 und 500 Rezeptororgane, so genannte Muskelspindeln, die spezifische Dehnungsrezeptoren enthalten. Die Rezeptoren registrieren Längenänderungen des

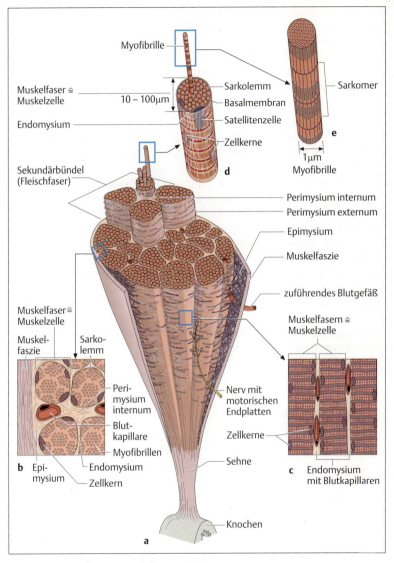

Abb. 3.12a-e Aufbau eines Skelettmuskels
a Querschnitt eines Skelettmuskels
b Ausschnittsvergrößerung aus a (Querschnitt)
c Ausschnittsvergrößerung aus a (Längsschnitt)
d Aufbau einer Muskelfaser (= Muskelzelle)
e Aufbau einer Myofibrille

Muskels und senden diese Information über bestimmte Nervenfasern zum Rückenmark (s. hierzu Rückenmarksreflexe, Kap. 13.4.8). Die Muskelspindeln sind spezialisierte Muskelfasern, die man als intrafusale Muskulatur der extrafusalen Muskulatur des aktiven Bewegungsapparates gegenüberstellt. Zusätzlich zu den Muskelspindeln enthalten die Muskeln am Muskel-Sehnen-Übergang bestimmte Sehnenrezeptoren *(Golgi-Sehnenorgane)*, die den Muskel vor zu großen Spannungen schützen.

■ **T- und L-System.** In regelmäßigen Abständen stülpen sich die Zellmembranen der Muskelfasern tief in das Innere der Zelle ein und bilden auf diese Weise so genannte transversale Tubuli, die die Myofibrillen in Form von Schläuchen umgeben und in ihrer Gesamtheit als *T-System (transversales System)* bezeichnet werden (Abb. 3.**13**). Dadurch kann sich der Extrazellularraum über den gesamten Muskelfaserquerschnitt ausbreiten und auf diese Weise eine schnelle Ausbreitung des Aktionspotentials bis tief in die Muskelfaser gewährleisten. Eine weitere Besonderheit von Muskelzellen sind die zwischen den transversalen Tubuli in Längsrichtung zu den Myofibrillen angeordneten so genannten longitudinalen Tubuli *(longitudinales System* oder *L-System)*, ein Röhrensystem des endoplasmatischen Retikulums, das in der Muskelzelle *sarkoplasmatisches Retikulum* heißt. Sie bilden in ihrer Gesamtheit ein Reservoir für Calciumionen, die beim Eintreffen eines Aktionspotentials aus den Tubuli in Bruchteilen von Sekunden freigesetzt werden und die Kontraktion des Muskels einleiten (s. elektromechanische Koppelung Abb. 3.**15a** u. **b**).

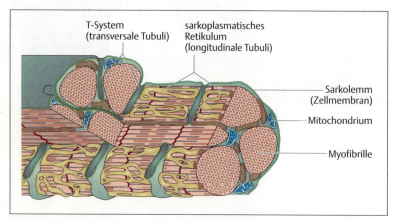

Abb. 3.**13 Transversale und longitudinale Tubuli einer Muskelzelle (T- und L-System)** (nach Silbernagl)

Strukturelle und molekulare Grundlagen einer Skelettmuskelkontraktion

■ **Aktin- und Myosinfilamente.** Die sich verkürzenden (kontraktilen) Bauelemente der Skelettmuskelzellen, die Myofibrillen, sind parallel zueinander in der Längsachse einer Muskelzelle angeordnet und durch querverlaufende Trennwände, die so genannten *Z-Scheiben*, in zahlreiche etwa 2,5 µm lange Einheiten *(Sarkomere)* gegliedert (Abb. 3.**14a-c**). Innerhalb eines Sarkomers besteht wiederum eine regelmäßige Anordnung von Myofilamenten, den dünnen Aktin- und den dicken Myosinfilamenten. Hierbei sind die Aktinfilamente jeweils an den Z-Scheiben eines Sarkomers verankert, während die Myosinfilamente in der Mitte des Sarkomers an beiden Seiten in die Aktinfilamente hineinragen. An den Myosinfila-

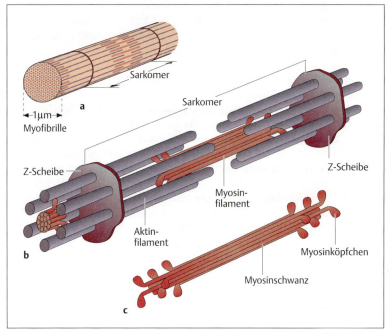

Abb. 3.**14a-c Schematischer Aufbau eines Sarkomers** (nach Silbernagl)
a Myofibrille;
b Anordnung der Aktin- und Myosinfilamente im Sarkomer;
c Aufbau eines Myosinfilaments

menten unterscheidet man einen *Schwanzteil* und einen *Kopfteil*, das so genannte *Myosinköpfchen*. Bei der Verkürzung eines Muskels (Kontraktion) gleiten dünne und dicke Filamente aneinander vorbei. Dabei verkürzt sich jedes einzelne Sarkomer, die einzelnen Filamente behalten jedoch ihre ursprüngliche Länge. Bei der Erschlaffung oder Dehnung eines Muskels kehrt sich dieser Vorgang um.

Während einer Muskelkontraktion binden sich die Myosinköpfchen an die Aktinfilamente (Bildung von Querbrücken) und können sie anschließend durch eine *„Kipp-* oder *Ruderbewegung"* in Richtung Sarkomermitte ziehen (Abb. 3.**15a** u. **b**). Eine einzelne Kippbewegung aller etwa 500 Myosinköpfchen eines dicken Filamentes kann ein Sarkomer jedoch nur um etwa 1% seiner ursprünglichen Länge verkürzen. Um eine stärkere Verkürzung zu erzielen, müssen die Querbrücken der Myosinköpfchen zu den Aktinfilamenten immer wieder gelöst werden, damit die Aktin- und Myosinfilamente nach erneuter Bindung und Abkippung Schritt für Schritt weiter aneinander vorbeigleiten können. Für eine maximale Muskelkontraktion müssen sich diese Binde- und Abkippvorgänge etwa 50-mal schnell hintereinander abspielen.

■ **Muskelstoffwechsel und elektromechanische Kopplung.** Die alleinige Energiequelle für die Muskelkontraktion ist das *ATP (Adenosintriphosphat)*, das in den zahlreichen Mitochondrien gebildet wird. Für die Synthese von ATP werden verschiedene Brennstoffe (z. B. Kohlenhydrate, Fettsäuren) genutzt, die bei geringer Belastung mit Hilfe von Sauerstoff vollständig zu Kohlendioxid und Wasser abgebaut werden *(aerober Stoffwechsel)*. Bei hoher Arbeitsleistung wird der ATP-Verbrauch kurzfristig durch sauerstoffunabhängigen (anaeroben) Stoffwechsel gewährleistet. Dabei entsteht jedoch *Milchsäure (Lactat)*, die sich im Muskelgewebe ansammelt und den Muskel schnell ermüden lässt. Erst nach ihrem Abtransport über den Blutweg zur Leber kann dort die Milchsäure teilweise wieder zu Glucose aufgebaut werden. Wegen des niedrigen ATP-Gehaltes im Muskel muß bei Bedarf ATP rasch neu gebildet werden. Hierbei stellt neben *Glykogen*, eine Speicherform der Glucose, *Creatinphosphat* die wichtigste Energiereserve des Muskels dar. Durch die Spaltung von Creatinphosphat in Creatin und Phosphat werden große Energiemengen freigesetzt, die zum Aufbau von ATP eingesetzt werden.

Außerdem werden zur Muskelverkürzung *Calciumionen* (Ca^{2+}) benötigt, die im erschlafften Zustand im sarkoplasmatischen Retikulum der Muskelzelle (L-System) in hoher Konzentration vorliegen (Abb. 3.**15a**). Wird durch einen Nervenimpuls (Aktionspotenzial) die Muskelfaser erregt

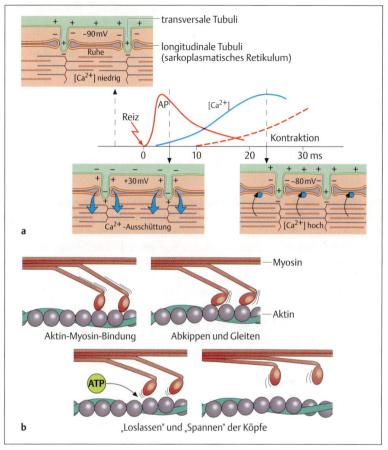

Abb. 3.**15a. u. b Elektromechanische Kopplung**
a Funktion der Ca²⁺-Ionen als Vermittler zwischen elektrischem Reiz und Muskelkontraktion; AP = Aktionspotenzial
b Filamentgleiten

(depolarisiert), kommt es in Bruchteilen von Sekunden zur Freisetzung von Calciumionen aus dem *sarkoplasmatischen Retikulum.* Die Anwesenheit der Calciumionen ist Voraussetzung für die Bindung der Myosinköpfchen an die Aktinfilamente *("elektromechanische Kopplung")* sowie für deren Abkippen und damit Auslöser einer Muskelzuckung*. ATP schließlich löst die Bindung von Myosin und Aktin und spannt das Myosinköpfchen ähnlich einer Feder für die nächste Kippbewegung. Die Energie hierfür liefert die Spaltung des ATP in ADP (Adenosindiphosphat) und Phosphat durch ein Enzym (ATPase) am Myosinköpfchen. Ohne ATP bleiben Aktin und Myosin miteinander verbunden und der Muskel wird starr (Leichenstarre, s. S. 96). Trifft kein weiteres Aktionspotenzial auf die Muskelzelle, werden die Calciumionen sofort zurück in das sarkoplasmatische Retikulum gepumpt.

Schnell- und langsamzuckende (phasische und tonische) Muskelfasern

Der Verlauf und die Dauer von Muskelzuckungen variiert bei quergestreiften Skelettmuskeln beträchtlich. Man unterscheidet *schnelle (phasische) Muskelfasern* mit einer Zuckungsdauer von 30-40 ms und *langsame (tonische) Fasern* mit einer Zuckungsdauer von etwa 100 ms. Aufgrund ihres Myoglobingehaltes – Myoglobin ist ein dem Hämoglobin verwandtes und als Sauerstoffspeicher dienendes Protein – werden die phasischen Muskeln auch als *„weiße Muskeln"* (wenig Myoglobin) und die tonischen als *„rote Muskeln"* (viel Myoglobin) bezeichnet. Während die rote Muskulatur zu Dauerleistungen befähigt ist (z. B. Haltearbeit beim Stehen) und viel langsamer ermüdet, zeichnet sich die weiße Muskulatur durch die Fähigkeit zur kurzfristigen Höchstleistung aus, sie ist jedoch schneller ermüdbar.

Isometrische und isotonische Kontraktion

Muskeln können nur dann maximale Kraft entwickeln, wenn sie sich dabei nicht oder wenig verkürzen. Bei dieser *isometrischen Kontraktion* wird der Muskel angespannt, ohne seine Länge zu verändern (Beispiel: das Halten des Gewichtes beim Gewichtheben). Im Gegensatz dazu verkürzt sich bei *isotonischer Kontraktion* der Muskel, ohne seine Spannung zu verändern

---

* Durch ein einziges Aktionspotenzial erfolgt eine kurze, wenige Millisekunden dauernde Kontraktion (Muskelzuckung). Diese Einzelzuckung der Skelettmuskelfaser folgt der Alles-oder-nichts-Regel, d. h. ein genügend wirksamer Einzelreiz führt stets zur größtmöglichen Kontraktion der einzelnen Faser. Um eine längerdauernde Kontraktion zu erreichen, muss die Muskelfaser mehrfach kurz hintereinander erregt werden (Dauerverkürzung).

(Beispiel: das Hochstemmen des Gewichtes beim Gewichtheben). Sehr schnelle Bewegungen können dementsprechend nur mit relativ geringer Kraftentwicklung einhergehen. Diese Abhängigkeit der Muskelkraft von der Geschwindigkeit der Muskelkontraktion erklärt sich durch die Arbeitsweise der einzelnen Sarkomere. Bei schneller Verkürzung eines Muskels gleiten die Myofilamente sehr rasch aneinander vorbei. Das bedeutet, dass pro Zeiteinheit ein Teil der Myosin-Aktin-Bindungen immer wieder gelöst werden muss, damit ein dauerndes „Nachgreifen" der Querbrücken gewährleistet ist. Dadurch kann nur eine relativ geringe Kraft entwickelt werden. Bei der isometrischen Kontraktion eines Muskels hingegen können nahezu alle Bindungen zwischen den Myosinköpfchen und den Aktinfilamenten gleichzeitig eingegangen werden, denn ohne Verkürzung des Muskels ist ein „Nachgreifen" nicht erforderlich. Damit kann eine große Kraftentwicklung entstehen.

Durchblutung der Muskulatur

Die Durchblutung eines Muskels, und damit auch sein Sauerstoffverbrauch, ist abhängig von der Muskelarbeit. So muss bei körperlicher Arbeit bis zu 500mal mehr Sauerstoff zur Muskulatur gebracht werden als in Ruhe. Bei Muskelarbeit nimmt daher die Muskeldurchblutung (300-500 Haargefäße/mm^3 Muskel) stark zu und kann hierbei etwa das 20fache des Ruhewertes erreichen. Die Regulation der Muskeldurchblutung hängt hierbei von verschiedenen Faktoren ab (s. Kap. 5.3.3, Regulation der Organdurchblutung).

Muskeltonus

Die Muskeln befinden sich im Wachzustand in einem *aktiven (unwillkürlichen) Spannungszustand (Tonus)*, der im Skelettmuskel durch einen schwachen, aber stetigen Erregungsstrom aufrechterhalten wird *(Reflextonus)*. Da die *motorischen Einheiten* wechselweise erregt werden, sind keine Einzelzuckungen sichtbar. Die Kontrolle des Muskeltonus wiederum wird von den Muskel- und Sehnenspindeln ausgeübt. Fehlt der Muskeltonus, so sprechen wir von einer *schlaffen Lähmung*. Ist die Muskelspannung bei gleichzeitiger Unbeweglichkeit erhöht, so handelt es sich um eine *straffe* oder *spastische Lähmung* (s. Kap. 13.4.6 und 13.4.7).

Besondere Zustände des Muskels

■ **Muskelschwund (Atrophie) und Muskelzuwachs (Hypertrophie).** Bei geringer Beanspruchung des Muskels oder bei Verletzungen der die Muskeln versorgenden Nerven kommt es zur Atrophie des Muskels, andererseits verdicken sich bei starker Muskeltätigkeit, z. B. durch sportliche Betätigung, die einzelnen Muskelfasern, und der Muskel hypertrophiert. Bei starker Schädigung des Muskelgewebes durch Verletzungen entwickelt sich eine bindegewebige Narbe, denn die Regenerationsfähigkeit des Muskelgewebes ist gering.

■ **Muskelkater.** Den nach anstrengender und ungewohnter körperlicher Arbeit auftretenden Muskelschmerz bezeichnet man auch als „Muskelkater". Er ist offenbar nicht, wie man lange vermutete, auf eine lokale Anhäufung von Milchsäure oder anderer Stoffwechselprodukte im Muskel zurückzuführen, sondern ist das Ergebnis kleinster Verletzungen (Mikroläsionen) im Muskel. Entsprechende Schmerzen finden sich daher nicht nur beim Untrainierten, sondern beispielsweise auch nach Operationen oder Muskelkrämpfen.

■ **Muskelkontraktur.** Unter Muskelkontraktur versteht man eine meist reversible, längerdauernde Verkürzung eines Muskels, die durch eine gesteigerte Grundspannung der Skelettmuskulatur, also einem erhöhten Muskeltonus, der nicht durch einen Nervenimpuls ausgelöst wird, zustande kommt. Sie wird beispielsweise durch eine lokale Dauerdepolarisation infolge extrazellulärer Erhöhung der K^+-Konzentration oder intrazellulärer Ca^{2+}-Freisetzung verursacht. Bei den so genannten Ermüdungskontrakturen liegt häufig eine Abnahme oder ein Verlust von energiereichen Phosphaten (ATP) infolge Sauerstoff- oder Glucosemangel vor. Sind die Kontrakturen irreversibel, spricht man auch von einer *Muskelstarre (Rigor)*.

■ **Leichenstarre.** Bei der Leichen- oder Totenstarre *(Rigor mortis)*, die meist 4-10 Stunden nach Eintritt des Todes auftritt, fehlt auf Grund des nicht mehr ablaufenden Stoffwechsels innerhalb der Muskelzelle ATP (Adenosintriphosphat), das normalerweise im Anschluss an eine Kontraktion die Verbindung der Aktin- und Myosinfilamente untereinander löst. Die Leichenstarre beginnt in der Regel bei der Kaumuskulatur und verschwindet nach etwa 1-3 Tagen wieder, sobald die Gewebsstruktur insgesamt zu zerfallen beginnt (Autolyse).

Herzmuskelgewebe

Herzmuskelgewebe ist eine besondere Form des quergestreiften Muskelgewebes, es unterscheidet sich vom quergestreiften Skelettmuskel hauptsächlich in *drei Punkten:*

1. Im Unterschied zu den randständigen Kernen des Skelettmuskels liegen die Kerne der Herzmuskelzellen meist zentral (Abb. 3.**12c**). Außerdem hat die Herzmuskelzelle einen kleineren Querschnitt als die Skelettmuskelfaser.
2. Die Herzmuskelzellen sind im Gegensatz zu den unverzweigten Fasern der Skelettmuskulatur alle netzförmig durch so genannte *Glanzstreifen* miteinander verknüpft. Auf diese Weise breitet sich eine im Sinusknoten entstandene Erregung zunächst gleichmäßig fächerförmig über die Vorhöfe aus, um anschließend über den AV-Knoten und das His-Bündel etwas verzögert auf das Kammermyokard übergeleitet zu werden, wo sie sich ebenfalls gleichmäßig fächerförmig ausbreitet (s. Kap. 5.1.9, Ruhe- und Aktionspotenzial am Herzen).
3. Eine weitere Besonderheit des Herzmuskels liegt in der Fähigkeit eines Teils seiner Zellen, Erregungen nicht nur als Antwort auf einen von außen kommenden Reiz, sondern spontan auszubilden. Darüber hinaus kann die Tätigkeit der Herzmuskelzellen vom vegetativen Nervensystem beeinflußt werden, so steigert z. B. der Sympathikus die Herzschlagfrequenz, während der Parasympathikus die Frequenz erniedrigt (s. Kap. 14, Vegetatives Nervensystem).

3.4 Nervengewebe

Nervengewebe als Bauelement des Nervensystems ist, wie alle anderen Organe des Körpers auch, aus einzelnen Zellen aufgebaut, den **Nervenzellen** oder **Neuronen** und den **Gliazellen**. Während die Nervenzellen für *Reizaufnahme, Erregungsleitung* und *Reizverarbeitung* zuständig sind, sind die Gliazellen als eine Art *„Nervenbindegewebe" (Neuroglia)* zu verstehen. Sie sind gleichsam Ernährungs- und Stützgewebe für die Nervenzellen und dienen zusätzlich der Abwehr sowie der Isolierung von Nervenfasern. Somit sind sie – wenn auch nur indirekt – an der Erregungsleitung beteiligt. Gliazellen haben, anders als Neurone, die sich nach der Geburt nicht mehr teilen können, zeitlebens die Fähigkeit zur Zellteilung beibehalten. Dadurch dienen sie als Ersatz für zugrunde gegangene Nervenzellen (Krankheit, Sauerstoffmangel, Verletzung).

3.4.1 Neuron

Innerhalb des Nervensystems bilden die Nervenzellen oder Neurone strukturell und funktionell selbständige Grundeinheiten, von denen allein das menschliche Gehirn etwa 20-25 Milliarden besitzt. Die Neurone stehen untereinander über so genannte Synapsen in Verbindung und bilden *Neuronenketten* bzw. *Neuronenkreise*. Größe und Form dieser Neuronen schwanken in weiten Grenzen, der Grundbauplan ist jedoch immer derselbe. Eine Nervenzelle gliedert sich, entsprechend der Richtung des Erregungsablaufs, in drei Abschnitte (Abb. 3.**16**):

- **Dendriten** (rezeptive Strukturen),
- **Neurit oder Axon** (effektorische Strukturen),
- **Perikaryon oder Soma** (Zellleib, Stoffwechselzentrum).

■ **Dendriten.** Dendriten (bis zu 1.000 pro Zelle) empfangen als baumartig verzweigte, vielgestaltige Fortsätze über *spezielle Kontaktstellen (Synapsen)* Erregungen aus vorgeschalteten Neuronen, leiten diese Reize weiter zum Perikaryon, von dem in der Regel ein Neurit (Axon) die Erregung dem Erfolgsorgan (z. B. Skelettmuskel) oder einem weiteren Neuron zuleitet (Abb. 3.**16**). Die Erregungsübertragung vom Axon der einen Nervenzelle zu den Dendriten der nachfolgenden Nervenzellen erfolgt nicht direkt, sondern mithilfe chemischer Überträgersubstanzen, den *Neurotransmittern*, im Bereich der Synapsen (s. unten). Die Kontaktstelle zwischen einem Axon und einer Muskelfaser wird *motorische Endplatte* (Abb. 3.**16**) genannt.

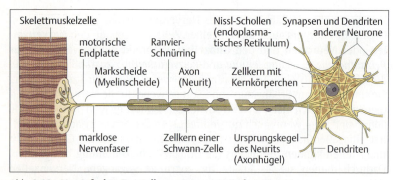

Abb. 3.**16** Vereinfachte Darstellung eines motorischen Neurons

Nervengewebe 99

■ **Neurit.** Der Neurit (Axon, Nervenfaser) entspringt mit schmaler Basis am *Axonhügel (Ursprungskegel)* und kann sich in seinem unterschiedlich langen, wenige Millimeter bis nahezu 100 cm messenden Verlauf in zahlreiche Kollaterale (Abgänge) aufteilen. Die Neuriten sind von einer unterschiedlich dicken Myelinhülle *(Markscheide oder Schwann-Scheide)* aus phospholipidhaltigen Membranen umgeben, die in bestimmten Abständen Einschnürungen *(Ranvier-Schnürringe)* aufweisen (Abb. 3.**16**). Die Bedeutung der Markscheide für die Erregungsleitung liegt darin, dass bei markhaltigen Nervenfasern eine sprunghaft von Schnürring zu Schnürring ablaufende *saltatorische*, also wesentlich schnellere Erregungsleitung möglich wird (Leitungsgeschwindigkeit bis zu 120 m/s). Gebildet werden die Myelinscheiden von bestimmten Gliazellen (Abb. 3.**17a-c**), den Schwann-Zellen (peripheres Nervensystem) und den Oligodendrozyten (zentrales Nervensystem).

■ **Perikaryon.** Das Perikaryon hat unterschiedliche Größe und Gestalt, es enthält außer dem Zellkern nur wenige Zellorganellen. Die auffälligsten sind die so genannten *Nissl-Schollen* (Abb. 3.**16**), schollenartig angeordnetes rauhes endoplasmatisches Retikulum. Dazwischen liegen Ribosomen, Mitochondrien sowie zahlreiche Neurotubuli und Neurofilamente, die am Axonhügel in den Neuriten eintreten. Über die Neurotubuli z. B. erfolgt gerichteter Stofftransport unlöslicher Eiweiße (Transmitter, Enzyme) zu

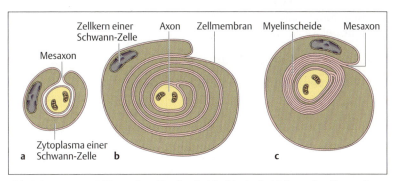

Abb. 3.**17a-c** **Entwicklung einer Myelinscheide (Markscheide) um eine Nervenfaser**
a Umlagerung des Axons durch eine Schwann-Zelle; das Mesaxon ist die Stelle, an der die Fortsätze der Schwann-Zellen aufeinander treffen;
b Aufwicklung des Axons durch eine dünne Zytoplasmalage der Schwann-Zelle;
c das Zytoplasma zwischen den aufgewickelten Zellmembranen der Schwann-Zelle wird ausgepresst und zurück bleibt eine mehrlagige Membranhülle aus Myelin um das Axon

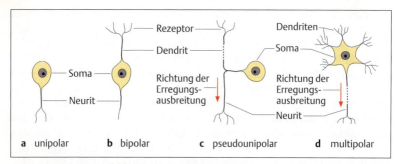

Abb. 3.18a–d   Unterschiedliche Typen von Neuronen
a Unipolare Neurone haben einen Neuriten;
b bei bipolaren Neuronen entspringen Neurit und Dendrit an gegenüberliegenden Stellen des Zellkörpers (Soma);
c pseudounipolare Neurone entstehen aus bipolaren Neuronen, indem Dendrit und Neurit unmittelbar am Soma miteinander verschmelzen;
d bei den multipolaren Neuronen entspringen zahlreiche Dendriten zusammen mit einem Neuriten aus dem Soma

den Synapsen. Nach Anzahl und Art der Verzweigung der Dendriten und Axonfortsätze unterscheidet man (Abb. 3.**18a–d**):

- **unipolare Nervenzellen,**
- **bipolare Nervenzellen,**
- **pseudounipolare Nervenzellen,**
- **multipolare Nervenzellen.**

3.4.2 Nervenimpulse (Aktionspotenziale)

Die Fähigkeit durch einen Reiz erregt zu werden ist eine Grundeigenschaft jeder Zelle. Die rasche Weiterleitung der Erregung durch spezialisierte Zellfortsätze (Axone) ist jedoch an Zellen des Nervensystems gebunden. Nervenimpulse oder Aktionspotenziale stellen bei Tieren und Menschen das *universelle Kommunikationsmittel* innerhalb des Nervensystems dar. Hierbei ist nicht die Größe eines einzigen Aktionspotenzials von Bedeutung, sondern die *Anzahl von Aktionspotenzialen pro Zeiteinheit (Frequenz)*, die eine Nervenfaser aufnimmt, verarbeitet und weiterleitet. Somit ist die Impulsfrequenz (bis zu 500 pro Sekunde) die Sprache oder der Code der Neurone im Nervensystem.

Vorraussetzung für die Entstehung von Aktionspotenzialen in Nervenzellen ist das negative Ruhepotenzial (S. 28, Abb. 1.**13**), welches nahezu alle Zellen aufweisen und durch eine *elektrische Spannungsdifferenz* zwischen der Zelloberfläche und dem Zellinneren charakterisiert ist. Wird die Nervenzelle chemisch, elektrisch oder auf andere Weise erregt, verliert die Zellmembran kurzfristig ihre äußere positive Ladung und wird vorübergehend leicht negativ, d. h. das Membranpotenzial verändert sich von -60 mV (Ruhepotenzial) auf +20 mV (Abb. 3.**19**). Nach weniger als 1 ms erreicht das Potenzial wieder seinen alten Wert. Da die Zelle während des Aktionspotenzials ihre ehemalige Ruheladung oder Polarisation verliert, nennt man diesen Vorgang auch „*Depolarisation*" und die Rückkehr zum Ruhepotenzial „*Repolarisation*". Auch hier gilt ähnlich wie beim Muskel die *Alles-oder-nichts-Regel*, d. h. ab einem bestimmten Schwellenwert lässt eine Erregung immer ein Aktionspotenzial gleicher Form, Größe und Dauer entstehen.

■ **Mechanismus.** Folgender Mechanismus liegt einem Aktionspotenzial zugrunde: Durch eine Erregung, die auf die Nervenzelle trifft, werden kurzfristig Membranporen (Kanäle) in der Zellmembran geöffnet, die nur für Natriumionen (Na^+) durchlässig sind. Dadurch können Natriumionen entlang ihres Konzentrationsgefälles (im Zellinneren wenige Na^+) in die Zelle einströmen und dort zu einem Überschuss an positiven Ionen führen. Dadurch wird die Membran depolarisiert. Aber bereits nach weniger als 1 ms schließen sich die Na^+-Kanäle wieder und für kurze Zeit öffnen sich jetzt die K^+-Kanäle noch mehr als sie es bereits sind. Dadurch strömen mehr Kaliumionen aus der Zelle und repolarisieren die Zellmembran zum Ruhepotenzial. Nachdem die K^+-Kanäle sich ebenfalls wieder geschlossen haben, müssen unter Energieaufwand (ATP) die Natriumionen aus dem Zellinneren wieder entfernt werden (Ionenpumpen) und die Nervenzelle ist von neuem erregbar.

Die Weiterleitung des Aktionspotenzials auf der Oberfläche der Nervenzelle bzw. entlang des Axons beruht darauf, dass das lokal angestiegene Membranpotenzial benachbarte Ionenkanäle öffnet, wodurch sich die Membranerregung als Depolarisationswelle über die ganze Zelle und somit auch entlang des Axons ausbreitet. Die Geschwindigkeit, mit der sich eine solche Erregung ausbreitet, liegt zwischen wenigen Metern (vegetative Nerven) bis zu 120 m pro Sekunde (motorische Nerven der willkürlich innervierten Muskulatur).

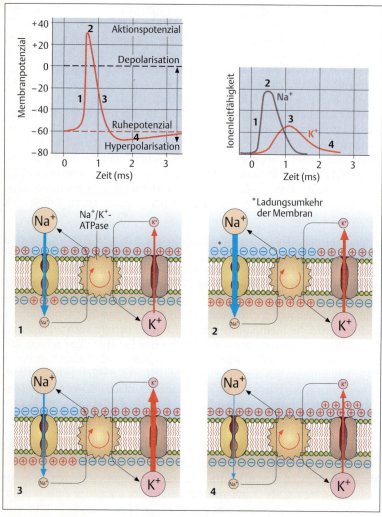

Abb. 3.19 **Zeitverlauf eines Aktionspotenzials**

3.4.3 Synapsen

Zwei Vorgänge führen im Allgemeinen zu einer *Depolarisation von Nervenzellen:*

1. von außen auf das Nervensystem einwirkende Reize (z. B. Lichtreize, mechanische Reize, Schmerzreize oder thermische Reize),
2. durch Synapsen übertragene Erregungen von einem Axon auf eine andere Nervenzelle oder eine Muskel- oder Drüsenzelle. Hierbei erfolgt die synaptische Übertragung meist auf chemischem Wege mit bestimmten Überträgerstoffen, so genannten *Neurotransmittern.*

Im Bereich von Synapsen liegen die Zellen eng beieinander. Entsprechend ihrem Aufbau unterscheidet man grundsätzlich drei Komponenten (Abb. 3.**20**):

- **die präsynaptische Membran,**
- **einen schmalen Interzellularspalt (synaptischer Spalt)** sowie
- **die postsynaptische Membran.**

■ **Mechanismus der synaptischen Übertragung.** Im Bereich der präsynaptischen Membran weist das Axon häufig eine kolbenförmige Verdickung auf, den *synaptischen Endknopf,* in dem zahlreiche kleine Vesikel, so genannte *synaptische Bläschen,* enthalten sind. Trifft ein Aktionspotenzial am synaptischen Endknopf ein, werden die in den Vesikeln gespeicherten Transmitter durch Exozytose in den synaptischen Spalt ausgeschüttet. Sie diffundieren durch den 10-50 nm breiten synaptischen Spalt zur postsynaptischen Membran und werden dort an entsprechende Rezeptoren ge-

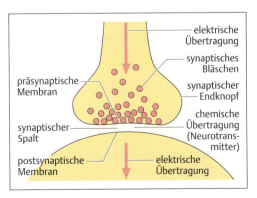

Abb. 3.**20** **Schema einer Synapse** (nach Silbernagl u. Despopoulos)

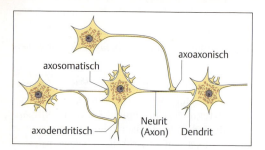

Abb. 3.**21** **Verschiedene Formen von Synapsen** (nach Duus)

bunden. Diese Bindung führt entweder zu einer *Depolarisation* der postsynaptischen Membran und damit zur Weiterleitung der Erregung *(erregende oder exzitatorische Synapse)* oder zu einer *Hyperpolarisation* und damit zu einer Hemmung der Weiterleitung *(inhibitorische Synapse)*. Erregende Überträgerstoffe sind z. B. Acetylcholin, Noradrenalin oder Dopamin, hemmende Transmitter sind z. B. Glycin oder γ-Aminobuttersäure (GABA).

■ **Funktion von Synapsen.** Da die Erregung immer nur in einer Richtung, z. B. vom Axonende auf die nachfolgende Nervenzelle, übertragen wird, spricht man auch von einer Ventilfunktion bei Synapsen. Mehrere Synapsen können einen Erregungsablauf fördern (Bahnungsfunktion) oder unterdrücken (Hemmungsfunktion). Schließlich haben Synapsen eine wichtige Funktion bei *Gedächtnis-* und *Lernfunktionen*. Je häufiger sie benutzt werden, um so leichter werden die Reize weitergeleitet. Synapsen können im Verlaufe des Lebens auch verschwinden oder neu gebildet werden.

■ **Formen von Synapsen.** An einer Nervenzelle können viele Dutzend bis einige tausend Synapsen enden. Je nachdem, ob das Axon an einem Dendriten, am Soma oder am Axon der anderen Nervenzelle endet, spricht man von *axodendritischen, axosomatischen* oder *axoaxonischen Synapsen* (Abb. 3.**21**).

3.4.4 Gliazellen (Neuroglia)

Innerhalb des Nervenbindegewebes, der so genannten Neuroglia *("Nervenkitt")*, werden im peripheren und zentralen Nervensystem folgende Zelltypen unterschieden (s. Kap. 13: Zentrales und peripheres Nervensystem):

- **Peripheres Nervensystem:**
  Schwann-Zellen (bilden die Myelinscheiden),
  Mantelzellen (umgeben die Nervenzellen der Spinalganglien und der vegetativen Ganglien).
- **Zentrales Nervensystem:**
  Oligodendrozyten (bilden die Myelinscheiden),
  Astrozyten (üben eine Art Stützfunktion aus),
  Mikrogliazellen (phagozytierende Abwehrzellen),
  Ependymzellen (kleiden die Hohlräume im Gehirn und Rückenmark aus),
  Zellen des Plexus choroideus (produzieren die Gehirn- und Rückenmarksflüssigkeit = Liquor cerebrospinalis).

Blut-Hirn-Schranke des zentralen Nervensystems

Die Astrozyten sind nicht nur an dem Aufbau der Neuroglia beteiligt, sondern auch am Aufbau der so genannten *Blut-Hirn-Schranke*. Zum einen umhüllen die Astrozyten mit ihren pseudopodienartigen Fortsätzen die äußeren Wände der Kapillaren, sodass sie sehr wirksam abgedichtet werden (Abb. 3.22). Zum anderen bilden die Endothelien der Kapillaren im Zentralnervensystem, im Gegensatz zu anderen Kapillaren des Blutgefäßsystems, zwischen den einzelnen Zellen so genannte Verschlusskontakte („tight junctions") aus. Die Blut-Hirn-Schranke arbeitet wie eine das ganze Gehirn umschließende Barriere mit Kontrollfunktion, durch die Kohlenhydrate, wie z. B. Glucose und Proteine nur mithilfe spezieller Transportmechanismen gelangen, wohingegen fettlösliche Stoffe fast ungehindert

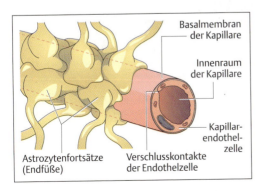

Abb. 3.22 **Aufbau der Blut-Hirn-Schranke**

passieren. Viele Substanzen, u. a. die meisten Pharmaka, können die Blut-Hirn-Schranke daher nicht durchdringen, es sei denn, sie sind fettlöslich. Das trifft z. B. für Medikamente zu, die auf das Gehirn wirken (z. B. L-Dopa bei der Therapie des Morbus Parkinson).

3.4.5 Nerven

Als Nerven bezeichnet man nur periphere Bahnen, für die Bahnen von Gehirn und Rückenmark hingegen ist die Bezeichnung „Nerven" nicht gebräuchlich, sie werden als zentrale Bahnen (z. B. Tractus) bezeichnet. In einem Nerv werden mehrere Bündel von *Nervenfasern (Faszikel)* zusammengefasst (Abb. 3.**23a** u. **b**). Von einem *gemischten Nerv* spricht man, wenn *sensible (afferente)* und *motorische (efferente)* Nervenfasern gemeinsam verlaufen (s. Kap. 13.5.1: Peripherer Nerv). Ein solcher Nerv ent-

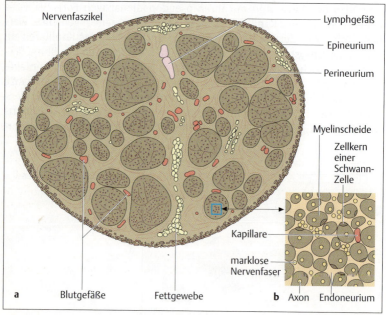

Abb. 3.**23a** u. **b** **Querschnitt durch einen peripheren Nerv**
a Übersicht; **b** stark vergrößerter Ausschnitt aus **a**

hält somit hunderte von einzelnen Axonen, die zusätzlich zu ihrer Myelin-Scheide von einer bindegewebigen Schicht, dem *Endoneurium*, umgeben sind. Die einzelnen Faszikel wiederum werden durch eine weitere Bindegewebsschicht, *Perineurium*, umgeben. Die zum peripheren Nerv gebündelten Faszikel werden schließlich von lockerem, kollagenem Bindegewebe, dem *Epineurium*, zusammengefasst (Abb. 3.**23a** u. **b**). Die verschiedenen Hüllen bieten den Nerven nicht nur *mechanischen Schutz*, sondern sind auf Grund der in ihnen verlaufenden Gefäße auch für die *Ernährung* der Nervenfasern wichtig. Außerdem stellt insbesondere das Perineurium eine wichtige *Diffusionsschranke* dar.

Regeneration peripherer Nerven

Im Gegensatz zu Axonen des zentralen Nervensystems können periphere Nerven nach Verletzung bzw. vollständiger Durchtrennung regenerieren. Voraussetzung hierfür ist die operative Vereinigung beider Stümpfe. Nach der Läsion gehen die vom Zellleib abgetrennten Axone zunächst zugrunde, die Schwann-Zellen hingegen bleiben erhalten. Sie dienen den auswachsenden Axonen als *Leitschiene*. Auf diese Weise wachsen die regenerierenden Axone etwa 1-2 mm pro Tag in Richtung des zu innervierenden Organs (z. B. Muskel). Bis zur vollständigen *Reinnervation* können mehrere Monate vergehen. Nach Amputationen wachsen die Axone, da ihnen ihre „Leitschiene" in Form der Schwann-Zellen fehlt, in alle Richtungen und bilden ein Knäuel, die so genannten *Amputationsneurome*.

Zusammenfassung   Gewebe

Die Zellen stehen untereinander über Zellkontakte in Verbindung, die in Abhängigkeit von der Funktion in den einzelnen Gewebeverbänden sehr unterschiedlich ausgebildet sind. Es gibt Verschlusskontakte (tight junctions), offene Kontakte (gap junctions) und Haftplatten (Desmosomen).

■ Epithelgewebe

Die Zellen aller Epithelien sitzen einer dünnen Basalmembran auf. Es gibt

- oberflächenbildende Epithelien,
- Drüsenepithelien und
- Sinnesepithelien.

Oberflächenbildende Epithelien

bedecken äußere und innere Oberflächen des Körpers. Nach der Gestalt der Zellen unterscheidet man Platten-, kubisches und hochprismatisches Epithel, die jeweils einschichtig, mehrschichtig oder mehrreihig sein können und die in Abhängigkeit von ihrer Funktion mit Oberflächendifferenzierungen in Form von Mikrovilli, Stereo- oder Kinozilien versehen sein können.

Drüsenepithelien

produzieren Sekrete, die über spezielle Ausführungsgänge an ihren Bestimmungsort gelangen (exokrine Drüsen) oder direkt an das Blut abgegeben werden (endokrine Drüsen). Drüsenzellen können auch als Einzelzellen innerhalb eines oberflächenbildenden Epithelverbandes liegen.

Sinnesepithelien

vermitteln Sinnesempfindungen und sind am Aufbau von Sinensorganen beteiligt.

■ Binde- und Stützgewebe

Beim Binde- und Stützgewebe gibt es Zellen und eine Extrazellularmatrix, während die anderen Gewebetypen vorwiegend aus Zellen bestehen. Bindegewebe umhüllt die Organe, Gefäße und Nerven und erfüllt als Transitstrecke für den Stoffaustausch zwischen den einzelnen Komponenten eine wichtige Stoffwechselfunktion. Die härteren Gewebe Knorpel und Knochen (außerdem Chorda- und Zahngewebe) werden als Stützgewebe bezeichnet, weil bei ihnen die Stützfunktion überwiegt und die Stoffwechselfunktion in den Hintergrund tritt.

Bindegewebe

Es gibt fixierte Bindegewebszellen (Fibroblasten), die die Extrazellularmatrix produzieren, und freie Bindegewebszellen (verschiedene Leukozytenformen). Die Extrazellularmatrix besteht aus der Grundsubstanz (interstitielle Flüssigkeit, Proteoglykane, Glykoproteine) und aus Bindegewebsfasern (Kollagenfasern, elastische Fasern, Retikulumfasern). Man unterscheidet sieben verschiedene Arten von Bindegewebe:

- lockeres faserarmes (interstitielles) Bindegewebe (z. B. Stroma von Organen),
- straffes faserreiches Bindegewebe: straffes geflechtartiges (z. B. Organkapseln) und straffes parallelfaseriges Bindegewebe (z. B. Sehnen und Aponeurosen),

- retikuläres Bindegewebe (z. B. Grundgerüst lymphatischer Organe),
- Fettgewebe,
- gallertiges Bindegewebe (Nabelschnur),
- spinozelluläres Bindegewebe (z. B. Eierstock),
- elastische Bänder (Bandapparat zwischen den Wirbelbögen).

Stützgewebe

Die typischen Stützgewebe sind Knorpel und Knochen:

Knorpelgewebe

Die Knorpelzellen (Chondrozyten) liegen in kleinen Gruppen (Chondrone) in der Extrazellularmatrix, die aus Grundsubstanz (s. Bindegewebe) und Bindegewebsfasern besteht. Beim Knorpel beträgt der Anteil der Zellen nur 1-10% (Bindegewebe 30-50%). Nach Art und Menge der Fasern unterscheidet man drei Arten von Knorpel:

- hyaliner Knorpel (z. B. Gelenkflächenüberzug): geringster Faseranteil (nur Kollagenfasern), höchster Wasseranteil (70%),
- elastischer Knorpel (z. B. in der Ohrmuschel): enthält zusätzlich elastische Fasern,
- Faserknorpel (z. B. Zwischenwirbelscheiben): höchster Faseranteil (nur Kollagenfasern).

Knochengewebe

Die Knochenzellen (Osteozyten) sind untereinander netzförmig verbunden. Die Extrazellularmatrix ist reich an Kollagenfasern, die wasserarme Grundsubstanz besteht zu 50% aus anorganischen Salzen (Kalksalze), die dem Knochen die besondere Härte verleihen. Im Gegensatz zum Knorpel ist Knochengewebe gut durchblutet. Der ausdifferenzierte Knochen wird als Lamellenknochen bezeichnet. Er besteht aus der äußeren dichten Compacta und der lockereren inneren Spongiosa. Die Compacta besteht aus röhrenförmigen Lamellensystemen (Osteonen), die Spongiosa aus plattenartig angeordneten Lamellen. Sie bilden besonders im Bereich der Epiphysen der Röhrenknochen die typischen Spongiosabälkchen, die sich entsprechend der Belastung als Druck- und Zugtrabekel ausbilden.

Die Vorstufe des Lamellenknochens ist der Geflechtknochen, der als Bindegewebsknochen durch direkte Ossifikation oder als Ersatzknochen durch indirekte Ossifikation entstehen kann.

■ Muskelgewebe

Im allgemeinen Aufbau gleichen Muskelzellen den übrigen Körperzellen. Sie weisen jedoch einige Besonderheiten auf:

- die Muskelzellen sind Fasern bis zu 20 cm Länge, daher: Muskelzelle = Muskelfaser,
- sie sind chemisch und elektrisch erregbar,
- bestimmte Eiweißstrukturen (Myofibrillen) verleihen dem Muskel die Fähigkeit zur Verkürzung.

Es gibt zwei Arten von Muskelgewebe:

Glattes Muskelgewebe

Es kommt vorwiegend in den inneren Organen vor. Die Myofibrillen liegen ungeordnet im Zytoplasma, die Kontraktionen erfolgen langsam und unwillkürlich (vegetatives Nervensystem).

Quergestreiftes Muskelgewebe

Die regelmäßige Anordnung der Myofibrillen erweckt im Lichtmikroskop den Eindruck einer Querstreifung. Man unterscheidet hier

- Herzmuskelgewebe und
- Skelettmuskelgewebe.

Die Skelettmuskulatur ist die Muskulatur des aktiven Bewegungsapparates. Der Skelettmuskel setzt sich aus einzelnen Muskelfaserbündeln zusammen, die wiederum aus vielen 100 Muskelfasern (Muskelzellen) bestehen. Der gesamte Muskel, die Faserbündel und Fasern sind jeweils von bindegewebigen Hüllen umgeben. In jedem Muskel liegen spezialisierte Muskelfasern (Muskelspindeln = intrafusale Muskulatur), die Längenänderungen des Muskels registrieren und über Rückenmarksreflexe korrigieren. Transversale Tubuli, Ausstülpungen des Sarkolemms (T-Systems) und longitudinale Tubuli, ein Röhrensystem des endoplasmatischen Retikulums (L-System, dient als Ca^{2+}-Reservoir), ermöglichen eine schnelle Erregungsleitung und eine unmittelbare Muskelkontraktion.

Die zur Kontraktion befähigten Eiweißstrukturen (Myofibrillen) sind in der Längsachse der Muskelfaser angeordnet und in Sarkomere gegliedert. Die Sarkomere bestehen aus den Myofilamenten Aktin und Myosin, die sich bei einer Muskelkontraktion ineinander schieben (daher Verkürzung der Sarkomere, aber nicht der Filamente!) und dabei aneinander binden. Das Binden ist Ca^{2+}-, das Lösen ATP-abhängig. Findet kein Stoffwechsel statt, fehlt die ATP-Produktion und sämtliche Muskeln bleiben kontrahiert (Leichenstarre). Eine maximale Muskelkontraktion besteht aus ca. 50 fließend ineinander übergehenden Einzelkontraktionen, wobei sich die Aktin- und Myosinfilamente immer weiter ineinander schieben.

■ Nervengewebe

Nervengewebe besteht aus Nervenzellen (Neuronen) und Bindegewebszellen, den Gliazellen (Neuroglia).

Neuron

Das Neuron besitzt die Fähigkeit zur Reizaufnahme, -weiterleitung und -verarbeitung und gliedert sich in Dendriten, Neurit (Axon) und Perikaryon. Die Dendriten empfangen von vorgeschalteten Neuronen Nervenimpulse, die über die Synapsen mithilfe von Neurotransmittern übertragen werden und leiten sie zum Perikaryon. Der vom Perikaryon ausgehende Neurit (Axon) leitet die Erregung wiederum über Synapsen zu den Dendriten des nachfolgenden Neurons oder direkt über die motorische Endplatte zur Muskelfaser. Eine das Axon umgebende und von Einschnürungen unterbrochene Markscheide beschleunigt die Erregungsleitung.

Nervenimpulse (Aktionspotenziale)

Die Entstehung und Weiterleitung von Aktionspotenzialen beruht auf einer kurzfristigen Depolarisation bzw. Ladungsumkehr der Zellmembran, die sich nach und nach über das ganze Neuron, also auch entlang des Axons ausbreitet. Die Depolarisation der Zellmembran wird durch einen auf die Nervenzelle einwirkenden Reiz hervorgerufen.

Synapsen

Die Übertragung einer Erregung vom Axon auf ein anderes Neuron erfolgt über Synapsen mithilfe von Neurotransmittern, die aus synaptischen Bläschen im Bereich der präsynaptischen Membran freigesetzt werden. Die Transmitter diffundieren durch den synaptischen Spalt und führen an der postsynaptischen Membran zu einer Depolarisation und somit zur Weiterleitung der Erregung.

Gliazellen

Im peripheren Nervensystem bilden spezialisierte Gliazellen (Schwann-Zellen) die Markscheide (Myelinscheide) der Axone. Im zentralen Nervensystem bilden so genannte Oligodendrozyten die Myelinscheide.

Nerven

Ein Nerv besteht aus mehreren Bündeln von Axonen (Faszikeln) sowie Blut- und Lymphgefäßen. Die Axone, die Faszikel sowie der gesamte Nerv werden jeweils von bindegewebigen Hüllen umgeben.

4
Bewegungsapparat

Inhaltsübersicht

4.1 Achsen, Ebenen und Orientierungsbezeichnungen *114*
4.1.1 Körperachsen und Körperebenen *114*
4.1.2 Lage- und Richtungsbezeichnungen *114*

4.2 Allgemeine Anatomie des Bewegungsapparats *116*
4.2.1 Knochen *116*
4.2.2 Gelenke *117*
– Unechte Gelenke (Synarthrosen) *117*
– Echte Gelenke (Diarthrosen) *118*
– Gelenkformen *120*
– Gelenkmechanik *122*
4.2.3 Funktion und Bauprinzip des Skelettmuskels *123*
4.2.4 Muskelsehnen *127*
4.2.5 Hilfseinrichtungen der Muskeln und Sehnen *127*

4.3 Spezielle Anatomie des Bewegungsapparates *129*
4.3.1 Rumpfskelett *129*
– Wirbelsäule (Columna vertebralis) *130*
– Brustkorb (Thorax) *138*
4.3.2 Rumpfmuskulatur *140*
– Rücken *141*
– Brustwand *141*
– Bauchwand *147*
– Zwerchfell (Diaphragma) *149*
– Beckenboden *149*
4.3.3 Obere Extremität *153*
– Schultergürtel – Knochen, Gelenke, Muskeln *153*
– Freie obere Gliedmaße – Knochen, Gelenke, Muskeln *156*
4.3.4 Untere Extremität *166*
– Beckengürtel und Becken – Knochen, Gelenke, Muskeln *166*
– Freie untere Gliedmaße – Knochen, Gelenke, Muskeln *170*
4.3.5 Hals und Kopf *185*
– Hals (Collum) *185*
– Kopf (Caput) *186*
– Der Schädel als Ganzes *187*
– Schädelmuskeln *194*
– Kiefergelenk (Articulatio temporomandibularis) *196*

Zusammenfassung *197*

4.1 Achsen, Ebenen und Orientierungsbezeichnungen

4.1.1 Körperachsen und Körperebenen

Durch den menschlichen Körper lassen sich beliebig viele Achsen und Ebenen legen. Es werden jedoch meist *drei Hauptachsen* definiert, die senkrecht aufeinander stehen und die drei Raumkoordinaten angeben (Abb. 4.**1**):

- Eine **Längsachse** (*Vertikal- oder Longitudinalachse*) des Körpers, die bei aufrechtem Stand senkrecht zur Unterlage steht.
- Eine **Querachse** (*Transversal- oder Horizontalachse*), die von links nach rechts verläuft und senkrecht auf der Längsachse steht.
- Eine **Pfeilachse** (*Sagittalachse*), die von der Hinterfläche zur Vorderfläche des Körpers verläuft und senkrecht zu den beiden vorher genannten Achsen steht.

Es lassen sich demnach *drei Hauptebenen* angeben:

- **Sagittalebene:** alle vertikalen Ebenen, die entlang der Pfeilachse ausgerichtet sind (die vertikale Ebene, die den Körper in zwei seitengleiche Hälften teilt, wird **Medianebene** genannt),
- **Transversalebene:** alle quer durch den Körper verlaufenden Ebenen,
- **Frontalebene:** alle parallel zur Stirn ausgerichteten Ebenen.

4.1.2 Lage- und Richtungsbezeichnungen

Die folgenden Lage- und Richtungsbezeichnungen dienen der genauen Beschreibung der Lage von Bauteilen des menschlichen Körpers. Es bedeuten:

- **am Stamm**

kranial oder superior	zum Kopfende hin,
kaudal oder inferior	zum Steißende hin,
ventral oder anterior	zur Vorderfläche (Bauchseite) hin,
dorsal oder posterior	zur Rückenfläche hin,
medial	zur Medianebene hin,
lateral	von der Medianebene weg,
median	in der Medianebene,
zentral	zum Inneren des Körpers hin,
peripher	zur Oberfläche des Körpers hin;

Achsen, Ebenen und Orientierungsbezeichnungen **115**

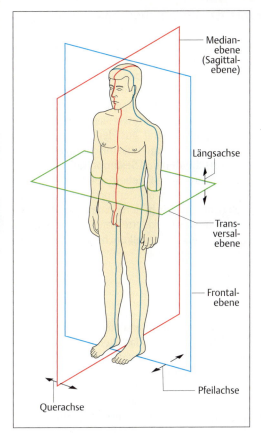

Abb. 4.**1 Hauptachsen und -ebenen am menschlichen Körper.** Ansicht von links und vorn

■ an den Extremitäten

proximal	zum Rumpf hin;
distal	zum Ende der Gliedmaßen hin,
radial	zur Speichenseite (Daumenseite) hin,
ulnar	zur Ellenseite (Kleinfingerseite) hin,
tibial	zur Schienbeinseite (Großzehenseite) hin,
fibular	zur Wadenbeinseite (Kleinzehenseite) hin,
palmar (volar)	zur Handfläche (Hohlhand) hin,
plantar	zur Fußsohle hin,
dorsal	zum Hand-, Fußrücken hin.

4.2 Allgemeine Anatomie des Bewegungsapparats

Knöcherne und knorpelige Skelettelemente, die durch Bindegewebsstrukturen verbunden sind, bilden das Stützgerüst des Körpers, das *Skelett*. Seine Teile werden durch die Skelettmuskulatur bewegt oder in einer bestimmten Stellung bzw. Lage gehalten. *Skelett und Muskelsystem* werden unter dem Oberbegriff *Bewegungsapparat* zusammengefasst. Der passive Bewegungsapparat besteht aus dem **Skelett** und den **Skelettverbindungen (Gelenken)**, der aktive Bewegungsapparat aus der quergestreiften **Skelettmuskulatur,** den **Sehnen** sowie deren Hilfseinrichtungen (**Muskelfaszien, Schleimbeutel, Sehnenscheiden** und **Sesambeine**). Die durch Gelenke verbundenen Skelettelemente haben neben der Stützfunktion eine Hebelfunktion für die Skelettmuskulatur bei der Fortbewegung. Skelettelemente, Gelenke und Skelettmuskulatur bilden gemeinsam die *Fortbewegungsorgane.* Darüber hinaus üben die Skelettelemente eine *Schutzfunktion* für andere Organsysteme aus (Schädelknochen, Wirbelkanal, Brustkorb).

4.2.1 Knochen

Das knöcherne Skelett besteht aus Knochen unterschiedlicher Form und Gestalt. Beim erwachsenen Menschen setzt sich das Skelett aus etwa 200 Einzelknochen zusammen, die über echte und unechte Gelenke miteinander in Verbindung stehen. Eine bindegewebige Hülle, die *Knochenhaut (Periost),* umschließt wie ein Strumpf die einzelnen Knochen, mit Ausnahme der knorpeligen Gelenkflächen und apophysären Sehnenansatzzonen.

Die Gestalt der einzelnen Knochen ist genetisch festgelegt, ihre Struktur hängt jedoch weitgehend von Art und Größe der mechanischen Beanspruchung ab. Nach der äußeren Form unterscheidet man *lange, kurze, flache* und *unregelmäßige Knochen.* Beispiele für lange Knochen (Röhrenknochen) sind die Knochen der freien Extremität mit Ausnahme der Handwurzel- und Fußwurzelknochen. Bei den langen Knochen unterscheidet man einen *Schaft (Diaphyse)* und an den Enden jeweils eine *Epiphyse.* Während des Wachstums sind Diaphyse und Epiphyse durch die sogenannte *Epiphysenfuge (Wachstumsfuge)* getrennt (s. Abb. 3.**10**, S. 85). Zu den *kurzen Knochen* werden die würfelförmigen Hand- und Fußwurzelknochen gezählt.

Flache Knochen sind z. B. Rippen, Brustbein, Schulterblatt sowie die Knochen des Schädels. Zu den *unregelmäßigen Knochen* zählt man die

Wirbel und die Knochen der Schädelbasis. Einige Knochen im Schädelbereich (Stirnbein, Siebbein, Oberkiefer) enthalten luftgefüllte Hohlräume und werden als *lufthaltige Knochen* bezeichnet. Als *Sesambeine* werden in Sehnen eingelagerte Knochen bezeichnet (z. B. die Kniescheibe). Schließlich treten vor allem im Hand- und Fußbereich sogenannte *überzählige* oder *akzessorische Knochen* auf, die bei der Beurteilung eines Röntgenbildes zu einer falschen Diagnose (Knochenabsprengung infolge eines Knochenbruches) führen können.

4.2.2 Gelenke

Gelenke sind Verbindungen zwischen knorpeligen und/oder knöchernen Skelettelementen. Sie ermöglichen Bewegungen der einzelnen Abschnitte des Rumpfes und der Extremitäten und übertragen Kräfte. Je nach Art der Verbindung unterscheidet man *„echte"* und *„unechte"* Gelenke.

Unechte Gelenke (Synarthrosen)

Von unechten Gelenken oder Synarthrosen sprechen wir, wenn zwischen den Skelettanteilen ein Füllgewebe aus Knorpel- oder Bindegewebe liegt (sog. *kontinuierliche Gelenke*). Eine andere Bezeichnung ist *Hafte, Fuge* oder *Füllgelenk*. Nach der Art des jeweiligen Füllgewebes unterscheidet man (Abb. 4.2):

- **Syndesmosen** (Bandhaften),
- **Synchondrosen** (Knorpelhaften),
- **Synostosen** (Knochenhaften).

■ **Syndesmosen.** Bei Syndesmosen sind zwei Knochen durch Bindegewebe miteinander verbunden (Abb. 4.2). Beispiele hierfür sind die Zwischenknochenmembran (Membrana interossea) zwischen der Elle (Ulna) und der Speiche (Radius) des Unterarms, die häutigen Stellen (Fontanellen) am Schädel eines Neugeborenen und die Schädelnähte (Suturen) zwischen den Schädelknochen. Die bindegewebige Verankerung der Zahnwurzel im knöchernen Ober- und Unterkiefer ist ebenfalls eine Bandhaft und wird als Einzapfung (Gomphosis) bezeichnet.

■ **Synchondrosen.** Synchondrosen enthalten als verbindendes Gewebe Knorpel (Abb. 4.2), wie z. B. die Verbindung zweier Wirbelkörper durch die faserknorpelige Zwischenwirbelscheibe (Bandscheibe, Discus interverte-

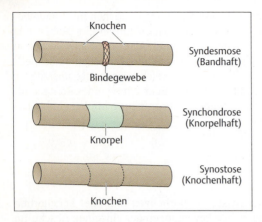

Abb. 4.2 **Vereinfachte Darstellung der verschiedenen Haften (Synarthrosen)**

bralis) oder die Verbindung der beiden Schambeine durch die Schambeinfuge (Symphyse). Auch die Verbindung zwischen der knöchernen Diaphyse und der Epiphyse eines jugendlichen Röhrenknochens durch die knorpelige Epiphysenfuge stellt eine Synchondrose dar.

■ **Synostosen.** Bei Synostosen sind Einzelknochen sekundär durch Knochengewebe verschmolzen (Abb. 4.2). Ein typisches Beispiel hierfür ist das Kreuzbein (Os sacrum), das zunächst aus fünf Einzelwirbeln besteht, die nach Ende des Wachstums miteinander verschmelzen. Auch das Hüftbein (Os coxae) beim Erwachsenen besteht vor Abschluss des Wachstums aus drei einzelnen Knochen, dem Schambein (Os pubis), dem Darmbein (Os ilium) und dem Sitzbein (Os ischii).

Echte Gelenke (Diarthrosen)

Bei den echten Gelenken sind die Knochen durch einen *Gelenkspalt* voneinander getrennt (Abb. 4.3). Außerdem zeichnen sie sich durch die von *hyalinem Knorpel* bedeckten *Gelenkflächen* und eine *Gelenkhöhle* aus, die von der *Gelenkkapsel* eingeschlossen ist. In manchen Gelenken sind *Zwischenscheiben* (Discus, Meniscus), *Gelenklippen* oder *intraartikuläre Bänder* ausgebildet. Menisci z. B. sind aus Faserknorpel aufgebaut, haben eine halbmondförmige Gestalt und unterteilen das Kniegelenk unvollständig. Gelenke mit einem Discus sind unter anderem das Kiefergelenk und das Schlüsselbein-Brustbein-Gelenk. Zwischen- oder Gelenkscheiben haben

Allgemeine Anatomie des Bewegungsapparats 119

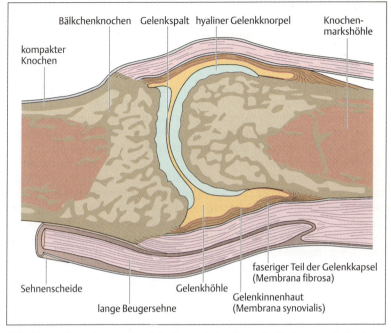

Abb. 4.3 **Aufbau eines echten Gelenks am Beispiel des Großzehengrundgelenks**

die Aufgabe die Kontaktfläche zweier miteinander in Verbindung stehender Gelenkflächen zu vergrößern.

■ **Gelenkknorpel.** Der an seiner Oberfläche glatte Gelenkknorpel besteht zumeist aus hyalinem Gelenkknorpel (Abb. 4.3), dessen mechanische Eigenschaften und dessen *„Stoßdämpferfunktion"* im Wesentlichen von seiner **Extrazellularmatrix** abhängen. Wichtige Bestandteile der Extrazellularmatrix sind Kollagenfasern, Makromoleküle (Proteoglykane) und Wasser. Die Dicke des Gelenkknorpels variiert stark, durchschnittlich beträgt sie 2-3 mm, an manchen Stellen (Gelenkfläche der Kniescheibe) kann der Gelenkknorpel jedoch bis zu 8 mm dick sein. Da er keine Blutgefäße enthält, muss er von der *Gelenkflüssigkeit (Synovia)* durch Diffusion ernährt werden. Eine optimale Versorgung mit Nährstoffen setzt eine regelmäßige Bewegung (Be- und Entlastung) des Knorpels voraus um die Synovia in den

Knorpel zu pressen. Bewegungsmangel und unphysiologisch hohe Belastungen führen besonders beim alten Menschen zu *degenerativen Veränderungen (Arthrosen)* des hyalinen Gelenkknorpels. Auf Grund der fehlenden *Knorpelhaut (Perichondrium)* ist das Regenerationsvermögen des Gelenkknorpels gering (s. S. 79).

■ **Gelenkkapsel und Gelenkflüssigkeit.** Die Gelenkkapsel (Abb. 4.**3**) ist eine Fortsetzung der Knochenhaut (Periost) und besitzt eine äußere straffe, kollagenfaserige Schicht *(Membrana fibrosa)* und eine innere locker gebaute, gefäß- und nevenreiche *Gelenkinnenhaut (Membrana synovialis)*, die in unterschiedlichem Maße auch Fettzellen enthalten kann. Die äußere Membrana fibrosa wird häufig durch *Bänder (Ligamenta)* verstärkt. Je nach ihrer Funktion werden sie als Verstärkungsbänder (für die Gelenkkapsel), Führungsbänder (bei Bewegungen) oder Hemmungsbänder (zur Bewegungseinschränkung) bezeichnet. Bei längerer Ruhigstellung eines Gelenkes verkürzen sich die Bindegewebsfasern, die Gelenkkapsel schrumpft und die Beweglichkeit des Gelenkes kann stark eingeschränkt sein *(Gelenkkontraktur)*. Die innere Membrana synovialis besitzt nach innen vorspringende *Falten* und *Zotten* und grenzt an den Gelenkinnenraum mit spezialisierten Bindegewebszellen, die für die Bildung (Produktion) und die Aufnahme (Resorption) der Gelenkflüssigkeit (Synovia) zuständig sind. Die dickflüssige (viskose) Synovia ernährt nicht nur den Gelenkknorpel, sondern setzt als Gelenkschmiere die Reibung der Gelenkflächen herab.

Gelenkformen

Gelenke können nach verschiedenen Gesichtspunkten eingeteilt werden, z. B. nach der Anzahl der Bewegungsachsen, der Freiheitsgrade oder der Gelenkkörper. Nach *Gestalt und Form der Gelenkflächen* werden unterschieden (Abb. 4.**4**):

- **Kugelgelenke,**
- **Eigelenke,**
- **Scharniergelenke,**
- **Rad- oder Zapfengelenke,**
- **Sattelgelenke,**
- **plane Gelenke.**

■ **Kugelgelenke** bestehen aus einem *kugelförmigen Gelenkkopf* und einer entsprechend geformten *Gelenkpfanne*. Sie besitzen drei senkrecht zuei-

Allgemeine Anatomie des Bewegungsapparats

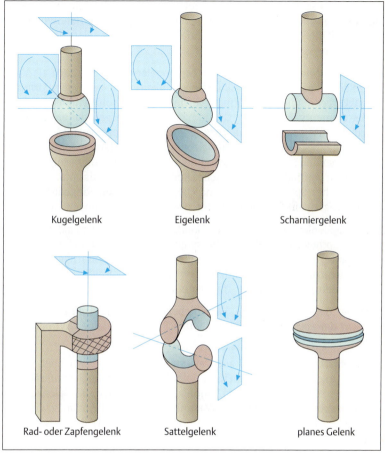

Abb. 4.**4 Gelenkformen.** Die Pfeile bezeichnen die Richtung, in der die Skelettelemente um die jeweilige Achse bewegt werden können

nander stehende Hauptachsen und ermöglichen *sechs Hauptbewegungen.* Typische Kugelgelenke sind Hüftgelenk und Schultergelenk.

■ **Eigelenke** besitzen *ellipsenförmige Gelenkkörper* mit einer *konvexen* und *konkaven Gelenkfläche.* Es sind Bewegungen um zwei Hauptachsen möglich, die senkrecht aufeinander stehen, und somit können *vier Hauptbe-*

wegungen ausgeführt werden. Beispiele hierfür sind das Gelenk zwischen Unterarmknochen und Handwurzelknochen (proximales Handwurzelgelenk) und die Gelenke zwischen Atlas und den Kondylen des Hinterhauptknochens.

- **Scharniergelenke und Rad- oder Zapfengelenke** werden auch als Walzengelenke bezeichnet. Bei Scharniergelenken greift ein *walzenförmiger Gelenkkörper* in die rinnenförmige Vertiefung eines hohl zylinderförmigen Skelettelements. Aus diesem Grund haben Scharniergelenke nur eine Bewegungsachse mit *zwei Hauptbewegungen* (Ellenbogengelenk). Bei Rad- oder Zapfengelenken steht ein walzenförmiges Skelettelement mit dem entsprechenden Teil eines Hohlzylinders und einem ringförmigen Band gelenkig in Verbindung. Ein typisches Beispiel hierfür ist das proximale Gelenk zwischen Speiche (Radius) und Elle (Ulna) und dem Ringband. Es sind Drehbewegungen um eine Achse mit zwei Hauptbewegungen möglich.

- **Sattelgelenke** bestehen aus *zwei konkav gekrümmten Gelenkflächen* mit zwei Hauptbewegungsachsen, die senkrecht zueinander stehen und *vier Hauptbewegungen* zulassen. Ein Beispiel ist das Daumensattelgelenk zwischen dem ersten Mittelhandknochen und einem Handwurzelknochen, dem großen Vieleckbein (Os trapezium).

- **Plane Gelenke** gestatten Verschiebebewegungen *(Translationsbewegungen)* der *ebenen Gelenkflächen* wie z. B. bei den kleinen Wirbelgelenken.

- **Amphiarthrosen** werden auch als **straffe Gelenke** bezeichnet, deren Beweglichkeit durch die Form ihrer Gelenkkörper und durch *straffe Bänder stark eingeschränkt ist*. Zu den Amphiarthrosen zählen die Gelenke zwischen proximalem Schien- und Wadenbein (Tibia und Fibula) sowie zwischen Kreuzbein (Os sacrum) und Darmbein (Os ilium), das Iliosakralgelenk.

Gelenkmechanik

Die Richtung der Gelenkbewegungen wird nicht nur durch die Form der Gelenkflächen, sondern auch durch die Anordnung der Muskeln und Bandstrukturen bedingt. Die Gelenke des Menschen sind „*kraftschlüssig*", ihr Zusammenhalt wird durch Muskelkräfte gesichert, die auch die Richtung und Art der Bewegung bestimmen. Gelenkkörper, Muskeln, Bänder und Weichteile begrenzen das Ausmaß der Bewegung. Man unterscheidet daher *Knochen-, Muskel-, Band-* und *Weichteilhemmung*.

Gelenkbewegungen erfolgen um *Bewegungsachsen*, die Richtung der Bewegung wird von der Lage der Muskeln zu den Achsen bestimmt. Wir unterscheiden *drei Hauptachsen des Körpers*, die aufeinander senkrecht stehen (S. 115). Zusätzlich zu diesen Hauptachsen gibt es *gelenkspezifische Bewegungsachsen*, die nach Art der Bewegung benannt werden, z. B. Pro- und Supinationsachse des proximalen und distalen Radioulnargelenkes (Ellen-Speichen-Gelenk), um die man die Handfläche ein- und auswärts drehen kann (Pronation und Supination).

Um jede Achse sind grundsätzlich Bewegungen in zwei entgegengesetzte Richtungen möglich. Beispiele hierfür sind:

- **Beugung - Streckung** (Flexion - Extension),
  z. B. Ellenbogengelenk,
- **Abspreizen - Heranführen** (Abduktion - Adduktion),
  z. B. Hüftgelenk,
- **Innenrollung - Außenrollung** (Innenrotation - Außenrotation),
  z. B. Schultergelenk,
- **Vorwärtsbewegung - Rückwärtsbewegung**
  (Anteversion - Retroversion), z. B. Hüftgelenk,
- **Vorneigung - Rückneigung** (Inklination - Reklination),
  z. B. Wirbelsäule,
- **Gegenüberstellung - Zurückstellung** (Opposition - Reposition),
  z. B. Daumensattelgelenk.

Die Wirkung eines Muskels auf ein Gelenk hängt von seinem Hebelarm ab, d. h. vom senkrechten Abstand seines Ansatzes von der Gelenkachse (Kraftarm). Kraft und Last sind miteinander im Gleichgewicht, wenn *Kraft × Kraftarm = Last × Lastarm* ist. Das Produkt aus Kraft × Kraftarm und Last × Lastarm heißt *Drehmoment* (Abb. 4.**5**).

4.2.3 Funktion und Bauprinzip des Skelettmuskels

Am Skelettmuskel unterscheidet man einen unterschiedlich geformten *Muskelbauch* und die meist deutlich dünneren *Sehnen*, die sich am Skelett oder an Bindegewebsstrukturen des Bewegungsapparates (Faszien, Zwischenknochenhaut) anheften und den Muskelzug direkt oder indirekt auf die Skelettteile übertragen. Im Allgemeinen bezeichnet man an den Extremitäten die rumpfnahe (proximale) Anheftungsstelle als *Ursprung*, die rumpffernere (distale) als *Ansatz*. Am Rumpf liegt der Ursprung eines

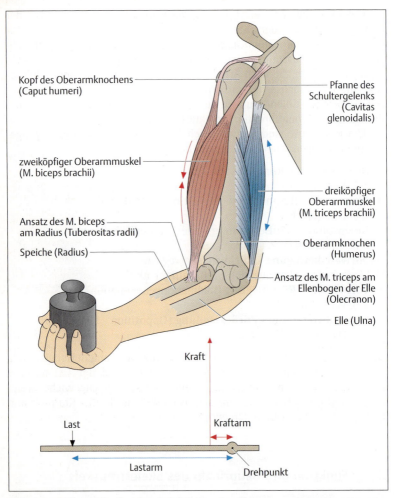

Abb. 4.5 **Wirkung der Beuger und Strecker des Oberarms auf die Bewegung am Unterarm.** Beuger im Ellenbogengelenk: zweiköpfiger Oberarmmuskel (M. biceps brachii); Strecker im Ellenbogengelenk: dreiköpfiger Oberarmmuskel (M. triceps brachii). Im Sinne der Muskelmechanik gilt: Last × Lastarm = Kraft × Kraftarm (das Produkt aus Kraft × Kraftarm und Last × Lastarm ist das jeweilige Drehmoment)

Muskels immer kopfwärts. Ursprung und Ansatz eines Muskels sind willkürlich festgelegt worden und dürfen nicht mit *Punctum fixum* und *Punctum mobile* verwechselt werden. Hierbei wird die Anheftungsstelle am bewegten Skelettteil Punctum mobile, am unbewegten Punctum fixum genannt. Obwohl an den Extremitäten bei den meisten Bewegungsabläufen Punctum fixum und Muskelursprung übereinstimmen, ist dies jedoch nicht zwangsläufig der Fall, da Punctum fixum und Punctum mobile in Abhängigkeit von der durchzuführenden Bewegung auch wechseln können.

Am Ursprung findet sich häufig ein *Muskelkopf (Caput)*, der in einen *Muskelbauch (Venter)* übergeht. Hat ein Muskel mehrere Ursprünge, spricht man von *zwei-, drei-* oder *vierköpfigen Muskeln*, die sich zu einem gemeinsamen Muskelbauch vereinigen und in einer gemeinsamen Sehne enden. Besitzt ein Muskel nur einen Kopf, jedoch eine oder mehrere Zwischensehnen, dann bezeichnet man ihn als *zwei-* oder *mehrbäuchigen Muskel* (Abb. 4.**6**). Ziehen Muskeln über ein oder mehrere Gelenke hinweg, spricht man von *ein-, zwei-* oder *mehrgelenkigen Muskeln*. Die Muskeln, die bei einer Bewegung zusammenarbeiten, sind *Synergisten (Mitspieler)* und jene, die entgegengesetzte Bewegungen ausführen, nennt man *Antagonisten (Gegenspieler)*.

Nach Art der Anordnung der Muskelfasern zur Sehne *(Fiederungswinkel)* unterscheidet man verschiedene Muskeltypen (Abb. 4.**6**). Beim *parallelfaserigen Muskel* wird mit verhältnismäßig geringer Kraftentfaltung eine große Hubhöhe erreicht, auf Grund des kleinen Gesamtquerschnitts seiner Muskelfasern *(physiologischer Querschnitt)* ist die Hubkraft aber eher gering. Die Muskelfasern eines *einfach gefiederten Muskels* inserieren jeweils an einer Seite der Ursprungs- und Ansatzsehne. Dadurch wird ein relativ hoher physiologischer Querschnitt erreicht und somit eine große Muskelkraft wirksam. Auf Grund seiner kurzen Muskelfasern ist die Hubhöhe gering. Beim *doppelt gefiederten Muskel* entspringen die Muskelfasern von einer gabelförmigen Ursprungssehne und ziehen zu beiden Seiten der Ansatzsehne. Der physiologische Querschnitt und somit die Kraftentfaltung sind hier noch höher als beim einfach gefiederten Muskel.

Der Feinbau der Muskeln wird außer von quer gestreiften Muskelfasern von Bindegewebsstrukturen bestimmt, die die einzelnen Baueinheiten des Skelettmuskels gegeneinander abgrenzen und die Nerven und Gefäße den Muskelfasern zuführen (Abb. 3.**12a-e**). Lockeres Bindegewebe umhüllt als *Endomysium* die einzelnen Fasern, die wiederum durch etwas strafferes Bindegewebe *(Perimysium internum)* gruppenweise zu Primärbündeln zusammengefasst werden. Mehrere Primärbündel werden von

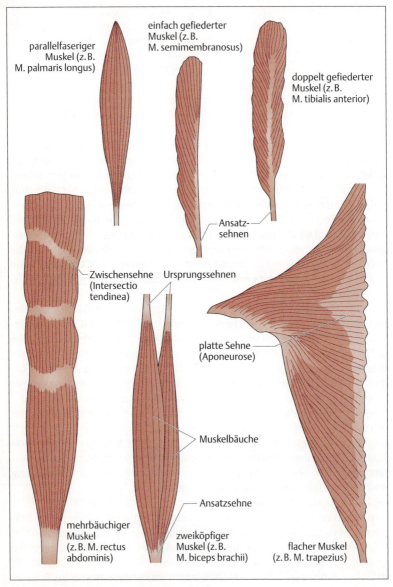

Abb. 4.**6 Unterschiedliche Muskeltypen** (nach Platzer)

einer kräftigen Bindegewebshülle, dem *Perimysium externum*, zu den mit dem bloßen Auge sichtbaren Sekundärbündeln (Fleischfasern) vereinigt. Eine derbe Bindegewebshülle, die Muskelfaszie, umhüllt den gesamten Muskel. Lockeres Bindegewebe *(Epimysium)* grenzt den Muskel zur Muskelfaszie ab. Mehrere Muskelindividuen können von einer *Gruppenfaszie* umschlossen werden.

4.2.4 Muskelsehnen

Die Sehnen, über die die Muskeln am Knochen befestigt sind, bestehen aus *zugfesten kollagenen Faserbündeln* und übertragen bei der Muskelkontraktion die Kraft vom Muskel auf das Skelett. Die Anheftungsstellen der Sehnen am Knochen *(Sehnenansatzzonen)* haben eine große funktionelle Bedeutung, da an diesen Stellen die Elastizität der Sehnen der Elastizität des Knochens angepasst werden muss. Sehnen können auf Grund ihrer Form unterschieden werden. Es gibt sehr kurze Sehnen, die mit bloßem Auge nicht zu sehen sind. Man spricht in diesem Fall von einem *„fleischigen Ursprung oder Ansatz"* eines Muskels, wie z. B. am großen Brustmuskel (M. pectoralis major). Demgegenüber sind die Sehnen der Fuß- und Handmuskeln sehr lang und schmal. Flächenhafte oder platte Sehnen (Abb. 4.**6**), wie sie z. B. an den schrägen Bauchmuskeln vorkommen, nennt man *Aponeurosen*. Verläuft die Sehne in Hauptrichtung zum Muskel und wird sie ausschließlich auf Zug beansprucht, spricht man von *Zugsehnen*. Ändern die Sehnen ihre Verlaufsrichtung, indem sie um einen Knochen herumziehen und auf ihrer dem Knochen zugewandten Seite auf Druck beansprucht werden, werden sie *Drucksehnen* genannt. Den Knochen bezeichnet man in diesem Fall als einen *Dreh- oder Stützpunkt (Hypomochlion)*. Ein Beispiel hierfür ist die Ansatzsehne des langen Wadenmuskels (M. peronaeus longus), die am Fuß seitlich um das Würfelbein herumzieht um an der Unterseite des Fußes anzusetzen.

4.2.5 Hilfseinrichtungen der Muskeln und Sehnen

Muskelfaszien, Sehnenscheiden, Schleimbeutel und Sesambeine haben die Aufgabe die Reibung bei der Muskelarbeit so herabzusetzen, dass die Kraftminderung möglichst auf ein Minimum reduziert wird. *Faszien* ermöglichen ein Aneinandergleiten einzelner Muskeln oder Muskelgruppen. Verlaufen Sehnen unmittelbar auf dem Knochen oder ziehen um einen

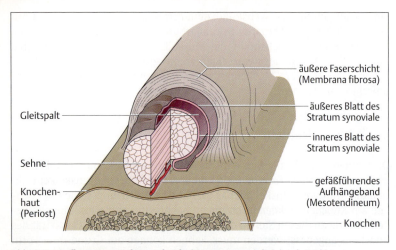

Abb. 4.7 **Aufbau einer Sehnenscheide (Vagina synovialis)** (nach Frick).
Das innere Blatt des Stratum synoviale ist fest mit der Sehne, das äußere mit der Membrana fibrosa der Sehnenscheide verwachsen. Der Gleitspalt zwischen beiden Blättern ist mit Synovia gefüllt. Sie setzt die Reibung am Knochen herab

Knochenvorsprung herum (Hypomochlion), werden sie durch Führungskanäle geschützt, die ihre Gleitfähigkeit verbessern. Der Wandaufbau solcher *Sehnenscheiden (Vaginae synoviales)* gleicht dem einer Gelenkkapsel und die Flüssigkeit im Gleitspalt zwischen innerem und äußerem Blatt des Stratum synoviale entspricht der Synovia (Abb. 4.7). Zieht ein Muskel unmittelbar über einen Knochen, wird er durch einen ebenfalls mit Synovia gefüllten *Schleimbeutel (Bursa synovialis)* geschützt, der wie ein Wasserkissen wirkt und den Druck gleichmäßig verteilt (Abb. 4.8). Am häufigsten treten Schleimbeutel am Ursprungs- oder Ansatzbereich von Muskeln auf, sind aber auch in Gelenknähe zu finden. Gelegentlich können sie mit der Gelenkhöhle in Verbindung treten und werden dann als *Ausstülpung* oder *Recessus* bezeichnet. *Sesamknochen* oder *-beine (Ossa sesamoidea)* sind in Sehnen eingelagerte Knochen. Ihre funktionelle Bedeutung liegt in einer Verlängerung des wirksamen Hebelarms eines Muskels und einer damit einhergehenden Kraftersparnis. Das größte Sesambein beim Menschen ist die Kniescheibe. Sehnenscheiden und Schleimbeutel können sich bei chronischer Reizung entzünden (Tendovaginitis bzw. Bursitis).

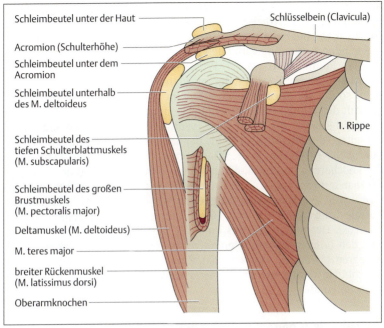

Abb. 4.**8** **Schleimbeutel (Bursae synoviales) im Bereich der Schulter.** Rechte Schulter in der Ansicht von vorn, die Muskeln sind zum Teil entfernt

4.3 Spezielle Anatomie des Bewegungsapparates*

4.3.1 Rumpfskelett

Mit dem Übergang zum aufrechten Gang erfährt die Gestalt des menschlichen Körpers einen ausgeprägten Wandel und der *Rumpf (Truncus)*, der sich senkrecht über den unteren Gliedmaßen erhebt, wird zum Träger des Kopfes und der oberen Gliedmaßen. Dadurch werden die unteren Extremitäten zu Fortbewegungsorganen, die oberen Extremitäten hingegen werden zu wichtigen „Werkzeugen" mit Greif- und Tastfunktionen. Mit

---

* Die Falttafeln am Ende des Buches zeigen das menschliche Skelett von verschiedenen Seiten.

Aufrichtung des Rumpfes werden die für den Menschen typischen Krümmungen der Wirbelsäule und die Verbreiterung der Hüftbeine (Ossa coxae) ausgebildet, die sich mit dem Kreuzbein zum fest in den Rumpf eingefügten Beckenring verbinden (Abb. 4.**9**).

Zum Rumpfskelett werden **Wirbelsäule (Columna vertebralis)** und **Brustkorb (Thorax)** gezählt, der aus *Rippen (Costae)* und *Brustbein (Sternum)* sowie der *Brustwirbelsäule* besteht (Abb. 4.**9**). In der Wirbelsäule verläuft der Wirbelkanal mit dem Rückenmark. Die Rippen verlaufen von der Wirbelsäule aus nach vorn (ventral) und bilden die knöcherne Grundlage der *Brusthöhle (Cavitas thoracis)*. Nach unten schließt sich die *Bauchhöhle (Abdomen)* an (s. S. 349). Brust- und Bauchhöhle werden von der knöchernen und muskulären Rumpf- bzw. Leibeswand umschlossen, die man aus topographischen Gründen in eine vordere, seitliche und hintere Brust- und Bauchwand aufgliedert. Als Rücken bezeichnet man die dorsale Leibeswand, die sich vom Hinterhaupt bis zur Steißbeinspitze erstreckt. Der untere Teil des Rumpfes, der von Teilen der Leibeswand und den unteren Extremitäten aufgebaut wird, kann als *Becken (Pelvis)* abgegrenzt werden. Während das *Zwerchfell (Diaphragma)* Brust- und Bauchhöhle trennt, grenzt die *Beckenbodenmuskulatur* den Bauchraum nach unten ab.

Wirbelsäule (Columna vertebralis)

Die Wirbelsäule bildet das Achsenskelett des menschlichen Körpers (Abb. 4.**10**). Sie besteht aus *33-34 Wirbeln (Vertebrae)*, den *Zwischenwirbelscheiben (Disci intervertebrales)* und dem *Bandapparat*. Die Wirbel gliedern sich in 7 Halswirbel (Zervikalwirbel), 12 Brustwirbel (Thorakalwirbel), 5 Lendenwirbel (Lumbalwirbel), 5 Kreuzbeinwirbel (Sakralwirbel) und 4-5 Steißbeinwirbel (Coccygealwirbel). Man bezeichnet die oberhalb des Kreuzbeins liegenden 24 Wirbel als *freie oder präsakrale Wirbel*, die die sogenannte freie Wirbelsäule bilden und die beim Erwachsenen durchschnittlich 55-63 cm lang ist (ca. 35% der Körperlänge). Kreuzbein- und Steißbeinwirbel sind untereinander knöchern verschmolzen und bilden das Kreuzbein (Os sacrum) und das Steißbein (Os coccygis).

Die Wirbelsäule des Erwachsenen ist bei aufrechter Körperhaltung in der Sagittalebene doppelt s förmig gekrümmt, sie weist zwei nach vorn konvexe *(Hals-* und *Lendenlordose)* und zwei nach vorn konkave *(Brust-* und *Sakralkyphose)* Krümmungen auf (Abb. 4.**10**). Auf diese Weise stellt sie einen biegsamen, elastisch federnden Stab dar, der vor allem axiale (vertikale) Belastungen, etwa beim Laufen oder Springen, ideal abfangen kann.

Spezielle Anatomie des Bewegungsapparates **131**

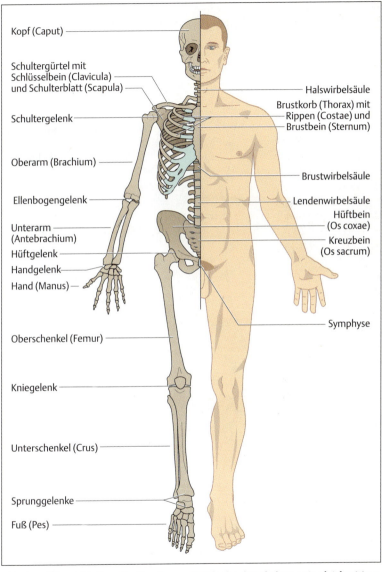

Abb. 4.**9 Übersicht über die Knochen und Gelenke des Skeletts mit gleichzeitiger Darstellung der Oberflächengestaltung des menschlichen Körpers.** Knorpelige Anteile hellblau dargestellt

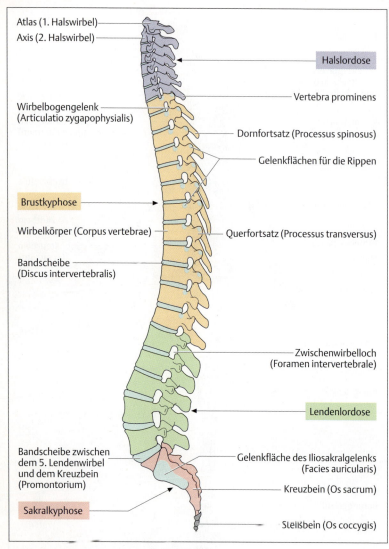

Abb. 4.**10 Linke Seitenansicht der Wirbelsäule**

Das Ausmaß der Wirbelsäulenkrümmungen ist individuell unterschiedlich. Seitliche Verkrümmungen der Wirbelsäule sind pathologisch und werden als *Skoliose* bezeichnet.

Vom Bauprinzip her kann man die Wirbelsäule mit einer *Bogen-Sehnen-Konstruktion* vergleichen. Während im Rumpfbereich die kyphotisch gekrümmte Brustwirbelsäule den Bogen und die Bauchmuskeln die verspannende Sehne darstellen, erfolgt die Verspannung der Hals- und Lendenlordose durch die dorsal liegenden Rückenmuskeln und Bänder. Ein Ungleichgewicht dieser Verspannungssysteme, z. B. bei schwach ausgebildeter Bauchmuskulatur, kann zu einer verstärkten Lendenlordose *(Hyperlordosierung)* führen.

Aufbau eines Wirbels

Die Wirbel besitzen eine einheitliche Grundform, die in den einzelnen Abschnitten der Wirbelsäule in Anpassung an die unterschiedlichen statischen Erfordernisse abgewandelt ist. Jeder Wirbel besitzt - mit Ausnahme des 1. Halswirbels (Atlas) - einen *Wirbelkörper (Corpus vertebrae)*, einen *Wirbelbogen (Arcus vertebrae)*, einen *Dornfortsatz (Processus spinosus)*, zwei *Querfortsätze (Processus transversus)* und vier *Gelenkfortsätze (Processus articularis)* (Abb. 4.11a u. **b**). Wirbelkörper und Wirbelbogen umschließen das *Wirbelloch (Foramen vertebrale)*. Die Gesamtheit der Wirbellöcher bildet den *Wirbelkanal*, in dem das Rückenmark liegt. Die Größe der Wirbelkörper nimmt entsprechend der zunehmenden Belastung von oben nach unten zu. Körper und Querfortsätze der Brustwirbel tragen Gelenkflächen für die Rippen. Jeder Wirbelbogen zeigt an seinem Ursprung am Wirbelkörper oben und unten je eine *Einbuchtung (Incisura vertebralis)*. Dadurch bilden zwei benachbarte Wirbel ein so genanntes *Zwischenwirbelloch (Foramen intervertebrale)* (Abb. 4.10), durch welches die Rückenmarksnerven (Spinalnerven) austreten.

Atlas und Axis: Oberes und unteres Kopfgelenk

Erster und zweiter Halswirbel (Atlas und Axis) nehmen eine Sonderstellung ein (Abb. 4.12). Der Atlas, der den Kopf trägt, besitzt keinen Wirbelkörper und hat die Form eines Ringes. Die beiden oberen Gelenkfortsätze bilden mit den Gelenkfortsätzen (Condylen) des Hinterhauptbeins (Os occipitale) das *obere Kopfgelenk (Articulatio atlantooccipitalis)*. Es hat die Form eines Eigelenkes und gestattet sowohl Seitwärtsneigungen als auch Vor- und Rückwärtsbewegungen. Der Wirbelkörper des Axis trägt an sei-

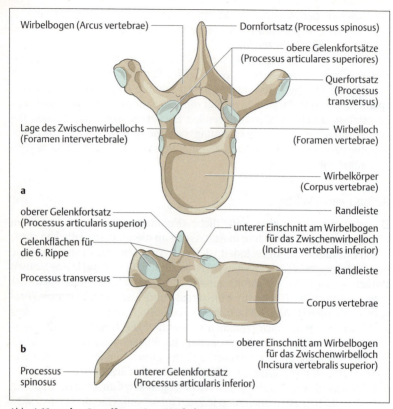

Abb. 4.**11a** u. **b**   **Grundform eines Wirbels am Beispiel des 6. Brustwirbels**
a Ansicht von oben; **b** Ansicht von rechts (nach Frick).
Die knorpeligen Gelenkflächen sind hellblau dargestellt

ner oberen Fläche einen *zahnartigen Fortsatz (Dens axis)*, der an seiner Vorderfläche eine Gelenkfläche besitzt. Über sie stehen Atlas und Axis zusätzlich gelenkig in Verbindung. Atlas und Axis bilden das *untere Kopfgelenk (Articulatio atlantoaxialis)*, das funktionell *Drehbewegungen* des Kopfes zu beiden Seiten zulässt (Gesamtbewegungsumfang etwa 50 Grad). Die Querfortsätze der Halswirbel umschließen jeweils ein Loch *(Foramen transversarium)*, durch das auf beiden Seiten die Wirbelarterie (A. vertebralis) nach oben zum Kopf zieht. Der 7. Halswirbel besitzt einen beson-

Spezielle Anatomie des Bewegungsapparates 135

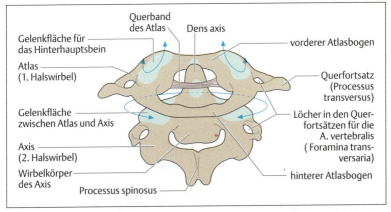

Abb. 4.**12**   **1. und 2. Halswirbel (Atlas und Axis) in der Ansicht von hinten.** Die beiden Wirbel sind wegen der besseren Übersicht etwas voneinander abgehoben; Pfeile geben die Hauptbewegungsrichtung an

ders großen *Dornfortsatz (Vertebra prominens)*, der als Erster durch die Haut tast- und sichtbar ist.

Gelenke und Bänder der Wirbelsäule

Die Wirbelsäule ist aus Bewegungssegmenten zusammengesetzt, die über echte (Diarthrosen) und unechte Gelenke (Synarthrosen) miteinander verbunden sind. Ein *Bewegungssegment* ist eine funktionelle Einheit und setzt sich aus den Knochen zweier benachbarter Wirbel mit der sie verbindenden Zwischenwirbelscheibe, aus den kleinen Wirbelbogengelenken (Articulationes zygapophysiales), dem Bandapparat und den Muskeln für den entsprechenden Bereich zusammen (Abb. 4.**13a**). Innerhalb des Bewegungssegmentes nimmt die *Zwischenwirbelscheibe (Discus intervertebralis)* eine zentrale Stellung ein. Sie besteht aus einem äußeren *straffen Faserring (Anulus fibrosus)* und einem zentralen *gallertigen Kern (Nucleus pulposus)* (Abb. 4.**13b**). Die Disci intervertebrales sind mit den benachbarten Wirbelkörpern synchondrotisch verbunden und durch das vordere und hintere Längsband zusätzlich in ihrer Lage gesichert. Darüber hinaus sind die Dornfortsätze, die Querfortsätze und die Wirbelbögen untereinander durch einen starken Bandapparat verbunden. Die *kleinen Wirbelbogengelenke* (s. Abb. 4.**10** und 4.**13a** u. **b**) besitzen plane Gelenkflächen und zählen

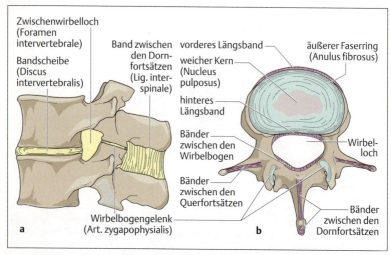

Abb. 4.13a u. b Bewegungssegment und Bandapparat der Wirbelsäule
a Seitenansicht eines Bewegungssegmentes der Lendenwirbelsäule. Die Anteile des Bewegungssegmentes sind farbig hervorgehoben (Muskeln und Bänder nur teilweise dargestellt)
b Aufsicht auf einen Lendenwirbelkörper mit Bandscheibe. Der Verlauf der einzelnen Bänder ist rot dargestellt

zu den Diarthrosen. Die unterschiedliche Stellung ihrer Gelenkflächen beeinflusst die Beweglichkeit in den einzelnen Wirbelsäulenabschnitten.

■ **Funktion der Zwischenwirbelscheibe.** Die Funktion der Zwischenwirbelscheiben (Bandscheiben) ist vergleichbar mit der Aufgabe der Stoßdämpfer eines Autos. Durch Belastung (beim Stehen) werden sie zusammengedrückt und bei länger andauernder Entlastung (beim Liegen) nehmen sie wieder die ursprüngliche Form an. Sie gleichen einem *„Wasserkissen"*, das den Druck bei zentrischer Belastung gleichmäßig über den Nucleus pulposus auf den angrenzenden Anulus fibrosus überträgt. Kommt es zu einem Einriss des Faserringes und damit zu einem Austritt von Teilen des Nucleus pulposus, sprechen wir von einem *Bandscheibenvorfall*. Drückt das Gewebe auf einen austretenden Rückenmarksnerv, kann es zu Schmerzen oder Lähmungserscheinungen im Bereich der unteren Extremitäten kommen.

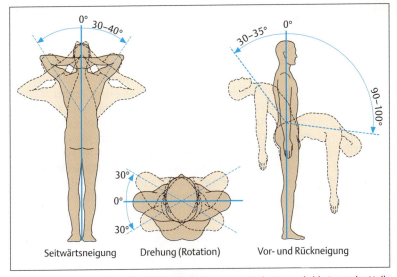

Abb. 4.**14** **Beweglichkeit der Wirbelsäule.** Das Ausmaß der Beweglichkeit aus der Null-Stellung (0°) ist in Grad angegeben

Bewegungen der Wirbelsäule

Die freie Beweglichkeit der Wirbelsäule resultiert aus der *Summe von Einzelbewegungen* in mehreren Bewegungssegmenten. Das Bewegungsausmaß ist in den einzelnen Abschnitten unterschiedlich, man unterscheidet folgende Hauptbewegungen:

- **Beugung** (Ventralflexion) und **Streckung** (Dorsalextension) bzw. **Vor- und Rückneigung** (Inklination - Reklination) in der Sagittalebene,
- **Seitwärtsneigung** (Lateralflexion) in der Frontalebene,
- **Drehung** (Rotation, Torsion) um eine vertikale Achse.

Die Beweglichkeit der Halswirbelsäule ist am größten. Der Brustteil der Wirbelsäule gestattet vor allem Drehbewegungen, während im Lendenbereich hauptsächlich Beugung und Streckung möglich sind (Abb. 4.**14**). Das Bewegungsausmaß schwankt individuell und hängt sehr wesentlich von der Dehnbarkeit der Muskeln, der Bänder sowie vom Körperbau ab.

Brustkorb (Thorax)

Der knöcherne Brustkorb umschließt die *Brusthöhle (Cavitas thoracis)* und besitzt eine *obere* und *untere Öffnung (Apertur)*. Er gewährt den Organen der Brusthöhle Schutz und wird von *Brustbein (Sternum), Rippen (Costae)* und *Brustwirbelsäule* gebildet (Abb. 4.**15**). Das Sternum ist ein platter Knochen und besteht aus einem *Handgriff (Manubrium)*, dem *Körper (Corpus sterni)* und einem unterschiedlich geformten *Schwertfortsatz (Processus xiphoideus)* (Abb. 4.**16**). Am Bau des Brustkorbs sind normalerweise zwölf Rippenpaare beteiligt, von denen die ersten sieben Paare als so genannte *echte Rippen* das Brustbein erreichen. Von den restlichen fünf Rippenpaaren beteiligen sich das 8., 9. und 10. Paar am Aufbau des *Rippenbogens.* Die beiden letzten Rippenpaare enden gewöhnlich frei zwischen den Muskeln der seitlichen Bauchwand. Die knöchernen Rippen sind über ihren knor-

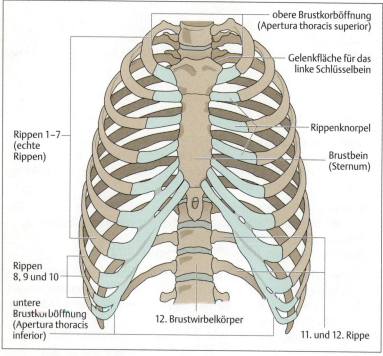

Abb. 4.**15** **Brustkorb (Thorax) von vorn** (nach Feneis)

peligen Anteil, den *Rippenknorpel*, synchondrotisch mit dem Sternum verbunden. Zwischen dem 1.-7. Rippenknorpel und dem Corpus sterni sind regelmäßig echte Gelenkverbindungen ausgebildet (Abb. 4.**16**).

An der knöchernen Rippe unterscheidet man *Rippenkopf (Caput costae), Rippenhals (Collum costae)* und *Rippenkörper (Corpus costae)*. Zwischen Rippenkörper und Rippenhals befindet sich ein *Höcker (Tuberculum costae)*, an dem die Rippen einen starken Knick nach vorn aufweisen (Abb. 4.**17**). Über *Rippen-Wirbel-Gelenke (Articulationes costovertebrales)* stehen die Rippen gelenkig mit den Wirbeln in Verbindung. Mit Ausnahme der 11. und 12. Rippe haben alle Rippen zwei Gelenkflächen, eine am Tuberculum costae und eine am Caput costae. Über diese Gelenkflächen treten die Rippen mit dem Querfortsatz und dem Wirbelkörper in gelenkigen Kontakt (Abb. 4.**17**). Beide Gelenke sind in ihrer Beweglichkeit zwangsläufig miteinander kombiniert.

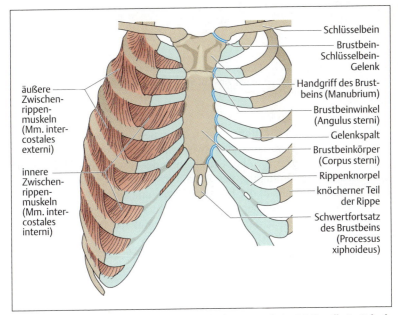

Abb. 4.16 Brustbein mit 1.–7. Rippe und linkem Brustbein-Schlüsselbein-Gelenk (Articulatio sternoclavicularis) in der Ansicht von vorn. Rippe 1–7 sind regelmäßig über echte Gelenke (blaue Doppellinie) mit dem Sternum verbunden. Auf der rechten Seite sind die Zwischenrippenmuskeln (Mm. intercostales) eingezeichnet

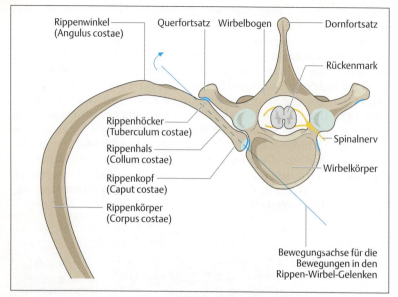

Abb. 4.**17** **Brust-Wirbel und Rippen-Wirbel-Gelenke (Articulationes costovertebrales) mit einer rechten Rippe in der Ansicht von oben.** Gelenkflächen sind durch blaue Doppellinien dargestellt

Die Bewegungen der Rippen durch die in den Zwischenrippenräumen (Interkostalräumen) verlaufenden *Zwischenrippenmuskeln (Mm. intercostales interni* und *externi)* (Abb. 4.**16**) dienen der Atmung und führen zur Erweiterung und Verengung des Brustkorbs. Als *Atemhilfsmuskeln* sind noch weitere Muskeln an der Brustkorbbewegung beteiligt.

Der knorpelige Anteil der Rippen kann schon frühzeitig durch Kalkeinlagerungen seine Elastizität verlieren und somit die Beweglichkeit des Brustkorbs einschränken. Das unmittelbar unter der Haut liegende Sternum enthält als platter Knochen rotes Knochenmark, das für diagnostische Zwecke durch eine *Sternalpunktion* entnommen werden kann.

4.3.2 Rumpfmuskulatur

Die Bewegungen des Rumpfes erfolgen durch große Muskelgruppen, die überwiegend auf die Wirbelsäule wirken. Außer von der eigentlichen

Rumpfmuskulatur (Abb. 4.**18a** u. **b** und 4.**19**) werden vor allem Brust und Rücken zusätzlich von Muskeln des Schultergürtels und der oberen Extremität besetzt, die im Laufe der stammesgeschichtlichen Entwicklung ihre Ursprünge auf den Rumpf ausgedehnt haben *(eingewanderte Rumpfmuskulatur)*. Die Muskulatur des Rumpfes wird wie das Skelett in einzelnen Segmenten angelegt. Mit Ausnahme weniger Muskeln (z. B. die Interkostalmuskeln) bleiben die Segmente vielfach nicht erhalten, sondern verschmelzen mit Nachbarsegmenten zu größeren Muskelindividuen. Bei der Rumpfmuskulatur unterscheidet man Rücken-, Brust- und Bauchmuskulatur sowie Zwerchfell und Beckenboden (Abb. 4.**18a** u. **b** und 4.**19**).

Rücken

Die dem Achsenskelett direkt aufgelagerte eigentliche Rückenmuskulatur verläuft in zwei großen Muskelsträngen beidseits der Wirbelsäule vom Hals bis auf Höhe des Beckens. Diese in seiner Gesamtheit als *Rückenstrecker (M. erector spinae)* (Abb. 4.**21**) bezeichnete Muskulatur wird als *autochthone (ortsständige) Rückenmuskulatur* der *eingewanderten Rückenmuskulatur* gegenübergestellt, die den M. erector spinae fast vollständig überlagert. Die eingewanderte Rückenmuskulatur besteht aus Muskeln des Schultergürtels, dem trapezförmigen Muskel *(M. trapezius)*, dem großen und kleinen rautenförmigen Muskel *(M. rhomboideus major* und *M. rhomboideus minor,* Drehen des Schulterblattes), dem Schulterblattheber *(M. levator scapulae),* und aus Muskeln der freien oberen Extremität (breiter Rückenmuskel - *M. latissimus dorsi*) (Abb. 4.**18a** u. **b** und 4.**19**). Der M. trapezius entspringt vom Hinterhauptbein und den Dornfortsätzen der Wirbelkörper. Er setzt am Schlüsselbein (Clavicula), an der Schulterhöhe (Acromion) und an der Schultergräte (Spina scapulae) an und ist einer der wichtigsten Muskeln für die Bewegungen des Schulterblattes. Der M. latissimus dorsi kommt hauptsächlich von den Dornfortsätzen und dem Beckenkamm (Crista iliaca) und inseriert unterhalb des kleinen Höckers am Oberarm (Crista tuberculi minoris). Seine Hauptwirkung entfaltet er auf das Schultergelenk, indem er den Arm an den Körper heranzieht (Adduktion), ihn nach hinten führt (Retroversion) und nach innen rollt (Innenrotation).

Brustwand

Die Muskulatur der Brustwand ist dreischichtig. Nach Verlauf und Lage der Muskeln innerhalb der Zwischenrippenräume unterscheidet man äußere, innere und innerste *Zwischenrippen-* oder *Interkostalmuskeln (Mm. inter-*

costales externi, interni und *intimi)* (siehe Abb. 4.**16**). Sie bilden die eigentlichen *Atemmuskeln* und sind für die Bewegungen des Brustkorbs bei der Einatmung (Inspiration) und der Ausatmung (Exspiration) zuständig und werden ebenfalls von oberflächlichen Muskeln bedeckt. Die Treppenmuskeln *(Mm. scaleni)* setzen die Interkostalmuskulatur kopfwärts fort. Sie entspringen im Bereich der Halswirbel und haben ihren Ansatz an den ersten drei Rippen. Sie sind für die ruhige Einatmung die wichtigsten Muskeln, da sie den Thorax heben. Sie werden vollständig z. B. vom M. pectoralis major und M. serratus anterior überlagert (Abb. 4.**18b**).

Zu den eingewanderten Rumpfmuskeln, die ihren Ansatz am Schultergürtel haben, zählt man den vorderen Sägemuskel *(M. serratus anterior)* (Abb. 4.**18b**), der mit seinen Zacken von der 1.-9. Rippe entspringt und im Bereich des inneren Schulterblattrandes *(Margo medialis scapulae)* inseriert. Er zieht das Schulterblatt nach vorn und kann mit seinem unteren Teil *(Pars inferior)* den unteren Schulterblattwinkel nach vorn drehen (Abb. 4.**20**). Diese Bewegung ermöglicht die Hebung des Armes über die Horizontale (Elevation). Bei fixiertem Schultergürtel kann der M. serratus anterior als Rippenheber und damit als Hilfsmuskel bei der Atmung mitwirken.

Ein eingewanderter Rumpfmuskel ist der große Brustmuskel *(M. pectoralis major)*, der als Schultermuskel hauptsächlich vom Schlüsselbein, vom Sternum und von den Rippen entspringt und unterhalb des großen Höckers (Crista tuberculi majoris) am Oberarm ansetzt (Abb. 4.**18b** und 4.**19**). Er ist ein kräftiger Muskel, der den Oberarm zum Körper zieht (Adduktion) und ihn nach innen rollen kann (Innenrotation). Auch er kann bei festgestellter Extremität als Atemhilfsmuskel wirken, indem er den Brustkorb hebt.

Ein weiterer Muskel, der den Brustkorb heben kann, ist der Kopfdreher *(M. sternocleidomastoideus* (Abb. 4.**18b**). Er ist wie der M. trapezius ein eingewanderter Rumpfmuskel, der mit zwei Köpfen vom Schlüsselbein und vom Brustbein entspringt und im Bereich des Warzenfortsatzes (Processus mastoideus) am Hinterhauptsbein ansetzt. Der M. sternocleidomastoideus wirkt primär auf die Kopf- und Halswirbelgelenke. Bei beidseitiger Kontraktion wird der Kopf in den Nacken geworfen, bei einseitiger Verkürzung neigt der Muskel den Kopf zur gleichen Seite und dreht ihn zur gegenüberliegenden Seite. Bei fixiertem Kopf ist er ebenfalls ein sehr wichtiger Atemhilfsmuskel.

Abb. 4.**18a u. b Ansicht der Oberflächenmuskulatur von hinten seitlich (a) und vorn seitlich (b).** Zeichnung unter Zuhilfenahme des „Somso"-Abgusses („Mann in Ausfallstellung")

Spezielle Anatomie des Bewegungsapparates **143**

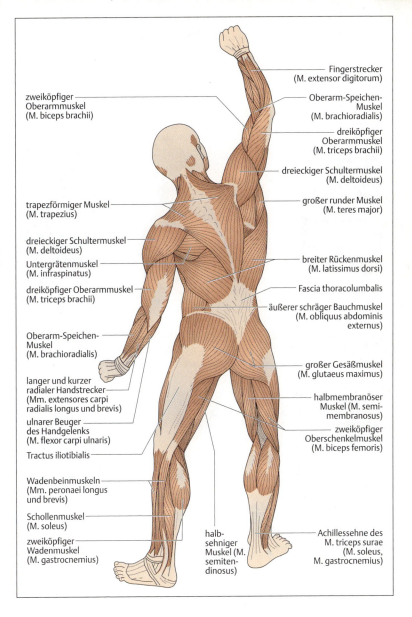

4 Bewegungsapparat

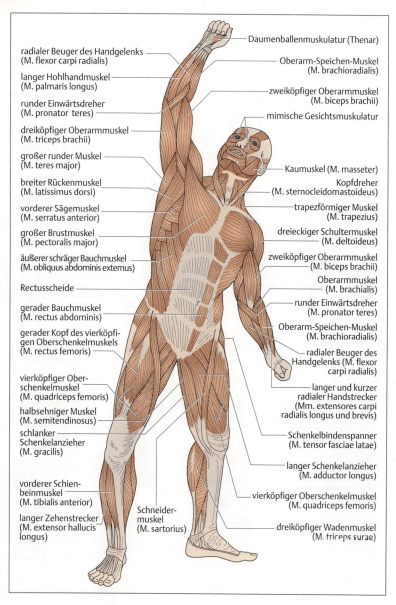

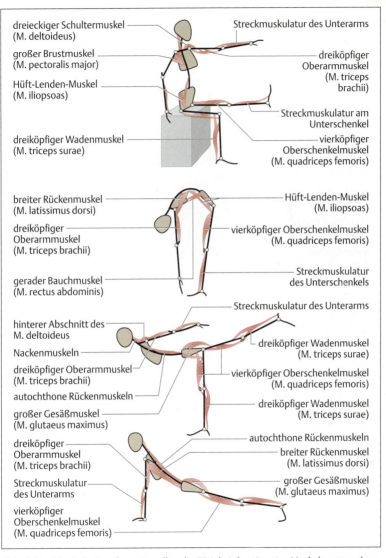

Abb. 4.19 Muskelmännchen. Sie sollen die Tätigkeit bestimmter Muskeln veranschaulichen, wie sie sich aus ihrem Ursprung, Ansatz und Verlauf zum jeweiligen Gelenk ergeben

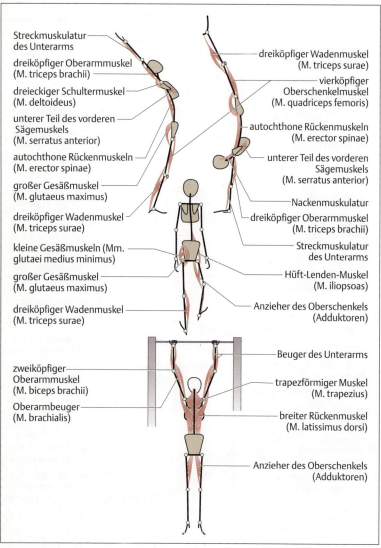

Abb. 4.19 (Fortsetzung)

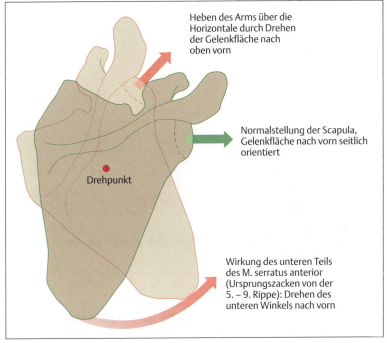

Abb. 4.**20** **Wirkung des unteren Teils (Pars inferior) des vorderen Sägemuskels (M. serratus anterior) für das Heben des Oberarms über 90 Grad (Elevation).** Normalstellung des Schulterblattes und seiner Gelenkpfanne grün umrandet; gedrehtes Schulterblatt bei der Elevation rot umrandet (nach Faller)

Bauchwand

Die Muskeln der Bauchwand werden nach ihrer Lage in *gerade (vordere), schräge (seitliche)* und *tiefe Bauchmuskeln* unterteilt. Die schrägen Muskeln liegen in drei Schichten übereinander und bilden mit ihren *flächenhaften Ansatzsehnen (Aponeurosen)* im Bereich der vorderen Bauchwand eine Scheide (*Rectusscheide*), die den geraden Bauchmuskel (*M. rectus abdominis*) einschließt und ihm als Führungsrinne dient (Abb. 4.**18b** u. 4.**21**). Der M. rectus abdominis weist mehrere *Zwischensehnen* auf (mehrbäuchiger Muskel) und zieht vom Schambeinoberrand seitlich der Symphyse nach oben zu den Rippenansätzen am Brustbein. Von den schrägen Bauchmus-

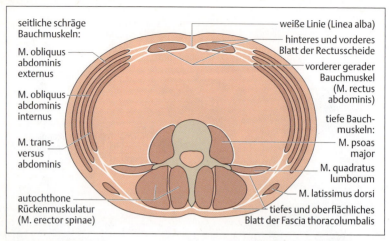

Abb. 4.**21** **Schematischer Querschnitt durch den Rumpf zur Darstellung der Bauchmuskeln** (nach Faller)

keln liegt der äußere schräge Bauchmuskel *(M. obliquus abdominis externus)* oberflächlich und verläuft von den Außenseiten der unteren Rippen schräg nach vorn zum Darmbeinkamm sowie zur Rectusscheide. In der nächst tieferen Schicht liegt der innere schräge Bauchmuskel *(M. obliquus abdominis internus)*, dessen Faserverlauf nahezu senkrecht zum äußeren schrägen Bauchmuskel gerichtet ist. Auch er strahlt mit seiner Aponeurose in die Rectusscheide ein. In der innersten Schicht liegt der quere Bauchmuskel *(M. transversus abdominis)*. Die tiefen Bauchmuskeln (großer Lendenmuskel, *M. psoas major* und quadratischer Lendenmuskel, *M. quadratus lumborum*) begrenzen zusammen mit der Lendenwirbelsäule die hintere Bauchwand (Abb. 4.**21**).

Die Muskeln der Bauchwand bilden mit ihren Aponeurosen eine *Funktionsgemeinschaft,* indem sie unterschiedlich verlaufende Verspannungssysteme bilden. Man spricht in diesem Zusammenhang auch von einer *„Schräggurtung".* Die Anordnung der Bauchwandmuskulatur ermöglicht Drehung, Beugung und Seitwärtsneigung des Rumpfes. Zugleich wirkt die Muskulatur auf den Inhalt des Bauchraumes (Bauchpresse) und unterstützt auf diese Weise die Entleerung der Harnblase und des Enddarms. Ebenso ist sie an der Ausatmung (Hochschieben des Zwerchfells) beteiligt.

Spezielle Anatomie des Bewegungsapparates **149**

Zwerchfell (Diaphragma)

Das kuppelförmige Zwerchfell ist der *wichtigste Atemmuskel* und trennt als muskulös-sehnige Scheidewand den Brustraum vom Bauchraum ab. Der Muskel entspringt ringförmig an der unteren Brustkorböffnung (Abb. 4.**22**). Seine Muskelfasern ziehen bogenförmig aufwärts und strahlen in eine *zentrale Sehnenplatte (Centrum tendineum)* ein. Entsprechend ihrer unterschiedlichen Ursprünge unterscheidet man einen Rippenteil *(Pars costalis)*, einen Lendenteil *(Pars lumbalis)* und einen Brustbeinteil *(Pars sternalis)*. Durch eine Öffnung in der Sehnenplatte zieht die untere Hohlvene (V. cava inferior); die große Körperschlagader (Aorta) und die Speiseröhre (Oesophagus) treten durch schlitzförmige Öffnungen (z. B. Aortenschlitz - Hiatus aorticus) innerhalb der Pars lumbalis vom Brust- in den Bauchraum.

Beim Lebenden ändern sich Lage und Form des Zwerchfells mit der Atmung (Abb. 4.**23**), der Haltung und Stellung des Körpers und der Füllung der Eingeweide. Bei Kontraktion des Zwerchfells vergrößert sich der Brustraum und unterstützt dadurch die Einatmung (Inspiration). Im erschlafften Zustand und bei gleichzeitiger Kontraktion der Bauchmuskeln (Bauchpresse) verlagert sich das Zwerchfell nach oben und führt zur Ausatmung (Exspiration). Jede Verschiebung des Zwerchfells wirkt sich auf die Lage der Bauchorgane aus. So tritt beispielsweise der Unterrand der Leber bei Einatmung nach unten um sich bei der Ausatmung wieder nach oben zu verlagern. Im aufrechten Stand projiziert sich im Bereich der vorderen Brustwand die linke Zwerchfellkuppel bei maximaler Exspiration auf den Oberrand der 5. Rippe, rechts liegt die Zwerchfellkuppel etwas höher auf Höhe des 4. Interkostalraumes. Bei maximaler Inspiration verlagern sich beide Kuppeln etwa 3-6 cm nach unten (Abb. 4.**23**).

Beckenboden

Der Beckenausgang - und hiermit auch der Bauchraum - wird durch *Muskel-* und *Bindegewebsplatten* unvollständig verschlossen. Sie bilden zusammen den Beckenboden, dem eine wesentliche Rolle für die Lagesicherung der Becken- und Bauchorgane zukommt. Der Durchtritt des Darmrohrs sowie der Harn- und Geschlechtswege begrenzt die mechanische Widerstandsfähigkeit der muskulären und bindegewebigen Platten (Abb. 4.**24**).

Am Aufbau des Beckenbodens beteiligt sich ein trichterförmiger Muskel, der Anheber des Afters *(M. levator ani)* (Abb. 4.**24**), der mit seiner bin-

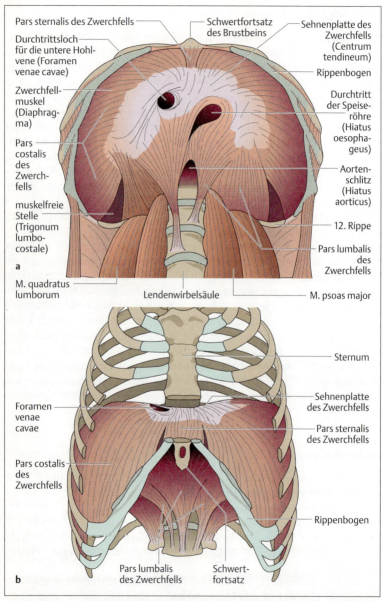

Abb. 4.**22a** u. **b** **Zwerchfell (Diaphragma) in der Ansicht von unten (a) sowie in der Ansicht von vorne (b).** Teile des Brustkorbes sind entfernt (nach Benninghoff)

Spezielle Anatomie des Bewegungsapparates 151

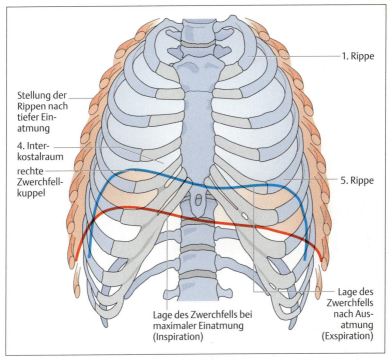

Abb. 4.**23** **Rippenstellung und Zwerchfellstand bei maximaler Ein- und Ausatmung.**
Bei maximaler Einatmung (Inspiration) erweitert sich der Brustkorb und das Zwerchfell flacht sich ab, nach maximaler Ausatmung (Exspiration) wölbt sich das Zwerchfell wieder in den Brustkorb vor und der Brustkorb verschmälert sich (nach Frick u. Mitarb.)

degewebigen Hülle (Faszie) das *Diaphragma pelvis* bildet, und ein unmittelbar darunter verlaufender, bindegewebig durchsetzter querer Damm-Muskel *(M. transversus perinei profundus)*, der zusammen mit seiner Faszie als *Diaphragma urogenitale* bezeichnet wird (Abb. 4.**24**). Der M. levator ani ist an der Innenseite des kleinen Beckens halbkreisförmig befestigt und besitzt eine nach vorn gerichtete, spaltförmige Öffnung *(Levatorschlitz)*. Durch diese Öffnung treten die Harnröhre (Urethra) und der Enddarm (Rectum) und bei der Frau zusätzlich noch die Scheide (Vagina). Verschlossen wird der Levatorschlitz vom Diaphragma urogenitale, das sich zwischen den beiden unteren Schambeinästen trapezförmig ausspannt (Abb. 4.**24**).

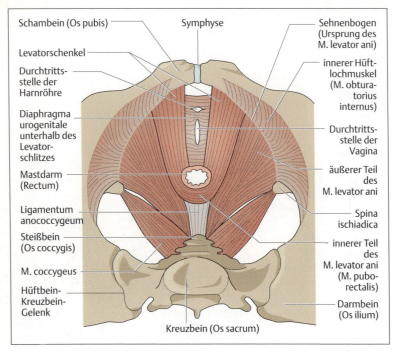

Abb. 4.**24** **Muskulärer Beckenboden einer Frau in der Ansicht von oben** (nach Faller)

Der innere Teil des M. levator ani *(M. puborectalis)* bewirkt mit dem äußeren Ringmuskel des Afters *(M. sphincter ani externus)* einen sehr wirkungsvollen (willkürlichen) Verschlussmechanismus des Enddarms (Abb. 4.**25**). Der *M. sphincter urethrae* kann willkürlich die Harnröhre verschließen und damit den Harnabfluss verhindern.

Eine Überdehnung der Beckenbodenmuskeln, z. B. bei Geburten, kann bei der Frau zu einer Senkung der inneren Geschlechtsorgane führen. Auch Einrisse während des Geburtsvorganges *(Dammrisse)* können den M. levator ani oder den M. sphincter ani externus derart schädigen, dass der Darminhalt nicht mehr kontrolliert abgegeben werden kann *(Inkontinenz)*.

Spezielle Anatomie des Bewegungsapparates **153**

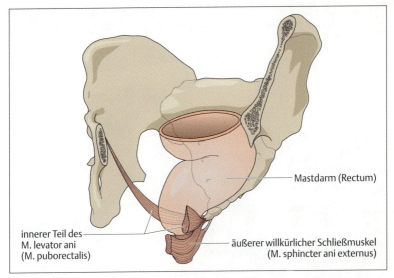

Abb. 4.**25 Lage des Mastdarms (Rectum) in Beziehung zum Beckenboden.** Ansicht von links vorn, Teile des knöchernen Beckens sind entfernt (nach Leonhardt)

4.3.3 Obere Extremität

Eine der wesentlichen Aufgaben des oberen Extremitätenpaares beim Menschen ist die Unterstützung des Greifens und Tastens. Die Grundlage für diese Tätigkeiten ist eine große Beweglichkeit der oberen Extremität, die der Hand einen möglichst großen Bewegungsspielraum eröffnet. Zur oberen Extremität zählt man den **Schultergürtel** und die **freie obere Gliedmaße**. (Darstellung sämtlicher Knochen mit ausführlicher Beschriftung aller Strukturen: Falttafel am Ende des Buches.)

Schultergürtel – Knochen, Gelenke, Muskeln

Der Schultergürtel besteht aus *Schlüsselbein (Clavicula)* und *Schulterblatt (Scapula)*. Er bildet die Basis der oberen Extremität und ist – im Gegensatz zum Beckengürtel – nicht fest am Rumpf verankert (Abb. 4.**26**). Er besitzt eine gelenkige Verbindung mit dem Rumpf, das *Brustbein-Schlüsselbein-*

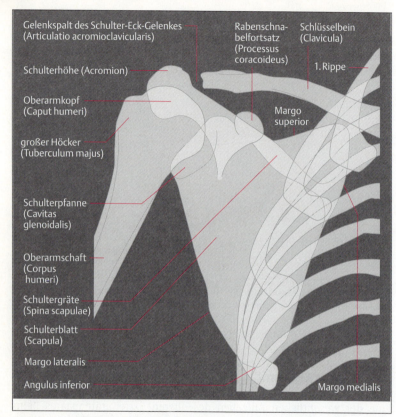

Abb. 4.**26** **Vereinfachte Durchzeichnung einer Röntgenaufnahme der rechten Schulter in einer Ansicht von vorn.** Bei Röntgenaufnahmen erscheint der Gelenkspalt breiter, da der Gelenkknorpel nicht abgebildet wird

Gelenk (Articulatio sternoclavicularis) (Abb. 4.**27**), das auf Grund seiner Bewegungsmöglichkeiten ein funktionelles Kugelgelenk darstellt. Das Schulterblatt wird durch Muskelschlingen beweglich am Thorax geführt.

Das Schlüsselbein ist ein s-förmig gebogener Knochen und verbindet das Brustbein mit dem Schulterblatt. Kräftige Bänder zur 1. Rippe, zum Brustbein und zum *Rabenschnabelfortsatz (Processus coracoideus)* befestigen es am Rumpf. Über das sogenannte *Schultereckgelenk (Articulatio acromioclavicularis)* ist das Schlüsselbein mit dem Schulterblatt gelenkig

Spezielle Anatomie des Bewegungsapparates **155**

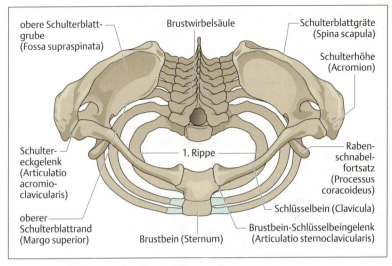

Abb. 4.27 **Schultergürtel in der Ansicht von oben**

verbunden. Das Schulterblatt ist ein dreieckig platter Knochen, der am oberen seitlichen Ende eine flache Gelenkpfanne *(Cavitas glenoidalis)* für das Schultergelenk besitzt. Die Rückfläche zeigt die schräg nach oben verlaufende *Schultergräte (Spina scapula)*, deren äußeres Ende die von außen gut tastbare *Schulterhöhe (Acromion)* bildet (Abb. 4.**26** und 4.**27**). Acromion, Processus coracoideus und das sie verbindende kräftige Band *(Lig. coracoacromiale)* bilden das *Schulterdach (Fornix humeri)* (Abb. 4.**30b**).

Am unteren *Schulterblattwinkel (Angulus inferior)* vereinigen sich der seitliche und mittlere Rand (Margo lateralis und Margo medialis) der Scapula (Abb. 4.**26**). In Form von Muskelschlingen wird das Schulterblatt am Rumpf bewegt. Zu den Schultergürtelmuskeln zählt man den trapezförmigen Muskel *(M. trapezius)*, den vorderen Sägemuskel *(M. serratus anterior)*, den Heber des Schulterblattes *(M. levator scapulae)* sowie den großen und kleinen rautenförmigen Muskel *(Mm. rhomboidei major* und *minor)* (Abb. 4.**18a** u. **b** und 4.**19**). (Die drei letztgenannten Muskeln liegen in der Tiefe und sind daher in den Abbildungen nicht dargestellt.)

Freie obere Gliedmaße – Knochen, Gelenke, Muskeln

Die freie obere Gliedmaße beginnt im Schultergelenk und besteht aus dem *Oberarmknochen (Humerus), den beiden Unterarmknochen Speiche (Radius)* und *Elle (Ulna)* und der aus *Handwurzel (Carpus), Mittelhand (Metacarpus)* und *Fingern (Digiti)* aufgebauten *Hand (Manus)*. Gegen die Finger nimmt die Anzahl der Knochen und damit die Möglichkeit gelenkiger Verbindungen zu. Wichtige Gelenke der freien oberen Extremität sind das Schultergelenk, das Ellenbogengelenk, das proximale und distale Handwurzelgelenk, das Daumensattelgelenk sowie die Fingergrund-, -mittel- und -endgelenke.

Knochen von Oberarm, Unterarm und Hand

■ **Oberarm (Brachium).** Am *Oberarmknochen (Humerus)*, einem langen Röhrenknochen, unterscheidet man einen Schaft *(Corpus humeri* oder *Diaphyse)* sowie ein proximales und distales Ende *(Extremitas* oder *Epiphyse)*. Das körpernahe Ende wird vom *Oberarmkopf (Caput humeri)* gebildet, der gelenkig mit der Gelenkpfanne *(Cavitas glenoidalis)* in Verbindung steht (Abb. 4.**26**). Am Übergang zum Humerusschaft, im Bereich des Halses (Collum), sind zwei kräftige Knochenhöcker (Tubercula) ausgebildet, die den Muskeln, die auf das Schultergelenk wirken, als Ansatz dienen. Vorn liegt das kleinere *Tuberculum minus*, welches nach distal (körperfern) in einer Leiste ausläuft *(Crista tuberculi minoris)* und seitlich findet sich das kräftige *Tuberculum majus*, das sich ebenfalls in einer Leiste fortsetzt *(Crista tuberculi majoris)*. Zwischen beiden Höckern liegt eine Furche *(Sulcus intertubercularis)* für die Sehne des langen Bizepskopfes (Abb. 4.**30b**).

Das distale Ende des Humerusschafts weist ein kugelförmiges Köpfchen *(Capitulum humeri)* zur gelenkigen Verbindung mit der Speiche (Radius) und eine deutlich größere Gelenkrolle *(Trochlea humeri)* zur gelenkigen Verbindung mit der Elle (Ulna) auf (Abb. 4.**28a** u. **b**). Auf der Innen- und Außenseite des distalen Endes liegt jeweils ein großer Knochenvorsprung *(Epicondylus medialis* und *lateralis)*. Hinter dem stärkeren inneren Epicondylus läuft der *Ellennerv (N. ulnaris)* zum Unterarm und zur Hand. Wird der Nerv in diesem Bereich gegen den Knochen gedrückt, fühlt man einen zuckenden Schmerz, der bis in den kleinen Finger ausstrahlt („Musikantenknochen").

■ **Unterarm (Antebrachium).** Das Skelett des Unterarms wird von *Speiche (Radius)* und *Elle (Ulna)* gebildet. Beide Knochen sind im Schaftbereich durch eine Zwischenknochenmembran *(Membrana interossea)* verbunden

(Abb. 4.**32**), die den Zusammenhalt gewährleistet und Zug- und Druckbelastungen eines Knochens auf den anderen überträgt. Zusätzlich dient sie als Ursprungsfläche für Unterarmmuskeln. Die Elle besitzt proximal einen kräftigen, hakenförmigen Fortsatz, den *Ellenbogen (Olecranon)* (Abb. 4.**28a** u. **b**). Mit diesem Fortsatz umgreift die Elle die Trochlea und bildet so das Scharniergelenk zwischen Humerus und Ulna. Nach distal verschmälert sich die Elle und trägt dort nur mit einer kleinen Fläche zur Bildung des Handgelenks bei. Demgegenüber ist die Speiche proximal schmaler und distal breiter und kräftiger entwickelt. An ihrem proximalen Ende trägt sie einen kleinen, flachen Kopf *(Caput radii)*, der mit seiner überknorpelten Gelenkfläche einerseits mit dem Humerus und andererseits mit der Elle gelenkig in Verbindung steht *(Humeroradialgelenk* und *proximales Radioulnargelenk)*. Das distale Speichenende trägt ebenso wie das distale Ende der Elle an der Außenseite einen kleinen *Griffelfortsatz (Processus styloideus)*, die beide von außen gut tastbar sind (Abb. 4.**28a**).

■ **Hand (Manus).** Die Handwurzel besteht aus acht Knochen, welche in zwei Reihen, einer proximalen und einer distalen, angeordnet sind (Abb. 4.**29**). Die proximale Reihe besteht aus dem speichenwärts (radial) gelegenen *Kahnbein (Os scaphoideum* oder *Os naviculare)*, dem mittleren *Mondbein (Os lunatum)* und den ellenwärts (ulnar) liegenden *Dreieckbein (Os triquetrum)* und *Erbsenbein (Os pisiforme)*. Innerhalb der distalen Handwurzelknochenreihe unterscheidet man von radial nach ulnar das *große Vieleckbein (Os trapezium)*, das *kleine Vieleckbein (Os trapezoideum)*, das große zentral liegende *Kopfbein (Os capitatum)* sowie das *Hakenbein (Os hamatum)*.

Von den fünf *Mittelhandknochen (Ossa metacarpalia)* bildet als Einziger der Mittelhandknochen des Daumens (Os metacarpale I) mit dem großen Vieleckbein das sehr gut bewegliche *Daumensattelgelenk*. Alle anderen Mittelhandknochen sind durch straffe Gelenke (Amphiarthrosen) mit den distalen Handwurzelknochen verbunden. An die Mittelhandknochen schließen sich die *Fingerknochen (Phalangen)* an, bei denen man jeweils ein *Grund-, Mittel-* und *Endglied (Phalanx proximalis, media* und *distalis)* unterscheidet. Der Daumen besitzt nur zwei Phalangen, die Mittelphalanx fehlt (Abb. 4.**29**). Die Mittelhandknochen und die Grundglieder sowie die Grund-, Mittel- und Endglieder sind miteinander durch echte Gelenke verbunden. Entsprechend unterscheidet man Grund-, Mittel- und Endgelenk (Abb. 4.**29**).

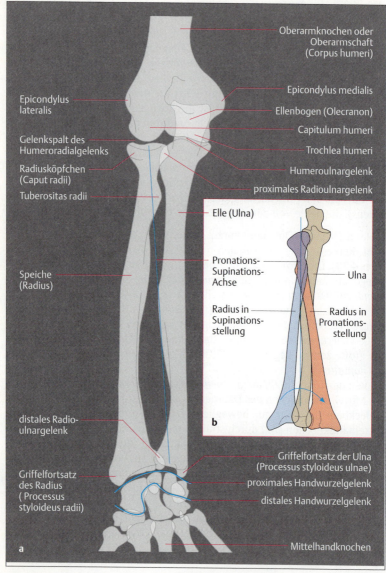

Abb. 4.**28a** u. **b**

Spezielle Anatomie des Bewegungsapparates 159

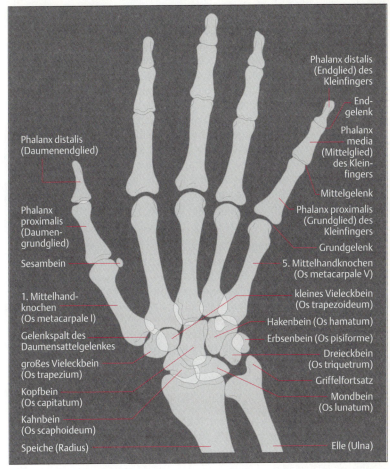

Abb. 4.**29** Vereinfachte Durchzeichnung einer Röntgenaufnahme der rechten Hand in einer Ansicht von dorsal

◁ Abb. 4.**28a u. b** **Vereinfachte Durchzeichnung einer Röntgenaufnahme des rechten Unterarms** (die blauen Linien deuten den Verlauf der Handwurzelgelenke an)
a Supinationsstellung, Elle und Speiche stehen parallel zueinander;
b Speiche in Supinations- und Pronationsstellung

Schultergelenk (Articulatio humeri)

Das Schultergelenk ist das beweglichste Kugelgelenk am menschlichen Körper. Auf Grund der unterschiedlich großen Gelenkflächen von Oberarmkopf und Gelenkpfanne des Schulterblattes (Cavitas glenoidalis) besitzt das Gelenk eine geringe Knochenführung. Es wird vorwiegend muskulär, zum geringen Teil auch durch Bänder gesichert. Aus diesen Gründen sind *Verrenkungen (Luxationen)* am Schultergelenk besonders häufig (etwa 45% aller Luxationen entfallen auf das Schultergelenk).

Die flache Gelenkpfanne wird im Randbereich durch eine 5 mm breite faserknorpelige *Gelenklippe (Labrum glenoidale)* begrenzt, die den Gelenkkontakt und damit auch die kraftaufnehmende Fläche vergrößert. Die Gelenkkapsel ist weit und schlaff und zeigt bei herunterhängendem Arm auf der Innenseite eine Aussackung *(Recessus axillaris)* (Abb. 4.**30a**). Durch diese Reservefalte wird, besonders bei Abspreizbewegungen, kein Widerstand entgegengesetzt.

■ **Muskeln und Bewegungen.** Das Schulterdach *(Fornix humeri,* Abb. 4.**30b**) begrenzt die Bewegungsmöglichkeit nach oben und sichert gleichzeitig den Gelenkkopf in der Pfanne. Soll der Arm über die Horizontale angehoben werden, muss das Schulterblatt und damit die Gelenkpfanne gedreht werden. Die Bewegungen im Schultergelenk finden, wie in jedem Kugelgelenk, um drei Hauptachsen statt. An der Muskelführung beteiligen sich vor allem die Muskeln der *Rotatorenmanschette (M. supraspinatus, M. infraspinatus, M. subscapularis* und *M. teres minor)* und der dreieckige Schultermuskel *(M. deltoideus)*, der wichtigste Muskel für das Abspreizen (Abduktion) des Oberarms (Abb. 4.**18a** u. **b** und 4.**19**). Außerdem hebt der vordere Teil (Pars clavicularis) des M. deltoideus den Arm nach vorn (Anteversion) und sein hinterer Teil (Pars scapularis) führt den Arm nach hinten (Retroversion) (Abb. 4.**31**).

Die Muskeln der Rotatorenmanschette entspringen alle am Schulterblatt und haben ihren Ansatz entweder am großen oder kleinen Höcker des Oberarms. Während der kleine runde Muskel *(M. teres minor)* und der Untergrätenmuskel *(M. infraspinatus)* den Oberarm nach außen rollen (Außenrotation), ist der Unterschultermuskel *(M. subscapularis)* ein wichtiger Innenroller (Innenrotation). Der Obergrätenmuskel *(M. supraspinatus)* schließlich ist an der Abspreizbewegung beteiligt und vor allem für die Anfangsbewegung wichtig. Große Brustmuskel *(M. pectoralis major)*, breiter Rückenmuskel *(M. latissimus dorsi)* und großer runder Muskel *(M. teres major)* ziehen den Arm zum Rumpf hin (Adduktion) und können in unterschiedlichem Maße auch nach außen oder innen rollen (Abb. 4.**18a** u. **b**, 4.**19** und 4.**31**).

Spezielle Anatomie des Bewegungsapparates

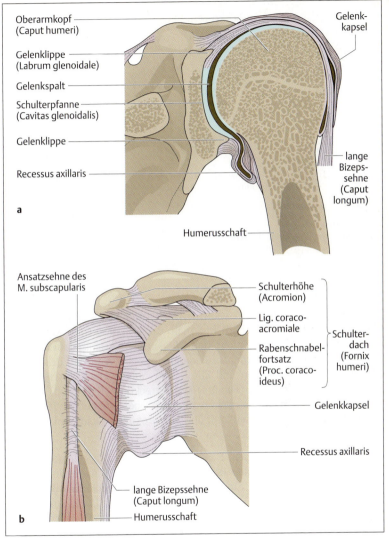

Abb. 4.30a u. b Rechtes Schultergelenk
a Frontalschnitt in der Ansicht von vorne.
b Gelenkkapsel und Schulterdach (Fornix humeri) in der Ansicht von vorne (nach Platzer)

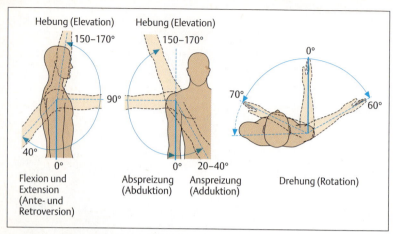

Abb. 4.31 **Beweglichkeit im Schultergelenk**

Ellenbogengelenk (Articulatio cubiti)

Das Ellenbogengelenk ist ein Scharniergelenk und ein *zusammengesetztes Gelenk* mit drei Gelenkkörpern innerhalb der schlaffen Gelenkkapsel. Es besteht aus drei Einzelgelenken, dem *Humeroradialgelenk*, dem *Humeroulnargelenk* und dem *proximalen Radioulnargelenk*. Während das Gelenk zwischen Oberarmknochen und Elle (Humeroulnargelenk) als typisches Scharniergelenk Beugung (Flexion) und Streckung (Extension) zulässt, steht das Radiusköpfchen einerseits mit dem Oberarmknochen (Humeroradialgelenk) und andererseits mit der Elle (proximales Radioulnargelenk) in gelenkigem Kontakt (Abb. 4.**28a** u. 4.**32a**).

■ **Muskeln und Bewegungen.** Das proximale Radioulnargelenk gestattet zusammen mit dem distalen Radioulnargelenk eine Umwendbewegung der Hand (Pronation und Supination (Abb. 4.**28b** und 4.**33**). Bei dieser Umwendbewegung der Hand, die sich zwischen den Unterarmknochen abspielt, dreht sich die Speiche im Ellenbogengelenk an Ort und Stelle, während sie handwärts (distal) um die Elle herumgeführt wird. Stehen die Unterarmknochen parallel zueinander und schaut die Hohlhand nach oben, spricht man von *Supination*. Überkreuzen sich Speiche und Elle und schaut der Handrücken nach oben, spricht man von *Pronation*. Neben zwei Führungsbändern *(Kollateralbändern)* wird der Speichenkopf zusätzlich

Spezielle Anatomie des Bewegungsapparates **163**

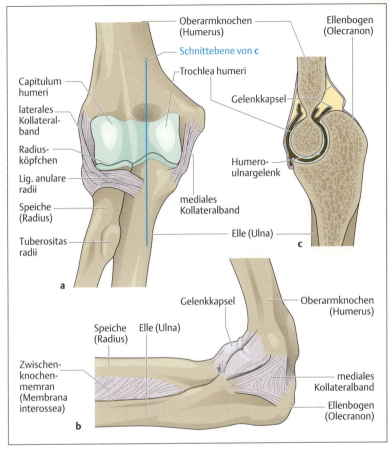

Abb. 4.**32a-c** **Rechtes Ellenbogengelenk**
a Bandapparat in der Ansicht von vorne
b Bandapparat und Gelenkkapsel in der Ansicht von medial
c Längsschnitt durch das Humeroulnargelenk (nach Platzer)

durch ein Ringband *(Lig. anulare radii)*, das ringförmig um das Radiusköpfchen herumführt, fixiert (Abb. 4.**32a-c**).

Von den Muskeln, die ihren Ursprung am Oberarm oder am Schultergürtel haben und an der Elle ansetzen, verläuft der dreiköpfige Oberarm-

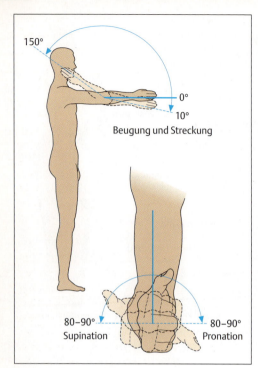

Abb. 4.**33 Beweglichkeit im Ellenbogengelenk.** Bei der Pronations- bzw. Supinationsbewegung ist außerdem das distale Radioulnargelenk beteiligt

muskel *(M. triceps brachii)* auf der Hinterseite des Oberarms und streckt im Ellenbogengelenk (Extension). Auf der Vorderseite liegen der Oberarmmuskel *(M. brachialis)* und der zweiköpfige Oberarmmuskel *(M. biceps brachii)*, die das Gelenk beugen (Flexion). Zwei- und dreiköpfiger Oberarmmuskel entspringen mit jeweils einem Kopf am Schulterblatt und wirken aus diesem Grund auch auf das Schultergelenk (Abb. 4.**18a** u. **b** und 4.**19**). An den Pronations- und Supinationsbewegungen sind im Wesentlichen vier Muskeln beteiligt, zwei Einwärtsdreher *(M. pronator teres* und *M. pronator quadratus)* und zwei Auswärtsdreher *(M. supinator* und *M. biceps brachii)*.

Neben seiner Funktion als Beuger im Ellenbogengelenk ist der M. biceps brachii, der an einer Rauigkeit der Speiche (Tuberositas radii) ansetzt

(Abb. 4.**32c**), der kräftigste Supinator. Diese Auswärtsdrehung wird besonders kräftig durchgeführt, wenn gleichzeitig das Ellenbogengelenk gebeugt ist und bei der Supinationsbewegung sich die zuvor an der Speiche aufgewickelte Bizepssehne abrollt.

Gelenke der Hand

Zwischen Speiche und Elle einerseits und der proximalen Handwurzelreihe andererseits liegt das *proximale Handwurzelgelenk (Articulatio radiocarpea)*, ein typisches Eigelenk. Das *distale Handwurzelgelenk (Articulatio mediocarpea)* wird von der proximalen und der distalen Handwurzelreihe gebildet und besitzt einen verzahnten „S"-förmigen Gelenkspalt (Abb. 4.**28a**). Ein außerordentlich bewegliches Gelenk befindet sich zwischen dem großen Vieleckbein und dem ersten Mittelhandknochen, das so genannte *Daumensattelgelenk (Articulatio carpometacarpea pollicis)*.

■ **Muskeln und Bewegungen.** Auf Grund seiner sattelförmigen Gelenkflächen sind vier Hauptbewegungen möglich, Heranführen und Abspreizen des Daumens (Abduktion und Adduktion) sowie Beugung und Streckung des Daumens (Flexion und Extension). Zusätzlich lässt das Daumensattelgelenk eine zusammengesetzte Rotationsbewegung zu (Opposition), bei der sich Daumen und Kleinfinger berühren. An den Bewegungen des Daumens sind insgesamt neun Muskeln beteiligt. Bei den Bewegungen der Hand wirken beide Handwurzelgelenke zusammen, wobei die größten Bewegungsausschläge jedoch im proximalen vorkommen. Um eine quer zur Speiche und Elle laufende Achse erfolgen Beugung (Palmarflexion, Palma = Handinnenfläche) und Streckung (Dorsalextension). Um eine zweite Achse, die senkrecht durch einen Handwurzelknochen (Kopfbein) läuft, erfolgen die so genannten *Randbewegungen der Hand*, eine Abduktion nach ulnar und nach radial. Auf Grund der Verzahnung zwischen proximaler und distaler Handwurzelreihe erfolgt diese Bewegung ausschließlich im proximalen Handwurzelgelenk.

Die auf die Handgelenke, auf das Daumensattelgelenk sowie auf die Fingergrund-, -mittel- und -endgelenke wirkenden Muskeln haben ihren Ursprung, mit Ausnahme der kurzen Handmuskeln, überwiegend am Unterarm. Ihre Sehnen ziehen, geschützt durch Sehnenscheiden, zur Handwurzel bzw. zu den Mittelhandknochen und wirken damit ausschließlich auf die Handgelenke oder sie ziehen zu den Fingern, welche sie unter gleichzeitiger Wirkung auf die Handgelenke bewegen. 18 kurze Handmuskeln sowie 15 Unterarmmuskeln sind an den detaillierten Greif-

und Tastbewegungen beteiligt. Eine Einteilung der Unterarmmuskeln erfolgt nach ihrer Lage. Dabei trennen die Speiche und die Elle sowie die Zwischenknochenmembran die vornliegenden Beuger (Flexoren) von hinten liegenden Streckern (Extensoren). Zwischen beiden Muskelgruppen kann noch eine radiale Muskelgruppe abgetrennt werden (Radialisgruppe). Sowohl bei den Beugern als auch bei den Streckern können oberflächliche und tiefe Muskeln unterschieden werden (Abb. 4.**18a** u. **b** und 4.**19**).

4.3.4 Untere Extremität

Die unteren Extremitäten sind beim Menschen ausschließlich *Stütz- und Fortbewegungsorgane*. Man unterscheidet einen **Beckengürtel** und die **freie untere Gliedmaße**. Der Beckengürtel ist im Gegensatz zum Schultergürtel fest in das Achsenskelett eingebaut.

Beckengürtel und Becken – Knochen, Gelenke, Muskeln

Bestandteile des Beckengürtels sind die beiden *Hüftbeine (Ossa coxae)*, die mit dem *Kreuzbein (Os sacrum)* den knöchernen *Beckenring* bzw. das knöcherne *Becken (Pelvis)* bilden. Kreuzbein und Hüftbein sind beiderseits durch die *Kreuzbein-Darmbein-Gelenke (Articulationes sacroiliacae oder Iliosakralgelenke)* miteinander verbunden und sind auf Grund ihres straffen Bandapparates typische Amphiarthrosen. Auf der Vorderseite stehen beide Hüftbeine durch die knorpelige *Schambeinfuge (Symphyse)* in Verbindung (Abb. 4.**34a** u. **b**). Iliosakralgelenke und Schambeinfuge verbinden die knöchernen Anteile des Beckens zu einem stabilen Ring und erlauben nur eine geringe Beweglichkeit.

Das knöcherne Becken besteht aus den beiden Hüftbeinen und dem Kreuzbein. Am Hüftbein unterscheidet man drei Anteile, das *Darmbein (Os ilium)*, das *Sitzbein (Os ischii)* und das *Schambein (Os pubis)* (Abb. 4.**35**). Die knöchernen Anteile verschmelzen um das 14.-16. Lebensjahr im Bereich der Gelenkpfanne des Hüftgelenks zu einem gemeinsamen Knochen, dem Hüftbein. Kreuzbein und Hüftbein sind auf beiden Seiten durch zwei kräftige Bänder verbunden, die großen Einfluss auf die Stabilität des Beckens haben. Das kräftigere Band *(Lig. sacrotuberale)* zieht vom *Sitzbeinknorren (Tuber ischiadicum)* zum Kreuzbein, das zweite, schwächere Band *(Lig. sacrospinale)* verbindet den *Sitzbeinstachel (Spina ischiadica)* mit dem Kreuzbein.

Spezielle Anatomie des Bewegungsapparates **167**

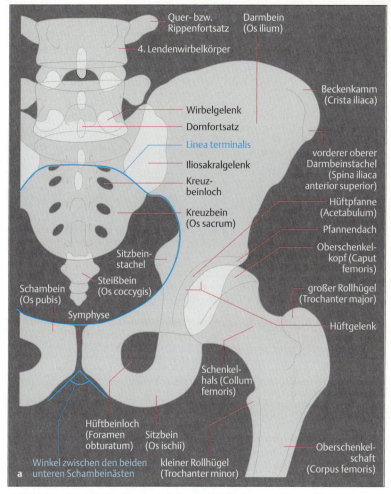

Abb. 4.**34a** Vereinfachte Durchzeichnung einer Röntgenaufnahme des Beckens und des linken Hüftgelenks (Articulatio coxae) in der Ansicht von vorne

Man unterscheidet ein *großes* und ein *kleines Becken.* Die Grenze *(Linea terminalis)* liegt in Höhe der Beckeneingangsebene, die durch eine bogenförmige knöcherne Linie *(Linea arcuata)*, den Oberrand der Symphyse und die Zwischenwirbelscheibe zwischen dem 5. Lendenwirbel und dem

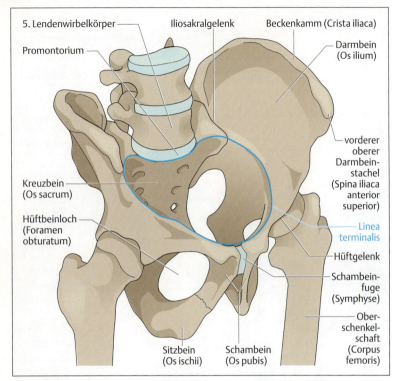

Abb. 4.**34b** **Knöchernes Becken in der Ansicht von rechts-vorne** (nach Schwegler)

Kreuzbein *(Promontorium)* gebildet wird (Abb. 4.**34a** u. **b** und 4.**36**). Bei aufrechtem Stand bildet die Beckeneingangsebene mit der Horizontalen einen Winkel von 60 Grad (Abb. 4.**36**). Das große Becken wird seitlich von den Beckenschaufeln der Darmbeine sowie hinten vom Kreuzbein begrenzt. Der Oberrand der Beckenschaufeln wird als *Beckenkamm (Crista iliaca)* bezeichnet. Er endet vorn im vorderen oberen *Darmbeinstachel (Spina iliaca anterior superior)*, von wo sich das *Leistenband (Lig. inguinale)* zum *Schamhöcker (Tuberculum pubicum)* spannt (Abb. 4.**36**).

Das kleine Becken wird von den beiden Schambeinen und den beiden Sitzbeinen begrenzt. Zwischen oberem und unterem Schambeinast sowie dem sich hinten anschließenden Sitzbein liegt eine ovale Öffnung *(Fora-*

Spezielle Anatomie des Bewegungsapparates

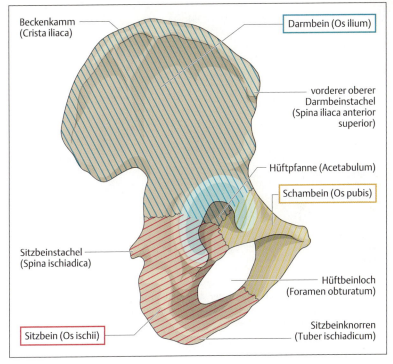

Abb. 4.**35** **Rechtes Hüftbein (Os coxae) in der seitlichen Ansicht** (nach Platzer)

men obturatum), die durch eine bindegewebige Membran *(Membrana obturatoria)* verschlossen ist (Abb. 4.**34a** u. **b**). Der *Beckenausgang* befindet sich auf Höhe des Steißbeines, der beiden Sitzbeinstacheln und der beiden Sitzbeinknorren. Beckeneingang, Beckenkanal und Beckenausgang des kleinen Beckens haben als *Geburtskanal* große praktische Bedeutung.

Die Beckenform zeigt ausgesprochene *Geschlechtsunterschiede:* Bei der Frau laden die beiden Beckenschaufeln weiter seitlich aus. Der Übergang vom großen zum kleinen Becken ist beim weiblichen Becken quer oval, beim männlichen kleiner und hinten durch das stärker vorspringende Promontorium eingeengt. Der Winkel zwischen den beiden unteren Schambeinästen ist beim weiblichen Becken größer als beim männlichen

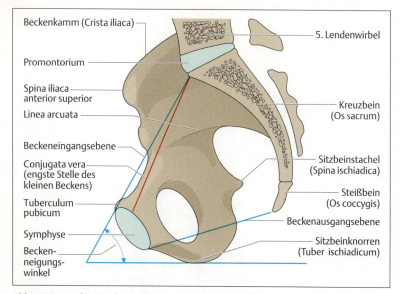

Abb. 4.**36 Rechte Beckenhälfte in der Ansicht von innen** (Sagittalschnitt). Der Beckenneigungswinkel zwischen Beckeneingangsebene und der Horizontalen beträgt im Stehen etwa 60° (nach Faller)

(Abb. 4.**37**). Schließlich ist das Foramen obturatum des weiblichen Beckens quer oval, das des männlichen Beckens nahezu rund. Auch der Beckenausgang, der durch die Abstände der Sitzbeinknorren und der Sitzbeinstacheln bestimmt wird, ist im weiblichen Becken breiter. Die Muskulatur des Beckens, der Beckenboden, wird dem Rumpf zugerechnet (s. Kap. 4.3.2, Rumpfmuskulatur, Beckenboden).

Freie untere Gliedmaße - Knochen, Gelenke, Muskeln

Die freie untere Gliedmaße steht über das Hüftgelenk in gelenkiger Verbindung mit dem Beckengürtel. Sie besteht aus dem *Oberschenkelknochen (Femur)*, dem aus *Schienbein (Tibia)* und *Wadenbein (Fibula)* gebildeten *Unterschenkel (Crus)* sowie dem aus *Fußwurzel (Tarsus)*, *Mittelfuß (Metatarsus)* und *Zehen (Digiti)* zusammengesetzten *Fuß (Pes)*. Die Bewegungen zwischen Ober- und Unterschenkel erfolgen im Kniegelenk, das einen zentralen Bestandteil des Bewegungsablaufes beim Gehen darstellt.

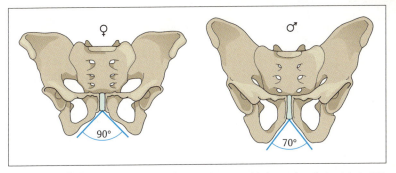

Abb. 4.**37** **Weibliches und männliches Becken.** Weiblicher Schambeinwinkel: 90°; männlicher Schambeinwinkel: 70° (nach Schwegler)

Schienbein und Wadenbein sind mit dem Fuß über das obere Sprunggelenk verbunden, dessen freie Beweglichkeit zusammen mit dem unteren Sprunggelenk sowie den übrigen Fußgelenken die Abrollbewegungen des Fußes beim Gehen ermöglicht.

Knochen von Oberschenkel, Unterschenkel und Fuß

■ **Oberschenkel (Femur).** Der Oberschenkelknochen (Femur) ist der längste und kräftigste Knochen des menschlichen Skeletts. Der *Femurschaft (Corpus femoris* oder *Diaphyse)* trägt an seinem proximalen Ende einen schräg nach oben innen gerichteten *Femurhals (Collum femoris),* dem der *Gelenkkopf (Caput femoris)* aufsitzt. Der Winkel zwischen Hals und Schaft, *CCD-Winkel (Centrum-Collum-Diaphysen-Winkel),* beträgt beim Erwachsenen etwa 125-126 Grad. Beim Neugeborenen ist der Winkel noch deutlich größer (ca. 150 Grad), beim alten Menschen kann er kleiner als 126 Grad werden (Abb. 4.**38a-c**). Der Oberschenkelknochen trägt am Übergang zwischen Schaft und Hals zwei Knochenhöcker, den kräftigen nach außen gerichteten *großen Rollhügel (Trochanter major)* und den etwas kleineren nach innen gerichteten *kleinen Rollhügel (Trochanter minor)* (Abb. 4.**34a** u. **b**). Beide Rollhügel dienen als Ansatzstelle für Muskeln. Vorn und seitlich ist der Femurschaft glatt, an seiner Hinterseite verläuft eine raue Linie *(Linea aspera)* mit einer inneren und äußeren Lippe für Muskelansätze.

Nach distal verbreitert sich der Oberschenkelknochen zu den beiden *Gelenkknorren (Condyli femoris),* die einen ausgedehnten Gelenkknorpel-

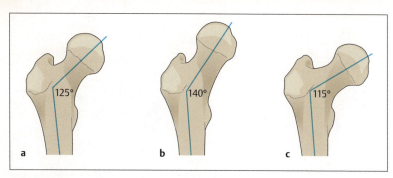

Abb. 4.**38a-c** **Schenkelhalswinkel (CCD-Winkel).** CCD-Winkel (Centrum-Collum-Diaphysen-Winkel) beim Erwachsenen (**a**), beim 3-jährigen Kind (**b**) und beim alten Menschen (**c**) (nach Frick)

überzug aufweisen. Auf der Vorderfläche stehen sie durch eine flache überknorpelte Rinne, die *Kniescheibenfläche (Facies patellaris femoris)*, in Verbindung, in der sich die *Kniescheibe (Patella)* bei Beugung des Knies nach unten bewegt (Abb. 4.**39** und 4.**40a** u. **b**). Auf der Rückseite sind die beiden Gelenkknorren durch eine breite Grube *(Fossa intercondylaris)* voneinander getrennt.

■ **Unterschenkel (Crus).** *Schienbein (Tibia)* und *Wadenbein (Fibula)* bilden das Skelett des Unterschenkels. Das Schienbein ist der kräftigere Knochen und stellt als eigentlicher Stützpfeiler die Verbindung zwischen Oberschenkelknochen und Fußskelett her. Beide Knochen sind proximal durch das straffe *Schienbein-Wadenbein-Gelenk (Articulatio tibiofibularis)* verbunden (Abb. 4.**40**). Distal sind beide Knochen durch eine Bandhaft (Syndesmose) gesichert und bilden mit dem *inneren* und dem *äußeren Knöchel* *(Malleolus medialis* und *lateralis)* die so genannte *Knöchelgabel (Malleolengabel)*, die mit der *Sprungbeinrolle* im *oberen Sprunggelenk* gelenkig in Verbindung steht (Abb. 4.**41**).

Nach proximal verbreitert sich das Schienbein und besitzt auf der Vorderseite die *Schienbeinrauigkeit (Tuberositas tibiae)*, an der der vierköpfige Oberschenkelmuskel *(M. quadriceps femoris)* ansetzt. Über die beiden Gelenkknorren (Condylus medialis und Condylus lateralis), die das so genannte *Tibiaplateau* bilden (Abb. 4.**40**), steht das Schienbein mit dem Femur in gelenkigem Kontakt (Kniegelenk). Schienbein und Wadenbein sind ähnlich wie Elle und Speiche durch eine Zwischenknochenmembran

Spezielle Anatomie des Bewegungsapparates **173**

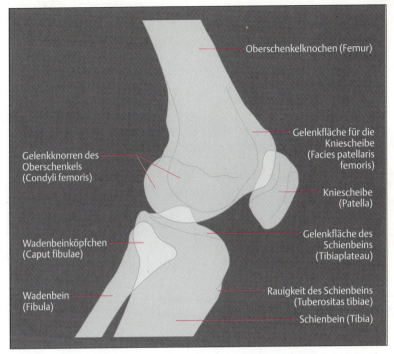

Abb. 4.**39** Vereinfachte Durchzeichnung einer seitlichen Röntgenaufnahme des Kniegelenks

(Membrana interossea) verbunden, die einigen Unterschenkelmuskeln als Muskelursprung dient.

■ **Fuß (Pes).** Am Fuß unterscheidet man ähnlich wie an der Hand drei hintereinander liegende Abschnitte (Abb. 4.**41**): Die *Fußwurzel (Tarsus)*, den *Mittelfuß (Metatarsus)* und die *Zehen (Digiti)*. Von den sieben Fußwurzelknochen liegen *Sprungbein (Talus)*, Kahnbein (Os naviculare) und die *drei Keilbeine (Ossa cuneiformia)* auf der Innenseite, *Fersenbein (Calcaneus)* und *Würfelbein (Os cuboideum)* auf der Außenseite. Das Fersenbein ist der größte Knochen des Fußes und bildet mit seinem nach hinten gerichteten *Fersenhöcker (Tuber calcanei)* die knöcherne Grundlage der Ferse. Die fünf *Mittelfußknochen (Ossa metatarsalia)* sind ähnlich wie die Mittelhandknochen Röhrenknochen, an denen man eine Basis, einen Körper und ei-

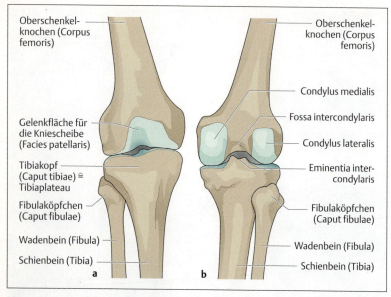

Abb. 4.**40a** u. **b**   Gelenkkörper des rechten Kniegelenkes in der Ansicht von vorne (a) und hinten (b)

nen Kopf unterscheidet. Der *innerste Mittelfußknochen (Os metatarsale I)* ist der stärkste und kräftigste Knochen. Von den Zehenknochen besitzen die 2.-5. Zehe jeweils ein *Grund-, Mittel- und Endglied (Phalanx proximalis, Phalanx media* und *Phalanx distalis)*, während der erste Zeh (Großzehe) nur ein Grund- und ein Endglied besitzt (Abb. 4.**41**).

Bei Betrachtung des Fußskeletts fällt auf, dass im hinteren Abschnitt die Knochen (Talus und Calcaneus) übereinander, im mittleren und vorderen Abschnitt jedoch nebeneinander liegen. Dadurch entsteht auf der Innenseite ein ausgeprägtes *Längsgewölbe* und auf Höhe der Keilbeine und der Mittelfußknochen ein von innen nach außen verlaufendes *Quergewölbe* (Abb. 4.**42a** u. **b**). Zur Aufrechterhaltung der Fußwölbungen dienen Bänder, Muskeln und Sehnen. Als knöcherne Stützpunkte des Gewölbes, auf denen das gesamte Körpergewicht ruht, sind auf ebener Grundlage der Fersenhöcker und die Köpfe des 1. und 5. Mittelfußknochens anzusehen.

Spezielle Anatomie des Bewegungsapparates **175**

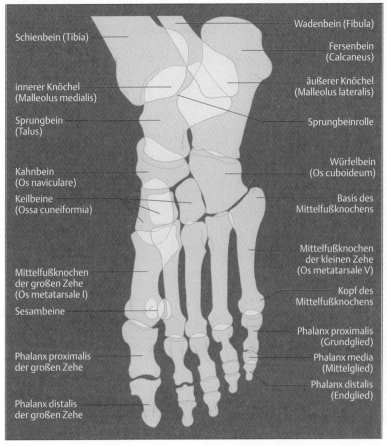

Abb. 4.**41 Vereinfachte Durchzeichnung einer Röntgenaufnahme eines fußsohlenwärts gebeugten Fußes in einer seitlichen Ansicht**

Hüftgelenk (Articulatio coxae)

Das Hüftgelenk ist ein Kugelgelenk, in dem die *Hüftpfanne (Acetabulum)* und der *Femurkopf (Caput femoris)* miteinander in gelenkigem Kontakt stehen (Abb. 4.**34a** u. **b** und 4.**43a**. An der Bildung der Hüftpfanne sind alle drei Anteile des Hüftbeins (Schambein, Darmbein und Sitzbein, s. Abb. 4.**35**) beteiligt. Sie umgreift den kugeligen Gelenkkopf fast bis zur

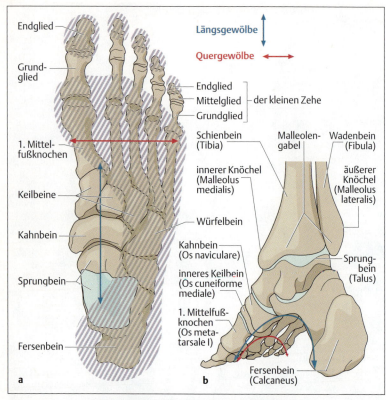

Abb. 4.**42a** u. **b** **Längs- und Quergewölbe eines rechten Fußes**
a Fußskelett in der Ansicht von oben mit eingezeichnetem Fußabdruck
b Fußskelett mit Unterschenkelknochen in der Ansicht von hinten-innen

Hälfte, was dem Hüftgelenk eine gute knöcherne Führung gibt. Der gelenkige Kontakt wird durch eine faserknorpelige Gelenklippe (Labrum acetabuli), die das Acetabulum kreisförmig umgibt, über den Äquator hinaus vergrößert. Auf diese Weise wird in jeder Gelenkstellung eine große Festigkeit und Stabilität gewährleistet. Die Kapsel des Hüftgelenks wird durch drei kräftige Bandzüge verstärkt, die von den drei Teilen des Hüftbeins zum Femur ziehen: *Lig. iliofemorale, Lig. pubofemorale* und *Lig. ischiofemorale* (Abb. 4.**43b** u. **c**). Das Lig. iliofemorale ist mit einer Zugfestigkeit von etwa 350 kg das stärkste Band des Körpers.

Spezielle Anatomie des Bewegungsapparates

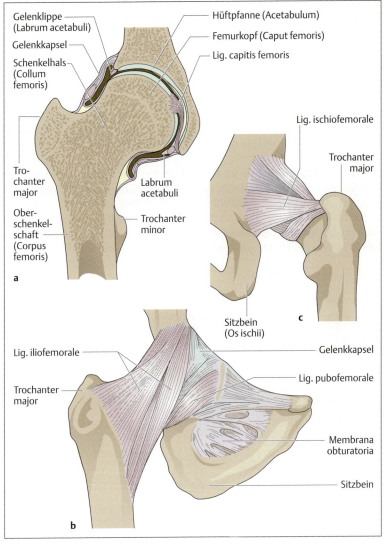

Abb. 4.**43a-c Rechtes Hüftgelenk. a** Frontalschnitt. **b** Bandapparat in der Ansicht von vorne (b) und von hinten (c)

Die Bänder verlaufen in charakteristischer Weise schraubenförmig um den Schenkelhals herum. Sie sind im aufrechten Stand angespannt, bei Beugung im Hüftgelenk hingegen entspannt und ermöglichen dadurch im gebeugten Zustand eine größere Beweglichkeit.

■ **Muskeln und Bewegungen.** Auf Grund der drei Hauptachsen in einem Kugelgelenk kann das Bein um eine transversale Achse nach vorn und hinten geführt werden *(Anteversion* und *Retroversion* bzw. *Flexion* und *Extension)*, um eine sagittale Achse vom Rumpf weg- bzw. an ihn herangeführt werden *(Abduktion* und *Adduktion)* sowie um eine vertikale Achse nach innen und außen rotiert werden *(Innenrotation* und *Außenrotation)* (Abb. 4.**44**).

Die wichtigsten Beuger im Hüftgelenk sind der in der Tiefe liegende Hüft-Lenden-Muskel *(M. iliopsoas)*, der Schneidermuskel *(M. sartorius)* und der gerade Oberschenkelmuskel *(M. rectus femoris)*. Strecker im Hüftgelenk sind der große Gesäßmuskel *(M. gluteus maximus)* und die Sitzbein-Unterschenkel-Muskeln *(ischiokrurale Muskeln)*, die vom Sitzbeinknorren entspringen und am Unterschenkel ansetzen (Abb. 4.**18a** u. **b**

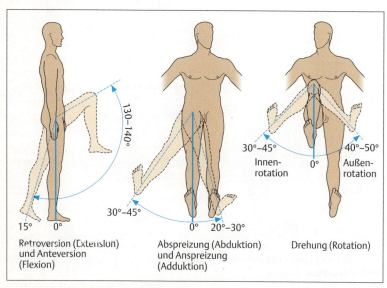

Abb. 4.**44** **Beweglichkeit im Hüftgelenk**

und 4.**19**): zweiköpfiger Oberschenkelmuskel *(M. biceps femoris)*, halbsehniger *(M. semitendinosus)* und halbmembranöser Muskel *(M. semimembranosus)*. Als Abspreizer (Abduktoren) einerseits und als Innen- und Außenrotatoren andererseits wirken der mittlere und der kleine Gesäßmuskel *(M. glutaeus medius* und *M. glutaeus minimus)*.

Zwischen den *Extensoren (Streckern)* und *Flexoren (Beugern)* liegt auf der Innenseite des Oberschenkels eine Gruppe von fünf Muskeln, die den Oberschenkel an den Rumpf heranführen *(Adduktoren,* z. B. *M. adductor magnus)*. Sie entspringen am Becken und setzen an der inneren Lippe der Linea aspera des Oberschenkels an. Außenroller sind diejenigen Muskeln, die auf der Rückseite des Beckens entspringen und zum Oberschenkel ziehen, z. B. der große Gesäßmuskel. Als Innenroller wirken die vorderen Anteile des mittleren und kleinen Gesäßmuskels. Bei allen Bewegungen im Hüftgelenk ist darauf zu achten, ob das Bein frei gegen die Hüfte *(Spielbein)* oder die Hüfte gegen das feststehende Bein *(Standbein)* bewegt wird. Beim Gehen wird jedes Bein abwechselnd Spiel- und Standbein.

Kniegelenk (Articulatio genus)

Das Kniegelenk ist das größte Gelenk des menschlichen Körpers. Es ist ein *zusammengesetztes Gelenk,* in dem *Femur, Tibia* und *Patella* sowie zwei *Faserknorpelringe (Menisken)* miteinander in gelenkiger Verbindung stehen (Abb. 4.**45** und 4.**46c**). Man unterscheidet ein *Femorotibialgelenk* zwischen Femur und Tibia und ein *Femoropatellargelenk* zwischen Femur und Patella. Durch die beiden Menisken werden die Gelenkflächen von Femur und Tibia einander angepasst und die *kraftaufnehmende Fläche* wird vergrößert. Bei Beugung im Kniegelenk führt der Femur eine kombinierte Gleit- und Rollbewegung auf der tibialen Gelenkfläche durch, wodurch die Menisken mit zunehmender Beugung nach hinten verlagert werden. Die Bewegungen im Kniegelek werden durch zwei Bandsysteme geführt, die *Seitenbänder (Lig. collaterale laterale* und *Lig. collaterale mediale)* und die *Kreuzbänder (Lig. cruciatum anterius* und *Lig. cruciatum posterius)* (Abb. 4.**46**).

Während die Seitenbänder vor allem das gestreckte Gelenk sichern, übernehmen die Kreuzbänder hauptsächlich im gebeugten Zustand die Sicherung im Kniegelenk. Wegen der ungleichen Krümmung der Oberschenkelkondylen sind die Seitenbänder nur im gestreckten Kniegelenk straff gespannt, während sie in Beugestellung erschlafft sind. Innen- und Außendrehung des Unterschenkels im gebeugten Kniegelenk werden durch die Kreuzbänder eingeschränkt, hierbei ist die Innendrehung (In-

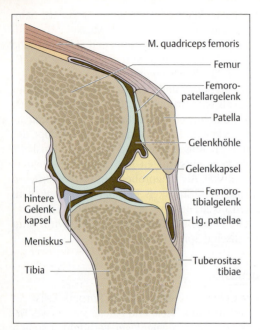

Abb. 4.**45 Sagittalschnitt eines Kniegelenks**

Beschriftungen: M. quadriceps femoris, Femur, Femoropatellargelenk, Patella, Gelenkhöhle, Gelenkkapsel, Femorotibialgelenk, hintere Gelenkkapsel, Lig. patellae, Meniskus, Tuberositas tibiae, Tibia

nenrotation) durch die Aufwicklung der Kreuzbänder in einem größeren Ausmaß als die Außenrotation gehemmt.

Muskeln und Bewegungen. Muskeln, die an der Innenseite der Tibia ansetzen (z. B. M. semimembranosus und M. semitendinosus), rotieren nach innen. Der zweiköpfige Oberschenkelmuskel (M. biceps femoris) hat seinen Ansatz am Wadenbeinköpfchen (Caput fibulae) und rotiert als einziger Muskel den Unterschenkel nach außen (Abb. 4.**18a** u. **b** und 4.**19**). Alle drei Muskeln beugen im Kniegelenk, so auch der Schneidermuskel (M. sartorius). Als wichtigster Strecker im Kniegelenk wirkt der vierköpfige Oberschenkelmuskel (M. quadriceps femoris), der mit seiner Ansatzsehne

Abb. 4.**46a-c Bandapparat eines rechten Kniegelenks**
a Ansicht von vorne (Patella und Lig. patellae sind nach unten geklappt)
b Ansicht von hinten
c Aufsicht auf das Tibiaplateau (Femur entfernt und Bandapparat durchtrennt)

Spezielle Anatomie des Bewegungsapparates

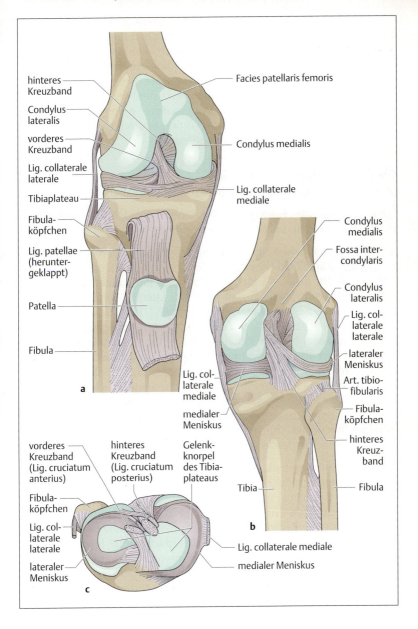

(Lig. patellae) an der Rauigkeit des Unterschenkels (Tuberositas tibiae) ansetzt. Als größtes Sesambein des menschlichen Körpers ist die Kniescheibe (Patella) in das Lig. patellae eingelagert (Abb. 4.**45**). Sie besitzt eine dreiseitige Gestalt und artikuliert mit der Vorderfläche des distalen Femurs (Facies patellaris femoris). Bei zunehmender Beugung im Kniegelenk bewegt sich die Kniescheibe nach unten. Auf Grund der großen Kraftübertragung im Femoropatellargelenk, insbesondere in Beugestellung, ist es das am höchsten belastete Gelenk des Körpers und zeigt am frühesten und häufigsten degenerative Knorpelveränderungen.

Oberes und unteres Sprunggelenk (Articulatio talocruralis und Articulatio talotarsalis)

Die Bewegungen des Fußes gegen den Unterschenkel erfolgen in zwei Gelenken, dem oberen und dem unteren Sprunggelenk.

■ **Oberes Sprunggelenk.** Im oberen Sprunggelenk stehen das Schienbein (Tibia), das Wadenbein (Fibula) und das Sprungbein (Talus) in gelenkiger Verbindung. Die distalen Enden von Tibia und Fibula, innerer und äußerer Knöchel (Malleolus medialis und Malleolus lateralis), umfassen als *Knöchelgabel (Malleolengabel)* die *Sprungbeinrolle (Talusrolle)* (Abb. 4.**47a-c**). So kommt ein Scharniergelenk zu Stande, dessen Achse durch die Talusrolle verläuft und beide Knöchel verbindet. Die Bewegungen in diesem Gelenk werden als *Dorsalextension* (Heben der Fußspitze) und *Plantarflexion* (Senken der Fußspitze gegen die Fußsohle = Planta pedis) bezeichnet. Bei feststehendem Fuß bewegt sich der Unterschenkel nach vorn und hinten. Das obere Sprunggelenk ist durch einen kräftigen Bandapparat gesichert. Man unterscheidet drei sogenannte Außenbänder und ein deltaförmiges Innenband. Durch eine Bandhaft (Syndesmose) sind Tibia und Fibula auf Höhe der Malleolengabel straff verbunden.

■ **Unteres Sprunggelenk.** Das untere Sprunggelenk besteht aus zwei funktionell eng zusammenwirkenden Einzelgelenken, in denen einerseits Fersenbein (Calcaneus) und Sprungbein (Talus), andererseits Sprungbein und Kahnbein (Os naviculare) in gelenkiger Verbindung stehen (Abb. 4.**47a-c**). Die Bewegungsachse des unteren Sprunggelenks verläuft schräg von der Mitte des Kahnbeins abwärts nach seitlich hinten durch das Fersenbein hindurch. Die Bewegungen im unteren Sprunggelenk sind *Umwendbewegungen* und werden als *Supination* (Heben des inneren = medialen Fußrandes) und *Pronation* (Heben des äußeren = lateralen Fußrandes) bezeichnet (Abb. 4.**48c**).

Spezielle Anatomie des Bewegungsapparates

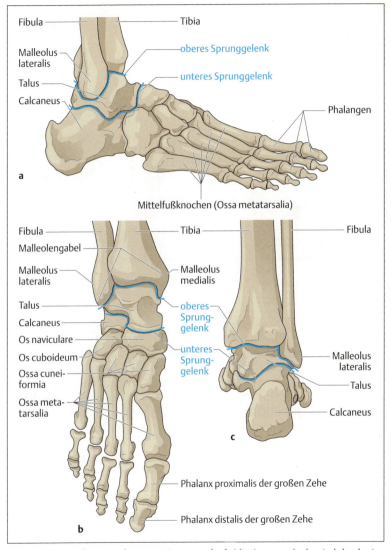

Abb. 4.**47a-c: Oberes und unteres Sprunggelenk** (die Sprunggelenke sind durch eine blaue Linie gekennzeichnet)
a Ansicht von lateral
b Ansicht von vorne
c Ansicht von hinten

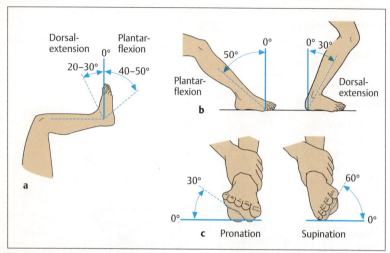

Abb. 4.48a-c Bewegungen im oberen und unteren Sprunggelenk
a oberes Sprunggelenk (Spielbein)
b oberes Sprunggelenk (Standbein)
c unteres Sprunggelenk

■ **Muskulatur.** Die Muskeln, die vom Unterschenkel zum Fuß ziehen, wirken auf das obere und untere Sprunggelenk. Nach ihrer Lage am Unterschenkel werden sie in drei Gruppen eingeteilt: Die auf der Rückseite liegenden Wadenmuskeln *(Mm. triceps surae, tibialis posterior, flexor digitorum longus* und *flexor hallucis longus)* wirken bei der Supination als auch bei der Plantarflexion (Senken der Fußspitze) und der Beugung der Zehen mit (nur Mm. flexor digitorum longus und flexor hallucis longus). Die Muskeln der Unterschenkelvorderseite *(Mm. tibialis anterior, extensor digitorum longus* und *extensor hallucis longus)* führen eine Dorsalextension (Heben der Fußspitze) und eine Supination durch (nur M. tibialis anterior). Die lateralen Wadenbeinmuskeln *(Mm. peronei longus* und *brevis)* bewirken hauptsächlich die Pronation und helfen bei der Plantarflexion mit. Die kräftigste Muskelgruppe ist die oberflächliche Wadenmuskulatur *(M. triceps surae),* die aus dem Schollenmuskel *(M. soleus)* und dem zweiköpfigen Wadenmuskel *(M. gastrocnemius)* besteht (Abb. 4.**18a** u. **b** und 4.**19**). Sie gehen über in die gemeinsame *Achillessehne,* die am Fersenhöcker (Tuber calcanei) ansetzt. Fällt der M. triceps surae durch einen Riss der Achillessehne aus, ist kein Zehenstand mehr möglich und die Supination ist ebenfalls stark abgeschwächt.

4.3.5 Hals und Kopf

Hals (Collum)

Der Hals verbindet den Rumpf mit dem Kopf und beinhaltet die Leitungsbahnen (Blut- und Lymphgefäße sowie Nervenfasern), die vom Kopf zum Rumpf und zu den oberen Extremitäten ziehen. Die Grenze zwischen Rumpf und Hals liegt auf der Vorderseite in Höhe der Schlüsselbeine und hinten in Höhe des Dornfortsatzes des 7. Halswirbels. In Richtung Kopf reicht der Hals bis zu einer Linie, die den Unterrand des Unterkiefers (Mandibula), die Spitzen beider Warzenfortsätze (Processus mastoidei) sowie den äußeren Hinterhauptvorsprung (Protuberantia occipitalis externa) verbindet. Die hintere Region des Halses wird als *Nacken (Nucha)*, die vordere als *„Hals im engeren Sinne" (Cervix)* bezeichnet.

Die Halseingeweide liegen vor der Halswirbelsäule. Zu ihnen zählt man den *Rachen (Pharynx)*, den Halsteil der *Speiseröhre (Ösophagus)*, den *Kehlkopf (Larynx)* sowie den Halsteil der *Luftröhre (Trachea)*. Den seitlichen Bereich des Eingeweideraumes nimmt die *Schilddrüse (Glandula thyreoidea)* ein. Ebenfalls im seitlichen Halsbereich verlaufen die Leitungsbahnen (*A. carotis communis* mit ihren Aufzweigungen, *V. jugularis interna*, Lymphbahnen des Halses, *N. vagus, Truncus sympathicus*).

■ **Halsmuskeln.** Der Eingeweideraum wird allseitig von bindegewebigen Hüllen *(Halsfaszien)* und Muskeln umschlossen (Abb. 4.**49** und 4.**50**). Hinten wird der Muskelmantel von den *autochthonen Nackenmuskeln* gebildet, die größtenteils vom trapezförmigen Muskel *(M. trapezius)* sowie seitlich von den beiden Kopfdrehern *(Mm. sternocleidomastoidei)* bedeckt werden. Vor und seitlich der Halswirbelsäule liegen die Abkömmlinge der Rumpfmuskulatur, die Treppenmuskeln *(Mm. scaleni)* und die prävertebralen Muskeln (z. B. *M. longus capitis* und *M. longus colli*). Vor den Halseingeweiden verlaufen die *unteren Zungenbeinmuskeln (infrahyale Muskulatur)*. Am oberflächlichsten liegt das *Platysma*, ein zur mimischen Muskulatur zählender Hautmuskel.

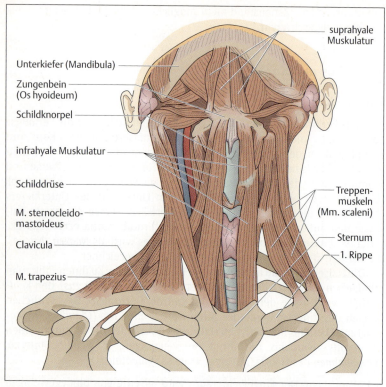

Abb. 4.**49 Muskeln des Halses in der Ansicht von ventral** (Platysma und Halsfaszien sind entfernt, auf der linken Seite zusätzlich die Schultergürtelmuskulatur)

Kopf (Caput)

Die knöcherne Grundlage des Kopfes ist der *Schädel (Cranium)*. Er dient einerseits als knöcherne Kapsel für das Gehirn und die Sinnesorgane und andererseits bildet er die Grundlage für das Gesicht und enthält den Beginn des Verdauungs- und Atmungstraktes. Am Schädel lassen sich der *Hirnschädel (Neurocranium)* und der *Gesichtsschädel (Viszerocranium)* unterscheiden, die beide die schräg nach hinten abfallende Schädelbasis (Abb. 4.**54** und 4.**55**) gemeinsam haben. Die äußerlich sichtbare Grenze zwischen beiden Anteilen liegt im Bereich der Nasenwurzel, dem oberen

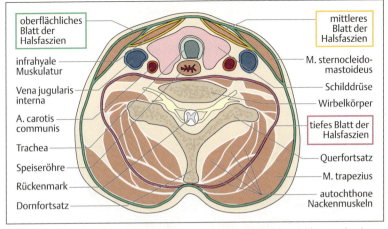

Abb. 4.**50** **Querschnitt durch den Hals auf Höhe der Schilddrüse** (die verschiedenen Halsfaszien sind farbig gekennzeichnet)

Rand der Augenhöhlen und reicht bis zu den äußeren Gehörgängen. Die innere Schädelbasis (Abb. 4.**55**) trennt das Neuro- und Viszerocranium und dient auf diese Weise dem Hirnschädel als Boden und in ihrer vorderen Hälfte dem Gesichtsschädel als Dach. Die hintere Hälfte ist gelenkig über das obere Kopfgelenk mit der Wirbelsäule verbunden und dient den Halsmuskeln als Ansatz.

Der Schädel als Ganzes

Hirnschädel und Gesichtsschädel bestehen aus einzelnen Knochen, die mit Ausnahme des Unterkiefers, der Gehörknöchelchen und des Zungenbeins durch Knochennähte (Suturen) und Knorpelhaften (Synchondrosen) oder durch Knochen (Synostosen) miteinander verbunden sind.

■ **Hirnschädel (Neurocranium).** Der Hirnschädel erstreckt sich von den oberen Rändern der Augenhöhlen bis zur oberen Nackenlinie (Linea nuchae superior). Es besteht aus dem *Stirnbein (Os frontale)*, den beiden *Scheitelbeinen (Ossa parietalia)*, Teilen der beiden *Schläfenbeine (Ossa temporalia)* sowie dem obersten Anteil des *Hinterhauptbeins (Os occipitale)*. Über eine *Kranznaht (Sutura coronalis)* sind die beiden Scheitelbeine

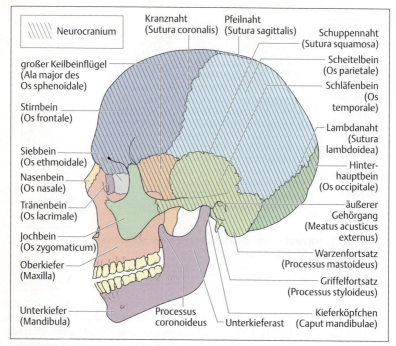

Abb. 4.51 Schädel eines Erwachsenen in seitlicher Ansicht

vorn mit dem Stirnbein verbunden (Abb. 4.**51**). Hinten liegt zwischen den Scheitelbeinen und dem Hinterhauptbein die *Lambdanaht (Sutura lambdoidea)*. Die *Pfeilnaht (Sutura sagittalis)* verläuft zwischen den beiden Scheitelbeinen von der Mitte der Kranznaht bis zur Lambdanaht. Seitlich verbindet sich das Schläfenbein (Os temporale) über die *Schuppennaht (Sutura squamosa)* einerseits mit dem Scheitelbein und andererseits dem großen *Keilbeinflügel (Ala major des Os sphenoidale)*. Der äußerlich sichtbare Teil des Hirnschädels bezeichnet man als Schädeldach, den nicht sichtbaren Teil als innere Schädelbasis. Sie ist die innere Grenze von Hirn- und Gesichtsschädel.

■ **Fontanellen.** Beim Neugeborenen liegen zwischen den Knochen des Schädeldaches breite bindegewebige Lücken, die *Fontanellen* (Abb. 4.**52**). Die vordere, größere Fontanelle wird von den beiden Stirnbeinanlagen und

Spezielle Anatomie des Bewegungsapparates **189**

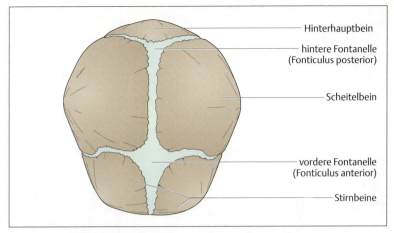

Abb. 4.52 **Schädel eines Neugeborenen in der Ansicht von oben**

den beiden Scheitelbeinanlagen begrenzt und schließt sich erst im 36. Lebensmonat vollständig. Die hintere, dreieckige Fontanelle liegt zwischen den beiden Scheitelbeinanlagen und der Anlage des Hinterhauptbeins. Sie verschließt sich als Erste im 3. Lebensmonat. Die Lage der Fontanellen ermöglicht es die Position des kindlichen Kopfes während des Geburtsvorganges zu bestimmen.

■ **Gesichtsschädel (Viszerocranium).** Zum Gesichtsschädel gehören *Oberkiefer (Maxilla), Jochbein (Os zygomaticum), Nasenbein (Os nasale), Tränenbein (Os lacrimale), Gaumenbein (Os palatinum), Pflugscharbein (Vomer)* sowie der *Unterkiefer (Mandibula)* (Abb. 4.**51**, das Os palatinum ist auf der Abb. 4.**54** zu sehen. Das Pflugscharbein liegt in der Nasenhöhle und ist in der Abbildung nicht zu sehen). Der Oberkiefer ist am Aufbau der Augenhöhle, der Nasenhöhle, des Daches der Mundhöhle (harter Gaumen) beteiligt und trägt mit seinem Zahn tragenden Fortsatz *(Alveolarbogen)* die Wurzeln der oberen Zahnreihe. Mit seinem Körper umschließt er die größte der vier *Nasennebenhöhlen,* die *Kieferhöhle (Sinus maxillaris).*

Der Unterkiefer ist über die beiden Kiefergelenke (Abb. 4.**58**) beweglich mit dem übrigen Schädel verbunden und besteht aus einem Körper, zwei Gelenkfortsätzen mit den *Kieferköpfchen,* zwei *Unterkieferästen* sowie den von ihnen abzweigenden Muskelfortsätzen *(Processus coronoideus)* (Abb. 4.**51**), an die sich die Schläfenmuskeln festheften. Die Zahnreihe des

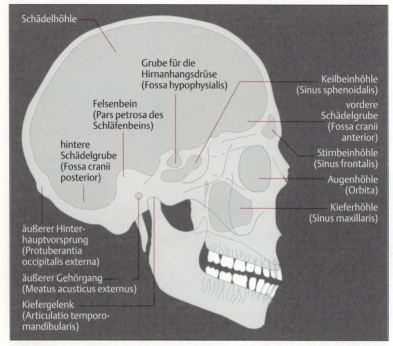

Abb. 4.**53** Vereinfachte Durchzeichnung einer seitlichen Röntgenaufnahme des Schädels

Unterkiefers liegt ebenfalls auf einem Alveolarbogen. In ihm liegen die *Wurzelfächer (Alveoli dentales)*. Auf der Innenseite des Unterkieferastes beginnt ein Kanal *(Canalis mandibulae)*, in dem der Nerv und die Gefäße für die Zähne verlaufen. Er hat seitlich vorn jeweils eine Öffnung, durch die Nerven und Gefäße zur Versorgung der Kinnhaut heraustreten.

■ **Innere und äußere Schädelbasis.** Unter der Schädelbasis versteht man den Boden der Schädelhöhle, dem das Gehirn aufliegt (Abb. 4.54). Die *äußere Schädelbasis* ist der äußerlich sichtbare Teil, wenn man von außen auf den Schädelboden sieht, die *innere Schädelbasis* (Abb. 4.**55**) ist der von außen nicht sichtbare Teil.

Die äußere Schädelbasis (Abb. 4.**54**) reicht von dem *äußeren Hinterhauptvorsprung (Protuberantia occipitalis externa)* bis zu den Schneide-

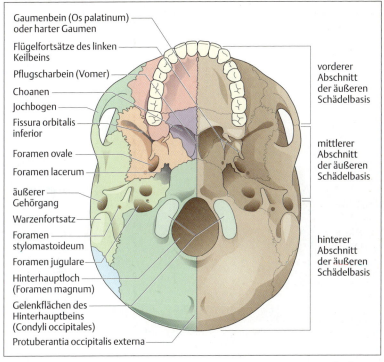

Abb. 4.54 **Schädel in der Ansicht von unten (äußere Schädelbasis), Unterkiefer entfernt**

zähnen des Oberkiefers. Die seitlichen Grenzen werden von den gedachten Verbindungslinien zwischen den Zahnbögen und den Warzenfortsätzen gebildet. Der vordere Teil bildet das Dach der Mundhöhle sowie den Boden der Nasenhöhle. Am hinteren Ende des harten Gaumens liegt der Eingang in die *Nasenhöhle (Choanen)*. Im hinteren Teil der Schädelbasis öffnet sich das *große Hinterhauptloch (Foramen magnum)*, dem seitlich die beiden Gelenkflächen des *Hinterhauptbeins (Condyli occipitales)* anliegen, die mit den beiden Gelenkflächen des Atlas das *obere Kopfgelenk* bilden. Unmittelbar vor den beiden Warzenfortsätzen findet man die Gelenkpfannen für das Kiefergelenk.

Die innere Schädelbasis (Abb. 4.55) wird vorn vom Stirnbein gebildet, das gleichzeitig das Dach beider Augenhöhlen darstellt. Dazwischen be-

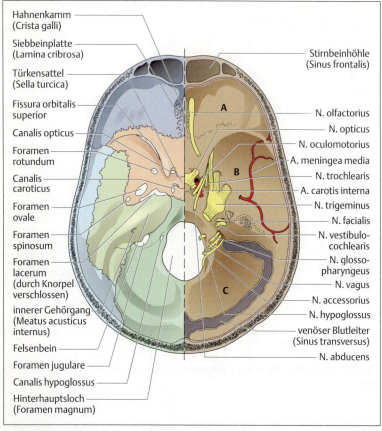

Abb. 4.55 **Schädelbasis von innen** (In der linken Hälfte der Schädelbasis ist der Knochen freigelegt)
A vordere,
B mittlere und
C hintere Schädelgrube (Fossa cranii anterior, Fossa cranii media, Fossa cranii posterior)

finden sich Teile des *Siebbeins (Os ethmoidale)* mit der *Siebbeinplatte (Lamina cribrosa)*, durch die die Riechnerven zur Nasenschleimhaut ziehen. Das Siebbein beteiligt sich an der Bildung der Nasenhöhlen und an der inneren Begrenzung der Augenhöhlen. In der Mitte ragt ein *Knochenkamm (Crista galli)* nach oben, an dem die *Hirnsichel* befestigt ist. Stirnbein und

Spezielle Anatomie des Bewegungsapparates

Siebbeinplatte bilden zusammen mit den kleinen Keilbeinflügeln die beiden vorderen Schädelgruben.

Nach hinten folgt das Keilbein (Os sphenoidale), an welches sich das Hinterhauptbein (Os occipitale) anschließt. Seitlich liegen die beiden Schläfenbeine (Ossa temporalia). Das Keilbein ist der Mittelpunkt der Schädelbasis. Es besteht aus dem Keilbeinkörper, der die Keilbeinhöhle umgibt und den *Türkensattel* bildet, an dessen Boden die *Hirnanhangsdrüse (Hypophyse)* liegt. Die beiden großen Keilbeinflügel sind an der Bildung des Bodens der mittleren Schädelgruben beteiligt und geben nach unten die beiden Flügelfortsätze ab (Abb. 4.**55**). Den hinteren Teil der mittleren Schädelgrube bildet die vordere, obere Wand des Felsenbeins *(Felsenbeinpyramide)*, in welchem Mittel- und Innenohr liegen. Das Felsenbein ist ein Teil des Schläfenbeins. Der Boden der hinteren unpaaren Schädelgrube wird fast ganz vom Hinterhauptbein gebildet. Es ist in der Mitte von dem großen Hinterhauptloch durchbrochen, durch welches das Gehirn mit dem Rückenmark verbunden ist. Vorn seitlich beteiligt sich das Felsenbein an der hinteren Schädelgrube.

Aus allen Schädelgruben öffnen sich nach unten Löcher und Kanäle, durch die Hirnnerven und Gefäße treten (Abb. 4.**55**). Zwischen dem kleinen und großen Keilbeinflügel liegt die obere Augenhöhlenspalte *(Fissura orbitalis superior)*, die den ersten Hauptast des N. trigeminus *(N. ophthalmicus)* und die Hirnnerven III, IV und VI *(N. oculomotorius, N. trochlearis und N. abducens)* zu den äußeren Augenmuskeln in die Augenhöhlen durchtreten lässt. *Sehnerv (N. opticus)* und *Augenarterie (A. ophthalmica)* benützen einen eigenen Kanal, den *Sehnervkanal (Canalis opticus)*. Der zweite Ast des N. trigeminus *(N. maxillaris)* verlässt den Schädel durch das runde Loch *(Foramen rotundum)* im großen Keilbeinflügel, während der dritte Ast des N. trigeminus *(N. mandibularis)* durch das ovale Loch *(Foramen ovale)* des großen Keilbeinflügels tritt. Dahinter liegt ein kleines Loch *(Foramen spinosum)* für den Durchgang der Arterie, welche die harte Hirnhaut versorgt *(A. meningea media)*.

Im Bereich der Felsenbeinpyramide verläuft der *innere Gehörgang (Meatus acusticus internus)* (Abb. 4.**55**), durch den der VII. und VIII. Hirnnerv *(N. facialis* und *N. vestibulocochlearis)* in das Felsenbein eintreten. Beiderseits des Türkensattels liegt ein besonderer Kanal *(Canalis caroticus)*, durch den die *innere Kopfschlagader (A. carotis interna)* ins Schädelinnere eintritt. Zwischen Schläfenbein und Hinterhauptbein öffnet sich beiderseits ein Loch *(Foramen jugulare)*, durch welches der IX. *(N. glossopharyngeus)*, der X. *(N. vagus)* und der XI. Hirnnerv *(N. accessorius)* durch die Schädelbasis ziehen. Außerdem fließt durch das Foramen jugulare das venöse Blut des Gehirns in die *innere Drosselvene (V. jugularis interna)* ab. Durch einen Kanal *(Canalis hypoglossus)* unmittelbar neben dem Hinterhauptloch verlässt der XII. Hirnnerv *(N. hypoglossus)* das Schädelinnere.

Schädelmuskeln

Am Gesichtsschädel unterscheidet man zwei Muskelgruppen: Die **Kaumuskeln** und die **mimische Muskulatur**. Die Kaumuskeln entspringen an der Schädelbasis sowie an der Seitenwand des Schädels und inserieren am Unterkiefer. Die mimischen Muskeln sind Hautmuskeln (s. u.). Sie haben eine wichtige Bedeutung bei der Mimik, besitzen Schutzfunktion und stehen im Dienste der Nahrungsaufnahme. Beide Muskelgruppen bewegen und belasten die Schädelknochen und beeinflussen deren Form und Struktur.

■ **Kaumuskeln.** Am Kauakt beteiligen sich Muskeln unterschiedlicher Herkunft und Funktion (Abb. 4.56a u. b). Als Kaumuskeln im engeren Sinne bezeichnet man den Kaumuskel *(M. masseter)*, den inneren und äußeren Flügelmuskel *(M. pterygoideus lateralis* und *M. pterygoideus medialis)* sowie den Schläfenmuskel *(M. temporalis)*. Sie werden alle vom motorischen Anteil des N. trigeminus innerviert. Von allen Muskeln ist der M. temporalis der größte und kräftigste Kaumuskel, der fast 50% der Kaukraft aufbringt. Der äußere Flügelmuskel nimmt unter allen Kaumuskeln eine Sonderstellung ein, da er die Bewegung der Kieferöffnung steuert, indem er den Unterkiefer nach vorn zieht. Unterstützt wird er durch die obere Zungenbeinmuskulatur (suprahyale Muskeln), die, neben der Schwerkraft, ebenfalls an der Öffnung des Mundes beteiligt ist.

■ **Mimische Muskeln.** Die mimischen Muskeln bestehen größtenteils aus dünnen Muskelfaserplatten, die unmittelbar unter dem Unterhautfettgewebe liegen (Abb. 4.57). Sie haben im Gegensatz zu den Skelettmuskeln keine bindegewebige Hülle (Faszie) und spannen sich zwischen Knochen und Haut aus. Auf diese Weise können sie die Haut bewegen. Die ursprüngliche Anordnung der mimischen Muskeln um die Augenhöhlen, um Nase, Mundöffnung und Ohrmuschel ist in vollständiger Form nur noch am Auge und Mund erhalten. Zur mimischen Muskulatur gehört auch der Hinterhauptstirnmuskel *(M. occipitofrontalis* oder *M. epiranius)*, der aus einem Stirn- und Hinterhauptteil besteht. Beide Anteile werden durch eine derbe Zwischensehne, die *Kopfschwarte (Galea aponeurotica)* verbunden, die wie eine Badekappe nahezu den gesamten Hirnschädel be-

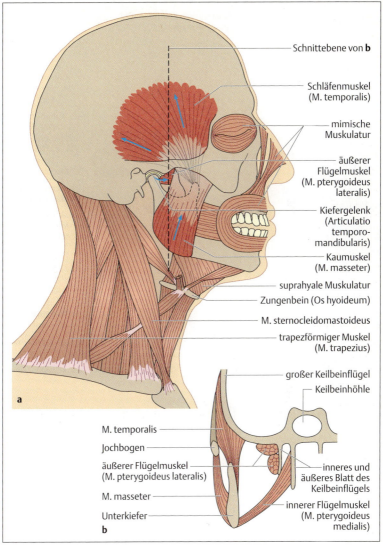

Abb. 4.**56a** u. **b** **Kaumuskulatur** (rot hervorgehoben) **in der seitlichen Ansicht (a) und im Frontalschnitt, nur linke Seite dargestellt (b)**

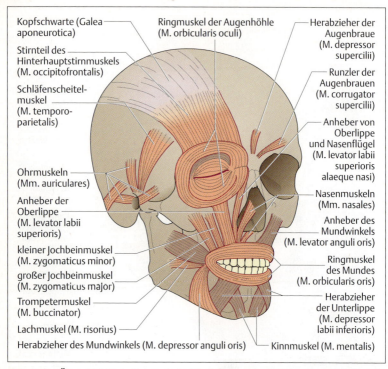

Abb. 4.**57** **Übersicht über die mimische Muskulatur.** Oberflächige Muskeln hell, tiefer gelegene dunkel

deckt. Alle mimischen Muskeln werden vom VII. Hirnnerv (N. facialis) versorgt.

Kiefergelenk (Articulatio temporomandibularis)

Die Kiefergelenke sind Scharniergelenke. Ihre Bewegungen dienen beim Menschen nicht nur der Nahrungsaufnahme, sondern auch der Artikulation beim Sprechen, bei der Gestik und beim Singen. Im Kiefergelenk stehen der Unterkiefer und das Schläfenbein miteinander in gelenkigem Kontakt (Abb. 4.**58**). Zwischen dem walzenförmigen Gelenkkopf des Unterkiefers *(Caput mandibulae)* und der Gelenkpfanne am Schläfenbein *(Fossa mandibularis)* liegt eine Gelenkscheibe *(Discus articularis)*, durch die das Kiefergelenk in zwei vollständig getrennte Kammern geteilt ist.

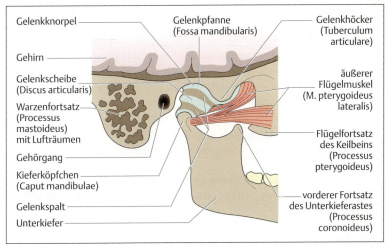

Abb. 4.**58** **Topographie des Kiefergelenks** (nach Faller)

Die Bewegungen im Kiefergelenk finden um eine von außen vorn nach hinten innen sowie um eine von schräg oben nach unten verlaufende Achse statt. Beim Menschen führen die Kiefergelenke im Zusammenhang mit der Kaufunktion zwei Hauptbewegungen aus: 1. Heben (Adduktion) und Senken (Abduktion) des Unterkiefers, 2. Mahlbewegungen. Bei jeder Öffnung werden Kieferköpfchen und Gelenkscheibe auf den Gelenkhöcker *(Tuberculum articulare)* vorgezogen. Erfolgt die Bewegung des Vorziehens nur einseitig, entsteht eine Mahlbewegung.

Zusammenfassung Bewegungsapparat

■ Allgemeine Anatomie des Bewegungsapparates

Das Skelettsystem und die Muskulatur werden als Bewegungsapparat bezeichnet, wobei die Knochen und die Gelenke den passiven und die quer gestreifte Muskulatur den aktiven Bewegungsapparat bildet.

Knochen

Man unterscheidet lange (Röhren-)Knochen, flache (z. B. Schädel), kurze (z. B. Hand-, Fußwurzel), unregelmäßige (z. B. Wirbel) und lufthaltige Knochen (z. B. Stirnbein) sowie Sesambeine (z. B. Kniescheibe).

Gelenke

Es gibt echte und unechte Gelenke. Zu den unechten Gelenken (Synarthrosen) gehören Syndesmosen, Synchondrosen und Synostosen. Bei echten Gelenken (Diarthrosen) sind die Gelenkflächen mit Knorpel überzogen und durch einen Gelenkspalt voneinander getrennt. Sie liegen in einer mit Gelenkflüssigkeit (Synovia) gefüllten Gelenkhöhle, die von einer Gelenkkapsel umgeben ist.

Nach der Form der Gelenkflächen unterscheidet man:

- Kugelgelenke (Hüftgelenk, Schultergelenk)
- Eigelenke (proximales Handwurzelgelenk)
- Walzengelenke:
  Scharniergelenke (Ellenbogengelenk)
  Rad- oder Zapfengelenke (proximales Gelenk zwischen Radius und Ulna)
- Sattelgelenke (Daumensattelgelenk)
- plane Gelenke (kleine Wirbelgelenke)
- straffe Gelenke oder Amphiarthrosen (Iliosakralgelenk)

Skelettmuskel

Ein Skelettmuskel besteht in der Regel aus einem oder mehreren Muskelköpfen, dem Muskelbauch sowie einer proximalen Ursprungs- und einer distalen Ansatzsehne, über die der Muskel mit dem Knochen verbunden ist. Mehrbäuchig ist ein Muskel, wenn er eine oder mehrere Zwischensehnen besitzt, ein- oder mehrgelenkig ist er, wenn er über ein oder mehrere Gelenke zieht.

Hubhöhe und Hubkraft eines Muskels sind abhängig von der Art der Anordnung der Muskelfasern zu den Sehnen, also vom Fiederungswinkel. Parallel faserige Muskeln erreichen auf Grund ihrer langen Muskelfasern eine große Hubhöhe, sie besitzen jedoch eine relativ geringe Hubkraft, da ihr (physiologischer) Querschnitt klein ist. Einfach gefiederte und insbesondere doppelt gefiederte Muskeln besitzen einen großen physiologischen Querschnitt, ihre Kraftentfaltung ist daher hoch, die Hubhöhe auf Grund der kurzen Muskelfasern jedoch gering.

Sehnen übertragen bei der Muskelkontraktion die Kraft vom Muskel auf das Skelett. Es gibt sehr kurze Sehnen („fleischiger Ursprung", z. B. M. pectoralis major), lange, schmale Sehnen (Hand-, Fußmuskeln), platte Sehnen („Aponeurosen", z. B. schräge Bauchmuskeln). Nach der Art der Beanspruchung unterscheidet man Zug- und Drucksehnen. Letztere ziehen um einen als Drehpunkt wirkenden Knochen (Hypomochlion) herum (z. B. Ansatzsehne des M. peronaeus longus).

Muskelfaszien, Sehnenscheiden, Schleimbeutel und Sesambeine sind Hilfseinrichtungen der Muskeln und Sehnen, die die Reibung bei der Muskelarbeit und damit die Kraftminderung möglichst gering halten sollen.

■ Spezielle Anatomie des Bewegungsapparates

Rumpfskelett

Zum Rumpfskelett gehören die Wirbelsäule und der Brustkorb (Thorax), der aus den Rippen, dem Brustbein (Sternum) und der Brustwirbelsäule besteht.

Wirbelsäule

Die Wirbelsäule besteht aus 33-34 Wirbeln: 7 Hals-(Zervikal-), 12 Brust-(Thorakal-), 5 Lenden-(Lumbal-), 5 Kreuzbein-(Sakral-)wirbeln (verschmolzen zum Kreuzbein) sowie 4-5 Steißbein-(Coccygeal-)wirbeln (verschmolzen zum Steißbein). Sie ist doppelt s-förmig gekrümmt (Hals- und Lendenlordose, Brust- und Sakralkyphose) und in ihrem zentralen Wirbelkanal verläuft das Rückenmark.

In der Grundform besteht ein Wirbel aus Wirbelkörper, Wirbelbogen, Dornfortsatz, 2 Querfortsätzen und 4 Gelenkfortsätzen. Wirbelkörper und Wirbelbogen umschließen das Wirbelloch. Alle Wirbellöcher zusammen bilden den Wirbelkanal. Durch Zwischenwirbellöcher zwischen zwei benachbarten Wirbeln treten die Spinalnerven aus.

Zwei aufeinander folgende Wirbel bilden ein Bewegungssegment, das aus den beiden Wirbeln, der sie verbindenden Zwischenwirbelscheibe, den kleinen Wirbelbogengelenken, dem Bandapparat sowie den Muskeln für den jeweiligen Bereich besteht.

Der Atlas trägt den Kopf und bildet mit den Gelenkfortsätzen des Hinterhauptbeins das obere Kopfgelenk (Articulatio atlantooccipitalis - Seitwärts-, Vor-, Rückwärtsneigung), mit dem Axis bildet er das untere Kopfgelenk (Articulatio atlantoaxialis - Drehbewegungen).

Brustkorb

Am Bau des Brustkorbs sind 12 Rippenpaare beteiligt, von denen die ersten 7 Paare (echte Rippen) über echte Gelenke mit dem Brustbein verbunden sind. Die Paare 8-10 sind noch am Aufbau des Rippenbogens beteiligt, die Paare 11 und 12 enden frei in der seitlichen Bauchwand. Über jeweils 2 Rippen-Wirbel-Gelenke stehen die Rippenpaare 1-10 mit den Wirbeln in Verbindung. Die Bewegungen der Rippen (Verengung und

Erweiterung des Brustkorbs) dienen der Atmung (Atemmuskeln u. a. Zwischenrippenmuskeln).

Rumpfmuskulatur

Bei der Rumpfmuskulatur unterscheidet man Rücken-, Brust- und Bauchmuskulatur sowie Zwerchfell und Beckenboden:

Rücken

- Autochthone Rückenmuskulatur: M. erector spinae (Rückenstrecker),
- Eingewanderte Rückenmuskulatur: M. trapezius, Mm. rhomboidei major und minor sowie M. levator scapulae (Schultergürtelmuskeln), M. latissimus dorsi (Muskel der oberen Extremität).

Brustwand

- Zwischenrippenmuskeln (Mm. intercostales externi, interni und intimi) - Einatmung, Ausatmung; Mm. scaleni - Einatmung;
- Eingewanderte Rumpfmuskeln: M. serratus anterior - Elevation des Armes, Atemhilfsmuskel; M. pectoralis major - Adduktion, Innenrotation des Oberarms, Atemhilfsmuskel; M. sternocleidomastoideus - auch Atemhilfsmuskel.

Bauchwand

M. rectus abdominis, Mm. obliqui abdominis externus und internus, M. transversus abdominis, M. psoas major und M. quadratus lumborum - Drehung, Beugung, Seitwärtsneigung des Rumpfes, Bauchpresse.

Zwerchfell

Wichtigster Atemmuskel (Kontraktion - Inspiration, Erschlaffung - Exspiration).

Beckenboden

M. levator ani - bildet Diaphragma pelvis; M. transversus perinei profundus - bildet Diaphragma urogenitale; innerer Teil des M. levator ani (M. puborectalis), M. sphincter ani externus - willkürlicher Verschluss des Enddarms; M. sphincter urethrae - willkürlicher Verschluss der Harnröhre.

Obere Extremität

Schultergürtel

- Knochen: Schlüsselbein (Clavicula) und Schulterblatt (Scapula).

- Gelenke: Brustbein-Schlüsselbein-Gelenk (Articulatio sternoclavicularis), Schultereckgelenk (Articulatio acromioclavicularis) zwischen Schlüsselbein und Schulterblatt.
- Muskeln: M. trapezius, M. serratus anterior, M. levator scapulae, Mm. rhomboidei major und minor.

Freie obere Gliedmaße
- Knochen: 1. Oberarm (Brachium) - Oberarmknochen (Humerus), 2. Unterarm (Antebrachium) - Speiche (Radius) und Elle (Ulna), 3. Hand (Manus) - Handwurzel (Carpus) mit 8 Knochen (Kahnbein [Os naviculare bzw. scaphoideum], Mondbein [Os lunatum], Dreieckbein [Os triquetrum], Erbsenbein [Os pisiforme], großes und kleines Vieleckbein [Os trapezium und Os trapezoideum], Kopfbein [Os capitatum], Hakenbein [Os hamatum]), Mittelhand mit 5 Mittelhandknochen (Ossa metacarpalia I-V), 5 Finger (Digiti) mit jeweils 3 bzw. einem Daumen mit 2 Fingerknochen (Phalangen).
- Schultergelenk (Articulatio humeri): Kugelgelenk zwischen Oberarmkopf (Caput humeri) und Gelenkpfanne (Cavitas glenoidalis) am Schulterblatt.
  - Muskulatur: Muskeln der Rotatorenmanschette (M. supraspinatus - Abduktion; Mm. infraspinatus und teres minor - Außenrotation; M. subscapularis - Innenrotation des Arms), M. deltoideus (Abduktion, Ante-, Retroversion des Arms), M. pectoralis major, M. latissimus dorsi und M. teres major (Adduktion, Außen-, Innenrotation).
- Ellenbogengelenk (Articulatio cubiti): zusammengesetztes Scharniergelenk aus 3 Einzelgelenken. 1. Humeroradialgelenk, 2. Humeroulnargelenk, 3. proximales Radioulnargelenk.
  - Muskulatur: M. triceps brachii (Extension im Ellenbogengelenk) M. brachialis (Flexion), M. biceps brachii (Flexion, Supination), M. supinator (Supination), Mm. pronator teres und pronator quadratus (Pronation).
- Gelenke der Hand: 1. proximales Handwurzelgelenk (Articulatio radiocarpea - zwischen Elle und Speiche sowie den proximalen Handwurzelknochen), 2. distales Handwurzelgelenk (Articulatio mediocarpea - zwischen distalen und proximalen Handwurzelknochen), 3. Daumensattelgelenk (Articulatio carpometacarpea pollicis).
  - Muskulatur: 18 kurze Handmuskeln sowie 15 Unterarmmuskeln (Flexoren, Extensoren, Radialisgruppe). Allein an der Bewegung des Daumens sind 9 Muskeln beteiligt.

Untere Extremität

Beckengürtel

- Knochen: Die beiden Hüftbeine (Ossa coxae; Os coxae aus Os ilium [Darmbein], Os ischii [Sitzbein], Os pubis [Schambein] und das Kreuzbein (Os sacrum) bilden den knöchernen Beckenring).
- Gelenke: Iliosakral- oder Kreuzbein-Darmbein-Gelenke (Articulationes sacroiliacae - zwischen Kreuzbein und Hüftbeinen).
- Muskeln: Die Beckenmuskulatur gehört zum Rumpf (siehe Beckenboden).

Freie untere Gliedmaße

- Knochen: 1. Oberschenkel, Oberschenkelknochen (Femur), 2. Patella (Kniescheibe), 3. Unterschenkel (Crus) - Schienbein) (Tibia) und Wadenbein (Fibula), 4. Fuß (Pes) - Fußwurzel (Tarsus) mit 7 Knochen (Sprungbein [Talus], Kahnbein [Os naviculare], 3 Keilbeine [Ossa cuneiformia], Fersenbein [Calcaneus], Würfelbein [Os cuboideum]), Mittelfuß mit 5 Mittelfußknochen (Ossa metatarsalia), 5 Zehen (Digiti) mit jeweils 3 bzw. bei der Großzehe 2 Zehenknochen (Phalangen).
- Hüftgelenk (Articulatio coxae): Kugelgelenk zwischen Femurkopf (Caput femoris) und Hüftpfanne (Acetabulum) des Os coxae.
  - Muskulatur: M. iliopsoas (Flexion), M. sartorius (Flexion), M. rectus femoris (Flexion), M. glutaeus maximus (Extension), ischiokrurale Muskeln (M. biceps femoris, Mm. semitendinosus und semimembranosus - Extension), M. glutaeus medius und M. glutaeus minimus (Abduktion, Innen-, Außenrotation), Adduktorengruppe (5 Muskeln, z. B. M. adductor magnus - Adduktion).
- Kniegelenk (Articulatio genus): zusammengesetztes Gelenk. 1. Femorotibialgelenk, 2. Femoropatellargelenk.
  - Muskulatur: Mm. semimembranosus und semitendinosus (Innenrotation, Flexion), M. biceps femoris (Außenrotation, Flexion), M. sartorius (Flexion), M. quadriceps femoris (Extension).
- Schienbein-Wadenbein-Gelenk (Articulatio tibiofibularis): straffes Gelenk.
- Oberes Sprunggelenk (Articulatio talocruralis): Distale Enden von Schienbein (Tibia) und Wadenbein (Fibula) umgreifen als Knöchel-(Malleolen-)Gabel das Sprungbein (Talus) bzw. die Sprungbein-(Talus-)Rolle und bilden ein Scharniergelenk.

- Muskulatur: M. triceps surae, M. tibialis posterior, M. flexor digitorum longus, M. flexor hallucis longus und Mm. peronaei longus und brevis (Plantarflexion), M. flexor digitorum longus und M. flexor hallucis longus (Beugung der Zehen), M. tibialis anterior, M. extensor digitorum longus und M. extensor hallucis longus (Dorsalextension).
- Unteres Sprunggelenk (Articulatio talotarsalis): Zwei funktionell gekoppelte Einzelgelenke 1. aus Fersenbein (Calcaneus) und Sprungbein (Talus) 2. aus Talus und Kahnbein (Os naviculare).
  - Muskulatur: M. triceps surae, Mm. tibiales anterior und posterior, M. flexor digitorum longus, M. flexor hallucis longus (Supination), Mm. peronaei longus und brevis, M. extensor digitorum longus (Pronation).

Hals und Kopf

Hals

Der Hals (Collum) verbindet Rumpf und Kopf, die hintere Region bezeichnet man als Nacken (Nucha), die vordere als „Hals im engeren Sinne" (Cervix). Die Halseingeweide (Rachen [Pharynx], Halsteil der Speiseröhre [Ösophagus], Kehlkopf [Larynx], Halsteil der Luftröhre [Trachea]), liegen vor der Wirbelsäule und sind von Halsfaszien und Muskeln umgeben (Muskeln: hinten autochthone Nackenmuskeln, M. trapezius, seitlich Mm. sternocleidomastoidei, vor und seitlich der Wirbelsäule Abkömmlinge von Rumpfmuskeln [Mm. scaleni, prävertebrale Muskeln wie Mm. longus capitis und longus colli], vor Halseingeweiden infrahyale Muskeln und Platysma).

Kopf

Die knöcherne Grundlage des Kopfes ist der Schädel, bei dem man Hirnschädel (Neurocranium) und Gesichtsschädel (Viszerocranium) unterscheidet (Grenze: Linie Nasenwurzel - obere Augenhöhlenränder - äußere Gehörgänge).

- Knochen des Hirnschädels: 1. Schädeldach: Stirnbein (Os frontale), paariges Scheitelbein (Ossa parietalia), Teile der beiden Schläfenbeine (Ossa temporalia), oberster Teil des Hinterhauptbeins (Os occipitale). 2. Innere Schädelbasis: Stirnbein, Siebbein (Os ethmoidale) mit der Siebbeinplatte (Lamina cribrosa), Crista galli, Keilbein (Os sphenoidale), Hinterhauptbein, Schläfenbeine.
- Beim Neugeborenen liegen zwischen den Knochen des Hirnschädels

bindegewebige Lücken (Fontanellen), die zwischen dem 3. und 36. Monat verschlossen und durch Knochennähte (Suturen) ersetzt werden (Suturae coronalis, lambdoidea, sagittalis, squamosa).
- Knochen des Gesichtsschädels: Oberkiefer (Maxilla, mit Zahn tragendem Fortsatz [Alveolarbogen]), Jochbein (Os zygomaticum), Nasenbein (Os nasale), Tränenbein (Os lacrimale), Gaumenbein (Os palatinum), Pflugscharbein (Vomer), Unterkiefer (Mandibula, mit Alveolarbogen).
- Schädelbasis: knöcherne Basis der Schädelhöhle, der das Gehirn aufliegt. Wenn man von unten auf den Schädel sieht (äußere Schädelbasis), sieht man das große Hinterhauptloch (Foramen magnum). Hier werden Wirbelsäule und Kopf über das obere Kopfgelenk (Articulatio atlantooccipitalis) verbunden. Die innere Schädelbasis gehört zum Hirnschädel (s. o.). Sie bildet die innere Grenze zwischen Hirn- und Gesichtsschädel.
- Schädelmuskeln: 1. Kaumuskeln: M. masseter, Mm. pterygoidei lateralis und medialis, M. temporalis, suprahyale Muskeln, 2. Mimische Muskeln: 21 Muskeln; sie besitzen keine Faszien und spannen sich zwischen Haut und Knochen aus (Hautmuskeln).
- Kiefergelenk (Articulatio temporomandibularis): Scharniergelenk zwischen Unterkiefer und Schläfenbein.

5
Herz und Gefäßsystem

Inhaltsübersicht

5.1 Herz (Cor) *206*
5.1.1 Gestalt und Lage *206*
5.1.2 Aufbau des Herzens *208*
  – Binnenräume und Klappen des Herzens *212*
  – Herzwand *214*
5.1.3 Erregungsleitungssystem *214*
5.1.4 Herzkranzgefäße *215*
5.1.5 Systole und Diastole *216*
5.1.6 Herzzeitvolumen (HZV) *218*
5.1.7 Herznerven *218*
5.1.8 Herztöne und Herzgeräusche *219*
5.1.9 Ruhe- und Aktionspotenzial am Herzen *220*
  – Unterschied von Herz- und Skelettmuskel *221*
5.1.10 Elektrokardiogramm (EKG) *221*
  – EKG-Ableitungen *222*
  – EKG-Kurve *223*
  – Herzfrequenz *224*
5.1.11 Blutdruck *225*
  – Messung des Blutdruckes *225*
5.1.12 Untersuchung des Herzens *226*

5.2 Gefäßsystem - Bau und Funktion *228*
5.2.1 Blutgefäße: Arterien, Venen und Kapillaren *228*
  – Aufbau der Arterien und Venen *228*
  – Aufbau der Kapillaren *229*
5.2.2 Lymphgefäße *229*
5.2.3 Großer und kleiner Kreislauf *231*
5.2.4 Fetaler Kreislauf *234*
5.2.5 Arterielles System *234*
5.2.6 Venöses System *239*

5.3 Gefäßsystem - physiologische Grundlagen *244*
5.3.1 Strömung, Druck und Widerstand im Gefäßsystem *244*
5.3.2 Verteilung des Herzzeitvolumens (HZV) *245*
5.3.3 Regulation der Organdurchblutung *245*
  – Autoregulation des Gefäßtonus *246*
  – Nervöse und hormonelle Kontrolle des Gefäßtonus *246*
5.3.4 Reflektorische Kreislauf- und Blutdruckregulation *247*
  – Druck- und Dehnungsrezeptoren *247*
  – Regulation *248*
  – Orthostatische Reaktion *248*
  – Schockzustand *249*
5.3.5 Blutzirkulation in den Kapillaren *249*
  – Stoffaustausch zwischen Blut und Gewebe *249*
  – Ödembildung *250*
5.3.6 Venöser Rückstrom zum Herzen *251*
  – Venöse Durchblutungsstörungen *252*

Zusammenfassung *252*

Um das Blut in unmittelbare Nähe aller Zellen eines vielzelligen Organismus zu transportieren, bedarf es besonderer **Kreislauforgane,** die das Blut bewegen und weiterleiten. Zu diesem Zweck ist der gesamte Körper von einem *Transportsystem* durchsetzt, in das die verschiedenen Organsysteme eingebaut sind. Zu den Kreislauforganen zählt man:

- **das Herz** und
- **das Gefäßsystem.**

Das Herz ist der Motor des Kreislaufs. Durch seine *Pumpleistung* wird ein ständiger Blutfluss aufrechterhalten. Das Blut zirkuliert in einem geschlossenen System elastischer Röhren, dem **Gefäßsystem,** das sich in folgende Abschnitte gliedert:

- **Arterien** (Schlagadern), die das Blut vom Herzen wegleiten und verteilen,
- **Kapillaren** (Haargefäße), in denen der Stoffaustausch stattfindet,
- **Venen** (Blutadern), die das Blut zum Herzen zurückführen,
- **Lymphgefäße,** die im Dienste des Transportes von Flüssigkeit und Abwehrzellen stehen.

Unabhängig vom Sauerstoffgehalt bezeichnet man alle Blutgefäße, die vom Herzen wegführen, als **Arterien** und alle Blutgefäße, die zum Herzen hinführen, als **Venen**. So führt die Lungenarterie, die vom Herzen zur Lunge zieht, sauerstoffarmes Blut. Die Lungenvenen hingegen, die von den Lungen zum Herzen ziehen, führen sauerstoffreiches Blut. In ähnlicher Weise führen die Nabelarterien sauerstoffarmes, die Nabelvene hingegen sauerstoffreiches Blut.

Das Gefäßsystem dient nicht nur dem O_2-Transport, sondern auch der Verteilung der aus der Nahrung aufgenommenen Bestandteile. Auf dem Blutweg gelangen sie zu den Zellen (Stoffaustausch in den Kapillaren), wo sie für lebensnotwendige Stoffwechselprozesse mithilfe von O_2 in Energie (ATP) umgewandelt oder zum Aufbau körpereigener Substanzen verwendet werden.

5.1 Herz (Cor)

5.1.1 Gestalt und Lage

Das *Herz* ist ein muskuläres Hohlorgan und liegt in einem *Bindegewebsraum (Mediastinum)* zwischen Wirbelsäule und Brustbein. Es wird vollständig von einem *Herzbeutel (Perikard)* umhüllt, der sich zwischen Brust-

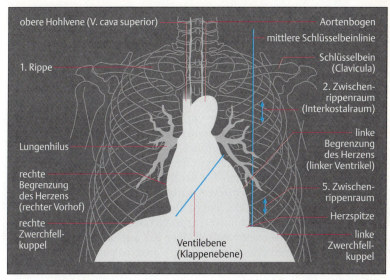

Abb. 5.**1** **Vereinfachte Röntgenskizze einer Brustaufnahme mit Herzschatten.** Strahlengang von hinten nach vorn (posterior-anterior; p. a.)

fellhöhlen (Pleurahöhlen, s. S. 349), dem Zwerchfell (Diaphragma) und den großen Gefäßen ausspannt (Abb. 5.**1** und 5.**2**). Die Größe entspricht etwa dem Anderthalbfachen der geballten Faust eines Menschen, kann aber durch Training bzw. unter pathologischen Umständen erheblich gesteigert werden. Das Gewicht beträgt etwa 0,5% des Körpergewichtes und liegt im Durchschnitt zwischen 300 und 350 g. Die Gestalt des Herzens gleicht einem abgerundeten Kegel, dessen Grundfläche als *Herzbasis* bezeichnet wird. Die *Herzspitze* berührt die vordere Brustwand im linken 5. Zwischenrippenraum etwas einwärts einer Senkrechten durch die Mitte des Schlüsselbeins (mittlere Schlüsselbeinlinie). Die großen Gefäße treten an der Herzbasis ein, die auf diese Weise im Mediastinum verankert wird (Abb. 5.**1**). Die Herzspitze dagegen ist innerhalb der *Perikardhöhle* frei beweglich.

5.1.2 Aufbau des Herzens

Das Herz ist durch die **Herzscheidewand (Septum interventriculare)** in ein **„rechtes Herz"** für den Lungenkreislauf und in ein **„linkes Herz"** für den Körperkreislauf vollständig unterteilt. Beide Hälften haben jeweils einen **Vorhof (Atrium)** und eine **Kammer oder Ventrikel (Ventriculus)** (Abb. 5.**3c**).

Bei der Betrachtung von vorne wird die Vorderwand des Herzens im Wesentlichen von der rechten Kammer gebildet (Abb. 5.**3a, b** u. **c**). Nach rechts schließt sich der rechte Vorhof an, in den die *obere* und *untere Hohlvene (V. cava superior* und *V. cava inferior)* münden. An die linke Seite der rechten Kammer grenzt ein Teil der linken Kammer, dazwischen verläuft in einer Rinne *(Sulcus interventricularis anterior)* der vordere Ast *(R. interventricularis anterior)* der *linken Herzkranzarterie (A. coronaria sinistra)*. Die aus der linken Kammer entspringende *Körperschlagader (Aorta)* zieht nach rechts oben und verläuft über der aus der rechten Kammer kommenden *Lungenarterie (A. pulmonalis = Truncus pulmonalis)* in einem Bogen *(Aortenbogen)* um dann hinter dem Herzen weiter abwärts zu ziehen.

Die *Unterfläche des Herzens* (Zwerchfellfläche) ist abgeplattet, liegt dem Diaphragma auf und wird größtenteils vom linken und zu einem geringen

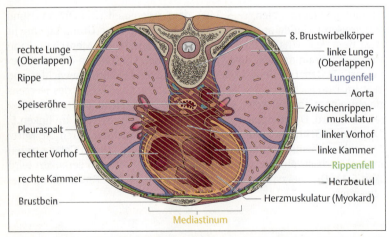

Abb. 5.**2 Horizontalschnitt durch den Brustkorb auf Höhe des 8. Brustwirbels** (nach Leonhardt)

Herz (Cor) 209

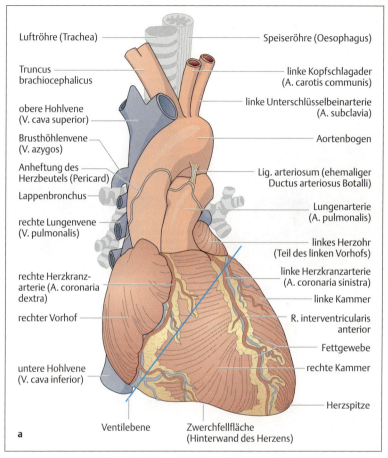

Abb. 5.**3a-d** **Herz und herznahe Gefäße.** Der Herzbeutel (Perikard) ist entfernt worden
a Ansicht von vorne (in (b) und (c) ist das Herz in verschiedenen frontalen Ebenen geschnitten)

Abb. 5.**3 b–d** ▷

Teil auch vom rechten Ventrikel gebildet (Abb. 5.**3d**). Im klinischen Sprachgebrauch wird sie häufig als *Hinterwand* bezeichnet (Hinterwandinfarkte). Bei der Betrachtung des Herzens von hinten (wirbelsäulenseitig) wird die linke Kammerwand durch eine rinnenartige Vertiefung *(Sulcus*

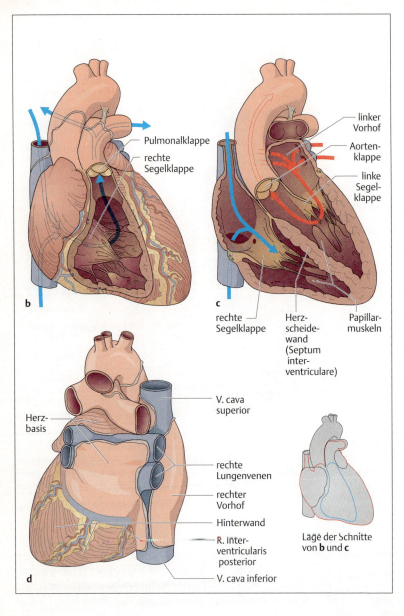

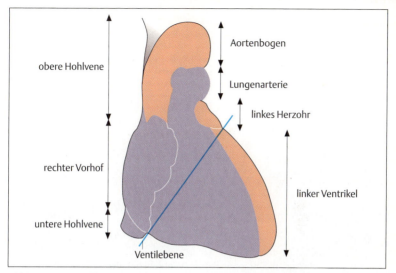

Abb. 5.4 **Rand bildende Strukturen einer schematisierten Röntgenaufnahme des Herzens und der herznahen Gefäße.** Strahlengang von hinten nach vorn. Das linke Herz ist rot, das rechte Herz blau dargestellt; die Rand bildenden Strukturen der rechten Seite sind im Wesentlichen obere Hohlvene und rechter Vorhof; die Rand bildenden Strukturen der linken Seite sind Aortenbogen, Lungenarterie, linkes Herzohr und linker Ventrikel

interventricularis posterior) gegen die rechte Ventrikelwand abgegrenzt (Abb. 5.**3d**). In ihr verläuft der Endast *(R. interventricularis posterior)* der rechten Herzkranzarterie *(A. coronaria dextra)* in Richtung Herzspitze. Die der Wirbelsäule zugewandte Seite des Herzens wird im Wesentlichen von dem linken Vorhof und den in ihn einmündenden Lungenvenen *(Vv. pulmonales)* eingenommen. An der *Vorhof-Kammer-Grenze* senkt sich die *Kranzfurche (Sulcus coronarius)* ein. In ihr verlaufen die großen Herzvenen, die im **Sinus coronarius** in den rechten Vorhof einmünden.

Auf einer posterior-anterioren (p.-a.) Röntgenaufnahme (Strahlengang von hinten nach vorn) des Brustkorbs können innerhalb des *Herzschattens* nur die Rand bildenden Strukturen beurteilt werden (Abb. 5.**1** und 5.**4**). Die

◁ Abb. 5.**3b-d**
  b Die rechte Kammer ist eröffnet (blaue Pfeile = Fließrichtung des venösen Blutes)
  c Zusätzlich zur rechten Kammer ist der rechte Vorhof und die linke Kammer eröffnet (rote Pfeile = Fließrichtung des arteriellen Blutes)
  d Herz von hinten (Herzbasis) und von unten (Hinterwand) (nach Leonhardt)

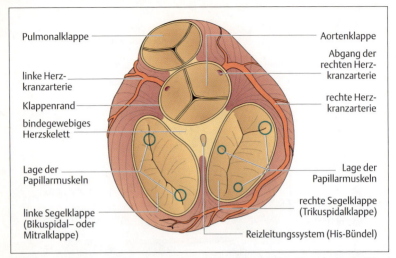

Abb. 5.**5 Aufsicht auf die Klappenebene (Ventilebene) des Herzens nach Wegnahme der Vorhöfe.** Die Lage der Papillarmuskeln ist durch kleine Kreise angedeutet

rechte Kontur des Herzschattens wird vom rechten Vorhof und der oberen Hohlvene gebildet, während sich linksseitig folgende Konturen von oben nach unten darstellen: Aortenbogen, Lungenarterie, linkes Herzohr (Teil des linken Vorhofs) und linker Ventrikel. Will man hingegen den linken Vorhof oder die rechte Kammer Rand bildend darstellen, muss man Röntgenbilder mit schrägem oder seitlichem Strahlengang anfertigen.

■ **Binnenräume und Klappen des Herzens.** Von den Binnenräumen des Herzens haben nur die Hauptteile der Vorhöfe eine glatte Wandung. In den Herzohren (Teile der Vorhöfe) und vor allem in den Kammern springen Muskelwülste in das Innere vor *(Trabeculae carneae)*. Der gesamte Innenraum wird von einem einschichtigen Epithel *(Endokard)* ausgekleidet. Die vier Klappen des Herzens sind in Bindegewebsfaserringen befestigt, die annähernd in einer Ebene (Ventilebene) liegen (Abb. 5.**3** und 5.**5**). Sie bilden zusammen mit dem dazwischenliegenden Bindegewebe, dem sogenannten **Herzskelett**, von dem die Muskulatur der Vorhöfe und Kammern nach oben und unten abgeht, eine Einheit.

Die Klappen zwischen den Vorhöfen und den Kammern werden als *Segelklappen (Atrioventrikularklappen)* bezeichnet und entspringen als

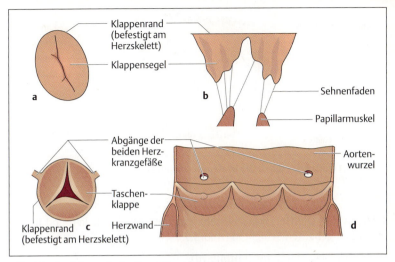

Abb. 5.**6a-d Schematische Darstellung der Herzklappen**
a Aufsicht auf die Mitralklappe (Bikuspidalklappe);
b ausgebreitete Segel der Mitralklappe;
c Aufsicht auf die Aortenklappe (Klappe leicht geöffnet);
d aufgeschnittene und aufgeklappte Aortenklappe

Endokardduplikaturen am Herzskelett (Abb. 5.**5**). Die freien Enden der Segel sind durch *Sehnenfäden (Chordae tendineae)* an den *Papillarmuskeln* befestigt. Diese zapfenartigen Vorsprünge an der Innenseite der Kammerwände verhindern zusammen mit den Sehnenfäden ein Zurückschlagen der Segel während der Kammerkontraktion (Abb. 5.**10a** u. **b**). Zwischen rechtem Vorhof und rechter Kammer befindet sich eine dreizipflige Segelklappe *(Valva tricuspidalis = Trikuspidalklappe)*. Linker Vorhof und linke Kammer sind durch eine zweizipflige Segelklappe *(Valva bicuspidalis = Bikuspidal- oder Mitralklappe)* getrennt (Abb. 5.**6**).

Am Eingang in die A. pulmonalis und in die Aorta befinden sich die *Taschenklappen (Semilunarklappen)*, die das Zurückfließen des Blutes nach erfolgter Kammerkontraktion verhindern (Abb. 5.**6**). Pulmonal- und Aortenklappe bestehen aus drei taschenartigen, in das Lumen hineinragenden Endokardduplikaturen, deren Unterseiten herzwärts gerichtet sind. Bei geschlossenen Klappen legen sich die Klappenränder eng aneinander, das Ventil ist geschlossen. Bei Druckanstieg innerhalb der Kammern weichen die Klappenränder auseinander und das Ventil wird geöffnet.

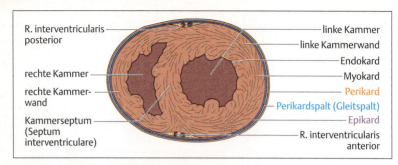

Abb. 5.7 **Querschnitt durch die beiden Herzkammern**

■ **Herzwand.** Die Herzwand besteht aus drei ungleich dicken und unterschiedlich gebauten Schichten (Abb. 5.7):

- der **inneren Herzhaut (Endokard)**,
- der eigentlichen **Herzmuskulatur (Moykard)**
- und der **äußeren Herzhaut (Epikard)**.

Zwischen Epikard und der Innenfläche des Herzbeutels (Perikard) liegt ein dünner, mit wenig Flüssigkeit gefüllter *Gleitspalt*, der eine reibungslose Bewegung des Herzens im Herzbeutel gestattet. Das Myokard besteht aus *quer gestreifter Herzmuskulatur* und ist im Bereich der rechten Kammer etwa 0,7 cm dick. Die linke Kammer weist aufgrund des höheren Druckes und der damit verbundenen höheren Arbeitsleistung eine Wandstärke von durchschnittlich 1,4 cm auf.

5.1.3 Erregungsleitungssystem

Im Vergleich zum Skelettmuskel besteht bei der Erregung des Herzens, der Erregungsleitung und der Kontraktion des Herzmuskels eine Reihe von Besonderheiten (Abb. 5.8). Wird das Herz z. B. aus dem Körper herausgenommen, vermag es bei ausreichender Nährstoff- und Sauerstoffzufuhr über längere Zeit außerhalb des Körpers spontan zu schlagen ohne dass eine Nervenversorgung von außen notwendig ist. Das Herz besitzt ein eigenständiges (autonomes) Erregungszentrum, den *Sinusknoten*, der im rechten Vorhof in Höhe der Einmündung der oberen Hohlvene liegt. Es ist das so genannte *Schrittmacherzentrum* mit einer Frequenz von etwa 60-70

Herz (Cor) **215**

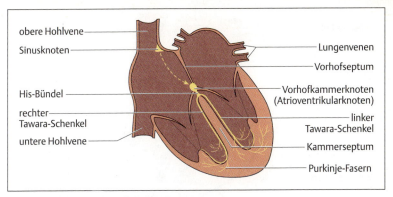

Abb. 5.8 **Reizleitungssystem des Herzens**

Schlägen pro Minute. Über die Vorhofmuskulatur, die dadurch zur Kontraktion angeregt wird, erreicht die Erregung den *Atrioventrikularknoten (AV-Knoten)*. Von dort gelangt die Erregung über das *His-Bündel*, das durch das bindegewebige Herzskelett zieht, zum Kammermyokard. Sie läuft zunächst in den *Tawara-Schenkeln* entlang des Kammerseptums spitzenwärts und verteilt sich über die *Purkinje-Fasern* im gesamten Ventrikelmyokard (Abb. 5.**8**). Auf diese Weise wird die Herzmuskulatur entlang des Reizleitungssystems erregt und kontrahiert sich rhythmisch.

Herzfrequenz, Erregungsgeschwindigkeit und Kontraktionskraft werden durch das vegetative Nervensystem *(Sympathikus* und *Parasympathikus)* beeinflusst (s. S. 218). Auf diese Weise wird die Herzleistung den körperlichen Bedürfnissen (z. B. Steigerung des Herzminutenvolumens bei schwerer Arbeit) angepasst.

5.1.4 **Herzkranzgefäße**

Die Herzkranzgefäße (*Aa. coronariae* oder Koronararterien) dienen ausschließlich der Versorgung des Herzmuskels (Abb. 5.**9**). Sie entspringen unmittelbar oberhalb der Aortenklappe aus der Aorta und verlaufen mit ihren größeren Ästen auf dem Myokard um mit ihren Endaufzweigungen von außen in die Herzmuskulatur einzudringen.

Die *rechte Herzkranzarterie (A. coronaria dextra)* verläuft nach ihrem Abgang aus der Aorta, zunächst vom rechten Herzohr bedeckt, im Sulcus

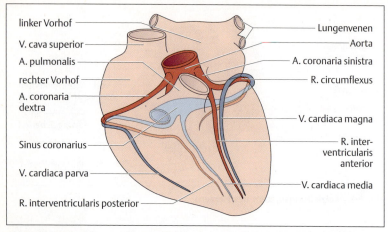

Abb. 5.**9** **Verlauf der Herzkranzgefäße.** Schematische Darstellung des Herzens in der Ansicht von vorn (nach Faller)

coronarius um den rechten Herzrand zur Zwerchfellfläche des Herzens und zieht mit ihrem Endast, dem *R. interventricularis posterior*, in Richtung Herzspitze (Abb. 5.9). Die *linke Herzkranzarterie (A. coronaria sinistra)* teilt sich nach kurzem Verlauf in den auf der Vorderfläche verlaufenden *R. interventricularis anterior* und den auf die Rückseite ziehenden *R. circumflexus*. Die Venen sammeln das Blut in den *Kranzvenen (Vv. cardiacae parva, media und magna)*, die im Sinus coronarius zusammenlaufen und in den rechten Vorhof münden. Bei Verengung der Herzkranzgefäße (Arteriosklerose) wird die betroffene Herzmuskelregion mangelhaft mit Sauerstoff versorgt und kann bei vollständigem Gefäßverschluss zugrunde gehen (Herzinfarkt).

5.1.5 Systole und Diastole

Die Herzkammern treiben das Blut schubweise und synchron in Truncus pulmonalis und Aorta. In diesem sich ständig wiederholenden *zweiphasigen Herzzyklus* wird die Kontraktion des Kammermyokards als *Systole*, die Erschlaffung als *Diastole* bezeichnet (Abb. 5.**10a** u. **b**). Innerhalb von Systole und Diastole wiederum lassen sich zwei Phasen unterscheiden:

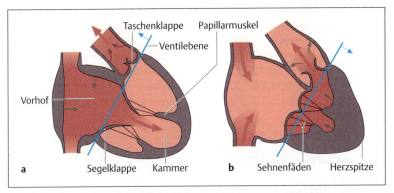

Abb. 5.10a u. b   Vereinfachte Darstellung der einzelnen Herzaktionen
a Füllungsphase der Kammer (Diastole),
b Austreibungsphase der Kammer (Systole). In der Füllungsphase sind die Segelklappen geöffnet und die Taschenklappen geschlossen; in der Austreibungsphase sind die Segelklappen geschlossen (die Papillarmuskeln verhindern ein Zurückschlagen der Klappen) und die Taschenklappen geöffnet. Die Ventilebene bewegt sich bei der Systole in Richtung Herzspitze, bei der Diastole in Richtung Herzbasis (nach Leonhardt)

■ **Systole:**
Anspannungsphase,
Austreibungsphase,

■ **Diastole:**
Erschlaffungsphase,
Kammerfüllungsphase.

In der Anfangsphase der Systole beginnt das Kammermyokard sich zu kontrahieren *(Anspannungsphase)*. Durch Verschluss der Segelklappen und bei noch nicht geöffneten Taschenklappen steigt der Kammerdruck bei gleichem Volumen stark an *(isovolumetrische Kontraktion)*. Sobald der Ventrikeldruck jedoch den Blutdruck in der Aorta (etwa 120 mmHg/16 kPa) bzw. in der A. pulmonalis (etwa 20 mmHg/2,6 kPa) erreicht hat, öffnen sich die Taschenklappen und die *Austreibungsphase* beginnt. Dabei ist das Kammermyokard maximal kontrahiert und ein Blutvolumen von 70 ml *(Schlagvolumen)* wird in Ruhe in die Arterien ausgeworfen. Anschließend sinkt der Kammerdruck wieder unter den Arteriendruck ab und die Taschenklappen schließen sich.

Auf die Systole folgt bei zunächst noch geschlossenen Segelklappen und unverändertem Kammervolumen (so genanntes *endsystolisches Restvolumen* von 70 ml) die *Entspannung* bzw. *Erschlaffung* des Ventrikelmyokards, die Diastole. Dabei sinkt der Kammerdruck unter den Vorhofdruck, wodurch sich die Segelklappen öffnen und das Blut aus den Vorhöfen in die

Kammern strömt *(Kammerfüllung)*. Treibende Kräfte sind dabei die beginnende Kontraktion der Vorhofmuskulatur und vor allem der so genannte *Ventilebenenmechanismus* (Abb. 5.**10a** u. **b**). Hierbei nähert sich während der Austreibungsphase die Ventilebene der Herzspitze, so dass unter Dehnung der Vorhöfe Blut aus den Venen angesogen wird *(Saugpumpe)*. Bei Erschlaffung der Kammermuskulatur wandert die Ventilebene wieder aufwärts und das Blut gelangt durch die geöffneten Segelklappen in die Kammern.

5.1.6 Herzzeitvolumen (HZV)

Unter dem *Herzzeitvolumen* wird das Blutvolumen verstanden, das in einer bestimmten Zeit durch das Herz gepumpt wird. Das *Herzminutenvolumen (HMV)* entspricht der pro Minute vom Herzen geförderten Blutmenge. Hierbei fördern linkes und rechtes Herz jeweils die gleiche Menge Blut, da sich sonst in einem Teilkreislauf schnell ein Stau aufbauen würde, während der andere unter Blutmangel litte. Schlägt das Herz in Ruhe etwa 70-mal pro Minute *(Herzfrequenz)* und wird dabei bei jeder Herzaktion etwa 70 ml Blut in den großen Körperkreislauf ausgeworfen, dann errechnet sich das HMV auf rund 5 Liter (l) (70 × 70 = (4.900 ml). Dies ist etwa die bei einem 70 kg schweren Menschen im gesamten Körper vorkommende Blutmenge (s. Kap. 6.1, Blut).

Bei körperlicher Arbeit müssen z. B. die Muskeln mehr durchblutet werden und dementsprechend müssen auch das gepumpte Blutvolumen sowie der Blutdruck ansteigen. Um die geförderte Blutmenge zu steigern, können Herzfrequenz und Schlagvolumen erhöht werden. Dabei kann das Herzminutenvolumen bei starker körperlicher Anstrengung bis auf 25 l pro Minute ansteigen, d. h. die normale Blutmenge wird etwa fünfmal pro Minute umgewälzt. Dies wird beispielsweise dadurch erreicht, dass das Schlagvolumen von 70 ml auf 140 ml erhöht wird und dass die Herzfrequenz kurzfristig auf 180 Schläge pro Minute ansteigt (140 × 180 = 25.200 ml/min = 25,2 l/min).

5.1.7 Herznerven

Bei anstrengender Arbeit muss das Herz bis zu fünfmal mehr Blut auswerfen. Diese Anpassung der Herztätigkeit an erhöhte Anforderungen wird zum Teil vom Herzen selbst geleistet, größtenteils jedoch von *vegetativen (autonomen) Herznerven* gesteuert. Die Selbstanpassung des Herzens wird dadurch erreicht, dass bei stärkerer Füllung die Muskelfasern der Herzwände stärker gedehnt werden. Diese Dehnung führt zu einer kräftigeren Kontraktion und auf diese Weise zu einem höheren Schlagvolumen.

Vom Zentralnervensystem *(Kreislaufzentrum im Hirnstamm)* aus werden über sympathische und parasympathische efferente Nerven (s. Kap. 14, Vegetatives Nervensystem) *Herzfrequenz (chronotrope Wirkung), Erregbarkeit (bathmotrope Wirkung), Kraft der Herzmuskelkontraktion (inotrope Wirkung)* sowie die *Geschwindigkeit der Erregungsleitung (dromotrope Wirkung)* des Herzens beeinflusst. Hierbei hat der *Sympathikus* im Allgemeinen einen fördernden Einfluss auf die Herztätigkeit (z. B. Steigerung der Herzfrequenz, Erhöhung der Kontraktionskraft, Beschleunigung der Reizüberleitung im AV-Knoten), der *Parasympathikus* hingegen hemmt bzw. dämpft die Herzaktionen (z. B. Erniedrigung der Herzfrequenz, Verminderung der Kontraktionskraft, Verzögerung der Erregungsausbreitung von den Vorhöfen auf die Ventrikel). Während die Aktivierung des Sympathikus hauptsächlich durch Vermittlung des Überträgerstoffs *Noradrenalin* geschieht, übt der Parasympathikus (N. vagus) seinen hemmenden Einfluss mithilfe der Überträgersubstanz *Acetylcholin* aus.

Die einzelnen Wirkungen der autonomen Herznerven sind verschieden stark ausgeprägt, da die sympathische und die parasympathische Innervation in den einzelnen Herzabschnitten unterschiedlich ist. Während der Herzsympathikus Vorhof- und Kammermyokard gleichmäßig versorgt, ziehen die Fasern des N. vagus (Parasympathikus) bevorzugt zum Vorhof, zum Sinus- und zum AV-Knoten.

5.1.8 Herztöne und Herzgeräusche

Die beginnende Kammersystole und der Schluss der Segelklappen erzeugt den *ersten, dumpfen Herzton*. Der Schluss der Taschenklappen ist als *zweiter, heller* und *kurzer Klappenton* hörbar. Da die Herztöne mit dem Blutstrom fortgeleitet werden, entsprechen die *Projektionsstellen* der Herzklappen auf dem Brustkorb nicht den Abhörstellen *(Auskultationsstellen)*. Die Herzklappen können am besten dort auskultiert werden, wo sich der Blutstrom nach dem Schluss der jeweiligen Klappe der Brustwand am weitesten nähert (Abb. 5.**11**):

- **Trikuspidalklappe**
  (rechter Brustbeinrand in Höhe des 5. Zwischenrippenraumes),

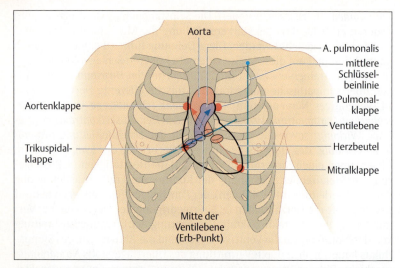

Abb. 5.**11** **Auskultationsstelle des Herzens.** Auskultationsstellen sind durch rote Kreise markiert. Die Klappen liegen in der Ventilebene, die Pfeile geben die Richtung des Blutstroms (Fortleitung des Herztons) an (nach Faller)

- **Bikuspidal- oder Mitralklappe**
  (an der Herzspitze im 5. Zwischenrippenraum links),
- **Pulmonalklappe**
  (im 2. Zwischenrippenraum am linken Brustbeinrand),
- **Aortenklappe**
  (im 2. Zwischenrippenraum am rechten Brustbeinrand).

Sind die Herzklappen krankhaft verändert und können sich nicht mehr ausreichend öffnen *(Stenose)* oder schließen *(Insuffizienz)*, entstehen durch Verwirbelung des Blutstromes *Herzgeräusche*. Intensität und zeitliches Auftreten des Geräusches in Bezug auf den 1. oder 2. Herzton lassen an den Auskultationsstellen auf die Art des Klappenfehlers schließen.

5.1.9 Ruhe- und Aktionspotenzial am Herzen

Ähnlich wie die Skelettmuskelzellen sind die Herzmuskelzellen in Ruhe polarisiert. Dabei besteht eine *Potenzialdifferenz* zwischen intrazellulärem (negativ) und extrazellulärem (positiv) Raum. Dieses so genannte *Ruhe-*

oder *Membranpotenzial* kann als elektrische Spannung gemessen werden und beträgt ca. -80 bis -90 mV (s. Kap. 1, Membranpotenzial einer Zelle). Wird die Zelle erregt, bricht dieses Potenzial zusammen *(Depolarisation)*, um sich anschließend wieder aufzubauen *(Repolarisation)*. Bei diesem Vorgang wird das Ruhepotenzial von -80 (-90) mV für kurze Zeit bis auf +20 (30) mV umgeladen. Diese insgesamt 120 mV große Spannungs- oder Potenzialänderung wird als *Aktionspotenzial* bezeichnet und ist für die Herzmuskelzellen das Signal sich zu kontrahieren. Es gleicht in seinem Mechanismus den Aktionspotenzialen in Nervenzellen und kommt durch den Austausch von Natrium- und Kaliumionen zu Stande (s. Kap. 3, Nervengewebe: Nervenimpulse).

Unterschied von Herz- und Skelettmuskel

Obwohl Herz- und Skelettmuskel in ihrem Aufbau und in ihrer Funktion vieles gemeinsam haben, unterscheiden sie sich in wesentlichen Punkten. Während der Skelettmuskel unter physiologischen Bedingungen nur über einen Nerv erregt und dadurch zur Kontraktion gebracht wird, befinden sich im Herzmuskel *spezialisierte Muskelzellen* (Zellen des Sinusknotens), die in der Lage sind, Erregungen (Aktionspotenziale) nicht nur als Antwort auf von außen kommende Reize, sondern spontan zu bilden und diese Aktionspotenziale über das Erregungsleitungssystem weiterzuleiten. Außerdem sind die Herzmuskelzellen im Bereich der *Glanzstreifen* (Abb. 3.**11c**) alle netzförmig durch Zellkontakte (Gap junctions) miteinander verbunden. Dies führt dazu, dass eine im Sinusknoten entstandene Erregung sich zunächst fächerförmig über die Vorhöfe ausbreitet um anschließend über eine schmale Muskelbrücke (AV-Knoten) etwas verzögert auf das Kammermyokard übergeleitet zu werden. Die Verzögerung im AV-Knoten stellt sicher, dass die Kammern erst nach der Vorhofkontraktion erregt werden und auf diese Weise eine ausreichende Kammerfüllung erreicht wird.

5.1.10 Elektrokardiogramm (EKG)

Das Elektrokardiogramm ist ein diagnostisches Verfahren, das Auskunft über *Bildung, Ausbreitung* und *Rückbildung der elektrischen Erregung* über Vorhof und Kammermyokard gibt. Es erlaubt außerdem Rückschlüsse auf *Herzlage, Herzfrequenz* und *Erregungsrhythmus*.

EKG-Ableitungen

Auf Grund des *elektrischen Spannungsunterschieds* von etwa 120 mV zwischen einer erregten und einer unerregten Stelle des Herzmuskels wird in der Umgebung des Herzens ein elektrisches Feld erzeugt, das sich bis zur Körperoberfläche ausbreitet. Dabei treten zwischen einzelnen Punkten der Körperoberfläche, z. B. zwischen rechtem Arm und linkem Bein, während der Ausbreitung und Rückbildung der Erregung am Herzen Spannungsunterschiede bis zu 1 mV auf (1 Volt = 1.000 mV). Diese Spannungsunterschiede können mit Elektroden gemessen und verstärkt werden und anschließend auf einem Schreiber oder einem Bildschirm sichtbar gemacht werden. Nach Anordnung der Ableitelektroden unterscheidet man *bipolare* bzw. *unipolare Ableitungen,* wobei die Herzerregung aus verschiedenen Richtungen betrachtet wird. Je nachdem, wo die Elektroden an der Körperoberfläche angelegt sind, unterscheiden sich Höhe und Form der einzelnen Zacken. Die in der ärztlichen Praxis gebräuchlichsten Ableitungsformen sind die so genannten bipolaren Extremitätenableitungen nach Einthoven. Folgende drei Ableitungen unterscheidet man (Abb. 5.**12**).

- Ableitung (I): rechter Arm - linker Arm
- Ableitung (II): rechter Arm - linkes Bein
- Ableitung (III): linker Arm - linkes Bein

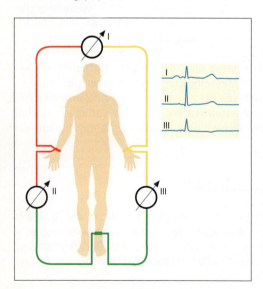

Abb. 5.**12 Extremitätenableitungen (bipolar).** Die normalen Extremitätenableitungen I bis III messen die Spannung zwischen je zwei Punkten am Arm oder Bein. Das rechte Bein wird lediglich als Erdung verwendet. An allen EKG-Geräten sind die Extremitätenableitungen gleich gekennzeichnet. Beachten Sie die „Verkehrsampel"-Regel: Rot = rechter Arm, Gelb = linker Arm, Grün = linkes Bein. Schwarz kennzeichnet die Erdung. Sie wird normalerweise am rechten Bein befestigt (nach Schwegler)

Herz (Cor) 223

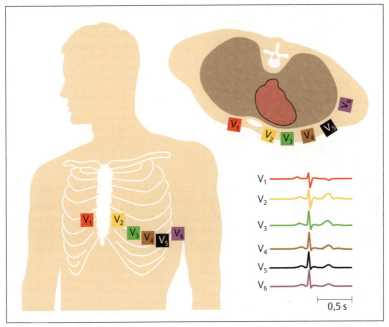

Abb. 5.**13 Ableitungspunkte des EKG (Brustwandableitungen).** Die normalen Brustwandableitungen V1 bis V6 sind unipolare Ableitungen. V1 und V2 werden im 4. Zwischenrippenraum unmittelbar rechts und links vom Brustbein aufgesetzt, V3 bis V6 tiefer und mehr seitlich (nach Schwegler)

Bei den unipolaren Brustwandableitungen nach Wilson werden sechs Elektroden (V_1-V_6) an genau festgelegten Punkten auf der Brustwand angebracht (Abb. 5.**13**).

EKG-Kurve

Die EKG-Kurve weist verschiedene *Zacken* und *Wellen* auf, deren Benennungen vereinbarte Bezeichnungen darstellen (Abb. 5.**14**). So ist z. B. die *P-Welle* Ausdruck der Erregungsausbreitung in den Vorhöfen und dauert weniger als 0,1 Sekunden. Die *Q-Zacke* sowie die *R-* und *S-Zacke*, der so genannte *QRS-Komplex*, signalisieren den Beginn der Kammererregung und dauern ebenfalls weniger als 0,1 Sekunden. Als Nächstes kommt die *T-Welle*, die das Ende der Kammererregung anzeigt. Die Zeitdauer zwischen

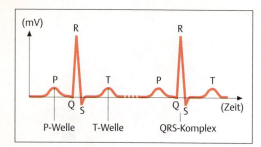

Abb. 5.14 **EKG-Kurve.** Aufzeichnung von zwei Herzaktionen (Erklärung s. Text) (Wilson, V$_4$)

dem Anfang der P-Welle und der Q-Zacke *(PQ-Intervall)* entspricht somit der Überleitungszeit (0,1-0,2 Sekunden), d. h. die Zeit vom Beginn der Vorhoferregung bis zum Beginn der Kammererregung. Das *QT-Intervall* (Q-Zacke bis Ende T-Welle) ist die Zeit, die beide Herzkammern zur De- und Repolarisation benötigen, wobei die Dauer des QT-Intervalls frequenzabhängig ist (0,32-0,39 Sekunden).

Herzfrequenz

Das Intervall zwischen zwei aufeinander folgenden R-Zacken entspricht der Dauer einer *Herzperiode*, aus der sich die momentane Herzfrequenz errechnen lässt.

- **60 s/R-Zacken-Abstand (s) = Schläge/min (z. B. 60/0,8 = 75).**

In Ruhe schlägt das Herz etwa 70-mal pro Minute (normaler Sinusrhythmus). Von einer *Tachykardie* spricht man bei einer Frequenzerhöhung, von *Bradykardie* bei Verlangsamung der Herzfrequenz. Ursache von Rhythmusstörungen können z. B. Unregelmäßigkeiten bei der Erregungsbildung im Sinusknoten, Überleitungsverzögerungen im AV-Knoten oder zusätzliche Erregungen im Myokard *(Extrasystolen)* sein. Von Vorhofflimmern spricht man, wenn die Schlagfrequenz der Vorhöfe über 350 Schläge pro Minute liegt. Besonders gefährlich ist das Kammerflimmern, bei dem das Herz überhaupt kein Blut mehr fördert.

5.1.11 Blutdruck

Der Druck, gegen den die linke Herzkammer das Blut auswerfen muss, nennt man *arteriellen Blutdruck*. Die Druckwelle, die hierbei entsteht, kann man als *Pulswelle* mit dem Finger über einer oberflächlich gelegenen Arterie (z. B. A. radialis = Radialispuls) tasten. Der Blutdruck ist jedoch nie konstant, sondern schwankt zwischen einem systolischen (maximaler Blutdruck auf dem Höhepunkt der Austreibungsphase – *systolischer Blutdruck*) und einem diastolischen Wert (minimaler Blutdruck beim Öffnen der Aortenklappe = *diastolischer Blutdruck*). Der systolische Blutdruck liegt normalerweise bei 120 mmHg (16 kPa), der diastolische bei 80 mmHg (10,6 kPa). Die Differenz von 40 mmHg (5,4 kPa) bezeichnet man als *Blutdruckamplitude*. Bei körperlicher Arbeit kann der systolische Blutdruck kurzfristig bis zu 200 mmHg erreichen. Liegt der diastolische Blutdruck auch in Ruhe über 95 mmHg (12,6 kPa), spricht man von *Bluthochdruck (Hypertonie)*. Für die Höhe des Blutdruckes sind Herzminutenvolumen und Gefäßwiderstand (Gefäßweite bzw. -elastizität) ausschlaggebend (s. Kreislaufregulation). Lässt die Gefäßelastizität z. B. durch Ablagerungen in den Gefäßwänden (Arteriosklerose) nach, erhöht sich zunächst der diastolische Wert, später auch der systolische, der dann auch in Ruhe stark erhöht bleibt.

Messung des Blutdruckes

Die gebräuchlichste Blutdruckmessung am Menschen ist die Methode nach *Riva-Rocci* (Blutdruckwerte werden daher häufig mit RR bezeichnet). Um den Oberarm des sitzenden oder liegenden Patienten wird eine aufblasbare Gummimanschette mit einem *Druckmesser (Manometer)* gelegt (Abb. 5.**15**) und so lange aufgepumpt, bis die Oberarmarterie durch den Druck vollkommen verschlossen wird (Radialispuls kann nicht mehr getastet werden). Senkt man nun den Manschettendruck langsam ab, kann man mit einem Hörrohr (Stethoskop) in der Ellenbeuge ein pochendes Geräusch (sog. *Korotkow-Geräusch*) hören, wenn der systolische Blutdruck gerade den Manschettendruck überwindet und Blut mit jeder Systole in die Arterie schießt. In diesem Fall ist der Manschettendruck identisch mit dem systolischen Blutdruck. Vermindert man den Manschettendruck weiter, wird das Geräusch zunächst lauter, dann jedoch zunehmend leiser, bis es nicht mehr zu hören ist. In dieser Situation kann das Blut wieder ungehindert fließen und der Manometerdruck entspricht somit dem diastolischen Blutdruck. Die Ursache für die auftretenden Geräusche sind *Verwirbelungen des Blutes* im Bereich der durch die Manschette verengten Arterie.

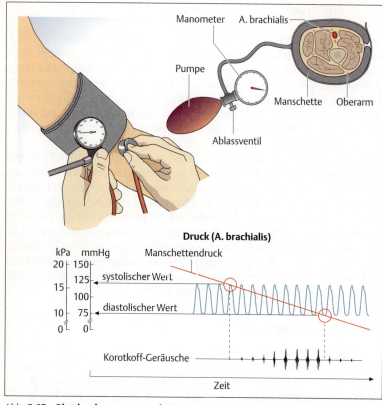

Abb. 5.15 **Blutdruckmessung nach Riva-Rocci** (nach Silbernagl/Lang)

5.1.12 Untersuchung des Herzens

Um sich eine Vorstellung von Größe, Tätigkeit und Leistung des Herzens zu verschaffen, werden folgende *klinische Untersuchungsmethoden* hauptsächlich benützt:

■ **Körperliche Untersuchung (Inspektion, Palpation, Perkussion, Auskultation).** Die Betrachtung (Inspektion) des liegenden Patienten gibt Auskunft über Pulsationen im Bereich der Herzgegend. Durch Betasten (Palpation) kann man den *Herzspitzenstoß* im 5. Zwischenrippenraum innerhalb der mittleren Schlüsselbeinlinie (Medioklavikularlinie) (Abb. 5.11) feststellen. Auskunft über Form und Größe des Herzens durch Feststellung der Herzdämpfung erhält man durch Beklopfen *(Perkussion)*. Mit einem Hörrohr (Stethoskop) können Herzrhythmus (regelmäßig, unregelmäßig), Herztöne (Schluss der Klappen) und Herzgeräusche (bei Klappenfehlern oder Löchern in den Herzscheidewänden) abgehört (auskultiert) werden (Auskultationsstellen s. Abb. 5.11).

■ **Elektrokardiogramm (EKG).** Das EKG gestattet eine Beurteilung des Erregungsablaufs sowie des Zustandes der Herzmuskulatur (s. oben).

■ **Röntgenuntersuchungen.** Die *Röntgenuntersuchung* des Herzens erfolgt vorzugsweise im Stehen, und zwar p.-a. (posterior-anteriorer Strahlengang) (Abb. 5.1) und links anliegend (seitlicher Strahlengang von rechts nach links). Die Röntgenabbildung des Herzens stellt ein überlagertes Bild aus blutgefüllten Herzhöhlen und großen herznahen Gefäßen mit ihren Wänden dar. Größe, Form und Konturen sind besonders gut zu beurteilen. Bei der *Computertomographie* wird nach intravenöser Kontrastmittelgabe eine schichtweise und überlagerungsfreie Darstellung intrakardialer (Vorhöfe und Kammern) und intravasaler (Herzkranzgefäße, große herznahe Gefäße) Räume erreicht. Die *Röntgendurchleuchtung* des Herzens *(Radioskopie)*, bei der auf dem Röntgenschirm funktionelle Abläufe betrachtet werden können, erfolgt bevorzugt beispielsweise zum Nachweis bzw. Ausschluss von Klappenverkalkungen.

■ **Herzkatheteruntersuchungen.** Durch die *Angiokardiographie*, eine röntgenologisch-kardiologische Methode, wird unter Anwendung von Kontrastmittel, das mittels Katheter verabreicht wird, eine Darstellung der Herzhöhlen sowie der großen herznahen Gefäße ermöglicht. Der *Katheter* (Sonde) kann über eine periphere Vene (z. B. Bein- oder Armvene) in das rechte Herz oder über eine periphere Arterie (z. B. Bein- oder Armarterie) ins linke Herz vorgeschoben werden *(Links-* und *Rechts-Herzkatheterisierung)*. Von einer *Koronarangiographie* spricht man, wenn mithilfe von Kontrastmittel die Koronararterien selektiv dargestellt werden.

■ **Kernspintomographie.** Die Kernspintomographie ermöglicht, ähnlich wie die Computertomographie, eine schichtweise und überlagerungsfreie Darstellung intrakardialer und intravasaler Strukturen, jedoch sind zusätzlich zur horizontalen Schichtung sagittale und koronare (frontale) Aufnahmeebenen möglich.

5.2 Gefäßsystem - Bau und Funktion

5.2.1 Blutgefäße: Arterien, Venen und Kapillaren

Im Kreislaufsystem sind die dem Stoffaustausch dienenden *Kapillargebiete* über Arterien und Venen mit dem Herzen verbunden. Arterien und Venen dienen ausschließlich dem Bluttransport und nicht dem Stoffaustausch. Auf Grund des unterschiedlichen Blutdrucks im arteriellen und venösen Schenkel unterscheidet man ein *Hochdruck- (Arterien) und ein Niederdrucksystem (Venen)*.

Aufbau der Arterien und Venen

Ihr grundsätzlicher Aufbau aus *drei Wandschichten* ist bei Arterien und Venen ähnlich, wobei jedoch, in Anpassung an deren unterschiedliche Aufgaben im Kreislauf, die einzelnen Wandschichten verschieden gebaut sind (Abb. 5.16). Die *innere Schicht (Tunica intima,* Gefäßendothel) besteht aus platten, einschichtigen Endothelzellen, die einer dünnen Bindegewebsschicht (Basalmembran) aufsitzen. Die *mittlere Schicht (Tunica media)* enthält vor allem glatte Muskulatur sowie elastische Fasern. Die *äußere Schicht (Tunica adventitia)* vermittelt hauptsächlich den Einbau in die Umgebung und wird im Wesentlichen aus Bindegewebe gebildet. Die Arterien besitzen zwischen innerer und mittlerer Schicht zusätzlich eine

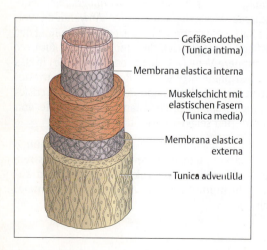

Abb. 5.**16 Wandschichten einer Schlagader (Arterie)** (nach Leonhardt)

- Gefäßendothel (Tunica intima)
- Membrana elastica interna
- Muskelschicht mit elastischen Fasern (Tunica media)
- Membrana elastica externa
- Tunica adventitia

elastische, gefensterte Membran *(Membrana elastica interna)*. Meist liegt zwischen mittlerer und äußerer Schicht ebenfalls eine etwas dünnere elastische Membran *(Membrana elastica externa)*.

Arterien zeichnen sich durch eine besonders stark entwickelte Muskelschicht aus, die in den einzelnen Regionen unterschiedliche Anteile von elastischen Fasern enthält *(Arterien vom elastischen* und *muskulären Typ)*. Sie steht vorwiegend im Dienste der Gefäßmotorik (Abb. 5.**17**). Durch *Erweiterung (Vasodilatation)* und *Verengung (Vasokonstriktion)* des Gefäßdurchmessers können durchfließende Blutmenge und Blutdruck reguliert werden. Herznahe Arterien haben einen hohen Anteil an elastischen Fasern und zeichnen sich durch die sogenannte *„Windkesselfunktion"* aus (Abb. 5.**18a** u. **b**). Das während der Systole ausgeworfene Blutvolumen wird zum Teil unter Dehnung der Arterienwand aufgenommen und während der nachfolgenden Diastole durch elastische Rückstellung weiterbefördert. Dadurch wird eine *kontinuierliche Blutströmung* erreicht.

Venen sind insgesamt weitlumiger und dünnwandiger als Arterien. Die Dreischichtung ist weniger stark ausgeprägt und die Muskelschicht ist schwächer ausgebildet. Die meisten Venen, mit Ausnahme der herznahen großen Venen, besitzen *Venenklappen* (Abb. 5.**17**). Diese taschenartigen, in das Gefäßlumen vorspringenden *Endothelduplikaturen* wirken wie Ventile, die den Blutstrom zum Herzen lenken und den Rückstrom verhindern.

Aufbau der Kapillaren

Innerhalb der kleinsten Blutgefäße, der Kapillaren, sind die Schichten bis auf die Tunica intima reduziert (Abb. 5.**16** und 5.**17**); dadurch wird der *Flüssigkeits-* und *Gasaustausch* erleichtert. Der Stoffaustausch erfolgt grundsätzlich in beiden Richtungen: aus dem Blut durch die Endothelzellen und die Basalmembran in das umgebende Gewebe und umgekehrt.

5.2.2 Lymphgefäße

Das Lymphgefäßsystem verläuft parallel zum venösen Teil des Blutkreislaufes (Abb. 5.**25**). Es beginnt *„blind"* im Bereich des Kapillargebietes mit den *Lymphkapillaren*, die die Flüssigkeit aus dem Gewebe aufnehmen, die nicht in die Gefäße rückresorbiert wird (= Lymphflüssigkeit, ca. 10 % der während des Stoffaustausches filtrierten Flüssigkeitsmenge, s. S. 250), und sie über kleine und große Lymphgefäße zurück ins Venenblut transportieren. Die Wand der Lymphgefäße besteht aus einem Endothel und einer

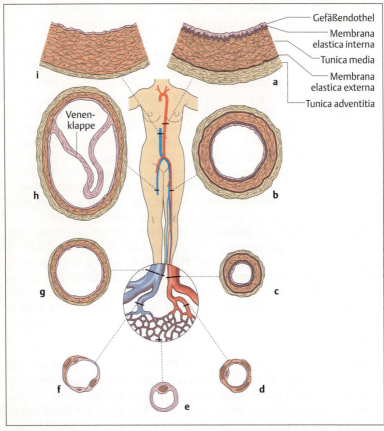

Abb. 5.17 Aufbau der Blutgefäße in den einzelnen Abschnitten des großen Kreislaufs (nach Leonhardt)

- **a–d** Arterien;
- **e** Haargefäß (Kapillare);
- **f–i** Venen;
- **a** Wandaufbau der Aorta (Arterie vom elastischen Typ);
- **b** große herzferne Arterie (Arterie vom muskulären Typ);
- **c** kleine herzferne Arterie;
- **d** Arteriole mit 1-2 Lagen glatter Muskelzellen;
- **e** Wand der Kapillare besteht nur aus dem Endothel und einer Basalmembran;
- **f** Venole;
- **g** kleine Vene;
- **h** große Vene mit einer Venenklappe;
- **i** Wandaufbau der Hohlvene, elastische Fasern ausschließlich in der Muskelschicht

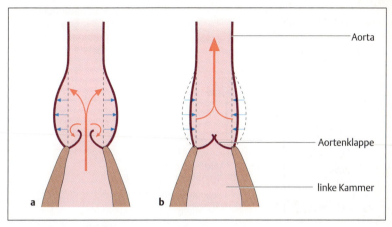

Abb. 5.18a u. b Windkesselfunktion der Aorta. Während der Systole wird ein Teil des Schlagvolumens in der elastischen Aortenwand gespeichert (**a**) um in der Diastole (**b**) wieder abgegeben zu werden (nach Leonhardt)

dünnen Schicht glatter Muskelzellen, die sich rhythmisch kontrahieren. Ähnlich wie bei den Venen unterstützen zahlreiche Klappen den Transport der Lymphflüssigkeit. In den Verlauf von Lymphgefäßen sind *Lymphknotenstationen* eingeschaltet, die eine *Art biologische Filter* darstellen und wichtige Funktionen bei der *Immunabwehr* übernehmen (s. Kap. 6.3, Lymphatische Organe).

Die von den Beinen und vom Bauchraum kommenden Lymphgefäße vereinigen sich an der Hinterwand des Oberbauches zum *Milchbrustgang (Ductus thoracicus)*, der von dort zwischen Wirbelsäule und Aorta aufwärts verläuft. Er mündet in den Zusammenfluss der linken Schlüsselbein- und Halsvene *(linker Venenwinkel)*, in den auch die Lymphflüssigkeit von Brust, Hals, Kopf und Arm der linken Seite fließt. Die entsprechenden Lymphbahnen der rechten Seite münden in den *rechten Venenwinkel* (Abb. 5.**19** u. 5.**24**).

5.2.3 Großer und kleiner Kreislauf

Funktionell können im Kreislaufsystem *zwei Teilkreisläufe* unterschieden werden, ein *großer (Körper-)Kreislauf* und ein *kleiner (Lungen-)Kreislauf* (Abb. 5.**20**). Das sauerstoffarme („venöse") Blut aus den unteren und oberen Körperregionen gelangt über die großen Venenstämme zum rechten

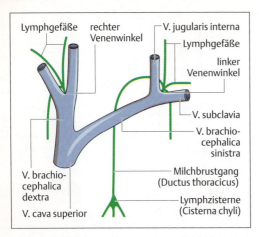

Abb. 5.**19 Mündungsstellen der großen Lymphstämme in das venöse System**

Vorhof und über den rechten Ventrikel und die A. pulmonalis zur Lunge *(Lungenkreislauf)*. Das in der Lunge mit Sauerstoff angereicherte („arterialisierte") Blut strömt über die Vv. pulmonales zurück zum Herzen in den linken Vorhof. Von dort gelangt es in den linken Ventrikel, der das Blut über die Aorta in den großen Kreislauf pumpt *(Körperkreislauf)*. Innerhalb der großen und kleinen Arterien wird das Blut im gesamten Körper verteilt *(Verteilerfunktion)* und gelangt schließlich in die Endstrombahn der Kapillaren. Nach Stoff- und Gasaustausch im Gewebe gelangt das Blut über den venösen Teil des Körperkreislaufs zurück zum Herzen.

Im großen Kreislauf kommt dem so genannten *Pfortadersystem* (s. Kap. Verdauungsorgane: Leber) eine besondere Bedeutung zu. In diesem Kreislauf sind zwei Kapillargebiete hintereinander geschaltet. Das den Magen-Darm-Trakt und die Milz versorgende Blut wird zusammen mit den über die Dünndarmschleimhaut aufgenommenen Nahrungsbestandteilen (s. auch Kap. 9 Verdauungsorgane: Dünndarmschleimhaut) über die Pfortader der Leber zugeführt. Hier werden z. B. Kohlenhydrate in Form von Glykogen gespeichert, Fette um- und abgebaut und es finden Entgiftungsvorgänge (z. B. Medikamente) statt. Im weiteren Verlauf strömt das Blut über die Lebervenen (Vv. hepaticae) zur unteren Hohlvene. Die im Blut verbleibenden aus der Nahrung aufgenommenen Bestandteile gelangen nun zunächst über den kleinen Kreislauf, in dem das Blut in der Lunge mit O_2 angereichert wird, über den großen Kreislauf zu

Gefäßsystem – Bau und Funktion

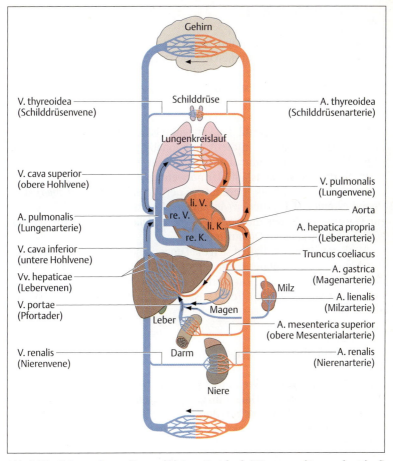

Abb. 5.**20** **Schema des großen und kleinen Kreislaufs (Körper- und Lungenkreislauf)**
li. V.   linker Vorhof   li. K.   linke Kammer (Ventrikel)
re. V.   rechter Vorhof   re. K.   rechte Kammer (Ventrikel)
Die Pfeile geben die Stromrichtung des Blutes an

den Kapillaren (Orte des Stoffaustausches). Von dort erreichen sie Körperzellen, wo sie zusammen mit dem Sauerstoff für Stoffwechselprozesse gebraucht werden.

5.2.4 Fetaler Kreislauf

Der vorgeburtliche Kreislauf unterscheidet sich in wesentlichen Punkten vom Kreislauf des Neugeborenen. Da die Lungen des ungeborenen Kindes noch nicht belüftet werden und somit kein Gasaustausch stattfindet, muss das Blut über einen *Kurzschluss* an den Lungen vorbeigeführt werden (Abb. 5.**21a** u. **b**). Ein Großteil des Blutes gelangt über ein Loch in der Vorhofscheidewand *(Foramen ovale)* direkt vom rechten zum linken Vorhof und umgeht auf diese Weise den Lungenkreislauf. Der Teil des Blutes, der über die rechte Kammer in die A. pulmonalis gelangt, fließt über einen weiteren Kurzschluss *(Ductus arteriosus)* zur Aorta und umgeht somit ebenfalls den Lungenkreislauf. Der notwendige Gasaustausch findet während des vorgeburtlichen Kreislaufs in der *Placenta (Mutterkuchen)* statt. Über die beiden *Nabelarterien (Aa. umbilicales)* strömt *sauerstoffarmes Blut* zur Placenta und über die *Nabelvene (V. umbilicalis) arterialisiertes Blut* zurück zum kindlichen Organismus.

Nach der Geburt entfalten sich die Lungen und durch die stark erhöhte Durchblutung entsteht der Lungenkreislauf. Gleichzeitig verschließen sich durch die veränderten Druckverhältnisse das Foramen ovale und der Ductus arteriosus. Damit ist die Umstellung auf Hintereinanderschaltung der beiden Kreisläufe abgeschlossen.

5.2.5 Arterielles System

Alle Arterien des großen Kreislaufes gehen aus der Aorta hervor (Abb. 5.**22**). Nach Abgang der beiden Herzkranzgefäße (Aa. coronariae) (Abb. 5.**9**) steigt die Aorta etwas nach rechts auf *(Aorta ascendens)*, krümmt sich als *Aortenbogen (Arcus aortae)* nach links, um dann auf der linken Seite vor der Wirbelsäule nach unten zu ziehen *(Aorta descendens = Aorta thoracica, Brustaorta)*. Nach Durchtritt durch das Zwerchfell im **Hiatus aorticus** verläuft sie als *Bauchaorta (Aorta abdominalis)* bis in Höhe des 4. Lendenwirbels, wo sie sich in die zwei Beckenarterien aufteilt *(Bifurcatio aortae)*.

Aus dem Aortenbogen zweigen die großen Gefäßstämme für Kopf und Arm ab. Als erster Abgang entspringen auf der rechten Seite in einem gemeinsamen Stamm *(Truncus brachiocephalicus)* die rechte Unterschlüsselbeinarterie *(A. subclavia dextra)* und die rechte gemeinsame Kopfschlagader* *(A. carotis communis dextra)*. Als 2. und 3. Ast verlassen die linke ge-

---

* Für *Kopfschlagader* wird häufig das Synonym *Halsschlagader* verwendet.

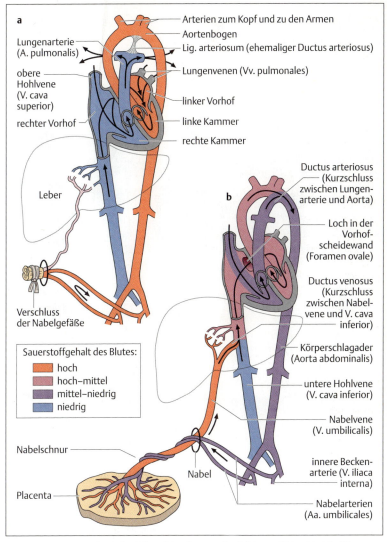

Abb. 5.**21a** u. **b Postnataler (a) und fetaler Kreislauf (b).** Der kleine Kreislauf ist angelegt, wird aber durch Kurzschlüsse größtenteils umgangen (nach Leonhardt)

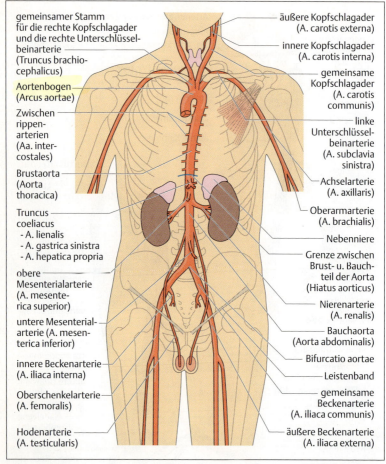

Abb. 5.22 **Übersicht über die von der großen Körperschlagader (Aorta) ausgehenden Gefäße**

meinsame Kopfschlagader *(A. carotis communis sinistra)* und die linke Unterschlüsselbeinarterie *(A. subclavia sinistra)* den Aortenbogen. Die beiden Kopfschlagadern ziehen kopfwärts und teilen sich in Höhe des 4. Halswirbels in die äußere *(A. carotis externa)* und innere Kopfschlagader *(A. carotis interna)*. Während die A. carotis externa die äußere Gesichts- und Kopfre-

Gefäßsystem – Bau und Funktion

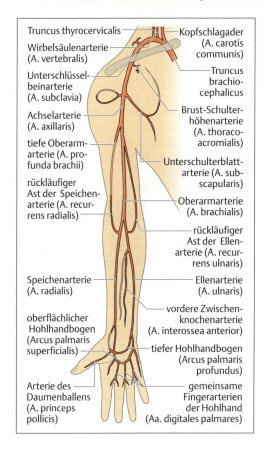

Abb. 5.23 **Übersicht über die Arterien (Schlagadern) der oberen Extremität**

gion versorgt, zieht die A. carotis interna durch die Schädelbasis zum Gehirn.

Die A. subclavia setzt sich im Bereich der Achselhöhle in die Achselarterie *(A. axillaris)* und am Oberarm in die Oberarmarterie *(A. brachialis)* fort (Abb. 5.23). In Höhe der Ellenbeuge teilt sie sich in die Speichen- *(A. radialis)* und Ellenarterie *(A. ulnaris)* auf, die Unterarm und Hand versorgen. Auf der Handinnenseite bilden beide Arterien bzw. ihre Äste den oberflächlichen und tiefen Hohlhandbogen *(Arcus palmaris superficialis* und *profundus)*, von denen die Fingerarterien *(Aa. digitales palmares)* entspringen.

Aus der Aorta thoracica ziehen die paarigen Zwischenrippenarterien *(Aa. intercostales)* zur Interkostalmuskulatur. Außerdem gehen aus ihr Äste für die Speiseröhre, für das Perikard und für das Mediastinum hervor. Nach dem Durchtritt der Aorta durch das Zwerchfell (Abb. 5.**22**) entspringen von der Aorta abdominalis paarige Äste zur Unterfläche des Zwerchfells *(Aa. phrenicae inferiores)*, zu den Nieren *(Aa. renales)*, zu den Nebennieren *(Aa. suprarenales)* und zu den Keimdrüsen *(Aa. ovaricae* bzw. *Aa. testiculares)*. Zu den Oberbauchorganen ziehen die Leberarterie *(A. hepatica properia)*, die linke Magenarterie *(A. gastrica sinistra)* und die Milzarterie *(A. lienalis)*, die alle drei aus einem gemeinsamen Stamm *(Truncus coeliacus)* hervorgehen (Abb. 5.**22**). Unmittelbar darunter zweigt als unpaarer Abgang die obere Mesenterialarterie *(A. mesenterica superior)* ab, die überwiegend den Dünndarm versorgt. Die den Dickdarm versorgende unpaare *A. mesenterica inferior* verlässt weiter unten, unterhalb der Abgänge zu den Keimdrüsen, die Bauchaorta.

Nach Aufteilung der Aorta in die linke und rechte Beckenarterie *(A. iliaca communis)* gabeln sich beide in die innere *(A. iliaca interna)* und äußere Beckenarterie *(A. iliaca externa)* (Abb. 5.**24**). Während die A. iliaca interna die Beckeneingeweide (Harnblase, Geschlechtsorgane und Rectum) versorgt, zieht die *A. iliaca externa* zur unteren Extremität und wird unterhalb des Leistenbandes zur Oberschenkelarterie *(A. femoralis)*. Nach Abgang der tiefen Oberschenkelarterie *(A. profunda femoris)* zieht sie auf die Rückseite des Kniegelenks und wird zur Kniekehlenarterie *(A. poplitea)*.

Auf der Rückseite des Unterschenkels teilt sie sich in die Wadenbeinarterie *(A. fibularis)* sowie in die vordere *(A. tibialis anterior)* und hintere Schienbeinarterie *(A. tibialis posterior)* auf. Nachdem die A. tibialis anterior durch die Zwischenknochenmembran (Membrana interossea) auf die Vorderseite des Unterschenkels getreten ist, zieht sie weiter zum Fuß um zunächst als Fußrückenarterie *(A. dorsalis pedis)* und im weiteren Verlauf in die *A. arcuata* überzugehen. Von der A. arcuata zweigen, nach Abgabe eines Verbindungsastes zur Fußsohle *(Arcus plantaris profundus)*, die dorsalen Gefäße zu den Mittelfußknochen *(Aa. metatarsales)* ab. Auch die A. tibialis posterior verläuft auf der Unterschenkelrückseite weiter in Richtung Fuß. In Höhe des Innenknöchels teilt sie sich in die mediale *(A. plantaris medialis)* und laterale Fußsohlenarterie *(A. plantaris lateralis)* auf. Von ihrer Vereinigung, dem tiefen Fußsohlenbogen *(Arcus plantaris profundus)*, entspringen Gefäße zu den Mittelfußknochen sowie zu den Zehen.

Gefäßsystem – Bau und Funktion 239

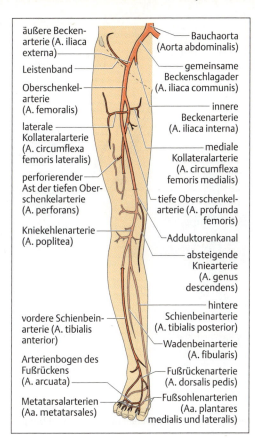

Abb. 5.**24 Übersicht über die Arterien (Schlagadern) der unteren Extremität**

5.2.6 Venöses System

Mit Ausnahme einiger großer Gefäßstämme haben Arterien und Venen die gleichen Namen (z. B. A. und V. femoralis). Innerhalb des venösen Systems unterscheidet man ganz allgemein ein oberflächliches, zwischen Muskelfaszie und Haut eingelagertes Venennetz von einem System in der Tiefe gelegener Venen. *Oberflächliches* und *tiefes Venennetz* sind miteinander durch sogenannte *Perforansvenen* verbunden. Große Arterien werden von einem, kleinere Arterien werden in der Regel von zwei Venenstämmen

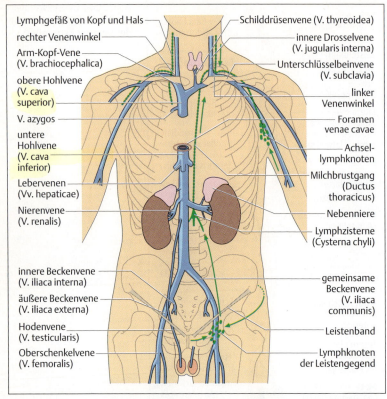

Abb. 5.**25 Übersicht über die wichtigsten zentralen Venen (Blutadern) und Lymphstämme.** Die Pfeile deuten die Verlaufsrichtung des Lymphstromes (grün) an

begleitet. Im Bereich der Extremitäten verlaufen die großen Gefäße stets auf der Beugeseite von Gelenken.

An zahlreichen Stellen des großen Kreislaufes bestehen Umwegmöglichkeiten, über welche das Blut bestimmte Gebiete indirekt erreichen kann. Lassen sich die Nebenwege so ausweiten, dass trotz Unterbrechung des Hauptweges eine genügende Blutversorgung gewährleistet bleibt, spricht man von einem *Umgehungskreislauf (Kollateralkreislauf)*. Dies trifft sowohl für Venen als auch für Arterien zu.

Im Bereich des Körperstammes ist das gesamte Venensystem nach einem grundsätzlich anderen Prinzip angeordnet als die Arterien. Die obere

Gefäßsystem – physiologische Grundlagen   241

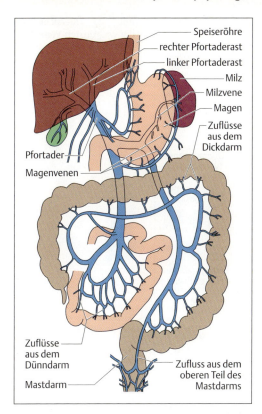

Abb. 5.**26** **Pfortadersystem** (nach Schwegler)

Hohlvene *(V. cava superior)* sammelt das Blut von Kopf, Hals und Arm (Abb. 5.**25**). Sie entsteht durch den Zusammenfluss zweier kurzer Venenstämme *(Vv. brachiocephalicae)*, die sich ihrerseits durch die Vereinigung der Unterschlüsselbeinvene *(V. subclavia)* und der inneren Drosselvene *(V. jugularis interna)* der linken und rechten Seite bilden. In die linke V. brachiocephalica mündet zusätzlich die Schilddrüsenvene. In die V. cava superior mündet außerdem die *V. azygos*, die unter anderem das Blut aus den Zwischenrippenräumen aufnimmt. Die Vv. subclaviae sammeln das Blut aus den oberflächlichen und tiefen Oberarmvenen (Abb. 5.**27**).

Die untere Hohlvene *(V. cava inferior)* entsteht rechts zwischen dem 4. und 5. Lendenwirbel durch Vereinigung der rechten und linken gemeinsamen Beckenvene (*Vv. iliacae communes*). Sie ist mit einem Durchmesser von etwa 3 cm die stärkste Vene des Körpers (Abb. 5.**25**). Auf ihrem Weg

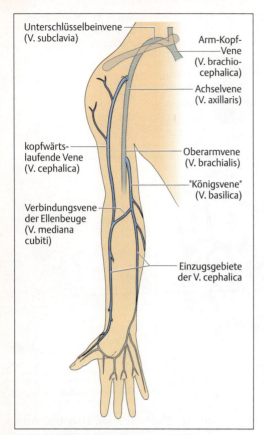

Abb. 5.**27** **Übersicht über die wichtigsten Venen der oberen Extremität**

nach kranial nimmt sie die beiden Nierenvenen *(Vv. renales)* sowie kurz vor ihrem Durchtritt durch das Zwerchfell *(Foramen venae cavae)* die drei Lebervenen *(Vv. hepaticae)* auf, um unmittelbar über dem Zwerchfell in den rechten Vorhof einzutreten. Das Blut aus den unpaaren Bauchorganen, wie Magen, Dünndarm, Dickdarm, Milz und Bauchspeicheldrüse, wird über die Pfortader *(V. portae)* zur Leber transportiert (Abb. **5.26**).

Über die beiden gemeinsamen Beckenvenen *(Vv. iliacae communes)* gelangt das Blut aus dem kleinen Becken *(Vv. iliacae internae)* sowie aus der unteren Extremität *(Vv. iliacae externae)* in die untere Hohlvene (V. cava inferior) (Abb. 5.**28**).

Gefäßsystem – physiologische Grundlagen

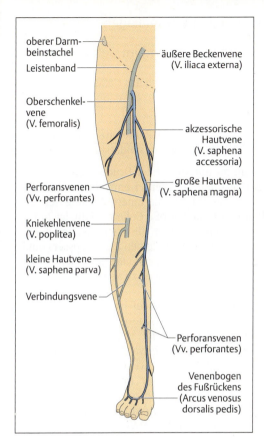

Abb. 5.**28** Übersicht über die wichtigsten Venen der unteren Extremität

Auf Höhe des Leistenbandes geht die äußere Beckenvene in die Oberschenkelvene *(V. femoralis)* über, die unter anderem die große Hautvene *(V. saphena magna)* aufnimmt (Abb. 5.**28**). Die kleine Hautvene *(V. saphena parva)* mündet in die Kniekehlenvene *(V. poplitea)*, die als tiefe Beinvene das Blut aus der Unterschenkelmuskulatur sammelt und es der V. femoralis zuführt. Über so genannte Perforansvenen *(Vv. perforantes)* stehen die oberflächlichen Hautvenen mit den tiefen Beinvenen in Verbindung.

5.3 Gefäßsystem - physiologische Grundlagen

5.3.1 Strömung, Druck und Widerstand im Gefäßsystem

Wendet man für die Strömung des Blutes durch das Gefäßsystem die allgemein gültigen Strömungsgesetze der Physik an, dann gilt nach dem Ohm-Gesetz der Elektrizität:

■ Stromstärke (Stromzeitvolumen) = $\dfrac{\text{Druckdifferenz}}{\text{Strömungswiderstand}}$

d. h., das *Stromzeitvolumen* nimmt mit steigender Druckdifferenz zu und mit steigendem *Strömungswiderstand* ab. Hierbei entsteht der bei Strömung zu überwindende Widerstand durch die innere Reibung der strömenden Flüssigkeit: Das Blut fließt durch große Gefäße relativ leicht hindurch, die kleinen Arterien hingegen, vor allem die Arteriolen und die Kapillaren, setzen dem Blutstrom wegen ihres kleinen Durchmessers einen großen Widerstand entgegen *(peripherer Widerstand)*. Je höher der Gefäßwiderstand ist, desto mehr Druck wird daher zu seiner Überwindung benötigt.

Das Funktionsprinzip im Blutgefäß(= Kreislauf-)system beruht daher auf der *Erzeugung eines Druckgefälles* zwischen Arterien und Venen, das die Blutströmung aufrechterhält. Da der *arterielle Mitteldruck* im großen Kreislauf von etwa 100 mmHg/13,3 kPa* auf etwa 3 mmHg/0,4 kPa *(zentralvenöser Blutdruck)* abfällt, beträgt das Blutdruckgefälle etwa 97 mmHg/12,9 kPa. Eine bedarfsgerechte Anpassung der Kreislaufleistung kann dementsprechend durch Veränderung des Stromzeitvolumens *(Pumpleistung des Herzens = Herzzeitvolumen)* und des Strömungswiderstandes (peripherer Widerstand) erreicht werden. Für den großen Kreislauf gilt daher:

■ Herzzeitvolumen = $\dfrac{\text{Blutdruckdifferenz}}{\text{peripherer Widerstand}}$

Da der hohe Druck im großen Kreislauf ohnehin eine erhebliche Belastung der Blutgefäßwände bedeutet, wird er möglichst konstant gehalten und die Anpassung an veränderte Kreislaufbedingungen erfolgt vorzugsweise über die Pumpleistung des Herzens sowie über die Veränderung des peripheren Widerstandes. Steigt z. B. der Gesamtbedarf an Blut durch ver-

---

* systolischer Blutdruck von 120 mmHg/16 kPa gegenüber einem diastolischen Druck von 80 mmHg/10,6 kPa

mehrte Muskeltätigkeit, wird das Herzzeitvolumen erhöht und der Strömungswiderstand durch erweiterte Gefäße innerhalb der Muskulatur gesenkt. Auf diese Weise ermöglicht eine Senkung bzw. Erhöhung des Strömungswiderstandes in bestimmten Organen eine bedarfsorientierte Umverteilung des Herzzeitvolumens zu Gunsten einzelner Organe auf Kosten anderer.

5.3.2 Verteilung des Herzzeitvolumens (HZV)

Die *Verteilung des Blutstromes* auf die verschiedenen Organe in Ruhe und bei körperlicher Arbeit ist sehr unterschiedlich und hängt im Einzelnen von den jeweiligen Bedürfnissen, z. B. vom *Sauerstoffverbrauch*, von der *Stoffwechselaktivität*, aber auch von anatomischen Besonderheiten ab. So erhalten die parallel geschalteten Organe des großen Kreislaufs (z. B. Gehirn, Herz, Magen-Darm-Trakt, Nieren, Muskulatur, Haut) nur einen Teil des HZVs, wohingegen der in Serie (hintereinander-)geschaltete Lungenkreislauf vom gesamten Herzzeitvolumen durchströmt wird. Ein arbeitender Muskel muss in der Regel besser als ein ruhender durchblutet werden, allerdings müssen bestimmte Organe, wie z. B. die Nieren, bereits in Ruhe eine maximale Durchblutung haben.

Die *Verteilung des Herzzeitvolumens* auf die verschiedenen Organe erfolgt entsprechend der recht unterschiedlichen *regionalen Strömungs(Gefäß-)widerstände*. So entfallen in körperlicher Ruhe etwa 15-20% des Herzzeitvolumens auf die Skelettmuskulatur, bei starker körperlicher Arbeit hingegen bis zu 75%. Einen relativ großen Anteil des HZVs erhält während der Verdauung der Magen-Darm-Trakt. Auch die Durchblutung der Haut (in Ruhe etwa 10% des HZVs) wird bei starker körperlicher Arbeit oder hohen Außentemperaturen zum Zwecke der Wärmeabgabe stark vermehrt. Andere Organe wiederum, wie z. B. das sehr sauerstoffempfindliche Gehirn, müssen immer mit genügend Blut (etwa 15% des HZVs) versorgt werden. Auch die Nieren mit ihrer Kontroll- und Ausscheidungsfunktion erhalten bereits in Ruhe 20-25% des HZVs und werden somit im Verhältnis zu ihrem Gewicht (0,5% des Körpergewichts) sehr gut durchblutet.

5.3.3 Regulation der Organdurchblutung

Um dem erhöhten Blutbedarf einzelner Organe gerecht zu werden, kommen prinzipiell zwei Möglichkeiten in Frage:

- Zunahme des arteriellen Blutdruckes,
- Abnahme des Gefäß(Strömungs-)widerstandes.

Eine Erhöhung des Blutdruckes allein ist allerdings nicht die geeignete Möglichkeit, da einerseits alle Organe vermehrt durchblutet würden und eine Verdopplung des Blutdruckes (240/160 mmHg = 32/21,3 kPa) nur zu einer Verdopplung der Durchblutung führen würde. Eine Abnahme des Gefäßwiderstandes durch *lokale Vasodilatation (Gefäßerweiterung)* der Gefäße hingegen führt zu einer deutlichen Änderung der Durchblutung, da auf Grund der physikalischen Hämodynamik der Strömungswiderstand in Röhren (Blutgefäße) von der Röhrenlänge, der Zähigkeit (Viskosität) der Flüssigkeit sowie von der vierten Potenz des Röhrenradius (r^4) abhängt *(Hagen-Poiseuille-Gesetz)*. Aus diesem Grund genügt z. B. eine Verminderung des Radius in Arteriolen um nur 16% um den Widerstand zu verdoppeln. Auf der anderen Seite genügt *eine Verdopplung des Gefäßradius, um die Durchblutung zu versechzehnfachen.*

Da der größte Teil des gesamten peripheren Widerstandes innerhalb der kleinen Arterien und der so genannten *„präkapillären Arteriolen"* lokalisiert ist, werden sie auch als *Widerstandsgefäße* bezeichnet. Durchblutungsregulation bedeutet daher vor allem Regulation des Spannungszustandes (Muskeltonus) kleiner Arterien und Arteriolen. Kommt es also zu einer Kontraktion der glatten Gefäßmuskulatur (Tonuserhöhung), so verengen sich die Gefäße (Vasokonstriktion), erschlaffen die Muskelfasern, so erweitern sie sich passiv. Der *Spannungszustand der Gefäßmuskulatur* kann im Wesentlichen durch lokale Einwirkungen *(Autoregulation)* und durch nervöse oder hormonale Signale beeinflusst werden.

Autoregulation des Gefäßtonus

Sauerstoffmangel führt z. B. zu einer *Gefäßerweiterung*, so dass die Durchblutung und somit auch der Sauerstofftransport steigt. Ebenfalls wirkt eine lokale Ansammlung von Stoffwechselprodukten (z. B. Kohlendioxid, Wasserstoffionen) *durchblutungssteigernd*. Auf diese Weise steuert sich die lokale Durchblutung bedarfsabhängig selbst.

Nervöse und hormonelle Kontrolle des Gefäßtonus

Der *Spannungszustand der Gefäßwand* wird mit wenigen Ausnahmen über das autonome (vegetative) Nervensystem, und zwar im Wesentlichen über den Sympathikus gesteuert *(Gefäßsympathikus)*. Zu den auf die Gefäßmuskulatur wirkenden *gefäßaktiven Hormonen*, die mit dem Blutstrom zirkulieren, zählen in erster Linie *Adrenalin* und *Noradrenalin*, die bei sympathischer Erregung aus dem Nebennierenmark freigesetzt werden (s. Kap. 7.6.2). Auf Grund ihrer Wirkung auf verschiedene Rezeptoren (α- und β-Rezeptoren) kann eine Erregung sowohl *vasokonstriktorisch* als auch *vasodilatatorisch* wirken. Im Gegensatz zu diesen systemisch (auf alle Blutgefäße) wirkenden Hormonen werden lokal begrenzte Durchblutungsänderungen (z. B. nach mechanischen oder chemischen Reizen) durch so genannte *Gewebehormone* (Bradykinin, Prostaglandine, Histamin) ausgelöst.

5.3.4 Reflektorische Kreislauf- und Blutdruckregulation

Jede *Zunahme des Blutbedarfs*, z. B. bei körperlicher Aktivität durch erhöhte Durchblutung der Muskulatur, muss von einer *Steigerung des Herzzeitvolumens* begleitet sein, damit der Blutdruck erhalten bleibt und nicht zu stark absinkt. Die reflektorischen Anpassungsvorgänge des Kreislaufs *(kurzfristige Blutdruckregulation)* sowie des arteriellen Blutdrucks an wechselnde Belastungen werden vom vegetativen Nervensystem (Sympathikus und Parasympathikus) gesteuert und vor allem von dem *Kreislaufzentrum im Hirnstamm* koordiniert. Die *langfristige Blutdruckregulation* beruht vor allem auf einer Konstanthaltung des extrazellulären Flüssigkeitsvolumens und damit auch des Blutvolumens. Eine wichtige Rolle hierbei spielt die Niere durch *Regulation des Salz- und Wasserhaushalts* (s. Kap. 10.3.6).

Druck- und Dehnungsrezeptoren

Informationen über den aktuellen Blutdruck werden von speziellen *Druckaufnehmern (Pressorezeptoren)* im Aortenbogen sowie im Carotissinus an der Aufteilungsstelle der Hals(Kopf-)schlagadern registriert und in Form von Nervenimpulsen über bestimmte *afferente Nerven* (N. vagus und N. glossopharyngeus) dem Kreislaufzentrum mitgeteilt. Zusätzlich erhält es von speziellen *Dehnungsrezeptoren* im Bereich der unteren und oberen Hohlvene (V. cava superior und inferior) Informationen über den Füllungszustand des Gefäßsystems, der beiden Vorhöfe des Herzens sowie der linken Kammer. Vom Kreislaufzentrum im Hirnstamm gelangen wiederum *efferente Nervenimpulse* zum Herzen (Herznerven) sowie zur glatten Muskulatur der Gefäße, vor allem der Arteriolen. Auf diese Weise können zentral die *Arbeitsleistung des Herzens* (Frequenz, Schlagvolumen und Kontraktionskraft) sowie die *Weite der Gefäße* in der Art gesteuert werden, dass ein normaler mittlerer Blutdruck aufrechterhalten bleibt.

Regulation

Sinkt der Blutdruck z. B. durch vermehrten Abfluss aus der Aorta ab (bei vermehrter Muskeldurchblutung), wird das Herz über *sympathische Herznerven* zu vermehrter Leistung angeregt. Darüber hinaus wird die Durchblutung ruhender Organe durch Vasokonstriktion eingeschränkt und der venöse Rückstrom zum rechten Herzen wird durch Verengung aller Venen *(Entleerung der venösen Blutspeicher)* erhöht. Diese Maßnahmen werden bereits vor einem bevorstehenden Blutdruckabfall, sozusagen vorbeugend, in Gang gesetzt. Dies geschieht dadurch, dass die motorischen Zentren der Hirnrinde dem Kreislaufzentrum im Hirnstamm gleichzeitig Kopien ihrer Befehle an die Muskulatur übermitteln und sie somit über die bevorstehende Arbeitsaufnahme unterrichten. Ist auch die Nierendurchblutung eingeschränkt, kommt es durch das sogenannte *Renin-Angiotensin-System* (s. Kapitel 10.3.6) zu einer Vasokonstriktion der arteriellen Widerstandsgefäße, eine Maßnahme, die ebenfalls der Blutdruckerhöhung dient. Die Niere spielt also eine wichtige Rolle bei der Blutdruckregulation.

Andererseits wird bei erhöhtem Blutdruck über den N. vagus die Herzleistung vermindert und über eine Hemmung der sympathischen Gefäßinnervation erfolgt eine Gefäßerweiterung und damit eine Verminderung des peripheren Widerstandes.

Orthostatische Reaktion

Auch bei *Lageveränderungen des Körpers* (z. B. Liegen/Stehen) spielen die geschilderten Kreislaufreflexe eine wichtige Rolle. So vollzieht sich beim Übergang vom Liegen zum Stehen eine Umverteilung des Blutes. Durch die Schwerkraft und durch Erweiterung der Venen im unteren Körperabschnitt kommt es zu einem kurzfristigen „Absacken" von etwa $1/2$ l Blut *(orthostatische Reaktion)*. Dadurch wird der venöse Rückstrom zum Herzen verringert und Herzschlagvolumen sowie systolischer Blutdruck nehmen kurzfristig ab. Treten die normalen Kreislaufreaktionen (s. oben) mit einer zu starken Verzögerung auf, kommt es als Folge des Blutdruckabfalls zu einer kurzfristigen Minderdurchblutung des Gehirns und unter Umständen zu Schwindel oder kurzfristiger Bewusstlosigkeit *(orthostatischer Kollaps)*.

Schockzustand

Ebenso kann durch plötzliche Blutverluste oder durch zu starke Senkung des peripheren Gefäßwiderstandes (z. B. *Hitzekollaps* oder *anaphylaktischer Schock bei allergischen Reaktionen*) der Blutdruck zu stark absinken und die Durchblutung zusammenbrechen *(Kreislaufschock* bzw. *Volumenmangelschock)*. Die wichtigste therapeutische Maßnahme in diesem Fall ist *den venösen Rückstrom zu erhöhen* (Patienten auf den Rücken legen und Beine hoch lagern) bzw. durch intravenöse Zufuhr von Blut oder Blutersatzlösung dem Herzen mehr Flüssigkeit anzubieten, damit der Blutdruck wieder aufgebaut werden kann.

5.3.5 Blutzirkulation in den Kapillaren

Wenn sich ein Gefäß (Aorta) in viele kleine Gefäße (Kapillaren) aufzweigt, nimmt der Gesamtgefäßquerschnitt zu, die Strömungsgeschwindigkeit hingegen ab. Sie ist um so kleiner, je größer der Gesamtquerschnitt ist. So ist der *Gesamtquerschnitt* aller Kapillaren des menschlichen Körpers mit etwa 3.200 cm^2 nahezu *800mal größer als der Aortenquerschnitt* (4 cm^2). Dementsprechend nimmt die Strömungsgeschwindigkeit des Blutes von etwa 50 cm/s in der Aorta bis auf etwa 0,05 cm/s in den Kapillaren ab. Im Anschluss an das Kapillargebiet nimmt die Strömungsgeschwindigkeit langsam wieder zu und liegt im Bereich der großen herznahen Venen bei etwa 10 cm/s. Auf Grund der geringen Strömungsgeschwindigkeit, der äußerst dünnen Wände (Endothel und Basalmembran) und auf Grund ihrer hohen Gesamtzahl von geschätzten 40 Milliarden sind die Kapillaren mit einer *Gesamtoberfläche von ca. 600 m^2* (Quadratmeter!) für den *Stoff- und Flüssigkeitsaustausch* besonders geeignet.

Stoffaustausch zwischen Blut und Gewebe

Aus den Kapillaren des Körpers werden pro Tag rund 20 l Flüssigkeit in den umliegenden zwischenzelligen Raum (Interstitium) abfiltriert. Hier findet der Stoffaustausch statt. Treibende Kraft für diese Filtration ist der *hydrostatische Blutdruck* von etwa 35 mmHg (4,6 pKa) am arteriellen Anfang der Kapillaren (Abb. 5.**29**). Da der *kolloidosmotische Druck* (S. 31) der Plasmaproteine etwa 25 mmHg (3,3 kPa) beträgt und dem Blutdruck entgegenwirkt, werden auf Grund des positiven Druckunterschieds (35-25 = +10 mmHg/1,3 kPa) Flüssigkeit und gelöste Teilchen (z. B. Nähr-

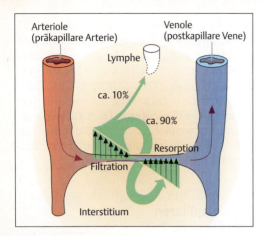

Abb. 5.**29** **Schema zum Mechanismus des Flüssigkeitsaustauschs in einer Kapillare** (Erklärung s. Text)

stoffe) ins Gewebe „*abgepresst*" (Filtration). Die Blutzellen verbleiben während des Stoffaustausches in den Gefäßen. Da der Blutdruck am Ende der Kapillare weiter absinkt (etwa 15 mmHg/2 kPa), der kolloidosmotische Druck sich jedoch kaum verändert, liegt am venösen Ende der Kapillaren der Blutdruck unter dem kolloidosmotischen Druck (15-25 = –10 mmHg/1,3 kPa). Folglich strömt Flüssigkeit mit den darin gelösten Teilchen (z. B. Stoffwechselprodukte) in das Gefäß zurück *(Resorption)*. Von den 20 l Flüssigkeit (s. oben), die pro Tag die Haargefäße verlassen, werden nur etwa 18 l (90%) wieder resorbiert. Rund 10% der filtrierten Menge (2 l) werden über das Lymphgefäßsystem als Lymphflüssigkeit (s. Kap. 6.3.2) abtransportiert.

Ödembildung

Ödeme sind Flüssigkeitsansammlungen im Zwischenzellraum (Interstitium). Ihre Entstehung kann verschiedene Ursachen haben:

- Blutdruckanstieg infolge venösen Rückstaus im venösen Schenkel der Kapillaren (z. B. bei *Rechtsherzinsuffizienz*). Dadurch überwiegt die Filtration und eine Flüssigkeitsansammlung im Gewebe ist die Folge.
- Veränderung der Kapillardurchlässigkeit *(erhöhte Gefäßpermeabilität)*, die durch Histaminausschüttung bei *allergischen Reaktionen* verursacht wird.

Gefäßsystem – physiologische Grundlagen **251**

- Änderung des Proteingehaltes (z. B. Erniedrigung von Albumin) des Blutplasmas mit nachfolgender Verminderung des *kolloidosmotischen Drucks*.
- Verminderter Lymphabfluss durch Verengung oder Verödung von Lymphgefäßen.

5.3.6 Venöser Rückstrom zum Herzen

Folgende Mechanismen bewirken einen venösen Rückstrom zum Herzen:

- *Sogwirkung des Herzens:* Durch die Verlagerung der Ventilebene bei der Systole in Richtung Herzspitze entsteht ein Unterdruck (Abb. 5.**10**), wodurch Blut in die Vorhöfe angesaugt wird.
- *Einfluss der Atmung:* Bei der Einatmung entsteht ein Unterdruck im Brustraum (Absenkung des intrathorakalen Drucks, S. 364), was zu einer Erweiterung der im Brustraum (Thorax) verlaufenden Venen führt. Auf diese Weise wird der Bluteinstrom vergrößert. Verstärkt wird dieser Einstrom durch den bei Einatmung entstehenden Überdruck im Bauchraum (Senkung des Zwerchfells).
- *Venenklappen:* Die den Taschenklappen des Herzens im Aufbau ähnlichen Venenklappen verhindern einen Rückfluss des Blutes, insbesondere in den unterhalb des Herzens liegenden Venen. Der Abstand zwischen zwei Venenklappen beträgt in kleinen Venen wenige Zentimeter, in großen dagegen bis zu 20 cm.
- *Arteriovenöse Koppelung:* In unmittelbarer Nähe großer und kleiner Arterien liegen in der Peripherie meist zwei Venen. Arterien und Venen sind durch Bindegewebe zu einem Gefäßbündel zusammengefasst. Die durch die Pulswelle regelmäßig erweiterte Arterie presst die eng anliegenden Venen zusammen, wodurch das venöse Blut aufgrund der Venenklappen nur in die entgegengesetzte Richtung (herzwärts) abfließen kann.
- *Muskelpumpe:* Durch den Druck der sich kontrahierenden Skelettmuskulatur auf die Venen wird die Venenwand zusammengepresst und das venöse Blut in Richtung Herz transportiert. Auch hier verhindern die Venenklappen einen Rückfluss des Blutes.
- *Vasokonstriktion der glatten Gefäßmuskulatur:* Zentralnervöser Prozess, der bei der Blutdruckregulation eine Rolle spielt.

Venöse Durchblutungsstörungen

Störungen im venösen Schenkel sind auf Grund der höheren hydrostatischen Druckbelastung vor allem im Bereich der unteren Extremität lokalisiert. Bei *Krampfadern (Varizen)* handelt es sich um ungleichmäßige Venenerweiterung mit Umbauvorgängen in den Wandschichten (glatte Muskeln werden zum Teil durch Bindegewebe ersetzt). Dadurch kommt es zu einem ungenügenden Schluss der Venenklappen sowie zu einem Zurückfließen des venösen Blutes. Darüber hinaus ist auch die Resorption der abfiltrierten Blutflüssigkeit im Bereich der Kapillaren behindert (Erhöhung des Drucks am venösen Schenkel der Kapillare). Bei unzureichendem Lymphabfluss kommt es durch Rückstau zu chronischen Ödemen. Infolge des erhöhten Gewebedrucks wird zunehmend auch die arterielle Blutzufuhr gedrosselt. Die Folge sind Durchblutungsstörungen.

Zusammenfassung — Herz und Gefäßsystem

Das Herz und das Gefäßsystem dienen dazu, das Blut mit seinen gelösten Bestandteilen (z. B. Sauerstoff, Nährstoffe) in einem geschlossenen Kreislauf zu sämtlichen Körperzellen zu transportieren. Dabei ist das Herz der Motor. Das eigentliche Transportsystem, die Gefäße, gliedert sich einerseits in die das Blut transportierenden Arterien (alle Blutgefäße, die vom Herzen wegführen, unabhängig vom Sauerstoffgehalt), Kapillaren (feinste Haargefäße, Orte des Stoffaustausches) und Venen (alle Blutgefäße, die das Blut zum Herzen hinführen, unabhängig vom Sauerstoffgehalt), andererseits in das Lymphgefäßsystem, das die Lymphflüssigkeit und Abwehrzellen transportiert.

■ Herz

Herz und umhüllender Herzbeutel (Perikard) liegen in einem Bindegewebsraum (Mediastinum) in der Brusthöhle. Die Herzscheidewand (Kammer- und Vorhofseptum) unterteilt das Herz in eine rechte Kammer (Ventrikel) mit Vorhof (Atrium) für den Lungenkreislauf und eine linke Kammer mit Vorhof für den Körperkreislauf. An der Herzbasis (wirbelsäulenseitig – dorsal) treten die Lungenvenen in den linken Vorhof ein. Die Unterfläche des Herzens (vorwiegend linker, z. T. rechter Ventrikel) liegt dem Zwerchfell auf und wird als Herzhinterwand bezeichnet. Die Herzvorderwand wird im Wesentlichen von der rechten und z. T. von der linken Kammer gebildet. Das äußere Ende der linken

Kammer, die Herzspitze, liegt auf Höhe des 5. linken Zwischenrippenraumes etwas einwärts einer Senkrechten durch die Mitte des Schlüsselbeins.

Die Herzwand baut sich aus drei Schichten auf (von innen nach außen: Endokard, Myokard = eigentliche Herzmuskulatur, Epikard). Nach außen folgen der Perikardspalt mit etwas Flüssigkeit und der eigentliche Herzbeutel.

Herzklappen

Die vier Herzklappen liegen in einer Ebene (Ventilebene) und werden durch das bindegewebige Herzskelett befestigt:

- Segelklappen (Atrioventrikularklappen): Klappen zwischen Vorhöfen und Ventrikeln: 1. Trikuspidalklappe (dreizipflig) zwischen rechtem Vorhof und rechtem Ventrikel, 2. Bikuspidal- oder Mitralklappe (zweizipflig) zwischen linkem Vorhof und linkem Ventrikel.
- Taschenklappen (Semilunarklappen): 1. Pulmonalklappe (Eingang in die A. pulmonalis), 2. Aortenklappe (Eingang in die Aorta).

Erregungsleitungssystem

Das autonome Erregungs- und Schrittmacherzentrum ist der Sinusknoten. Anders als Skelettmuskelzellen, die über einen Nerv erregt werden müssen um sich zu kontrahieren, sind die Zellen des Sinusknotens und des Erregungsleitungssystems spezialisierte Muskelzellen, die selbstständig spontan Aktionspotenziale bilden können. Die Erregung gelangt über den Atrioventrikularknoten (AV-Knoten) und das His-Bündel zum Kammermyokard. Hier wird sie zunächst entlang der Tawara-Schenkel und dann über die Purkinje-Fasern im Ventrikelmyokard verteilt. Die Herzmuskelzellen sind im Bereich der Glanzstreifen netzförmig über Zellkontakte verbunden. Auf diese Weise wird erreicht, dass Erregung und nachfolgende Kontraktion sich zunächst gleichmäßig in den Vorhöfen und nachfolgend ebenso gleichmäßig in den Ventrikeln ausbreiten.

Vom Kreislaufzentrum im Hirnstamm des ZNS aus wird die Herztätigkeit über sympathische und parasympathische Nerven (vegetative oder autonome Herznerven) den körperlichen Bedürfnissen angepasst (Herzsympathikus wirkt vorwiegend auf Vorhof- und Ventrikelmyokard, N. vagus auf Sinus- und AV-Knoten).

Herzkranzgefäße

Sie dienen der Versorgung des Myokards:

- Herzkranzarterien: 1. rechte: A. coronaria dextra (mit R. interventricularius posterior), 2. linke: A. coronaria sinistra (mit R. interventricularius anterior und R. circumflexus)
- Kranzvenen: Vv. cardiacae parva, media und magna, münden in den Sinus coronarius und weiter in den rechten Vorhof.

Systole und Diastole

1. Kontraktion des Kammermyokards = Systole: Anspannungsphase (Verschluss der Segelklappen, Taschenklappen noch geschlossen), Austreibungsphase (Öffnung der Taschenklappen); 2. Erschlaffung des Kammermyokards = Diastole: Erschlaffungsphase (Verschluss der Taschenklappen, Segelklappen noch geschlossen), Kammerfüllungsphase (Segelklappen geöffnet). Treibende Kraft: Verschiebung der Ventilebene (Ventilebenenmechanismus).

- Schlagvolumen = das während der Systole in die Arterien ausgeworfene Blutvolumen (in der Ruhe ca. 70 ml),
- Herzzeitvolumen (HZV) - die in einer bestimmten Zeit vom Herzen geförderte Blutmenge.
- Herzminutenvolumen (HMV) = die pro Minute vom Herzen geförderte Blutmenge (in der Ruhe ca. 5 l).
- Herzfrequenz = Anzahl der Herzschläge pro Minute (in der Ruhe ca. 70 Schläge/min).

Herztöne

Erster, dumpfer Herzton: Schluss der Segelklappen; zweiter, heller Herzton: Schluss der Taschenklappen. Die Auskultationsstellen liegen dort, wo sich der Blutstrom nach dem Schluss der jeweiligen Klappe der Brustwand am weitesten nähert.

EKG

Das EKG gibt Auskunft über die Herzfrequenz sowie über die Erregungsleitung im Herzen. Man unterscheidet bipolare Extremitätenableitungen und unipolare Brustwandableitungen. Die Zacken und Wellen der EKG-Kurve haben feste Bezeichnungen und stehen jeweils für eine bestimmte Phase der Erregungsausbreitung.

Blutdruck (arterieller)

Der Druck, gegen den der linke Ventrikel das Blut auswerfen muss: systolischer Wert (normal 120 mmHg) = maximaler Blutdruck in der Austreibungsphase; diastolischer Wert (normal 80 mmHg) = minimaler

Blutdruck beim Öffnen der Aortenklappe. Bluthochdruck (Hypertonie): diastolischer Wert > 95 mmHg. Blutdruckmessung meist nach Riva-Rocci (RR).

Klinische Untersuchungsmethoden

Inspektion (Betrachten), Palpation (Betasten), Perkussion (Beklopfen), Auskultieren (Abhören), EKG, Röntgenaufnahmen (p.-a. oder seitlich), Computertomographie (horizontale Schichtaufnahmen), Radioskopie (Röntgenfilm), Herzkatheteruntersuchungen (Angiokardiographie, Koronarangiographie), Kernspintomographie (horizontale, sagittale und frontale Schichtaufnahmen).

■ Gefäßsystem

Blutgefäße

Der Aufbau aus drei Wandschichten ist bei Arterien und Venen ähnlich. Arterien besitzen jedoch eine stark entwickelte mittlere Muskelschicht und zwischen den einzelnen Schichten elastische Membranen. Herznahe Arterien haben einen hohen Anteil an elastischen Fasern (Windkesselfunktion). Venen sind dünnwandiger und besitzen meist Venenklappen, Ausstülpungen des Gefäßendothels. Die Wände der Kapillaren sind auf das Gefäßendothel (innere Schicht) reduziert.

Lymphgefäße

Die Wände bestehen aus einem Endothel, z. T. mit Ausstülpungen (Klappen) und einer dünnen Muskelschicht.

Blutkreislauf

Im Blutkreislauf unterscheidet man 2 Teilkreisläufe:

1. **Kleiner Lungenkreislauf:** sauerstoffarmes Blut aus den unteren und oberen Körperregionen über die obere und untere Hohlvene (Vv. cavae superior und inferior) zum rechten Vorhof, über rechten Ventrikel in die A. pulmonalis - Sauerstoffanreicherung in der Lunge - sauerstoffreiches Blut über Vv. pulmonales und linken Vorhof in den linken Ventrikel.
2. **Großer Körperkreislauf:** sauerstoffreiches Blut aus linkem Ventrikel in die Aorta - Verteilung über arterielles System im gesamten Körper - Stoff- und Gasaustausch in den Kapillaren - sauerstoffarmes Blut über Vv. cavae zurück zum rechten Vorhof
   - *Pfortaderkreislauf* (Zwischenschaltung eines venösen Kapillargebietes innerhalb des großen Kreislaufes): Venöses Blut aus Ma-

gen-Darm-Trakt und Milz gelangt zusammen mit den aus dem Darm resorbierten Nährstoffen über die Pfortader (V. portae) zur Leber und in der Leber durch ein überwiegend venöses Kapillargebiet (Entgiftung; Speicherung, Umbau der aus dem Darm aufgenommenen Stoffe), danach über Vv. hepaticae zur unteren Hohlvene und weiter zum rechten Vorhof. Dies ist der *Weg der resorbierten Nahrungsstoffe,* die zusammen mit dem sauerstoffarmen Blut über den kleinen Kreislauf und mit dem sauerstoffangereicherten Blut über den großen Kreislauf zu den Kapillaren und so zu „Endverbrauchern", den Körperzellen gelangen.

- **Fetaler Kreislauf:** Umgehungen des Lungenkreislaufes, da die Lungen noch nicht arbeiten: 1. Loch in der Vorhofscheidewand (Foramen ovale), Blut gelangt direkt vom linken in den rechten Vorhof; 2. Kurzschluss zwischen Lungenarterie und Aorta (Ductus arteriosus); Gasaustausch in der Placenta: Nabelvenen bringen sauerstoffreiches Blut über Ductus venosus zur unteren Hohlvene des Feten.

Wichtige Arterienstämme

Aus dem Aortenbogen (Arcus aortae) zweigen die großen paarigen Gefäßstämme für Kopf (Aa. carotes communes) und Arm (Aa. subclaviae) ab. Aus dem Brustteil der Aorta (Aorta thoracica) gehen Äste zur Versorgung der Interkostalmuskulatur, der Speiseröhre, des Perikards und des Mediastinums hervor. Nach dem Durchtritt durch das Zwerchfell im Hiatus aorticus verläuft die Aorta weiter absteigend als Aorta abdominalis (Bauchaorta). Aus ihr gehen von cranial nach caudal Äste zur Unterseite des Zwerchfells, zu den Nieren (A. renalis) und Nebennieren, ein gemeinsamer Stamm (Truncus coeliacus) mit Arterien zu Leber, Magen und Milz, Abgänge zum Dünndarm (A. mesenterica superior), zu den Keimdrüsen (A. testicularis und A. ovarica) und zum Dickdarm (A. mesenterica inferior) hervor. Auf Höhe der Beckenschaufeln gabelt sich die Bauchaorta in die beiden gemeinsamen Beckenarterien (Aa. iliacae communes), die die Beckeneingeweide (A. iliaca interna = innere Beckenarterie) versorgt bzw. zur unteren Extremität zieht (A. iliaca externa = äußere Beckenarterie) und auf Höhe des Leistenbandes zur A. femoralis wird.

Wichtige Venenstämme

Es gibt ein oberflächliches und ein tiefes Venennetz, beide sind durch Perforansvenen verbunden. Die obere Hohlvene (V. cava superior) entsteht aus dem Zusammenfluss der beiden Arm-Kopf-Venen (Vv. brachiocephalicae), die das Blut von Kopf, Hals und Arm sammeln. Die untere Hohlvene (V. cava inferior) entsteht aus der Vereinigung der beiden gemeinsamen Beckenvenen (Vv. iliacae communes), die das Blut aus der unteren Extremität (Vv. iliacae externae) und den Beckeneingeweiden aufnehmen (Vv. iliacae internae). Auf ihrem Weg zum rechten Vorhof nimmt die V. cava inferior die Nierenvenen (Vv. renales) und vor ihrem Durchtritt durch das Zwerchfell (Foramen venae cavae) die drei Lebervenen (Vv. hepaticae) auf.

Lymphbahnen

Die Lymphbahnen laufen parallel zu den Venen und beginnen blind im Kapillargebiet. Lymphflüssigkeit ist der Teil der im Bereich der Kapillaren filtrierten Flüssigkeit, der nicht rückresorbiert wird (10%). Über Lymphkapillaren, über kleine und große Lymphgefäße sowie Lymphknoten (Immunabwehr) gelangt die Lymphflüssigkeit im Bereich des linken und rechten Venenwinkels zurück ins venöse System.

Physikalische und physiologische Grundlagen der Kreislauf- und Blutdruckregulation

Durch große Gefäße fließt das Blut leichter als durch die kleinen Arteriolen und Kapillaren. Ihr enger Durchmesser setzt dem Blutstrom einen hohen Widerstand entgegen, daher heißen sie auch Widerstandsgefäße (Gefäß- bzw. Strömungswiderstand = peripherer Widerstand, dessen Überwindung einen höheren Druck erfordert). Der Blutkreislauf wird durch die Erzeugung dieses Druckgefälles aufrechterhalten.

Eine bedarfsgerechte Verteilung des Blutstromes (Verteilung des Herzzeitvolumens) kann durch regionale Änderung der Gefäßwiderstände, d. h. durch Erweiterung (Vasodilatation = Erschlaffen der glatten Gefäßmuskulatur) oder Verengung der Gefäße (Vasokonstriktion = Kontraktion der glatten Gefäßmuskulatur) erreicht werden. Reguliert wird der Tonus der Gefäßmuskulatur durch lokale Einwirkungen (Autoregulation: z. B. Gefäßerweiterung bei Sauerstoffmangel) sowie durch nervöse (Gefäßsympathikus) oder hormonelle Signale (Adrenalin, Noradrenalin, Gewebehormone wie Histamin).

Damit bei erhöhtem Blutbedarf (z. B. der Muskulatur bei körperlicher Aktivität) der Blutdruck nicht absackt, muss die Pumpleistung des Herzens (HZV) erhöht werden. Das Kreislaufzentrum im Hirnstamm erhält Nervenimpulse von Pressorezeptoren in der Aorta und von Dehnungsrezeptoren in den Vv. cavae, die den aktuellen Blutdruck registrieren. Um einen mittleren Blutdruck aufrechtzuerhalten, erfolgt in diesem Fall eine Vasokonstriktion 1. der Gefäße ruhender Organe, 2. der Widerstandsgefäße (dient der Blutdruckerhöhung: Renin-Angiotensin-System), 3. der Venen (Erhöhung des venösen Rückstroms) und 4. die Arbeitsleistung des Herzens wird entsprechend angepasst. Beides reguliert das Kreislaufzentrum reflektorisch. Auch die Niere spielt bei der Blutdruckregulation eine Rolle (Regulation des Salz- und Wasserhaushaltes; Renin-Angiotensin-System).

Im normalen Kreislaufgeschehen bewirken andere Mechanismen den **venösen Rückstrom:** Sogwirkung des Herzens, Unterdruck im Brustraum bei der Einatmung, Venenklappen, arteriovenöse Kopplung, Muskelpumpe.

Blutzirkulation und Stoffaustausch in den Kapillaren

In den Kapillaren ist die Gesamtoberfläche sehr hoch (600 m^2), die Strömungsgeschwindigkeit auf Grund des hohen Gefäßwiderstandes gering und die Kapillarwände sind sehr dünn: ideale Bedingungen für den Stoffaustausch. Durchschnittlich 20 l Flüssigkeit/Tag werden in das Interstitium abfiltriert. Hier findet der Stoffaustausch statt. Treibende Kraft: Der hydrostatische Blutdruck, der am Anfang der Kapillaren über dem kolloidosmotischen Druck der Plasmaproteine liegt. Folge: Flüssigkeit und gelöste Teilchen (z. B. Nährstoffe) werden ins Gewebe abgepresst (Filtration). Am venösen Ende der Kapillaren fällt der Blutdruck unter den kolloidosmotischen Druck ab. Folge: Flüssigkeit und gelöste Teilchen (z. B. Stoffwechselprodukte) strömen ins Gefäß zurück (Resorption). Von den 20 l Flüssigkeit werden etwa 18 l rückresorbiert, 2 l (10%) werden als Lymphflüssigkeit über die Lymphgefäße abtransportiert.

6
Blut, Immunsystem und lymphatische Organe

Inhaltsübersicht

6.1 Blut *260*
6.1.1 Aufgaben des Blutes *260*
6.1.2 Blutzellen *262*
– Erythrozyten *262*
– Leukozyten *263*
– Thrombozyten *266*
6.1.3 Blutgruppen und Bluttransfusionen *266*
– Blutgruppen *266*
– Bluttransfusion *267*
– Bedeutung des AB0-Systems *268*
– Rhesusfaktor *268*
6.1.4 Blutplasma *270*
– Plasmaproteine *270*
– Niedermolekulare Plasmabestandteile *273*
– Plasmaelektrolyte *273*
6.1.5 Blutkörperchensenkungsgeschwindigkeit (BSG) *273*
6.1.6 O_2- und CO_2-Transport im Blut *274*
– O_2-Transport mithilfe von Hämoglobin *274*
– CO_2-Transport *274*
– Hämoglobin und Kohlenmonoxid *276*
– Hämoglobinkonzentration (Hb-Wert) *276*
6.1.7 Anämien *277*
6.1.8 Steuerung der Erythrozytenbildung *278*
6.1.9 Blutstillung und Blutgerinnung *278*
– Blutstillung *279*
– Blutgerinnung *280*
– Fibrinolyse *280*
– Kontrolle der Blutgerinnung *280*

6.2 Immunsystem *281*
6.2.1 Unspezifische Immunabwehr *282*
– Zelluläre Abwehr *282*
– Humorale Abwehr *282*
6.2.2 Spezifische Immunabwehr *283*
– Antigenpräsentation durch Makrophagen *283*
– T-Lymphozyten (zelluläre Abwehr) *285*
– B-Lymphozyten (humorale und zelluläre Abwehr) *286*
– Gedächtniszellen *287*

6.3 Lymphatische Organe (Immunorgane) *287*
6.3.1 Thymus (Bries) *290*
6.3.2 Lymphknoten (Nodus lymphaticus) *291*
6.3.3 Milz (Lien) *293*
6.3.4 Lymphatisches Gewebe der Schleimhäute *295*
– Mandeln (Tonsillen) *295*
– Darmassoziiertes lymphatisches System (z. B. Peyer-Platten) *296*

Zusammenfassung *299*

Die Zellen des Blutes und die Abwehrzellen als freie Bindegewebszellen sind zum Teil identischer Herkunft und leiten sich entwicklungsgeschichtlich beide aus dem Mesenchym her. Sie entstehen größtenteils in derselben Bildungsstätte, dem *Knochenmark*, in ihrem Aufenthalts- und Wirkort (Blut bzw. Bindegewebe) unterscheiden sie sich jedoch beträchtlich.

6.1 Blut

Man kann das Blut als Gewebe, als eine Art *flüssiges Transportgewebe* ansehen, dessen Interzellularsubstanz das **Blutplasma** darstellt. Die zellulären Anteile dieses Gewebes sind **rote (Erythrozyten)** und **weiße Blutkörperchen (Leukozyten)** sowie **Blutplättchen (Thrombozyten)** (Abb. 6.**1a** u. **b**). Den prozentualen Anteil aller Blutzellen am Gesamtblutvolumen (100%) bezeichnet man als *Hämatokrit* (Abb. 6.**3**). Er liegt etwa bei 45% und ist gewöhnlich bei Männern geringfügig höher (47%) als bei Frauen (43%).

■ **Blutmenge.** Die gesamte zirkulierende Blutmenge beim Menschen beträgt etwa 8% des Körpergewichtes, d. h. eine 70 kg schwere Person besitzt ungefähr 5,6 l Blut.

6.1.1 Aufgaben des Blutes

Das Blut hat vielfältige Funktionen, die in unmittelbarem Zusammenhang mit seinen Bestandteilen und dem Gefäßsystem stehen. Während die Gefäße eine allgemeine Verteilerfunktion übernehmen (Wärmeregulation und Stoffverteilung), haben die geformten und nicht geformten Blutbestandteile zum Teil sehr spezifische Funktionen.

Rote Blutkörperchen z. B. übernehmen den *Transport der Atemgase* von der Lunge zu den Geweben (Sauerstoff) und vom Gewebe zurück zur Lunge (Kohlendioxid).

Weiße Blutkörperchen dienen der Abwehr von Krankheitserregern und körperfremden Stoffen *(Immunabwehr).* Diese Aufgaben verrichten sie größtenteils außerhalb der Blutgefäße im Bindegewebe. Das Blut dient hierbei lediglich als Transportmittel von den Bildungsstätten (Knochenmark) zu den Wirkorten.

Die Blutflüssigkeit, das *Blutplasma*, erfüllt unterschiedliche Transportfunktionen. Es übernimmt z. B. den Transport von Nährstoffen vom Ort der

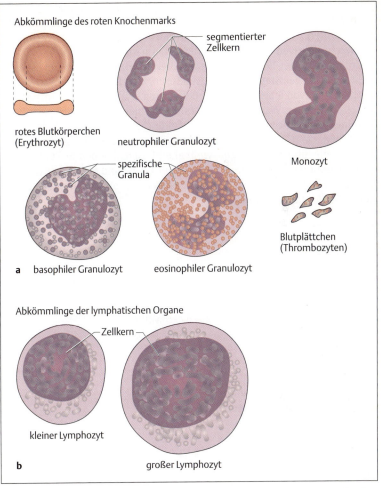

Abb. 6.**1a** u. **b** **Blutzellen.** Blutzellen werden von einer gemeinsamen Stammzelle, dem Hämozytoblasten, im roten Knochenmark gebildet und nach einer bestimmten Zeit der Reifung in das periphere Blut ausgeschwemmt. Mit Ausnahme der Lymphozyten, die sich auch in lymphatischen Organen vermehren, werden alle Blutzellen zeitlebens im roten Knochenmark hergestellt

Aufnahme (Darmzotten) zum Ort des Verbrauchs (Organe), von Stoffwechselprodukten zu den Ausscheidungsorganen (Niere), von körpereigenen Stoffen (Hormonen) zu ihren Wirkorten, aber auch von Wärme aus stoffwechselaktiven Organen zu oberflächennahen Bereichen.

Im Rahmen der Blutgerinnung sind bei Verletzungen von Gefäßen die im Blutplasma gelösten Gerinnungsfaktoren, z. B. das Fibrinogen sowie die Blutplättchen von lebenswichtiger Bedeutung. Darüber hinaus enthält das Blutplasma neben Wasser eine Vielzahl verschiedener Salze (Elektrolyte), Proteine (Albumine und Globuline), Lipide (Fettsäuren und Cholesterin), Kohlenhydrate (Glukose als Blutzucker) sowie zahlreiche Vitamine, Spurenelemente und Enzyme. Die weitgehend gleichbleibende Zusammensetzung, ein relativ konstanter osmotischer Druck und ein nur geringfügig schwankender pH-Wert (7,2-7,4) sind weitere Besonderheiten des Blutes (sog. *„stabiles inneres Milieu"*).

6.1.2 Blutzellen

Für die geformten Bestandteile des Blutes lassen sich folgende Durchschnittswerte pro Mikroliter ($\mu l = mm^3$) angeben:

- **Erythrozyten** 4,5-5,5 Millionen,
- **Leukozyten** 4.000-8.000,
- **Thrombozyten** 150.000-350.000.

Innerhalb der Leukozyten unterscheidet man weiter *(Differenzialblutbild)*:

- **neutrophile Granulozyten** 60-70%,
- **eosinophile Granulozyten** 2-3%,
- **basophile Granulozyten** 0,5-1%,
- **Lymphozyten** 20-30%,
- **Monozyten** 4-5%.

Erythrozyten

Erythrozyten sind runde, scheibenförmige Gebilde mit einem Durchmesser von etwa 7,5 μm. Sie sind auf beiden Seiten eingedellt und haben auf diese Weise ein optimales *Oberflächen/Volumen-Verhältnis* (Abb. 6.**1a**). Diese Form begünstigt die Sauerstoffaufnahme und -abgabe (kurze Diffusionsstrecken) und erleichtert ihre passive Verformbarkeit beim Passieren enger Kapillaren. Ihr gesamter Zellinhalt besteht nahezu ausschließlich aus dem roten, eisenhaltigen Blutfarbstoff *Hämoglobin,* der den Sauerstoff reversibel binden kann. Er lässt sauerstoffangereichertes Blut (arterialisiertes Blut), sauerstoffarmes Blut hingegen dunkelrot (venöses Blut) erscheinen.

Die Zahl der roten Blutkörperchen beträgt beim Mann durchschnittlich 5,3 Millionen/µl Blut und bei der Frau 4,6 Millionen/µl, wobei die Zahl vom Sauerstoffbedarf des Körpers und vom Sauerstoffangebot in der Lunge abhängt. So nimmt z. B. in großen Höhen die Anzahl zu (Polyglobulie). Sind aufgrund krankhafter Prozesse Bildung oder Lebensdauer der Erythrozyten unzureichend, spricht man von einer Anämie (S. 277). Häufigste Ursachen hierfür sind Eisenmangel sowie Mangel an Vitamin B_{12} oder Folsäure.

Bildung, Lebensdauer und Abbau

Die *Bildungs- und Reifungsstätte* der Erythrozyten ist das rote Knochenmark, in dem sie aus kernhaltigen Vorstufen *(Stammzellen)* gebildet werden. Im Laufe ihrer Reifung verlieren sie Zellkern und Zellorganellen und werden in das periphere Blut ausgeschwemmt. Beim Menschen werden etwa 160 Millionen Erythrozyten pro Minute gebildet. Im Blut sind die jüngsten Erythrozyten (etwa 1%) an einer durch besondere Färbung darstellbaren körnigen Struktur zu erkennen (Retikulozyten). Nach Blutverlusten z. B. ist die Retikulozytenzahl im peripheren Blut erhöht.

Die Lebensdauer der roten Blutzellen beträgt durchschnittlich 120 Tage. Ihr Abbau erfolgt im Wesentlichen in der Milz und in der Leber. Aus den eisenfreien Hämoglobinanteilen entstehen Gallenfarbstoffe (Bilirubin). Das frei werdende Eisen wird gespeichert und erneut zum Aufbau von Hämoglobin verwendet.

In *hypertonen Lösungen* verlieren Erythrozyten Wasser und sie schrumpfen (Stechapfelform), in *hypotonen Lösungen* hingegen nehmen sie Wasser auf und platzen (Hämolyse). Hierbei sind Hämoglobin freigesetzt und die Zellen werden durchsichtig (lackfarben).

Leukozyten

Neben den roten Blutkörperchen enthält das Blut relativ farblose (weiße) Blutzellen, die sogenannten Leukozyten. Zu ihnen zählt man die Granulozyten, die Lymphozyten und die Monozyten (Abb. 6.**1a** u. **b**). Ihre Lebenszeit ist, im Gegensatz zu derjenigen der Erythrozyten, sehr unterschiedlich und kann Stunden, aber auch Jahre betragen. Die weißen Blutkörperchen bilden zusammen mit den lymphatischen Organen (z. B. Milz, Thymus, Lymphknoten, Mandeln etc.) das *Immunsystem*, das man in ein unspezifisches und ein spezifisches Immunsystem gliedert (S. 282).

Die Anzahl der Leukozyten im Blut schwankt zwischen 4.000 und 8.000/µl. Bei Entzündungen kann die Zahl deutlich über 10.000/µl erhöht sein *(Leukozytose)*. Sind die Leukozyten unter 2.000/µl vermindert, spricht man von einer *Leukopenie* (z. B. nach Schädigung der Bildungsstätten). Wie die roten Blutkörperchen, so werden auch die Leukozyten im roten Knochenmark gebildet und nach Heranreifung und Vermehrung in das periphere Blut ausgeschwemmt. Eine Ausnahme hierbei bilden die Lymphozyten, deren Stammzellen sich ebenfalls im Knochenmark befinden, die sich jedoch in anderen lymphatischen Organen (z. B. im Thymus oder in den Lymphknoten) vermehren und differenzieren (s. Kap. 6.2.2, Spezifische Immunabwehr: T-, B-Lymphozyten).

Der weitaus größte Teil der Leukozyten benutzt das zirkulierende Blut nur als Transportsystem vom Bildungsort im Knochenmark zu den Funktionsorten. Ihre Tätigkeit im Rahmen der Immunabwehr entfalten die Leukozyten fast ausschließlich außerhalb des Gefäßsystems, d. h. im Bindegewebe und in den lymphatischen Organen. Dort können sie sich auf Grund ihrer amöboiden Eigenbeweglichkeit fortbewegen, nachdem sie die Wand der Kapillaren und der postkapillären Venolen durchwandert haben *(Leukozytendiapedese)*.

Granulozyten

Je nach Anfärbbarkeit ihrer Granula (membranbegrenzte Zelleinschlüsse) unterscheidet man *neutrophile, eosinophile* und *basophile Granulozyten* (Abb. 6.1a). Sie besitzen alle einen charakteristischen, mehrfach segmentierten Kern („segmentkernige Granulozyten"). Unreife Stadien hingegen erkennt man an ihren stabförmigen Kernen („stabkernige Granulozyten").

Neutrophile Granulozyten werden auf Grund ihrer Eigenschaft zur Phagozytose auch als „Fresszellen" bezeichnet. Sie gehören zu den Zellen des unspezifischen Immunsystems, die als Erste am Entzündungsort eintreffen. Ihre Granula enthalten eine Vielzahl lysosomaler Enzyme, die aufgenommene Krankheitserreger und Zelltrümmer abtöten und sie somit unschädlich machen. Dabei gehen die Granulozyten meist selbst zugrunde (Eiterbildung).

Eosinophile Granulozyten sind ebenfalls zur Phagozytose befähigt, vor allem von Antigen-Antikörper-Komplexen (s. S. 286). Sie sind an allergischen Reaktionen beteiligt, indem sie z. B. überschüssiges, von Mastzellen bzw. basophilen Granulozyten ausgeschüttetes Histamin binden und inaktivieren können. Ihre Hauptaufgabe besteht somit in der Begrenzung allergischer Reaktionen. Außerdem enthalten ihre Granula eine Reihe aggressiver Enzyme, die im Bedarfsfall freigesetzt werden und die Zielzellen schädigen.

Basophile Granulozyten machen im menschlichen Blut einen nur sehr geringen Teil aus. Ihre Granula enthalten hauptsächlich Histamin und Heparin. Während Histamin bei der Auslösung allergischer Sofortreaktionen beteiligt ist (Steigerung der Gefäßdurchlässigkeit, Kontraktion der glatten Muskulatur), wirkt Heparin der Blutgerinnung entgegen.

Lymphozyten

Die im strömenden Blut vorkommenden Lymphozyten (kleine Lymphozyten) haben etwa die Größe von Erythrozyten, während die so genannten großen Lymphozyten sich vorwiegend in den lymphatischen Organen aufhalten (Abb. 6.1b). Lymphozyten haben einen auffallend großen Zellkern und ein zellorganellreiches Cytoplasma. Sie werden als Zellen des spezifischen Abwehrsystems ebenfalls im Knochenmark gebildet, gelangen danach über den Blutweg jedoch in die verschiedenen lymphatischen Organe, wo sie sich zu spezifischen Immunzellen entwickeln (siehe Immunsystem).

Monozyten

Die größten der weißen Blutzellen sind die Monozyten (Abb. 6.1a). Sie haben einen ovalen bis nierenförmigen Zellkern und zahlreiche Lysosomen im Zytoplasma, werden wie die anderen Leukozyten im Knochenmark gebildet, halten sich aber nach ihrer Ausschleusung nur etwa 20-30 Stunden im Blut auf. Danach verlassen sie das Blutgefäßsystem und bilden sich im Gewebe zu *Makrophagen* um. Monozyten und Makrophagen haben vielfältige Aufgaben innerhalb des Abwehrsystems und sind vor allem an der unspezifischen Immunabwehr beteiligt. Dazu gehören Phagozytose und intrazelluläre Abtötung von Bakterien, Pilzen, Parasiten und geschädigten körpereigenen Zellen. Darüber hinaus sind sie aber auch an der spezifischen Immunabwehr beteiligt, indem sie Informationen über körperfremde Antigene an die Lymphozyten weitergeben (Antigenpräsentation, s. S. 283).

Thrombozyten

Die Thrombozyten oder Blutplättchen spielen eine wichtige Rolle bei der Blutgerinnung und der Blutstillung. Sie entstehen im Knochenmark aus *Knochenmarksriesenzellen (Megakaryozyten)* als Zytoplasmaabschnürungen und werden in Form unregelmäßig geformter Plättchen in das Blut ausgeschwemmt (Abb. 6.**1a**). Ihr Zytoplasma ist kernlos und besitzt wenige Zellorganellen. Thrombozyten haben eine Lebensdauer von 5-10 Tagen und werden danach in der Milz abgebaut. Bei Verletzung eines Blutgefäßes lagern sie sich an der Gefäßwand ab, zerfallen und setzen Enzyme (z. B. Thrombokinase) frei, die zusammen mit weiteren Faktoren (Thrombin, Fibrinogen) die Blutgerinnung auslösen.

6.1.3 Blutgruppen und Bluttransfusionen

Auf der Oberfläche der Erythrozyten befindet sich eine große Zahl unterschiedlicher zuckerhaltiger Membranbestandteile (Glykolipide bzw. -proteine), die sogenannten *Blutgruppenantigene*. Man nennt sie Antigene, da sie in einem fremden Organismus die Bildung von Antikörpern hervorrufen (s. Immunsystem, S. 281). Beim Menschen sind mehr als 100 solcher vererbbaren Antigene vorhanden, von denen vor allem das *AB0-* und das *Rhesussystem* klinische Bedeutung haben.

Blutgruppen

Innerhalb des AB0-Systems (0 = null) unterscheidet man vier Blutgruppen: Erythrozyten mit dem Antigen A (Blutgruppe A), mit dem Antigen B (Blutgruppe B) oder mit Antigen A und Antigen B (Blutgruppe AB) sowie Erythrozyten mit keinem der beiden Antigene (Blutgruppe 0). Außerdem befinden sich im Blutplasma Antikörper gegen das jeweils fehlende Antigen, d. h. bei Personen mit der Blutgruppe A sind Antikörper gegen B (Anti-B) vorhanden. Dementsprechend enthält Plasma der Blutgruppe B Antikörper gegen A (Anti-A). Im Falle der Blutgruppe AB enthält das Plasma keinen der beiden Antikörper und bei der Blutgruppe 0 sind sowohl Anti-A- als auch Anti-B-Antikörper vorhanden. Anders als bei der normalen Antikörperbildung ist zur Bildung der Antikörper des AB0-Systems kein Kontakt mit dem fremden Antigen notwendig. Sie entwickeln sich im Verlauf der ersten Lebensmonate und werden auf Grund ihrer agglutinierenden Wirkung auch *Agglutinine* genannt, während die

Tabelle 6.**1** **Blutgruppenantigene (Agglutinogene) und ihre zugehörigen Serumantikörper (Agglutinine)**

Antigen auf den Erythrozyten (Blutgruppe)	Antikörper im Blutserum*
A	Anti-B
B	Anti-A
AB	keine
0	Anti-A und Anti-B

* Blutserum = Blutplasma ohne Fibrinogen

Antigene auf den Erythrozyten als *Agglutinogene* bezeichnet werden (Tab. 6.**1**).

Bluttransfusion

Kommt es bei einer Bluttransfusion zur Übertragung von *gruppenungleichem* Blut, verklumpen (agglutinieren) die Erythrozyten durch Reaktion der Blutgruppenantigene mit ihren entsprechenden Antikörpern. Dadurch werden die Erythrozyten geschädigt und sie hämolysieren. Ein solcher *Transfusionszwischenfall* ist besonders ausgeprägt, wenn das Blutplasma des Empfängers der Blutspende Antikörper gegen die Spendererythrozyten enthält. Sind im umgekehrten Fall im Spenderblut Antikörper gegen die Empfängererythrozyten vorhanden, ist die Reaktion weniger stark ausgeprägt, da die Antikörper in der Blutbahn des Empfängers sehr stark verdünnt werden.

Um solche Zwischenfälle zu vermeiden, muss vor jeder Transfusion die genaue Blutgruppenkonstellation von Empfänger und Spender bestimmt und mithilfe einer *serologischen Verträglichkeitsüberprüfung* kontrolliert werden. Hierbei werden jeweils einige Tropfen Blut des Empfängers und des Spenders bzw. der Blutkonserve mit jeweils 2 verschiedenen fertigen Testseren vermischt, die zum einen Antikörper gegen das Antigen A (Anti-A) und zum anderen Antikörper gegen das Antigen B (Anti-B) enthalten. Diese Methode ist nichts weiter als eine Überprüfung der Blutgruppen des AB0-Systems (Abb. 6.**2**). Um auch Antigene und Antikörper zu bestimmen, die vom AB0-System nicht erfasst werden (z. B. das Rhesussystem), wird für jede Blutkonserve die *große* und *kleine Kreuzprobe* zusätzlich durchgeführt. Bei der großen Kreuzprobe *(Major-Reaktion)* werden Spendererythrozyten (ohne Serum) mit dem Serum des Empfängers gemischt, bei

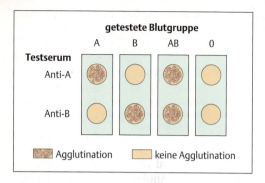

Abb. 6.2 **Blutgruppenbestimmung.** Vereinfachte Darstellung der Agglutinationsreaktion nach Zugabe verschiedener Testseren (Anti-A und Anti-B)

der kleinen Kreuzprobe *(Minor-Reaktion)* werden Spenderserum und Empfängererythrozyten auf ihre Verträglichkeit überprüft.

Bedeutung des AB0-Systems

Der prozentuale Anteil der einzelnen Blutgruppen in Mitteleuropa liegt bei etwa 44% für die Blutgruppe A, bei 42% für die Blutgruppe 0, bei 10% für die Blutgruppe B und bei 4% für die Blutgruppe AB. Da das AB0-Blutgruppensystem nach den Mendel-Gesetzen vererbt wird, können bei bekannten Blutgruppen der Eltern die möglichen Blutgruppen der Kinder vorausgesagt werden. Andererseits kann bei bekannten Blutgruppen der Mutter und des Kindes festgestellt werden, ob ein Mann mit einer bestimmten Blutgruppe der Vater dieses Kindes ist *(forensischer Vaterschaftsausschluss)*. Die Tatsache, dass die Antigene des AB0-Systems bei etwa 85% der Menschen auch in anderen Körpersekreten, wie z. B. in Speichel, Sperma, Schweiß und Magensaft vorkommen, erklärt die Bedeutung bei rechtsmedizinischen Gutachten, z. B. nach Vergewaltigungen.

Rhesusfaktor

Neben dem AB0-System besitzt das *Rhesus-Blutgruppensystem*, das aus drei unterschiedlichen Antigenen (C, D und E) besteht, eine wichtige klinische Bedeutung. Man hat diese Antigene zufällig entdeckt, als man Meerschweinchen wiederholt rote Blutkörperchen des Rhesusaffen injizierte und feststellte, dass sich in ihrem Blut Antikörper bilden, die nicht nur die Erythrozyten des Rhesusaffen, sondern, wie sich später bei Versuchen mit injizierten menschlichen Erythrozyten herausstellte, auch diejenigen des Menschen agglutinieren. Man bezeichnet daher die Personen, bei denen es zu einer Agglutination kommt, die also das Antigen besitzen, als „*rhesuspositiv*" (Rh$^+$), die restlichen, die das Antigen nicht auf ihren Erythrozyten tragen, als „*rhesusnegativ*" (Rh$^-$). In Mitteleuropa sind etwa 85% der Bevölkerung Rh$^+$ und 15% Rh$^-$. Hierbei ist die Agglutination bei „rhesuspositiven" Personen am häufigsten an das Antigen D auf den Erythrozyten gebunden.

Im Unterschied zum AB0-System kommen Antikörper gegen „Rhesusantigene" nicht natürlicherweise vor, sondern sie entstehen erst dann, wenn Blut von rhesuspositiven Spendern auf rhesusnegative Empfänger übertragen wird. In einem solchen Fall wird der Empfänger gegen das Rhesusantigen sensibilisiert, d. h. er bildet Antikörper gegen die rhesuspositiven Erythrozyten. Bei einer zweiten Transfusion werden daher schnell große Mengen an Antikörpern gebildet, die dann die rhesuspositiven Spendererythrozyten sofort agglutinieren.

Bei der Schwangerschaft kann es ebenfalls unfreiwillig zur Bildung von Rhesusantikörpern kommen, z. B. wenn die Mutter rhesusnegativ, der Vater rhesuspositiv und das Kind ebenfalls rhesuspositiv ist. Während des Geburtsvorganges können kindliche rhesuspositive Erythrozyten über undichte Stellen des Mutterkuchens (Placenta) in das mütterliche Blut übertreten und in der Folge die Bildung von sogenannten *Anti-D-Antikörpern (Rhesusantikörpern)* bei der Mutter hervorrufen. Diese Antikörper gehören zu den Immunglobulinen der Klasse G und sind *plazentagängig*, d. h. im Falle einer erneuten Schwangerschaft können diese Antikörper vom mütterlichen Blut über die Plazentaschranke in das kindliche Blut übertreten. Besitzt auch dieses Kind rhesuspositive Erythrozyten, können die Antikörper die kindlichen Erythrozyten agglutinieren und im weiteren Verlauf zerstören (hämolysieren). Die ungeborenen Kinder entwickeln eine zum Teil schwere Anämie (Blutarmut), die mitunter tödlich sein kann. Man bezeichnet dieses Krankheitsbild als *fetale Erythroblastose* bzw. als *Morbus haemolyticus neonatorum*.

Häufig sind die Kinder nur durch eine rechtzeitige Bluttransfusion zu retten. Um die Bildung von Rhesusantikörpern nach der ersten Schwangerschaft bei der Mutter zu verhindern, erhalten rhesusnegative Mütter eine sogenannte *Anti-D-Prophylaxe*. Unmittelbar nach der Geburt werden der Mutter bereits fertige Anti-D-Antikörper (Immunglobuline, die in einem Tier gegen das Rhesusantigen hergestellt wurden) injiziert. Hierdurch werden rhesuspositive kindliche Erythrozyten, die in das mütterliche Blut gelangen, frühzeitig unschädlich gemacht, bevor eine Sensibilisierung der rhesusnegativen Mutter eintritt.

6.1.4 Blutplasma

Trennt man die zellulären Blutbestandteile (z. B. Erythrozyten, Leukozyten, Thrombozyten) von ungerinnbar gemachtem Blut durch Zentrifugation ab, erhält man das Blutplasma (Abb. 6.3). Die flüssige Phase von bereits geronnenem Blut hingegen nennt man *Blutserum* (Blutserum = Blutplasma ohne den Blutgerinnungsfaktor Fibrinogen, s. unten). Blutplasma besteht zu 90% aus Wasser und zu 10% aus gelösten Substanzen. Von den gelösten Stoffen entfallen etwa 70% auf Eiweiße (Plasmaproteine), 20% auf niedermolekulare Stoffe (z. B. Nahrungsstoffe, Stoffwechselprodukte, Vitamine, Spurenelemente, Hormone) und 10% auf Elektrolyte.

Plasmaproteine

Die im Plasma vorkommenden etwa 100 unterschiedlichen Eiweiße (etwa 70 g/l Blutplasma) sind an Transportvorgängen (z. B. Lipide, Hormone, Vitamine) beteiligt, bilden wichtige Bestandteile des Gerinnungssystems und stellen die Antikörper des Immunsystems. Mithilfe einer analytischen Methode, der Elektrophorese, können sie in einem elektrischen Feld auf Grund ihrer elektrischen Ladung, ihrer Molekülgröße und -form grob in fünf Gruppen aufgetrennt werden (Abb. 6.3):

- **Albumine** (35-40 g/l Plasma),
- **α_1-Globuline** (3-6 g/l Plasma),
- **α_2-Globuline** (4-9 g/l Plasma),
- **β-Globuline** (6-11 g/l Plasma),
- **γ-Globuline** (13-17 g/l Plasma).

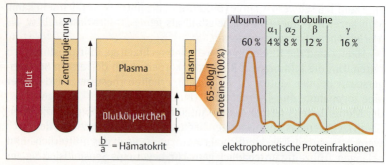

Abb. 6.3 **Zusammensetzung des Blutes** (nach Silbernagl u. Despopoulos)

Albumine

Albumine stellen mengenmäßig die wichtigsten Plasmaproteine dar und dienen vor allem zur Aufrechterhaltung des *kolloidosmotischen Druckes* des Blutes (S. 31). Außerdem sind sie am Transport von Calciumionen, Fettsäuren, Bilirubin (Abbauprodukt des roten Blutfarbstoffs), Gallensäuren sowie einigen Hormonen und Vitaminen beteiligt. Darüber hinaus dienen sie bei Eiweißmangel als Proteinreserve.

α_1-, α_2- und β-Globuline

Die Proteine dieser drei Gruppen dienen hauptsächlich dem Transport von Lipiden (Lipoproteine), freiem Hämoglobin (Haptoglobin), Eisen (Transferrin), Vitamin B_{12} (Transcobalamin) und Nebennierenrindenhormonen (z. B. Transcortin). Außerdem bilden einige von ihnen wichtige Bestandteile des Gerinnungssystems (z. B. Fibrinogen, Prothrombin).

Von großer Bedeutung sind in diesem Zusammenhang die Proteine, die im Blutplasma wasserunlösliche Lipide (z. B. Cholesterin) transportieren. Je nach Fett- und Proteinanteil unterscheidet man verschiedene Klassen von so genannten *Lipoproteinen*, die nach abnehmender Größe und zunehmender Dichte eingeteilt werden:

- **Chylomikronen**
- **Chylomikronenreste:**
  Lipoproteine mit sehr geringer Dichte: VLDL (very low density lipoproteins),
  Lipoproteine mit geringer Dichte: LDL (low density lipoproteins),
  Lipoproteine mit hoher Dichte: HDL (high density lipoproteins).

Die unterschiedlichen Dichten beruhen im Wesentlichen auf dem jeweiligen Fettanteil (z. B. Cholesterin, Triglyceride, Phospholipide) der Lipoproteine. Er ist z. B. bei den VLDL sehr hoch (etwa 90%) und bei den HDL deutlich niedriger (etwa 50%). Die LDL-Lipoproteine sind am cholesterinreichsten und transportieren die Lipide von der Leber, in der sie gebildet werden, zu den Geweben. Auf der anderen Seite transportiert das HDL-Lipoprotein das in den Geweben gebildete überschüssige Cholesterin wieder zur Leber zurück. Es gibt eine Reihe von Hinweisen, dass ein hoher Plasmaspiegel an LDL in Verbindung mit einem niedrigen Spiegel an HDL einen wichtigen Faktor bei der Entstehung der Arteriosklerose darstellt. Bei dieser Erkrankung kommt es zu Ablagerungen von Cholesterin in vorgeschädigten Zellen der Blutgefäßwände (z. B. bei gleichzeitigem Bluthochdruck), wodurch das Risiko von Gefäßverschlüssen durch lokal gebildete Blutgerinnsel stark erhöht ist. Da sich der Cholesteringehalt des Blutes aus VLDL, LDL und HDL zusammensetzt, ist der Gesamtcholesteringehalt nur sehr bedingt aussagekräftig. Ein hoher HDL-Gehalt ist sehr günstig, ein hoher LDL-Gehalt, wie bereits erwähnt, sehr ungünstig. Daher sollte immer der Anteil von HDL und LDL im Blut bestimmt werden.

γ-Globuline

die γ- oder Immunglobuline sind die Abwehrstoffe des Blutplasmas (Antikörper). Sie werden als so genannte *sekretorische Glykoproteine* (zuckerhaltige Eiweiße) von B-Lymphozyten (Plasmazellen) des spezifischen Immunsystems gebildet (S. 286) und in das Blutplasma abgegeben. Beim Menschen lassen sich die Immunglobuline, entsprechend ihren unterschiedlichen Aufgaben, in fünf Immunglobulin-(Ig-)Gruppen einteilen: IgA, IgD, IgE, IgG und IgM.

Immunglobuline G (IgA) sind auf Abwehrvorgänge an Schleimhautoberflächen spezialisiert und kommen daher überwiegend im Magen-Darm-Kanal sowie in Körpersekreten (Speichel, Schweiß, Tränenflüssigkeit, Muttermilch und Sekrete des Darms) vor.

Immunglobuline D (IgD) sind im Blutplasma nur in sehr geringen Mengen nachweisbar. Ihre Funktion ist noch weitgehend ungeklärt, unter Umständen spielen sie eine Rolle als Oberflächenrezeptor bei der Differenzierung und Reifung von B-Lymphozyten.

Immunglobuline E (IgE) haben von allen Immunglobulinen die geringste Konzentration im Blutplasma. Sie sind vor allem bei allergischen Reaktionen und Parasiteninfektionen erhöht. IgE können z. B. an Mastzellen binden und nach Antigenkontakt eine Histaminfreisetzung aus Mastzellen bewirken (Anaphylaxie bzw. allergischer Schock).

Immunglobuline G (IgG) sind die mengenmäßig wichtigsten Antikörper (75% der Immunglobuline) und kommen außer im Blutplasma auch in der interstitiellen Flüssigkeit vor. IgG kann beim Menschen als einziges Immunglobulin Membranen passieren und vermag durch die Plazenta in den Kreislauf des ungeborenen Kindes zu gelangen. Auf diese Weise verleiht das mütterliche IgG dem Neugeborenen in den ersten 6 Monaten immunologischen Schutz.

Immunglobuline M (IgM) sind die größten Antikörper und werden nach einem Antigenkontakt (z. B. Infektion mit Mikroorganismen) als erste Immunglobuline gebildet (Frühantikörper). Ihre frühe Formen sitzen auf der Oberfläche von B-Lymphozyten.

Niedermolekulare Plasmabestandteile

Zu den niedermolekularen Plasmabestandteilen, die zum großen Teil an Proteine gebunden transportiert werden, zählt man folgende Substanzen:

- Nahrungsstoffe, Vitamine und Spurenelemente,
- Produkte des Zellstoffwechsels (z. B. Milchsäure, Brenztraubensäure),
- stickstoffhaltige Ausscheidungsprodukte des Protein- und Purinstoffwechsels (z. B. Harnstoff, Harnsäure, Kreatinin),
- Hormone und Enzyme,
- Fette (z. B. Cholesterin, Phospholipide, Triglyceride, freie Fettsäuren).

Plasmaelektrolyte

Die Elektrolytzusammensetzung des Blutplasmas unterscheidet sich in charakteristischer Weise von der intrazellulären Elektrolytkonzentration. Während Natrium-, Calcium- und Chloridionen im Blutplasma eine relativ hohe Konzentration aufweisen, kommen Kalium-, Magnesium- und Phosphationen in den Zellen in höheren Konzentrationen vor. Am wichtigsten für die osmotische Regulation ist das Kochsalz (NaCl) mit etwa 0,6-0,7 g/100 ml Plasma. Die Gesamtheit der Elektrolyte im Blutplasma hat eine osmolare Konzentration von etwa 290 mosm/l (Osmolarität = Konzentration aller osmotisch wirksamen Teile pro Volumeneinheit). Genauer jedoch ist die Angabe mosm/kg H_2O (Osmolalität), da das Volumen einer Lösung von der Temperatur und vom Volumen der gelösten Substanzen abhängig ist.

Werden Salzlösungen z. B. für Infusionslösungen benötigt, müssen sie denselben osmotischen Druck haben wie das Plasma, sie müssen *isoton* sein. Lösungen mit höherem osmotischen Druck werden als *hyperton*, Lösungen mit niedrigerem Druck als *hypoton* bezeichnet. Hypertone Lösungen würden zu einem Austritt von Wasser aus den Körperzellen und somit zur Zellschrumpfung führen. Bei Verwendung von hypotonen Lösungen hingegen würde Wasser in die Zellen strömen und sie zum Platzen bringen.

6.1.5 Blutkörperchensenkungsgeschwindigkeit (BSG)

In ungerinnbar gemachtem Blut sinken, auf Grund ihres höheren spezifischen Gewichtes, die roten Blutkörperchen langsam zu Boden. Die Blutkörperchensenkungsgeschwindigkeit wird meist nach 1 bzw. 2 Stunden bestimmt und beträgt bei gesunden Frauen 6-10 mm, bei gesunden Männern 3-6 mm nach der 1. Stunde. Die Senkungsgeschwindigkeit hängt von verschiedenen Faktoren ab (u. a. von Menge und Zusammensetzung der Plasmaproteine). Eine Erhöhung der BSG muss als unspezifisches Krankheitssymptom gewertet werden. Besonders bei Entzündungen und vermehrtem Gewebszerfall infolge einer Tumorerkrankung kann die Blutkörperchensenkungsgeschwindigkeit bis zu 100 mm nach der 1. Stunde betragen. Ursache hierfür ist eine verstärkte Neigung der Erythrozyten sich zusammenzuballen. Dadurch kommt eine verringerte Oberfläche im Verhältnis zum Volumen und folglich ein kleinerer Strömungswiderstand zu Stande, der die Erythrozyten schneller absinken lässt.

6.1.6 O_2- und CO_2-Transport im Blut

O_2-Transport mithilfe von Hämoglobin

Der rote Blutfarbstoff Hämoglobin (Hb) besteht aus einem Eiweißanteil, dem *Globin* und dem eigentlichen Farbstoff, dem *Häm*. Das Molekül ist aus vier Untereinheiten mit je einer Hämgruppe aufgebaut, in deren Zentrum jeweils ein zweiwertiges Eisenatom angeordnet ist. An jedes Eisenatom wird in der Lunge ein Molekül Sauerstoff (O_2) gebunden, das ins Gewebe transportiert und dort abgegeben wird (Abb. 6.4). Die Anlagerung von O_2 an das Hämoglobin bezeichnet man als *Oxygenierung*, die Abspaltung als *Desoxygenierung*.

CO_2-Transport

Kohlendioxid (CO_2), das Endprodukt des oxidativen Stoffwechsels in den Körperzellen, wird im Blut zu etwa 10% in physikalisch gelöster und zu etwa 90% in chemisch gebundener Form transportiert. Der Hauptteil des Kohlendioxids diffundiert aus den Körperzellen zunächst ins Blutplasma und von dort in die roten Blutkörperchen. Dort wird es enzymatisch umgewandelt, als weit besser *lösliches Hydrogenkarbonat* (HCO_3^-) chemisch gebunden und dann mit Plasma transportiert. Die Entstehung von HCO_3^- aus CO_2 wird durch ein in den Erythrozyten vorhandenes Enzym, die *Carboanhydrase* (neue Bezeichnung: *Karbonat-Dehydratase*), stark beschleunigt (Abb. 6.4).

$$CO_2 + H_2O \rightleftharpoons HCO_3^- + H^+$$

Der größte Teil des gebildeten Hydrogenkarbonats (etwa 50-60%) diffundiert im Austausch mit Chloridionen aus den Erythrozyten zurück ins

Blut 275

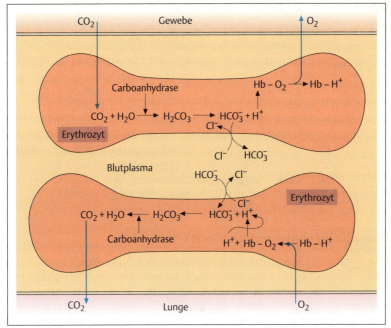

Abb. 6.4 Vereinfachte Darstellung der Reaktionen im Erythrozyten beim CO_2- und O_2-Transport. $Hb\text{-}O_2$ = oxygeniertes Hämoglobin, $Hb\text{-}H^+$ = desoxygeniertes Hämoglobin

Plasma, wo es zu den Lungen transportiert (s. Atmungsorgane) und nach Umwandlung in CO_2 abgeatmet wird. Beide Prozesse, HCO_3^--Bildung in den Geweben und CO_2-Freisetzung in den Lungen, sind mit der Desoxygenierung bzw. Oxygenierung von Hämoglobin gekoppelt. Desoxygeniertes Hämoglobin ist eine deutlich stärkere Base als oxygeniertes Hb und kann mehr H^+-Ionen aufnehmen *(Pufferfunktion des Hämoglobins)*. Es fördert auf diese Weise in den Gewebskapillaren die Bildung von HCO_3^-. In den Lungenkapillaren gelangt HCO_3^- wieder aus dem Plasma in die Erythrozyten, nimmt H^+-Ionen auf und wird in CO_2 zurückverwandelt. Dieser Vorgang wird dadurch unterstützt, dass oxygeniertes Blut vermehrt H^+-Ionen freisetzt.

Ein weitaus kleinerer Teil des CO_2 (etwa 5-10%) wird direkt an Hämoglobin gebunden und als *Carbamino-Hb* transportiert.

Hämoglobin und Kohlenmonoxid

Kohlenmonoxid (CO) ist ein farb- und geruchloses Gas, das bei unvollständigen Verbrennungsprozessen entsteht und wie Sauerstoff reversibel an Hämoglobin gebunden wird. Im Vergleich zu Sauerstoff ist die Affinität von Kohlenmonoxid zu Hämoglobin jedoch deutlich höher. Daher werden bereits bei einem Gehalt von etwa 0,3% CO in der eingeatmeten Luft etwa 80% des Hämoglobins durch Kohlenmonoxid besetzt (HbCO). Da jedoch Kohlenmonoxid etwa 200- bis 300-mal langsamer aus der Hämoglobinbindung abgegeben wird als Sauerstoff, beruht die Giftigkeit von CO darauf, dass Hämoglobin für den Sauerstofftransport im Blut ausfällt. Bei starken Rauchern liegen z. B. 5-10% des Hämoglobins als HbCO vor, ab 20% HbCO treten *akute Vergiftungserscheinungen* auf (Kopfschmerzen, Schwindel, Brechreiz) und ab 65% besteht akute Lebensgefahr.

Hämoglobinkonzentration (Hb-Wert)

Die Hämoglobinkonzentration im menschlichen Blut beträgt beim Mann etwa 160 und bei der Frau etwa 140 g/l. Da jedes Gramm Hämoglobin ungefähr 1,33 ml Sauerstoff an sich binden kann, können im Mittel etwa 200 ml O_2/l Blut transportiert werden. Ohne Hämoglobin könnten wegen der schlechten Löslichkeit von Sauerstoff im Wasser nur etwa 3 ml O_2/l Blut transportiert werden, d. h. mithilfe des Hämoglobins kann nahezu die 70fache Menge bewältigt werden.

Färbekoeffizient (FK)

Häufig wird für die Beurteilung der Blutbildung und zur Unterscheidung verschiedener Anämieformen die mittlere Hämoglobinbeladung eines einzelnen Erythrozyten *(MCH = **m**ittleres **c**orpuskuläres **H**ämoglobin = Färbekoeffizient)* ermittelt. Sie errechnet sich nach folgender Formel:

■ $$MCH = \frac{\text{Hämoglobingehalt in g/100 ml Blut} \times 10}{\text{Erythrozyten in Millionen/µl}}$$

Das mittlere corpuskuläre Hämoglobin liegt zwischen 28 und 36 pg (1 Pikogramm = 10^{-12} g). Erythrozyten mit einem normalen Färbekoeffizienten werden als *normochrom* bezeichnet. Ist der Färbekoeffizient erniedrigt (z. B. chronische Blutungs- und Eisenmangelanämie), spricht man von *hypochromen*, ist er erhöht (perniziöse Anämie infolge Vitamin B_{12}-Mangels, s. unten), handelt es sich um *hyperchrome* Erythrozyten.

6.1.7 Anämien

Als Blutarmut oder Anämie bezeichnet man einen Mangel an Erythrozyten bzw. eine Verminderung des Hämoglobingehaltes im Blut. Eine Anämie wird in der Regel anhand der Hämoglobinkonzentration diagnostiziert, wobei die Grenzwerte beim Mann bei 140 und bei der Frau bei 120 g/l liegen. Auffälliges Symptom bei fast allen Anämieformen ist die blasse Farbe der Haut und der Schleimhäute. Bei körperlicher Belastung treten häufig eine starke Zunahme der Herzfrequenz (Steigerung der Blutzirkulation) sowie eine Kurzatmigkeit infolge des reduzierten Sauerstoffangebots im Gewebe auf. Zusätzlich können Schwindel und eine rasche Ermüdbarkeit bei Muskelarbeit auftreten.

Neben Eisenmangelanämien, die auch durch chronische Blutungen, z. B. durch blutende Geschwüre oder Tumoren im Magen-Darm-Trakt, zu Stande kommen (**hypochrome Anämien**), führen z. B. auch ein Mangel an Vitamin B_{12}, Folsäure oder Erythropoetin (s. S. 278, Steuerung der Erythrozytenbildung) zu Anämien. Vitamin B_{12} und Folsäure sind an der Synthese der DNS in unreifen Knochenmarkszellen beteiligt und beeinflussen daher die Teilung und Heranreifung insbesondere von roten Blutkörperchen (Erythropoese). Es werden daher weniger Erythrozyten gebildet, die durch einen erhöhten Hämoglobingehalt jedoch stark vergrößert sind (Megaloblasten), da der Hämoglobingehalt im Blut fast unverändert bleibt (**hyperchrome Anämie**, s. oben).

Ein Vitamin-B_{12}-Mangel ist häufig auf eine gestörte Aufnahme (Resorption) des Vitamins aus dem Darm und weniger auf eine ungenügende Aufnahme über die Nahrung zurückzuführen. Diese so genannte **perniziöse Anämie** ist meist die Folge einer chronischen Entzündung der Magenschleimhaut mit einer verminderten Magensaftproduktion. Vitamin B_{12} kann im Darm nur dann aufgenommen werden, wenn es sich mit einem im Magensaft vorkommenden Faktor *("Intrinsic factor")* verbindet und auf diese Weise vor einer Zerstörung durch die Verdauungssäfte des Magens geschützt wird. Da in der Leber ein großer Vitamin-B_{12}-Vorrat gespeichert werden kann, vergehen häufig 2-5 Jahre, bis eine Resorptionsstörung im Darm Auswirkungen auf die Erythrozytenbildung hat. Ebenso wie Vitamin-B_{12}-Mangel führt auch Folsäuremangel - Folsäure ist ebenfalls ein Vitamin der B-Gruppe - zu einer Störung der Erythropoese im Knochenmark.

Zwei weitere Ursachen für Anämien sind die Zerstörung des Knochenmarks (Knochenmarksaplasie) durch radioaktive Strahlen (z. B. nach einem Störfall in Kernkraftwerken) bzw. durch Arzneimittelvergiftungen (z. B. Zytostatika) **(aplastische Anämien)** und die Verkürzung der Erythrozytenlebensdauer infolge Zerstörung oder verstärkten Abbaus **(hämolytische Anämien)**. Bei schweren hämolytischen Anämien (z. B. durch Transfusionszwischenfälle) beobachtet man bei den Patienten, neben der durch die Anämie bedingten Blässe, zusätzlich eine Gelbfärbung der Haut sowie der Schleimhäute. Die Gelbsucht (hämolytischer Ikterus) wird durch einen vermehrten Abbau von Hämoglobin zu Bilirubin (gelber Gallenfarbstoff) in der Leber verursacht (s. Leberstoffwechsel). Dadurch steigt der Bilirubinspiegel im Blutplasma an und es kommt zu einer Ablagerung in den Geweben.

6.1.8 Steuerung der Erythrozytenbildung

Die Erythrozytenbildung wird durch das in der Niere gebildete Hormon *Erythropoetin* gesteuert. Um den Sauerstoffgehalt im Blut und damit auch die Menge an roten Blutkörperchen relativ konstant zu halten, verfügt unser Körper über ein einfaches, aber sehr wirkungsvolles Regelsystem. Sinkt der Sauerstoffgehalt im Blut, z. B. nach großen Blutverlusten oder beim Aufenthalt in großen Höhen unter einen bestimmten Wert, wird die Erythropoetinbildung vermehrt stimuliert. Die Folge ist eine Anregung der Erythrozytenbildung im Knochenmark und damit eine Erhöhung der Transportkapazität für Sauerstoff. Wird durch das erhöhte Angebot an roten Blutkörperchen der Sauerstoffmangel beseitigt, erniedrigt sich die Erythropoetinbildung wieder. Dialysepflichtige Patienten mit Funktionsstörungen der Nieren (z. B. chronische Niereninsuffizienz) weisen häufig einen ausgeprägten Erythropoetinmangel auf und haben daher fast immer gleichzeitig eine Anämie.

6.1.9 Blutstillung und Blutgerinnung

Nach einer Verletzung des Blutgefäßsystems muss der Körper vor einem eventuell lebensbedrohlichen Blutverlust geschützt werden. Um den Blutverlust möglichst gering zu halten, werden unmittelbar nach einer Verletzung physiologische Mechanismen zur Blutstillung und Blutgerinnung in Gang gesetzt, an denen neben den Blutplättchen (Thrombozyten) verschiedene Komponenten des Blutplasmas (Gerinnungsfaktoren) und der Gefäßwände beteiligt sind (Abb. 6.**5**). Als *Blutungszeit* bezeichnet man die Zeitspanne, die zwischen Verletzung und Stillstand der Blutung ver-

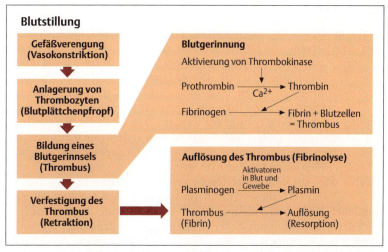

Abb. 6.5 **Schematische Übersicht über die bei der Blutstillung, der Blutgerinnung und der Fibrinolyse ablaufenden Prozesse**

streicht (normalerweise 2-4 Minuten). Unter *Gerinnungszeit* versteht man die Zeitspanne bis zur endgültigen Blutstillung durch Bildung eines festen Pfropfes *(Thrombus)*. Sie beträgt bei kleineren Stichverletzungen etwa 8-10 Minuten.

Blutstillung

Die Blutstillung *(Hämostase)* lässt sich in einzelne aufeinander folgende Schritte gliedern und endet mit der Blutgerinnung. Unmittelbar nach einer Verletzung kommt es zunächst zu einer Gefäßverengung *(Vasokonstriktion)* durch Kontraktion der glatten Gefäßwandmuskulatur. Im zweiten Schritt entsteht im Bereich der Verletzung ein Blutplättchenpfropf durch Anlagerung von Thrombozyten an die verletzten Gefäßwände. Hierbei kommt es zur Aktivierung der Blutplättchen, die daraufhin ihre Form ändern, in Vesikeln gespeicherte Stoffe freisetzen und die Bildung des eigentlichen Blutgerinnsels (Thrombus) durch Aggregation (Zusammenkleben) einleiten.

Blutgerinnung

Parallel zu diesen Vorgängen wird die Blutgerinnung in Gang gesetzt, die über eine Kaskade von Reaktionen eine enzymatische Umwandlung des löslichen Plasmaproteins Fibrinogen in ein faseriges Netzwerk von unlöslichen Fibrinmolekülen darstellt. Dieser Prozess besteht aus zahlreichen Einzelreaktionen, an denen insgesamt 13 *Gerinnungsfaktoren* beteiligt sind. Je nachdem wo diese Faktoren freigesetzt werden, kann die Blutgerinnung auf zwei Wegen ausgelöst werden: Zum einen durch Verletzung von Gewebe *(exogener Mechanismus)* und zum andern durch Prozesse, die auf der Innenseite eines Blutgefäßes beginnen *(endogener Mechanismus)*. In beiden Fällen kommt es zur Aktivierung des entweder aus den Thrombozyten oder aus dem verletzten Gewebe freigesetzten Enzyms Thrombokinase (Abb. 6.5). Dieses Enzym verwandelt in Anwesenheit von Calciumionen eine im Blutplasma gelöste Eiweißvorstufe (Prothrombin) in das Enzym Thrombin um. Unter dem Einfluss von Thrombin wiederum wandelt sich Fibrinogen in Fibrin um, das aus Fasern besteht, die sich miteinander vernetzen und eine Art Filz bilden. Durch Einlagerung von weiteren Blutzellen entsteht der endgültige Thrombus, der sich nach der Gerinnung verfestigt und weiter zusammenzieht (Retraktion).

Fibrinolyse

Wenn der Thrombus seine Aufgaben beim Wundverschluss erfüllt hat, muss das Fibringerinnsel im Verlauf der Wundheilung wieder aufgelöst werden (Fibrinolyse). Dies geschieht mithilfe des Enzyms Plasmin (Abb. 6.5), das als inaktive Vorstufe (Plasminogen) im Blutplasma vorliegt und durch einen *Plasminogenaktivator* aus dem Blut oder dem umliegenden Gewebe aktiviert wird.

Kontrolle der Blutgerinnung

Damit die Blutgerinnung nicht unkontrolliert in den Blutgefäßen abläuft, müssen verschiedene Mechanismen für ein ständiges Gleichgewicht zwischen Aktivierung und Hemmung der Blutgerinnung sorgen. Zum einen verhindern die glatten Gefäßwände mit ihren negativ geladenen Oberflächen eine Anheftung von Thrombozyten und somit eine Aktivierung der Thrombokinase. Zum anderen wird das bei der Gerinnung entstehende Thrombin größtenteils durch das gebildete Fibrin unwirksam gemacht. Schließlich wird Thrombin durch andere im Blutplasma vorkommende

Stoffe (z. B. Antithrombin III, Heparin) in seiner Wirkung gehemmt. Einige Gerinnungsfaktoren benötigen für ihre Wirksamkeit bei der Blutgerinnung Calciumionen. Setzt man z. B. entnommenem Blut Citrat- oder Oxalationen zu, werden durch sie Calciumionen gebunden und die Blutgerinnung wird verhindert.

Bei der erblichen *Bluterkrankheit (Hämophilie A)* unterbleibt die normale Blutgerinnung infolge eines nicht gebildeten Gerinnungsfaktors (Faktor VIII), sodass selbst kleine Verletzungen erhebliche Blutungen nach sich ziehen können.

Ebenso führt ein Mangel an Thrombozyten (Thrombozytopenie) zu Störungen der Blutgerinnung und damit zu erhöhter Blutungsneigung *(hämorrhagische Diathesen)*.

Medikamentös kann man durch Gabe von Heparin oder Dicumarol (z. B. Marcumar) die Gerinnungsfähigkeit des Blutes herabsetzen. Während Heparin durch Inaktivierung von Thrombin (s. oben) indirekt die Blutgerinnung hemmt, wirkt Dicumarol in seiner Eigenschaft als Vitamin K-Antagonist (verdrängt Vitamin K an seinem Wirkort) und hemmt somit in der Leber die Vitamin K-abhängige Synthese verschiedener Gerinnungsfaktoren (z. B. Prothrombin). Aus diesem Grund werden bettlägerige Patienten, bei denen z. B. durch langes Liegen die Gefahr von Thrombosen (Thrombusbildung infolge der in einigen Venen stark verlangsamten Blutströmung) erhöht ist, heparinisiert oder, im Falle einer Langzeitbehandlung, markumarisiert *(Antikoagulantientherapie)*. Bei einem Thrombus, z. B. im Bereich einer Beckenvene, besteht immer die Gefahr, dass er mit dem Blut als frei schwimmendes Blutgerinnsel (Embolus) über das rechte Herz in die Lunge gelangt und einen Gefäßverschluss einer Lungenarterie verursacht (Lungenembolie). Bei Überdosierungen von Heparin oder Dicumarol kann es jedoch zu einer zu starken Hemmung der Blutgerinnung und somit, besonders nach Verletzungen, zu schwer beherrschbaren Blutungen kommen.

6.2 Immunsystem

Die Fähigkeit des menschlichen Organismus, Infektionen von Bakterien, Viren, Pilzen und Parasiten abzuwehren, verdanken wir unserem Immunsystem, einem wirkungsvollen Netzwerk von Abwehrzellen (Leukozyten), löslichen Proteinen und Organen. Es ist in der Lage, augenblicklich auf eindringende Krankheitserreger, körperfremde Stoffe oder entartete körpereigene Zellen (z. B. Tumorzellen) zu reagieren und diese zu bekämpfen. Das Immunsystem wird unterstützt durch äußere Schutzsysteme (Haut und Schleimhäute), die ein Eindringen der meisten Infektionserreger bereits im Vorfeld verhindern. Sind die Erreger aber trotzdem in den Körper gelangt, müssen sie vom Immunsystem unschädlich gemacht werden. Innerhalb der immunologischen Abwehr unterscheidet man ein *unspezifisches* und *spezifisches Immunsystem*. Zu beiden Systemen gehören Zellen *(zelluläre Abwehr)* und lösliche Faktoren *(humorale Abwehr)*, die über den ganzen Körper verteilt sind.

6.2.1 Unspezifische Immunabwehr

Durch die unspezifische Immunabwehr werden erste Abwehrmaßnahmen durchgeführt. Ihre Mechanismen sind angeboren.

Zelluläre Abwehr

Die wichtigsten Zellen hierbei sind *neutrophile Granulozyten, Monozyten* und *Makrophagen* (s. Kap. 6.1.2, Blutzellen), die als Erste an den Ort des Geschehens, z. B. an den Infektionsherd, gelangen bzw. chemotaktisch angelockt werden. Ihre Aufgabe ist es körperfremdes Material zu phagozytieren und es unschädlich zu machen. Hierbei entstehen die typischen Entzündungszeichen wie Rötung, Schwellung, Erwärmung und Schmerz. Der eventuell gebildete Eiter setzt sich aus Zelltrümmern, toten Bakterien und abgestorbenen Granulozyten zusammen.

- **Natürliche Killerzellen (NKZ).** Auf die unspezifische Abwehr von Krankheitserregern (z. B. Viren, Bakterien) und Tumorzellen sind die natürlichen Killerzellen spezialisiert. Bei ihnen handelt es sich um spezielle große Lymphozyten (ca. 5% der Leukozyten), die durch die von virusinfizierten Zellen freigesetzten *Interferone* angelockt werden und die Zellmembranen mithilfe spezieller Proteine (Perforine) durchlöchern. Die infizierte Zelle stirbt ab und das Virus kann sich ohne den Enzymapparat der Wirtszelle nicht vermehren. Viel präziser arbeiten die T-Killerzellen (zytotoxische T-Zellen), die im Rahmen der spezifischen Abwehr virusinfizierte Zellen abtöten (s. unten).

Humorale Abwehr

Monozyten und Makrophagen produzieren zusätzlich eine Vielzahl löslicher Faktoren (Zytokine), die wiederum zur Einwanderung und Aktivierung weiterer Zellen der unspezifischen Abwehr führen. Unterstützt werden sie durch das so genannte *Komplementsystem,* ein System von ca. 20 löslichen Plasmaproteinen, welche Bestandteile einer Enzymkaskade *(Komplementkaskade)* sind, die entweder durch die Kohlenhydrate bakterieller Zellwände (alternativer Weg) oder durch bestimmte Antigen-Antikörper-Komplexe (klassischer Weg) aktiviert wird. Am Ende wird aus einem Teil der Plasmaproteine (Faktoren C6-C9) ein so genannter *Membranangriffskomplex* gebildet, mit dem die Bakterienaußenwand perforiert wird. Gleichzeitig baut *Lysozym* (Kohlenhydrat spaltendes Enzym u. a. im Plasma, in der Lymphflüssigkeit und im Mundspeichel) die Zellwände der Bakterien enzymatisch ab.

6.2.2 Spezifische Immunabwehr

Die spezifische Immunabwehr umfasst Mechanismen, die jeweils gegen einen bestimmten Erreger gerichtet sind. Diese Immunität ist nicht angeboren, sondern erworben bzw. erlernt.

Antigenpräsentation durch Makrophagen

Die Makrophagen stellen ein Bindeglied zwischen unspezifischer und spezifischer Abwehr dar: Nachdem sie einen Erreger phagozytiert und verdaut haben, kombinieren sie bestimmte Proteine des Erregers (z. B. Virusfragmente) mit einem körpereigenen Protein (MHC-I und -II-Proteine[1])

---

[1] MHC = major histocompatibility complex, beim Menschen auch HLA-I und -II-Proteine genannt = human leucocyte antigen. An diesen „Gewebeverträglichkeitsproteinen" erkennt das Immunsystem auch körperfremde Zellen. Die Bildung dieser Proteine wird von insgesamt 6 Genen gesteuert. Die hohe Anzahl ihrer Kombinationsmöglichkeiten hat zur Folge, dass auch sehr nah verwandte Menschen kaum den gleichen Satz von MHC-Proteinen besitzen. Bei Gewebs- oder Organverpflanzungen wirken fremde MHC-Proteine als Gewebsantigene und lösen die Bildung von Antikörpern aus. Das Gewebe wird abgestoßen. Zum Zeitpunkt der Geburt „lernt" das Immunsystem die Unterscheidung zwischen körpereigen und körperfremd. Die Stoffe, mit denen es zu dieser Zeit in Berührung kommt, erkennt es normalerweise lebenslang als körpereigene *(immunologische Toleranz),* alle später dazukommenden als körperfremd. Versagt diese Unterscheidung, kommt es zu *Autoimmunerkrankungen,* bei denen Antikörper gegen körpereigene Proteine gebildet werden.

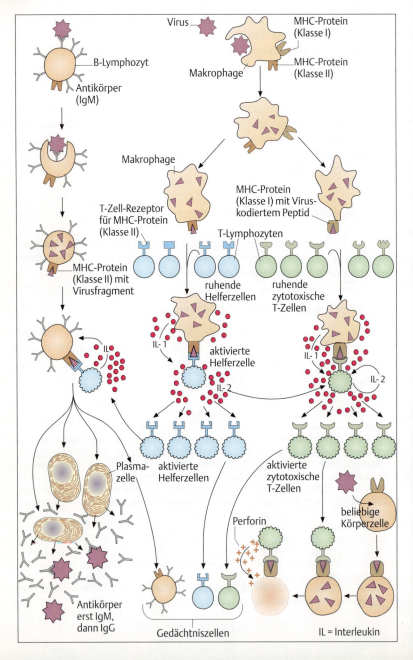

und bauen sie in ihre Membran ein. Auf diese Weise präsentieren sie den T-Lymphozyten (T-Helfer- und T-Killerzellen, s. unten) die Antigen-Proteine (Antigenpräsentation) (Abb. 6.**6**).

T-Lymphozyten (zelluläre Abwehr)

Nicht immer gelingt es den löslichen Faktoren und den Zellen der unspezifischen Immunabwehr die Eindringlinge vollständig zu vernichten. Darüber hinaus sind Granulozyten, Monozyten und Makrophagen auch nicht in der Lage ihre Reaktion den unterschiedlichen Krankheitserregern anzupassen oder diese nach wiederholtem Befall des Organismus wiederzuerkennen. An dieser Stelle greift das spezifische Immunsystem ein, das aus den T- und B-Lymphozyten (zelluläre Abwehr) (s. Kap. 6.1.2, Blutzellen, Leukozyten) sowie den von den B-Lymphozyten produzierten löslichen Antikörpern (humorale Abwehr) besteht.

Um ihre Immunkompetenz zu erlangen, müssen sich die Lymphozyten einem Reifungsprozess unterziehen. Die T-Lymphozyten erfahren diese Prägung im Thymus (T = Thymus). Danach werden die Lymphozyten in das Blut und die sekundären lymphatischen Organe (s. Kap. 6.3, Lymphatische Organe) ausgeschwemmt. T-Lymphozyten bilden die spezifische zellvermittelte Abwehr. Man unterscheidet:

- **T-Helferzellen** (T_H, stimulieren das Immunsystem): Bestimmte T-Helferzellen binden an den MHC-Erregerfragment-Komplex des Antigen präsentierenden Makrophagen (aktivierte T-Helferzelle). Die T-Zellen mit dem passenden Rezeptor sezernieren Signalstoffe (Interleukine) und beschleunigen auf diese Weise ihre eigene selektive *klonale Vermehrung* (klonale Selektion). Gleichzeitig bindet die aktivierte T-Helferzelle an den B-Lymphozyten, der nach einem Antigenkontakt ebenfalls das Erregerfragment an MHC-Protein auf seiner Oberfläche präsentiert. Dies führt zu einer Selektion einzelner B-Lymphozyten und zu ihrer selektiven Vermehrung. Von Interleukinen (produziert von T-Helferzellen) stimuliert, reifen diese B-Zellen zu *Antikörper-produzierenden Plasmazellen* heran (s. B-Lymphozyten und Abb. 6.**6**).

- **T-Suppressorzellen** (T_s, hemmen das Immunsystem): Sie beenden die Immunreaktion. Das Wechselspiel zwischen T-Helfer- und T-Suppressorzellen wird durch von ihnen produzierte und sezernierte Zytokine

◁ Abb. 6.**6 Vereinfachtes Schema der Immunantwort** (verändert nach Koolman u. Röhm)

gesteuert. Eine Störung dieses Wechselspiels liegt z. B. bei dem „Acquired Immune Deficiency Syndrome" (AIDS) vor. Das AIDS-Virus befällt die T_H, nicht jedoch die T_s-Zellen mit der Folge, dass die das Immunsystem hemmenden T_s-Zellen das Übergewicht erlangen.

- **T-Killerzellen** (T_K, zytotoxische Zellen): Sie zerstören körpereigene virusinfizierte oder entartete (Tumor-)Zellen in direktem Kontakt. Ihre selektive Vermehrung und Aktivierung wird genauso ausgelöst wie bei den T-Helferzellen (Abb. 6.**6**). Sie zerstören, wie die natürlichen Killerzellen, die infizierte Zelle durch Perforine. Ihre Reaktion richtet sich jedoch gezielt gegen ein spezielles Antigen. Es handelt sich also um eine Antigen-Antikörper-Reaktion. Ihre Effektivität besteht darin, dass durch die klonale Vermehrung der T-Killerzellen blitzschnell passende Antikörper zur Verfügung stehen.

B-Lymphozyten (humorale und zelluläre Abwehr)

B-Lymphozyten durchlaufen ihren Reifungsprozess im Knochenmark (B = bone marrow). Auf der Oberfläche der B-Lymphozyten sind Antikörper der Klasse IgM („Frühantikörper") verankert, die sich an das entsprechende Antigen binden. Der Antigen-Antikörper-Komplex wird vom B-Lymphozyten aufgenommen (zelluläre Abwehr) und ein Antigenfragment wird an MHC-Protein gekoppelt an seiner Oberfläche präsentiert. Die von den ebenfalls Antigen-präsentierenden Makrophagen aktivierten T-Helferzellen binden sich an diese B-Lymphozyten und stimulieren durch Abgabe von Interleukinen deren selektive klonale Vermehrung und deren Umwandlung zu Antikörper-produzierenden Plasmazellen (Abb. 6.**6**). Diese Vorgänge spielen sich vor allem in den sekundären lymphatischen Organen ab (s. Kap. 6.3, Lymphatische Organe). Für jedes Antigen gibt es B-Lymphozyten, die dieses ausschließlich erkennen und dagegen Antikörper bilden. Die Antikörper (Immunglobuline IgA, IgD, IgE, IgG, IgM, s. auch Kap. 6.1.4, Blutplasma: Blutproteine) werden in das Blutplasma und in die umgebenden Körperflüssigkeiten abgegeben (humorale Abwehr). Ihre Aufgabe besteht darin die Antigene zu neutralisieren, für die unspezifischen Abwehrzellen als Fremdkörper zu markieren („Opsonierung") und das Komplementsystem (s. S. 283) zu aktivieren. Immunglobuline können Erreger nicht direkt vernichten, sondern nur inaktivieren. Die Eliminierung der Antigen-Antikörper-Komplexe erfolgt wieder unspezifisch (durch das Komplementsystem oder durch eosinophile Granulozyten, s. Kap. 6.1.2, Blutzellen, Leukozyten).

Beim ersten Antigenkontakt bilden die Plasmazellen zunächst Antikörper vom Typ IgM (Primärantwort). Die frühen Formen sitzen auf der Oberfläche von B-Zellen, die späteren werden ins Plasma sezerniert. Die Primärantwort verläuft relativ langsam und hält nicht lange an. Im weiteren Verlauf stellen die Plasmazellen auf IgG-Produktion um (Sekundärantwort, die schneller und länger anhaltend verläuft). Die IgG sind die im Blut mengenmäßig wichtigsten und sind als einzige Immunglobuline plazentagängig, d. h. auf den Fetus übertragbar.

Gedächtniszellen

Ein Teil der durch die Antigene stimulierten Lymphozyten (B-Lymphozyten, T-Helfer- und T-Killerzellen) wandelt sich in so genannte Gedächtniszellen um. Sie verlassen das Blut und wandern in die lymphatischen Gewebe und Organe. Hier zirkulieren sie lange Zeit, mitunter jahrzehntelang, bis sie erneut auf das spezielle Antigen stoßen. Auf diesen Gedächtniszellen beruht die Immunität. Bei wiederholtem Kontakt mit dem gleichen Antigen kann der Organismus schneller und besser reagieren als bei der ersten Auseinandersetzung, sodass eine erneute Erkrankung ausbleibt oder wesentlich schwächer verläuft (z. B. Windpocken, Röteln).

Bildet der Organismus bei einer Auseinandersetzung mit Krankheitskeimen die Antikörper selbst, spricht man von *aktiver Immunisierung*. Sie kann ebenfalls erreicht werden, wenn man dem Organismus abgeschwächte, nicht krankmachende Erreger (Antigene) verabreicht (aktive Schutzimpfung). Diese erworbene aktive Immunität kann mitunter jahrelang erhalten bleiben. Unter *passiver Immunisierung* (passive Schutzimpfung) versteht man, wenn dem Organismus keine Antigene, sondern fertige, durch aktive Immunisierung in einem anderen Organismus erzeugte Antikörper zugeführt werden. Diese passive Immunisierung hält jedoch meist nur wenige Wochen an, da die Antikörper vom Organismus abgebaut werden.

6.3 Lymphatische Organe (Immunorgane)

Die Überwachung des Körpers durch Immunzellen und deren schnelles Eingreifen setzt nicht nur ein feinmaschiges Transportsystem (Blut- und Lymphgefäße), sondern auch eine Organisation von Zellen in lymphatischen Organen voraus. Die lymphatischen Organe sind mit Ausnahme des Thymus (s. unten) als Vertreter des spezifischen Abwehrsystems an

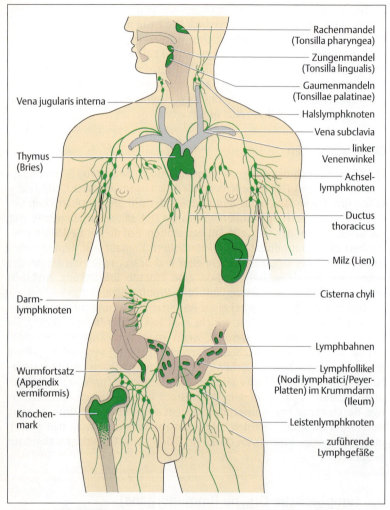

Abb. 6.**7** Lymphatische Organe, Lymphgefäße sowie regionale Sammellymphknoten

den Gefahrenstellen, den Eintrittspforten von Krankheitserregern, lokalisiert.

Man unterscheidet hierbei aufgrund ihrer Funktion zwei Typen von lymphatischen Organen (Abb. 6.**7**):

Lymphatische Organe (Immunorgane)

- **Primäre lymphatische Organe,** die der Bildung, Entwicklung und Reifung der Immunzellen dienen. Dazu gehören beim Erwachsenen vor allem der Thymus (Entwicklung und Reifung der T-Zellen) und auch das Knochenmark (Bildung aller Immunzellen, Entwicklung und Reifung der B-Zellen).
- **Sekundäre lymphatische Organe,** in die die Immunzellen einwandern und zu denen man Milz, Lymphknoten sowie das lymphatische Gewebe der Schleimhäute (z. B. Mandeln, Peyer-Platten des Darms, Wurmfortsatz) zählt.

Das Grundgerüst aller sekundären lymphatischen Organe ist ein Maschenwerk aus retikulärem Bindegewebe, in welches zahlreiche Lymphozyten eingelagert sind. Sie bilden stellenweise rundliche Zellansammlungen, die *Lymphfollikel.* Diese können als Funktionseinheit der sekundären lymphatischen Organe angesehen werden. In ihnen sowie im Bindegewebe halten sich etwa 98% aller Lymphozyten auf und nur etwa 2% befinden sich im Blut. Ein großer Teil der Lymphozyten rezirkuliert zwischen sekundären lymphatischen Organen und Blut *(Lymphozytenrezirkulation,* s. unten: Darmassoziiertes Immunsystem), d. h. die Lymphozyten verlassen das Blut in so genannten *postkapillären Venolen* (Übergangsstücke zwischen Blutkapillaren und Venen) innerhalb der lymphatischen Organe um nach einer bestimmten Zeit wieder über die Lymphgefäße und letztlich, z. B. über den Ductus thoracicus, wieder in das periphere Blut zurückzugelangen (s. Kap. 5.2.2, Lymphgefäße). Unter besonderen Bedingungen, z. B. bei Entzündungen, können Lymphozyten die Blutgefäße auch außerhalb der lymphatischen Organe verlassen.

Die Lymphgefäße sind ein Drainagesystem des Bindegewebes. Sie führen Gewebsflüssigkeit, die mit dem Stofftransport aus den Blutgefäßen ins Bindegewebe gelangt, in das venöse Blut zurück (s. Kap. 5.3.5, Blutzirkulation in den Kapillaren). Auf diese Weise stellen sie also einen Parallelweg zum venösen Schenkel des Kreislaufs dar. In ihrem Verlauf sind Lymphknoten in Form *„biologischer Filter"* eingeschaltet, in denen z. B. die Auseinandersetzung von Antigenen und Abwehrzellen stattfindet. Nach ihrer Vermehrung verlassen die Lymphozyten die Lymphknoten, um über das Lymphgefäßsystem zurück ins Blut und an andere Orte im Körper zu gelangen (s. unten).

6.3.1 Thymus (Bries)

Der Thymus liegt hinter dem oberen Brustbein und ist besonders beim Neugeborenen und beim Heranwachsenden gut entwickelt (Abb. 6.8). Die Oberfläche des kindlichen Thymus ist in einzelne Läppchen gegliedert, in denen sich mikroskopisch eine Rinden- und eine Markzone unterscheiden lassen. Während vor allem in den Rindenbereichen massenhaft Lymphozyten eingelagert sind, befinden sich innerhalb des Markes zahlreiche Blutgefäße und auffallend weite Kapillaren. Nach der Pubertät bildet sich der Thymus größtenteils zurück und wandelt sich nach und nach in einen Fettkörper um. Im 60. Lebensjahr ist so gut wie kein lymphatisches Gewebe mehr vorhanden.

Der Thymus ist als *übergeordnetes Immunorgan* für die Entwicklung der zellulären Immunität unentbehrlich. Hier gewinnen vor allem die T-(Thymus-)Lymphozyten während der Embryonalzeit ihre *Immunkompetenz*. Sie gelangen als T-Vorläuferzellen von ihrem Produktionsort, dem Knochenmark, über den Blutweg in den Thymus, wo sie geprägt werden. Sie lernen körpereigene von körperfremden Strukturen zu unterscheiden. Außerdem reifen die T-Lymphozyten unter dem Einfluss spezifischer, vom Grundgerüst abgegebener Stoffe (Thymopoetin) zu unterschiedlich differenzierten Zellen heran (T-Helferzellen, T-Suppressor-Zellen und zytotoxische T-Zellen). Diese sind nun in der Lage auf Antigene in spezifischer Weise immunkompetent zu reagieren. Nach diesem Prozess der Prägung, Reifung und Differenzierung gelangen die Lymphozyten wieder in die

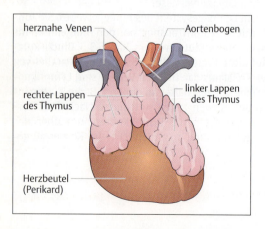

Abb. 6.8 **Thymus eines Neugeborenen.** Der Thymus liegt vor dem Herzbeutel und hinter dem Brustbein (nach Feneis)

Blutbahn um von dort die sekundären lymphatischen Organe wie Tonsillen Lymphknoten und Milz zu besiedeln. Die Antikörper produzierenden B-Lymphozyten erlangen ihre lebenslange Immunkompetenz im Knochenmark.

6.3.2 Lymphknoten (Nodus lymphaticus)

Lymphknoten sind als *biologische Filter* hintereinander perlschnurartig in den Verlauf von Lymphgefäßen eingeschaltet (Abb. 6.**7**). Sie kontrollieren auf diese Weise die aus der Peripherie kommende Lymphe. Organnahe Lymphknoten, die als Erste von einem Organ oder einer umschriebenen Region Lymphe erhalten, werden als *regionale Lymphknoten* bezeichnet. Nachgeschaltete Lymphknoten, die Lymphe aus mehreren regionalen Lymphknoten erhalten, sind sogenannte *Sammellymphknoten* (Abb. 6.**9**), die nur durch ihre Lage von den regionalen Lymphknoten zu unterscheiden sind.

Im Lymphknoten ist das lymphatische Gewebe allseits von einer derben Bindegewebskapsel umschlossen, sodass ein bohnenförmiges, mehrere Millimeter großes Körperchen entsteht. Aus der Kapsel ziehen Bindegewebssepten in das Innere und teilen zusammen mit einem Grundgerüst aus retikulärem Bindegewebe den Lymphknoten in ein lockeres Netzwerk auf, in das zahlreiche *Lymphfollikel* eingelagert sind (Abb. 6.**10**). Mehrere heranführende Lymphgefäße durchbohren auf einer Seite die Kapsel, während auf der gegenüberliegenden Seite meist nur ein oder zwei Lymphgefäße den Lymphknoten verlassen. An diesen Stellen treten auch die Blutgefäße ein und aus.

Die Lymphflüssigkeit gelangt auf ihrem Weg durch den Lymphknoten großflächig mit dem Lymphknotengewebe in Kontakt. Fremdkörper, Krankheitserreger und Zelltrümmer werden von Zellen, die dem *Makrophagensystem* angehören, kontrolliert und phagozytiert. Bei Entzündungen in ihrem Einzugsgebiet schwellen die Lymphknoten an, werden schmerzhaft und sind von der Oberfläche meist gut tastbar. Gleichzeitig stimulieren die Makrophagen (Antigenpräsentation, s. S. 283) Lymphozyten zur Proliferation (Teilung) und zur spezifischen Antikörperbildung. Auch Krebszellen gelangen mit der Lymphflüssigkeit in den Lymphknoten und können auf diese Weise Lymphknotenmetastasen bilden. Vom Lymphknoten gelangen die Antikörper produzierenden Plasmazellen über die abführenden Lymphgefäße in andere Lymphknoten und schließlich in das Blut.

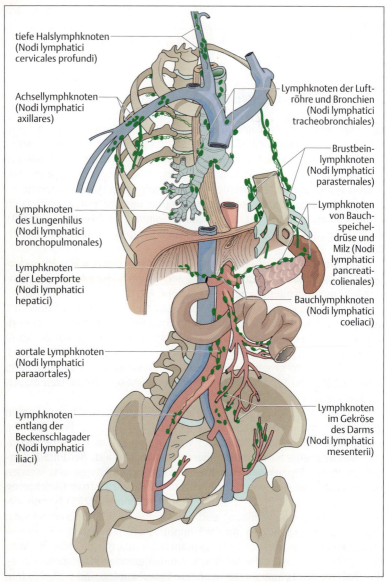

Abb. 6.9 **Die wichtigsten regionalen und Sammellymphknoten des Rumpfes**

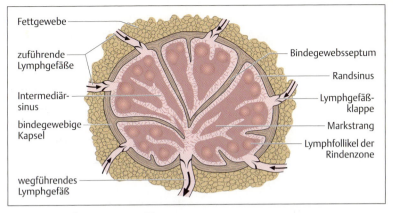

Abb. 6.10 **Aufbau eines Lymphknotens**

6.3.3 Milz (Lien)

Liegt intraperitonial hinter dem Magen an Cauda d. Pankreas

Die Milz ist als einziges sekundäres lymphatisches Organ in den Blutstrom eingeschaltet und kann als *Kontroll-* und *Filtrationsorgan* des Blutes angesehen werden. In ihr werden überalterte Erythrozyten ausgesondert und sie dient der immunologischen Überwachung des Blutes. Sie ist von weicher Beschaffenheit, faustgroß (150-200 g) und hat die Form einer Kaffeebohne. Die Milz liegt im linken Oberbauch unter dem Zwerchfell (Abb. 6.11) und ist durch die Rippen normalerweise von außen gut geschützt. *9.–11. Rippe*

Schneidet man eine frische Milz auf, kann man schon mit bloßem Auge innerhalb einer bindegewebigen Kapsel rotes Gewebe (rote Pulpa) erkennen, das von vielen kleinen, weißen Milzknötchen durchsetzt ist. Auf der Schnittfläche erkennt man außerdem Anschnitte von lymphatischen Gefäßscheiden. Milzknötchen und Lymphscheiden sind lymphatisches Gewebe (weiße Pulpa). Rote und weiße Pulpa liegen eingebettet in ein derbes Bindegewebsgerüst, das in Form von Septen von der Kapsel nach innen zieht (Abb. 6.12a u. **b**). Die rote Pulpa (80% des Milzvolumens) ist aus einem Gerüst von retikulärem Bindegewebe aufgebaut, das von einem kompliziert aufgebauten Gefäßsystem durchzogen wird. Die feinsten Verzweigungen der Blutgefäße ziehen als Zentralgefäße durch je ein Milzknötchen hindurch. Innerhalb der Milzknötchen sind die Lymphfollikel in Form von Lymphsträngen angeordnet. Hier sind die B-Lymphozyten an-

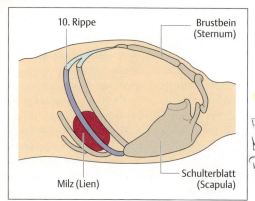

Abb. 6.**11 Lage der Milz beim liegenden Patienten (Ansicht von links).** Die normal große Milz ist nicht tastbar, sie liegt im linken Oberbauch mit ihrer Längsachse in Höhe der 10. Rippe (nach Beske)

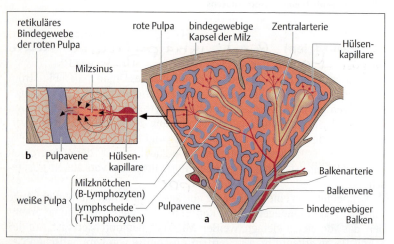

Abb. 6.**12a u. b a** Vereinfachte Darstellung des inneren Aufbaus der Milz. **b** Ausschnittsvergrößerung aus **a**

gesiedelt. Im Bereich der Lymphscheiden gibt es keine Lymphfollikel. Hier liegen die T-Lymphozyten vor. Gelangen Antigene über den Blutweg in die Lymphfollikel, werden Antikörper gebildet. Auf diese Weise nimmt die Milz als Immunorgan an immunologischen Vorgängen teil.

Aus der Zentralarterie zweigen zahlreiche Kapillaren ab, die jeweils von einer spindelförmigen Hülse (Hülsenkapillare) dicht gepackter Makrophagen umgeben werden. Danach münden die Kapillaren größtenteils in die Maschen des retikulären Bindegewebes (rote Pulpa), das jeden Milzsinus umgibt (offener Kreislauf). Auf dem Weg durch das retikuläre Bindegewebe werden überalterte Erythrozyten abgebaut. Einige Kapillaren können auch direkt in den Sinus münden (geschlossener Kreislauf). Die Sinuswände werden von *Retikulumzellen* ausgekleidet, zwischen denen mehr oder weniger weite Spalten bestehen. An diesen Stellen müssen die Erythrozyten Engstellen überwinden, die nur von intakten, noch verformbaren roten Blutkörperchen überwunden werden können. Unbrauchbare Erythrozyten werden von den Retikulumzellen phagozytiert und abgebaut. Bei Krankheiten, die mit einem vermehrten Blutabbau einhergehen (z. B. Malaria), kann die Milz stark anschwellen. Schließlich können Stoffe, die weiter verwendet werden können, z. B. das Eisen aus dem Hämoglobinabbau, gespeichert werden.

6.3.4 Lymphatisches Gewebe der Schleimhäute

Mandeln (Tonsillen)

Die Tonsillen bilden als Gaumenmandel (Tonsilla palatina), Rachenmandel (Tonsilla pharyngea) und Zungenmandel (Tonsilla lingualis) den *lymphatischen Rachenring* (S. 400). Hinzu kommt das lymphatische Gewebe der seitlichen Rachenwand (Seitenstrang), das besonders dicht im Bereich der Ohrtrompete (Verbindung zwischen Mittelohr und Rachen) angeordnet ist. Die Mandeln liegen unter dem Mundhöhlenepithel und ihr Grundgerüst besteht ebenfalls aus retikulärem Bindegewebe, in das Lymphfollikel eingelagert sind. An vielen Stellen dringt das Epithel tief zwischen das lymphatische Gewebe ein und vergrößert auf diese Weise die Kontaktfläche. So können Antigene, die durch Nase und Mund eindringen, frühzeitig mit Immunzellen in Kontakt kommen und die spezifische Abwehr aktivieren. Kommt es z. B. zu einer massiven Bakterieninvasion, vergrößern sich die Lymphfollikel infolge starker Vermehrung der Antikörper produzierenden Lymphozyten. Durch die Spannung der bindegewebigen Kapsel können heftige Schmerzen auftreten (Mandelentzündung). Bei heranwachsenden Kindern kommt es häufig zu einer Vergrößerung der Rachenmandel (Rachenpolypen, im Volksmund auch als „Nasenpolypen" bekannt), die am Übergang vom Nasen- zum Rachenraum (Choanen) liegt. Dadurch kann die Nasenatmung erschwert werden.

Darmassoziiertes lymphatisches System (z. B. Peyer-Platten)

Der Darm spielt auf Grund seiner großen Oberfläche bei der Immunabwehr eine zentrale Rolle. Immerhin befinden sich 70-80% aller Antikörperproduzierenden Zellen in der Darmwand, der Rest verteilt sich auf die anderen sekundären lymphatischen Organe, das Gefäßsystem und das Bindegewebe. Diffuse Ansammlungen oder lockere Verbände von Lymphozyten (Lymphfollikel) finden sich im gesamten Magen-Darm-Trakt, der durch den direkten Kontakt mit der aufgenommenen Nahrung eine ideale Eintrittspforte für Antigene darstellt.

Im terminalen Dünndarm (Ileum) sowie im Wurmfortsatz des Blinddarms (Appendix vermiformis) existiert organisiertes lymphatisches Gewebe, das in der Submucosa und im Schleimhautbindegewebe (Mucosa) des Ileums in Form der Peyer-Platten (Peyersche Plaques) vorliegt. Dabei handelt es sich um Anhäufungen von Lymphfollikeln, die straßenförmig als Platten zu fünf bis zu einigen hundert zusammenliegen. Sie haben einen Durchmesser von 1-12 cm und liegen parallel zur Darmachse, in der Regel auf der dem Mesenterium (Darmaufhängeband) gegenüberliegenden Seite (Abb. 6.**13a**). Die Zahl der Platten ist mit 15-50 (bis 250) individuell sehr unterschiedlich. Sie werden vor der Geburt angelegt und sind bis ins hohe Alter im Dünndarm nachzuweisen. Im Bereich der Lymphfollikel fehlen Zotten und Krypten. Über den Lymphfollikeln wölbt sich ein von Darmschleimhautzellen bedecktes „Dom-artiges Areal" des Schleimhautbindegewebes (Abb. 6.**13a-c**).

In das Darmschleimhautepithel sind spezifische Zellen eingestreut, die antigene Substanzen offenbar selektiv erkennen und aufnehmen können. Diese so genannten *M-Zellen* zeichnen sich durch zum Darmlumen gelegene, faltenartig gelappte Oberflächenstrukturen aus (= **m**icrofolded cells = **M**-Zellen). Sie sind hufeisenförmig gebaut, liegen mit der geschlossenen Seite zum Darmlumen hin und scheinen die primären Antigenerkennungsorte im Dünndarm zu sein, indem sie Mikroorganismen und andere potenziell pathogene Substanzen aufnehmen und einen Abwehrvorgang einleiten. Auf diese Weise wird der Dünndarm künftig vor der Resorption dieser Antigene geschützt.

Den Abwehrvorgang kann man sich folgendermaßen vorstellen: Unterhalb der M-Zelle, umgeben von ihren offenen Schenkeln, sozusagen eingebettet in diese hufeisenförmigen Membraneinstülpungen, finden sich T- und B-Lymphozyten sowie Makrophagen (Abb. 6.**13c**). Die M-Zellen nehmen die antigenen Substanzen aus dem Darmlumen auf und „übergeben" sie den Makrophagen. Die Makrophagen präsentieren sie über T-

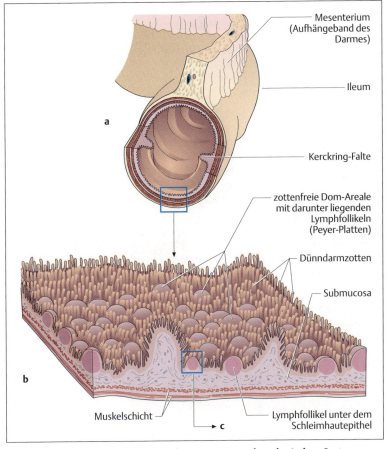

Abb. 6.13a-c Bau und Funktion des darmassoziierten lymphatischen Systems
a Lokalisation der Peyer-Platten im Ileum
b Lymphfollikel der Peyer-Platten im Bereich der Dom-Areale (Ausschnittsvergrößerung aus **a**)
c Aufbau des Epithels in den Dom-Arealen und Mechanismus der Immunabwehr in der Darmschleimhaut

Lymphozyten (T-Helferzellen) den B-Lymphozyten, die auf diese Weise aktiviert werden (s. Kap. 6.2.2, Spezifische Immunabwehr). Die B-Lymphozyten wandern durch das Lymph- und Blutgefäßsystem (Lymphozytenrezirkulation, findet auch in den anderen sekundären lymphatischen

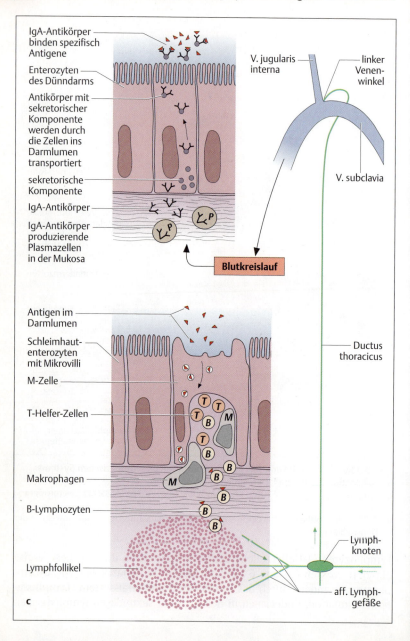

Organen statt) und wandeln sich zum Teil hier bereits in Antikörper produzierende Plasmazellen um. Die gebildeten Antikörper (IgA) werden zum Teil von den Leberzellen resorbiert und an die Gallenflüssigkeit abgegeben, mit der sie in das Darmlumen gelangen. Darüber hinaus gelangen die gebildeten Antikörper auch in andere Körpersekrete wie z. B. die Muttermilch. Davon profitiert der Säugling, der auf diese Weise mit der Muttermilch spezifische IgA-Antikörper gegen Krankheitserreger aufnimmt, mit denen das darmassoziierte Immunsystem der Mutter sich bereits auseinander gesetzt hat.

Der größte Teil der B-Lymphozyten rezirkuliert in die Lymphfollikel der Peyer-Platten, wo sie sich zu IgA-produzierenden Plasmazellen umwandeln. Die Antikörper werden an die Darmschleimhautzellen abgegeben, zum Schutz vor den Verdauungsenzymen mit einer Schicht aus Glycoproteinen versehen (sekretorische Komponente) und ins Darmlumen abgegeben. Die Antikörper binden an die entsprechenden Antigene, die nun nicht mehr resorbiert werden können, sondern ausgeschieden werden.

Zusammenfassung — Blut, Immunsystem und lymphatische Organe

■ Blut

Das Blut (ca. 8% des Körpergewichtes) besteht aus dem Blutplasma und den Blutzellen: Erythrozyten (rote Blutkörperchen), Leukozyten (weiße Blutkörperchen), Thrombozyten (Blutplättchen).

Erythrozyten

4,5–5,5 Mio/µl Blut. Aufgabe: Transport von Atemgasen. Die Erythrozyten werden im roten Knochenmark aus kernhaltigen Stammzellen gebildet (160 Mio/min), verlieren später jedoch Zellkern und Zellorganellen. Nun bestehen sie fast ausschließlich aus Hämoglobin, das Sauerstoff reversibel zu binden vermag. Sie besitzen eine scheibenförmige Gestalt und sind beidseitig eingedellt. Ihre Lebensdauer beträgt ca. 120 Tage, der Abbau erfolgt in Milz und Leber.

◁ Abb. 6.**13c** **Bau und Funktion des darmassoziierten lymphatischen Systems.**
Aufbau des Epithels in den Dom-Arealen und Mechanismen der Immunabwehr in der Darmschleimhaut

Bei Entzündungen oder vermehrtem Gewebszerfall neigen Erythrozyten dazu, sich zusammenzuballen. In ungerinnbar gemachtem Blut sinken sie daher schneller zu Boden (100 mm/Std., sonst 3-10 mm/Std.). Eine erhöhte Blutkörperchensenkungsgeschwindigkeit ist ein unspezifisches Krankheitssymptom.

Leukozyten (Granulozyten, Lymphozyten, Monozyten)

4.000-8.000/µl Blut (bei Entzündungen bis weit über 10.000/µl). Aufgabe: Sie bilden zusammen mit den lymphatischen Organen das Immunsystem und besitzen amöboide Eigenbeweglichkeit, mit deren Hilfe sie die Wände der Blutkapillaren durchwandern (Immunabwehr im Bindegewebe). In der Regel finden Bildung, Reifung und Vermehrung im Knochenmark statt (Ausnahme: Lymphozyten); anschließende Ausschwemmung ins Blut; die Zellen sind kernhaltig.

- *Granulozyten:* besitzen feinkörniges Zytoplasma. **1.** Neutrophile: 60-70% der Leukozyten; phagozytierende Zellen der unspezifischen Immunabwehr, sterben dabei ab (Eiter). **2.** Eosinophile: 2-3% der Leukozyten; Zellen der unspezifischen Immunabwehr, die Antigen-Antikörper-Komplexe phagozytieren; Begrenzung allergischer Reaktionen. **3.** Basophile: 0,5-1% der Leukozyten; Auslösung allergischer Reaktionen durch Histamin; Hemmung der Blutgerinnung durch Heparin.
- *Lymphozyten:* 20-30% der Leukozyten; Zellen der spezifischen Immunabwehr; sie besitzen einen großen Kern und zellorganellenreiches Zytoplasma. Ihre Bildung findet im Knochenmark statt, die Reifung im Knochenmark (B-Lymphozyten) und Thymus (T-Lymphozyten), die Vermehrung in den sekundären lymphatischen Organen.
- *Monozyten:* 4-5% der Leukozyten; die größten Leukozyten; verlassen nach 20-30 Stunden das Blut und wandeln sich außerhalb des Blutgefäßsystems in Makrophagen um; Zellen der unspezifischen Immunabwehr (Phagozytose und lysosomale Verdauung) mit Beteiligung an der spezifischen Immunabwehr (Antigenpräsentation).

Thrombozyten

150.000-350.000/µl Blut. Aufgabe: Blutstillung und Auslösung der Blutgerinnung; sie entstehen im Knochenmark als Zytoplasmaabschnürungen aus Riesenzellen, die als kernlose Plättchen ins Blut ausgeschwemmt werden. Lebensdauer: 5-10 Tage, Abbau in der Milz.

Blutgruppen

Die vererbbaren Blutgruppenantigene sind Glykolipide bzw. -proteine in der Zellmembran der Erythrozyten, die in fremden Organismen die Bildung von Antikörpern hervorrufen:

- *ABO-System* mit 4 Blutgruppen: 1. Blutgruppe A (Erythrozyten mit Antigen A), 44% der Bevölkerung; 2. Blutgruppe B (Erythrozyten mit Antigen B), 10% der Bevölkerung; 3. Blutgruppe AB (Erythrozyten mit Antigenen A und B), 4% der Bevölkerung; Blutgruppe 0 (Erythrozyten ohne Antigene A und B), 42% der Bevölkerung.
- *Rhesusblutgruppensystem* (Antigene = Rhesusfaktoren C, D, E, meist D): Personen mit Rhesusfaktor sind rhesuspositiv (Rh$^+$, 85% der Bevölkerung), Personen ohne Rhesusfaktor rhesusnegativ (Rh$^-$, 15% der Bevölkerung).

Das Blutplasma enthält von den ersten Lebensmonaten an jeweils Antikörper gegen das fehlende Antigen des ABO-Systems (hier ist kein Kontakt mit dem fremden Antigen notwendig!): 1. Blutgruppe A: Anti-B; 2. Blutgruppe B: Anti-A; 3. Blutgruppe AB; keine; 4. Blutgruppe 0: Anti-A und Anti-B.

Antikörper gegen die Rhesusantigene werden erst nach Antigenkontakt gebildet.

Bluttransfusion

Wenn bei einer Bluttransfusion gruppenungleiches Blut übertragen wird, kommt es zur Agglutination der Erythrozyten durch Reaktion der Blutgruppenantigene mit ihren entsprechenden Antikörpern. Zur Vorbeugung von Transfusionszwischenfällen ergreift man daher vor jeder Transfusion folgende Maßnahmen:

- Zur Überprüfung der Blutgruppen des ABO-Systems: serologische Verträglichkeitsüberprüfung.
- Zur Erfassung anderer Antigene und Antikörper (z. B. Rhesusfaktor): große und kleine Kreuzprobe.

Blutplasma

Blutplasma = Blut ohne Blutzellen. 90% Wasser, 10% gelöste Stoffe (70% Plasmaproteine, 20% niedermolekulare Stoffe, 10% Elektrolyte).

Hämatokrit = prozentualer Anteil der Blutzellen am Gesamtvolumen des Blutes.

Blutserum = Blutplasma ohne Fibrinogen.

- *Plasmaproteine:*
  1. *Albumine* (35-40 g/l Plasma): Aufrechterhaltung des kolloidosmotischen Druckes, Transport von Calciumionen, Fettsäuren, Bilirubin, Gallensäuren, einigen Hormonen und Vitaminen.
  2. α_1-, α_2- und β-Globuline: Transport von Lipiden (Lipoproteine), Hämoglobin, Eisen, Vitamin B_{12}, Nebennierenrindenhormonen, Bestandteil von Fibrinogen und Prothrombin. Die Lipoproteine werden nach abnehmender Größe und zunehmender Dichte eingeteilt. Mit zunehmender Dichte nimmt der Fettanteil ab: Very low density lipoproteins (VLDL, Fettanteil 90%), low density lipoproteins (LDL), high density lipoproteins (HDL, Fettanteil 50%). LDL transportiert die Lipide (v. a. Cholesterin) von der Leber zu den Geweben (Arterioskleroserisiko), HDL transportiert überschüssiges Cholesterin zur Leber zurück. Daher mindert ein hoher HDL- verbunden mit niedrigem LDL-Blutfettwert das Arterioskleroserisiko.
  3. γ-*Globuline* (Immunglobuline, Ig): Sie sind die von den B-Lymphozyten (Plasmazellen) produzierten Antikörper der spezifischen Immunabwehr: vor allem IgA (Abwehrvorgänge an Schleimhäuten, z. B. Darm), IgG (75% aller Ig, sind plazentagängig), IgM („Frühantikörper"), ferner IgD und IgE.
- *Niedermolekulare Plasmabestandteile:* Nahrungsstoffe, Vitamine, Spurenelemente, Stoffwechselprodukte, Hormone, Enzyme.
- *Plasmaelektrolyte:* Extrazellulär, d. h. im Blutplasma überwiegen Natrium-, Calcium- und Chloridionen, intrazellulär dominieren Kalium-, Magnesium- und Phosphationen. Für die osmotische Regulation ist NaCl am wichtigsten.

Transport der Atemgase im Blut

- *Sauerstoff* wird an Hämoglobin (Hb) gebunden in den Erythrozyten transportiert. In der Lunge werden vier Moleküle Sauerstoff an die zweiwertigen Eisenatome der vier Häm-Gruppen gebunden (Oxygenierung), mit dem Blut ins Gewebe transportiert und dort abgegeben (Desoxygenierung). Die Hb-Konzentration beträgt ca. 150 g/l, so können etwa 200 ml O_2/l Blut transportiert werden (ohne Hb 3 ml).
- *Kohlendioxid* wird zu 90% als lösliches Hydrogenkarbonat im Blutplasma (Bildung aus Kohlendioxid in den Erythrozyten mithilfe der Carboanhydrase), zu 10% an Hämoglobin gebunden als Carbamino-Hb transportiert und als Kohlendioxid abgeatmet. Diese Prozesse sind mit der Oxy- bzw. Desoxygenierung von Hämoglobin gekoppelt (Pufferfunktion des Hämoglobins!).

Kohlenmonoxid hat eine höhere Affinität zu Hämoglobin als Sauerstoff. Bei 65% HbCO besteht Lebensgefahr.

Anämien

Mangel an Erythrozyten bzw. Verminderung des Hb-Gehaltes im Blut, Folge: Reduziertes Sauerstoffangebot im Gewebe (u. a. blasse Haut und Schleimhäute, rasche Ermüdbarkeit).

- *Hypochrome Anämie:* Eisenmangelanämie auf Grund chronischer, meist innerer Blutungen.
- *Hyperchrome Anämie:* Mangel an Vitamin B_{12} („perniziöse Anämie"), Folsäure oder Erythropoetin (ein in der Niere gebildetes Hormon, das die Erythrozytenbildung steuert). Folge: Bildung weniger, stark vergrößerter Erythrozyten mit erhöhtem Hb-Gehalt (Megaloblasten).
- *Aplastische Anämie:* durch Knochenmarksaplasie (z. B. bei Zytostatikaeinnahme).
- *Hämolytische Anämie:* durch vermehrten Erythrozytenabbau (z. B. bei Transfusionszwischenfällen, Rh-Unverträglichkeit).

Blutstillung und Blutgerinnung

1. *Blutstillung (Hämostase):* setzt unmittelbar nach einer Verletzung ein. Folgende Schritte vollziehen sich nacheinander: Gefäßverengung (Vasokonstriktion) - Anlagerung von Thrombozyten an die verletzten Gefäßwände (Blutplättchenpfropf) - Zusammenkleben (Aggregation) der Thrombozyten und Freisetzung des Enzyms Thrombokinase (= Einleitung der Blutgerinnung).
2. *Blutgerinnung:* Mithilfe der Thrombokinase wird in Anwesenheit von Calciumionen das im Plasma gelöste Prothrombin in das Enzym Thrombin umgewandelt. Durch Thrombin entsteht aus Fibrinogen in zahlreichen Einzelreaktionen, an denen außer Fibrinogen 12 weitere Gerinnungsfaktoren beteiligt sind, das faserige Fibrin. Dieses bildet zusammen mit eingelagerten Blutzellen den Thrombus, der sich nach der Gerinnung verfestigt (Retraktion).
3. *Auflösung des Thrombus* im Verlauf der Wundheilung: Dies geschieht mithilfe des Enzyms Plasmin, das aus dem im Plasma gelösten Plasminogen unter dem Einfluss von Aktivatoren in Blut und Gewebe gebildet wird.

Verschiedene Mechanismen und Verbindungen sorgen für ein ständiges Gleichgewicht zwischen Aktivierung und Hemmung der Blutgerinnung (u. a. Stoffe wie Antithrombin und Heparin im Plasma).

6 Blut, Immunsystem und lymphatische Organe

■ Immunsystem

Man unterscheidet ein unspezifisches und ein spezifisches Immunsystem. Die unspezifische Immunität ist angeboren, die spezifische richtet sich jeweils gegen einen ganz bestimmten Erreger und ist erworben, d. h. erlernt. Zu beiden Systemen gehören Zellen (zelluläre Abwehr) und lösliche Faktoren (humorale Abwehr).

Unspezifisches Immunsystem

- *Zelluläre Abwehr:* Zu diesem ersten Abwehrvorgang gehören phagozytierende Zellen (neutrophile Granulozyten, Monozyten und Makrophagen), die eine Entzündung hervorrufen und auf Viren spezialisierte natürliche Killerzellen. Makrophagen präsentieren zudem den T-Lymphozyten des spezifischen Immunsystems die Antigen-Proteine (Antigen-Fragment + MHC-Protein: Antigenpräsentation). Sie leiten so die spezifische Abwehr ein.
- *Humorale Abwehr:* Hierzu zählen Zytokine (von Monozyten, Makrophagen produziert), das Komplementsystem (Enzymkaskade aus ca. 20 Plasmaproteinen, die Bakterien und Antigen-Antikörper-Komplexe eliminieren bzw. ihre Wände perforieren) und Lysozym (baut Bakterienzellwände enzymatisch ab).

Spezifisches Immunsystem

- *Zelluläre Abwehr:* Sie wird von den T- und den B-Lymphozyten gebildet:
  1. *T-Helferzellen* - stimulieren das Immunsystem; binden sich zunächst an Antigen-präsentierende Makrophagen, dann an Antigen-präsentierende B-Lymphozyten und stimulieren durch Interleukine deren Umbildung in Antikörper-produzierende Plasmazellen.
  2. *T-Suppressorzellen* - hemmen das Immunsystem, indem sie die Immunreaktion beenden (Wechselspiel zwischen T-Helfer- und T-Suppressorzellen bei AIDS gestört).
  3. *T-Killerzellen* (zytotoxische Zellen) - arbeiten ähnlich wie die natürlichen Killerzellen, richten sich jedoch jeweils gegen ein bestimmtes Virus.
  4. *B-Lymphozyten* - Frühantikörper (IgM) auf den B-Lymphozyten binden sich an ein bestimmtes Antigen, das aufgenommen wird. Antigen-Fragment + MHC-Protein: Antigenpräsentation.
  5. *Gedächtniszellen:* durch Antigene stimulierte B-Lymphozyten, T-Helfer- und T-Killerzellen, die für die erworbene Immunität ver-

antwortlich sind. Bei wiederholtem Antigen-Kontakt verläuft die Antikörperbildung schneller.
- *Humorale Abwehr:* Hierzu gehören die von den zu Plasmazellen umgewandelten B-Lymphozyten produzierten Antikörper IgA, IgD, IgE, IgG und IgM. Die Antikörper inaktivieren die Antigene, indem sie mit ihnen Antigen-Antikörper-Komplexe bilden, deren Eliminierung wieder unspezifisch erfolgt (Komplementsystem, eosinophile Granulozyten).

■ Lymphatische Organe

Man unterscheidet primäre lymphatische Organe, in denen Bildung, Entwicklung und Reifung der Immunzellen stattfinden (Thymus, Knochenmark) und sekundäre lymphatische Organe, in die die Immunzellen einwandern und in denen während eines Abwehrvorganges die Vermehrung der Lymphozyten und die Antikörperbildung ablaufen (Milz, Lymphknoten, lymphatische Gewebe der Schleimhäute). 98% der Lymphozyten halten sich hier auf. Die Lymphozyten rezirkulieren zwischen sekundären lymphatischen Organen und Blut (lymphatisches Organ - Blut - Lymphgefäßsystem - Ductus thoracicus - Blut - lymphatisches Organ).

Aufbau der sekundären lymphatischen Organe: Lymphozytenansammlungen (Lymphfollikel) in retikulärem Bindegewebe.

Primäre lymphatische Organe

- *Thymus:* Der Thymus ist das übergeordnete Immunorgan. Hier entwickelt sich in der Embryonalzeit die zelluläre Immunität (z. B. Prägung der T-Lymphozyten, Differenzierung zu T-Helfer-, T-Suppressor- und T-Killerzellen). Im Laufe des Lebens bildet sich der Thymus mehr und mehr zurück.
- *Knochenmark:* Hier werden ständig alle Immunzellen gebildet: Die B-Lymphozyten erfahren im Knochenmark ihre Prägung.

Sekundäre lymphatische Organe

- *Lymphknoten:* Lymphknoten sind als biologische Filter gleichmäßig verteilt in den Verlauf der Lymphgefäße im gesamten Lymphgefäßsystem eingeschaltet. Auf diese Weise sind sekundäre lymphatische Organe als Orte der spezifischen Immunabwehr an nahezu jedem Gefahrenpunkt des Körpers lokalisiert.
- *Milz:* Die Milz gilt als Kontroll- und Filterorgan des Blutes, da sie als einziges sekundäres lymphatisches Organ in den Blutstrom eingeschaltet ist.

- *Lymphatische Organe der Schleimhäute:* Hierzu gehören die Mandeln oder Tonsillen (lymphatischer Rachenring aus Gaumen-, Rachen- und Zungenmandel), der „Seitenstrang" der seitlichen Rachenwand sowie das darmassoziierte lymphatische System. Die Darmschleimhaut hat für die Immunabwehr auf Grund ihrer großen Oberfläche eine besondere Bedeutung. 70-80% aller Antikörper produzierenden Zellen halten sich hier auf. In der gesamten Schleimhaut des Magen-Darm-Traktes sind Lymphfollikel verteilt, die im Wurmfortsatz des Blinddarms und im terminalen Dünndarm (hier als Peyersche Plaques) als organisiertes lymphatisches Gewebe vorliegen.

7 Endokrines System

Inhaltsübersicht

7.1 Hormone *309*
7.1.1 Wirkungsmechanismus von Hormonen *309*
7.1.2 Hauptbildungsorte von Hormonen *312*
7.1.3 Steuerung der Hormonsekretion *313*

7.2 Hypothalamus-Hypophysen-System *313*

7.3 Hirnanhangsdrüse (Hypophyse) *314*
7.3.1 Neurohypophyse (Hypophysenhinterlappen) *315*
– Unterfunktion der Neurohypophyse *315*
– Überfunktion der Neurohypophyse *315*
7.3.2 Adenohypophyse (Hypophysenvorderlappen) *315*
– Unterfunktion der Adenohypophyse *316*
– Überfunktion der Adenohypophyse *317*

7.4 Zirbeldrüse (Corpus pineale, Epiphyse) *317*
– Unterfunktion der Zirbeldrüse *318*

7.5 Schilddrüse (Glandula thyroidea) *318*
– Überfunktion der Schilddrüse *320*
– Unterfunktion der Schilddrüse *320*
7.5.1 C-Zellen der Schilddrüse *320*
7.5.2 Nebenschilddrüsen (Epithelkörperchen oder Glandulae parathyroideae) *321*

7.6 Nebennieren (Glandulae suprarenales) *321*
7.6.1 Nebennierenrinde *323*
– Unterfunktion der Nebennierenrinde *324*
– Überfunktion der Nebennierenrinde *324*
7.6.2 Nebennierenmark *325*

7.7 Inselorgan der Bauchspeicheldrüse (Pancreas) *325*
– Unterfunktion des Inselapparates *327*

7.8 Geschlechtsorgane *327*

7.9 Hormonbildende Gewebe und Einzelzellen *328*

Zusammenfassung *328*

7 Endokrines System

Zum endokrinen System zählt man alle Organe und Zellsysteme, die so genannte *Signal- oder Botenstoffe* (Hormone) produzieren und diese entweder über den Blut- oder Lymphweg an entfernte Zielzellen entsenden oder sie, sofern es sich um unmittelbar benachbarte Zellen handelt, an die Interzellularflüssigkeit abgeben *(parakrine Sekretion)*. Darüber hinaus können die Signalstoffe auch direkt auf die Zelle ihrer eigenen Produktion einwirken *(autokrine Sekretion)*. Das endokrine System unterscheidet sich somit von den exokrinen Drüsen des Körpers (z.B. Speicheldrüsen, Schweißdrüsen), die ihr Sekret direkt oder über Ausführungsgänge an äußere oder innere Körperoberflächen (Haut, Darm) abgeben (Abb. 7.**1a-c**).

Das endokrine System ist hinsichtlich seiner biologischen Aufgaben eng mit dem vegetativen Nervensystem und dem Immunsystem verbunden und funktioniert als eine Art „*drahtloses Kommunikationssystem*". Es koordiniert die Funktion zum Teil weit voneinander entfernter Organe und unterscheidet sich vom vegetativen Nervensystem durch seine zwar deutlich langsamere, dafür aber langfristigere Wirkungsweise, die insbesondere für Reproduktion und Wachstum sowie für die Homöostase lebenswichtiger Stoffwechselprozesse (Wasser- und Elektrolythaushalt, Ener-

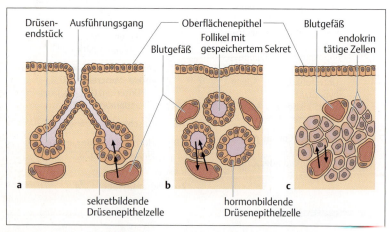

Abb. 7.**1a-c** **Einteilung der Drüsen nach dem Transport des Sekrets**
a Exokrine Drüse;
b endokrine Drüse mit Follikelbildung;
c endokrine Drüse ohne Follikelbildung. - Die Pfeile geben die Transportrichtung der Sekretbausteine aus den Blutgefäßen sowie die Richtung des Sekretflusses an

giestoffwechsel etc.) von Bedeutung ist. Beide Systeme haben bei aller Vielfalt ihrer Einzelaufgaben das übergeordnete Ziel, den Körper kontinuierlich an die wechselnden Belastungen der Umwelt anzupassen. Störungen innerhalb des endokrinen Systems, z. B. durch Ausfall oder durch Überproduktion von Hormonen (s. unten), können zu schweren Erkrankungen führen.

7.1 Hormone

Hormone sind *chemische Botenstoffe* unterschiedlicher Stoffgruppen (z. B. Proteine, Peptide, Steroide), die meist in sehr geringen Mengen auf Stoffwechselvorgänge ihrer Zielzellen wirken. Sie können relativ einfache, jedoch auch kompliziert gebaute Moleküle sein. Hormone beeinflussen unter anderem Produktion und Vermehrung bestimmter Enzyme ihrer Zielzellen und können auf diese Weise die entsprechenden Leistungen des Organismus koordinieren und kontrollieren. Obwohl die Botenstoffe über den Blutkreislauf auf den ganzen Körper verteilt werden, sprechen nur bestimmte Zellen, Organe oder Gewebe auf diese an. Hormone wirken auf ihre Zielzellen über *sepzifische Rezeptoren*, die entweder auf Zellmembranen oder im Zytoplasma der Zielzellen lokalisiert sind. Meistens besitzen die Zellen unterschiedliche Hormonrezeptoren, so dass verschiedene Hormone gebunden werden können. Die Empfindlichkeit einer Zelle gegenüber einem bestimmten Hormon hängt zum Teil von der Anzahl der verfügbaren Rezeptoren ab. Nach der Hormonbindung sowie nach Entfaltung seiner spezifischen Wirkung wird das Hormon inaktiviert.

7.1.1 Wirkungsmechanismus von Hormonen

Unter biochemischen Gesichtspunkten können Hormone auf Grund ihrer verschiedenen Wirkungsmechanismen in *fettliebende (lipophile)* und *wasserliebende (hydrophile)* Hormone eingeteilt werden (Tab. 7.**1**). So gehören z. B. nahezu alle Steroid- und Schilddrüsenhormone zu den lipophilen Hormonen, während sich hydrophile Hormone meist von Aminosäuren ableiten bzw. aus Aminosäuren aufgebaut sind (z. B. Proteine, Peptide) (Tab. 7.**1**).

Hydrophile Hormone binden meist an der Außenseite der Zielzelle an ihren spezifischen Rezeptor. Dadurch erfolgt über bestimmte Reaktionsschritte innerhalb der Zellmembran die enzymatische Freisetzung eines so

Tabelle 7.1 **Wichtige Bildungsorte von Hormonen und hormonähnlichen Substanzen**

Hauptbildungsorte	Hormone/hormonähnliche Substanzen	Eigenschaft: hydrophil/lipophil
Klassische endokrine Hormondrüsen		
Hirnanhangsdrüse (Hypophyse)	ACTH (adrenokortikotropes Hormon, Corticotropin)	hydrophil
	TSH (thyroideastimulierendes Hormon, Thyrotropin)	hydrophil
	FSH (follikelstimulierendes Hormon, Follitropin)	hydrophil
	LH (luteinisierendes Hormon, Lutropin)	hydrophil
	STH (somatotropes Hormon, Somatotropin)	hydrophil
	MSH (melanozytenstimulierendes Hormon, Melanotropin)	hydrophil
	PRL (Prolactin)	hydrophil
	ADH (Adiuretin oder Vasopressin)	hydrophil
	Oxytocin (im Hypothalamus gebildet und über die Neurohypophyse ausgeschüttet)	hydrophil
Zirbeldrüse (Corpus pineale, Epiphyse)	Melatonin	hydrophil
Schilddrüse (Glandula thyroidea)	Thyroxin und Trijodthyronin	lipophil
C-Zellen der Schilddrüse	Calzitonin	hydrophil
Nebenschilddrüsen (Epithelkörperchen oder Glandulae parathyroideae)	Parathormon	hydrophil
Nebennieren (Glandulae suprarenales)	Mineralo- und Glucocorticoide	lipophil
	Androgene	lipophil
	Adrenalin und Noradrenalin	hydrophil
Inselorgan der Bauchspeicheldrüse (Langerhans-Inseln des Pancreas)	Insulin, Glucagon und Somatostatin	hydrophil
Eierstock (Ovar)	Östrogene und Gestagene	lipophil
Hoden (Testis)	Androgene	lipophil
Mutterkuchen (Placenta)	Choriongonadotropin, Progesteron	hydrophil, lipophil

Tabelle 7.1 (Fortsetzung)

Hauptbildungsorte	Hormone/hormonähnliche Substanzen	Eigenschaft: hydrophil/lipophil
Hormon bildende Gewebe und Einzelzellen		
zentrales und autonomes Nervensystem	neuronale Überträgersubstanzen (Transmitter)	hydrophil
Teile des Zwischenhirns (z. B. Hypothalamus)	Steuerhormone (Liberine und Statine)	hydrophil
System der gastrointestinalen Zellen im Magen-Darm-Trakt	Gastrin, Cholecystokinin, Sekretin	hydrophil
Herzvorhöfe	atriales natriuretisches Peptid	hydrophil
Niere	Erythropoetin, Renin	hydrophil
Leber	Angiotensinogen, Somatomedine	hydrophil
Immunorgane	Thymushormone, Zytokine, Lymphokine	hydrophil
Gewebshormone	Eikosanoide, Prostaglandine, Histamin, Bradykinin	hydrophil

genannten *zweiten Botenstoffes (second messenger)* im Zellinneren. Durch Vermittlung eines solchen Botenstoffes (z. B. zyklisches Adenosinmonophosphat) können beispielsweise Transport- oder Enzymsysteme und somit bestimmte Stoffwechselwege in der Zelle beeinflusst werden. Ganz allgemein bezeichnet man ein auf diese Weise wirksames Hormon als *ersten Botenstoff* und die von ihm induzierte Substanz entsprechend als *zweiten Botenstoff*. Hydrophile Hormone beeinflussen in erster Linie die Aktivität der Zelle.

Im Gegensatz zu den hydrophilen Hormonen können Steroidhormone und die Schilddrüsenhormone infolge ihrer guten Fettlöslichkeit relativ leicht durch Zellmembranen hindurchtreten und sich im Zytoplasma, möglicherweise auch direkt am Zellkern, an ihren spezifischen Rezeptor binden. Der Hormon-Rezeptor-Komplex wandert anschließend in den Zellkern, wo er eine Genaktivierung bewirkt und auf diese Weise die Bildung von Boten-RNS anregt, über die schließlich z. B. die Proteinsynthese (s. Kap. 1.3.4) angeregt wird. Lipophile Hormone haben daher direkten Einfluss auf Zellwachstum und -vermehrung.

7.1.2 Hauptbildungsorte von Hormonen

Innerhalb des endokrinen Systems unterscheidet man die klassischen endokrinen Hormondrüsen (Abb. 7.2), deren Drüsenepithelzellen ausschließlich mit der Produktion von Hormonen befasst sind, hormonproduzierende Gewebe sowie hormonproduzierende Einzelzellen, die vorwiegend andere Funktionen erfüllen. Hier werden auch hormonähnliche Substanzen wie Gewebshormone, neuronale Überträgersubstanzen sowie Syntheseprodukte des Immunsystems hergestellt. Die wichtigsten Bildungsorte im Einzelnen sind in Tab. 7.1 aufgeführt.

Hierbei muss jedoch berücksichtigt werden, dass eine Einteilung der Hormone bzw. Signalstoffe nach ihren Hauptsyntheseorten nur bedingt möglich ist, da z. B. ein Großteil der Peptidhormone außer in den entsprechenden peripheren endokrinen Organen auch im ZNS, im vegetativen Nervensystem und von Immunzellen synthetisiert wird. Dementsprechend werden die Signalsubstanzen im endokrinen System als *Hormone*, im zentralen und autonomen Nervensystem als *Transmitter* und *Neuromodulatoren* und im Immunsystem (Immunorgane) als *Zytokine*, *Lymphokine* und *Monokine* bezeichnet.

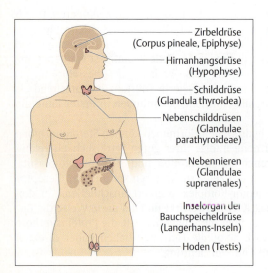

Abb. 7.2 **Endokrine Drüsen eines Mannes** (nach Leonhardt)

- Zirbeldrüse (Corpus pineale, Epiphyse)
- Hirnanhangsdrüse (Hypophyse)
- Schilddrüse (Glandula thyroidea)
- Nebenschilddrüsen (Glandulae parathyroideae)
- Nebennieren (Glandulae suprarenales)
- Inselorgan der Bauchspeicheldrüse (Langerhans-Inseln)
- Hoden (Testis)

7.1.3 Steuerung der Hormonsekretion

Um einen gleichbleibenden Hormonspiegel im Blut aufrechtzuerhalten, müssen Hormone stets neu gebildet werden. Durch komplizierte *Steuerungsmechanismen* (so genannte Rückkopplungsvorgänge) werden konstante Konzentrationen im Blut erreicht. Beim Absinken des Hormonspiegels im Blut wird mehr Hormon gebildet. Ist zuviel Hormon vorhanden, muß die Produktion hingegen gedrosselt werden. Der Anstoß zur Hormonausschüttung aus endokrinen Drüsen geht in vielen Fällen vom Zentralnervensystem aus. Die hierfür entscheidenden Regionen des Zentralnervensystems befinden sich im Hypothalamus (s. Kap. 13, Zwischenhirn), einem Teil des Zwischenhirns. Der Hypothalamus steht mit der Hirnanhangsdrüse (Hypophyse) in *enger Funktionsgemeinschaft.* Er wirkt im Sinne einer *übergeordneten Organisationszentrale,* von der die Hormonproduktion der peripheren endokrinen Drüsen gesteuert wird (Hypothalamus-Hypophysen-System).

7.2 Hypothalamus-Hypophysen-System

Der Hypothalamus ist über zahlreiche Nervenbahnen und Blutgefäße mit der unmittelbar darunterliegenden Hypophyse verbunden. Durch bestimmte Steuerhormone (sog. *„Liberine"* und *„Statine"*), die in Nervenzellen des Hypothalamus gebildet werden und über ihre Axone bzw. über den Blutweg zur Hypophyse gelangen, wird innerhalb der Hirnanhangsdrüse die Produktion sowie die Freisetzung von Hormonen in Gang gesetzt. Diese können entweder über den Blutweg einen direkten Einfluss auf das Erfolgsorgan ausüben *(somatotrope* oder *Effektorhormone)* oder zunächst auf periphere endokrine Drüsen wirken *(glandotrope Hormone).* Diese produzieren ihrerseits Hormone, die schließlich wieder über den Blutweg auf das Erfolgsorgan wirken. Die Konzentration der im Blut zirkulierenden Hormone wird von *Chemorezeptoren* im Hypothalamus ständig gemessen. In Abhängigkeit vom Hormonspiegel erfolgt daraufhin eine vermehrte oder verminderte Freisetzung von Steuerhormonen. Auf diese Weise wird eine konstante bzw. dem Bedarf angepasste Hormonkonzentration im Blut erreicht (Rückkopplungssystem) (Abb. 7.**4**).

7.3 Hirnanhangsdrüse (Hypophyse)

Die etwa 1 g schwere und erbsengroße Hypophyse liegt im Bereich der Schädelbasis im Türkensattel über der Keilbeinhöhle (Sinus sphenoidealis). Sie besteht aus zwei funktionell und entwicklungsgeschichtlich unterschiedlichen Anteilen: einem Hirnteil, dem *Hypophysenhinterlappen (Neurohypophyse)* und einem Drüsenteil, dem *Hypophysenvorderlappen (Adenohypophyse)*. Beide sind über den Hypophysenstiel (Infundibulum) mit dem Hypothalamus verbunden (Abb. 7.3 und 7.4).

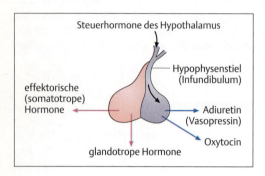

Abb. 7.3 **Hormone des Hypophysenvorder- und hinterlappens** (Vorderlappen = rosa, Hinterlappen = blau)

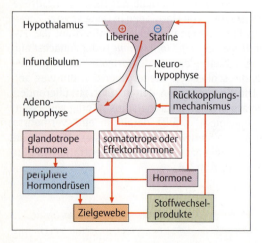

Abb. 7.4 **Rückkopplungsmechanismus des Hypophysenvorderlappens (Adenohypophyse)**

7.3.1 Neurohypophyse (Hypophysenhinterlappen)

Die Neurohypophyse besteht aus einem Filz von Gliazellen mit zahlreichen Kapillaren. Sie bildet selber keine Hormone, sondern ist ausschließlich *Stapel-* und *Abgabeorgan* für die im Hypothalamus gebildeten Effektorhormone *Adiuretin (ADH, Vasopressin)* und *Oxytocin.* Sie gelangen über Nervenbahnen (Axone) zur Neurohypophyse - ein Vorgang, den man als *Neurosekretion* bezeichnet -, wo sie ins Blut abgegeben werden. Oxytocin führt zur Kontraktion sensibilisierter glatter Muskulatur (z. B. fördert es die Wehentätigkeit der Gebärmutter während des Geburtsvorganges), während Vasopressin die Wasserresorption in den Sammelrohren der Niere fördert und auf diese Weise den Blutdruck steigert (Erhöhung des Blutvolumens).

Unterfunktion der Neurohypophyse

Bei Störungen der Hormonabgabe in der Neurohypophyse steht vor allem ein Krankheitsbild im Vordergrund: der *Diabetes insipidus.* Man sollte ihn jedoch nicht mit dem Diabetes mellitus (s. Kap. 7.7) verwechseln. Die durch einen Mangel an Adiuretin (Vasopressin) verursachte ungenügende Rückresorption von Wasser in den Sammelrohren der Niere führt zu Urinmengen von 15-30 l pro Tag.

Überfunktion der Neurohypophyse

Die vermehrte Abgabe von Vasopressin erhöht die Wasserrückresorption, erhöht damit das Blutvolumen und führt fast immer zu einer deutlichen Blutdrucksteigerung.

7.3.2 Adenohypophyse (Hypophysenvorderlappen)

Die Adenohypophyse besteht aus unregelmäßigen Ansammlungen von Drüsenzellen, zwischen denen ein ausgedehntes Kapillarnetz ausgespannt ist. Die Freisetzung der in der Adenohypophyse gebildeten Hormone wird durch *hypothalamische Steuerhormone* (s. oben), die über den Blutweg zum Hypophysenvorderlappen gelangen, gesteigert (Liberine) bzw. gehemmt (Statine) (Abb. 7.**4**).

Drei in der Adenohypophyse produzierte Hormone *(Somatotropin, Melanotropin* und *Prolactin)* wirken als *Effektorhormone (somatotrope Hor-*

mone) direkt, d. h. sie wirken ohne Zwischenschaltung einer nachgeordneten peripheren endokrinen Drüse auf das Erfolgsgewebe. Das Somatotropin (STH) oder Wachstumshormon stimuliert das Körperwachstum. Das Melanotropin oder melanozytenstimulierende Hormon (MSH) steuert unter anderem die Pigmentierung der Haut. Prolactin (PRL) schließlich stimuliert die Zellteilung und die Sekretbildung der Brustdrüse am Ende der Schwangerschaft und während der Stillzeit.

Die restlichen in der Adenohypophyse gebildeten Hormone veranlassen als sogenannte *glandotrope Hormone* nachgeordnete periphere endokrine Drüsen zu Wachstum, Hormonbildung und -abgabe. Bei den glandotropen Hormonen unterscheidet man *gonadotrope Hormone*, die auf die Keimdrüsen (Gonaden) wirken, und *nichtgonadotrope Hormone*, die die Tätigkeit z. B. von Nebennieren und Schilddrüse beeinflussen.

Zu den gonadotropen Hormonen zählt man das Follitropin oder *follikelstimulierende Hormon (FSH)* und das Lutropin oder *luteinisierende Hormon (LH)*. Beide wirken sowohl auf weibliche als auch auf männliche Keimdrüsen. FSH stimuliert bei der Frau die Follikelreifung im Eierstock (Ovar) und fördert beim Mann die Spermatogenese (Spermienentwicklung). LH wirkt auf die Zwischenzellen des Ovars und des Hodens. Dadurch wird im weiblichen Geschlecht der Eisprung (Ovulation) ausgelöst und im männlichen Geschlecht die Testosteronsekretion gesteigert.

Zu den nichtgonadotropen Hormonen rechnet man das Corticotropin oder *adrenokortikotrope Hormon (ACTH)* und das Thyrotropin oder *thyroideastimulierende Hormon (TSH)*. Während das ACTH auf die Hormonproduktion der Nebennierenrinde einwirkt, stimuliert TSH die Produktion von Schilddrüsenhormonen.

Unterfunktion der Adenohypophyse

Bei einer Unterfunktion der Adenohypophyse kommt es zu einer verminderten Ausschüttung von Hypophysenvorderlappenhormonen Dabei ist ein Mangel an glandotropen Hormonen besonders gravierend, da er zu Fehlfunktionen der abhängigen peripheren Drüsen führt. So kommt es beispielsweise bei einer verminderten Produktion von Corticotropin (ACTH) zur *Nebennierenrindeninsuffizienz* (s. Kap. 7.6.1) und bei einem Mangel an Thyrotropin (TSH) zeigen sich Symptome einer Schilddrüsenunterfunktion (Hypothyreose, s. Kap. 7.5). Eine gestörte Produktion und Abgabe gonadotroper Hormone führt zu unterschiedlichen Störungen innerhalb der Keimdrüsenfunktionen bei Mann und Frau. Während bei geschlechtsreifen Frauen der Menstruationszyklus und damit der Eisprung ausfällt, stehen beim erwachsenen Mann vor allem Potenz- und Libidoverlust sowie eine Verkleinerung der Hoden im Vordergrund.

Bei einem Mangel an dem Effektorhormon Somatotropin im Kindesalter kommt es zu dem so genannten *hypophysären Minderwuchs* (Zwergwuchs), bei dem jedoch die Körperproportionen erhalten bleiben.

Überfunktion der Adenohypophyse

Überfunktionen der Adenohypophyse treten häufig im Gefolge von gutartigen Hypophysentumoren (Adenome) auf und führen unter anderem zu einer verstärkten Somatotropinproduktion. Je nach Zeitpunkt der Überproduktion (vor oder nach Wachstumsabschluss) kommt es zu einem *hypophysären Riesenwuchs* (Gigantismus), bei dem die Körperproportionen ebenfalls normal bleiben, oder zu einem nachträglichen Wachstum der vorspringenden Körperpartien (Akren), wie Nase, Kinn, Finger und Zehen (= Akromegalie). Riesenwuchs tritt immer dann auf, wenn die Epihysenfugen noch nicht geschlossen sind und ein weiteres Längenwachstum zulassen. Nach erfolgtem Epiphysenfugenschluss kommt es nicht nur zu einer Vergrößerung der Akren, sondern auch zu einer Verdickung von Zunge und Lippen sowie einiger innerer Organe (z. B. Leber, Herz).

7.4 Zirbeldrüse (Corpus pineale, Epiphyse)

Die etwa maiskorngroße Zirbeldrüse oder Epiphyse ist ein Teil des Zwischenhirns und liegt oberhalb des Mittelhirns. Sie weist eine Läppchenstruktur mit Bindegewebe sowie zahlreiche Gefäße auf und spielt eine wichtige Rolle bei der Koordination hormonaler Vorgänge im Hypothalamus. Das wichtigste Hormon der Zirbeldrüse ist das *Melatonin*, ein Abkömmling des Serotonins. Die Bildung von Melatonin ist lichtabhängig (in der Nacht: hohe Konzentration; am Tag: geringe Konzentration im Blut), in manchen Fällen auch abhängig von der Jahreszeit. Man bezeichnet die Zirbeldrüse daher auch als *„biologische Uhr" (Zirkadianrhythmus)*. Melatonin hemmt in der Kindheit die Freisetzung gonadotroper Hormone und damit die Keimdrüsenentwicklung. In den letzten Jahren ist eine Reihe weiterer Funktionen des Melatonins gefunden worden, die dazu beigetragen haben, dass das Hormon in einigen Ländern bereits als Medikament eingesetzt wird. Es regelt nicht nur den Tag-Nacht-Rhythmus (d. h. es hilft als Schlafmittel, insbesondere bei Schichtarbeitern und beim Jetlag, einem durcheinander geratenen Zeitgefühl nach Langstreckenflügen), sondern es ist offenbar auch ein sehr wirksames Antioxidans, das z. B. schädliche Sauerstoffradikale eliminiert, das Immunsystem stärkt, Herz-/Kreislauf- und Tumorerkrankungen vorbeugt sowie den Alterungsprozess verzögern soll. Die körpereigene Melatoninproduktion nimmt mit zunehmendem Alter ab und es kommt zu degenerativen Veränderungen und zu Kalkeinlagerungen in die Drüse. Sie dient daher auf Röntgenbildern des Kopfes als Orientierungsmarke.

Unterfunktion der Zirbeldrüse

Beim Menschen sollen bestimmte Formen der vorzeitigen Geschlechtsreife *(Pubertas praecox)* auf eine Unterfunktion der Zirbeldrüse zurückzuführen sein.

7.5 Schilddrüse (Glandula thyroidea)

Die Schilddrüse wiegt zwischen 15 und 60 g, besteht aus zwei durch eine Brücke (Isthmus) verbundenen Lappen und liegt unterhalb des Kehlkopfes beidseits der Luftröhre (Abb. 7.**5a**). Die Drüse wird von einer bindegewebigen Organkapsel eingehüllt und ist durch Bindegewebe in einzelne Läppchen unterteilt. Innerhalb der Läppchen liegen zahlreiche und unterschiedlich große *schlauchförmige Hohlräume (Follikel)*, die von hormonbildenden Drüsenepithelzellen umgeben werden (Abb. 7.**5c**) und in denen die gebildeten Hormone in größeren Mengen gespeichert werden können (Stapeldrüse). Bei Bedarf werden die Hormone von den Drüsenepithelzellen wieder aufgenommen und an angrenzende Blutgefäße abgegeben.

Die in der Schilddrüse gebildeten Hormone, *Thyroxin* (T_4, Tetrajodthyronin) und *Trijodthyronin* (T_3) zeichnen sich durch ihren Jodgehalt aus und

Abb. 7.5a-c Lage und Histologie der Schilddrüse und der Epithelkörperchen sowie ihre Blutversorgung ▷
a Schilddrüse in der Ansicht von vorn
b Querschnitt durch das linke obere Epithelkörperchen und das angrenzende Schilddrüsengewebe
c Starke Vergrößerung aus **b** (schematisierter histologischer Schnitt). Links oben Zellen des Epithelkörperchens, rechts unten mehrere Schilddrüsenfollikel in unterschiedlichen Funktionszuständen. Während der Stapelphase des Hormons ist das Epithel des Follikels niedrig, während der Hormonbildung bzw. -abgabe wird das Hormon in den Follikel bzw. über das Epithel an das Blut abgegeben. Zwischen den Blutgefäßen der Schilddrüse Gruppen von C-Zellen

Schilddrüse (Glandula thyroidea)

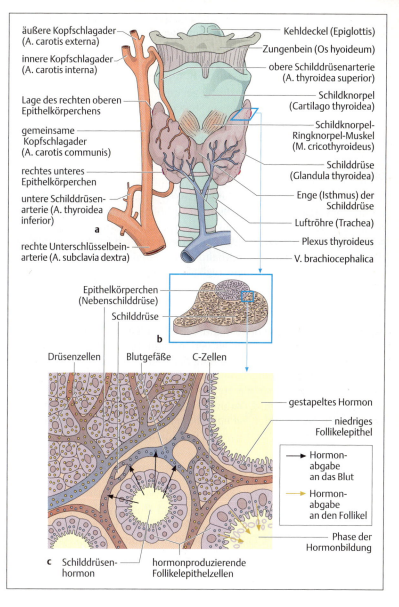

wirken stimulierend auf den Zellstoffwechsel. Das Trijodthyronin entsteht durch Abspaltung eines Jodatoms vom Thyroxin und ist eigentlich das aktive Schilddrüsenhormon. T_3 und T_4 sind für das normale Körperwachstum erforderlich. Produktion und Abgabe beider Hormone ins Blut werden durch das Hypothalamus-Hypophysen-System unter Vermittlung von TSH reguliert. Sinkt z. B. der Thyroxinspiegel im Blut ab, wird dies im Hypothalamus registriert, der daraufhin ein Steuerhormon freisetzt, das wiederum die Adenohypophyse zur Bildung von TSH veranlasst. TSH stimuliert die Schilddrüse und Thyroxin wird ins Blut ausgeschüttet.

Überfunktion der Schilddrüse

Bei einer Überfunktion der Schilddrüse *(Hyperthyreose)* nehmen die Verbrennungsvorgänge in den Zellen zu (erhöhter Grundumsatz), was zur Abmagerung, zu einer Erhöhung der Körpertemperatur und zu einer beschleunigten Herztätigkeit führt. Außerdem tritt häufig der Augapfel aus der Augenhöhle hervor (Exophthalmus), die Pupillen sind geweitet, und es liegt meist eine nervöse Übererregbarkeit vor.

Unterfunktion der Schilddrüse

Bei einer Unterfunktion der Schilddrüse *(Hypothyreose)* sind Stoffwechsel, Wachstum und geistige Tätigkeit verlangsamt. Darüber hinaus kommt es zu einer Verdickung und Schwellung der Haut (Myxödem). Die häufigste Ursache für eine Hypothyreose ist der Jodmangel der Nahrung (bzw. des Trinkwassers), wodurch die Hypophyse zu einer vermehrten TSH-Ausschüttung veranlasst wird. Dadurch vergrößert sich die Schilddrüse, und es entsteht ein sogenannter *Jodmangelkropf (Struma)*. Bei angeborener Unterfunktion entstehen Zwergwuchs und Idiotie (Kretinismus).

7.5.1 C-Zellen der Schilddrüse

Neben den beiden Hormonen Thyroxin und Trijodthyronin wird in wenigen so genannten *parafollikulären Zellen* (C-Zellen) ein weiteres Hormon, das Calcitonin, gebildet. Calcitonin senkt den Blutcalciumspiegel und fördert somit die Knochenbildung (Abb. 7.**5c**).

7.5.2 Nebenschilddrüsen (Epithelkörperchen oder Glandulae parathyroideae)

Die vier Nebenschilddrüsen oder Epithelkörperchen liegen auf der Rückseite der Schilddrüse und sind häufig in die Organkapsel der Schilddrüse eingeschlossen und daher von außen nicht sichtbar (Abb. 7.**5a** u. **b**). Sie sind flach-oval und von linsenartiger Gestalt. Die Zellen werden von retikulärem Bindegewebe und zahlreichen Kapillaren umgeben. Das von ihnen gebildete Hormon wird *Parathormon* genannt und ist an der Regulation des Calcium- und Phosphatstoffwechsels beteiligt. Es stimuliert unter anderem die Osteoklasten zum Knochenabbau und erhöht somit den Blutcalciumspiegel. Somit wirkt es antagonistisch zum Calcitonin.

Überfunktion der Epithelkörperchen

Überfunktion verursacht vermehrte Phosphatausscheidung, Knochenabbau (Entkalkung) und Anstieg des Blutcalciumspiegels mit vermehrter Calciumablagerung in den Gefäßwänden.

Unterfunktion der Epithelkörperchen

Bei Ausfall der Epithelkörperchen (Unterfunktion) kommt es zu einem Abfall der extrazellulären Calciumkonzentration und zu einer Übererregbarkeit der Nerven. Dies führt häufig zu starken motorischen Reaktionen innerhalb der Muskulatur, und es treten Krämpfe auf (Tetanie).

7.6 Nebennieren (Glandulae suprarenales)

Die beiden jeweils etwa 5 g schweren Nebennieren sitzen den beiden Nieren kappenartig am oberen Pol auf. Sie sind von der Fettkapsel der Niere eingeschlossen und zeichnen sich durch eine starke Blutgefäß- und Nervenversorgung aus. Am Schnittpräparat eines unmittelbar nach dem Tod entnommenen Organs unterscheidet man eine intensiv gelb gefärbte Rinde, die etwa 80% des Organs ausmacht, von einem mehr rötlich-grau gefärbten Mark (Abb. 7.**6a** u. **b**). Nebennierenrinde und Nebennierenmark sind nach Entstehung und Funktion verschiedene endokrin tätige Organe.

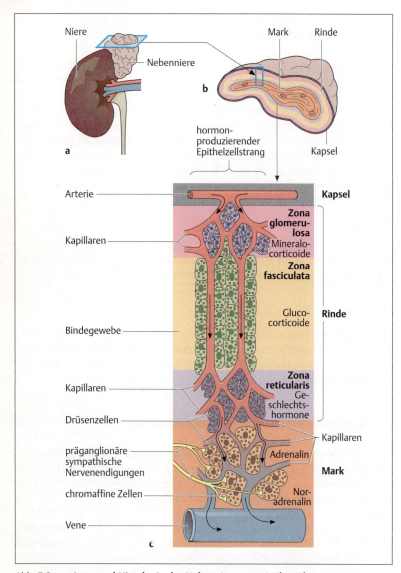

Abb. 7.6a-c Lage und Histologie der Nebennieren sowie ihre Blutversorgung
a Rechte Nebenniere am oberen Pol der Niere
b Querschnitt durch die Nebenniere
c Schematisierte histologische Vergrößerung aus **b**. Die hormonproduzierenden Epithelzellstränge liegen in der Nebennierenrinde und grenzen an das Nebennierenmark

7.6.1 Nebennierenrinde

Die Nebennierenrinde gliedert sich morphologisch und funktionell in drei unterschiedlich breite Zonen, die alle aus hormonproduzierenden *Epithelzellsträngen* aufgebaut sind und zwischen denen Bindegewebe, Blutgefäße und Nerven radiär von der Rinde in Richtung Mark verlaufen (Abb. 7.**6c**) Alle drei Schichten bilden Hormone der Steroidgruppe, so genannte Corticosteroide, die ihren Wirkungen entsprechend in drei Gruppen zusammengefasst werden: *Mineralocorticoide, Glucocorticoide* und *männliche Geschlechtshormone (Androgene).*

Die *äußerste Zone (Zona glomerulosa)* liegt unmittelbar unter der Organkapsel und produziert als wichtigstes Mineralocorticoid das *Aldosteron.* Dieses Hormon unterliegt nicht der Steuerung durch das Hypothalamus-Hypophysen-System, sondern wird durch das Renin-Angiotensin-System reguliert (s. Kap. 10). Aldosteron wirkt auf die Niere und beeinflusst den Wasserhaushalt durch Kaliumausscheidung und Natriumrückgewinnung in den ableitenden Nierenkanälchen. Das beteiligte Enzym ist die Na^+/K^+-ATPase im distalen Nierentubulus.

Die *mittlere Zone* der Nebennierenrinde, die *Zona fasciculata* ist die breiteste Zone und bildet die Glucocorticoide. Sie ist intensiv gelb gefärbt und verleiht der Rinde ihre Farbe. *Cortisol* und *Cortison* als wichtigste Vertreter der Glucocorticoide regulieren den Kohlenhydrat-, Fett- und Eiweißstoffwechsel. So erhöht beispielsweise Cortisol den Blutzuckerspiegel und benötigt hierzu Aminosäuren aus dem Eiweißstoffwechsel, die über einen bestimmten Stoffwechselweg, die Gluconeogenese, schließlich zu Glucose umgebaut werden. Außerdem bewirken die Glucocorticoide eine Abnahme der Lymphozytenzahl im Blut, sie hemmen die Phagozytosetätigkeit der Granulozyten und Monozyten und wirken auf diese Weise entzündungshemmend, jedoch auch hemmend auf das Immunsystem. Die Hemmung der Immunabwehr erklärt auch die Erfolge der Glucocorticoide bei der Therapie allergischer Erkrankungen (Allergie = überschießende Immunreaktion). Zugleich verzögern sie aber auch die Wundheilung. Eine große Bedeutung haben die Glucocorticoide bei extremen Belastungen des Körpers, wie z. B. Hunger, Durst, extremer Temperaturwechsel oder starke physische Beanspruchung (Stress), die zu einem Anstieg der Glucocorticoidkonzentration im Blut führen. Abschließend sei erwähnt, dass der Glucocorticoidspiegel im Blut tageszeitliche Schwankungen aufweist (sog. *zirkadiane Rhythmik*), und zwar mit einem hohen Blutspiegel morgens zwischen 6 und 9 Uhr und einem sehr niedrigen Blutspiegel gegen Mitternacht.

Die *innere Zone*, die *Zona reticularis*, bildet vor allem männliche *(Androgene)* und in geringem Ausmaß weibliche Geschlechtshormone *(Östrogene)*, und zwar beide Hormone bei beiden Geschlechtern gleichermaßen. Sie entstehen jedoch als Zwischenprodukte beim Ab- und Aufbau von Corticosteroiden ebenfalls in der mittleren Zone. Androgene stimulieren den Proteinstoffwechsel und den Muskelaufbau und haben somit einen anabolen (aufbauenden) Effekt. Abkömmlinge des Hormons (Anabolika) werden im Leistungssport häufig als Doping-Mittel zur Vermehrung der Muskelmasse eingesetzt.

Die mittlere und innere Zone der Nebennierenrinde sind vom Hypothalamus-Hypophysen-System abhängig und werden durch das ACTH in ihrer Aktivität beeinflusst. Bei verminderter oder vermehrter Abgabe von ACTH aus der Adenohypophyse sind daher vorwiegend die mittlere und innere Zone betroffen.

Unterfunktion der Nebennierenrinde

Bei einem Ausfall beider Nebennierenrinden spricht man von primärer Nebennierenrindeninsuffizienz (sog. *Morbus Addison*). Innerhalb der Zona glomerulosa sind vor allem die Mineralocorticoide betroffen. Ein Mangel hat Störungen des Mineralstoffwechsels und damit auch des Wasserhaushaltes zur Folge. So führt ein krankhafter Mangel an Aldosteron zu einem erhöhten Kochsalzverlust und zu einem Ansteigen des Kaliumchloridgehaltes in der Extrazellularflüssigkeit. Die Patienten neigen auf Grund des hohen Kaliumspiegels im Blut zu Herzrhythmusstörungen, darüber hinaus sind sie schwach und leicht ermüdbar. Eine Unterfunktion der Zona fasciculata hingegen erzeugt z. B. eine Abnahme des Blutzuckerspiegels (Hypoglykämie).

Überfunktion der Nebennierenrinde

Nebennierenrindentumoren (z. B. das gutartige Adenom) bzw. eine erhöhte ACTH-Abgabe der Adenohypophyse (anhaltende Stimulation der Nebennierenrinde) führen vor allem durch erhöhte Sekretion von Glucocorticoiden (z. B. Cortisol) zum so genannten *„Cushing-Syndrom"* mit Vollmondgesicht und vermehrter Fettablagerung am Körper (Stammfettsucht). Ein überhöhter Blutspiegel von Androgenen führt zur frühzeitigen Geschlechtsreife *(Pubertas praecox)* und bei der Frau zur Vermännlichung der sekundären Geschlechtsmerkmale (z. B. männlicher Behaarungstyp).

7.6.2 Nebennierenmark

Das Nebennierenmark nimmt eine Sonderstellung zwischen dem vegetativen Nervensystem und dem endokrinen System ein. Die Zellen des Nebennierenmarks entsprechen einem *zweiten Sympathikusneuron*, das keine Zellfortsätze aussendet (s. Kap. 13.2.2, Sympathisches Nervensystem, Aufbau), und werden von so genannten präganglionären sympathischen Nervenfasern des vegetativen Nervensystems versorgt. Die granulahaltigen Zellen liegen in Form von Nestern zwischen Kapillaren und größeren, muskelstarken Venen (Abb. 7.**6c**) und bilden die beiden Hormone *Adrenalin* (80%) und *Noradrenalin* (20%). Die Ausschüttung von Adrenalin und Noradrenalin in die Blutbahn erfolgt unter Stressbedingungen und wirkt auf den gesamten Organismus im Sinne einer erhöhten Energiebereitstellung. Beide Hormone aktivieren z. B. die Freisetzung von Fettsäuren aus den Fettdepots und stellen Glucose aus den Glykogenspeichern der Leber bereit (Erhöhung des Blutzuckerspiegels). Sie erhöhen den Blutdruck und das Schlagvolumen des Herzens und können in bestimmten Gefäßgebieten zu einer Blutgefäßverengung (Vasokonstriktion) führen.

7.7 Inselorgan der Bauchspeicheldrüse (Pancreas)

Der endokrine Anteil der Bauchspeicheldrüse besteht aus etwa 1-2 Millionen Inseln *(Langerhans-Inseln)*, die insgesamt als Inselorgan bezeichnet werden. Die runden und zum Teil ovalen Inseln liegen innerhalb des exokrinen Pancreasgewebes (s. Kap. 9.2.8, Pancreas) und bestehen aus Drüsenzellen, die von zahlreichen Blutkapillaren umgeben sind (Abb. 7.**7**). Als wichtigste Hormone werden *Insulin* (B-Zellen), *Glucagon* (A-Zellen) und *Somatostatin* (D-Zellen) produziert, wobei Insulin und Glucagon eine gegensätzliche (antagonistische) Wirkung besitzen. Somatostatin hingegen hemmt über einen parakrinen Einfluss die Freisetzung sowohl von Insulin als auch von Glucagon und vermindert damit die Nutzung der aus dem Darmtrakt aufgenommenen Nahrungsstoffe. Etwa 60% aller Zellen produzieren Insulin, 25% Glucagon und 15% Somatostatin.

Insulin und Glucagon sind die beiden Schlüsselhormone für die Regulation des Kohlenhydratstoffwechsels. Insulin führt zur Speicherung der aufgenommenen Nahrung in Form von Glykogen und Fett, und Glucagon mobilisiert die Energiereserven während Hungerphasen oder Stresssituationen (s. o. Adrenalin und Noradrenalin). Darüber hinaus kontrollieren die beiden Hormone die Blutglucosekonzentration (Blutzuckerspiegel)

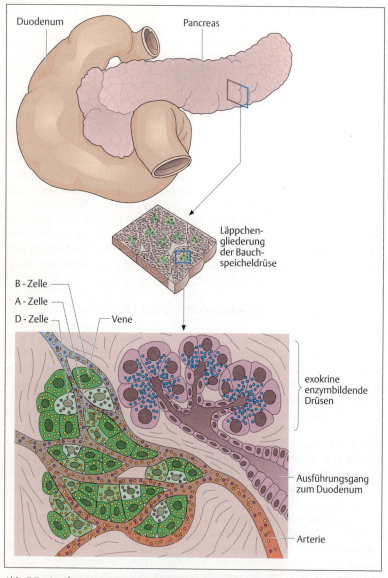

Abb. 7.7 **Inselorgan im Pancreas.** Innerhalb des exokrinen Pancreasgewebes liegen die hormonsezernierenden Zellen der Langerhans-Inseln. A-Zellen sezernieren Glucagon, B-Zellen Insulin und D-Zellen Somatostatin

und halten sie möglichst konstant (60-100 mg Glucose/100 ml Blut). Insulin fördert die Glykogensynthese in der Leber und erleichtert die Aufnahme des Blutzuckers in die Zellen. Damit senkt es den Blutzuckerspiegel. Unter der Wirkung von Glucagon wird Glykogen in der Leber zu Glucose abgebaut und somit der Blutzuckerspiegel erhöht.

Unterfunktion des Inselapparates

Bei angeborener oder erworbener Unterfunktion der insulinproduzierenden Zellen kommt es zur so genannten *Zuckerkrankheit (Diabetes mellitus)*, eine weit verbreitete Stoffwechselerkrankung, von der 2-3% der Bevölkerung betroffen sind. Eine verringerte Aufnahme von Glucose aus dem Blut in die Zellen führt dabei zu einem erhöhten Blutzuckerspiegel. Damit fällt Glucose als Energiequelle für die Zellen aus, was zu einer verstärkten Freisetzung anderer Energieträger (z. B. Fettsäuren, körpereigenes Eiweiß) führt. Die Folge ist vor allem eine Störung des Fettstoffwechsels, die zu vermehrten Ablagerungen von Fett in den Gefäßwänden führt (Arteriosklerose bzw. nachfolgende Durchblutungsstörungen). Auf Grund des hohen Blutzuckerspiegels wird vermehrt Glucose mit dem Harn ausgeschieden (Glukosurie). Zusätzlich treten saure Stoffwechselprodukte (z. B. Ketonkörper) auf, durch die es zu einer Übersäuerung des Blutes kommt. Unbehandelt führt diese so genannte Azidose zu einem akut lebensbedrohenden Schockzustand mit Bewusstseinsverlust und Krämpfen, dem *diabetischen Koma*.

Die Behandlung des Diabetes mellitus besteht in einer strengen kohlenhydratarmen Diät bzw. in einer regelmäßigen Zufuhr von Insulin. Durch ungenaue Kontrolle des Blutzuckerspiegels kann es durch die *Hyperglykämie (erhöhter Blutzuckergehalt)* zu schwerwiegenden Spätschäden kommen (Retinopathie mit Gefäßveränderungen in der Netzhaut, Nierenschäden sowie Schäden des Gefäßsystems).

7.8 Geschlechtsorgane

Die in den Geschlechtsorganen produzierten Geschlechtshormone dienen der Entwicklung der männlichen und weiblichen Geschlechtsmerkmale, dem Wachstum, der körperlichen und seelischen Reifung sowie der Fortpflanzung (Keimzellbildung, Schwangerschaft und Milchproduktion). Sie zählen zu den Steroidhormonen und werden von beiden Geschlechtern, allerdings in unterschiedlichen Mengen und Anteilen, gebildet. Die wichtigsten Vertreter innerhalb der weiblichen Geschlechtshormone sind die *Östrogene* (z. B. Östradiol) und die *Gestagene* (z. B. Progesteron). Zu den männlichen Geschlechtshormonen (Androgenen) werden *Testosteron* und *Dihydrotestosteron* gezählt.

Östrogene und Gestagene werden bei der Frau vor allem im Eierstock und im Mutterkuchen gebildet, beim Mann in geringen Mengen im Hoden. Androgene werden beim Mann hauptsächlich im Hoden, aber auch in der Nebennierenrinde, und bei der Frau zum Teil im Eierstock und ebenfalls in der Nebennierenrinde gebildet (Wirkung und Steuerung der männlichen und weiblichen Geschlechtshormone: s. Kap. 11, Geschlechtsorgane und Kap. 12, Fortpflanzung, Entwicklung und Geburt).

7.9 Hormonbildende Gewebe und Einzelzellen

Die in den hormonbildenden Geweben und weit verstreut liegenden hormonbildenden Einzelzellen (Tab. 7.1) produzierten Signalsubstanzen erreichen ihre Zielzellen über das Blut (z. B. Erythropoetin wird in der Niere gebildet und wirkt auf die Reifung der roten Blutkörperchen im Knochenmark). Viele dieser Stoffe entfalten ihre Wirkung jedoch am Ort ihrer Bildung (parakrine und autokrine Signalübermittlung). So ist beispielsweise die parakrine Signalübermittlung besonders wichtig bei der Regelung der gastrointestinalen Funktionen und bei der chemischen Signalübertragung in den Synapsen des Nervensystems. Auch viele Gewebshormone, z. B. Histamin und Prostaglandine, üben einen parakrinen Einfluss aus. Über ihre unterschiedlichen Wirkungen s. Verdauungssystem (s. Kap. 9), Herz und Gefäßsystem (Kap. 5), Niere (Kap. 10.1), zentrales und peripheres Nervensystem (Kap. 13) sowie Immunsystem (Kap. 6.2).

Zusammenfassung Endokrines System

Zum endokrinen System gehören alle hormonproduzierenden Organe (endokrine Drüsen oder Hormondrüsen) und Zellsysteme (hormonproduzierende Gewebe und Einzelzellen).

■ Hormone
Die Hormone (auch Signal- oder chemische Botenstoffe) gelangen in der Regel über den Blut- oder Lymphweg zu den Zielzellen (Ausnahmen: parakrine und autokrine Sekretion, wenn die Wirkorte benachbarte

bzw. die produzierenden Zellen selbst sind) und koordinieren ähnlich wie das vegetative Nervensystem, jedoch „drahtlos", viel langsamer, aber dafür langfristiger, die Funktionen weit voneinander entfernter Organe. Die Zielzellen besitzen spezifische Hormonrezeptoren, die nur auf dieses Hormon ansprechen. Nach ihren Wirkmechanismen unterscheidet man:

- *Hydrophile Hormone* (meist Proteine, Peptide): beeinflussen die Aktivität der Zelle; Hormonrezeptor der Zielzelle meist auf der Zellmembran; Hormon („first messenger") induziert Bildung eines „second messenger", über den bestimmte Stoffwechselwege in der Zelle beeinflusst werden können.
- *Lipophile Hormone* (Steroide und Schilddrüsenhormone): haben direkten Einfluss auf Zellwachstum und -vermehrung; Hormonrezeptor der Zielzelle im Zytoplasma oder am Zellkern; Hormon dringt in den Zellkern ein und regt die Proteinsynthese an.

Die Hormonsekretion der endokrinen Drüsen wird über Rückkopplungsmechanismen reguliert. Die übergeordnete Zentrale ist der Hypothalamus (Teil des Zwischenhirns). In Abhängigkeit vom Hormonspiegel im Blut produziert er Steuerhormone, die hemmend (Statine) oder steigernd (Liberine) auf die Hormonfreisetzung in der Adenohypophyse wirken (Hypothalamus-Hypophysen-System). Diese wiederum produziert entweder Effektorhormone (= somatotrope Hormone, wirken direkt auf das Erfolgsgewebe) oder glandotrope Hormone (wirken zunächst auf periphere endokrine Drüse, die ihrerseits auf das Erfolgsgewebe wirkende Hormone produziert).

■ Hypophyse
- *Hypophysenhinterlappen* (Neurohypophyse): Hirnteil; bildet keine Hormone, sondern ist Stapel- und Abgabeorgan für im Hypothalamus gebildete Effektorhormone (Transport über Axone zur Neurohypophyse = Neurosekretion): 1. Adiuretin (ADH, Vasopressin), fördert Wasserresorption in der Niere; 2. Oxytocin, fördert z. B. Wehentätigkeit der Gebärmutter.
- *Hypophysenvorderlappen* (Adenohypophyse): Drüsenteil, der Hormone bildet. Ihre Freisetzung wird durch die Hypothalamus-Steuerhormone reguliert.
    - Effektorhormone: 1. Somatotropin (STH): Wachstumshormon; Mangel im Kindesalter: Zwergwuchs; Überproduktion (meist bei Adenomen) im Kindesalter; Riesenwuchs, bei Erwachsenen:

Akromegalie; 2. Melanotropin (MSH): steuert u. a. die Hautpigmentierung; 3. Prolactin (PRL): stimuliert Bildung von Muttermilch in der Stillzeit.
- Glandotrope Hormone (gonadotrop): 1. Follitropin (FSH): stimuliert Follikelreifung bei der Frau und Spermatogenese beim Mann; 2. Lutropin (LH): Wirkung auf Zwischenzellen des Ovars (Auslösung des Eisprungs) und des Hodens (Steigerung der Testosteronproduktion). Mangel an gonadotropen Hormonen: Ausbleiben des Menstruationszyklus, Verkleinerung der Hoden und Potenzprobleme.
- Glandotrope Hormone (nicht gonadotrop): 3. Corticotropin (ACTH): wirkt auf die Hormonproduktion in der Nebennierenrinde, Mangel: Nebenniereninsuffizienz; 4. Thyrotropin (TSH): stimuliert Produktion von Schilddrüsenhormonen, Mangel: Schilddrüsenunterfunktion.

■ Zirbeldrüse (Epiphyse)

Teil des Zwischenhirns; wichtigstes Hormon: Melatonin (starkes Antioxidans, reguliert den Tag-Nacht-Rhythmus); Melatoninproduktion nimmt mit zunehmendem Alter ab.

■ Schilddrüse

Hormondrüse mit „Stapelfunktion" unterhalb des Kehlkopfes beidseits der Luftröhre. Die gebildeten Hormone werden in Hohlräumen (Follikeln) gespeichert. Produktion und Abgabe werden vom Hypothalamus-Hypophysen-System unter Vermittlung von TSH reguliert. Die beiden jodhaltigen Hormone Thyroxin und Trijodthyronin (aktive Form des Thyroxins) sind Wachstumshormone (Stimulierung des Zellstoffwechsels). Überfunktion (Hyperthyreose): u. a. erhöhter Grundumsatz mit Abmagerung, beschleunigte Herztätigkeit; Unterfunktion (Hypothyreose, meist durch Jodmangel): Stoffwechsel, Wachstum und geistige Tätigkeit verlangsamt, kompensatorische Vergrößerung der Schilddrüse (Jodmangelkropf).

- *C-Zellen:* wenige parafollikuläre Zellen, die das Hormon Calcitonin produzieren (senkt den Blutcalciumspiegel).
- *Nebenschilddrüsen* (Epithelkörperchen): vier Epithelkörperchen auf der Rückseite der Schilddrüse; produzieren Parathormon, das den Calcium- und Phosphatstoffwechsel reguliert: Antagonist von Kalzitonin (Erhöhung des Blutcalciumspiegels durch Knochenabbau. Überfunktion: Knochenabbau, Calciumablagerung in den Gefäßwän-

den; Unterfunktion: Muskelkrämpfe durch Übererregbarkeit der Nerven (Abfall der extrazellulären Calciumkonzentration).

■ **Nebennieren**
- *Nebennierenrinde:* macht 80% des Organs aus; besteht aus 3 Schichten, die alle Steroidhormone (Corticosteroide) produzieren: 1. Die äußere Zone (Zona glomerulosa) produziert Mineralocorticoide: u. a. Aldosteron (beeinflusst den Wasserhaushalt durch Kaliumausscheidung und Natriumrückresorption in der Niere); 2. Die mittlere Zone (Zona fasciculata) produziert Glucocorticoide: u. a. Cortison und Cortisol (regulieren Kohlenhydrat-, Fett- und Eiweißstoffwechsel, z. B. bei Stress Erhöhung des Blutzuckerspiegels durch Gluconeogenese; wirken entzündungshemmend und immunsuppressiv); 3. Die innere Zone (Zona reticularis) bildet vor allem Androgene, jedoch auch Östrogene, und zwar bei beiden Geschlechtern gleichermaßen. Androgene stimulieren den Proteinstoffwechsel (anaboler Effekt).
Mittlere und innere Rinde werden vom Hypothalamus-Hypophysen-System gesteuert (ACTH), die äußere durch das Renin-Angiotensin-System.
Ausfall beider Nebennierenrinden: Morbus Addison mit Herzrhythmusstörungen durch erhöhten Kaliumspiegel; Überfunktion: Cushing-Syndrom (z. B. durch erhöhte ACTH-Abgabe oder Nebennierenrindentumoren) mit Stammfettsucht durch erhöhte Glucocorticoidproduktion; erhöhte Androgenproduktion: Pubertas praecox, bei der Frau Vermännlichung der sekundären Geschlechtsmerkmale.
- *Nebennierenmark:* verbindet vegetatives Nervensystem mit endokrinem System, denn seine Zellen entsprechen einem zweiten Sympathikusneuron, das keine Fortsätze aussendet. Versorgung über präganglionäre sympathische Nervenfasern des vegetativen Nervensystems; bildet die Stresshormone Adrenalin und Noradrenalin (aktivieren Fettdepots und Glykogenspeicher, erhöhen Blutdruck und Herzschlagvolumen).

■ **Inselorgan der Bauchspeicheldrüse**
1-2 Mill. Langerhans-Inseln innerhalb des exokrinen Pancreasgewebes: B-Zellen (60%) produzieren Insulin, A-Zellen (25%) Glucagon und D-Zellen (15%) Somatostatin.
   1. Insulin: senkt den Blutzuckerspiegel durch Förderung der Glykogensynthese und Steigerung der Aufnahme des Blutzuckers in die Zellen.

2. Glucagon: Antagonist des Insulins, erhöht den Blutzuckerspiegel durch Glykogenabbau.

3. Somatostatin: hemmt beide Hormone und vermindert so die Ausnutzung der aus dem Darm aufgenommenen Nahrung.

Unterfunktion (betrifft meist die insulinproduzierenden B-Zellen): Diabetes mellitus mit Erhöhung des Blutzuckerspiegels durch verminderte Glukoseaufnahme in die Zellen.

■ Geschlechtsorgane

Die Geschlechtshormone dienen der Entwicklung der Geschlechtsmerkmale, dem Wachstum, der körperlichen und seelischen Reifung sowie der Fortpflanzung:

- *Ovar:* Östrogene (Östradiol) und Gestagene (Progesteron),
- *Plazenta:* Progesteron, Choriongonadotropin,
- *Hoden:* Androgene (Testosteron, Dihydrotestosteron).

■ Hormonbildende Gewebe und Einzelzellen

Hierher gehören auch Zellen im Nervensystem und in den Immunorganen, die Signal- oder Botenstoffe produzieren (Transmitter im Nevensystem; von Immunzellen produzierte Zytokine, Lymphokine und Monokine), Bereiche bzw. Zellen des Hypothalamus (Liberine, Statine), bestimmte Nieren- (Erythropoetin, Renin) und Leberzellen (Angiotensinogen, Somatomedine), gewebshormonproduzierende Zellen (z. B. Prostaglandine, Histamin) u. a.

8 Atmungssystem

Inhaltsübersicht

8.1 Weg des Sauerstoffs zur Zelle: äußere und innere Atmung *334*

8.2 Luft leitende Atmungsorgane *335*
8.2.1 Nasenhöhle und Nasennebenhöhlen *335*
8.2.2 Rachen (Pharynx) *339*
8.2.3 Kehlkopf (Larynx) *339*
– Kehlkopfskelett *339*
– Kehlkopfmuskeln *341*
– Kehlkopfschleimhaut *341*
– Stimmbildung *344*
8.2.4 Luftröhre und Bronchialbaum *344*
– Luftröhre (Trachea) *344*
– Bronchialbaum *344*
– Schleimhaut *348*

8.3 Seröse Höhlen und Häute des Brust- und Bauchraums *348*

8.4 Lungen (Pulmones) *348*
8.4.1 Lungenfell (Pleura visceralis) und Rippenfell (Pleura parietalis) *350*
8.4.2 Äußerer Aufbau der Lunge *350*
– Lungenhilus *350*
8.4.3 Innerer Aufbau der Lunge *350*
– Lungengefäße *351*
– Nerven und Lymphgefäße *352*

8.5 Belüftung der Lungen (Ventilation) *353*

8.5.1 Lungen- und Atemvolumen *354*
8.5.2 Atemzeitvolumen *354*
8.5.3 Alveolar- und Totraumventilation *356*

8.6 Gasaustausch und Blut-Luft-Schranke *357*
8.6.1 Gasaustausch in der Lunge *357*
– Partialdrücke der einzelnen Atemgase *357*
– Alveoläre Atemgaszusammensetzung *358*
– Diffusion der Atemgase *359*
8.6.2 Blut-Luft-Schranke *360*
8.6.3 Sauerstoffmangel (Hypoxie, Anoxie) *361*
8.6.4 Künstliche Beatmung *361*

8.7 Atemregulation *362*
8.7.1 Zentrale Atemregulation *362*
8.7.2 Chemische Atemregulation *363*
8.7.3 Unspezifische Atemreize *364*

8.8 Atemmechanik *364*
8.8.1 Intrapulmonaler Druck *364*
8.8.2 Einatmung (Inspiration) *364*
8.8.3 Ausatmung (Exspiration) *366*
8.8.4 Atmungswiderstände *366*
8.8.5 Atemarbeit *367*
8.8.6 Dynamischer Atemtest *367*

Zusammenfassung *369*

Mithilfe der Atmungsorgane wird dem Organismus unter wechselnden Bedingungen Sauerstoff (O_2) zur Verfügung gestellt, überflüssiges Kohlendioxid (CO_2) aus dem Körper entfernt und so, zusammen mit den Nieren, der Säure-Basen-Haushalt reguliert (s. auch Kap. 6.16, CO_2-Transport und Kap. 10.1.6, Na^+-K^+-Pumpe). Bei den Atmungsorganen unterscheidet man die *Luft leitenden Anteile (obere* und *untere Luftwege)* von den dem Gasaustausch zwischen Luft und Blut dienenden *Lungenbläschen (Alveolen)*. In den unteren Luftwegen tritt die Atemluft aus der Luftröhre in den Bronchialbaum, der bereits zu den Lungen gezählt wird. Die Bronchien verzweigen sich in immer feinere Äste, deren Endverzweigungen (Bronchioli) in die Alveolengänge übergehen, an denen die Alveolen hängen.

8.1 Weg des Sauerstoffs zur Zelle: äußere und innere Atmung

Der menschliche Körper gewinnt einen Großteil seiner Energie durch die Verbrennung (oxidativer Abbau) von Nährstoffen und ist daher auf die ständige Zufuhr von Sauerstoff (O_2) zu jeder einzelnen Zelle des Organismus angewiesen. Bei dem oxidativen Abbau von Nährstoffen entsteht Kohlendioxid (CO_2), das aus den Zellen an die Außenluft abgegeben werden muss. Man bezeichnet diese Verbrennungsvorgänge im Stoffwechsel als *„innere Atmung"* oder *Gewebeatmung*. Demgegenüber wird der Gasaustausch zwischen Organismus und Umwelt in den Lungen als *„äußere Atmung"* bezeichnet.

Da im Gegensatz zum einzelligen Lebewesen die meisten Zellen unseres Körpers weit von der Außenluft entfernt liegen, müssen die Atemgase abwechselnd über lange Strecken durch Konvektion (Transport mithilfe der Luft leitenden Atmungsorgane und des Blutkreislaufs) sowie durch Diffusion an dünnen Grenzflächen (Gasaustausch in den Lungenbläschen und im Gewebe) transportiert werden. Somit lassen sich *vier hintereinander geschaltete Schritte des Sauerstofftransports* von der Außenwelt zu den einzelnen Körperzellen unterscheiden:

1. O_2-Transport durch Lungenbelüftung (Ventilation) in die Lungenbläschen (Alveolen),
2. Übertritt des O_2 durch Diffusion in das Blut der Lungenkapillaren,
3. O_2-Transport mithilfe des Blutes zu den Gewebekapillaren und
4. Diffusion von O_2 aus den Gewebekapillaren zu den benachbarten Zellen.

Der Abtransport des Kohlendioxids von den einzelnen Zellen zur Außenwelt läuft in umgekehrter Reihenfolge ab.

8.2 Luft leitende Atmungsorgane

Zu den Luft leitenden Atmungsorganen (Abb. 8.**1**) zählt man die **oberen (Nasen- und Mundhöhle, Nasennebenhöhlen, Rachen, Kehlkopf)** und die **unteren Luftwege (Luftröhre** und **Bronchialbaum)**. Sie dienen dem Transport sowie der Anwärmung, Befeuchtung, Reinigung und Kontrolle (Geruchsempfindung) der Atemluft. Der Kehlkopf ermöglicht als Verschluss- und Stimmorgan die Lautbildung.

Die Luft leitenden Atemwege sind, mit wenigen Ausnahmen, von einer *Schleimhaut (Mucosa)* mit einem *mehrreihigen hochprismatischen Flimmerepithel* ausgekleidet. Zahlreiche *Schleim bildende Becherzellen* sowie *seromuköse Drüsen der Mucosa* halten die Schleimhaut feucht. Die *Flimmerhärchen (Kinozilien)* des Epithels schlagen in fast allen Abschnitten rachenwärts und transportieren den Schleim sowie darin aufgenommene Staubpartikel nach außen.

8.2.1 Nasenhöhle und Nasennebenhöhlen

Die beiden *Nasenhöhlen (Cavitates nasi)* werden durch eine teils knöcherne, teils knorpelige *Nasenscheidewand (Septum nasi)* getrennt (Abb. 8.**2b**). Die Seitenwände der Nasenhöhlen erfahren durch jeweils eine *obere, mittlere* und *untere Nasenmuschel* eine starke Oberflächenvergrößerung. Die *Nasenmuscheln (Conchae nasales)* sind schleimhautüberzogene Knochen, die jeweils einen Nasengang begrenzen (Abb. 8.**3**). Der Boden wird vom harten und weichen Gaumen gebildet. Nach außen öffnen sich die Nasenhöhlen mit den *Nasenlöchern*. In jedem Nasenloch steht ein Kranz kurzer Haare, die gegen Fremdkörper schützen. Den Übergang zum Rachen bilden die *inneren Nasenlöcher (Choanen)*.

Im Bereich der oberen Muschel und des oberen Teils des Nasenseptums befindet sich die *Riechschleimhaut (Regio olfactoria)* mit zahlreichen *Riechnerven (Nn. olfactorii)*, die im Nasendach durch die Lamina cribrosa des Siebbeins austreten. Die den restlichen Teil der Nasenhöhlen auskleidende Schleimhaut *(Regio respiratoria)* dient der Anwärmung, Befeuchtung und Reinigung der Atemluft. Die Regio respiratoria enthält zahlreiche Venen, die vor allem in der Wand der Muscheln Schwellkörper bilden,

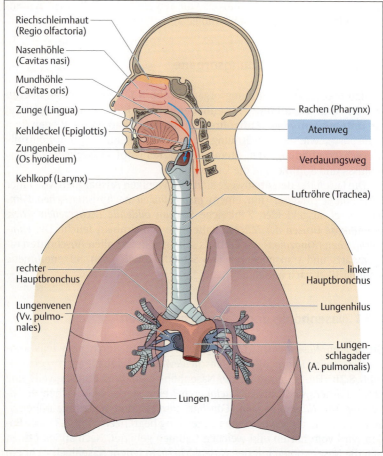

Abb. 8.**1 Übersicht über die Atmungsorgane.** Im Rachen kreuzen sich Atem- und Verdauungsweg (nach Leonhardt)

durch deren Füllung die Schleimhaut stark anschwellen kann (Oberflächenvergrößerung).

Zu den *Nasennebenhöhlen (Sinus paranasales)* zählt man die *Stirnbeinhöhle (Sinus frontalis)* die *Kieferhöhlen (Sinus maxillares)*, die *Siebbeinhöhlen (Sinus ethmoidales)* mit den Siebbeinzellen und die *Keilbeinhöhlen (Si-

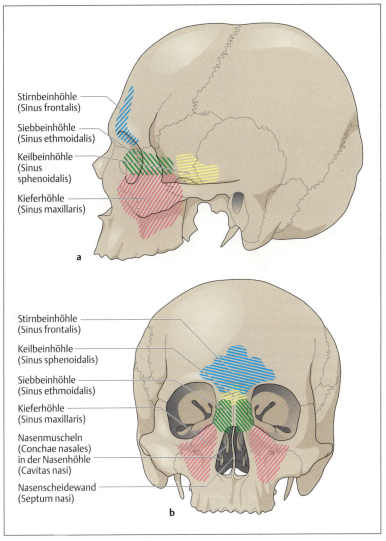

Abb. 8.**2a** u. **b** **Nasennebenhöhlen** (nach Platzer)
a In seitlicher Ansicht,
b in der Ansicht von vorn

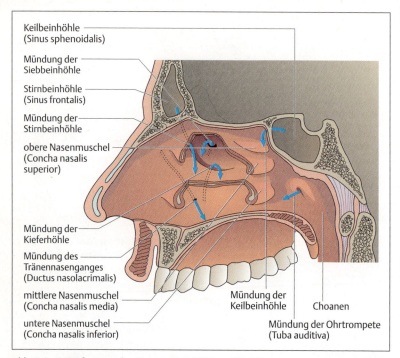

Abb. 8.**3** **Mündungen der Nasennebenhöhlen, des Tränennasenganges sowie der Ohrtrompete in die Nasenhöhle.** Ansicht von innen auf die rechte Wand der Nasenhöhle, die Nasenmuscheln sind teilweise entfernt. Die blauen Pfeile markieren die Mündungen der Nasennebenhöhlen, der Ohrtrompete sowie des Tränennasenganges (nach Leonhardt)

nus sphenoidales) (Abb. 8.**2a, b**). Sie sind ebenfalls mit Schleimhaut ausgekleidet und dienen im Wesentlichen der Vorwärmung der Luft und der Klangbildung (Resonanzraum) der Stimme. Alle Nasennebenhöhlen stehen mit dem Hauptraum der Nasenhöhle in Verbindung. Mit Ausnahme der Keilbeinhöhlen münden alle Nasennebenhöhlen in den jeweiligen oberen und mittleren Nasengang unterhalb der Nasenmuscheln (Abb. 8.**3**). Die Ausführungsgänge der beiden Kieferhöhlen liegen im oberen Bereich der Höhle, wodurch der Abfluss von Sekret erschwert ist. Sie münden unterhalb der mittleren Nasenmuschel. In den unteren Nasengang mündet der *Tränennasengang (Ductus nasolacrimalis),* der die Tränenflüssigkeit vom Auge in die Nase ableitet.

Luft leitende Atmungsorgane **339**

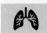

8.2.2 Rachen (Pharynx)

Aus der Nasenhöhle führt der Luftweg über die Choanen (Abb. 8.**3**) in den Rachen. Die Atemluft gelangt zunächst in den oberen Rachenraum (Epipharynx), kreuzt im mittleren Bereich (Mesopharynx) den Speiseweg und erreicht im unteren Rachenraum (Hypopharynx) den Kehlkopf (Abb. 8.**1**). Unmittelbar hinter den Choanen liegt auf jeder Seite die Mündung der *Ohrtrompete (Tuba auditiva)* in den seitlichen Rachen (Abb. 8.**3**). Sie stellt eine Verbindung zum Mittelohr her und dient der Belüftung und dem Druckausgleich des Mittelohrs.

8.2.3 Kehlkopf (Larynx)

Der Kehlkopf kann die unteren Luftwege (Luftröhre und Bronchien) gegen den Rachenraum verschließen und ermöglicht dadurch eine Drucksteigerung im Brust- und Bauchraum, die zum Pressen und Husten nötig ist. Darüber hinaus ist der Kehlkopf ein wichtiges Organ der Stimmbildung. Sein größtenteils von Schleimhaut überzogenes Knorpelgerüst dient dem Ursprung und Ansatz der Kehlkopfmuskeln. Durch *äußere Kehlkopfbänder* steht der Kehlkopf nach oben mit dem Zungenbein (Os hyoideum) und nach unten mit der Luftröhre (Trachea) in Verbindung (Abb. 8.**1** u. 8.**4**). *Innere Kehlkopfbänder* verbinden Teile des Kehlkopfskeletts miteinander.

Kehlkopfskelett

Das Kehlkopfskelett besteht größtenteils aus hyalinem (Schild-, Ring- und Stellknorpel) und elastischem Knorpel (Kehldeckel). Beim Mann bedingen die männlichen Geschlechtshormone ein stärkeres Wachstum vor allem des Schildknorpels. Nach der Pubertät beginnt bei beiden Geschlechtern in unterschiedlichem Ausmaß eine teilweise *Verknöcherung* vor allem des Schildknorpels.

    Der *Schildknorpel (Cartilago thyroidea)* bildet mit seinen beiden Seitenwänden in der Mitte des Halses eine schiffsbugförmige Vorwölbung, den so genannten *Adamsapfel* (Abb. 8.**4**). Nach hinten ist der Schildknorpel offen. An beiden Seiten geht am Hinterrand der Knorpelplatten jeweils ein Fortsatz nach oben (Cornu superius) und nach unten (Cornu inferius). Die beiden unteren Fortsätze artikulieren über Gelenke mit dem *Ringknorpel (Cartilago cricoidea)*, der vorn einen Ring und hinten eine Platte aufweist (Siegelringform). Auf der Platte sitzen zwei gelenkig verbundene pyrami-

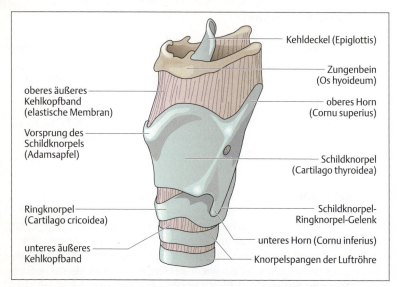

Abb. 8.4 **Kehlkopfskelett in der Ansicht von seitlich vorn** (nach Feneis)

denförmige *Stellknorpel (Cartilagines arytaenoideae = Aryknorpel)* mit jeweils einem nach vorn (Stimmbandfortsatz, Processus vocalis) und zur Seite (Muskelfortsatz, Processus muscularis) gerichteten Fortsatz (Abb. 8.**6b**). Vom Processus vocalis zieht beidseits das so genannte *Stimmband (Lig. vocale)* nach vorn zu der rückwärtigen Fläche des Schildknorpels. Stimmbänder und Stimmbandmuskeln bilden die *Stimmfalte (Plica vocalis)* (Abb. 8.**7a** u. **b**). Durch Kippen des Ringknorpels nach hinten kann das Stimmband gespannt werden. Die beiden Aryknorpel können einander genähert, voneinander entfernt und um eine Längsachse gedreht werden. Dadurch wird die *Stimmritze (Glottis)* zwischen den beiden Stimmfalten weiter oder enger (Abb. 8.**5a** u. **b**). Unmittelbar oberhalb der Befestigung der beiden Stimmbänder an der Rückfläche des Schildknorpels ist der Kehldeckel (Epiglottis) befestigt. Beim Schluckakt senkt er sich über den Kehlkopfeingang und verhindert ein Eindringen der Nahrung in die Luftröhre (Abb. 9.**11a** u. **b** sowie Kap. 9.2.2).

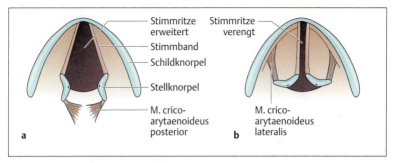

Abb. 8.**5a** u. **b Stimmritze (Glottis) in der Ansicht von oben. a** Erweiterung der Stimmritze durch den M. cricoarytaenoideus posterior; **b** Verengung durch den M. cricoarytaenoideus lateralis (nach Schwegler)

Kehlkopfmuskeln

Während die oberen und unteren Zungenbeinmuskeln (supra- und infrahyale Muskulatur, s. Kap. 4.3.5) den Kehlkopf heben und senken, bewegen die Kehlkopfmuskeln Teile des Kehlkopfgerüstes gegeneinander (Abb. 8.**6a-d**). Die quer gestreiften und somit dem Willen unterworfenen Muskeln des Kehlkopfes können die Stimmritze öffnen und schließen sowie die Spannung der Stimmbänder verändern. Alle Kehlkopfmuskeln werden vom X. Hirnnerv (N. vagus) innerviert.

Als Einziger (!) *Öffner der Stimmritze* zieht der M. cricoarytaenoideus posterior von der dorsalen Ringknorpelplatte zum Processus muscularis des Stellknorpels. Er gibt die Stimmritze frei für den Durchgang der Atemluft (Abb. 8.**5a** u. 8.**6a-d**). Alle anderen Muskeln verengen die Glottis (M. cricoarytaenoideus lateralis, M. thyroarytaenoideus und Mm. arytaenoidei obliquus und transversus) bzw. spannen die Stimmbänder (M. cricothyroideus, M. vocalis) (Abb. 8.**5b** u. 8.**6a-d**). Sie bewirken die *Phonationsstellung* der Stimmbänder zur Tonbildung und übernehmen die *Feineinstellung* ihrer Spannung. Der M. aryepiglotticus schließlich hilft bei der Verengung des Kehlkopfeingangs.

Kehlkopfschleimhaut

Das Kehlkopfskelett, der Bandapparat und die Kehlkopfmuskeln werden innen von Schleimhaut überzogen (Abb. 8.**7a, b**). Sie bildet auf beiden Seiten zwischen Kehldeckel und Stellknorpel jeweils eine Falte (Plica aryepi-

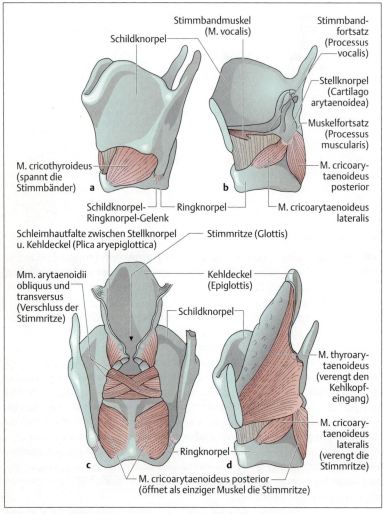

Abb. 8.**6a-d   Kehlkopfmuskeln und ihre Funktionen** (nach Leonhardt)
a In seitlicher Ansicht;
b in seitlicher Ansicht, Kehldeckel und Kehldeckelmuskulatur sind entfernt;
c in der Ansicht von hinten;
d in seitlicher Ansicht, linker Teil der Schildknorpelplatte ist entfernt

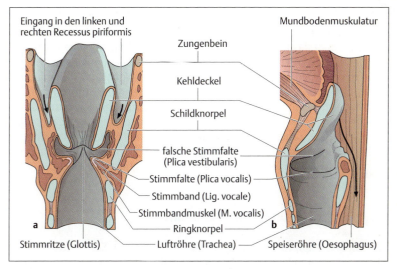

Abb. 8.**7a** u. **b**. **Kehlkopf von innen. a** Frontalschnitt (Ansicht von vorne) und **b** Sagittalschnitt durch den Kehlkopf; die Pfeile geben den Weg des Speisebreis an (nach Leonhardt)

glottica) (Abb. 8.**6c**), die den Kehlkopfvorhof begrenzt. Seitlich der Falten verläuft auf beiden Seiten eine *Schleimhautrinne (Recessus piriformis)*, über die die Nahrung am Kehlkopfeingang vorbei in die Speiseröhre gelangt. Der Kehlkopfvorhof verengt sich nach unten zu einem sagittal gestellten Schlitz, den zwei Taschenfalten (Plicae vestibulares) begrenzen. Man bezeichnet sie häufig als *falsche Stimmfalten*. Unter den beiden Taschenfalten erweitert sich der Raum beidseitig, um unmittelbar darunter von zwei weiteren sagittal ausgerichteten Falten, den *eigentlichen Stimmfalten (Plicae vocales)* eingeengt zu werden. Sie werden von den *Stimmbändern (Ligg. vocalia)* und den *Stimmbandmuskeln (Mm. vocales)* gebildet und begrenzen die Stimmritze (Abb. 8.**7a** u. **b**). Außer auf den Stimmfalten liegt die Schleimhaut relativ locker der Unterlage auf und birgt die Gefahr einer Schwellung (Glottisödem), die zum Ersticken führen kann (z. B. infolge einer allergischen Reaktion nach einem Insektenstich).

Stimmbildung

Zur Stimmbildung (Phonation) werden die Stimmbänder aneinander gelegt und durch das Durchpressen der Atemluft in Schwingungen versetzt. Durch willkürliche Veränderung der Stimmbänderspannung kann z. B. ein Vokal in verschiedenen Höhen gesungen werden. Vokale entstehen durch Umformung des Ansatzrohres (Öffnen und Schließen der Stimmritze bzw. Anspannen der Stimmbänder, Abb. 8.**5**), Konsonanten hingegen durch Geräuschbildung im Mund mithilfe des Gaumens, der Zunge, der Zähne und der Lippen. Die Lautstärke hängt von der *Stärke des Luftstromes* ab, die Tonhöhe wird durch die *Schwingungsfrequenz* bestimmt. Als *Resonatoren* wirken Rachen- und Mundraum, Nasen- und Nasennebenhöhlen.

8.2.4 Luftröhre und Bronchialbaum

Luftröhre, Hauptbronchien, Lappenbronchien und Segmentbronchien bilden die unteren Luftwege (Abb. 8.**8**). Als Bronchien werden die Luft leitenden Teile der Lungen bezeichnet. Sie verzweigen sich fortlaufend und bilden mit ihren kleinsten Aufteilungen den so genannten *Bronchialbaum*. Am blinden Ende des Luftweges liegen die Lungenbläschen (Alveolen), in denen der *Gasaustausch* stattfindet. Zusammen mit den Bronchien verlaufen die Blutgefäße des kleinen Kreislaufes (A. und V. pulmonalis) (Abb. 8.**9**), die auf Höhe der Lungenbläschen ein ausgedehntes Kapillarnetz bilden.

Luftröhre (Trachea)

Die Luftröhre ist ein 10-12 cm langes und 2 cm weites Rohr, das durch etwa 20 nach hinten offene, hufeisenförmige Knorpelspangen offen gehalten wird (Abb. 8.**8**). Die Knorpelspangen werden vorn und seitlich durch Bandstrukturen zusammengehalten. An der Hinterseite sind sie durch Bindegewebe und Muskeln (M. trachealis) zu einem Ring geschlossen. Unmittelbar hinter der Luftröhre verläuft die Speiseröhre. Das Innere der Trachea wird von typischer Schleimhaut der Atemwege ausgekleidet.

Bronchialbaum

An der *Teilungsstelle (Bifurcatio tracheae)* (Abb. 8.**8**) geht die Luftröhre in den linken und den rechten Hauptbronchus und somit in die rechte und linke Lunge über, wobei der rechte Bronchus weiter ist und steiler nach

Luft leitende Atmungsorgane **345**

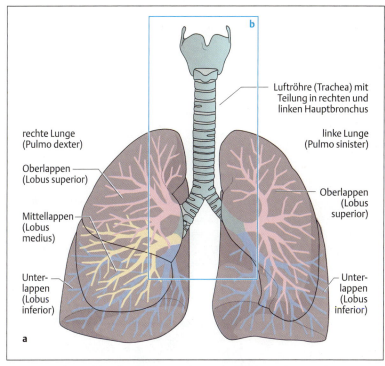

Abb. 8.**8**a u. **b Kehlkopf, Luftröhre und Bronchialbaum in der Ansicht von vorn.
a** Lage des Bronchialbaumes in den Lungenflügeln; **b** Ausschnitt aus a. Die Zahlen in den Kreisen geben die Lungensegmente an, die von den entsprechenden Segmentbronchien versorgt werden (siehe auch Abb. 8.**11**) (im linken Unterlappen fehlt das 7. Segment), Äste des Oberlappens rot, des Mittellappens gelb und des Unterlappens blau; die Pfeile geben die Richtung des Lymphabflusses an Abb. 8.**8 b** ▷

unten verläuft. Aus diesem Grund gelangen aspirierte Fremdkörper meistens in den rechten Hauptbronchus (Abb. 8.**8** u. 8.**9**). Über dem linken Hauptbronchus zieht der Aortenbogen, unter diesem und vor dem linken Hauptbronchus teilt sich der Truncus pulmonalis in die linke und rechte Lungenarterie auf (Abb. 8.**9**). Jeder Hauptbronchus verzweigt sich nach kurzem Verlauf in Lappenbronchien, auf der rechten Seite in drei und auf der linken Seite in zwei. Aus den Lappenbronchien gehen auf beiden Seiten jeweils zehn Segmentbronchien hervor (Abb. 8.**8**). Diese teilen sich in

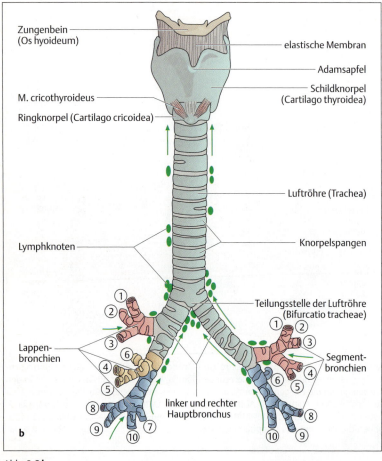

Abb. 8.**8 b**

weiteren Schritten in immer feinere Äste auf. Die letzten Verzweigungen des Bronchialbaumes sind die im Durchmesser weniger als 1 mm großen Bronchioli (s. Kap. 8.4.3). Im Gegensatz zu den vorangegangenen Abschnitten des Bronchialbaums, die wie die Luftröhre Knorpelstücke als Wandverstärkung aufweisen, besitzen die Bronchioli kein Knorpelskelett mehr. Sie sind reich an glatter Muskulatur und ihr Lumen wird durch den Zug von *elastischen Fasern* offen gehalten.

Luft leitende Atmungsorgane **347**

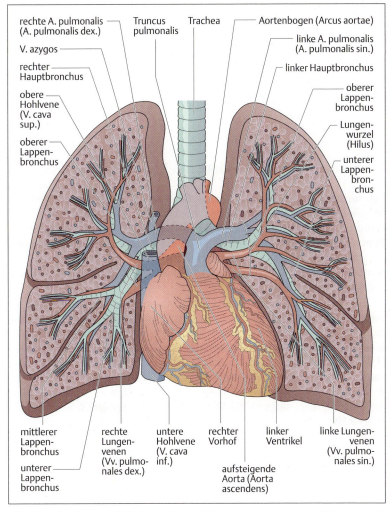

Abb. 8.9 **Herz-Lungen-Präparat in der Ansicht von vorne.** Am Lungenhilus treten die Lungengefäße bzw. der Hauptbronchus in die Lunge ein (nach Netter)

Schleimhaut

Die Schleimhaut der Bronchien besitzt, wie die der anderen Luft leitenden Atemwege, ein respiratorisches Flimmerepithel mit zahlreichen Becherzellen (s. Kap. 3.1.1). Außerdem kommen besonders in den stark verzweigten Anteilen des Bronchialbaums viele *endokrine Zellen* im Epithelverband vor. Sie sollen an der Steuerung der Lungendurchblutung und des Spannungszustandes der Bronchialmuskulatur beteiligt sein.

8.3 Seröse Höhlen und Häute des Brust- und Bauchraums

Die serösen Höhlen im Brust- und Bauchraum trennen einen Teil der Eingeweide dieser Räume von der muskulären und knöchernen Rumpfwand und ermöglichen Verschiebungen der Eingeweide gegen die Rumpfwand und untereinander (Abb. 8.**10a** u. **b**). Man unterscheidet die *Brustfell-* oder *Pleurahöhle (Cavitas pleuralis)*, die *Herzbeutel-* oder *Perikardhöhle (Cavitas pericardialis)* und die *Bauchfell-* oder *Peritonealhöhle (Cavitas peritonealis)*.

Die *seröse Haut* (kurz: *Serosa*) ist eine dünne, spiegelnde epithelartige Schicht, die über Bindegewebe mit der Rumpfwand oder den Organen verbunden ist. Sie erlaubt einen intensiven Flüssigkeitsaustausch zwischen der Höhle und ihrer Umgebung und kann an vielen Stellen große Flüssigkeitsmengen aus den serösen Höhlen resorbieren (aufnehmen). Die serösen Häute überziehen als viszerales Blatt die Organe, z. B. im Falle der Lunge: *Pleura visceralis = Lungenfell,* und bilden als parietales Blatt die Wände der serösen Höhlen, z. B. *Pleura parietalis = Rippenfell* (Abb. 8.**10a** u. **b**).

8.4 Lungen (Pulmones)

Die Lungen sind paarige Organe und liegen im Brustraum (Thorax) beidseits des Mittelfellraumes (Mediastinum) in jeweils einer *Pleurahöhle.* Das Mediastinum ist der Mittelteil des Thoraxraumes, der zwischen den beiden Pleurahöhlen liegt und das Herz, die großen Gefäße, die Luft- und die Speiseröhre enthält. Die Begrenzung nach unten ist das Zwerchfell, zu den Seiten und nach oben der Brustkorb. Die Lungenspitzen ragen in die obere Thoraxöffnung und stehen höher als die erste Rippe.

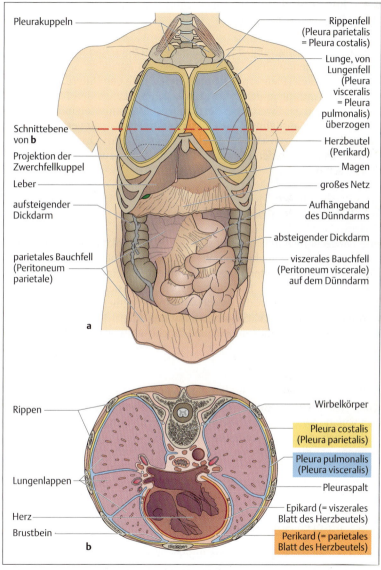

Abb. 8.**10a** u. **b** **Seröse Höhlen** (nach Frick u. Mitarb.)
a Pleura- und Peritonealhöhle eröffnet, Perikardhöhle geschlossen;
b Horizontalschnitt durch den Brustkorb in Höhe des 8. Brustwirbels

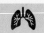

8.4.1 Lungenfell (Pleura visceralis) und Rippenfell (Pleura parietalis)

Zwischen dem Lungenfell, das die Lungen überzieht, und dem Rippenfell, welches die Pleurahöhlen auskleidet, liegt ein *kapillärer Spaltraum* mit wenig Flüssigkeit (Pleuraspalt) (Abb. 8.**10b**). Durch den Unterdruck in dem Pleuraspalt (intrapleuraler Druck) muss sich die Lunge den Bewegungen des Thorax und des Zwerchfells bei der Einatmung anpassen und kann sich auf diese Weise ausdehnen. Die Flüssigkeit im Pleuraspalt verhindert eine zu große Reibung zwischen den beiden Pleurablättern. Dringt infolge von Verletzungen Luft in den Pleuraspalt, fällt die Lunge zusammen (Pneumothorax, s. Kap. 8.8.4).

8.4.2 Äußerer Aufbau der Lunge

Jede Lunge wird durch tiefe Einschnitte in Lungenlappen unterteilt, die rechte durch die Fissura horizontalis und die Fissura obliqua in drei Lappen (Ober-, Mittel- und Unterlappen), die linke durch eine Fissura obliqua in Ober- und Unterlappen. Die *Lungenlappen* lassen sich wiederum in *Lungensegmente* unterteilen, die jeweils von einem Segmentbronchus versorgt werden (Abb. 8.**8** u. 8.**11**). Sie werden mit den Ziffern 1-10 bezeichnet und spielen für die Röntgendiagnostik und für chirurgische Eingriffe eine Rolle.

Lungenhilus

An der zum Mittelfell gerichteten Seite liegt die Lungenwurzel oder -pforte (Hilus) (Abb. 8.**9**), wo Bronchien, Arterien und vegetative Nerven eintreten und Venen sowie Lumphgefäße austreten. Im Bereich des Lungenhilus befinden sich wichtige Lymphknotenstationen (Nodi lymphatici bronchopulmonales), die die Lymphe aus den Lungen aufnehmen. Am Lungenhilus geht das Rippenfell in das Lungenfell über, wobei der Umschlagsrand gegen das Zwerchfell zipfelartig ausgezogen ist (Lig. pulmonale).

8.4.3 Innerer Aufbau der Lunge

Von den Endverzweigungen des Bronchialbaums *(Bronchioli terminales)* zweigen mehrere kleine Äste ab *(Bronchioli respiratorii)*, von denen jeder schließlich in zwei *Alveolengänge (Ductuli alveolares)* mündet. Die Alveo-

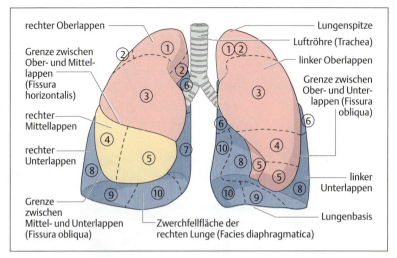

Abb. 8.**11** **Lungensegmente in der Ansicht von vorn.** Die Zahlen in den Kreisen geben die Lungensegmente 1-10 an (dem linken Unterlappen fehlt das 7. Segment), die gestrichelten Linien markieren die Segmentgrenzen

lengänge führen in die *Alveolarsäckchen (Sacculi alveolares)*, in deren Wänden die Alveolen dicht an dicht stehen. Sie sind die Orte des Gasaustausches (Abb. 8.**12a** u. **b** und 8.**13a**, u. **b**). Alle *Alveolen* (Lungenbläschen), die von einem Bronchiolus terminalis versorgt werden, bilden einen so genannten *Acinus* (mit etwa 200 Alveolen), der als Baueinheit der Lunge angesehen wird. Mehrere Acini bilden ein *Lungenläppchen (Lobulus)*. Die Läppchen sind durch Bindegewebssepten gegeneinander abgegrenzt und an der Lungenoberfläche als polygonale Areale mit einer Kantenlänge von 0,5-3 cm sichtbar. Zusammen besitzen beide Lungen ca. 300 Millionen Lungenbläschen, von denen jedes einen Durchmesser von etwa 0,2 mm hat. Aus diesen Zahlen kann man für eine erwachsene Person nach Einatmung eine Gesamtoberfläche der zum Gasaustausch zur Verfügung stehenden Fläche von ca. 100 m² errechnen.

Lungengefäße

Die Äste der Lungenarterien folgen dem Bronchialbaum bis zu den Alveolen, die von einem Kapillarnetz umgeben sind (Abb. 8.**12a** u. **b** und 8.**13a** u. **b**). Die postkapillären Venen verlaufen im interlobulären (zwischen den

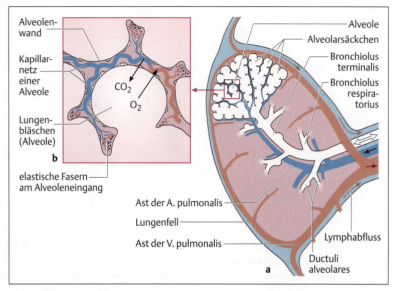

Abb. 8.12a u. b **Feinbau der Lunge**
a Gefäßversorgung eines Acinus (die Pfeile geben die Richtung des Blutflusses an);
b Schema eines Lungenbläschens (Alveole)

Lungenlappen) und intersegmentalen (zwischen den Lungensegmenten) Bindegewebe und erst die größeren Venen schließen sich den Arterien und Bronchien an. Die Äste der Lungenarterien und -venen stehen im Dienste des Gasaustausches in den Alveolen *(Vasa publica)*.

Ein weiteres Gefäßnetz dient der Ernährung des Lungenparenchyms *(Vasa privata)*: Die Bronchialarterien und Bronchialvenen versorgen Bronchien, Pleura und Bindegewebsstrukturen der Lunge. Die Arterien entspringen hauptsächlich aus der Aorta und verzweigen sich mit dem Bronchialbaum. Der Abfluss der Bronchialvenen erfolgt größtenteils über die Lungenvenen.

Nerven und Lymphgefäße

Parasympathische und sympathische Nerven ziehen durch den Lungenhilus zur Gefäß- und Bronchialmuskulatur der Lunge. Die Lymphgefäße entspringen aus dem lockeren Bindegewebe unter dem Lungenfell, von

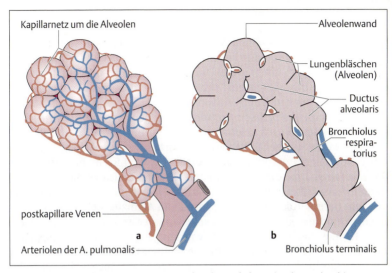

Abb. 8.**13a** u. **b** **Blutversorgung eines Alveolensäckchens** (nach Leonhardt)
a Alveolensäckchen;
b Längsschnitt durch **a**

den Bindegewebssepten sowie aus dem Bindegewebe um die Gefäße und Bronchien. Sie führen die Lymphe zu den regionären Lymphknoten am Lungenhilus.

8.5 Belüftung der Lungen (Ventilation)

Voraussetzung für den Gasaustausch zwischen Lungenbläschen und Blut ist die Belüftung der Lunge (Ventilation). Durch den rhythmischen Wechsel zwischen Einatmung (Inspiration) und Ausatmung (Exspiration) gelangt sauerstoffreiche Frischluft in die Alveolen und sauerstoffarme, mit Kohlendioxid angereicherte Luft aus den Alveolen in die Umgebung. Die treibenden Kräfte hierfür sind Bewegungen des Brustkorbes und des Zwerchfells, die zur Brustraumerweiterung und -verengung führen (s. Atemmechanik).

8.5.1 Lungen- und Atemvolumen

Das Volumen eines einzelnen Atemzuges, das so genannte *Atemzugvolumen (normales Atemvolumen)* ist mit etwa 0,5 l Luft bei Ruheatmung, verglichen mit dem gesamten in den Lungen enthaltenden Gasvolumen (etwa 5 l Luft), verhältnismäßig klein (Abb. 8.**14**). Über das normale Atemzugvolumen hinaus können jedoch sowohl bei der Einatmung als auch bei der Ausatmung erheblich größere Luftmengen aufgenommen bzw. abgegeben werden. So können nach einer normalen Einatmung noch zusätzlich etwa 2,5 l eingeatmet (so genanntes *inspiratorisches Reservevolumen)* und nach einer normalen Ausatmung andererseits etwa 1,5 l mehr ausgeatmet werden *(expiratorisches Reservevolumen).* Man bezeichnet diese maximal ventilierbare Luftmenge als *Vitalkapazität (maximales Atemvolumen)* und versteht darunter die Summe aus normalem Atemzugvolumen, inspiratorischem und exspiratorischem Reservevolumen (etwa 3-7 l). Sie ist ein Maß für die *Ausdehnungsfähigkeit* von Lunge und Brustkorb (maximale Einatmungs- bis maximale Ausatmungsstellung) und ist abhängig von Alter, Geschlecht, Körperbau und Trainingszustand. Auch bei maximaler Ausatmung verbleibt jedoch ein bestimmtes Gasvolumen in der Lunge bzw. in den Luft leitenden Wegen, das so genannte *Residualvolumen* (etwa 1-2 l). Unter der *totalen Lungenkapazität (maximales Lungenvolumen)* versteht man somit die Summe aus Vitalkapazität und Residualvolumen.

Mit Ausnahme des Residualvolumens können die Atem- und Lungenvolumina mithilfe eines *Spirometers* (Abb. 8.**14**) gemessen weden. Ein solches Gerät besteht prinzipiell aus einem gasdichten Raum, aus dem man Gas einatmet und in den man es ausatmet. Verbindet man die Atemwege einer Versuchsperson mit dem Spirometer, kann man Veränderungen seines Lungenvolumens als Zeitverlauf des Atemvolumens in Form eines Spirogramms aufzeichnen.

8.5.2 Atemzeitvolumen

Unter dem *Atemzeitvolumen* versteht man das pro Zeiteinheit ein- und ausgeatmete Gasvolumen. Es errechnet sich als Produkt aus Atemzugvolumen (Volumen eines einzelnen Atemzuges) und Atemfrequenz (Anzahl der Atemzüge pro Minute) und beträgt in Ruhe etwa 7,5 l/min (0,5 l × 15 Atemzüge). Bei körperlicher Anstrengung kann das Atemzeitvolumen auf über 100 l/min ansteigen, und zwar durch eine erhöhte Atemfrequenz (bis zu 50 Atemzüge/min) und ein auf 2 l und mehr erhöhtes Atemzugvolu-

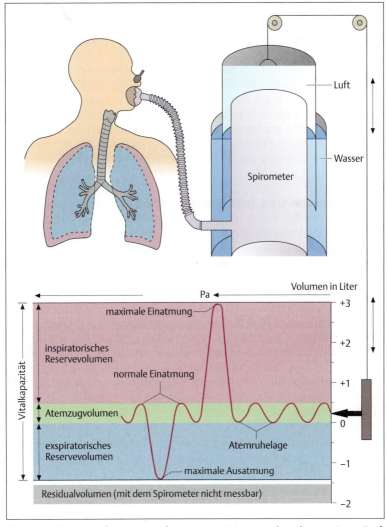

Abb. 8.**14 Messung der Lungenvolumina.** Das Spirometer besteht aus einem Topf, über den, durch Wasser abgedichtet, eine Glocke gestülpt ist. Über einen Auslass ist der abgeschlossene Gasraum mit den Atemwegen der Versuchsperson verbunden. Der Gasinhalt des Spirometers wird durch die Glockenstellung angezeigt, die in Volumeneinheiten (Litern) geeicht ist. Veränderungen beim Ein- und Ausatmen werden über einen Schreiber aufgezeichnet (nach Silbernagl u. Despopoulos)

men. Als *Atemgrenzwert* bezeichnet man das während einer Minute maximal ventilierbare Volumen (120-170 l/min). Er beträgt etwa das 20- bis 25fache der Vitalkapazität.

Gegenüber der normalen Ruheatemfrequenz von 15 Atemzügen/min beim Erwachsenen findet man höhere Werte bei Neugeborenen (40-50/min), bei Kleinkindern (30-40/min) und bei Kindern (20-30/min).

Ganz allgemein bezeichnet man gegenüber der normalen Ruheatmung *(Eupnoe)* eine Zunahme der Atemfrequenz als *Tachypnoe*, eine Abnahme als *Bradypnoe*. Eine erschwerte Atmung *(Dyspnoe)* ist meist verbunden mit einem subjektiven Gefühl der Atemnot. Liegt eine schwere Dyspnoe vor, spricht man von *Orthopnoe*, bei unterbrochener Atmung von *Apnoe*.

8.5.3 Alveolar- und Totraumventilation

Von dem in Ruhe ventilierten Atemzeitvolumen von 7,5 l/min gelangt nur ein gewisser Teil in den Alveolarraum, wo der Gasaustausch stattfindet *(Alveolarventilation)*, der Rest verbleibt in den Luft leitenden Wegen *(Totraumventilation)*. Bei einem mittleren Totraumvolumen von etwa 150 ml bei Erwachsenen (Mundhöhle, Nasenrachenraum, Luftröhre und Bronchien) und einer Atemfrequenz von 15 Atemzügen/min entfällt auf die Totraumventilation etwa 30% (150 ml × 15 Atemzüge/min = 2,25 l) und auf die Alveolarventilation etwa 70% (5,25 l). Diese Tatsache muss bei bestimmten Lungenerkrankungen berücksichtigt werden, wenn ein Teil der Alveolen zwar belüftet, aber nicht durchblutet wird und somit nicht am Gasaustausch teilnehmen kann. Man spricht in diesem Zusammenhang auch von einer Vergrößerung des funktionellen Totraumes gegenüber dem anatomischen Totraum.

Da bei normalem, ruhigem Ausatmen durchschnittlich noch etwa 3,5 l Luft in der Lunge verbleiben, und zwar das Residualvolumen sowie das exspiratorische Reservevolumen, mischt sich bei jedem Atemzug etwa 350 ml Frischluft (500 ml Atemzugvolumen - 150 ml Totraumvolumen) mit etwa der 10fachen Menge der in den Lungenbläschen vorhandenen Luft. Der große Vorteil dieser ständigen Durchmischung liegt in einer relativ konstanten Sauerstoffkonzentration in den Alveolen, die sich beim Ein- und Ausatmen nur wenig ändert.

Die Atemgaskonzentration im Alveolarraum nimmt jedoch bedrohlich ab, wenn ein zunächst normales Atemzeitvolumen von etwa 7,5 l/min durch eine flache und rasche Atmung zu Stande kommt (z. B. 220 ml Atemzugvolumen und 34 Atemzüge/min während eines akuten Schock-

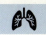

zustandes). In diesem Fall würde fast ausschließlich der anatomische Totraum belüftet (150 ml), während der nachgeschaltete Alveolarraum nur von einem Bruchteil der ventilierten Frischluft erreicht würde (70 ml). Hierbei kommt es zu einer deutlichen Vergrößerung der Totraumventilation (150 ml × 34 Atemzüge/min = 5,1 l) und zu einer entsprechenden Verringerung der Alveolarventilation (70 ml × 34 Atemzüge/min = 2,4 l). Jede Vertiefung der Atmung führt daher zu einer Steigerung der alveolären Ventilation.

8.6 Gasaustausch und Blut-Luft-Schranke

Die Lungenbläschen (Alveolen) sind die so genannten *Atmungskammern* der Lunge. Jede Alveole wird von zahlreichen Blutkapillaren umgeben, wobei man zwischen *„Ruhekapillaren"* für die Dauerdurchblutung und *„Arbeitskapillaren"* bei erhöhtem Sauerstoffbedarf unterscheidet. Die Wand der Lungenbläschen wird von kleinen Alveolarzellen (Pneumozyten) aufgebaut, die einer Basalmembran aufsitzen und denen außen die Kapillaren dicht aufliegen. Zusätzlich liegen in der Wand der Alveolen vereinzelt große Alveolarzellen, die den so genannten *„Surfactant"* produzieren, eine aus Phospholipiden bestehende oberflächenaktive Substanz. Sie kleidet die Lungenbläschen innen aus und verhindert durch eine *Herabsetzung der Oberflächenspannung*, dass sie während der Ausatmung zusammenfallen.

8.6.1 Gasaustausch in der Lunge

Partialdrücke der einzelnen Atemgase

Trockene atmosphärische Luft, die wir einatmen, setzt sich zusammen aus 78,1% Stickstoff, 20,9% Sauerstoff sowie Spuren von Kohlendioxid (0,03%) und Edelgasen (z. B. Argon). Während ihre Zusammensetzung von der Höhe über dem Meeresspiegel weitgehend unabhängig ist, verringert sich der atmosphärische Luftdruck mit zunehmender Höhe. Befinden wir uns auf Meereshöhe, entspricht der Luftdruck einer Quecksilbersäule von 760 mm Höhe (760 mmHg oder 101,3 kPa).

In einem Gasgemisch addieren sich die Teil- oder Partialdrücke der einzelnen Gase immer zum Gesamtdruck der Gasmischung, wobei der relative Anteil des einzelnen Gases am Gesamtvolumen (bzw. die fraktio-

8 Atmungssystem

Tabelle 8.1 Zusammensetzung trockener Luft und Partialdrücke einzelner Gase

Gas	Vol.-% (F)		Partialdruck in mmHg (kPa)	
Sauerstoff (O_2)	20,9	(0,209)	158,8	(21,17)
Kohlendioxid (CO_2)	0,03	(0,000.3)	0,23	(0,03)
Stickstoff (N_2) + Edelgas	79,1	(0,791)	601	(80,1)
trockene Luft	100	(1,0)	760	(101,3)

nelle Konzentration) den Partialdruck bestimmt. Der Anteil eines Gases am Gesamtvolumen wurde frührer in Vol.-% (ml/100 ml) angegeben. Nach der neuen SI-Norm (s. Kap. 17: Messgrößen und Maßeinheiten) werden solche Prozentangaben als Bruchteil (Fraktion) von 1,0 angegeben (z. B. statt 20,9% Sauerstoff also 0,209) und man spricht in diesem Zusammenhang von einer *fraktionellen Konzentration* (Abkürzung: F) eines Gases. Die Zusammensetzung von trockener Luft sowie die Partialdrücke der einzelnen Gase auf Meereshöhe zeigt die Tab. 8.1.

Aus Gründen der Übersichtlichkeit und der Vereinfachung werden im Folgenden die prozentualen Anteile der Gase weiterhin in Vol.-% angegeben. Ebenso werden Druckangaben in Millimeter Quecksilbersäule (mmHg) angegeben. Die neuen SI-Bezeichnungen, die fraktionelle Konzentration (F) für den Anteil eines Gases am Gesamtvolumen und Kilo-Pascal (kPa) für den Druck, werden jeweils in Klammern aufgeführt.

Alveoläre Atemgaszusammensetzung

Bei der Passage durch die oberen und unteren Luftwege wird die Einatmungsluft mit Wasserdampf gesättigt, sodass der anteilige Partialdruck des Wasserdampfes in den Alveolen bei einer Körpertemperatur von 37 °C auf einen Maximalwert von etwa 47 mmHg (6,27 kPa) ansteigt. Dementsprechend verringert sich der Partialdruck von Sauerstoff und Stickstoff. Berücksichtigt man die vom Kapillarblut aufgenommenen bzw. abgegebenen Gasvolumina von Sauerstoff und Kohlendioxid - bei einem Erwachsenen beträgt in körperlicher Ruhe die O_2-Aufnahme im Mittel 300 ml/min und die CO_2-Abgabe 250 ml/min -, ergibt sich eine *alveoläre Atemgaszusammensetzung* von 14% Sauerstoff (100 mmHg = 13,3 kPa) und 5,6% Kohlendioxid (40 mmHg = 5,3 kPa). Der Rest besteht aus Wasserdampf (47 mmHg = 6,27 kPa), Stickstoff sowie einem kleinen Anteil an Edelgasen (zusammen 573 mmHg = 76,37 kPa).

Tabelle 8.2 O_2- und CO_2-Gehalt der Einatmungs-, Alveolar- und Ausatmungsluft

	Gas	Vol.-%	Partialdruck (mmHg)
Einatmungsluft (trocken)	O_2	20,9	158
	CO_2	0,03	0,23
Alveolarluft	O_2	14,0	100
	CO_2	5,6	40
Ausatmungsluft	O_2	16,0	114
	CO_2	4,0	29

Da sich die Ausatmungsluft mit der im Totraum vorhandenen Luft vermischt, besitzt sie einen geringfügig erhöhten Sauerstoffgehalt von 16% (114 mmHg = 15,2 kPa) sowie einen niedrigeren Kohlendioxidgehalt von 4% (29 mmHg = 3,9 kPa) im Vergleich zur alveolären Zusammensetzung (Tab. 8.2).

Diffusion der Atemgase

Durch den Gasaustausch in der Lunge wird aus dem sauerstoffarmen und kohlendioxidreichen venösen Blut das arterielle Blut mit seinem hohen O_2-Gehalt und seinem geringen CO_2-Gehalt (Abb. 8.**15**). Die treibenden Kräfte für die Diffusion der Atemgase sind im Wesentlichen die *Partialdruckunterschiede* zwischen den Alveolen und dem Blut. Da die Partialdrücke im venösen Blut der A. pulmonalis für O_2 etwa bei 40 mmHg (5,33 kPa) und für CO_2 bei etwa 46 mmHg (6,13 kPa) liegen, besteht gegenüber dem alveolären O_2-Partialdruck von 100 mmHg (13,3 kPa) und dem alveolären CO_2-Partialdruck von 40 mmHg (5,33 kPa) jeweils ein Partialdruckgefälle. Es beträgt für Sauerstoff von Alveole zu Kapillare etwa 60 mmHg (100-40 mmHg) und für Kohlendioxid in entgegengesetzter Richtung etwa 6 mmHg (46-40 mmHg). Nachdem sich die Partialdrücke von Blut und Alveolarraum angeglichen haben (s. unten), hat das arterielle Blut einen O_2-Partialdruck von 100 mmHg (13,3 kPa) und einen CO_2-Partialdruck von 40 mmHg (5,33 kPa) (Abb. 8.**15**).

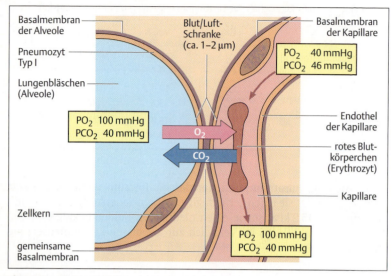

Abb. 8.15 **Gasaustausch in der Lunge** (nach Kurz)

8.6.2 Blut-Luft-Schranke

Auf Grund physikalischer Gesetzmäßigkeiten erfordert ein effektiver Diffusionsprozess eine *große Austauschfläche*, einen *kleinen Diffusionsweg* und eine *genügend lange Kontaktzeit* der einzelnen Erythrozyten mit dem alveolären Gasgemisch. Diese Voraussetzungen sind in der Lunge in nahezu idealer Weise gegeben: Die Atemgase diffundieren über eine Fläche von annähernd 100 m² durch eine etwa 1 μm (1/1.000 mm) dicke Blut-Luft-Schranke (Kapillarendothel, Alveolenwand sowie die dazwischenliegende Basalmembran) in weniger als 0,3 Sekunden (Abb. 8.**15**). Die relativ kurze Kontaktzeit reicht jedoch völlig aus um die Partialdrücke der Atemgase von Blut und Alveolarraum vollständig einander anzugleichen. Da der *Diffusionswiderstand* der Blut-Luft-Schranke für CO_2 einen sehr viel kleineren Wert als für O_2 besitzt, reicht die relativ kleine CO_2-Partialdruckdifferenz von 6 mmHg (s. oben) dabei völlig aus um eine effektive CO_2-Abgabe in der Lunge zu ermöglichen.

Neben dem ungestörten Gasaustausch entlang der Blut-Luft-Schranke hängt der Grad der *„Arterialisierung"* des Blutes zusätzlich von einer aus-

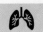

reichenden Belüftung (Ventilation) der Alveolen und von einer genügenden Durchblutung (Perfusion) der Lungenkapillaren ab. Eine weitere Voraussetzung für eine optimale Sauerstoffanreicherung des venösen Blutes ist die gleichmäßige Verteilung des *„Arterialisierungseffektes"* in den einzelnen Lungenabschnitten. So kann sich sauerstoffreiches Blut aus gut belüfteten Lungenabschnitten mit mäßig arterialisiertem Blut aus schlecht belüfteten Abschnitten vermischen, was dazu führt, dass das zum linken Herzen fließende Blut nicht vollständig mit Sauerstoff angereichert ist.

Während bei gesunden Jugendlichen der arterielle O_2-Partialdruck im Mittel bei 95 mmHg (12,6 kPa) liegt, beträgt er bei 40-jährigen etwa 80 mmHg (10,6 kPa) und bei 70-jährigen durchschnittlich 70 mmHg (9,3 kPa). Trotz dieser niedrigen Partialdrücke bei älteren Menschen ist die O_2-Sättigung des roten Blutfarbstoffs ausreichend, da die O_2-Bindungskurve im höheren O_2-Partialdruckbereich sehr flach verläuft.

8.6.3 Sauerstoffmangel (Hypoxie, Anoxie)

Sauerstoffarmes Blut besitzt im Gegensatz zum sauerstoffreichen, hell roten Blut eine eher dunkelblau rote Farbe. Dadurch kommt es bei einem Sauerstoffmangel im Blut *(Hypoxie)* besonders im Bereich der Haut sowie der Lippen zu einer blauvioletten Verfärbung (Zyanose). Reicht der Sauerstoffgehalt im Blut nicht für die O_2-Versorgung der Zellen aus, sprechen wir von einer *Anoxie*, die unterschiedliche Ursachen haben kann (z. B. mangelnde O_2-Aufnahme in der Lunge und im Blut, Störung des O_2-Transports im Blut, verminderte Durchblutung der Kapillaren, Störung der O_2-Verwertung in den Zellen). Die verschiedenen Organe, Gewebe und Zellen reagieren unterschiedlich auf eine Anoxie. Besonders empfindlich ist das Gehirn, denn bereits nach 15 Sekunden Anoxie tritt Bewusstlosigkeit ein. Dauert die Anoxie mehr als 3 Minuten, werden bereits Teile des Gehirns irreparabel geschädigt. Nach 5 Minuten ohne Sauerstoff kommt es in der Regel zum Hirntod.

8.6.4 Künstliche Beatmung

Künstliche Beatmung ist beispielsweise notwendig, wenn bei erhaltener Herztätigkeit die *Spontanatmung* unzureichend ist. Bei plötzlichem *Atemstillstand* muss notfallmäßig eine Mund-zu-Mund- oder Mund-zu-Nase-Beatmung durchgeführt werden. Zuvor muss jedoch sichergestellt werden, dass die zuleitenden Atemwege nicht verlegt sind. Dies geschieht häufig durch Blut, Fremdkörper, Erbrochenes oder durch eine zurückgesunkene Zunge. Es ist daher notwendig zunächst den Mund- und Rachenraum zu säubern und durch Überstrecken des Kopfes in den Nacken und gleichzeitiges Anheben des Unterkiefers einen eventuellen Verschluss der Atemwege durch die Zunge zu beseitigen.

Durch das Einblasen von Luft über die Nase oder den Mund erhöht sich der intrathorakale Druck gegenüber dem auf den Brustkorb wirkenden atmosphärischen Druck, sodass sich die Lungen und der Thorax ausdehnen können (Einatmung). Wird Mund oder Nase freigegeben, entweicht die Luft passiv infolge der *elastischen Eigenschaften* der Lungen. Einatmung und Ausatmung können an den Bewegungen des Brustkorbs (Heben und Senken) leicht verfolgt werden. Da die Ausatmungsluft noch immer einen Sauerstoffgehalt von 16 Vol.-% hat (s. oben), führen Atemspenden im Abstand von etwa 5 Sekunden zu einer O_2-Sättigung im arteriellen Blut von über 90%.

8.7 Atemregulation

8.7.1 Zentrale Atemregulation

Die Regulation der Atmung ist ein zentral gesteuerter Mechanismus, der durch rückgekoppelte Atemreize (s. chemische Atemregulation) ständig an die Bedürfnisse des Organismus angepasst wird. Die Atembewegungen von Brustkorb und Zwerchfell werden durch rhythmische Erregung von Nervenzellen des Atemzentrums im verlängerten Mark (Medulla oblongata, s. auch Kap. 13.4.2, Zentrales und peripheres Nervensystem, verlängertes Mark) koordiniert. Die für die Einatmung verantwortlichen Neurone *(inspiratorische Neurone)* entsenden über das Rückenmark Nervenimpulse zu den Einatmungsmuskeln (z. B. Mm. intercostales externi, Zwerchfell), wodurch sich der Innenraum des Brustkorbes vergrößert und die Lungen gedehnt werden. Dies hat eine Erregung bestimmter Sinneszellen (Dehnungsrezeptoren) in der Lunge zur Folge, die ihrerseits Nervenimpulse zum Atemzentrum senden, wodurch die für die Einatmung verantwortlichen Nervenzellen gehemmt und gleichzeitig diejenigen für die Ausatmung *(exspiratorische Neurone)* erregt werden.

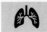

8.7.2 Chemische Atemregulation

Die Hauptrolle bei der Regulation der Atmung spielen jedoch Veränderungen der arteriellen Blutgase (Partialdrücke von CO_2 und O_2) sowie des arteriellen pH-Wertes (Konzentration der Wasserstoffionen im Blut). Die chemische Atmungsregulation steht somit im Dienste der Homöostase (s. Kap. 1.6) und dient der Anpassung der Atmung an die Stoffwechselleistungen des Organismus. Diese so genannten *rückgekoppelten* („sich selbst regelnden") *Atemreize* werden durch Nervenzellen (Chemorezeptoren) vermittelt, die in der Aorta *(Glomus aorticum)*, in den beiden Kopfschlagadern *(Glomus caroticum)* sowie zentral in der Nähe des Atemzentrums liegen und über Nerven mit dem Atemzentrum verbunden sind. Während die peripheren Chemorezeptoren vor allem eine Verringerung des arteriellen O_2-Partialdrucks messen, reagieren die zentralen Chemorezeptoren auf einen CO_2-Anstieg und einen damit verbundenen pH-Abfall im Blut und in der Gehirnflüssigkeit. Fällt der arterielle O_2-Partialdruck im Blut bzw. erhöht sich die CO_2-Konzentration, verbunden mit einem Absinken des arteriellen pH-Wertes unter 7,4, wird die Atmung so lange verstärkt (Steigerung des Atemzeitvolumens), bis genügend O_2 aufgenommen bzw. CO_2 abgeatmet wurde.

Von den drei chemischen Atemreizen – Kohlendioxid, Wasserstoffionenkonzentration und Sauerstoff – hat CO_2 bei weitem die stärkste Wirkung. Aus diesem Grund ist der Antrieb für eine Steigerung des Atemzeitvolumens weniger die Abnahme der O_2-Konzentration im Blut, sondern vielmehr der vermehrte Anfall von CO_2. Erhöht sich beispielsweise der CO_2-Partialdruck im Blut von 46 mmHg auf 70 mmHg, wird die Ventilation um das 8- bis 10fache gesteigert (entspricht einem Atemzeitvolumen von etwa 75 l/min). Steigt der Partialdruck von CO_2 jedoch weiter an, tritt eine Lähmung des Atemzentrums ein (Atemstillstand). Atmet man über längere Zeit so schnell und so tief wie möglich *(Hyperventilation)*, so kann es ebenfalls zu einem Stillstand der Atmung kommen, weil das Blut so stark an Kohlendioxid verarmt, dass der Antrieb für das Atemzentrum fehlt. Hyperventilation kann besonders für Taucher ohne Flasche („Schnorchler") lebensgefährlich werden. Damit sie möglichst lange unter Wasser bleiben können, hyperventilieren sie vorher über längere Zeit. Unter Wasser verbraucht sich dann der O_2-Vorrat unbemerkt, und zwar bevor im Blut ein CO_2-Spiegel erreicht ist, der das Atemzentrum aktiviert. Folglich werden die Taucher auf Grund von O_2-Mangel plötzlich bewusstlos, weil kein Reiz zum Luftholen, also zum Auftauchen ausgelöst wird.

8.7.3 Unspezifische Atemreize

Während beispielsweise chemische Atemreize der rückgekoppelten Atemregulation dienen, beeinflussen unspezifische Atemreize ohne Rückkopplung den Atemantrieb. So können Schmerz- und Temperaturreize, psychische Erregung (z. B. Angst), arterielle Druckreize von Pressorezeptoren (z. B. nach Blutdruckabfall), Muskelarbeit, aber auch Hormone (z. B. Erhöhung des Progesteronspiegels im Blut während der Schwangerschaft) zu einer verstärkten Atmung führen.

8.8 Atemmechanik

8.8.1 Intrapulmonaler Druck

Die treibenden Kräfte für den Gasaustausch zwischen den Lungenbläschen und der Umwelt sind unterschiedliche Drücke. Setzt man den Außendruck (atmosphärischer Druck), der auf dem Brustkorb lastet, gleich null, muss bei Einatmung (Inspiration) der Druck in den Alveolen (intrapulmonaler Druck) niedriger, bei Ausatmung (Exspiration) größer als der Außendruck sein. Um diese Druckdifferenz herzustellen, muss das Lungenvolumen bei der Einatmung vergrößert, bei der Ausatmung verkleinert werden. Durch Erweiterung des Brustraumes wird Luft in die Lungen eingesaugt (Inspiration) und durch Verkleinerung des Brustraumes wieder ausgestoßen (Exspiration) (Abb. 8.**16a** u. **b**). Auf Grund des Unterdruckes im Pleuraspalt (Abb. 8.**17a** u. **b**) folgen die Lungen den Bewegungen passiv. Hierbei kommt dem Zwerchfell die Hauptaufgabe zu. Die *Zwerchfellatmung* wird durch die *Rippenatmung* unterstützt. Bei ruhiger Atmung werden etwa 75% der intrathorakalen Volumenveränderungen durch Zwerchfellatmung bewirkt.

8.8.2 Einatmung (Inspiration)

Bei der Einatmung kontrahiert sich die Zwerchfellmuskulatur, das Centrum tendineum (s. Kap. 4.3.2, Abb. 4.**22**) verlagert sich nach unten und der Raum zwischen Zwerchfell und Brustwand (Recessus costodiaphragmaticus, Abb. 8.**16a**) entfaltet sich. Der frei werdende Raum wird durch Volumenzunahme der Lunge ausgefüllt. Bei der Rippenatmung wird bei Einatmung der Brustkorb durch die äußeren Zwischenrippenmuskeln (Mm.

Atemmechanik

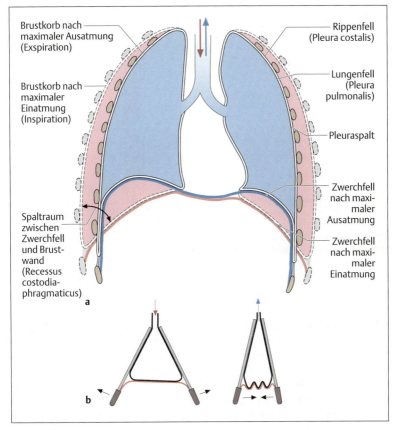

Abb. 8.16a u. b Atemmechanik
a Frontalschnitt der Lunge in Ein- und Ausatmungsstellung (rosa und blau unterlegt), der Recessus costodiaphragmaticus wird bei Einatmung größer.
b Vergleich der Lungen mit einem Blasebalg. Wird der Rauminhalt vergrößert, so strömt Luft ein; wird er verkleinert, so wird Luft ausgepresst

intercostales externi) aktiv gehoben und auf Grund der schräg gestellten Rippen erweitert. Bei forcierter Einatmung heben die Treppenmuskeln (Mm. scaleni) und andere *Atemhilfsmuskeln* (z. B. M. sternocleidomastoideus, M. pectoralis major) den Brustkorb zusätzlich an.

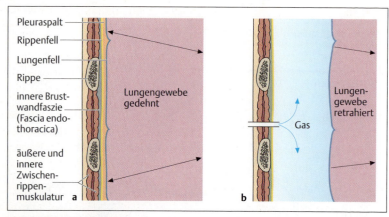

Abb. 8.**17a** u. **b** **Pleuraspalt**
a Normales Verhalten;
b Pneumothorax (z. B. nach Verletzungen der Brustwand)

8.8.3 Ausatmung (Exspiration)

Bei der Ausatmung erschlafft das Zwerchfell und wird durch den Druck im Bauchraum nach oben gepresst. Unterstützend hierbei können die Bauchwandmuskeln durch die Bauchpresse den Druck zusätzlich erhöhen (s. Kap. 4.3.2, Zwerchfell). Auf Grund seines elastischen Aufbaus kehrt der Brustkorb nach Einatmung passiv in die so genannte *Atemruhelage* zurück. Nur bei forcierter Ausatmung wird er durch die inneren Zwischenrippenmuskeln (Mm. intercostales interni) aktiv gesenkt. Unterstützung hierbei leistet der M. latissimus dorsi, der den Brustraum zusätzlich verkleinern kann.

8.8.4 Atmungswiderstände

Die Lunge hat infolge ihrer *Eigenelastizität* (Dehnung der elastischen Fasern) und der Oberflächenspannung ihrer Lungenbläschen das Bestreben ihr Volumen zu verkleinern. Dabei entsteht im Pleuraspalt ein *Unterdruck (intrapleuraler Druck)* und da die Flüssigkeit im *Pleuraspalt* sich nicht ausdehnen kann, bleibt die Lunge an der Brustkorbinnenfläche haften (Abb. 8.**17a** u. **b**). Dringt infolge einer Verletzung der Brustwand oder der

Lungenoberfläche Luft in den Pleuraspalt (Pneumothorax), zieht sich die Lunge infolge einer Verkürzung der elastischen Fasern in Richtung Lungenwurzel (Hilus) zusammen.

Während die elastischen Atmungswiderstände normalerweise nur bei der Einatmung zu überwinden sind, wirken die so genannten *viskösen Atmungswiderstände* (Strömungs- und Reibungswiderstände von Lunge und Thorax) sowohl bei Einatmung als auch bei Ausatmung. Dabei hängt der Strömungswiderstand im Wesentlichen vom Querschnitt und von der Länge der zu- und ableitenden Atemwege ab. Der Widerstand ist um so größer, je kleiner der Querschnitt, z. B. der Bronchien, ist. So kommt es bei allergischen Überempfindlichkeiten gegenüber bestimmten Fremdstoffen in der Luft (Asthma bronchiale) vor allem in den feinsten Verzweigungen des Bronchialbaums, in den Bronchien und Bronchiolen, zu Schleimhautschwellungen, die mit einer vermehrten Schleimabsonderung und einer Kontraktion der glatten Muskulatur in den Wänden der Bronchien verbunden sind. All dies führt zur Verengung der Luft leitenden Wege und zu einer beträchtlichen Erhöhung des Atemwiderstandes. Die Folge ist ein vermindertes Atemzugvolumen, wobei die Ausatmung mehr als die Einatmung behindert ist. Dadurch steigt der CO_2-Gehalt im Blut an und es entsteht Atemnot.

8.8.5 Atemarbeit

Um die Atemwiderstände zu überwinden, muss von den Atemmuskeln physikalische Arbeit geleistet werden, und zwar Arbeit gegen die *elastischen Kräfte* von Lunge und Brustkorb sowie gegen *Strömungs- und Reibungswiderstände.* Dabei spielen die elastischen Kräfte nur bei der Einatmung eine Rolle, da sie die Ausatmung noch unterstützen. Arbeit gegen Strömungs- und Reibungskräfte hingegen muss gleichermaßen bei Ein- und Ausatmung geleistet werden.

8.8.6 Dynamischer Atemtest

Jede Erhöhung des Strömungswiderstandes erschwert die Ventilation der Lunge und führt somit zu einer vermehrten Atemarbeit, was im ausgeprägten Zustand vom Patienten als Dyspnoe (s. Kap. 8.5.2) empfunden wird. Ob eine derartige Einschränkung vorliegt, kann z. B. durch einen dynamischen Atemtest festgestellt werden. Von klinischer Bedeutung ist die

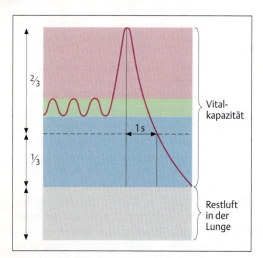

Abb. 8.18 **Aufzeichnung eines Atemstoßes (Tiffenneau-Test).** Nach möglichst tiefer Einatmung sollten in 1 Sekunde mindestens 2/3 der Vitalkapazität ausgeatmet werden können

so genannte exspiratorische oder *relative Sekundenkapazität* (Atemstoßtest bzw. Tiffeneau-Test). Man versteht darunter das Luftvolumen, das nach tiefster Einatmung in der ersten Sekunde ausgeatmet werden kann (Abb. 8.**18**). Hierbei wird dieses Volumen als prozentualer Anteil der Vitalkapazität (s. Kap. 8.5.1) angegeben. Werden beispielsweise bei einer Vitalkapazität von 5 l in der ersten Sekunde 3,5 l ausgeatmet, beträgt die Sekundenkapazität 75%, was einen normalen Wert darstellt. Ein kleinerer Wert hingegen legt eine gestörte Ventilation nahe und deutet z. B. auf eine Einengung der Luftwege von innen (vermehrter Schleim bei chronischer Bronchitis oder bei Asthma bronchiale) oder von außen (Vergrößerung der Schilddrüse) hin. Man spricht in diesem Fall von obstruktiven Atemstörungen und unterscheidet sie von den restriktiven Atemstörungen, bei denen die Ausdehnung von Lunge und Thorax eingeschränkt ist (z. B. Verwachsung der beiden Pleurablätter) oder eine Verkleinerung der Gasaustauschfläche vorliegt (z. B. Lungenödem oder Lungenfibrose). Da die Ventilation bei restriktiven Atemstörungen nicht gestört ist, haben die Patienten eine normale Sekundenkapazität.

Zusammenfassung Atmungssystem

Bei den Atmungsorganen unterscheidet man Luft leitende (obere und untere Luftwege) und dem Gasaustausch zwischen Luft und Blut dienende Anteile (Lungenbläschen oder Alveolen).

Für den oxidativen Abbau der Nährstoffe in jeder Zelle des Organismus wird Sauerstoff benötigt, dabei entsteht Kohlendioxid (innere Atmung). Der Sauerstoff wird aus der Umgebung über die Lungen aufgenommen, während Kohlendioxid abgegeben wird (äußere Atmung). Nach dem Gasaustausch zwischen Luft und Blut in den Alveolen wird der Sauerstoff auf dem Blutweg zu den Körperzellen transportiert. Hier wird der Sauerstoff im Austausch gegen Kohlendioxid abgegeben, das in umgekehrter Reihenfolge abtransportiert wird.

■ Luft leitende Atmungsorgane

Obere Luftwege - Nasen- und Mundhöhle mit Nasennebenhöhlen, Rachen, Kehlkopf; untere Luftwege - Luftröhre und Bronchialbaum.

Die Schleimhaut der Luft leitenden Atemwege besitzt, mit Ausnahme der Mundhöhle, des Meso- und Hypopharynx, ein respiratorisches Flimmerepithel mit zahlreichen Becherzellen.

Nasenhöhle und Nasennebenhöhlen

- *Zwei Nasenhöhlen* (Trennung durch Nasenscheidewand): Öffnung nach außen: Nasenlöcher, Öffnung zum Rachen: Choanen; Boden: Harter und weicher Gaumen; Oberfläche der Seitenwände wird durch schleimhautüberzogene Knochen (Nasenmuscheln) vergrößert: Jeweils eine obere (mit Riechschleimhaut - Regio olfactoria), mittlere und untere Nasenmuschel (mit Regio respiratoria - zur Anwärmung und Reinigung der Atemluft) begrenzen jeweils einen Nasengang.
- *Nasennebenhöhlen:* mit Schleimhaut überzogen; dienen der Vorwärmung der Atemluft und als Resonanzraum: Eine Stirnbeinhöhle, zwei Kieferhöhlen, zwei Siebbeinhöhlen mit den Siebbeinzellen, zwei Keilbeinhöhlen, die alle in die Nasenhöhle münden.

Rachen (Pharynx)

Oberer Rachenraum: Epipharynx (Übergang zur Nasenhöhle über Choanen); mittlerer Rachenraum: Mesopharynx (Kreuzung des Speiseweges); unterer Rachenraum: Hypopharynx („Grenze" zum Kehlkopf).

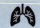

Kehlkopf (Larynx)

Funktion: Verschlussmöglichkeit der Luftröhre gegen den Rachenraum und damit Trennung von Luft- und Speiseweg, dadurch Drucksteigerung im Brust- und Bauchraum zum Pressen und Husten; Stimmbildung.

Aufbau: Schleimhautüberzogene Knorpelskelettelemente (Schildknorpel, Ringknorpel, zwei Ary- oder Stellknorpel aus hyalinem Knorpel, Kehldeckel aus elastischem Knorpel), äußere (Verbindung zum Zungenbein und zur Luftröhre) und innere Kehlkopfbänder (verbinden Skelettelemente), Muskeln.

- *Schildknorpel:* nach hinten offenes Knorpelelement, bildet vorne den Adamsapfel; Hinterrand an beiden Seiten mit jeweils einem Fortsatz nach oben und unten, untere stehen mit dem Ringknorpel in gelenkiger Verbindung.
- *Ringknorpel:* bildet vorn einen Ring, hinten eine Platte, mit der die Aryknorpel gelenkig verbunden sind.
- *Ary- oder Stellknorpel:* mit Stimmbandfortsätzen, von denen aus die Stimmbänder zur Rückseite des Schildknorpels ziehen. Stimmbänder und Stimmbandmuskeln bilden die Stimmfalten, der Raum zwischen den Stimmfalten ist die Stimmritze (Glottis).
- *Kehldeckel:* Befestigung an der Rückseite des Schildknorpels über eine elastische Membran. Beim Schluckakt verschließt er die Kehlkopföffnung.
- *Muskeln:* obere und untere Zungenbeinmuskeln: Heben und Senken des Kehlkopfes; quer gestreifte Kehlkopfmuskeln: Bewegung der Knorpelelemente gegeneinander, Stimmbildung durch Öffnen (nur ein Muskel) und Schließen der Stimmritze sowie durch Spannungsveränderung der Stimmbänder.

Luftröhre (Trachea)

Von ca. 20 Knorpelspangen gebildetes mit Schleimhaut ausgekleidetes Rohr von 10-12 cm Länge und 2 cm Durchmesser; geht an der Teilungsstelle (Bifurcatio tracheae) in den linken und rechten Hauptbronchus über.

Bronchialbaum (Bronchien = Luft leitende Teile der Lunge)

Linker und rechter Hauptbronchus – Verzweigung in Lappenbronchien (rechts drei, links zwei) - Aufteilung in jeweils 10 Segmentbronchien (Versorgung der einzelnen Lungensegmente), die sich immer weiter verzweigen, bis zu den Bronchioli terminales, die keine knorpeligen Wandverstärkungen mehr aufweisen.

Zusammenfassung

■ Seröse Höhlen und Häute des Brust- und Bauchraums

- *Brustfell- oder Pleurahöhle* (enthält die Lungen); seröse Häute: Lungenfell (Pleura visceralis/pulmonalis) und Rippenfell (Pleura parietalis/costalis).
- *Herzbeutel- oder Perikardhöhle* (enthält Herz); seröse Häute: Epikard (viszerales Blatt des Herzbeutels) und Perikard (parietales Blatt des Herzbeutels).
- *Bauchfell- oder Peritonealhöhle* (enthält Baucheingeweide); seröse Häute: Bauchfell mit viszeralem und parietalem Blatt (Peritoneum viscerale und parietale).

Viszerale Blätter überziehen die Organe, parietale bilden die Wände der serösen Höhlen. Flüssigkeit zwischen den Blättern ermöglicht Verschiebungen der Organe gegen die Rumpfwand.

■ Lungen

Lage: im Thorax rechts und links vom Mittelfellraum (Mediastinum) in jeweils einer Pleurahöhle. Im flüssigkeitsgefüllten Pleuraspalt zwischen Lungen- und Rippenfell herrscht ein Unterdruck, sodass die Lunge den Bewegungen des Thorax und des Zwerchfells bei der Einatmung folgen muss.

Äußerer Aufbau

Unterteilung in Lungenlappen (rechte Lunge: Ober-, Mittel- und Unterlappen; linke Lunge: Ober- und Unterlappen). Jede Lunge wird zusätzlich in jeweils 10 Lungensegmente untergliedert, entsprechend der Versorgung durch die Segmentbronchien. Auf der Innenseite jeder Lunge liegt die Lungenpforte oder -wurzel (Lungenhilus: Eintritt der Bronchien, Arterien, vegetativen sympathischen und parasympathischen Nerven, Austritt der Venen und Lymphgefäße).

Innerer Aufbau

Von den Bronchioli terminales zweigen Bronchioli respiratorii ab, die jeweils in zwei Alveolengänge münden. Diese führen in die Alveolensäckchen, in denen sich die Alveolen befinden (300 Mio. in beiden Lungen, entspricht einer dem Gasaustausch dienenden Fläche von 100 m^2).

Acinus: Alveolen (ca. 200), die von einem Bronchiolus terminalis versorgt werden; Lungenläppchen: mehrere Acini.

Lungengefäße: 1. Vasa publica (dienen dem Gasaustausch in den Alveolen) - Kapillarnetz aus Ästen der Lungenarterien und -venen um die

Alveolen; 2. Vasa privata (dienen der Ernährung des Lungengewebes) - Bronchialarterien und -venen.

■ Belüftung der Lungen (Ventilation)

- *Lungenvolumen* = Gasvolumen in den Lungen (ca. 5 l).
- *Atemzugvolumen* = normales Atemvolumen pro Atemzug in der Ruhe (0,5 l).
- *Inspiratorisches Reservevolumen* = Luftmenge, die nach normaler Einatmung noch zusätzlich aufgenommen werden kann (ca. 2,5 l).
- *Exspiratorisches Reservevolumen* = Luftmenge, die nach normaler Ausatmung noch zusätzlich ausgeatmet werden kann (ca. 1,5 l).
- *Vitalkapazität* = maximales Atemvolumen: Atemzugvolumen + inspiratorisches und exspiratorisches Reservevolumen (3-7 l); abhängig von Alter, Trainingszustand etc.
- *Residualvolumen* = Gasvolumen, das auch nach maximaler Ausatmung in den Luft leitenden Wegen verbleibt (ca. 1-2 l).
- *Maximales Lungenvolumen* = totale Lungenkapazität: Vitalkapazität + Residualvolumen.

Alle Volumenwerte (außer Residualvolumen) lassen sich mit dem Spirometer ermitteln.

- *Atemzeitvolumen* = pro Zeiteinheit ein- und ausgeatmetes Gasvolumen: Atemzugvolumen × Atemzüge/min (Atemfrequenz), in Ruhe ca. 7,5 l/min (0,5 l × 15 Atemzüge), bei Anstrengung bis zu 100 l/min.
- *Atemgrenzwert* = maximal ventilierbares Gasvolumen/min (120-170 l/min).
- *Alveolarventilation* = Teil des Atemzeitvolumens, der tatsächlich zu den Alveolen gelangt und am Gasaustausch teilnimmt (70% von 7,5 l = 5,25 l).
- *Totraumvolumen* = ventilierte Luft, die nicht am Gasaustausch teilnimmt, weil sie in den Luft leitenden Wegen verbleibt (ca. 150 ml).
- *Totraumventilation* = Teil des Atemzeitvolumens, der in den Luft leitenden Wegen verbleibt (150 ml × 15 Atemzüge = 2,25 = 30%).

Durchmischung der ventilierten Luft: Nach ruhigem Ausatmen verbleiben ca. 3,5 l Luft in der Lunge (Residual- und exspiratorisches Reservevolumen), die sich bei jedem Atemzug mit nur 350 ml (1/10) Frischluft (500 ml Atemzugvolumen - 150 ml Totraumvolumen) vermischt.

■ Gasaustausch und Blut-Luftschranke

In den von einem Kapillarnetz („Ruhe- und Arbeitskapillaren") umgebenen Alveolen findet der Gasaustausch statt. Aufbau: Kleine (Pneumozy-

Zusammenfassung

ten) und große Alveolarzellen (produzieren oberflächenaktiven „Surfactant").

Partialdrücke der Atemgase

Die *Partialdrücke der Atemgase* addieren sich zum Gesamteindruck des Gasgemisches (atmosphärischer Luftdruck). Er nimmt mit zunehmender Höhe über dem Meeresspiegel ab, während die Zusammensetzung der Atemgase in der Atmosphäre relativ konstant ist: 78,1 l Vol.-% Stickstoff, 20,9 Vol.-% Sauerstoff, 0,03 Vol.-% Kohlendioxid sowie Spuren von Edelgase (Luftdruck auf Meeresniveau: 760 mmHg oder 101,3 kPa).

Alveoläre Atemgaszusammensetzung

Die *alveoläre Atemgaszusammensetzung* (Zustand des Gasaustausches) beträgt: 14% Sauerstoff (100 mmHg), 5,6% Kohlendioxid (40 mmHg), Wasserdampf (47 mmHg, wird während der Passage über die feuchten Schleimhäute der oberen und unteren Luftwege beigemischt), Stickstoff, Spuren von Edelgasen.

Da sich die Ausatmungsluft mit dem Totraumvolumen vermischt, ist der Sauerstoffgehalt im Vergleich zur alveolären Zusammensetzung etwas höher (16%) und der Kohlendioxidgehalt etwas niedriger (4%).

Diffusion der Atemgase über die Blut-Luft-Schranke

Durch den Gasaustausch in der Lunge wird aus sauerstoffarmem, kohlendioxidreichem venösem Blut sauerstoffreiches, kohlendioxidarmes arterielles Blut. Treibende Kraft für die Diffusion der Atemgase ist das Partialdruckgefälle der Atemgase zwischen Alveolen (Sauerstoff 100 mmHg, Kohlendioxid 40 mmHg) und venösem Kapillarblut (Sauerstoff 40 mmHg, Kohlendioxid 46 mmHg). Nach Angleichung der Partialdrücke zwischen Blut und Alveolen hat das arterielle Kapillarblut einen Sauerstoffpartialdruck von 100 mmHg (Kohlendioxid 40 mmHg).

Die große Gasaustauschfläche aller Alveolen (100 m^2) und der kleine Diffusionsweg durch die Blut-Luft-Schranke (Kapillarendothel, Alveolenwand, gemeinsame Basalmembran: 1 μm = 1/1.000 mm) ergeben einen effektiven Diffusionsprozess (Voraussetzungen: ausreichende Ventilation der Alveolen, genügende Durchblutung der Lungenkapillaren).

■ Atemregulation

Die Atmung wird vom Atemzentrum im verlängerten Mark (Medulla oblongata) gesteuert.

Veränderungen der Sauerstoff- und Kohlendioxid-Partialdrücke und des pH-Wertes in den Arterien werden von Chemorezeptoren registriert, die über Nervenfasern mit dem Atemzentrum verbunden sind (rückgekoppelte Atemreize):

- *Glomus aorticum* (in der Aorta), reagiert auf Verringerung des arteriellen Sauerstoffpartialdruckes.
- *Glomus caroticum* (in den Kopfschlagadern), wie Glomus aorticum.
- *Zentrale Chemorezeptoren* in der Nähe des Atemzentrums, reagieren auf erhöhte Kohlendioxidkonzentration und den damit verbundenen Abfall des pH-Wertes im Blut.

Ein erhöhter Kohlendioxidgehalt im Blut ist der stärkste chemische Atemreiz, der zur Steigerung des Atemzeitvolumens führt (nicht ein verminderter Sauerstoffgehalt!). So kann Hyperventilation über längere Zeit zum Atemstillstand führen, weil das Blut so stark an Kohlendioxid verarmt, dass der Antrieb für das Atemzentrum fehlt. Weitere Atemreize (unspezifische, ohne Rückkopplung): z. B. Schmerz-, Temperaturreize, psychische Erregung, Muskelarbeit, Hormone.

■ Atemmechanik

Treibende Kräfte für den Gasaustausch zwischen Alveolen und Umwelt sind Druckdifferenzen, die wie folgt hergestellt werden:

- *Einatmung* (Inspiration): Aktive Erweiterung des Brustraumes, Lungen folgen passiv durch Unterdruck im Pleuraspalt, Zwerchfell kontrahiert sich (Zwerchfellatmung 75%), äußere Zwischenrippenmuskeln heben und erweitern den Brustkorb, Luft wird eingesaugt, Druck in den Alveolen niedriger als Außendruck. Bei forcierter Einatmung wirken zusätzlich Atemhilfsmuskeln (z. B. Treppenmuskeln).
- *Ausatmung* (Exspiration): Passive Verkleinerung des Brustraumes, Luft wird ausgestoßen, Druck in den Alveolen höher als Außendruck, Zwerchfell erschlafft, Bauchwandmuskeln können das Zwerchfell zusätzlich nach oben pressen (Bauchpresse). Bei forcierter Ausatmung wirken zusätzlich u. a. die inneren Zwischenrippenmuskeln.

Die Einatmung erfolgt gegen die elastischen Atmungswiderstände (Eigenelastizität der Lunge, besonders deutlich, wenn Luft in den Pleuraspalt gelangt: Pneumothorax), von den Atemmuskeln muss also aktive Arbeit geleistet werden. Die Ausatmung erfolgt passiv, sie wird von den elastischen Kräften unterstützt. Strömungs- und Reibungswiderstände (abhängig von Querschnitt und Länge der zu- und ableitenden Atemwege) müssen sowohl bei Ein- als auch Ausatmung überwunden werden (z. B. Erschwerung der Ein- und Ausatmung durch vermehrte Schleimproduktion und Verengung der Bronchien bei allergischem Asthma).

Zusammenfassung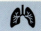

- *Dyspnoe:* erschwerte Atmung,
- *Orthopnoe:* schwere Dyspnoe,
- *Tachypnoe:* Zunahme der Atemfrequenz,
- *Bradypnoe:* Abnahme der Atemfrequenz,
- *Eupnoe:* normale Ruheatmung.

9 Verdauungssystem

Inhaltsübersicht

9.1 Stoffwechsel, Energiebedarf und Nahrungsstoffe *378*
9.1.1 Stoffwechsel *378*
9.1.2 Energiebedarf *379*
  – Energiegehalt von Nahrungsstoffen *379*
  – Energiebedarf in Ruhe (Grund- oder Ruheumsatz) *380*
  – Energiebedarf bei körperlicher Arbeit (Arbeitsumsatz) *381*
  – Bestimmung des Energieumsatzes *381*
9.1.3 Nahrungsstoffe *382*
  – Eiweiße (Proteine) *382*
  – Fette (Lipide) *382*
  – Kohlenhydrate *383*
  – Vitamine *384*
  – Mineralstoffe und Spurenelemente *385*
9.1.4 Antioxidantien (Radikalfänger) *386*
9.1.5 Pflanzenwirkstoffe *387*
9.1.6 Ballaststoffe *389*

9.2 Verdauungsorgane *389*
9.2.1 Mundhöhle (Cavitas oris) *389*
  – Zunge (Lingua) *391*
  – Zähne (Dentes) *394*
  – Speicheldrüsen (Glandulae salivariae) *398*
9.2.2 Rachen (Pharynx) *400*
  – Schluckakt *401*
9.2.3 Speiseröhre (Oesophagus) *402*
9.2.4 Magen (Ventriculus, Gaster) *404*
  – Funktion *404*
  – Form und Lage *405*
  – Schleimhaut und Muskelschicht *407*

9.2.5 Dünndarm (Intestinum tenue) *407*
  – Funktion *407*
  – Form und Lage *409*
  – Dünndarmmotorik *409*
  – Dünndarmschleimhaut *409*
  – Darmassoziiertes lymphatisches Gewebe *413*
9.2.6 Dickdarm (Intestinum crassum) *414*
  – Funktion *414*
  – Form und Lage *414*
  – Dickdarmschleimhaut *416*
  – Dickdarmmotorik *417*
  – Analverschluss *418*
9.2.7 Bauchfellverhältnisse und Mesenterien der Bauchorgane *418*
9.2.8 Bauchspeicheldrüse (Pancreas) *421*
  – Funktion *421*
  – Form und Lage *422*
  – Inselapparat *423*
9.2.9 Leber (Hepar) *423*
  – Funktion *423*
  – Form und Lage *423*
  – Feinbau der Leber *426*
9.2.10 Gallenblase (Vesica fellea) und Gallengang *426*

9.3 Übersicht über die Verdauungsvorgänge *428*
9.3.1 Fettverdauung *428*
9.3.2 Kohlenhydratverdauung *430*
9.3.3 Proteinverdauung *431*

Zusammenfassung *433*

Die Aufnahme von Nähr- oder Nahrungsstoffen (Proteinen, Fetten, Kohlenhydraten, Vitaminen, Mineralien und Spurenelementen) ermöglicht dem Körper, Energie durch „Verbrennung" der Nährstoffe zu gewinnen, um seine Organisation (Bau- und Betriebs- oder Energiestoffwechsel) und die damit verbundenen Lebensfunktionen (Wachstum, Zellerneuerung, Körpertemperatur, mechanische und chemische Arbeit) aufrechtzuerhalten. Die Nährstoffe werden in den verschiedenen Abschnitten des Verdauungstraktes durch Enzyme der Verdauungsdrüsen zerkleinert, in resorbierbare chemische Verbindungen zerlegt und über die Schleimhaut des Magen-Darm-Kanals aufgenommen (resorbiert). Diese ins Blut übergetretenen energiereichen Verbindungen (z. B. Fettsäuren, Aminosäuren oder Glucose) gelangen über den Pfortaderkreislauf zunächst zur Leber (s. Kap. 9.2.9, Leber: Funktion) und schließlich zu den Körperzellen, wo sie in den Mitochondrien mit Hilfe von Sauerstoff zu energiearmen Verbindungen (CO_2 und H_2O) abgebaut werden (biologische Oxidation). Die hierbei frei werdende Energie wird in einer Kette von Reaktionen im energiereichen ATP gespeichert (mitochondriale Atmungskette). Das ATP wiederum wird für energieverbrauchende Prozesse (z. B. Proteinsynthese, Muskelarbeit) zur Verfügung gestellt. Durch Abspaltung von Phosphatmolekülen wird aus dem ATP Energie freigesetzt (s. Kap. 1.3.3, Biologie der Zelle: Mitochondrien).

9.1 Stoffwechsel, Energiebedarf und Nahrungsstoffe

9.1.1 Stoffwechsel

Beim *Stoffwechsel (Metabolismus)*, der Gesamtheit der lebensnotwendigen biochemischen Vorgänge zum Auf-, Um- und Abbau des Organismus, unterscheidet man zwischen *Bau-* und *(Betriebs-)Energiestoffwechsel*. Unter *Baustoffwechsel (Anabolismus = Aufbaustoffwechsel)* versteht man den Neuaufbau von Zellsubstanz, d. h. die Synthese von körpereigenen Substanzen (z. B. Proteine, Kohlenhydrate, Fette), die dem Wachstum des Organismus dienen.

Ganz allgemein spricht man von energieverbrauchenden Assimilationsvorgängen (aufbauende bzw. anabolische Reaktionen), bei denen eine Umwandlung der aufgenommenen körperfremden in körpereigene Stoffe erfolgt. Bei der *Assimilation* der Pflanzen (Photosynthese) wird die Energie aus dem Sonnenlicht gewonnen, und es erfolgt eine Umwandlung von aufgenommenen anorganischen energiearmen Stoffen in organische

Stoffwechsel, Energiebedarf und Nahrungsstoffe

energiereiche Stoffe (= *autotrophe Organismen*). Heterotrophe Organismen wie Mensch und Tier versorgen sich mit Energie durch Aufnahme von Nahrung, die bereits energiereiche Stoffe enthält, die von anderen Organismen gebildet worden sind.

Unter *Betriebs-* bzw. *Energiestoffwechsel (Katabolismus = Abbaustoffwechsel)* versteht man den im Organismus unter Freisetzung von Energie erfolgenden Abbau von energiereichen Stoffen (z. B. Fetten, Kohlenhydraten und Proteinen in energieärmere (= *Dissimilation)*. Dissimilationsvorgänge sind abbauende bzw. katabolische Reaktionen. Eine der wichtigsten katabolischen Prozesse ist die oben beschriebene biologische Oxidation. Die in Form von ATP gespeicherte Energie wird sowohl für den Bau- als auch für den Energie(Betriebs-)stoffwechsel gebraucht, d. h. sie dient der Aufrechterhaltung lebensnotwendiger Prozesse: z. B. Erhaltung der Körpertemperatur, Muskelarbeit, Resorptions- und Transportvorgänge an Zellmembranen, Erregungsleitung in Nerven etc. Dabei geht auch ein beträchtlicher Teil an Energie, z. B. durch Wärme, verloren. Da Mensch und Tier nicht wie Pflanzen organische Substanz mittels Photosynthese aufbauen können, muss zum Zweck der Energiebereitstellung regelmäßig Nahrung aufgenommen werden.

9.1.2 Energiebedarf

Der Energiebedarf bzw. Energieumsatz des menschlichen Organismus ist abhängig von vielen Bedingungen, wie z. B. von Alter, Geschlecht, Gewicht, Umgebungstemperatur, körperlicher Aktivität, und selbst bei vollkommener körperlicher Ruhe (Grund- oder Ruheumsatz) sehr unterschiedlich. Man unterscheidet daher einen unter standardisierten Bedingungen gemessenen *Grundumsatz* (morgens, nüchtern, in Ruhe liegend, normale Körpertemperatur und behagliche Umgebungstemperatur) von einem bei unterschiedlicher körperlicher Arbeit gemessenen *Arbeitsumsatz*.

Energiegehalt von Nahrungsstoffen

Die Energieausbeute von Stoffwechselprozessen ist unter anderem von der Art der umgesetzten Nahrungsstoffe (Proteine, Fette und Kohlenhydrate) abhängig. Will man beispielsweise den Energiegehalt der einzelnen Nahrungsstoffe außerhalb unseres Körpers bestimmen, kann man sie in einer Brennkammer (Kalorimeter) verbrennen und die dabei freiwerdende Wärme- bzw. Energiemenge messen *(physikalischer Brennwert)*. Als Maßeinheit für die Wärmemenge verwendet man gegenüber der veralteten Kalorie (cal) heute das Joule (J), wobei Joule 0,239 Kalorien bzw. 1 cal 4,185 J entspricht. Verbreiteter sind die Angaben in Kilokalorien (Kcal = 1.000 cal) und Kilojoule (kJ = 1.000 J). Auf diese Weise lassen sich für die drei wichtigsten energieliefernden Nahrungsbestandteile folgende Energiegehalte messen: Kohlenhydrate 17 kJ/g, Fette 39 kJ/g und Proteine 22 kJ/g.

Werden die Nahrungsstoffe im Organismus vollständig „verbrannt", d. h. mit Hilfe von Sauerstoff zu Kohlendioxid und Wasser abgebaut, entspricht der dem Körper zur Verfügung stehende Energiegehalt *(physiologischer Brennwert)* für Fette und verdaubare Kohlenhydrate annähernd dem physikalischen Brennwert. Beim Abbau von Proteinen hingegen entsteht im Organismus neben CO_2 und Wasser auch Harnstoff. Da dieser bei vollständiger Verbrennung nochmals Energie liefern würde, ist bei Proteinen der physikalische Brennwert höher als der physiologische. Unter physiologischen Bedingungen liefert daher:

1 g Kohlenhydrate (z. B. Stärke)	17,6 kJ bzw. 4,2 kcal,
1 g Fett (z. B. Triglyceride)	38,9 kJ bzw. 9,3 kcal,
1 g Protein (z. B. tierisches Eiweiß)	17,2 kJ bzw. 4,1 kcal,
1 g Alkohol (z. B. Äthylalkohol)	30,0 kJ bzw. 7,1 kcal.

Energiebedarf in Ruhe (Grund- oder Ruheumsatz)

Wie bereits erwähnt, hängt der Grundumsatz von verschiedenen Faktoren ab (s. oben). Zur Orientierung ist folgende Angabe hilfreich: Der Grundumsatz eines erwachsenen Mannes beträgt pro Kilogramm Körpergewicht und Stunde etwa 4,2 kJ oder 1 kcal. Bei einem Körpergewicht von 70 kg entspricht dies einem Wert von rund 7.000 kJ (1.700 kcal) pro Tag. Der entsprechende Wert für eine gleich schwere Frau liegt ungefähr 10–20% niedriger. Neben Größe, Gewicht, Alter und Geschlecht hängt der Energieumsatz in körperlicher Ruhe aber auch von anderen Faktoren ab. So führen z. B. geistige Tätigkeit, emotionale Reaktionen (Freude, Angst), Fieber oder Überfunktion der Schilddrüse (Hyperthyreose) zu einer Umsatzsteigerung, hingegen Schlaf, Narkose oder Unterfunktion der Schilddrüse (Hypothyreose) zu einer Umsatzminderung.

Energiebedarf bei körperlicher Arbeit (Arbeitsumsatz)

Körperliche Arbeit erhöht den Energiebedarf (Arbeitsumsatz). Hierbei steigt der so genannte Tagesumsatz über den Freizeitumsatz* von ungefähr 10.000 kJ (2.300 kcal)/Tag hinaus auf:

- etwa 12.000 kJ (2.760 kcal) bei leichter Arbeit (z. B. Schreibtischarbeiter),
- etwa 16.000 kJ (3.680 kcal) bei mittelschwerer körperlicher Arbeit (z. B. Rasen mähen),
- etwa 20.000 kJ (4.600 kcal) bei körperlicher Schwerstarbeit (z. B. Möbel schleppen).

In Ausnahmefällen erreichen Hochleistungssportler kurzfristig einen Energieumsatz von bis zu 70.000 kJ (16.100 kcal) pro Stunde (z. B. Marathonläufer, Triathleten), doch ist ihr Tagesumsatz natürlich wesentlich geringer.

Bestimmung des Energieumsatzes

Zur genauen Bestimmung des Energieumsatzes wäre es nötig, die gesamte Wärmeproduktion des Körpers zu messen. Einfacher ist es jedoch, den Energieverbrauch im Organismus über den Sauerstoffverbrauch (O_2-Aufnahme in der Lunge) zu berechnen. So werden z. B. zur vollständigen Verbrennung (Oxidation) von 1 mol (= 180 g) eines Einfachzuckers (Glucose) 134 l Sauerstoff verbraucht. Dabei wird eine Energie von etwa 2.780 kJ erzeugt, d. h. pro Liter Sauerstoff werden 20,7 kJ an Energie umgesetzt. Man nennt diesen Wert *„kalorisches Äquivalent"*.

Da die Mengen des jeweils produzierten CO_2 und des verbrauchten O_2 von der Art des oxidierten Nahrungsstoffes (Kohlenhydrat, Eiweiß oder Fett) abhängen, kann der Quotient beider Werte (CO_2-Abgabe/O_2-Aufnahme), der so genannte *„respiratorische Quotient" (RQ),* darüber informieren, welcher energieliefernde Stoff gerade verbrannt wird. Bei etwa gleichen Eiweißanteilen beträgt der RQ bei überwiegender Kohlenhydraternährung 1,0 und bei überwiegendem Fettumsatz 0,7, wie aus den beiden folgenden Fraktionsgleichungen ersichtlich wird:

- Kohlenhydrat (Glucose): $C_6H_{12}O_6 + 6\,O_2 = 6\,CO_2 + 6\,H_2O$ (RQ: 6/6 = 1),
- Fett (Triglycerid): $2\,C_{51}H_{98}O_6 + 145\,O_2 = 102\,CO_2 + 98\,H_2O$ (RQ: 102/145 = 0,7).

---

* Energieumsatz bei heutiger durchschnittlicher Freizeitgestaltung, d. h. ohne viel Bewegung.

9.1.3 Nahrungsstoffe

Zu einer ausgewogenen menschlichen Ernährung gehören neben *Proteinen, Kohlenhydraten* und *Fetten* auch *Vitamine, Mineralstoffe, Spurenelemente* sowie ausreichend *Wasser*. Wünschenswert ist außerdem die tägliche Zufuhr von so genannten *Ballaststoffen*, d. h. nichtverdaulichen Pflanzenbestandteilen (z. B. Zellulose), die ein hohes Quellvermögen besitzen und auf diese Weise die Darmtätigkeit anregen.

Die empfohlene tägliche Zufuhr der drei Hauptenergielieferanten Eiweiß, Fett und Kohlenhydrate liegt z. B. für einen Mann mit 70 kg Körpergewicht bei leichter körperlicher Tätigkeit bei etwa 90 g Eiweiß, 75 g Fett und 340 g Kohlenhydraten. Unter Berücksichtigung ihrer physiologischen Brennwerte liefern daher Proteine etwa 15%, Fette etwa 30% und Kohlenhydrate etwa 55% des täglichen Energiebedarfs. Bei zunehmendem Energieumsatz sollte der Fettanteil in der Nahrung auf Kosten des Kohlenhydratanteils erhöht, bei erniedrigtem Energieumsatz dagegen reduziert werden.

Eiweiße (Proteine)

Eiweiße liefern dem Organismus vor allem Aminosäuren, die für die Biosynthese körpereigener Proteine erforderlich sind. Von den 20 natürlich vorkommenden Aminosäuren, die für die körpereigene Proteinbiosynthese benötigt werden, können neun vom Organismus nicht selber hergestellt werden. Zu diesen so genannten *„essentiellen Aminosäuren"* gehören Leucin, Lysin, Methionin, Phenylalanin, Isoleucin, Histidin*, Valin, Threonin und Tryptophan. Außer Lysin, das in vielen pflanzlichen Nahrungsmitteln nicht oder nur unzureichend enthalten ist, sind die essentiellen Aminosäuren sowohl in pflanzlichen als auch in tierischen Proteinen enthalten.

Fette (Lipide)

Fette sind die energiereichen Nahrungsstoffe (s. Abschnitt: Energiegehalt von Nahrungsstoffen) und dienen in erster Linie als Energielieferanten, aber auch als Energiereservoir. Darüber hinaus liefern sie *essentielle Fettsauren* (die in pflanzlichen Ölen vorkommenden mehrfach ungesättigten

---

* Essentiell nur für Säuglinge und Kleinkinder.

Fettsäuren, Linolsäure und α-Linolensäure), ohne die es, bei völligem Fehlen in der Nahrung, zu Mangelerscheinungen kommt. Sie sind in hohen Konzentrationen, z. B. in den Geschlechtsorganen, vorhanden und bilden einen hohen Anteil an den Membranlipiden der Zellen. Ebenso enthalten sie Cholesterin als Zellbaustein (Zellmembran) und Hormonvorläufer. Schließlich sind Fette Lösungsvermittler für die vollständige Resorption fettlöslicher Vitamine (z. B. Vitamin A, Vitamin E) im Magen-Darm-Trakt.

Hauptanteile der mit der Nahrung aufgenommenen Fette sind Triglyceride oder Neutralfette, Verbindungen von jeweils drei Fettsäuren mit dem dreiwertigen Alkohol Glycerol (früher: Glycerin). Häufig vertretene Fettsäuren sind z. B. Palmitin-, Stearin-, Öl- und Linolsäure. Während tierische Fette vorwiegend gesättigte Fettsäuren enthalten (Ausnahme: Meeresfische), haben pflanzliche Fette meist einen höheren Gehalt an ungesättigten Fettsäuren (Ausnahme: Kokosfett).

Kohlenhydrate

Kohlenhydrate sind die bevorzugte Energiequelle vieler Organismen. Die für die Ernährung des Menschen wichtigsten Verbindungen sind so genannte *Monosaccharide* (z. B. Glucose = Traubenzucker), *Disaccharide* (z. B. Lactose = Milchzucker) und *Polysaccharide* (z. B. Stärke). In unserer Nahrung kommen Monosaccharide vor allem in Honig und Früchten vor, Disaccharide in Milch sowie in allen mit dem Haushaltszucker Saccharose (Rohrzucker) gesüßten Lebensmitteln und Polysaccharide in pflanzlichen (Stärke) und tierischen Produkten (Glykogen). Kohlenhydrate können im Organismus nur in geringem Maße gespeichert werden. So wird z. B. der Gesamtvorrat an Glykogen in der Leber und in der Skelettmuskulatur (etwa 300–400 g) bei Hunger innerhalb eines Tages aufgebraucht. Einfache Zucker (Mono- und Disaccharide) sind aufgrund ihres süßen Geschmackes sehr beliebt und finden deshalb vielfältig Verwendung. Zudem sind sie dazu geeignet, Nahrungsmittel vor Fäulnis zu schützen und somit zu konservieren. Allerdings belasten einfache Zucker die Bauchspeicheldrüse extrem stark. Die kleinen Moleküle gelangen rasch ins Blut und der Blutzuckerspiegel steigt stark an. Die Bauchspeicheldrüse muss große Mengen an Insulin produzieren, um den Blutzuckerspiegel zu senken, der daraufhin so tief absackt, dass schnell ein starkes Hungergefühl mit Abgeschlagenheit entsteht. Durch wiederholte Zuckerzufuhr schnellt er erneut hoch. Zuckerreiche Kost hat starke Schwankungen des Blutzuckerspiegels verbunden mit extremen Leistungsschwankungen zur Folge. Zudem haben Einfachzucker so gut wie keinen Nährwert, sie sind „leere" Energielieferanten.

Vollkornprodukte (Stärke + Vitamine + Ballaststoffe, s. Kap 9.1.6, Ballaststoffe) sättigen nachhaltiger und vermeiden Blutzuckerspitzen.

Vitamine

Vitamine sind für den Stoffwechsel von Mensch und Tier unentbehrliche organische Verbindungen, die vom Organismus nicht oder nur in ungenügendem Maße synthetisiert werden können. Deshalb müssen sie regelmäßig mit der Nahrung oder in Form von Zusätzen aufgenommen werden. In unseren Lebensmitteln sind sie in sehr unterschiedlicher Menge enthalten, und zwar als Vitamine oder als Vorstufe, so genannte *Provitamine*, die im Körper in die entsprechenden Vitamine umgewandelt werden. Das bekannteste Beispiel ist das β-Carotin, das auch als Provitamin A bezeichnet wird. Vitamin D_3 hingegen kann in der Haut unter Einwirkung der UV-Strahlen des Sonnenlichts aus dem Provitamin Dehydrocholesterin, einem Stoffwechselzwischenprodukt, synthetisiert werden.

Vitamine spielen weder als Energielieferanten noch als Baumaterial für Körpersubstanzen eine Rolle, sondern erfüllen im Organismus vor allem katalytische oder steuernde Funktionen. Eine Einteilung der Vitamine erfolgt auf Grund ihrer unterschiedlichen Lösungseigenschaften in:

- **Fettlösliche Vitamine:** Vitamin A (Retinol), Vitamin D (Calciol), Vitamin E (Tocopherol) und Vitamin K (Phyllochinon),
- **Wasserlösliche Vitamine:** Vitamin C (Ascorbinsäure), Vitamin B_1 (Thiamin), Vitamin B_2 (Riboflavin), Vitamin B_3 (Niacin), Vitamin B_5 (Pantothensäure), Vitamin B_6 (Pyridoxal), Vitamin B_9 (Folsäure), Vitamin B_{12} (Cobalamin) und Biotin (Vitamin H).

Wasserlösliche Vitamine können im Körper so gut wie gar nicht gespeichert werden. Sie zirkulieren im Blut, sofern sie nicht zu Reaktionen in den Körperzellen gebraucht werden. Fettlösliche Vitamine sind vorwiegend in fettreichen Nahrungsmitteln enthalten, werden nur bei intakter Fettverdauung und Fettresorption in ausreichender Menge aufgenommen und können im Körper in der Leber und im Fettgewebe gespeichert werden.

Chemisch gehören die Vitamine zu verschiedenen Stoffgruppen und werden durch ihre Wirkung definiert. Nach ihren Funktionen lassen sie sich in zwei große Gruppen unterteilen: Die B-Vitamine und Vitamin K katalysieren als Bestandteile von Coenzymen den Metabolismus der Kohlenhydrate, Fette und Proteine, sie sind damit für jede lebende Zelle unentbehrlich, weil sie in grundlegende Vorgänge des intermediären Stoffwechsels eingreifen. Die Vitamine A, D, E und C hingegen sind erst auf einer höheren Differenzierungsstufe nachweisbar, wo die Erhaltung spezifischer Organfunktionen notwendig ist. Diese Vitamine sind hochspezialisierte Wirkstoffe, die an bestimmte Zell- und Organsysteme gekoppelt sind. Sie sind, außer Vitamin A, nicht Bestandteile von Coenzymen. Die Abhängigkeit von diesen Vitaminen findet sich in der Phylogenese (Entwicklungsgeschichte) erst im Bereich der höheren wirbellosen Tiere, Vitamin D wird sogar nur von Wirbeltieren benötigt.

Der Bedarf an Vitaminen beim Menschen wird von Alter, Geschlecht sowie physiologischen Bedingungen wie Schwangerschaft, körperliche Belastung und Ernährung beeinflusst. So führen z. B. Unterernährung (Nahrungsmangel), Fehlernährung (einseitige Kost z. B. bei älteren Menschen und Alkoholikern, Fast-Food-Ernährung) oder aber Resorptionsstörungen im Magen-Darm-Trakt zu einer Unterversorgung mit Vitaminen *(Hypovitaminosen)*. Auch eine medikamentöse Behandlung, bei der z. B. die Darmflora geschädigt wird, kann wegen Ausbleibens der bakteriellen Vitaminsynthese zu Vitaminmangel führen (vor allem Vitamin B_{12} und K).

Folgende bekannte schwere Krankheitsbilder sind vitaminmangelbedingt: Skorbut (Mangel an Vitamin C), Beriberi (Mangel an Vitamin B_1), Pellagra (Mangel an Vitamin B_3) und Rachitis (Mangel an Vitamin D). Darüber hinaus führt ein Mangel an Vitamin A zur so genannten Nachtblindheit, Vitamin B_{12}-Mangel führt zur perniziösen Anämie und ein Mangel an Vitamin K zu Blutgerinnungsstörungen.

Überdosierungen von Vitaminen führen dagegen nur bei den fettlöslichen Vitaminen A und D zu Vergiftungserscheinungen *(Hypervitaminosen)*. Dies gilt nicht für die wasserlösliche Vorstufe von Vitamin A, β-Carotin. Ein Überschuss an wasserlöslichen Vitaminen wird im Normalfall schnell mit dem Urin ausgeschieden.

Mineralstoffe und Spurenelemente

Mineralstoffe und Spurenelemente sind chemische Elemente, die für lebenswichtige Stoffwechselvorgänge im Organismus unentbehrlich sind und daher ständig zugeführt werden müssen, aber nicht metabolisiert werden. Der Unterschied zwischen Mineralstoffen und Spurenelementen besteht im mengenmäßigen Vorkommen im Körper.

Als *Spurenelemente (Mikroelemente)* bezeichnet man die Mineralien, deren erforderliche Zufuhr unter 100 mg/Tag liegt. Alle Spurenelemente zusammen – Chrom, Eisen, Fluor, Germanium, Jod, Kobalt, Kupfer, Mangan, Molybdän, Nickel, Selen, Silizium, Vanadium, Zink und Zinn, die Bedeutung einiger anderer, wie z. B. Aluminium, Arsen, Barium, Gold, Rubidium, die im Blut ebenfalls nachweisbar sind, ist zum Teil noch ungeklärt – wiegen im Körper zusammen nur 8–9 g.

Besonders bei Eisen und Jod muss auf eine ausreichende Zufuhr geachtet werden. Eisen, das von den Spurenelementen mengenmäßig mit 4–5 g den größten Anteil im Körper hat, ist in erster Linie Bestandteil von Hämo- und Myoglobin (Tagesbedarf 10 mg, bei Frauen 15 mg). Jod, das vor allem in Meeresfischen, in jodiertem Speisesalz und Trinkwasser enthalten ist, ist beim Aufbau des Schilddrüsenhormons Thyroxin beteiligt (Tagesbedarf 150 mg). Fluor ist zwar nicht lebensnotwendig, eine tägliche Zufuhr fördert aber vor allem die Remineralisierung der Zahnoberflächen. Die anderen Spurenelemente sind in erster Linie Bestandteile wichtiger Enzyme.

Die *Mineralstoffe* – Calcium, Magnesium, Phosphor, Natrium, Kalium, Chlor und Schwefel – werden auch *Mengenelemente (Makroelemente)* genannt, wobei Calcium mit ca. 1,5 kg (99% im Skelett und 1% in den Körperflüssigkeiten und Geweben) den größten Anteil hat. Im Organismus haben sie keine einheitliche biologische Funktion. Die Mineralstoffe dienen dem Aufbau, der Erhaltung und der ständigen Erneuerung von Knochen und Zähnen, sie sind u. a. an der Aktivierung von Enzymen beteiligt, und sie sind verantwortlich für die Erregungsleitung im Nervensystem, für die Muskelfunktion, für eine konstante ionale Zusammensetzung der Körperflüssigkeiten, für die Regulation des Wasserhaushaltes, und sie sind als Elektrolyte an der Aufrechterhaltung eines konstanten osmotischen Druckes und pH-Wertes im Blut und den übrigen Körperflüssigkeiten beteiligt.

9.1.4 Antioxidantien (Radikalfänger)

Eine besondere Rolle kommt den Vitaminen A (β-Carotin), E und C zu, die wie die Spurenelemente Selen, Mangan, Zink und Molybdän sowie viele Pflanzenwirkstoffe (s. u.) antioxidative Wirkung besitzen. Sie inaktivieren im Stoffwechsel anfallende freie Radikale (z. B. Superoxidanionen, Hydroxylradikale) und unterstützen somit körpereigene antioxidative Enzyme (z. B. Glutathion-Peroxidase). Freie Radikale sind Moleküle, die durch hohe chemische Reaktivität gekennzeichnet sind, weil sie ungepaarte Elektronen besitzen (d. h. sie sind chemisch instabil). Auch Sauerstoff, der für die Oxidation von Nahrungsstoffen benötigt wird, ist in seinem Grundzustand ein Radikal (ein Biradikal mit zwei ungepaarten Elektronen). Die in den Mitochondrien der Zellen stattfindende Energie- (ATP) liefernde Reaktion

Stoffwechsel, Energiebedarf und Nahrungsstoffe

(Sauerstoff + Wasserstoff → Wasser) ist nur auf Grund der hohen Reaktivität des Sauerstoffs möglich. Hierbei entstehen jedoch auch reaktive nichtradikalische Sauerstoffspezies (z. B. Wasserstoffperoxid), die zum Teil noch reaktiver und so aggressiv sind, dass sie Elektronen aus anderen Molekülen heraussprengen können. Auf diese Weise entstehen neue Radikale, die im Bestreben ihren stabilen Zustand zu erreichen, wiederum andere Moleküle oxidieren und so Schäden an Zellstrukturen hervorrufen, z. B.:

- Schäden an der DNA der Chromosomen haben Veränderungen der Erbsubstanz oder unkontrollierte Zellteilungen (Zellentartung, Entstehung von Krebs) zur Folge.
- Oxidierte LDL (s. Kap. 6.1.4, Blutplasma: Plasmaproteine) im Blut lagern sich bevorzugt in geschädigten Gefäßwänden ab (Arteriosklerose); Antioxidantien verhindern die Oxidation.
- Zellmembranen werden geschädigt, wenn die Fettsäuren der Phospholipide oxidiert werden und Peroxide entstehen (Lipidperoxidation). Vorzeitiges Altern ist z. B. die Folge (vermehrter Zelltod, Ablagerungen von Oxidationsprodukten). Antioxidantien schützen die Zellmembranen vor Peroxidation und verhindern so den Zelltod bzw. Beeinträchtigungen der Zellfunktion durch Oxidationsprodukte.

Körperliche Höchstleistungen und akute Entzündungsprozesse, aber auch Umweltschadstoffe (z. B. Ozon, Stickoxide) und UV- sowie radioaktive Strahlen führen zu erhöhter Radikalbildung im Zellstoffwechsel (oxidativer Stress).

9.1.5 Pflanzenwirkstoffe

Obst und Gemüse enthalten außer Vitaminen, Mineralstoffen, Spurenelementen und Ballaststoffen eine ganze Reihe von Substanzen, die die Pflanze vor den gefährlichen Anteilen des Sonnenlichtes, vor Schädlingen sowie negativen Umwelteinflüssen und auch den Menschen vor bestimmten Erkrankungen schützen sollen. Von den vielen tausend chemischen Verbindungen, die jede Obst- und Gemüsesorte enthält, sind unter wissenschaftlichen Gesichtspunkten derzeit diejenigen besonders interessant, die als Antioxidantien wirken oder bei der Tumorprävention (Krebsvorbeugung) eine Rolle spielen. Viele der untersuchten Pflanzenwirkstoffe sind Radikalfänger oder in der Lage, karzinogene (krebserregende) Substanzen unschädlich zu machen bzw. ihre Entstehung zu verhindern, z. B.:

- *p-Cumarin und Chlorogensäure* (in Tomaten, Pepperonis, Erdbeeren, Ananas): hemmen die Bildung karzinogener Nitrosamine.
- *Indole* (vor allem in Brokkoli, Blumen-, Rosen-, Weiß- und Grünkohl): vermindern das Risiko an Hormon-(Östrogen-)bedingten Tumoren zu erkranken, indem sie die Östrogensynthese vermindern. Zudem steigern sie die Aktivität bestimmter Entgiftungsenzyme in der Leber, die auch karzinogene Substanzen abbauen.
- *Allicin* (Allium-Arten wie Knoblauch, Porree, Zwiebeln, Schnittlauch): wirken antibakteriell, Alliumarten enthalten zudem organische Schwefelverbindungen, die enzymatische Entgiftungssysteme in der Leber aktivieren.
- *Isothiocyanate* (sämtliche Kohlarten): aktivieren Entgiftungsenzyme; verhindern Reaktionen, die die DNA verändern (Phenäthyl-Isothiocyanat). Sulforaphan ist einer von ganz wenigen Wirkstoffen, dessen isolierte Wirkung schon sehr gut untersucht ist und der synthetisch herstellbar ist. Die Substanz macht Karzinogene unschädlich, indem sie bestimmte Entgiftungsenzyme aktiviert.
- *Flavonoide* und *Isoflavonoide* (fast jedes Obst und Gemüse enthält seine charakteristischen Flavonoide): Von den bislang weit über 800 bekannten Flavonoiden besitzen viele antioxidative, antifungale (gegen Pilze wirkende), durchblutungsfördernde, antiphlogistische (entzündungshemmende), antivirale (gegen Viren wirkende), antiallergische oder antikarzinogene Eigenschaften. Antioxidative bzw. antikarzinogene Eigenschaften besitzen z. B. Catechin, Nobiletin, Hesperidin, Quercetin, Quercitrin, Morin, Robinin, Myrecitin, Rutin, Catechin, Kaempferol und Neoponcerin. Das Isoflavonoid Genistein (in Sojaprodukten) kann das Wachstum von Tumoren eindämmen und Metastasierung verhindern. Andere Flavonoide können z. B. der Arteriosklerose vorbeugen, wie Morin und Sylimarin, die eine Oxidation von LDL und damit ihre Ablagerung in den Gefäßwänden verhindern (antioxidative Wirkung) oder die Cholesterinsynthese vermindern.
- *Saponine* (in Sojaprodukten): verhindern die DNA-Synthese in Tumorzellen.
- *Terpene:* hierher gehören viele aromatisch duftende Pflanzenöle, z. B. das in Zitrusfrüchten enthaltene Limonen des Zitronenöls. Alle haben eine ausgeprägte antioxidative Wirkung.

Die meisten Pflanzenwirkstoffe überstehen im Gegensatz zu Vitaminen sämtliche Zubereitungsprozesse, industrielle Aufbereitungsverfahren und längere Lagerzeiten. Allein die Tomate enthält 10.000 verschiedene Wirkstoffe, von denen erst ein Bruchteil erforscht ist. Ob die Substanzen noch ihre Wirkung besitzen, wenn sie von den anderen Pflanzenwirkstoffen isoliert werden (es könnten z. B. Wechselwirkungen zwischen einzelnen Verbindungen bestehen) oder ob sich ihre Wirkung dann vielleicht umkehrt, ist mit wenigen Ausnahmen noch nicht geklärt. Auf den Verzehr von Obst und Gemüse wird man, auch im Hinblick auf die enthaltenen Ballaststoffe, weiterhin nicht verzichten können.

9.1.6 Ballaststoffe

Eine besondere Rolle in unserer Nahrung spielen die unverdaulichen pflanzlichen Kohlenhydrate, wie z. B. Zellulose und Hemizellulose als Ballaststoffe. Zellulose ist Bestandteil der Zellwände der Pflanzen. Ballaststoffreiche Kost sind daher Obst, Gemüse sowie Vollkornprodukte. Ballaststoffe fördern nicht nur die Darmtätigkeit, sondern sie führen auch zu einer verzögerten Magenentleerung mit einem größeren Sättigungseffekt. Auf diese Weise werden Blutzuckerspitzen vermieden. Durch ihre hohe Wasserbindungskapazität vergrößern sie das Stuhlvolumen und regen die Darmtätigkeit an, was zu einer Verkürzung der Darmpassagezeit und somit zu regelmäßiger Stuhlentleerung führt.

9.2 Verdauungsorgane

Funktionell lassen sich die Verdauungsorgane einem Kopf- und einem Rumpfteil *(Kopf-* und *Rumpfdarm)* zuordnen. Als Kopfdarm bezeichnet man die Mundhöhle mit ihren Speicheldrüsen sowie den mittleren und unteren Teil des Rachens (Schlund). Zum Rumpfdarm (Abb. 9.1) werden Speiseröhre, Magen, Dünndarm (Zwölffingerdarm, Leerdarm und Krummdarm), Dickdarm (Blinddarm, Wurmfortsatz, aufsteigender, querer, absteigender und S-förmiger Dickdarm sowie Mastdarm) und seine Verdauungsdrüsen (Leber, Bauchspeicheldrüse) gezählt.

9.2.1 Mundhöhle (Cavitas oris)

Vorn wird die Mundhöhle von den Lippen, seitlich von den Wangen, unten durch den muskulären Mundboden und oben durch den harten und weichen Gaumen begrenzt. Nach hinten endet die Mundhöhle mit der so ge-

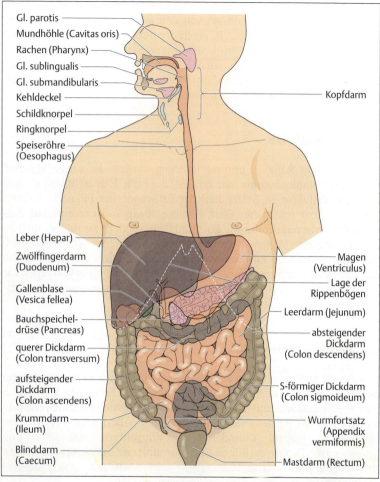

Abb. 9.1 **Übersicht der Verdauungsorgane** (nach Leonhardt)

nannten *Rachenenge*, die von den beiden *Gaumenbögen (Arcus palatoglossus* und *Arcus palatopharyngeus)* und dem in der Mitte liegenden *Zäpfchen (Uvula)* gebildet wird (Abb. 9.**2**). Zwischen den beiden Gaumenbögen liegt auf beiden Seiten je eine *Gaumenmandel (Tonsilla palatina)*. Das Innere der

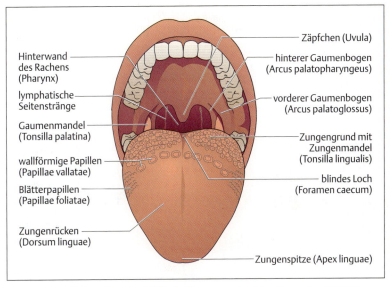

Abb. 9.2 **Einblick in die Mundhöhle bei herausgestreckter Zunge** (nach Faller)

Mundhöhle, die hauptsächlich von der Zunge ausgefüllt wird, ist von *Schleimhaut* mit einem mehrschichtigen, unverhornten Plattenepithel ausgekleidet.

Die Aufnahme der Nahrung, ihre mechanische Zerkleinerung, die Umwandlung in einen halbflüssigen Speisebrei sowie der Transport in Richtung Schlund erfolgen in der Mundhöhle. Mithilfe von Zähnen, Lippen und Zunge wird die Nahrung aufgenommen und zerkleinert. Eine Kontrolle der chemischen Beschaffenheit nehmen *Geschmacks-* und *Geruchsrezeptoren* wahr. Durch das Sekret der Speicheldrüsen wird die Nahrung gleitfähig gemacht, außerdem wird durch bestimmte Speichelenzyme (z. B. Amylase) im Mund bereits die Kohlenhydratspaltung (z. B. Stärke) eingeleitet.

Zunge (Lingua)

Die Zunge ist ein von Schleimhaut überzogenes *muskuläres Transportorgan*, das beim Kauen und Saugen hilft und Sinnesorgane für *Geschmacks-* und *Tastempfindungen* trägt. Außerdem spielt die Zunge eine wichtige Rolle bei der *Sprachbildung*.

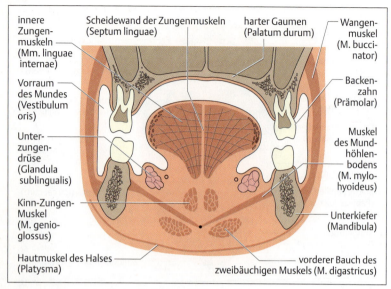

Abb. 9.**3** **Frontalschnitt durch die Mundhöhle** (nach Faller)

Man unterscheidet innere und äußere Zungenmuskeln (Abb. 9.**3**). Der wichtigste und stärkste äußere Zungenmuskel ist der *Kinn-Zungen-Muskel (M. genioglossus)*, der in der Mitte des Unterkiefers entspringt und fächerförmig in die Zunge von Zungenspitze bis Zungengrund einstrahlt. Er zieht die Zunge als Ganzes nach vorn und flacht gleichzeitig den Zungenrücken ab. Die inneren Zungenmuskeln verlaufen in allen drei Richtungen des Raumes. Sie dienen hauptsächlich der Verformung des Zungenkörpers.

Tast- und Geschmackspapillen

Der Zungenrücken trägt zahlreiche unterschiedliche Papillen, die der Tast- und Geschmacksempfindung dienen (Abb. 9.**4**). Die *fadenförmigen Papillen (Papillae filiformes)* sind über den gesamten Zungenrücken verstreut und dienen vor allem der *Tast-, Tiefen-, Temperatur-* und *Schmerzempfindung*. Innerhalb der Geschmackspapillen unterscheidet man *pilzförmige Papillen (Papillae fungiformes)*, *wallförmige Papillen (Papillae vallatae)* und *Blätterpapillen (Papillae foliatae)*. Sie enthalten *Geschmacksknospen* und kommen an umschriebenen Stellen auf dem Zungenrücken vor (Abb. 9.**5**). Es können

Verdauungsorgane **393**

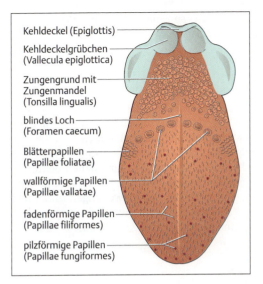

Abb. 9.**4 Tast- und Geschmackspapillen der Zunge**

- Kehldeckel (Epiglottis)
- Kehldeckelgrübchen (Vallecula epiglottica)
- Zungengrund mit Zungenmandel (Tonsilla lingualis)
- blindes Loch (Foramen caecum)
- Blätterpapillen (Papillae foliatae)
- wallförmige Papillen (Papillae vallatae)
- fadenförmige Papillen (Papillae filiformes)
- pilzförmige Papillen (Papillae fungiformes)

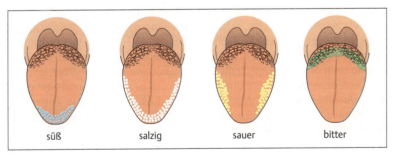

süß   salzig   sauer   bitter

Abb. 9.**5 Orte der Geschmacksempfindungen auf der Zunge** (nach Silbernagl u. Despopoulos)

vier Geschmacksqualitäten wahrgenommen werden: *sauer, salzig, bitter* und *süß*. Die einzelnen Geschmacksqualitäten lassen sich allerdings nicht bestimmten Papillen zuordnen. Die Geschmacksempfindungen erfahren wir durch das Zusammenwirken mit dem Geruchssinn. Daher haben wir keinen Geschmack, wenn z. B. bei einer Erkältung die Nase verstopft ist. Hinter den V-förmig angeordneten Wallpapillen schließt sich der Zungengrund mit der *Zungenmandel (Tonsilla lingualis)* an. In der Mitte, unmittelbar hinter der V-Spitze, liegt das so genannte *blinde Loch (Foramen caecum)*, der Bildungsort der Schilddrüse.

Zähne (Dentes)

Die Zähne des menschlichen Gebisses sind in zwei Zahnreihen, dem oberen und unteren Zahnbogen, im Ober- und Unterkiefer verankert. Es werden zunächst Milchzähne gebildet, die später durch bleibende Zähne ersetzt werden. Die Zähne des Menschen sind unterschiedlich gestaltet und verrichten verschiedene Aufgaben. Die Schneidezähne dienen dem Abbeißen und die zur Seite sich anschließenden Eckzähne helfen beim Reißen und Festhalten. Die folgenden Backen- und Mahlzähne (Prämolaren und Molaren) führen mit ihren Kauflächen Mahlbewegungen durch und leisten den größten Teil der Kauarbeit. Schneide- und Eckzähne werden auch als Frontzähne, Backen- und Mahlzähne als Seitenzähne bezeichnet.

Bau des Zahns

Am Zahn werden *Krone, Hals* und *Wurzel* unterschieden. Die Krone überragt das Zahnfleisch und wird von *Schmelz* überzogen (Abb. 9.**6**). Die Zahnwurzel steckt in dem so genannten *Wurzelfach (Alveole)* des Ober- und Unterkiefers und ist von *Zement* überkleidet. Über die *Wurzelhaut* ist sie im Knochen verankert. Als Zahnhals bezeichnet man den Teil des Zahnes, an dem Schmelz und Zement aneinandergrenzen. Die Wurzelspitze wird von dem *Wurzelkanal* durchbohrt, durch den Gefäße und Nerven in die *Zahnhöhle* gelangen. Innerhalb der Zahnhöhle liegt die *Zahnpulpa* („Zahnmark"), ein Blutgefäße und Nerven enthaltendes Bindegewebe, das den Zahn ernährt. An den freien Grenzen zwischen Pulpa und Dentin liegen epithelartig ausgebreitet dentinbildende Zellen *(Odontoblasten)*, die bei Bedarf Ersatzdentin bilden und Fortsätze (Odontoblastenfortsätze) in das Dentin entsenden. Die Fortsätze verlaufen mit Blutgefäßen und Nerven in Dentinkanälchen, die dem Dentin eine leicht gewellte radiäre Streifung verleihen.

Jeder Zahn besteht aus drei knochenähnlichen Hartsubstanzen: *Zahnbein (Dentin), Zahnschmelz (Enamelum)* und *Zement (Cementum)*. Das Zahnbein bildet die Hauptmasse des Zahnes und umgrenzt die Zahnhöhle (Abb. 9.**6**). Im Bereich der Zahnkrone wird das Dentin von Schmelz überlagert, an der Zahnwurzel von Zement überdeckt. Das Zahnbein ist schmerzempfindlich. Der Schmelz ist die härteste Substanz des menschlichen Körpers und besteht zu 97% aus anorganischen Salzen (überwiegend

Verdauungsorgane **395**

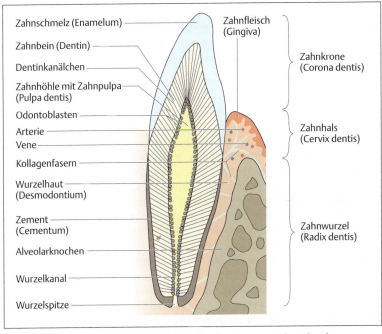

Abb. 9.6 **Schematischer Längsschnitt durch einen unteren Schneidezahn**

Hydroxylapatit). Der Anteil der anorganischen Substanz ist beim Dentin (70%) und beim Zement (65%) geringer.

Zahnhalteapparat (Parodontium)

Durch die kollagenfaserige Wurzelhaut (Desmodontium) ist der Zahn federnd in der knöchernen Alveole befestigt (Abb. 9.6). Die Kollagenfasern verlaufen zwischen Alveolenwand und Zement und ziehen größtenteils in Richtung Wurzelspitze. Auf Grund ihres Verlaufs werden sie durch den Kaudruck zugbelastet. Die Wurzelhaut enthält ein gut ausgebildetes Gefäßnetz sowie sensible Nerven (Drucksinn). In Richtung Zahnhals wird die Wurzelhaut vom *Zahnfleisch (Gingiva)* bedeckt und gleichzeitig geschützt. Der Zahnhalteapparat wird vom Alveolenknochen, vom Zahnfleischrand, von der Wurzelhaut sowie vom Wurzelzement gebildet.

Zahnformel

Das Dauergebiss des Menschen besteht aus 32 bleibenden Zähnen (8 Schneidezähne, 4 Eckzähne, 8 Backenzähne und 12 Mahlzähne). In jeder Kieferhälfte folgen von innen nach außen (Abb. 9.**7a** u. **b**):

- 2 Schneidezähne (Dentes incisivi = I),
- 1 Eckzahn (Dens caninus = C),
- 2 Backenzähne (Dentes praemolares = P),
- 3 Mahlzähne (Dentes molares = M).

Anzahl und Folge der Einzelzähne lassen sich in Kurzfassung durch die Zahnformel ausdrücken. Sie wird bei symmetrischer Ausbildung nur für die Kieferhälfte ausgeschrieben und lautet: **I2, C, P2, M3.**

In der zahnmedizinischen Praxis ist eine besondere Schreibweise allgemein gebräuchlich. Hierbei erhält jede Hälfte von Ober- und Unterkiefer eine Kennziffer: rechter Oberkiefer = 1, linker Oberkiefer = 2, linker Unterkiefer = 3 und rechter Unterkiefer = 4.

Die Zähne werden, von der Mittellinie ausgehend, nach hinten für jede Kieferhälfte von 1–8 durchnummeriert. Auf diese Weise erhält jeder Zahn eine zweistellige Zahl, wobei die erste die Kieferhälfte und die zweite die Zahnnummer angibt: So ist z. B. 13 der Eckzahn im rechten Oberkiefer und 31 der erste Schneidezahn im linken Unterkiefer.

linker Oberkiefer (2)	**rechter Oberkiefer** (1)
28 27 26 25 24 23 22 21	11 12 13 14 15 16 17 18
linker Unterkiefer (3)	**rechter Unterkiefer** (4)
38 37 36 35 34 33 32 31	41 42 43 44 45 46 47 48

Form der bleibenden Zähne

Schneidezähne haben eine meißelförmige Krone mit scharfer horizontaler Schneidekante. Die Eckzähne sind die längsten Zähne, und ihre Kronen haben jeweils zwei Schneidekanten, die spitz zulaufen *(Kauspitze)*. Die Backenzähne besitzen eine Kaufläche mit einer zweihöckerigen Krone. Ihre Wurzeln sind häufig, besonders bei den oberen Backenzähnen, gespalten. Die Mahlzähne liegen in der Verlaufsrichtung der Kaumuskeln. Ihre Kaufläche bildet meistens vier Höcker, wobei die Höcker der oberen

Verdauungsorgane **397**

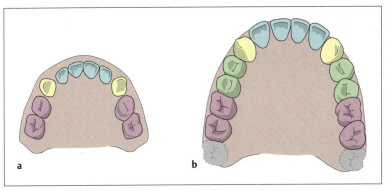

Abb. 9.**7 a** u. **b Milch- und Dauergebiss** (jeweils Oberkiefer)
a Milchgebiss: Schneidezähne (blau), Eckzähne (gelb), Milchmolaren (violett);
b Dauergebiss: Schneidezähne (blau), Eckzähne (gelb), Prämolaren (grün), Molaren (violett), 3. Molar (Weisheitszahn) noch nicht durchgebrochen

Mahlzähne bei Schluss des Gebisses zwischen die Höcker der unteren Mahlzähne reichen und umgekehrt. Während die oberen Mahlzähne drei Wurzeln haben, sind bei den unteren meist nur zwei Wurzeln ausgebildet. Die dritten Mahlzähne (Weisheitszähne) haben unterschiedliche Formen und sind manchmal gar nicht ausgebildet.

Milchgebiss und Zahndurchbruch

Vom *Dauergebiss (zweite Dentition)* unterscheidet man das *Milchgebiss (erste Dentition)*. Es hat 20 Zähne (Abb. 9.**7 a** u. **b** und 9.**8**) und gleicht mit Ausnahme der Backenzähne den bleibenden Zähnen (8 Schneidezähne, 4 Eckzähne und 8 Milchmahlzähne). Zwischen dem 6. und 12. Lebensmonat brechen als Erste die Schneidezähne des Milchgebisses durch. Mit 2 Jahren ist das Milchgebiss gewöhnlich vollständig.

Von den bleibenden Zähnen tritt als Erster der 1. Mahlzahn durch. Da er im 6. Lebensjahr erscheint, nennt man ihn den *6-Jahres-Molar*. Der letzte Mahlzahn (Weisheitszahn) zeigt oft einen verspäteten Durchbruch oder Rückbildungserscheinungen. Für die bleibenden Zähne gelten folgende Durchbruchzeiten (Lebensjahre):

Zahn:	I1	I2	C	P1	P2	M1	M2	M3
Zahndurchbruch (Lebensjahre):	7	8	11	9	10	6	12	?

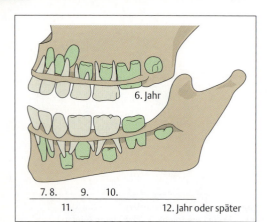

Abb. 9.**8 Durchbruch des Dauergebisses.** Milchgebiss weiß, Anlagen des Dauergebisses grün; angegeben sind die Zeitpunkte des Zahndurchbruchs (3. Molar = Weisheitszahn noch nicht angelegt)

Speicheldrüsen (Glandulae salivariae)

Speicheldrüsen sind exokrine Drüsen und sondern ihr Sekret, im Gegensatz zu endokrinen Drüsen, über einen Ausführungsgang nach außen ab. Die Speicheldrüsen der Mundhöhle unterteilt man in kleine und große Speicheldrüsen. Die *kleinen Speicheldrüsen* liegen mit ihren kurzen Ausführungsgängen in der Schleimhaut von Lippe, Wange, Zunge und Gaumen. Zu den *großen Speicheldrüsen* zählt man die *Ohrspeicheldrüse (Glandula parotis)*, die *Unterkieferspeicheldrüse (Glandula submandibularis)* und die *Unterzungenspeicheldrüse (Glandula sublingualis)* (Abb. 9.**9**). Die Ohrspeicheldrüse ist die größte und liegt vor dem Ohr auf dem aufsteigenden Unterkieferast. Ihr 3 mm dicker und 5–6 cm langer Ausführungsgang *(Ductus parotideus)* durchbohrt den Wangenmuskel (M. buccinator) und mündet in Höhe des 2. oberen Mahlzahnes in die Mundhöhle. Die Unterkieferspeicheldrüse liegt dicht unter dem Unterkiefer und umfährt mit einem länglichen Fortsatz den hinteren Rand des Mundbodenmuskels (M. mylohyoideus). Ihr Ausführungsgang zieht nach vorn und vereinigt sich mit dem Ausführungsgang der Unterzungenspeicheldrüse, die seitlich unterhalb der Zunge auf dem M. mylohyoideus liegt. Der gemeinsame Ausführungsgang mündet auf einer kleinen Erhebung *(Caruncula sublingualis)* unterhalb der Zungenspitze. Zusätzlich münden mehrere kleine Ausführungsgänge der Unterzungenspeicheldrüse beidseits der Caruncula sublingualis.

Verdauungsorgane **399**

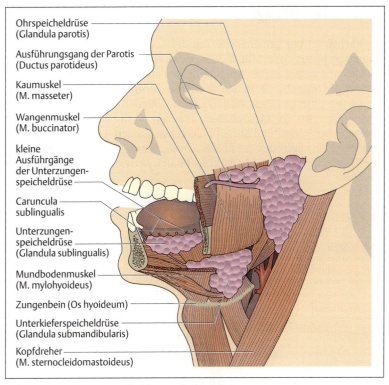

Abb. 9.**9** **Die großen Speicheldrüsen des Mundes**

Von allen Speicheldrüsen werden im Laufe eines Tages etwa 1–1,5 l Speichel abgesondert. Man unterscheidet einen zähflüssigen (mukösen) Speichel von einem dünnflüssigen (serösen) Speichel. Beide Speichelarten werden von den großen und kleinen Speicheldrüsen gebildet. Der Speichel erhöht die Gleitfähigkeit der zerkauten Nahrung. Durch seinen Gehalt an zuckerspaltenden Enzymen (Amylase) beginnt der dünnflüssige Speichel bereits im Mund mit der Verdauung. Die Speichelsekretion unterliegt dem vegetativen Nervensystem. Der Parasympathikus fördert, der Sympathikus hingegen hemmt die Speichelbildung.

9.2.2 Rachen (Pharynx)

Der Rachen ist der gemeinsame Teil des Luft- und Speiseweges im Anschluss an Nasen- und Mundhöhle. Er ist ein etwa 12 cm langer, an der Schädelbasis aufgehängter Schlauch. In den oberen Abschnitt *(Epipharynx)* mündet die Nasenhöhle, in den mittleren *(Mesopharynx)* die Mundhöhle und in den unteren *(Hypopharynx)* die Kehlkopföffnung bzw. die Speiseröhre (Abb. 9.10). Im Mesopharynx kreuzen Atem- und Speiseweg. Am Übergang der Nasen- und Mundhöhle in den Rachen (Choanen) liegen die Mandeln (Tonsillen) des *lymphatischen Rachenrings*. Ihre Aufgabe ist es, möglichst frühzeitig Krankheitserreger durch Aktivierung der spezifischen

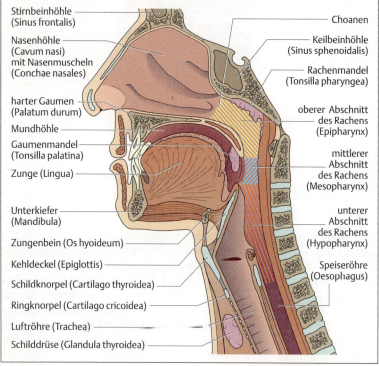

Abb. 9.10 **Topographie des Rachens.** Mittelschnitt in der Ansicht von innen (nach Frick u. Mitarb.)

Abwehr zu attackieren. Nach ihrer Lage unterscheidet man (Abb. 9.2 und 9.**10**): die unpaare *Rachenmandel (Tonsilla pharyngea)* am Rachendach, die paarigen *Gaumenmandeln (Tonsillae palatinae)* zwischen den beiden Gaumenbögen, die unpaare *Zungenmandel (Tonsilla lingualis)* am Zungengrund sowie lymphatisches Gewebe in der seitlichen Rachenwand *(Seitenstrang)*, das sich um den Eingang in die *Ohrtrompete* (Tuba auditiva) verdichtet *(Tonsilla tubaria)*. Die Tuba auditiva verbindet den Rachenraum und die Paukenhöhle des Mittelohrs (s. Kap. 15.3.1, Gehörorgan: Mittelohr).

Die Wand des Pharynx besteht aus Schleimhaut, quergestreifter Muskulatur und umgebendem Bindegewebe. Innerhalb der Rachenmuskulatur unterscheidet man die am Schluckakt beteiligten *Schlundschnürer* und *Schlundheber*. Während die Schlundschnürer *(Mm. constrictores pharynges)* kräftige Muskeln darstellen und den Rachenraum einengen sowie Kehlkopf und Zungenbein anheben können (Abb. 9.**11**), sind die Schlundheber *(Mm. levatores pharynges)* eher schwach ausgebildet. Sie heben den Pharynx an und verkürzen ihn.

Schluckakt

Der Schluckakt verhindert, dass die Nahrung in die Luftröhre gelangt. Man unterscheidet hierbei *willkürliche* und *unwillkürliche (reflektorische) Phasen* (Abb. 9.**11 a** u. **b**). Am Beginn des Schluckaktes wird willkürlich der Mundboden kontrahiert und die Zunge mit dem Bissen gegen den weichen Gaumen gepresst. Hierdurch erfolgt reflektorisch *(Schluckreflex)* und damit unwillkürlich die Sicherung des Atemweges. Durch Anhebung des weichen Gaumens gegen die hintere Pharynxwand (Mm. levator veli palatini und tensor veli palatini) werden die oberen Luftwege vom Speiseweg abgetrennt. Durch die Kontraktion des Mundbodens werden das Zungenbein und der Kehlkopf angehoben (Schlundschnürer und Mundbodenmuskulatur) und der Kehldeckel (Epiglottis) nähert sich dem Kehlkopfeingang. Gleichzeitig kommt es zum Verschluss der Stimmritze und zum Atemstillstand. Dadurch sind auch die unteren Atemwege vom Speiseweg abgetrennt. Die untere Zungenbeinmuskulatur zieht nach dem Schluckakt den Kehlkopf wieder nach unten und gibt so den Atemweg wieder frei. Die Koordination dieses wichtigen und komplizierten Reflexes erfolgt im *Schluckzentrum*, das im verlängerten Mark (Medulla oblongata) des Gehirns liegt.

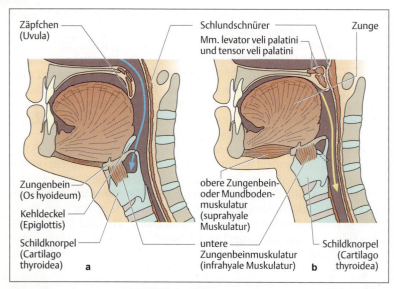

Abb. 9.11 a u. b **Darstellung des Schluckaktes.** Im Mesopharynx kreuzen Atemweg (blauer Pfeil in **a**) und Speiseweg (gelber Pfeil in **b**). Man unterteilt den Schluckakt in eine willkürlich eingeleitete Phase (Kontraktion des Mundbodens und Transport des Bissens in Richtung weicher Gaumen) und eine reflektorische Sicherung des Atemweges (Anhebung des weichen Gaumens, Verschluss der oberen Luftwege und Anhebung des Zungenbeins und des Kehlkopfes sowie Verschluss des Kehlkopfeingangs durch den Kehldeckel (nach Leonhardt)

9.2.3 Speiseröhre (Oesophagus)

Die Speiseröhre transportiert den Bissen aus dem Rachen in den Magen. Dieser Transport erfolgt durch ringförmige Muskelkontraktionen (Peristaltik), die normalerweise magenwärts gerichtet sind. Außerdem steht der Oesophagus unter einer Längsspannung (Fixierung oben durch den Kehlkopf, unten durch das Zwerchfell), durch die sein Verlauf stabilisiert und der Durchtritt des Nahrungsbreis beim Schlucken begünstigt wird. Die Speiseröhre ist beim Erwachsenen etwa 25–30 cm lang und verläuft im Brustbereich hinter der Luftröhre und vor der Wirbelsäule. Weiter unten zieht die Speiseröhre im *Hiatus oesophageus* durch das Zwerchfell, um unmittelbar danach in den Magen einzumünden. Man unterscheidet am

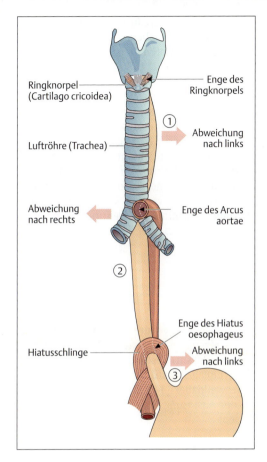

Abb. 9.12 **Einteilung, Abweichung und Engen des Oesophagus.**
1 Pars cervicalis,
2 Pars thoracica,
3 Pars abdominalis;
rote Pfeile markieren die Abweichungen und schwarze Pfeile die physiologischen Engen. Die Hiatusschlinge ist ein Teil des Zwerchfellmuskels (nach Faller)

Oesophagus (Abb. 9.**12**) einen kurzen Halsteil *(Pars cervicalis),* einen Brustteil *(Pars thoracica)* und einen Bauchteil *(Pars abdominalis).*

An bestimmten Stellen, den so genannten *Oesophagusengen* ist die Speiseröhre enger. Die oberste Enge liegt in Höhe des Ringknorpels und ist die engste Stelle mit einem Durchmesser von etwa 14 mm. Eine mittlere Enge wird vom eng anliegenden Aortenbogen verursacht. Die untere Enge entspricht dem Durchtritt durch das Zwerchfell und entsteht im Zusammenhang mit einem komplizierten Verschlussmechanismus. Im Bereich dieser umschriebenen Engstellen können größere Bissen unter Umständen stecken bleiben und starke Schmerzen verursachen.

Der Oesophagus besitzt die für den gesamten Magen-Darm-Trakt charakteristischen Wandschichten (s. Kap. 9.2.5, Abb. 9.17). Auf eine innere *Schleimhaut (Tunica mucosa = Mucosa)* folgt eine lockere *Bindegewebsschicht (Tunica submucosa = Submucosa)*, in der größere Blut- und Lymphgefäße verlaufen. Die sich anschließende *Muskelschicht (Tunica muscularis = Muscularis)* besteht aus einer inneren Ringmuskelschicht und einer äußeren Längsmuskelschicht. Die Anordnung der Muskulatur begünstigt durch abwechselnde abschnittsweise ablaufende Kontraktionen der Ring- und Längsmuskelschicht (Peristaltik) den Nahrungstransport in Richtung Magen. Sie ist somit der motorische wirksame Teil des Darmrohres und wird durch das vegetative Nervensystem versorgt. Nach außen schließt sich eine *Bindegewebsschicht (Tunica adventitia = Adventitia)* an, die dem Einbau des Oesophagus in die Umgebung und der Beweglichkeit dient.

9.2.4 Magen (Ventriculus, Gaster)

Funktion

Im Magen wird die Nahrung durch den stark sauren Magensaft (pH 1,5–2, etwa 2–3 l pro Tag), der im Wesentlichen aus Wasser, Schleim, Salzsäure sowie eiweißspaltenden Enzymen (Pepsin) besteht, chemisch zerkleinert bzw. verflüssigt. Der *Speisebrei (Chymus)* wird hin- und herbewegt und nach unterschiedlich langer Verweildauer (1–5 Stunden) schubweise in den Dünndarm befördert. Bei der Auslösung der Magensaftsekretion unterscheidet man folgende Phasen:

- **1. eine nervöse („reflektorische") Phase,**
- **2. eine lokale („gastrische") Phase und**
- **3. eine dünndarmbedingte („intestinale") Phase.**

Die *nervöse Sekretion* wird über den N. vagus (X. Hirnnerv) vermittelt und durch Sinneseindrücke (Schmecken, Riechen, Sehen) stimuliert. Sie tritt auch bei leerem Magen ein. Die *gastrische Sekretion* wird durch die Nahrung selbst stimuliert und beginnt, wenn die Nahrung in den Magen gelangt. Sie wird durch besondere hormonähnliche Stoffe (z. B. Gastrin) der Magenschleimhaut im Bereich des Magenausgangs ausgelöst, wobei mechanische (z. B. Dehnung) und chemische Faktoren (z. B. Aminosäuren, Alkohol) beteiligt sind. Gastrin wiederum gelangt auf dem Blutweg (endokrine Aktivierung) zu anderen Magenteilen (Magenkörper und Magengrund, Abb. 9.**14**) und löst dort in den Belegzellen die Bildung von Salzsäure aus. Bei der intestinal bedingten Magensaftsekretion beeinflusst auch der Zwölffingerdarm rückwirkend die Bildung des Magensaftes, indem die Zusammensetzung und die Menge des Speisebreis im Duodenum die Magensaftsekretion auf hormonellem Weg hemmt (z. B. Sekretin) oder fördert (wahrscheinlich ebenfalls Gastrin). Auf diese Weise passt der Zwölffingerdarm den vom Magen kommenden Speisebrei an die Bedürfnisse des Dünndarms an.

Form und Lage

Der Magen liegt im linken Oberbauch unter dem Zwerchfell, wobei Form und Lage große funktionsbedingte (Füllungszustand) Unterschiede aufweisen können. Das Magenvolumen beträgt etwa 1200–1600 ml. Man un-

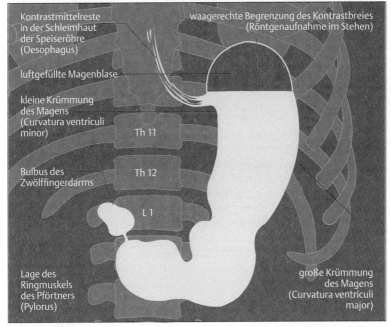

Abb. 9.**13** **Röntgenaufnahme von Speiseröhre (unterer Teil), Magen und Anfangsteil des Zwölffingerdarms nach Schlucken von Kontrastbrei im Stehen**

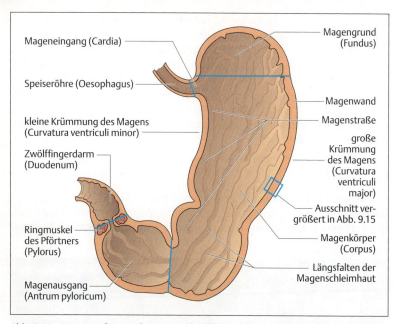

Abb. 9.**14** **Topographie und innere Oberfläche eines aufgeschnittenen Magens** (blaue Linien: gedachte Grenzen zwischen den einzelnen Magenabschnitten)

terscheidet einen *Mageneingang (Cardia)*, einen *Magengrund (Fundus)*, einen *Magenkörper (Corpus)*, einen *Magenausgang (Antrum)* und einen *Magenpförtner (Pylorus)*. Am Mageneingang öffnet sich der Oesophagus unmittelbar unter dem Zwerchfell in den Magen. Links von der Mündung erhebt sich kuppelförmig der Magenfundus, der im Röntgenbild regelmäßig durch die „Magenblase" (verschluckte Luft im Fundus) sichtbar ist (Abb. 9.**13**). Der Magenkörper wird am oberen Rand von der *kleinen Krümmung (Curvatura ventriculi minor)*, am unteren Rand von der *großen Krümmung (Curvatura ventriculi major)* begrenzt (Abb. 9.**14**). Am Ausgang zum Zwölffingerdarm (Duodenum) liegt eine Erweiterung, der Magenausgang (Antrum pyloricum) und unmittelbar dahinter der Magenpförtner, ein ringförmiger Schließmuskel. Außen ist der Magen vom Bauchfell (Peritoneum) überzogen, das eine gute Verschieblichkeit gegenüber anderen Organen ermöglicht (s. Kap. 8.3, Seröse Höhlen und Häute und Kap. 9.2.7, Bauchfellverhältnisse mit den Abb. 9.**25 a** u. **b**).

Schleimhaut und Muskelschicht

Die Schleimhautoberfläche zeigt zahlreiche längs verlaufende Auffaltungen *(Magenfalten)*, die an der kleinen Krümmung des Magens die so genannte *Magenstraße* bilden (Abb. 9.14). Auf den Falten lassen sich millimetergroße Felder erkennen, in denen mit Hilfe einer Lupe dicht an dicht liegende, punktförmige *Grübchen (Foveolae gastricae)* sichtbar werden. In jedes Grübchen münden mehrere salzsäure- und enzymproduzierende Magendrüsen. Um sich vor Selbstverdauung durch die Salzsäure zu schützen, sondern die Mucosazellen einen zähen Schleim ab, der die Schleimhautoberfläche überzieht. Die Magendrüsen, die im Fundus und Corpus des Magens besonders zahlreich vorkommen, sind gestreckt und enthalten drei Zellarten (Abb. 9.15). Die hauptsächlich im Drüsenhals liegenden *Nebenzellen* bilden Schleim und zeigen viele Mitosen (Regeneration!). Weiter unten im Mittelstück der Magendrüsen liegen *Haupt-* und *Belegzellen*. Die Hauptzellen bilden eine Vorstufe des eiweißspaltenden Enzyms Pepsin, das Pepsinogen, das durch die in den Belegzellen gebildete Salzsäure aktiviert wird (s. Kap. 9.3.3, Proteinverdauung). Außerdem wirkt die Salzsäure bakterizid und tötet auf diese Weise einen großen Teil der mit der Nahrung aufgenommenen Bakterien ab. Zusätzlich zur Salzsäure produzieren die Belegzellen einen Faktor, den so genannten *„Intrinsic factor"*, der die Aufnahme von Vitamin B_{12} im unteren Dünndarm (Ileum) ermöglicht.

Die glatte Muskulatur der Magenwand besitzt zusätzlich zu der Ring- und Längsmuskelschicht eine weitere, innen gelegene, schräg verlaufende Muskelschicht (Abb. 9.15). Am Pylorus bildet die Ringmuskelschicht einen kräftigen Schließmuskel. Bei gefülltem Magen verlaufen etwa alle 3 Minuten peristaltische Wellen vom Fundus zum Pylorus. Die Magenentleerung wird hauptsächlich durch unterschiedliche Druckverhältnisse zwischen Magen und Dünndarm beeinflusst und über Gewebshormone gesteuert.

9.2.5 Dünndarm (Intestinum tenue)

Funktion

Im Dünndarm finden die eigentliche Verdauung und die Aufnahme der Nahrungsbestandteile (Resorption) statt. Die Nährstoffe werden durch Enzyme der Bauchspeicheldrüse zu resorbierbaren Bestandteilen abgebaut. Hierbei werden Kohlenhydrate zu einfachen Zuckern (Monosaccha-

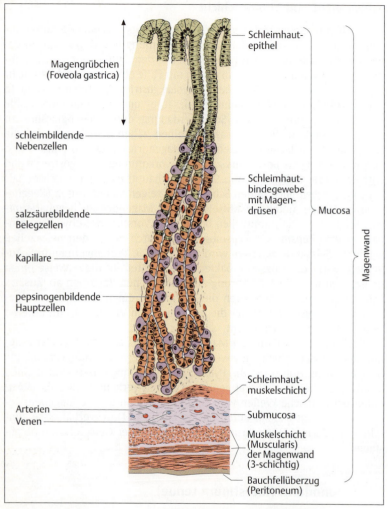

Abb. 9.**15** **Schnittpräparat einer Magendrüse** (Ausschnitt aus Abb. 9.**14**)

ride), Eiweiße zu Aminosäuren und Fette zu Fettsäuren und Glycerin (= Glycerol) zerlegt. Zur Fettverdauung sind Gallensäuren notwendig. Durch *Misch-* und *Transportbewegungen* wandert der Speisebrei durch den Dünndarm und wird dem Dickdarm zugeführt.

Form und Lage

Der Dünndarm beginnt jenseits des Magenpförtners und endet an der Einmündung in den Dickdarm (Abb. 9.**16a** u. **b**). Er ist in Abhängigkeit von dem Kontraktionszustand seiner Längsmuskelschicht etwa 3–5 m lang. Man unterscheidet drei aufeinanderfolgende Abschnitte: den 25–30 cm langen (= „Zwölf Finger breit") *Zwölffingerdarm (Duodenum)*, den *Leerdarm (Jejunum)* und den *Krummdarm (Ileum)*. Das Duodenum hat die Gestalt eines den Kopf der Bauchspeicheldrüse umfassenden C und ist an der Rückwand der Leibeswand befestigt. In seinen absteigenden Teil mündet auf einer Erhebung *(Papilla duodeni major)* der *Gallengang (Ductus choledochus)* häufig zusammen mit dem Hauptausführungsgang der Bauchspeicheldrüse *(Ductus pancreaticus)* (s. Kap. 9.2.8, Pancreas: Form und Lage). Auf das Duodenum folgen Jejunum und Ileum, die beide ohne scharfe Grenze ineinander übergehen und das so genannte *Dünndarmkonvolut* bilden (ca. 3/5 Jejunum und 2/5 Ileum). Beide Darmabschnitte sind über ein *Aufhängeband (Mesenterium)* an der hinteren Bauchhöhlenwand befestigt (Abb. 9.**16a** u. **b** und 9.**19**). Das Mesenterium dient der Blut- und Nervenversorgung des Dünndarms (s. auch Kap. 9.2.7, Bauchfellverhältnisse).

Dünndarmmotorik

Außen ist der Dünndarm von Bauchfell (Peritoneum) überzogen. Nach innen folgt glatte Muskulatur mit einer äußeren Längs- und einer inneren Ringmuskelschicht (Abb. 9.**17**). Durch abwechselnde Kontraktion und Erschlaffung der Längs- und Ringmuskulatur kommt es zu einer Durchmischung des Darminhaltes *(Pendel- und Segmentationsbewegungen)*. Der Transport des Darminhalts erfolgt durch peristaltische Wellenbewegungen. Sie werden durch die bei der Füllung des Darmes erfolgende Dehnung der Darmwand ausgelöst (s. Kap. 14.5, Darmwandnervensystem) und verlaufen in Form von wandernden Kontraktionsringen; hierbei wird der Darminhalt vorwärts geschoben.

Dünndarmschleimhaut

Um die Resorption der Nahrungsstoffe im Dünndarm zu erleichtern, weist die Schleimhautoberfläche, besonders des Leerdarms, eine beträchtliche Oberflächenvergrößerung durch *Falten, Zotten* und *Mikrovilli* auf (Abb. 9.**18a** u. **b**). Die insgesamt etwa 600 ringförmigen Falten *(Kerckring-*

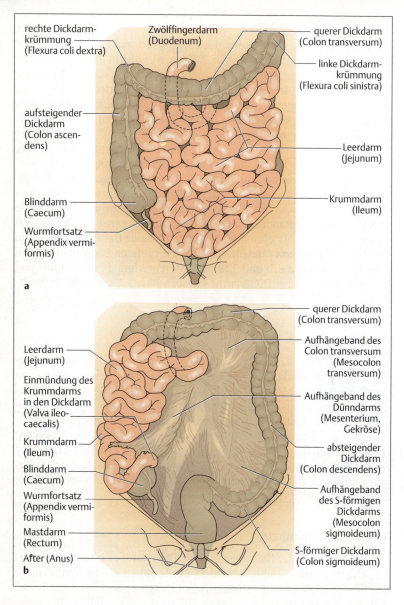

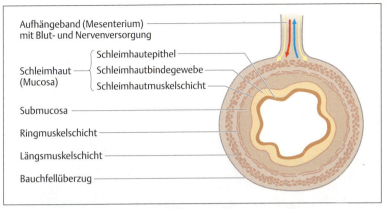

Abb. 9.**17** **Querschnitt durch den Dünndarm (Schichtenaufbau)** (nach Leonhardt)

Falten) springen als Auffaltungen der Submucosa 1 cm in das Darmlumen vor und vergrößern die Oberfläche auf ungefähr 1 m^2.

Die Dünndarmzotten sind etwa 1 mm hohe und 0,1 mm dicke, fingerförmige, in das Darmlumen gerichtete Ausstülpungen der Schleimhaut und geben ihr ein samtartiges Aussehen. Die Einsenkungen zwischen den einzelnen Zotten werden als *Krypten (Lieberkühn-Krypten)* bezeichnet. 1 mm^3 der Schleimhaut kann bis zu 40 Dünndarmzotten tragen (Abb. 9.**18 a** u. **b**). Sie vergrößern die Oberfläche auf etwa 5–6 m^2. Jede Zotte enthält ein Bindegewebsgerüst mit Arteriolen, Venolen sowie ein Netz von Blutkapillaren (Abb. 9.**19**) und ein zentrales Lymphgefäß. Das Zottenepithel ist einschichtig und besteht aus hochprismatischen Saumzellen und schleimbildenden Becherzellen (Abb. 9.**20**). Saumzellen stehen im Dienste der Resorption und besitzen an ihrer dem Darmlumen zugewandten Zellmembran einen Bürstensaum (Mikrovilli). Mikrovilli sind Ausstülpungen der Plasmamembran (pro Zelle etwa 3.000, pro mm^2 etwa 200 Millionen), durch die der Dünndarm eine Gesamtschleimhautoberfläche von über 120 m^2 aufweist.

Für die Resorption des Speisebreis stellen die Dünndarmzotten eine Funktionseinheit dar. Die über das Kapillarnetz aufgenommenen Nähr-

◁ Abb. 9.**16 a** u. **b** **Lage des Dünn- und Dickdarms im Bauchsitus** (nach Leonhardt)
a Normale Lage;
b Dünndarm nach rechts, querer Dickdarm nach oben herausgeklappt

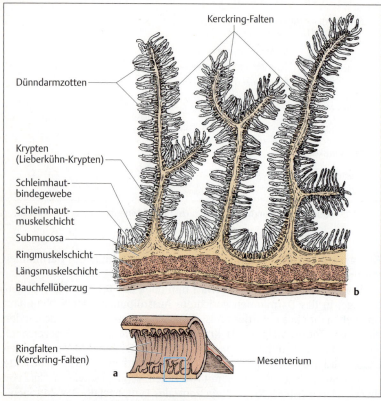

Abb. 9.**18 a** u. **b**   **Längschnitt durch das Jejunum**
a Schnitt durch den Dünndarm; **b** vergrößerter Ausschnitt aus **a**

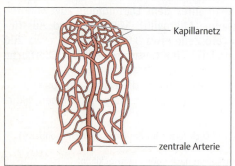

Abb. 9.**19 Gefäßinjektionspräparat einer Dünndarmzotte.** Ein mit Kunststoff gefülltes Gefäßpräparat einer Dünndarmzotte zeigt eine zentrale Arterie, die an der Zottenspitze in ein Kapillarnetz übergeht

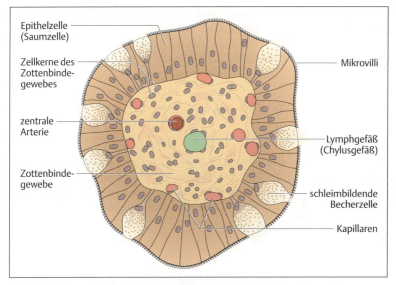

Abb. 9.**20 Querschnitt einer Dünndarmzotte bei starker Vergrößerung**

stoffe (Aminosäuren, Zucker, freie Fettsäuren etc.) gelangen ins Blut und werden über Venen der Pfortader und schließlich der Leber zugeführt. Über ein *zentrales Lymphgefäß (Chylusgefäß)* werden die im Zottenepithel bereits wieder synthetisierten Fette (Triglyceride) in Form von Chylomikronen (s. Kap. 9.3.1, Fettverdauung) abtransportiert und gelangen über den *Milchbrustgang (Ductus thoracicus)* ins venöse Blut.

Die ausgeprägten Oberflächenvergrößerungen der Dünndarmschleimhaut nehmen zum Ende des Dünndarms kontinuierlich ab, da die Resorption von Nährstoffen geringer und zunehmend Wasser resorbiert wird. Im Ileum verstreichen die Falten, und die Zotten werden niedriger.

Darmassoziiertes lymphatisches Gewebe

Innerhalb der Schleimhaut des Magen-Darm-Traktes liegen vereinzelt oder in Gruppen zahlreiche Lymphfollikel, die man zusammen mit diffus verteilten Lymphozyten in ihrer Gesamtheit als darmassoziiertes lymphatisches System bezeichnet. Es stellt einen Teil des spezifischen Abwehrsystems dar, das sich mit Antigenen im Darm auseinandersetzt. Besonders in der Schleimhaut des Ileums und des Appendix (Wurmfortsatz des Blinddarms) liegen die Lymphfollikel dicht gedrängt in Form zusammengesetzter Platten *(Peyer-Platten)* (s. Kap. 6.3.4, Lymphatisches Gewebe der Schleimhäute: Darmassoziiertes lymphatisches Gewebe).

9.2.6 Dickdarm (Intestinum crassum)

Funktion

Hauptaufgabe des aus *Blinddarm (Caecum), Grimmdarm (Colon)* und *Mastdarm (Rectum)* bestehenden Dickdarms ist die Rückresorption von Wasser und Salzen, die mit den Verdauungssäften in den Darm gelangen. Der Dickdarm enthält unverdauliche Nahrungsreste, die durch Bakterien in Gärungs- und Fäulnisprozessen zersetzt werden.

Form und Lage

Im rechten Unterbauch mündet das Ileum in Höhe der *Dickdarmklappe (Valva ileocaecalis)* in den etwa 1,5–1,8 m langen Dickdarm (Abb. 9.**16 b** und 9.**21**). Unterhalb der Dickdarmklappe buchtet sich nach unten der Anfangsteil des Dickdarms, der Blinddarm, aus. An ihm hängt der etwa 8 cm lange und 0,5–1 cm dicke *Wurmfortsatz (Appendix vermiformis)*, der beim Menschen eine wichtige Funktion innerhalb des spezifischen Abwehrsystems des Darms hat (s. Kap. 9.2.5, Dünndarm: Darmassoziiertes lymphatisches Gewebe). Auf den Blinddarm folgt der Grimmdarm, der den Dünndarm wie ein Rahmen umgibt.

Das Colon beginnt auf der rechten Seite mit einem aufsteigenden Teil *(Colon ascendens)*, der unterhalb der Leber nach links umbiegt *(Flexura coli dextra)* und sich in einen queren Teil *(Colon transversum)* nach links verlaufend fortsetzt (Abb. 9.**21**). An der linken Colonflexur *(Flexura coli sinistra)* biegt er nach unten und verläuft an der seitlichen Bauchwand als absteigender Teil *(Colon descendens)*. Im Bereich der linken Darmbeinschaufel geht der Dickdarm über in einen S-förmig gekrümmten Abschnitt *(Colon sigmoideum, Sigmoid)*, der weiter ins kleine Becken zieht. In Höhe des 2.–3. Kreuzbeinwirbels schließt sich dem Colon sigmoideum (Abb. 8.**23**) der etwa 15 cm lange *Mastdarm (Rectum)* an, der mit dem *Anus* unterhalb des Analkanals endet. Das Rectum liegt im Gegensatz zu Sigmoid, Caecum und Colon transversum außerhalb der Bauchfellhöhle im kleinen Becken (extraperitoneal). Daher hat es kein Aufhängeband (Me-

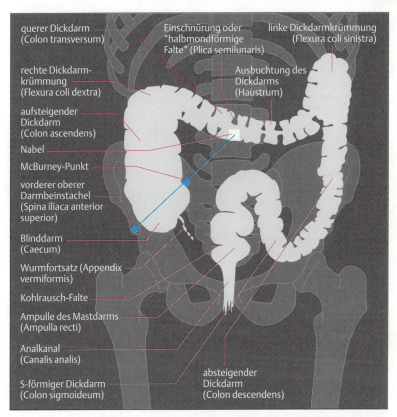

Abb. 9.**21 Röntgenaufnahme nach Kontrasteinlauf in Mast- und Dickdarm in der Ansicht von vorn.** Die Stelle des Nabels ist durch ein viereckiges Bleiklötzchen, das einen Schatten gibt, markiert. Der McBurney-Punkt entspricht der Einmündung des Ileums in das Colon (Mitte einer Verbindungslinie: Nabel – vorderer oberer Darmbeinstachel)

socolon). Auch Colon ascendens und Colon descendens haben kein Aufhängeband. Sie liegen ebenfalls außerhalb der Bauchfellhöhle, jedoch retroperitoneal, d. h. hinter dem Bauchfell liegend.

Äußerlich ist der Dickdarm durch eine charakteristische Anordnung von Längsmuskelstreifen, Einschnürungen, Aussackungen sowie durch Fettanhängsel gekennzeichnet. Die *Längsmuskelstreifen (Taeniae coli)* entstehen durch eine straffe Bündelung der äußeren Längsmuskelschicht.

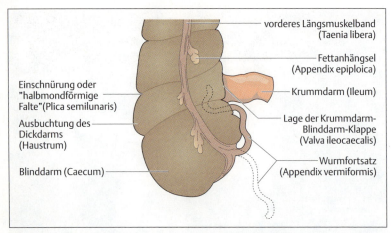

Abb. 9.**22** **Blinddarm, Wurmfortsatz und Einmündung des Ileums in den Dickdarm.** Wurmfortsatz hinter dem Ileum gelegen, normale Lage gestrichelt

Man unterscheidet die *Taenia libera,* die im gesamten Verlauf des Dickdarms sichtbar ist sowie die *Taeniae mesocolicae* und *omentales,* die verdeckt und somit in situ nicht zu sehen sind. Entlang der Taenien hängen zahlreiche zipfelförmige *Fettanhängsel (Appendices epiploicae)* (Abb. 9.**22**). Durch Kontraktion der Ringmuskulatur bilden sich typische *Einschnürungen (Plicae semilunares),* die in das Dickdarmlumen vorspringen. Zwischen den Plicae semilunares buckelt sich die Darmwand in Form von *Aussackungen (Haustra coli)* nach außen (Abb. 9.**21** und 9.**22**).

Dickdarmschleimhaut

Die Schleimhaut des Dickdarms weist eine wesentlich geringere Oberflächenvergrößerung als die Dünndarmschleimhaut auf. Es fehlen Zotten, und die Oberfläche wird ausschließlich durch tiefe Einsenkungen *(Lieberkühn-Krypten)* vergrößert. Als Ausdruck einer starken Wasserrückresorption besteht das Schleimhautepithel überwiegend aus schleimbildenden Becherzellen und aus mit einem Bürstensaum ausgestatteten Epithelzellen. In der Schleimhaut kommen zahlreiche Lymphfollikel vor.

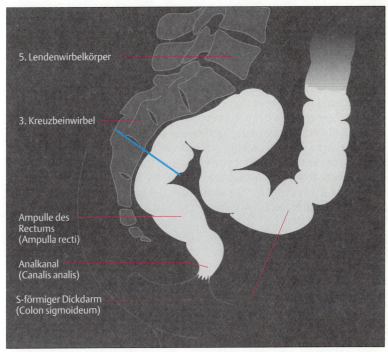

Abb. 9.**23** **Seitliche Röntgenaufnahme nach Kontrasteinlauf in Mast- und S-förmigen Dickdarm.** Grenze zwischen Sigmoid und Rectum in Höhe des 3. Kreuzbeinwirbels (blaue Linie)

Dickdarmmotorik

Das Colon lässt zwei Arten von Bewegungen erkennen: 1. Peristaltische Wellen von abwechselnder Kontraktion und Erschlaffung der Ring- und Längsmuskelschicht laufen vom Colon transversum nach beiden Seiten und durchmischen den Inhalt. 2. Durch wenige in Richtung Mastdarm verlaufende Transportbewegungen gelangt der Darminhalt über die linke Colonflexur hinaus in das Colon sigmoideum und schließlich in den Mastdarm. Stuhlgang entsteht mit der Füllung der Ampulle des Mastdarms (Ampulla recti) (Abb. 9.**21** und 9.**23**). Die Ampulla recti ist Teil des Rectums unterhalb der letzten rechtsseitigen Einschnürung des Rectums (Kohlrauschfalte, Abb. 9.**21** und 9.**24**). Sie liegt ca. 8 cm oberhalb des Afters. Bei der rektalen Untersuchung (Krebsvorsorge) dient die Kohlrauschfalte als Orientierungspunkt.

Analverschluss

Am Verschluss des Analkanals wirken ein innerer glatter *(M. sphincter ani internus)* und ein äußerer quergestreifter Schließmuskel *(M. sphincter ani externus)* sowie ein Teil der Beckenbodenmuskulatur mit (Abb. 9.**24**). Der innere Schließmuskel ist eine Verdickung der inneren Ringmuskelschicht des Dickdarms, und der willkürlich innervierte äußere Schließmuskel sitzt dem inneren wie eine Manschette von außen auf (Abb. 9.**24**). Oberhalb des inneren und äußeren Schließmuskels liegt als Teil der Beckenbodenmuskulatur *(M. levator ani)* der M. puborectalis, der mit einer Schlinge von vorn um den Mastdarm zieht. Er ist der wichtigste Analschließmuskel, da seine Verletzung in höherem Maße zu einer *Inkontinenz* (= Unfähigkeit, den Darminhalt zu halten) führt als die Verletzung der beiden anderen Schließmuskeln. Einen zusätzlichen Verschlussmechanismus stellt ein mit Arterien gefüllter Schwellkörper im Bereich des Analkanals dar *(Corpus cavernosum ani)*, der unter der Schleimhaut liegt und häufig krankhaft vergrößert ist (Hämorrhoiden).

9.2.7 Bauchfellverhältnisse und Mesenterien der Bauchorgane

Die *Bauchfellhöhle (Peritonealhöhle)* ist ein mit Bauchfell (Peritoneum) ausgekleideter Spaltraum, in dem sich eine geringe Menge seröser Flüssigkeit befindet (s. Kap. 8.3, Seröse Höhlen und Häute). Die in der Peritonealhöhle gelegenen Organe füllen diese vollkommen aus und werden von dem viszeralen Blatt des Bauchfells überzogen *(Peritoneum viscerale)*. Sie sind häufig durch bandartige Strukturen (Aufhängebänder), in denen Gefäße und Nerven zu den Organen ziehen (z. B. Mesenterium beim Dünndarm, Mesocolon beim Dickdarm, Ligamenta bei der Milz, Abb. 9.**25**), mit dem außerhalb der Peritonealhöhle gelegenen und vom parietalen Blatt des Bauchfells überzogenen Bindegewebslager der Rumpfwand verbunden. Am Ansatz der Aufhängebänder geht das parietale in das viszerale Blatt des Bauchfells über (Abb. 9.**25 a** u. **b**). Man spricht in diesem Zusammenhang auch von einer *intraperitonealen Lage* der Organe (z. B. Magen, Leber, Dünndarm, Blinddarm, Appendix, Colon transversum, Sigmoid und auch Eierstöcke). Außerhalb der Bauchfellhöhle gelegene Organe ha-

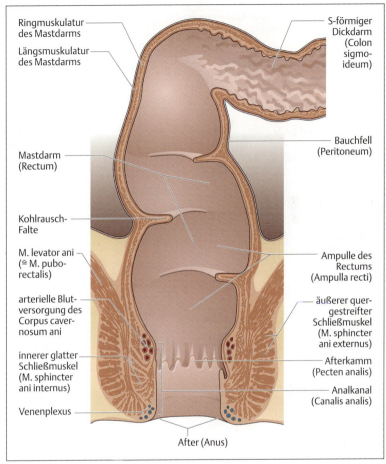

Abb. 9.**24** **Frontalschnitt durch das Rectum** (Ansicht von ventral) (nach Netter)

ben eine so genannte *retroperitoneale Lage* (z. B. Nieren, Bauchspeicheldrüse, Teile des Duodenums, Colon ascendens und Colon descendens), wenn sie hinter dem Bauchfell und eine *extraperitoneale Lage,* wenn sie im kleinen Becken liegen (z. B. Rectum, Blase, Uterus, Prostata) (Abb. 9.**25 a** u. **b**). Außerhalb der Bauchfellhöhle gelegene Organe haben keine Aufhängebänder.

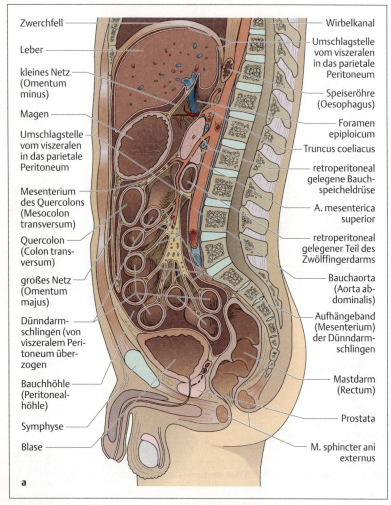

Abb. 9.25 a u. b Übersicht über die Bauchfellverhältnisse und Mesenterien der Bauch- und Beckenorgane
a Sagittalschnitt
b Transversalschnitt auf Höhe der Oberbauchorgane (nach Netter)

Verdauungsorgane **421**

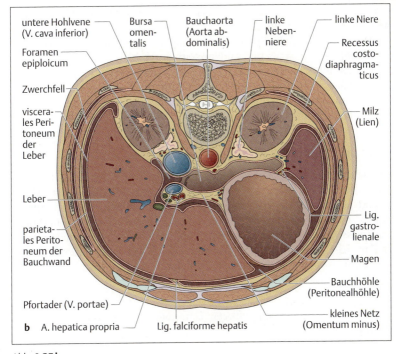

Abb. 9.**25 b**

9.2.8 Bauchspeicheldrüse (Pancreas)

Funktion

Die Bauchspeicheldrüse ist die wichtigste Verdauungsdrüse und produziert als exokrine Drüse (s. Kap. 3.1.2) den *Pancreassaft (Bauchspeichel* etwa 2 l pro Tag). Der endokrin tätige *Inselapparat* produziert Hormone, die an der Regulierung des Blutzuckerspiegels beteiligt sind (Insulin, Glucagon, s. auch Kap. 7.7, Inselorgan der Bauchspeicheldrüse). Der alkalische Pancreassaft zeichnet sich durch seinen hohen Bicarbonatgehalt (HCO_3^--Ionen) aus, der das saure Milieu des Zwölffingerdarms neutralisiert. Der Bauchspeichel enthält zahlreiche Enzyme für die Fettverdauung (Lipasen, z. B. Phospholipase A_2), die Eiweißverdauung (Proteasen, z. B. Trypsin, Chymotrypsin) und die Kohlenhydratverdauung (Amylasen). Die Enzyme werden in Form inaktiver Vorstufen (z. B. Trypsinogen) in das Duodenum abgegeben, wo sie aktiviert werden.

Die Bildung und die Zusammensetzung des Pancreassaftes wird einerseits über den N. vagus und andererseits durch hauptsächlich zwei Hormone aus der Schleimhaut des Zwölffingerdarms *(Sekretin* und *Pancreozymin-Cholezystokinin)* gesteuert. Auslösende Reize für ihre Abgabe sind zum einen Fette und zum anderen ein niedriger pH-Wert des aus dem Magen kommenden Speisebreis.

Form und Lage

Die Bauchspeicheldrüse liegt hinter dem Magen in Höhe des 2. Lendenwirbels und hat die Form eines quergestellten Keils. Mit dem *Pancreaskopf (Caput pancreatis)* liegt sie in der C-förmigen Schleife des Zwölffingerdarms und reicht mit dem *Pancreaskörper (Corpus pancreatis)* und dem *Pancreasschwanz (Cauda pancreatis)* bis unmittelbar an den Milzhilus (s. Kap. 6.3.3, Milz) im linken Oberbauch (Abb. 9.**26**). Ihr etwa 2 mm dicker Ausführungsgang *(Ductus pancreaticus)* durchzieht die Drüse in ihrer ge-

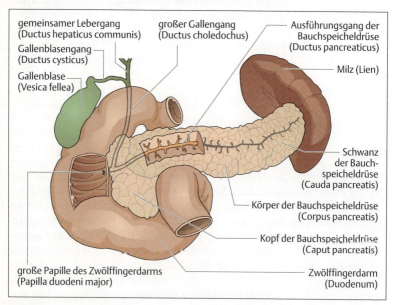

Abb. 9.26 **Zwölffingerdarm, Bauchspeicheldrüse, Gallenwege und Milz**

samten Länge und mündet, häufig zusammen mit dem *Gallengang (Ductus choledochus)*, in den absteigenden Teil des Zwölffingerdarms auf der *Papilla duodeni major* (s. Kap. 9.2.5, Dünndarm: Form und Lage).

Inselapparat

Der endokrine Anteil der Bauchspeicheldrüse ist der Inselapparat mit den Langerhans-Inseln (s. Kap. 7, Endokrines System).

9.2.9 Leber (Hepar)

Funktion

Die Leber ist mit einem Gewicht von 1.500–2.000 g die größte Drüse des menschlichen Körpers und im Hinblick auf die Galleproduktion eine exokrine Drüse. Hauptbestandteil der Gallenflüssigkeit sind die Gallensäuren, die im Darm die Fette emulgieren und somit ihre Resorption ermöglichen. Die Gallenfarbstoffe (z. B. Bilirubin) sind Endprodukte des Hämoglobins, die beim Abbau zugrunde gegangener roter Blutkörperchen entstehen. Mit der Galle werden außerdem zahlreiche Stoffe (Cholesterin, Mineralstoffe) ausgeschieden.

Als größtes Stoffwechselorgan verrichtet die Leber wichtige Funktionen innerhalb des Kohlenhydrat-, Eiweiß- und Fettstoffwechsels sowie bei der Entgiftung. Aus diesem Grund wird die Leber pro Minute von etwa 1,5 l sauerstoffreichem Blut über die *Leberarterie (A. hepatica propria)* durchströmt. Zusätzlich gelangen die im Darm resorbierten Nährstoffe über den *venösen Pfortaderkreislauf* in die *Pfortader (V. portae)* und von dort in die Leber (s. Kap. 5.2.6, Venöses System, Abb. 5.**26**). Innerhalb der Leber werden Kohlenhydrate in Form von Glykogen gespeichert und bei Bedarf wieder abgegeben. Fette und Proteine unterliegen einem ständigen Um- und Abbau (z. B. Synthese von Fettsäuren, Abbau von Aminosäuren, Harnstoffsynthese), und körperfremde Stoffe, wie z. B. Medikamente oder Giftstoffe, werden inaktiviert. Außerdem ist die Leber an der Produktion zahlreicher Blutbestandteile (z. B. Albumin, Gerinnungsfaktoren) beteiligt.

Form und Lage

Die Leber liegt im rechten Oberbauch (Abb. 9.**1**) unmittelbar unter dem Zwerchfell, mit dem sie teilweise verwachsen ist (Abb. 9.**27 a** u. **b**). Seitlich

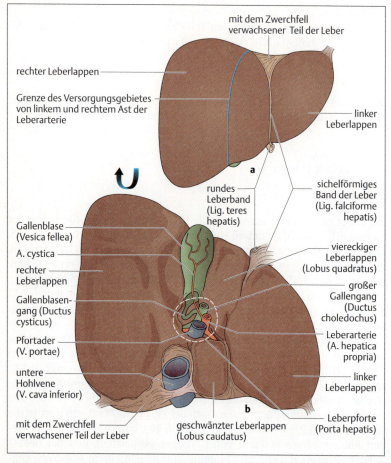

Abb. 9.**27 a** u. **b Vorderfläche, Eingeweidefläche und Blutgefäßversorgung der Leber** (nach Leonhardt)
a Leber in der Ansicht von vorne;
b Leber in der Ansicht von unten (Eingeweidefläche)

verläuft der untere Leberrand mit dem Rippenbogen. Mit ihrem linken Lappen reicht die Leber bis vor den Magen. Linker und rechter Leberlappen werden an der dem Zwerchfell zugewandten Seite von einer bandartigen Struktur *(Lig. falciforme hepatis)* oberflächlich unterteilt. Es setzt an der

Verdauungsorgane **425**

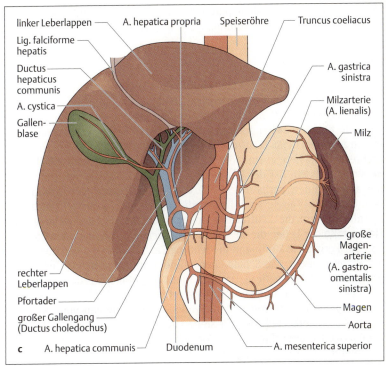

Abb. 9.**27 c** **Leber in der Ansicht von vorne** (linker und rechter Lappen nach oben geklappt)

Innenfläche der Bauchwand an. In seinem Unterrand verläuft ein rundes *Leberband (Lig. teres hepatis)*, das Reste der ehemaligen fetalen Nabelvene *(V. umbilicalis)* enthält.

An ihrer den Eingeweiden (dem Darm) zugewandten Fläche liegt die *Leberpforte (Porta hepatis)* mit den ein- und austretenden Gefäßen (Eintritt: Pfortader, Leberarterie; Austritt: Gallengang, Lymphgefäße) und Nerven. Vor der Leberpforte wölbt sich der viereckige *(Lobus quadratus)*, hinter ihr der geschwänzte Leberlappen *(Lobus caudatus)* vor (Abb. 9.**27 b**). Zur rechten Seite schließt sich an der Grenze zum rechten Leberlappen eine Furche an, in der vorn die Gallenblase und hinten die untere Hohlvene liegen. Links von der Leberpforte beginnt der linke Leberlappen, zu dem unter funktionellen Gesichtspunkten auch der Lobus caudatus und der Lobus quadratus gezählt werden.

Feinbau der Leber

Unter der von Bauchfell überzogenen derben Leberkapsel liegt ein zartes, schwammartiges Bindegewebsgerüst, in dem die Blutgefäße verlaufen. Das Lebergewebe ist in Leberläppchen von etwa 1–2 mm Durchmesser gegliedert (Abb. 9.**28 a** u. **b**). Im Querschnitt erscheinen sie sechseckig mit einem *zentralen Gefäß (Zentralvene)* (Abb. 9.**28 b**). An den Stellen, an denen mehrere Läppchen aneinander stoßen, liegen Bindegewebszwickel, in denen jeweils ein Ast der Pfortader und der Leberarterie sowie der Gallengang verlaufen *(periportales Feld)*. Von der bindegewebigen Umrandung des Läppchens ausgehend liegen die *Leberepithelzellen (Hepatozyten)* sternförmig um die Zentralvene angeordnet. Dazwischen verlaufen die Haargefäße der Leber, die so genannten *Lebersinusoide*, in denen das Blut von der Peripherie kommend in Richtung Zentralvene und von dort in die Schaltvenen fließt. Die Schaltvenen münden in Sammelvenen und diese wiederum in Vv. hepaticae. Das Blut fließt schließlich aus den Vv. hepaticae über die untere Hohlvene (V. cava inferior) ab. Die Wand der sinusoiden Kapillaren wird von Endothelzellen gebildet, denen von innen die Kupffer-Sternzellen anliegen. Sie stehen im Dienste der Abwehr und haben als Fresszellen die Fähigkeit zur Phagozytose.

In umgekehrter Richtung zum Blutfluss erfolgt der Abfluss der Gallenflüssigkeit in den Gallenkapillaren, die in Form erweiterter Interzellularräume zwischen angrenzenden Leberepithelzellen liegen (Abb. 9.**28 a** u. **b**). Sie besitzen keine eigene Wand und münden in die kleinen Gallengänge der periportalen Felder. Diese schließen sich zu größeren Gängen zusammen, um als *gemeinsamer Lebergang (Ductus hepaticus communis)* die Gallenflüssigkeit über den *Gallenblasengang (Ductus cysticus)* zur Gallenblase zu transportieren (Abb. 9.**26**).

9.2.10 Gallenblase (Vesica fellea) und Gallengang

Die Gallenblase ist ein dünnwandiger, birnenförmiger Sack mit einem Fassungsvolumen von etwa 30–35 ml. Sie wird von einem Ast der A. hepatica propria, der *A. cystica*, mit Blut versorgt (Abb. 9.**27 b**). Sie liegt auf der Eingeweidefläche der Leber und kann als Gallenreservoir angesehen werden (Abb. 9.**25 b**). In ihr wird die Gallenflüssigkeit eingedickt (Blasengalle)

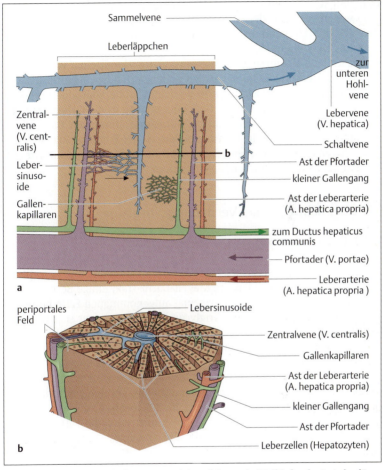

Abb. 9.**28 a** u. **b** **Vereinfachter Längs- (a) und Querschnitt (b) durch ein Leberläppchen.** Dargestellt sind die Lebergefäße und die Gallengänge, die Pfeile geben die Stromrichtung an

und bei Bedarf über den *Gallenblasengang (Ductus cysticus)* in den großen Gallengang entlassen. Nach Vereinigung von Ductus cysticus und Ductus hepaticus communis wird der *große Gallengang* als *Ductus choledochus* bezeichnet. Der 6–8 cm lange Ductus choledochus ist etwa bleistiftdick und zieht hinter dem Duodenum in Richtung Pancreaskopf (Abb. 9.**26**). Nach Vereinigung mit dem Ausführungsgang der Bauchspeicheldrüse (in etwa 77% der Fälle) mündet der gemeinsame Gang auf der Papilla duodeni major ins Duodenum (Abb. 9.**26**).

Die Gallengänge besitzen glatte Muskulatur. Unmittelbar vor der Einmündung in das Duodenum hat der Gallengang einen Ringmuskel *(M. sphincter ductus choledochi)*, der in Verdauungsruhe kontrahiert ist. Dadurch wird die Galle durch den Gallenblasengang in die Gallenblase zurückgestaut. Kurz nach der Nahrungsaufnahme öffnet sich die Gallengangsmündung. Glatte Muskulatur im Bereich der Einmündung des Ausführungsgangs der Bauchspeicheldrüse verhindert in der Regel Eintritt von Gallenflüssigkeit in den Ductus pancreaticus.

9.3 Übersicht über die Verdauungsvorgänge

9.3.1 Fettverdauung

Da Fette schlecht wasserlöslich sind, weist die Verdauung und Resorption von Nahrungsfetten (Lipiden) im Magen-Darm-Trakt einige Besonderheiten auf (Abb. 9.**29**). Die mit der Nahrung aufgenommenen Fette bestehen zu über 90% aus Neutralfetten (Triglyceride), der Rest setzt sich aus Cholesterin, Cholesterinestern, Phospholipiden und fettlöslichen Vitaminen zusammen. Bevor die Triglyceride im Dünndarm resorbiert werden können, müssen sie zunächst mithilfe von fettspaltenden Enzymen, so genannten *Lipasen*, in freie Fettsäuren und Monoglyceride aufgeschlossen werden. Die Fette gelangen zusammen mit einer am Zungengrund gebildeten Lipase in den Magen, wo bereits 10–30% der Nahrungsfette gespalten werden. Im Zwölffingerdarm (Duodenum) wird die Fettverdauung mithilfe der Pancreaslipase sowie der Phospholipase A_2 fortgesetzt und beendet.

Voraussetzung für eine große Angriffsfläche der fettspaltenden Enzyme ist eine so genannte *„Emulgierung"* der Fette (Bildung von kleinen Fetttröpfchen in einem wässrigen Milieu = Emulsion) durch die von der Galle sezernierten und in der Gallenflüssigkeit enthaltenen Gallensäuren. Nach enzymatischer Spaltung der Triglyceride bilden sich aus den Spaltprodukten (Fettsäuren, Monoglyceride, Cholesterin, Phospholipide) winzig kleine Fettkügelchen, so genannte *„Mizellen"*, die durch passive Diffusion in die Dünndarmepithelzellen gelangen. Nach teilweisem Umbau (Veresterung insbesondere der langkettigen Fettsäuren und des Cholesterins)

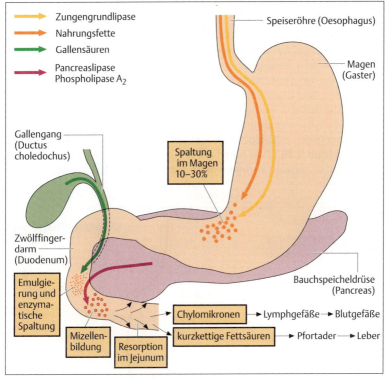

Abb. 9.**29 Übersicht über die Fettverdauung**

entstehen zusammen mit Phospholipiden und Proteinen so genannte *Chylomikronen* (s. Kap. 6.1.4, Blutplasma: Plasmoproteine), die unter Umgehung der Leber auf dem Lymphweg über den Ductus thoracicus in das Blut gelangen. Von dort gelangen die Chylomikronen zu den Geweben (z. B. Muskel- und Fettgewebe), die den größten Teil der Triglyceride aufnehmen. Kurzkettige Fettsäuren hingegen gelangen über den Blutweg entlang der Pfortader direkt in die Leber und werden dort metabolisiert. Die Gallensäuren werden ebenfalls im Dünndarm aufgenommen und gelangen über den Blutweg in die Leber und schließlich wieder in die Gallenblase *(enterohepatischer Kreislauf)*, um von dort mit der Gallenflüssigkeit erneut in den Dünndarm abgegeben zu werden.

9.3.2 Kohlenhydratverdauung

Der größte Teil der mit der Nahrung aufgenommenen Kohlenhydrate besteht in der Regel aus dem Polysaccharid Stärke. Die restlichen Kohlenhydrate setzen sich zusammen aus tierischem Glykogen, Disacchariden, wie z. B. Saccharose (Rohrzucker) und Lactose (Milchzucker), und Monosacchariden, wie Glucose (Traubenzucker) und Fructose (Fruchtzucker).

Mithilfe der im Mundspeichel enthaltenen α-Amylase (Ptyalin) beginnt die Kohlenhydratverdauung bereits im Mund, wobei Stärke bereits in kleine Bruchstücke (Oligosaccharide, Disaccharide) enzymatisch zerkleinert wird (Abb. 9.**30**). Dies hängt allerdings von der Intensität des Kauvorganges und dem damit verbundenen Grad der Einspeichelung der Nahrung

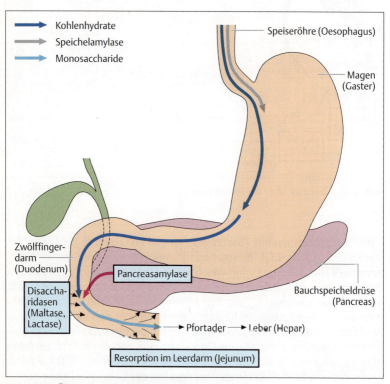

Abb. 9.**30** Übersicht über die Kohlenhydratverdauung

Übersicht über die Verdauungsvorgänge

ab. Im Dünndarm wird die Verdauung der Kohlenhydrate in Gegenwart einer weiteren α-Amylase (Pancreasamylase) sowie zahlreicher anderer zuckerspaltender Enzyme aus der Dünndarmschleimhaut (Glykosidasen, Disaccharidasen) fortgesetzt. Nach Spaltung durch Disaccharidasen (z. B. Maltase, Lactase, Saccharidase) werden die Endprodukte der Kohlenhydratverdauung, die Monosaccharide (z. B. Glucose, Galactose, Fructose), schließlich über aktive und passive Transportmechanismen in die Dünndarmepithelzellen aufgenommen (resorbiert), um dort ins Blut und weiter zur Leber zu gelangen (s. Kap. 9.2.9, Leber: Funktion) Häufig fehlen bestimmte Enzyme, wie z. B. die Lactase, was zur Folge hat, dass Milchzucker (Lactose) nicht aufgespalten und somit auch nicht resorbiert werden kann (so genannte *„Lactose-Intoleranz"*). In der Folge kann es zu massiven Blähungen sowie Durchfällen kommen, da die Lactose aus osmotischen Gründen Wasser im Dünndarmlumen zurückhält.

9.3.3 Proteinverdauung

Im Gegensatz zur Fett- und Kohlenhydratverdauung beginnt die Eiweiß- bzw. Proteinverdauung erst im Magen (Abb. 9.**31**). Durch die Einwirkung des stark sauren Magensaftes werden die Eiweiße denaturiert (ausgefällt) und auf diese Weise besser angreifbar für die eiweißspaltenden Enzyme des Magens, die als Vorstufen (Pepsinogene) in den Hauptzellen der Magendrüsen gebildet werden. Durch Einwirkung der in den Belegzellen des Magens gebildeten Salzsäure werden die Pepsinogene in ihre aktive Form (Pepsine) überführt. Pepsine sind so genannte Endopeptidasen, die große Eiweißmoleküle in kleinere Bruchstücke (z. B. Polypeptide, Peptide) überführen.

Nachdem die Bruchstücke in das nunmehr neutrale Milieu des Zwölffingerdarms gelangt sind, werden sie durch bestimmte Enzyme der Bauchspeicheldrüse (Trypsin und Chymotrypsin) weiter abgebaut. Diese Enzyme greifen die Peptidketten an ihren jeweiligen Enden an (Exopeptidasen) und spalten so genannte Tri- bzw. Dipeptide (kleine Eiweißbruchstücke mit 2 bzw. 3 Aminosäuren) ab. Bevor jedoch einzelne Aminosäuren bzw. Tri- und Dipeptide über die Darmwand aufgenommen werden können, müssen weitere Enzyme (Carboxypeptidasen, Aminopeptidasen) des Bauchspeichels und der Darmschleimhaut den größten Teil der Tri- bzw. Dipeptide in ihre jeweiligen Aminosäuren aufspalten. Im Unterschied zur Kohlenhydratresorption werden nicht nur die Grundbausteine, die freien Aminosäuren, sondern auch Di- und Tripeptide als intakte Moleküle re-

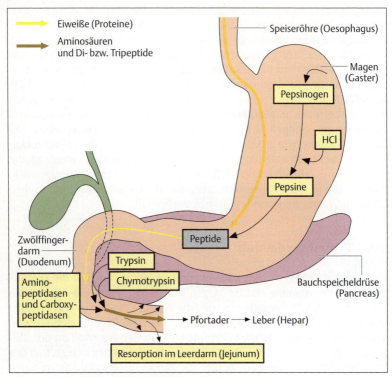

Abb. 9.**31** **Übersicht über die Eiweißverdauung**

sorbiert. Für sie und die verschiedenen Aminosäuren (neutrale, saure und basische) existieren spezifische Transportsysteme, über die sie in die Dünndarmepithelzellen aktiv aufgenommen werden, um von dort passiv in die Blutbahn transportiert zu werden. Etwa 10% der mit der Nahrung aufgenommenen Proteine gelangen unverdaut in den Dickdarm, wo sie schließlich unter dem Einfluss von Bakterien zersetzt werden.

Zusammenfassung Verdauungsorgane

■ Stoffwechsel (Metabolismus), Verdauung, Energiebedarf

Die Nahrungsstoffe (Kohlenhydrate, Proteine, Fette) werden in den verschiedenen Abschnitten des Verdauungstraktes enzymatisch in resorbierbare Bestandteile gespalten, die über die Dünndarmschleimhaut aufgenommen werden. Auf dem Blutweg gelangen sie zu den Körperzellen, wo sie in den Mitochondrien mithilfe von Sauerstoff „verbrannt" werden (biologische Oxidation). Die hierbei freiwerdende Energie wird im Verlauf einer Reaktionskette (mitochondriale Atmungskette) in Form des universellen biologischen Brennstoffes ATP gespeichert. Aus den Mitochondrien gelangt ATP zu den energieverbrauchenden Orten innerhalb der Zelle. ATP spaltet bei Bedarf Phosphatmoleküle ab, wobei die gespeicherte Energie frei wird.

- *Katabolismus oder Abbaustoffwechsel* (Betriebs-, Energiestoffwechsel): Abbau energiereicher Stoffe in energieärmere (= Dissimilation), z. B. biologische Oxidation, jedoch auch lebensnotwendige Prozesse (z. B. Muskelarbeit, Erregungsleitung in den Nervenfasern etc.), bei denen ATP gebraucht wird (= Abbau von ATP).
- *Anabolismus oder Aufbaustoffwechsel* (Baustoffwechsel): Neuaufbau von Zellsubstanz; energieverbrauchender Umbau aufgenommener körperfremder Stoffe in körpereigene Stoffe (= Assimilation; nicht zu verwechseln mit der Assimilation = Photosynthese der Pflanzen!).

Energiegehalt (= physiologischer Brennwert) der wichtigsten Nahrungsstoffe:

1 g Kohlenhydrate = 4,2 kcal (17,6 kJ); 1 g Fett = 9,3 kcal (38,9 kJ); 1 g Protein = 4,1 kcal (17,2 kJ)

Energiebedarf des menschlichen Organismus:

- *Grund-* oder *Ruheumsatz:* Energiemenge, die der Körper in völliger Ruhe morgens, nüchtern und bei normaler Körper- und Umgebungstemperatur zur Erhaltung der Lebensvorgänge braucht (erwachsener Mann: 1 kcal/kg Körpergewicht/Std.: 70 kg = 1.700 kcal/Tag; Frauen: 10–20% weniger).
- *Freizeitumsatz:* Energieumsatz bei durchschnittlicher Freizeitgestaltung, d. h. ohne viel Bewegung: ca. 2.300 kcal/Tag.
- *Arbeitsumsatz:* Energiebedarf bei körperlicher Arbeit; geht in unterschiedlichem Maß über den Freizeitumsatz hinaus.

Der respiratorische Quotient (RQ = CO_2-Abgabe/O_2-Aufnahme) gibt Aufschluss über die Art des umgesetzten Nahrungsstoffes: Kohlenhydratnahrung = 1, gemischte Nahrung = 0,85, fettreiche Nahrung = 0,7.

■ Nahrungsstoffe

- *Proteine:* sollten ca. 15% des täglichen Energiebedarfs ausmachen; liefern Aminosäuren (Biosynthese körpereigener Proteine); von den 20 Aminosäuren sind 9 essenziell (= vom Körper nicht herstellbar). Außer Lysin (fehlt in vielen pflanzlichen Nahrungsmitteln) sind alle essenziellen Aminosäuren in pflanzlichen und tierischen Proteinen enthalten.
- *Fette:* sollten ca. 30% des täglichen Energiebedarfs ausmachen; sind Energielieferanten, Energiereservoir, liefern Cholesterin (Zellmembran, Vorläufer der Geschlechtshormone), essenzielle Fettsäuren (in pflanzlichen Ölen: Linolsäure, α-Linolensäure = Bestandteile der Membranlipide). Meist werden mehr tierische Fette (vorwiegend gesättigte Fettsäuren) als pflanzliche (vorwiegend ungesättigte Fettsäuren) aufgenommen.
- *Kohlenhydrate:* sollten ca. 55% des täglichen Energiebedarfs ausmachen; wichtigste Energiequelle; Mono-(Glucose), Di-(Rohrzucker) und Polysaccharide (Stärke). Einfache Zucker (Mono- und Disaccharide) sind leere Energieträger und belasten die Bauchspeicheldrüse stark, weil der Blutzucker schnell stark ansteigt. Besser sind Vollkornprodukte (Stärke + Vitamine + Ballaststoffe).
- *Vitamine:* können vom Körper nicht synthetisiert werden (Ausnahme: Vitamin D_3). Sie sind weder Energieträger noch Baumaterial, sondern sog. Biokatalysatoren. Man unterscheidet fettlösliche (Vitamine A, D, E, K) und wasserlösliche Vitamine (C, B_1, B_2, B_3, B_5, B_6, Folsäure, B_{12}, Biotin). Funktion: B-Vitamine und Vitamin K sind Bestandteile von Coenzymen für den Kohlenhydrat-, Fett- und Proteinstoffwechsel (phylogenetisch alt, weil unentbehrlich für jede Zelle), die Vitamine A, D, E und C sind für die Erhaltung bestimmter Organfunktionen notwendig (phylogenetisch jünger, nachweisbar erst bei höheren wirbellosen Tieren, Vitamin D nur bei Wirbeltieren).
- *Mineralstoffe und Spurenelemente:* sind lebensnotwendige anorganische Stoffe, die nicht metabolisiert werden. Spurenelemente = Mineralien, deren notwendige Zufuhr <100 mg/Tag liegt (Chrom, Eisen, Fluor, Germanium, Jod, Kobalt, Kupfer, Mangan, Molybdän, Nickel, Selen, Silizium, Vanadium, Zink, Zinn; wiegen im Körper alle zusammen 8–9 g, davon Eisen 4–5 g). Mineralstoffe (Mengenelemente) =

Mineralien, deren notwendige Zufuhr > 100 mg/Tag liegt (Calcium, Magnesium, Phosphor, Natrium, Kalium, Chlor, Schwefel) Calcium hat mit 1,5 kg im Körper (99% im Skelett) den höchsten Anteil.
- *Antioxidantien (Radikalfänger):* Die Vitamine A (β-Carotin), E und C sowie die Spurenelemente Selen, Mangan, Zink und Molybdän inaktivieren im Stoffwechsel anfallende freie Radikale (= hochreaktive, instabile Moleküle mit ungepaarten Elektronen). Radikalbildung findet im Körper bei allen Reaktionen mit Sauerstoff statt, verstärkt wird sie jedoch durch Schadstoffe, UV- und radioaktive Strahlung. Folgen können z. B. Zellentartung (Krebs), Arteriosklerose, vorzeitiges Altern sein.
- *Pflanzenwirkstoffe:* Chemische Verbindungen, die die Pflanze und auch den Menschen vor schädlichen Umwelteinflüssen schützt. Jede Pflanze enthält mehrere tausend zum größten Teil noch nicht erforschte Wirkstoffe, die u. U. nur in Kombination miteinander wirken.
- *Ballaststoffe:* sind unverdauliche pflanzliche Kohlenhydrate, die die Darmtätigkeit anregen und das Sättigungsgefühl erhöhen.

■ Verdauungsorgane

Gliederung in Kopfdarm (Mundhöhle mit Speicheldrüsen, mittlerer und unterer Teil des Rachens) und Rumpfdarm (Speiseröhre, Magen, Dünndarm = Zwölffingerdarm + Leerdarm + Krummdarm, Dickdarm = Blinddarm + Wurmfortsatz + aufsteigender, querer, absteigender und S-förmiger Dickdarm, Mastdarm, Leber, Bauchspeicheldrüse).

Mundhöhle:
Sie endet nach hinten mit der Rachenenge (Gaumenbögen mit Zäpfchen). Funktion: Nahrungsaufnahme und -zerkleinerung, Einspeichelung.

- *Zunge:* muskuläres Transportorgan; hilft beim Kauen und Saugen; Zungenrücken trägt Sinnesorgane (Papillen) für Tast-, Tiefen-, Temperatur- und Schmerzempfindung sowie Geschmackspapillen für sauer, salzig, bitter, süß.
- *Zähne:* Dauergebiss aus 32 bleibenden Zähnen: 8 Schneidezähne (Incisivi = Abbeißen), 4 Eckzähne (Canini = Reißen und Festhalten), 8 Backenzähne (Praemolaren = Kauen und Mahlen), 12 Mahlzähne (Molaren = Kauen und Mahlen). Zahnformel immer für eine Kieferhälfte: I 2, C, P 2, M 3. Milchgebiss aus 20 Zähnen: 8 Schneide-, 4 Eck-, 8 Milchmahlzähne). Bau des Zahns: Krone (über dem Zahnfleisch;

von Schmelz überzogen), Wurzel (in Alveole; von Zement überzogen) und Zahnhals (Übergang Schmelz-Zement). Zement und Schmelz überziehen das Zahnbein (Dentin). In seinem Innern liegt die Zahnhöhle mit dem Zahnmark (Pulpa). Durch den Wurzelkanal gelangen Gefäße und Nerven in die Zahnhöhle. An der Grenze Dentin-Pulpa liegen Odontoblasten.
- *Speicheldrüsen:* exokrine Drüsen: produzieren 1-1,5 l Speichel/Tag, Funktion: Erhöhung der Gleitfähigkeit der zerkauten Nahrung, Einleitung der Kohlenhydratspaltung (Amylase). Man unterscheidet jeweils paarige kleine (in der Schleimhaut von Lippe, Wange, Zunge und Gaumen) und große Speicheldrüsen (Ohrspeicheldrüse = Parotis, Unterkiefer- und Unterzungenspeicheldrüse), deren Ausführungsgänge in die Mundhöhle münden.

Rachen (Pharynx):

Gemeinsamer Teil des Luft- und Speiseweges: oberer Epipharynx (Mündung der Nasenhöhle), mittlerer Mesopharynx (Mündung der Mundhöhle; Kreuzung von Luft- und Speiseweg), unterer Hypopharynx (Mündung der Kehlkopföffnung und der Speiseröhre). Am Übergang Nasen-/Mundhöhle: Mandeln (Tonsillen) des lymphatischen Rachenringes (unpaare Rachenmandel, Gaumenmandeln, unpaare Zungenmandeln, Seitenstrang). Beim Schluckakt wird der Kehlkopf durch den Kehldeckel verschlossen (d. h. momentaner Atemstillstand) damit keine Nahrung in die Luftröhre gelangt. Der Beginn des Schluckaktes (Kontraktion des Mundbodens) erfolgt willkürlich. Dadurch wird der Schluckreflex ausgelöst (unwillkürlich, Koordination im Schluckzentrum der Medulla oblongata).

Speiseröhre (Oesophagus):

Funktion: Transport der Nahrung durch peristaltische Bewegungen aus dem Rachen in den Magen; Länge: 25-30 cm; Verlauf hinter der Luftröhre als Hals-, Brust- und Bauchteil; nach Durchtritt durch das Zwerchfell (Hiatus oesophageus) Einmündung in den Magen. An den Oesophagusengen (Enge des Ringknorpels, des Aortenbogens, des Hiatus oesophageus) können große Bissen steckenbleiben und Schmerzen verursachen.

Magen:

Er liegt direkt unter dem Zwerchfell; Volumen 1.200-1.600 ml; Einteilung in Mageneingang (Oesophagus - Magen), Magengrund, Magenkörper, Magenausgang, Magenpförtner (ringförmiger Schließmuskel: Magen – Zwölffingerdarm). Funktion: chemische Zerkleinerung und Verflüssigung der Nahrung durch den Magensaft (pH 1,5; 2–3 l/Tag: Wasser, Schleim, Pepsin, Salzsäure). Die Produktion wird über Sinneseindrücke (N. vagus) sowie bei Eintritt der Nahrung in den Magen durch Gewebshormone der Magenschleimhaut (Gastrin) stimuliert. Auch Gewebshormone des Zwölffingerdarms hemmen (Sekretin) oder stimulieren (Gastrin), je nachdem, die Magensaftsekretion. Die Schleimhaut des Magens bildet längsverlaufende Magenfalten. Auf den Falten münden in punktförmige Grübchen jeweils mehrere Magendrüsen mit Salzsäure- (Belegzellen) und pepsinogen-(Hauptzellen-)produzierenden Zellen. Im Drüsenhals liegen schleimproduzierende Nebenzellen (Schutz vor Selbstverdauung). Die Magenwand besteht im Gegensatz zu den anderen Teilen des Magen-Darm-Traktes (Ring- und Längsmuskelschicht) aus drei Muskelschichten (zusätzliche innere schräg verlaufende Muskelschicht für die Knetbewegungen).

Dünndarm:

Gesamtlänge 3–5 m; Einteilung in Zwölffingerdarm (Duodenum, 25–30 cm, Beginn jenseits des Magenpförtners), Leerdarm (Jejunum) und Krummdarm (Ileum). Funktion: Abbau der Nahrung in resorbierbare Bestandteile (z. B. Glucose, Aminosäuren, Fettsäuren) durch Enzyme der Bauchspeicheldrüse und Resorption der Nahrungsbestandteile. Transport der Nahrung durch peristaltische Bewegungen (Abwechselnde Kontraktion und Erschlaffung der Längs- und Ringmuskulatur). Zur Erleichterung der Resorption weist die Dünndarmschleimhaut (besonders des Leerdarms) Falten (Kerckring-Falten), Krypten (Lieberkühn-Krypten = Raum zwischen den Falten) und Zotten (Ausstülpungen auf den Falten) auf. Das Zottenepithel ist einschichtig aus resorbierenden Saumzellen mit Mikrovilli (Gesamtresorptionsfläche durch sämtliche Oberflächenvergrößerungen: $120\,m^2$), schleimbildenden Becherzellen. Jede Zotte enthält ein Kapillarnetz, über das die Nahrungsbestandteile ins Blut gelangen, ein zentrales Lymphgefäß (Abtransport der Chylomikronen) sowie die Zotte versorgende Arteriolen und Venolen. In der Schleimhaut liegen zudem Ansammlungen von Lymphfollikeln (besonders dicht in der Schleimhaut des Appendix und des Ileums = Peyer-Platten): Teil der spezifischen Immunabwehr.

Dickdarm:

Gesamtlänge 1,5–1,8 m; Übergang Ileum–Dickdarm: Dickdarmklappe: Einteilung des Dickdarms in Blinddarm (Caecum, Ausbuchtung unterhalb der Dickdarmklappe) mit dem Wurmfortsatz (Appendix: spezifische Immunabwehr), Grimmdarm (Colon mit 4 Abschnitten: Colon ascendens, Colon transversum, Colon descendens und Colon sigmoideum = Sigmoid) und Mastdarm (Rectum, 15 cm, mit Ampulle, Analkanal und Anus = Ende des Magen-Darm-Traktes). Funktion: Rückresorption von Wasser und Salzen (Schleimhaut besteht daher vorwiegend aus schleimbildenden Becherzellen, Oberflächenvergrößerung nur durch Krypten) und Zersetzung unverdaulicher Nahrungsreste durch Bakterien. Äußere Erscheinung des Dickdarms: Längsmuskel (Taenien) sowie Einschnürungen und Aussackungen (durch Kontraktion der Ringmuskulatur). Durch abwechselnde Kontraktion und Erschlaffung der Ring- und Längsmuskelschicht wird der Darminhalt durchmischt und in Richtung Rectum transportiert. Verschluss des Analkanals: innerer glatter (= unwillkürlicher), äußerer quergestreifter (= willkürlicher) Schließmuskel sowie M. puborectalis (= wichtigster Schließmuskel, Teil der Beckenbodenmuskulatur).

Bauchspeicheldrüse (Pancreas):

Aufbau aus Pancreaskopf, -körper und -schwanz. Der Kopf ist vom Zwölffingerdarm umgeben, in den der Ausführungsgang (Ductus pancreaticus) meist zusammen mit dem Gallengang (Ductus choledochus) mündet. Das Pancreas liegt hinter dem Magen und produziert als exokrine Drüse ca. 2 l alkalischen (hoher Bicarbonatgehalt) Bauchspeichel/Tag, der die wichtigsten Verdauungsenzyme enthält: Lipasen (Fett), Proteasen (Eiweiß), Amylasen (Kohlenhydrate); Produktion wird durch Sinneseindrücke (N. vagus) sowie durch die Nahrung selbst (Gewebshormone Sekretin und Pankreozymin-Cholezystokinin) gesteuert. Der endokrin tätige Inselapparat produziert Insulin und Glucagon (Blutzuckerregulation).

Leber:

Sie liegt direkt unter dem Zwerchfell, mit dem sie teilweise verwachsen ist. Einteilung in linken und rechten Leberlappen (oberflächliche Unterteilung durch Lig. falciforme hepatis) sowie zwei kleine, den viereckigen und den geschwänzten, die beide auf der dem Darm zugewandten Seite liegen. Hier, und zwar im Bereich des rechten Leberlappens treten die Gefäße und Nerven ein bzw. aus (Leberpforte): Pfortader und Leberarterie (ein), Gallengang (aus), Lymphgefäße und Nerven (ein, aus). Gewicht: 1.500–2.000 g. Funktion: exokrine Drüse (Galleproduktion: Gallensäuren emulgieren Fette); größtes Stoffwechsel- und Entgiftungsorgan (im Darm resorbierte Nährstoffe gelangen über die Pfortader in die Leber). Die Leber ist in sechseckige Leberläppchen (∅: 1–2 mm) gegliedert (Aufbau: Leberepithelzellen, Zentralvene, Haargefäße = Lebersinusoide, Gallenkapillaren), dazwischen liegen periportale Felder mit jeweils einem Ast der Pfortader und Leberarterie und einem Gallengang. Das Blut fließt über die Pfortader in die Zentralvenen der Leberläppchen, verlässt die Leber über die Vv. hepaticae und fließt schließlich über die untere Hohlvene ab. Die produzierte Gallenflüssigkeit fließt aus den Gallengängen über den Ductus hepaticus communis und den Ductus cysticus (Gallenblasengang) in die Gallenblase.

Gallenblase:

Reservoir für Gallenflüssigkeit (30–50 ml). Bei Bedarf wird die eingedickte „Blasengalle" über den Gallenblasengang zurücktransportiert und gelangt von dort über den großen Gallengang (Ductus choledochus) im Bereich des Pancreaskopfes in den Zwölffingerdarm (meist zusammen mit Ausführungsgang des Pancreas). In Verdauungsruhe wird der Abfluss der Galle in den Zwölffingerdarm verhindert (Ringmuskel am Ende des großen Gallengangs.

■ **Verdauungsvorgänge**

Fettverdauung:

Spaltung der Fette bereits im Magen (10–30%) durch Zungengrundlipase, danach Emulgierung (Gallensäuren) und enzymatische Spaltung im Zwölffingerdarm durch Pancreaslipase und Phospholipase A_2. Fettsäuren, Monoglyceride, Cholesterin, Phospholipide werden als Fetttröpfchen (Mizellen) von der Dünndarmschleimhaut resorbiert, wo aus den einzelnen Bestandteilen nach teilweisem Umbau zusammen mit Proteinen sogleich Chylomikronen (Transportform der Nahrungslipide zu den Körperzellen) entstehen. Diese gelangen unter Umgehung der Leber über den Lymphweg ins Blut. Nur kurzkettige Fettsäuren gelangen direkt ins Blut, über die Pfortader zur Leber und von dort zu den Körperzellen.

Kohlenhydratverdauung:

Spaltung der Kohlenhydrate bereits im Mund durch Speichelamylase (Stärke ⇨ Oligo-, Disaccharide). Im Dünndarm weitere Spaltung durch Pancreasamylase sowie Glykosidasen und Disaccharidasen aus der Dünndarmschleimhaut in Monosaccharide (z. B. Glucose, Fructose). Resorption über die Dünndarmschleimhaut und von dort ins Blut, über die Pfortader zur Leber und dann zu den Körperzellen.

Proteinverdauung:

Beginnt erst im Magen. Denaturierung der Proteine durch sauren Magensaft. Spaltung durch Pepsin (Pepsinogen in Hauptzellen der Magendrüsen ⇨ Pepsin duch Salzsäure aus Belegzellen) in Polypeptide und Peptide. Im Zwölffingerdarm (neutrales Milieu) weitere Spaltung durch Trypsin und Chymotrypsin (Pancreas) in Tri- und Dipeptide, die teilweise schon resorbiert werden. Durch Carboxy- und Aminopeptidasen (Pancreas, Dünndarmschleimhaut) Spaltung in Aminosäuren, die ebenfalls resorbiert werden (aktive Transportsysteme), ins Blut übergehen, über die Pfortader zur Leber und von dort zu den Körperzellen gelangen.

10
Nieren und ableitende Harnwege

Inhaltsübersicht

10.1 Aufgaben der Nieren *442*

10.2 Übersicht über Bau und Funktion der Nieren *442*

10.3 Nieren (Renes) *443*
10.3.1 Form und Lage *443*
10.3.2 Nierenrinde (Cortex renalis) und Nierenmark (Medulla renalis) *446*
10.3.3 Nierengefäße *448*
10.3.4 Nierenkörperchen und Harnfilter *448*
– Eigenschaften des Harnfilters *450*
10.3.5 Glomeruläre Filtration *450*
– Glomeruläre Filtrationsrate (GFR) und Clearance *450*
– Effektiver Filtrationsdruck *451*
– Autoregulation der Nierendurchblutung *452*
10.3.6 Nierenkanälchen und Sammelrohre *452*
– Transportvorgänge im Nierentubulus *452*

– Na^+-K^+-Pumpe (Na^+-K^+-ATPase) *454*
– Renin-Angiotensin-Aldosteron-Mechanismus *455*
– Konzentrierung und Verdünnung des Harns *456*
– Harnkonzentrierung in den Sammelrohren *456*
– Diuretika *457*
10.3.7 Zusammensetzung des Harns *457*

10.4 Ableitende Harnwege *458*
10.4.1 Nierenbecken (Pelvis renalis) *458*
10.4.2 Harnleiter (Ureter) *458*
10.4.3 Harnblase (Vesica urinaria) *459*
– Harnblasenmuskulatur und innere Oberfläche *461*
– Muskulatur der Uretermündungen *462*
– Muskulatur der Harnröhrenmündung *462*
10.4.4 Harnröhre (Urethra) *463*
– Männliche Harnröhre *463*
– Weibliche Harnröhre *465*

Zusammenfassung *465*

Die Ausführungswege der Harn- und Geschlechtsorgane (Urogenitalorgane) hängen entwicklungsgeschichtlich eng zusammen. Embryologisch wird daher das so genannte *Urogenitalsystem* in zwei Teile unterteilt:

- **Nieren und ableitende Harnwege (Harnsystem),**
- **Geschlechtsorgane (Genitalsystem).**

Beide Systeme entwickeln sich aus dem intermediären Mesoderm (S. 519), und die Ausführungsgänge beider Systeme münden während der Embryonalentwicklung anfänglich in eine gemeinsame Höhle, die *Kloake*.

10.1 Aufgaben der Nieren

Die Nieren haben die Aufgabe den Harn zu bereiten, mit dem schädliche Stoffwechselprodukte (Schlackenstoffe) zusammen mit Wasser ausgeschieden werden. Auf diese Weise wird das innere Milieu der Gewebe reguliert, der Flüssigkeitshaushalt ausgeglichen und die Wasserstoffionenkonzentration (zur Aufrechterhaltung des Blut-pH-Wertes) konstant gehalten. Im Einzelnen kommen den Nieren folgende Funktionen zu:

- Ausscheidung von Stoffwechselprodukten und giftigen Substanzen (z. B. Harnstoff und Harnsäure als Abbauprodukte des Eiweißstoffwechsels oder Arzneistoffe),
- Aufrechterhaltung der Elektrolytkonzentration (z. B. Natrium- und Kaliumsalze), Regulation des Säure-Basen-Haushaltes, des Wassergehaltes und des osmotischen Druckes der Körperflüssigkeiten;
- Beteiligung an der Kreislaufregulation und Blutbildung durch Produktion hormonähnlicher Substanzen (z. B. Renin, Erythropoetin).

10.2 Übersicht über Bau und Funktion der Nieren

Bei einer anteiligen Durchblutung von etwa 20% des Herzminutenvolumens (entspricht etwa 1,2 l Blut pro Minute bei einem HMV von 5–6 l, s. Kap. 5.1.6, Herz: Herzzeitvolumen) werden beide Nieren im Laufe eines Tages von etwa 1.700 l Blut durchströmt. Jede der beiden Nieren besteht im Wesentlichen aus 1,2 Millionen mikroskopisch kleinen Bauelementen, den *Nephronen*, von denen jedes einzelne Harn produzieren kann. Das Nephron bildet somit die Arbeitseinheit der Niere und spiegelt daher weitgehend die Tätigkeit der gesamten Niere wider. Ein Nephron besteht jeweils aus

Nieren (Renes) **443**

einem *Nierenkörperchen (Corpusculum renale)* und einem dazugehörigen *Nierenkanälchen (Tubulus)* (Abb. 10.**6**). Das Nierenkörperchen wird aus Blutkapillarschlingen *(Glomerulus)* gebildet, über die sich der Anfang des Nierenkanälchens stülpt (Abb. 10.**5a**). Dadurch entsteht ein doppelwandiger Becher *(Bowman-Kapsel)*, und in den Spalt zwischen beiden Wänden wird der so genannte *Primärharn* abfiltriert. Der Primärharn ist ein Ultrafiltrat des Blutplasmas, in dem die gelösten Stoffe, mit Ausnahme der Eiweiße, in gleicher Konzentration wie im Blutplasma vorliegen. Anschließend werden aus dem Primärharn (etwa 170 l pro Tag) bestimmte Stoffe (z. B. anorganische und organische Ionen, Glucose, Aminosäuren, kleine Eiweißmoleküle, Vitamine) zusammen mit Wasser wieder rückresorbiert. Dies geschieht im Wesentlichen während der Primärharn die einzelnen Abschnitte des Tubulus durchströmt. Mehrere hundert Nierenkanälchen münden wiederum in jeweils ein gemeinsames *Sammelrohr*. Hier entsteht der endgültige *Sekundärharn* (etwa 1,5 l pro Tag) durch Konzentrierung auf etwa 1% des ursprünglichen Harnvolumens. Die Sammelrohre leiten den Harn über die Nierenpapillen in das Nierenbecken, und von dort wird er über die harnableitenden Organe (Harnleiter, Blase, Harnröhre) ausgeschieden.

10.3 Nieren (Renes)

10.3.1 Form und Lage

Die Nieren haben eine bohnenförmige Gestalt, sind etwa 10 cm lang, 5 cm breit und 4 cm dick. Man unterscheidet einen oberen und unteren *Nierenpol* sowie einen medialen und lateralen Rand. Sie wiegen zwischen 120 und 300 g und liegen in der Lendengegend beidseits der Wirbelsäule (Abb. 10.**2a** u. **b**) in einem hinter der Bauchhöhle gelegenen Bindegewebsraum *(Retroperitonealraum*, s. auch Kap. 9.2.7 Bauchfellverhältnisse und Mesenterien der Bauchorgane und Abb. 9.**25b**). Die rechte Niere liegt unterhalb der Leber, die linke unterhalb der Milz. In den meisten Fällen liegt der rechte obere Nierenpol etwa eine halbe Wirbelhöhe tiefer als der linke. An der zur Wirbelsäule gerichteten, eingedellten Seite liegt die *Nierenpforte (Hilum renale)*, durch die Gefäße, Nerven und Nierenbecken ein- und austreten (Abb. 10.**1**).

Jede Niere ist von einer *Fettkapsel (Capsula adiposa)* umgeben und von einem bindegewebigen Sack *(Fasziensack)* umhüllt. Beides hält die Nieren in ihrer Lage verschieblich. Wird das Fettgewebe (Speicherfett) im Hun-

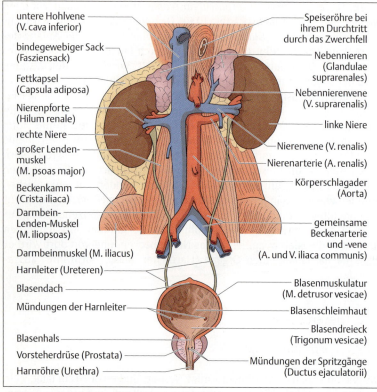

Abb. 10.1 **Männliche Harnorgane**

gerzustand eingeschmolzen, erhöht sich die Beweglichkeit der Nieren. Dem oberen Nierenpol jeder Seite sitzt eine Nebenniere auf, die ebenfalls in die Fettkapsel miteingeschlossen ist (Abb. 10.**1**).

Abb. 10.**2** a u. **b Lage der Nieren**
a Projektion der Nieren auf die hintere Rumpfwand
b Horizontalschnitt auf Höhe der Nieren (Schnittebene von **a**). Die Achsen beider Nieren treffen sich im rechten Winkel (R) vor der Wirbelsäule. Die schwarzen Pfeile markieren das untere Lendendreieck (Trigonum lumbale) (nach Frick, Leonhardt, Stark)

Nieren (Renes) **445**

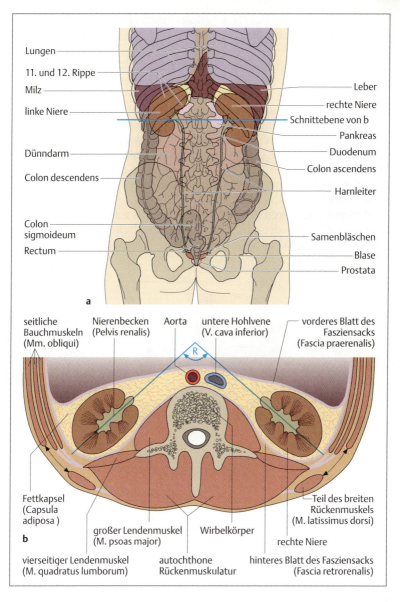

10.3.2 Nierenrinde (Cortex renalis) und Nierenmark (Medulla renalis)

Ein Längsschnitt durch die Niere zeigt schon mit bloßem Auge eine Gliederung des Nierengewebes in Nierenrinde und Nierenmark. Die Rinde liegt als etwa 8 mm breiter, dunkelrot gefärbter Streifen unmittelbar unter der bindegewebigen Organkapsel (Abb. 10.**3**). Ihr dunkelrotes Aussehen erhält die Rinde durch die zahlreichen kleinen, mit einer Lupe sichtbaren Nierenkörperchen, die jeweils ein *Gefäßknäuel (Glomerulus)* enthalten. Die mit bloßen Augen nicht sichtbaren Anteile der *Nephrone, die Nierenkanälchen*, liegen jeweils mit ihren Anfangs- und Endstücken in der Rinde, die langen absteigenden und aufsteigenden Teile ziehen jedoch teilweise tief in das Mark hinein (Abb. 10.**4**).

Die Nierenrinde grenzt an das Nierenmark, das von 10–12 *Nieren-* oder *Markpyramiden* gebildet wird. Die breite Grundfläche der Pyramiden ist gegen die Rinde gerichtet und läuft in Markstrahlen (Bündel von Sammel-

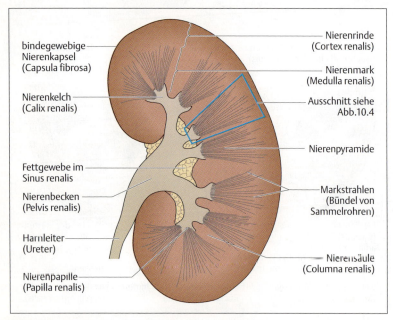

Abb. 10.**3** Vereinfachter Mittelschnitt durch eine Niere

Nieren (Renes)

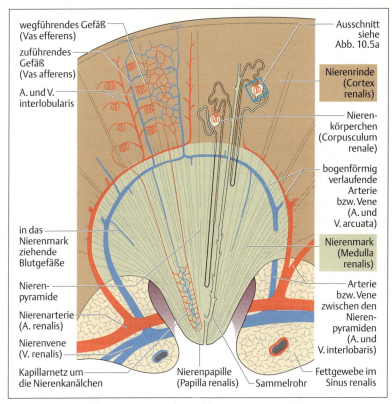

Abb. 10.**4** **Blutgefäße der Niere im schematischen Schnittpräparat** (nach Leonhardt). Ausschnitt aus Abb. 10.**3**

rohren) aus. Zwischen den Nierenpyramiden reicht die Rinde in Form von Säulen bis tief ins Nierenmark (Abb. 10.**3**). Die Pyramidenspitzen bilden die Nierenpapillen, in die die Sammelrohre münden. Die Nierenpapillen münden in die Nierenkelche, die in ihrer Gesamtheit große Teile des Nierenbeckens bilden. Zwischen den Kelchen liegt lockeres Binde- und Fettgewebe *(Sinus renalis)*, in dem die Nierengefäße verlaufen.

10.3.3 Nierengefäße

Die beiden *Nierenarterien (Aa. renales)* führen den Nieren etwa 20% des vom Herzen in die Aorta ausgeworfenen Blutes zu. An der Nierenpforte (Abb. 10.**1**) teilt sich die A. renalis in 5–6 *Aa. interlobares* auf (Abb. 10.**4**), aus denen die *Aa. arcuatae* hervorgehen, die in einem bogenförmigen Verlauf entlang der Mark-Rinden-Grenze verlaufen. Aus der A. arcuata ziehen Arterien in die Rinde *(Aa. interlobulares)*, von denen in regelmäßigen Abständen Arteriolen abzweigen, die das Blut den Kapillarschlingen des Glomerulus zuführen *(Vasa afferentia)*. Aus den Gefäßknäueln leiten wegführende Arteriolen das Blut ab *(Vasa efferentia)*, um erneut ein Kapillarnetz zu bilden, das teilweise in Richtung Nierenmark verläuft und die Nierenkanälchen umspinnt (Abb. 10.**4**). Schließlich sammelt sich das Blut in kleinen Venen und gelangt über die Vv. arcuatae in die *Vv. interlobares* und von dort über die Nierenvenen (*Vv. renales*) in die untere Hohlvene.

10.3.4 Nierenkörperchen und Harnfilter

Die Niere besitzt außer den Blutgefäßen ein Kanälchensystem, das aus Nephronen und Sammelrohren besteht. *Nephrone bilden die Bau- und Arbeitseinheit der Niere* und bestehen aus dem *Nierenkörperchen (Corpusculum renale, Malpighisches Körperchen)* und dem dazugehörigen *Nierenkanälchen (Tubulus)* (Abb. 10.**4** und 10.**6**). Die etwa 2,4 Millionen Nierenkörperchen beider Nieren liegen in der Nierenrinde (Abb. 10.**4**) und enthalten den Harnfilter, durch den der Primärharn aus dem Blut abfiltriert wird. In den Nierenkanälchen erfolgt durch Rückresorption zu etwa 90% die Bildung des Sekundärharns. Die endgültige Konzentrierung findet in den Sammelrohren statt, über die der Harn in das Nierenbecken abgeleitet wird.

An jedem Nierenkörperchen unterscheidet man einen *Gefäß-* und einen *Harnpol* (Abb. 10.**5a**). Am Gefäßpol wird der blindsackförmige Anfang des Nierenkanälchens von etwa 30 Blutkapillarschlingen (Glomerulus) eingestülpt, so dass ein doppelwandiger Becher entsteht *(Bowman-Kapsel)*. Der Spalt zwischen beiden Wänden nimmt den Primärharn auf und leitet ihn am Harnpol in das ableitende Nierenkanälchen (Abb. 10.**5a**). Der Harnfilter oder die so genannte *glomeruläre Filtrationsbarriere* ist im ganzen etwa 1 m^2 groß und besteht im Wesentlichen aus drei Schichten:

Nieren (Renes)

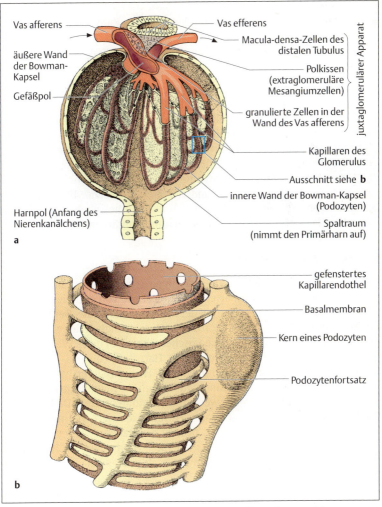

Abb. 10.**5 a** u. **b** **Schema eines Nierenkörperchens und Bau des Harnfilters**
a Nierenkörperchen, blauer Kasten: Ausschnittvergrößerung in **b**;
b Harnfilter (nach Leonhardt), Ausschnitt aus **a**

- dem Kapillarendothel,
- den Zellen, die die innere Wand der Bowman-Kapsel bilden (Podozyten) und
- der gemeinsamen Basalmembran der Endothelzellen und der Podozyten.

Von diesen drei Schichten sind die *Basalmembran* und die *Podozyten* für die Filterfunktion besonders wichtig (Abb. 10.**5b**). Während die Basalmembran einen dichten Filz von Kollagen- und Glykoproteinen gleicht, bilden die Podozyten durch vielfach miteinander verzahnte Fortsätze so genannte *„Filtrationsschlitze"*, die nur für Moleküle bis zu einer gewissen Größe durchlässig sind. Die Reinigung des glomerulären Filters geschieht durch die Podozyten und durch so genannte *Mesangiumzellen* (Abb. 10.**5a**), die zwischen den Kapillaren liegen und z. B. die verbrauchte Basalmembran entfernen (phagozytieren). Podozyten und Endothelzellen liefern wahrscheinlich gemeinsam dauernd neues Basalmembranmaterial.

Eigenschaften des Harnfilters

Die Filtration durch den Harnfilter ist ein passiver Vorgang und somit im wesentlichen abhängig vom arteriellen Blutdruck, von den Eigenschaften des Filters sowie den Eigenschaften der filtrierten Moleküle. Der Harnfilter wirkt wie ein Sieb, dessen Porengröße die Durchlässigkeit der verschieden großen Moleküle bestimmt (mechanischer Filter). Auf diese Weise können Wasser und kleinmolekulare Stoffe (z. B. Harnstoff, Glucose, Salze, Aminosäuren, Natriumchlorid) ungehindert den Filter passieren, während z. B. große Eiweißmoleküle (Albumine und Globuline) sowie Blutwellen (z. B. rote Blutkörperchen) normalerweise nicht hindurchtreten. Da besonders die Basalmembran der glomerulären Filtrationsbarriere viel negative Ladungen (Glykoproteine) aufweist, besteht zusätzlich zum *mechanischen Filter* noch ein so genannter *elektrischer Filter*. Hierbei werden negativ geladene Moleküle in einem stärkeren Maße als positiv geladene zurückgehalten.

10.3.5 Glomeruläre Filtration

Glomeruläre Filtrationsrate (GFR) und Clearance

Unter der glomerulären Filtrationsrate versteht man das Flüssigkeitsvolumen, das von allen Glomeruli pro Zeiteinheit filtriert wird. Sie ist ein

Maß für die *Ausscheidungsfähigkeit der Nieren (Clearance)* und beträgt etwa 120 ml pro Minute. Berücksichtigt man hierbei den so genannten renalen Plasmafluss (RPF), d. h. das Blutplasmavolumen, das die Glomeruli pro Minute durchströmt (etwa 600 ml bei einem Hämatokrit von 0,5), lässt sich berechnen, dass etwa 20% des Plasmavolumens (GFR/RPF = 0,20) als Primärharn erscheinen (etwa 180 l pro Tag).

Da eine 70 kg schwere Person etwa 14–15 l extrazelluläre und somit austauschbare Flüssigkeit enthält (s. Kap. 1.6, Biologie der Zelle: Stoffwechsel der Zelle), passiert die Extrazellularflüssigkeit mehr als 10-mal, das Plasmavolumen (ca. 3 l) sogar 60-mal (!) pro Tag den Harnfilter.

Effektiver Filtrationsdruck

Die glomeruläre Filtrationsrate ist abhängig vom effektiven Filtrationsdruck und von der *glomerulären Filtrationsfläche*. Die treibende Kraft für den Filtrationsprozess ist der *Blutdruck in den Kapillarschlingen* des Glomerulus, der etwa bei 48 mmHg liegt. Die Wirksamkeit des Blutdrucks wird jedoch gemindert, weil ihm der Druck der Bluteiweiße (kolloidosmotischer Druck) von etwa 20 mmHg und der hydrostatische Druck innerhalb der Bowman-Kapsel von etwa 13 mmHg entgegenwirken. Somit lässt sich der effektive Filtrationsdruck wie folgt berechnen:

- **Effektiver Filtrationsdruck: 48–20–13 = 15 mmHg**

Bis zum Ende der Glomeruluskapillare nimmt der Blutdruck nur unwesentlich ab, der kolloidosmotische Druck hingegen steigt bei der Blutpassage durch den Glomerulus erheblich an, da durch Abpressen des Ultrafiltrats die Konzentration der Plasmaeiweiße zunimmt. Man nimmt daher an, dass der kolloidosmotische Druck bereits vor dem Ende der Kapillaren auf etwa 35 mmHg ansteigt und der effektive Filtrationsdruck daher auf nahezu null absinkt (48–35–13 = 0 mmHg). Man spricht von einem so genannten *Filtrationsgleichgewicht.*

Erhöht sich jedoch die Nierendurchblutung, verschiebt sich der Ort des Filtrationsgleichgewichtes weiter zum Kapillarende hin, wodurch mehr Filtrationsfläche einbezogen wird. Aus diesem Grund erhöht sich bei verstärkter Durchblutung auch die Menge des abgepressten Filtrats und somit auch die glomeruläre Filtrationsrate.

Autoregulation der Nierendurchblutung

Die Niere kann durch bestimmte Mechanismen ihre glomeruläre Filtrationsrate selbst bei großen Blutdruckschwankungen relativ konstant halten. Diese Regulation funktioniert normalerweise sehr gut zwischen Blutdruckwerten von 80 mmHg (10,6 kPa) und 200 mmHg (26,6 kPa). Fällt hingegen der Blutdruck unter 80 mmHg, fällt die Nierendurchblutung schnell ab, und die Filtration versagt (akutes Nierenversagen).

10.3.6 Nierenkanälchen und Sammelrohre

Das Nierenkanälchen (Tubulus) ist ein wenige Zentimeter langes, unverzweigtes, aus einschichtigem Epithel gebildetes Röhrchen, das am Harnpol des Nierenkörperchens beginnt (Abb. 10.**5a** und 10.**6**). Am Nierentubulus unterscheidet man gewundene und gestreckte Abschnitte, die in ihrem gesamten Verlauf von Blutgefäßen umsponnen sind:

- ein zunächst gewundenes, dann gestrecktes Hauptstück (proximaler Tubulus),
- ein dünnes Überleitungsstück (Henle-Schleife),
- ein zunächst gestrecktes, dann gewundenes Mittelstück (distaler Tubulus),
- ein kurzes Verbindungsstück.

Während die gewundenen Haupt- und Mittelstücke größtenteils in der Rinde liegen, ziehen die gestreckten Tubulusabschnitte sowie die dünnen Überleitungsstücke in das Mark. Über die Verbindungsstücke erfolgt der Anschluss an das Sammelrohrsystem. Die Sammelrohre münden mit feinen Öffnungen an der Spitze der Nierenpapillen in das Nierenbecken (s. Kap. 10.3.2, Nierenrinde und Nierenmark und Abb. 10.**4**).

Transportvorgänge im Nierentubulus

Die Wände der Nierentubuli und der Sammelrohre bestehen aus Epithelzellen, die Transportvorgänge durch die Zellen (transzellulär) und zwischen den Zellen (parazellulär) ermöglichen (so genanntes transportierendes Epithel). Da die Epithelzellen in den einzelnen Abschnitten unterschiedliche Funktionen haben, wird der abfiltrierte Primärharn während der Passage durch die verschiedenen Tubulusabschnitte in seiner Zusammensetzung grundlegend verändert. Hierbei wird der größte Teil der

Nieren (Renes) 453

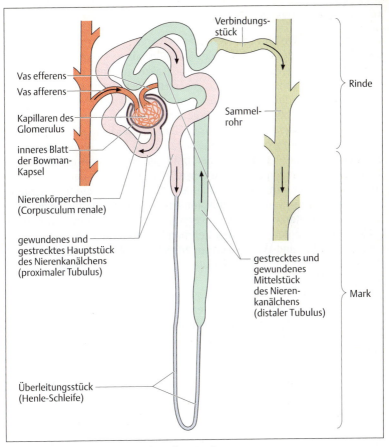

Abb. 10.6 **Nephron (Arbeitseinheit der Niere)**

gelösten Bestandteile (z. B. anorganische und organische Ionen, Glucose, Aminosäuren) sowie 99% des Wassers teils passiv, teils aktiv zurückgewonnen (resorbiert), d. h. die Stoffe werden an die die Nierenkanälchen umspinnenden Blutkapillaren abgegeben und so dem Blutkreislauf wieder zugeführt. Andererseits werden vor allem im proximalen Tubulus zahlreiche Stoffe (z. B. H^+-Ionen, Harnsäure, Harnstoff, Kreatinin, bestimmte Pharmaka wie Penicillin etc.) aktiv aus dem Extrazellulärraum in das Tubulusinnere ausgeschieden (sezerniert).

Na⁺-K⁺-Pumpe (Na⁺-K⁺-ATPase)

Sehr oft sind aktive und passive Transportvorgänge eng miteinander verbunden, z. B. bei der Regulation des Salzhaushaltes. So werden beispielsweise die Na⁺-Ionen des Kochsalzes (NaCl) aktiv aus dem Tubulus zurückresorbiert, und zwar im Austausch gegen H⁺-Ionen (Regulation des Säure-Basen-Haushalts durch die Niere). Aus Gründen der Elektroneutralität folgen passiv Cl⁻-Ionen und aus osmotischen Gründen Wasser sowie zusätzliches in Wasser gelöstes Kochsalz. Das erforderliche Konzentrationsgefälle für Natrium wird durch eine so genannte Na⁺-K⁺-Pumpe aufrechterhalten, die in der basalen Zellmembran der Tubulusepithelzelle lokalisiert ist und Na⁺-Ionen dauernd unter ATP-Verbrauch aus der Zelle heraus zurück in das Blut transportiert. Auf diese Weise entsteht ein Na⁺-Gradient, der die Grundlage für die Na⁺-Diffusion aus dem Tubuluslumen in die Zelle ist. Durch die starke Oberflächenvergrößerung im proximalen Tubulus (Mikrovillibesatz der luminalen Zellmembran) können an dieser Stelle sehr große Salz- und Wassermengen zurückresorbiert werden. *Der aktive NaCl-Transport ist somit die treibende Kraft für den Konzentrierungsmechanismus der Niere.*

Von den durchschnittlich 1,3 kg Kochsalz, die in 180 l Primärharn normalerweise enthalten sind, dürfen nur so viel endgültig ausgeschieden werden, wie wir täglich mit der Nahrung aufnehmen, und zwar etwa 8–15 g, nicht mehr und nicht weniger. Die Na⁺-Ausscheidung gleicht die Niere mit der täglichen Salzaufnahme aus. Auf diese Weise wird die Na⁺-Konzentration und somit auch das Volumen der extrazellulären Flüssigkeit relativ konstant gehalten. Dies bedeutet aber auch, dass etwa 99% des Kochsalzes, bei kochsalzarmer Nahrung sogar noch mehr, aus dem Primärharn wieder resorbiert werden müssen.

Hierbei arbeitet die Niere in einer Art Zwei-Stufen-Verfahren: 90% des Kochsalzes und etwa 60–70% der filtrierten Wassermenge werden bereits im proximalen Tubulus sowie in der Henle-Schleife zurückgewonnen. Die Feineinstellung der Natriumrückgewinnung hingegen übernimmt der distale Tubulus, und zwar mithilfe des in der Niere gebildeten Enzyms Renin sowie des Nebennierenrindenhormons Aldosteron, das über eine Aktivierung der Na⁺-K⁺-ATPase die Na⁺-Resorption und die K⁺-Ausscheidung fördert. Auf diese Weise verhindert Aldosteron ebenfalls ein Ansteigen der K⁺-Konzentration im Blut. Dies ist von großer Bedeutung, da eine Zunahme der Kaliumionenkonzentration im Blut ernsthafte Folgen haben kann und mit dem Leben nicht mehr vereinbar ist (z. B. führt eine Erhöhung der Kaliumkonzentration im Blut zu Herzrhythmusstörungen, eine Verdopplung

Nieren (Renes)

kann bereits zu lebensgefährlichem Herzflimmern führen).

Die endgültige Einstellung des auszuscheidenden Urinvolumens hingegen geschieht unter dem Einfluss des von der Neurohypophyse abgegebenen Hormons Adiuretin (ADH) bzw. Vasopressin (s. die folgenden Abschnitte zur Harnkonzentrierung).

Renin-Angiotensin-Aldosteron-Mechanismus

Wie bereits im Kapitel 1 „Biologie der Zelle" erwähnt, wird das Volumen der extrazellulären Flüssigkeit und damit auch das Blutvolumen in erster Linie vom Na^+-Gehalt bestimmt. Daher kommt der Regulation der Na^+-Ausscheidung eine große Bedeutung zu. Sie erfolgt unter Kontrolle eines hormonellen Regelkreises, dem *Renin-Angiotensin-Aldosteron-Mechanismus*, der somit eine wichtige Funktion bei der Blutdruckregulation besitzt. Eine entscheidende Rolle dabei spielt der so genannte *„juxtaglomeruläre Apparat"* (Abb. 9.5a). Hierzu zählt man:

- spezialisierte Renin-produzierende Zellen in der Gefäßwand der zuführenden Arteriole (Vas afferens), so genannte granulierte Zellen,
- die in unmittelbarer Nachbarschaft des Vas afferens liegenden Maculadensa-Zellen in der Wand des zu diesem Glomerulus gehörigen distalen Tubulus sowie
- zahlreiche Bindegewebszellen am Gefäßpol des Glomerulus, die extraglomerulären Mesangiumzellen (Polkissen).

Bei der Funktion des juxtaglomerulären Apparates muss man zwischen einer systemischen (den Blutkreislauf betreffenden) und einer lokalen (den Glomerulus betreffenden) Reaktion unterscheiden. Kommt es beispielsweise aufgrund einer Verringerung des Plasmavolumens zu einem Blutdruckabfall (z. B. durch Schock), wird das Enzym Renin aus spezialisierten Zellen des Vas afferens an das Blut abgegeben. Dort spaltet Renin das in der Leber gebildete zuckerhaltige Eiweißmolekül Angiotensinogen in Angiotensin I, aus dem durch ein weiteres Enzym (sog. *„converting enzyme"*) Angiotensin II entsteht. Angiotensin II gehört zu den wirksamsten gefäßverengenden Substanzen, so dass unter seinem Einfluss der periphere Widerstand und damit auch der Blutdruck ansteigt. Darüber hinaus bewirkt Angiotensin II die Freisetzung von Aldosteron aus der Nebennierenrinde und steigert auf diese Weise die Na^+-Resorption im distalen Tubulus. Dies führt zu einer verringerten Wasserausscheidung in der Niere, wodurch das Blutvolumen zunimmt und der Blutdruck ebenfalls ansteigt. Schließlich wird durch Angiotensin II ein Durstgefühl ausgelöst.

Ein ebenso wirksamer Reiz für die Reninabgabe und damit für die Auslösung des Renin-Angiotensin-Aldosteron-Mechanismus ist ein zu hoher Kochsalzgehalt im distalen Tubulus. Man bezeichnet die Macula densa-Zellen in der distalen Tubuluswand daher auch als ein so genanntes *„chemosensitives Feld"*, das den Kochsalzgehalt des Harns misst und im Falle einer zu hohen Konzentration die Freisetzung von Renin veranlasst (durch Vermittlung des Polkissens). Der erhöhte Aldosteronspiegel im Blut wiederum führt zu einer verstärkten Resorption von Natriumionen im distalen Tubulus. Durch die gefäßverengende Wirkung von Angiotensin II kommt es aber auch zu einer Vasokonstriktion des dazugehörigen Vas afferens und zu einer Verringerung der glomerulären Filtrationsrate, was ebenso die Kochsalzmenge im Tubulus senkt. Auf diese Weise bietet der juxtaglomeruläre Apparat die Möglichkeit, die glomeruläre Filtrationsrate der Zusammensetzung des distalen Tubulusharns in Bezug auf seinen Kochsalzgehalt anzupassen. Man spricht in diesem Zusammenhang auch von einem *tuboglomerulären Rückkopplungsmechanismus.*

Konzentrierung und Verdünnung des Harns

Zur Regulation des Wasserhaushaltes hat die Niere die Möglichkeit, je nach Bedarf einen konzentrierten oder verdünnten Harn auszuscheiden. So sind beispielsweise in einem maximal konzentrierten Harn viermal soviel gelöste Teilchen enthalten wie in der Extrazellularflüssigkeit, man spricht in diesem Fall von einem *hypertonen Harn*. Muss der Organismus andererseits aufgenommene Flüssigkeit, z. B. durch zu reichliches Trinken loswerden, ist er in der Lage, einen gegenüber der Extrazellularflüssigkeit auf ein Sechstel verdünnten Harn *(hypotoner Harn)* auszuscheiden.

Harnkonzentrierung in den Sammelrohren

Neben der aktiven Natriumresorption in den verschiedenen Tubulusabschnitten wird die Wasserausscheidung der Niere, die so genannte *Diurese*, durch das Hormon *Adiuretin* (**a**nti**d**iuretisches **H**ormon = ADH) reguliert, das im Hypothalamus produziert und in der Neurohypophyse gespeichert wird. Adiuretin wirkt vor allem auf die Sammelrohre, indem es die Durchlässigkeit für Wasser in der Wand des Sammelrohrs erhöht. Auf diese Weise verlässt Wasser passiv die Sammelrohre, um entlang eines osmotischen Gefälles in das hypertone Interstitium und letztlich in das Blut zu gelangen. Das Hormon wirkt somit einer Diurese entgegen *(= Antidiurese).*

Die Wirkung von Adiuretin auf den Wasserhaushalt unterliegt einem hormonellen Regelkreis, dessen Zentrum in der Zwischenhirnregion des Hypothalamus (s. Kap. 13.4.2, Gehirn: Zwischenhirn) liegt. Über bestimmte Messfühler im Hypothalamus, so genannte *Osmorezeptoren*, wird die osmotische Konzentration des Blutplasmas überwacht. Steigt die Konzentration osmotisch wirksamer Teilchen im Blutplasma an (z. B. die Konzentration an Na^+-Ionen), wird im benachbarten Hypophysenhinterlappen (Neurohypophyse) ADH freigesetzt und mit dem Blutkreislauf zur Niere transportiert. Die Folge ist ein gesteigerter Wasserausstrom aus den Sammelrohren, der mit einer verstärkten Harnkonzentrierung verbunden ist. Unter dem Einfluss von Adiuretin werden auf diese Weise täglich etwa 15–20 l Wasser pro Tag rückresorbiert. Bei ungenügender Bildung von ADH kommt es zu dem so genannten Krankheitsbild des Diabetes insipidus, bei dem täglich bis zu 20 l Harn ausgeschieden werden.

Diuretika

Diuretika sind Medikamente, die eine Diurese auslösen (harntreibende Stoffe). Sie werden therapeutisch meist bei Bluthochdruck und Wasseransammlungen im Gewebe (Ödeme) eingesetzt, um das Extrazellularvolumen zu verringern. Das Wirkprinzip dieser Medikamente beruht meistens auf einer Hemmung der tubulären Na^+-Resorption.

10.3.7 Zusammensetzung des Harns

Beim Erwachsenen werden in 24 Stunden etwa 0,5–2,0 l Harn produziert, der zu etwa 95% aus Wasser besteht. Die hell- bis dunkelgelbe Farbe wird von so genannten Urochromen verursacht, Verwandte der Gallenfarbstoffe, die beim Abbau von Hämoglobin entstehen. Der Harn reagiert leicht sauer, bei Pflanzenkost auch leicht alkalisch. Er enthält neben organischen Substanzen (vor allem Harnstoff, Harnsäure, Kreatinin) eine Reihe von anorganischen Bestandteilen (z. B. Natrium-, Kalium-, Calcium-, Chlor-, Sulfat-, Phosphat- und Ammoniumionen), die im so genannten Harnsediment (Bodensatz) auskristallisieren können. Unter krankhaften Bedingungen können große Mengen roter und weißer Blutkörperchen sowie Plasmaeiweiße (vor allem Albumin) im Harn auftreten.

10.4 Ableitende Harnwege

Der Harn tritt aus den Nierenpapillen in die Nierenkelche und weiter ins Nierenbecken über und wird entlang des Harnleiters in kleinen Portionen peristaltisch in die Harnblase transportiert. Von dort wird er durch die Harnröhre nach außen entleert. Die Wand der harnableitenden Organe besitzt glatte Muskulatur und wird innen von Schleimhaut ausgekleidet, die größtenteils ein Übergangsepithel (s. Kap. 3.1.1, Oberflächenbildende Epithelien und Abb. 3.**2**) aufweist.

10.4.1 Nierenbecken (Pelvis renalis)

Das Nierenbecken ist ein kurzer, trichterförmiger Schlauch mit röhrenförmigen Fortsätzen *(Nierenkelche)*, in denen die *Nierenpapillen* stecken (Abb. 10.**3**). Je nach Aufteilung und Länge der Nierenkelche *(Calices)* unterscheidet man zwei Grundformen des Nierenbeckens; eine *dendritische* und eine *ampulläre Form* (Abb. 10.**7a** u. **b**). Der ampulläre Typ hat kurze, plumpe Kelche, beim dendritischen Typ hingegen ist das Nierenbecken bäumchenartig verzweigt, und die Kelche sind lang und schlank. Das Nierenbecken hat ein durchschnittliches Fassungsvolumen von etwa 3–8 ml und kann nach Gabe von harnpflichtigen Kontrastmitteln durch eine Röntgenkontrastuntersuchung (Ausscheidungspyelogramm) dargestellt werden (Abb. 10.**8**).

10.4.2 Harnleiter (Ureter)

Der Harnleiter dient dem Transport des Harns aus dem Nierenbecken in die Harnblase. Er hat die Form eines leicht abgeplatteten Rohres von etwa 5 mm Durchmesser und ist ca. 25 cm lang (Abb. 10.**1** und 10.**8**). Die beiden Harnleiter beginnen am Nierenbecken und verlaufen an der hinteren Bauchwand abwärts, überkreuzen jeweils den M. psoas major und am Eingang in das kleine Becken die großen Beckengefäße (A. und V. iliaca communis). Danach ziehen sie von beiden Seiten an den Boden der Harnblase, durchbohren schräg, im Abstand von etwa 5 cm die Harnblasenwand und münden schlitzförmig in die Harnblase (Abb. 10.**1** und 10.**9**).

Im Verlauf des Harnleiters treten drei *physiologische Engstellen (Ureterengen)* auf, an denen bevorzugt Nierensteine eingeklemmt werden. Sie liegen am Abgang des Ureters aus dem Nierenbecken, an der Kreuzungs-

Ableitende Harnwege **459**

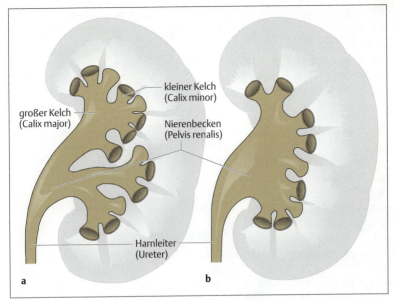

Abb. 10.**7 a** u. **b** **Grundformen des Nierenbeckens (Pelvis renalis)** (nach Faller)
a Dendritische Form; **b** ampulläre Form

stelle mit den Beckengefäßen und im Verlauf durch die Harnblasenwand (Abb. 10.**1**).

Die Wand des Harnleiters besteht aus einer inneren Schleimhaut mit Übergangsepithel, einer Muskelschicht mit spiralig angeordneter glatter Muskulatur sowie einer bindegewebigen Adventitia. Der Bau der Ureterwand erlaubt eine starke Erweiterung des Harnleiters. Durch peristaltische Wellen wird der Harn schubweise (1- bis 4-mal pro Minute) in die Harnblase befördert.

10.4.3 Harnblase (Vesica urinaria)

Die Harnblase liegt beim Erwachsenen im kleinen Becken unter dem Bauchfell (extraperitoneal, s. auch Kap. 9.2.7, Bauchfellverhältnisse), unmittelbar hinter der Symphyse auf dem Beckenboden. Seitlich und vorn wird die Harnblase von lockerem Bindegewebe umgeben, in dem Gefäße

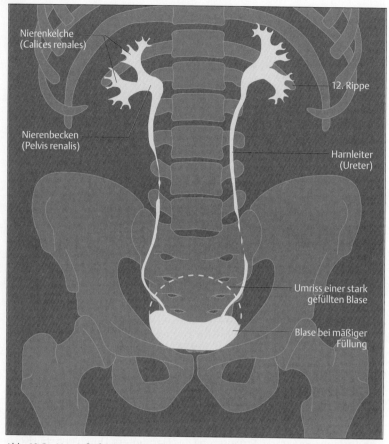

Abb. 10.8 **Vereinfachte Durchzeichnung einer Röntgenaufnahme nach intravenöser Gabe eines Kontrastmittels (intravenöses Pyelogramm).**
Das Kontrastmittel wird in den Nierenkörperchen filtriert und erscheint im Urin. Darstellung der Nierenbecken, der Harnleiter und der Blase

und Nerven verlaufen. Der Blasenkörper bildet das Dach der Harnblase. Er läuft nach vorn oben in den Blasenscheitel aus, der beweglich an der vorderen Bauchwand befestigt ist. Den gegen den Beckenboden gerichteten Teil der Harnblase bezeichnet man als Blasengrund, der sich nach unten trichterförmig verschmälert und im Bereich des Blasenhalses in die Harn-

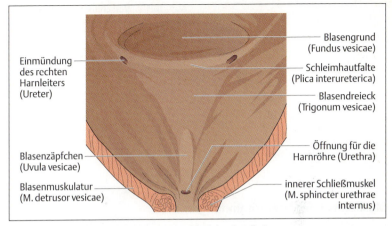

Abb. 10.**9** **Blasendreieck (Trigonum vesicae)** (nach Faller)

röhre übergeht (Abb. 10.**1**). Die Größe der Harnblase wechselt mit dem Füllungszustand. Harndrang entsteht bei einer Füllung von 350 ml, willkürlich hingegen kann mehr als das Doppelte zurückgehalten werden.

Harnblasenmuskulatur und innere Oberfläche

Die Harnblase besitzt wie alle Hohlorgane eine Muskelschicht aus netzartig verlaufender glatter Muskulatur *(M. detrusor vesicae)* (Abb. 10.**1** und 10.**9**). Die Schleimhaut trägt ein Übergangsepithel, das sich Volumenänderungen rasch anpassen kann und das durch eine *spezielle Oberflächendifferenzierung (Crusta)* gegen den Harn geschützt wird. Am Blasengrund zwischen den Mündungen der Harnleiter und dem Ausgang der Harnröhre ist die Schleimhaut im Bereich des so genannten *Blasendreiecks (Trigonum vesicae)* fest mit der Muskulatur verbunden und weist eine glatte Oberfläche auf (Abb. 10.**1** und 10.**9**). Zwischen den beiden Uretermündungen liegt eine Schleimhautfalte *(Plica interureterica)*. In die Spitze des Blasendreiecks wölbt sich ein längsgestellter Wulst, das *Blasenzäpfchen (Uvula vesicae)*. In den übrigen Abschnitten bildet die Schleimhaut, je nach Kontraktionszustand der Harnblase, mehr oder weniger ausgeprägte, in das Innere der Harnblase vorspringende Falten aus.

Die Muskelschicht des Blasendreiecks bildet *Verschluss-* und *Öffnungseinrichtungen* für die Harnleitermündungen und für die innere Harnröhrenöffnung.

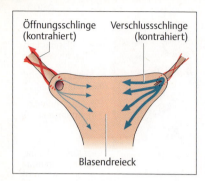

Abb. 10.**10** **Verschlussmechanismus der Harnleitermündung.** Öffnungsschlinge kontrahiert = Uretermündung ist offen, Verschlussschlinge kontrahiert = Uretermündung ist verschlossen (nach Leonhardt)

Muskulatur der Uretermündungen

Äußere Muskelzüge des Ureters umgeben schlingenförmig die Uretermündung (Abb. 10.**10**). Bei Kontraktion der Muskelbündel wird die Mündung angehoben und geöffnet *(Öffnungsschlinge)*. Muskelschlingen, die zwischen den beiden Harnleitermündungen verlaufen, ziehen die Mündung nach unten und verschließen sie *(Verschlussschlinge)*.

Muskulatur der Harnröhrenmündung

Längsmuskelzüge der Harnblase und ringförmige Muskelzüge bilden den inneren unwillkürlichen glatten Schließmuskel *(M. sphincter urethrae internus)* im Bereich des Blasenhalses. Der willkürliche quergestreifte Schließmuskel besteht aus Muskelfasern, die sich von der Beckenbodenmuskulatur *(M. transversus perinei profundus)* abspalten und die Harnröhre in Spiralschlingen umgeben *(M. sphincter urethrae externus)* (Abb. 10.**11**).

Die glatte Muskulatur der Blase und der Harnröhrenöffnung wird vom vegetativen Nervensystem innerviert. Unter dem Einfluss des Sympathikus erschlafft die Blasenmuskulatur (M. detrusor vesicae), und der unwillkürliche M. sphincter urethrae internus kontrahiert sich. Die Blase füllt sich. Unter dem Einfluss des Parasympathikus kontrahiert sich der M. detrusor vesicae und der glatte M. sphincter urethrae internus erschlafft. Die Blase entleert sich.

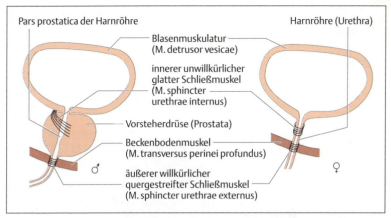

Abb. 10.11 **Schließmuskeln der Harnröhre beim männlichen und weiblichen Geschlecht** (Schema)

10.4.4 Harnröhre (Urethra)

Über die Harnröhre gelangt der Harn aus der Harnblase nach außen. Männliche und weibliche Harnröhre unterscheiden sich vor allem hinsichtlich der Länge und der beim Mann vorhandenen gleichzeitigen Nutzung als Ausführungsgang für die Geschlechtsprodukte.

Männliche Harnröhre

Die männliche Harnröhre ist 20–25 cm lang und wird durch Einmündung des Samenweges und der Geschlechtsdrüsen zur Harn-Samen-Röhre. In ihrem Verlauf unterscheidet man drei Abschnitte (Abb. 10.**12**):

- einen etwa 3 cm langen Harnröhrenteil, der an der inneren Harnröhrenöffnung beginnt und durch die Prostata zieht *(Pars prostatica)*,
- einen sehr kurzen, aber engen Harnröhrenabschnitt, der durch den Beckenboden zieht *(Pars membranacea)*
- sowie einen langen Abschnitt, der durch den Harnröhrenschwellkörper zieht *(Pars spongiosa)* und an der äußeren Harnröhrenöffnung endet.

Im Bereich der Pars prostatica münden die beiden *Spritzgänge (Ductus ejaculatorii)*, der gemeinsame Ausführungsgang des Samenleiters und der

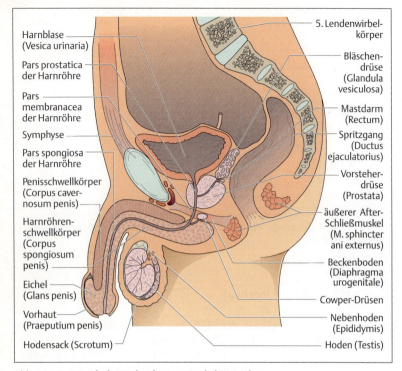

Abb. 10.12 Mittelschnitt durch ein männliches Becken

Samenbläschen (Bläschendrüsen), sowie die Ausführungsgänge der Prostatadrüsen. In der Pars membranacea bilden Muskelfasern des Beckenbodens den willkürlichen Harnröhrenschließmuskel (s. oben). In den Anfangsteil der Pars spongiosa münden die erbsengroßen *Cowper-Drüsen* und im weiteren Verlauf zahlreiche kleine Harnröhrendrüsen (Abb. 10.12).

Die Schleimhaut der Harnröhre weist Längsfalten im Sinne von Reservefalten auf, die zusätzlich dem Verschluss dienen. In der Pars prostatica geht das Übergangsepithel der Schleimhaut in das mehrteilige prismatische Epithel der Harnröhre über, das im Bereich der Peniseichel (Glans penis) von mehrschichtig unverhorntem Plattenepithel abgelöst wird.

Weibliche Harnröhre

Die weibliche Harnröhre ist mit etwa 3–4 cm deutlich kürzer als die männliche. Sie beginnt unmittelbar über dem Beckenboden und verläuft nach vorn zwischen Symphyse und vorderer Scheidenwand (s. Kap. 11.3.1, weibliche Geschlechtsorgane: Übersicht und Abb. 11.**8**). Mit der äußeren Harnröhrenöffnung mündet die Harnröhre im Scheidenvorhof (Vestibulum) kurz hinter dem Kitzler (Clitoris).

Die Schleimhaut der weiblichen Harnröhre weist Längsfalten auf, durch die ihre Lichtung eingeengt wird. Zusätzlich verlaufen im Schleimhautbindegewebe elastische Netze und ein ausgedehntes Venengeflecht, das als *Art Verschlusspolster* am Verschluss der Harnröhre beteiligt ist.

Zusammenfassung | Nieren und ableitende Harnwege

■ Nieren

Wesentliche Aufgaben der Nieren sind:

- Ausscheidung von Stoffwechselprodukten und Schlackenstoffen,
- Aufrechterhaltung der Elektrolytkonzentration (Säure-Basen-Haushalt), des Wassergehaltes und des osmotischen Druckes der Körperflüssigkeiten,
- Beteiligung an der Kreislaufregulation und Blutbildung (Renin, Erythropoetin).

Form und Lage

Die Nieren haben eine bohnenförmige Gestalt (120–300 g), liegen beidseits der Wirbelsäule im Retroperitonealraum (linke Niere: unterhalb der Milz; rechte Niere: unterhalb der Leber) und werden von einer Fettkapsel und einem Fasziensack umhüllt. Am Nierenhilum liegt das Nierenbecken, und Gefäße und Nerven treten hier ein bzw. aus. Dem oberen Nierenpol sitzt jeweils eine Nebenniere auf.

Nierenrinde und Nierenmark

Man unterscheidet innerhalb des Nierengewebes eine Nierenrinde (Cortex renalis) und ein Nierenmark (Medulla renalis). In der Rinde bzw. im Mark verlaufen die Blutgefäße, die Nephrone (Arbeitseinheiten der Niere) und die Sammelrohre. Ein Nephron besteht aus dem Nierenkörperchen (Bowman-Kapsel und Glomerulus) und dem dazugehörigen Nierenkanälchen (Tubulus). Die Tubuli münden in die Sammelrohre, die in der Rinde beginnen (kortikale Sammelrohre) und durch das Mark (medulläre Sammelrohre) in Richtung Nierenpapillen verlaufen.

- *Nierenrinde:* besteht aus einem etwa 8 mm breiten Streifen unmittelbar unter der Rinde, in dem die Nierenkörperchen (etwa 1,2 Mio pro Niere), die gewundenen Haupt- und Mittelstücke der Nierentubuli sowie die kortikalen Sammelrohre in Form von Markstrahlen (Bündel von Sammelrohren) liegen.
- *Nierenmark:* besteht aus 10–12 Nieren- oder Markpyramiden, die mit ihrer breiten Grundfläche die Grenze zur Rinde und mit ihren Spitzen die Nierenpapillen bilden. Von den Markpyramiden verlaufen Markstrahlen zur Rinde. Zwischen den Markpyramiden reicht die Rinde in Form von Säulen bis tief ins Nierenmark. Im Nierenmark verlaufen die gestreckten Haupt- und Mittelstücke der Nierentubuli, die Überleitungsstücke und die medullären Sammelrohre.

Nierengefäße

Über die beiden Nierenarterien (Aa. renales) erhalten die Nieren etwa 20% des Herzminutenvolumen aus der Aorta: Sie teilen sich auf Höhe der Nierenpforte in 5–6 Aa. interlobares, die zwischen den Pyramiden in Richtung Rinde und weiter an der Mark-Rinden-Grenze bogenförmig als Aa. arcuatae verlaufen. Von den Aa. arcuatae zweigen Aa. interlobulares in Richtung Rinde ab, von denen die Glomeruli der Nierenkörperchen über zuführende Arteriolen (Vasa afferentia) gespeist werden. Wegführende Arteriolen (Vasa efferentia) leiten das Blut in weitere Kapillarnetze, die sowohl im Nierenmark als auch in der Nierenrinde liegen. Kleine und große Venen sammeln schließlich das Blut, das über die Vv. renales in die untere Hohlvene abfließt.

Nierenkörperchen und Harnfilter

Die Nierenkörperchen bilden den Anfangsteil der Nephrone und enthalten den Harnfilter, durch den der Primärharn aus dem Blut abfiltriert wird. Sie bestehen aus einem doppelwandigen Becher (Bowman-Kapsel) und einem Gefäßknäuel (Glomerulus). Zwischen den Glomeruluskapillaren liegen Mesangiumzellen (Stützzellen, befähigt zur Phagozytose und damit Reinigung des Harnfilters). Man unterscheidet einen Harn- und einen Gefäßpol: Am Gefäßpol treten die Vasa afferentia ein und die Vasa efferentia aus, am Harnpol beginnt der ableitende proximale Tubulus. Der Harnfilter (etwa 1 m^2) bildet die *glomeruläre Filtrationsbarriere* und besteht aus drei Schichten:

- gefenstertes Kapillarendothel,
- innere Wand der Bowman-Kapsel (Podozyten mit Filtrationsschlitzen),
- gemeinsame Basalmembran von Endothelzellen und Podozyten.

Glomeruläre Filtration

Passiver Vorgang, der abhängig ist von der Höhe des arteriellen Blutdruckes (Autoregulation zwischen 80 und 200 mmHg), von den Filtereigenschaften (mechanischer und elektrischer Filter) und den Eigenschaften der filtrierten Moleküle (Größe und Ladung).

Glomeruläre Filtrationsrate

Flüssigkeitvolumen, das von allen Glomeruli pro Zeiteinheit filtriert wird (120 ml/min = 180 l/Tag).

Effektiver Filtrationsdruck

Hängt ab vom arteriellen Blutdruck in Glomeruluskapillaren (48 mmHg), dem kolloidosmotischen Druck (20 mmHg) und dem hydrostatischen Druck in der Bowman-Kapsel (13 mmHg): 48–20–13 = 15 mmHg.

Nierenkanälchen und Sammelrohre

Das Nierenkanälchen (Tubulus) ist ein wenige Zentimeter langes aus einschichtigem Epithel gebildetes Röhrchen, das man in verschiedene Abschnitte gliedern kann:

- ein zunächst gewundenes, dann gestrecktes Hauptstück (proximaler Tubulus),
- ein dünnes Überleitungsstück (Henle-Schleife),
- ein zunächst gestrecktes, dann gewundenes Mittelstück (distaler Tubulus),
- ein kurzes Verbindungsstück.

Über die Verbindungsstücke erfolgt der Anschluss an die Sammelrohre, die mit feinen Öffnungen an der Spitze der Nierenpapillen in das Nierenbecken münden.

Transportvorgänge im Nierentubulus

Der in den Nierenkörperchen filtrierte Primärharn (Ultrafiltrat des Blutplasmas) wird während seiner Passage durch die einzelnen Tubulusabschnitte und die Sammelrohre konzentriert (Sekundärharn), d. h. es wird neben bestimmten Stoffen (z. B. anorganische und organische Ionen, Glucose, Aminosäuren, kleine Eiweißmoleküle, Vitamine) vor allem Wasser zurückresorbiert (Sekundärharn = 1% des Primärharnvolumens) und dem Blutkreislauf wieder zugeführt. Andererseits werden vor allem im proximalen Tubulus aktiv z. B. Harnstoff, Harnsäure, Kreatinin in das Tubulusinnere ausgeschieden.

Na^+-K^+-Pumpe (Na^+-K^+-ATPase)

Die Konzentrierung des Primärharnes ist aufs Engste an die Rückresorption von Na^+-Ionen des Kochsalzes (Na^+Cl^- = Kochsalz) gekoppelt. Na^+-Ionen werden aktiv (d. h. unter ATP-Verbrauch) mittels der Na^+-K^+-ATPase aus dem Tubuluslumen zurückresorbiert (Cl^--Ionen und Wasser folgen passiv), d. h. der aktive NaCl-Transport ist die treibende Kraft für den Konzentrierungsmechanismus der Niere.

Wasserrückresorption

Im Zwei-Stufen-Verfahren: 60–70% des Wassers werden im proximalen Tubulus und in der Henle-Schleife, der Rest im distalen Tubulus (Renin-Angiotensin-Aldosteron-Mechanismus) sowie im Sammelrohr (Adiuretin/Vasopressin) zurückgenommen.

Renin-Angiotensin-Aldosteron-Mechanismus

Das Volumen der extrazellulären Flüssigkeit und damit auch das Blutvolumen wird in erster Linie vom Na^+-Gehalt bestimmt. Die Regulation der Na^+-Ausscheidung erfolgt unter Kontrolle des hormonellen Renin-Angiotensin-Aldosteron-Mechanismus mithilfe des *juxtaglomerulären Apparates*, zu dem man folgende Strukturen zählt:

- Renin-produzierende Zellen in der Gefäßwand des zuführenden Vas afferens,
- Macula densa-Zellen mit Chemorezeptoren in der Wand des benachbarten und zum Glomerulus gehörenden distalen Tubulus,
- extraglomeruläre Mesangiumzellen (Polkissen) am Gefäßpol.

Bei der Funktion des juxtaglomerulären Apparates unterscheidet man zwischen einer systemischen und einer lokalen Reaktion:

- *Systemische Reaktion:* Blutdruckabfall (z. B. Verringerung des Plasmavolumens) führt zur Freisetzung von Renin in das Blut; Renin spaltet Angiotensinogen in Angiotensin I, das wiederum von einem „converting enzyme" in Angiotensin II umgewandelt wird. Angiotensin II hat zwei Hauptwirkungen: 1. direkte Verengung (Vasokonstriktion) der Blutgefäße mit der Folge eines Blutdruckanstieges und 2.

Freisetzung von Aldosteron aus der Nebennierenrinde, das die Na^+-K^+-ATPase besonders in den distalen Tubuli stimuliert und somit die Rückresorption von Wasser erhöht (Folge: Erhöhung des Blutvolumens und damit ebenfalls Anstieg des Blutdruckes).
- *Lokale Reaktion (tubuloglomerulärer Rückkopplungsmechanismus):* eine hohe NaCl-Konzentration im distalen Tubulus wird von den Macula-densa-Zellen erfasst und unter Vermittlung der extraglomerulären Mesangiumzellen erfolgt eine Reninfreisetzung: 1. als Folge kommt es ähnlich wie bei der systemischen Reaktion zur Vasokonstriktion von Blutgefäßen (auch des zuführenden Vas afferens) und damit zu einer Verringerung der glomerulären Filtrationsrate (Folge: Verringerung der NaCl-Konzentration im distalen Tubulus) und 2. Freisetzung von Aldosteron mit der Folge einer erhöhten Na^+-Rückresorption im distalen Tubulus.

Harnkonzentrierung in den Sammelrohren

Regulation der endgültigen Wasserausscheidung (Diurese) erfolgt hormonell in den Sammelrohren mit Hilfe des Adiuretins (Synonym: Vasopressin). Regelkreis: Osmorezeptoren im Hypothalamus überwachen die osmotische Konzentration (vor allem die NaCl-Konzentration) des Blutplasmas. Steigt die Konzentration osmotisch wirksamer Teilchen an, wird im Hypothalamus Adiuretin (ADH) gebildet und über die Neurohypophyse an das Blut abgegeben. ADH erhöht die Durchlässigkeit für Wasser in den Wänden der Sammelrohre (Folge: passiver Ausstrom von Wasser aus den Sammelrohren in die Interzellulärräume und von dort ins Blut) mit der Folge einer Harnkonzentrierung (pro Tag werden auf diese Weise 15–20 l Wasser rückresorbiert).

■ Ableitende Harnwege

Zu den ableitenden Harnwegen zählt man das Nierenbecken, den Harnleiter, die Blase und die Harnröhre. Mit Ausnahme der Harnröhre besitzt die Schleimhaut der ableitenden Harnwege ein Übergangsepithel.

Nierenbecken

Kurzer trichterförmiger Schlauch mit Nierenkelchen, in die die Nierenpapillen ragen (Fassungsvolumen: 3–8 ml).

Harnleiter

Dient dem Transport des Harns vom Nierenbecken in die Blase (etwa 25 cm lang, Durchmesser: 5 mm); die glatte Muskulatur ist spiralig angeordnet und erlaubt eine starke Erweiterung (Transport erfolgt schubweise zur Harnblase: 1–4mal/min). Es gibt drei physiologische Engen (Ureterengen), an denen Nierensteine bevorzugt eingeklemmt werden: 1. Abgang aus dem Nierenbecken, 2. Überkreuzungsstelle der Harnleiter mit den Beckengefäßen und 3. Verlauf durch die Harnblasenwand.

Harnblase

Extraperitoneal im kleinen Becken gelegenes Hohlorgan mit Blasenkörper (Dach der Harnblase), Blasenscheitel (an der vorderen Bauchwand befestigt), Blasengrund (dem Beckenboden benachbart) und Blasenhals (Übergang in die Harnröhre). Die Harnblasenmuskulatur (M. detrusor vesicae) verläuft netzartig und ist auf der Innenseite mit Schleimhaut (Übergangsepithel mit Oberflächendifferenzierung in Form einer Crusta zum Schutz vor dem Harn) bedeckt. Die Muskelschicht des Blasendreiecks (Dreieck zwischen den beiden Uretermündungen und dem Ausgang der Harnröhre) bildet Verschluss- und Öffnungseinrichtungen für die Harnleitermündungen (Öffnungs- und Verschlussschlinge) und für die innere Harnröhrenöffnung im Bereich des Blasenhalses (M. sphincter urethrae internus = innerer unwillkürlicher glatter Schließmuskel und M. sphincter urethrae externus = äußerer willkürlicher quergestreifter Schließmuskel).

Männliche Harnröhre

Man unterscheidet bei der 20–25 cm langen Harnröhre drei Abschnitte:

- *Pars prostatica:* Abschnitt innerhalb der Prostata mit den Einmündungen der beiden Spritzgänge und den Ausführungsgängen der Prostatadrüsen.
- *Pars membranacea:* Durchtrittsstelle auf Höhe des Beckenbodens und Sitz des willkürlichen Harnröhrenschließmuskels; Einmündung der Cowper-Drüsen.
- *Pars spongiosa:* längster Abschnitt; verläuft innerhalb des Harnröhrenschwellkörpers und mündet an der äußeren Harnröhrenöffnung.

Weibliche Harnröhre

Mit einer Gesamtlänge von 3–4 cm ist sie deutlich kürzer als die männliche Harnröhre; Mündung in den Scheidenvorhof; besitzt ein ausgedehntes Venengeflecht als Verschlusspolster.

11
Geschlechtsorgane

Inhaltsübersicht

11.1 Funktion und Aufbau der Geschlechtsorgane *442*

11.2 Männliche Geschlechtsorgane *472*
11.2.1 Übersicht *472*
11.2.2 Hoden (Testes) *474*
– Testosteronproduktion *474*
– Samenzellbildung (Spermatogenese) *475*
– Spermien *476*
11.2.3 Nebenhoden (Epididymis) *477*
11.2.4 Samenleiter (Ductus deferens) *478*
11.2.5 Bläschendrüsen (Glandulae vesiculosae) oder Samenbläschen (Vesiculae seminales) *478*
11.2.6 Vorsteherdrüse (Prostata) *479*
11.2.7 Cowper-Drüsen (Glandulae bulbourethrales) *481*
11.2.8 Zusammensetzung des Ejakulats *481*
11.2.9 Kastration und Sterilisation *481*
11.2.10 Äußere männliche Geschlechtsorgane *481*
– Hodensack (Scrotum) *482*
– Männliches Glied (Penis) *482*
11.2.11 Erektion *484*
11.2.12 Ejakulation *484*

11.3 Weibliche Geschlechtsorgane *485*
11.3.1 Übersicht *485*
11.3.2 Eierstöcke (Ovarien) *486*
– Feinbau des Ovars *486*
– Eizellbildung (Oogenese) und Follikelreifung *487*
– Follikelsprung (Ovulation) *489*
– Gelbkörper (Corpus luteum) *489*
11.3.3 Menstruationszyklus *491*
11.3.4 Eileiter (Tuba uterina) *493*
11.3.5 Gebärmutter (Uterus) *494*
11.3.6 Scheide (Vagina) *495*
11.3.7 Äußere weibliche Geschlechtsorgane *496*
– Scheidenvorhof (Vestibulum vaginae), kleine und große Schamlippen (Labia minora und majora) und Kitzler (Clitoris) *496*
11.3.8 Weibliche Brust (Mamma) und Brustdrüse (Glandula mammaria) *497*

Zusammenfassung *499*

11.1 Funktion und Aufbau der Geschlechtsorgane

Die Geschlechtsorgane haben die Aufgabe, Geschlechtszellen (Keimzellen) zu bilden, deren Vereinigung zu ermöglichen und schließlich der befruchteten Eizelle die Möglichkeit zu geben, sich vom Embryo bis zum geburtsreifen Fetus zu entwickeln. Außerdem haben die Geschlechtsorgane durch ihre Bildung von Hormonen Anteil an der geschlechtsspezifischen äußeren Prägung des menschlichen Körpers.

Zu den männlichen und weiblichen Geschlechtsorganen gehören:

- **die Keimdrüsen (Gonaden),** die Geschlechtszellen und Geschlechtshormone produzieren,
- **die Geschlechtswege** zum Transport der Geschlechtsprodukte,
- **die Geschlechtsdrüsen,** deren Sekrete die Vereinigung von Ei- und Samenzelle begünstigen,
- **die äußeren Geschlechtsorgane,** die der geschlechtlichen Vereinigung dienen.

11.2 Männliche Geschlechtsorgane

11.2.1 Übersicht

Innerhalb der männlichen Geschlechtsorgane werden nach ihrer Entstehung innere und äußere unterschieden. Als innere männliche Geschlechtsorgane fasst man Hoden, Nebenhoden, Samenleiter, Samenbläschen (Bläschendrüse) und Prostata zusammen. Die äußeren männlichen Geschlechtsorgane bestehen aus dem Penis und dem Hodensack (Abb. 11.**1a** u. **b**).

Vom Hoden, der die Geschlechtszellen und die männlichen Geschlechtshormone produziert, gelangen die Samenzellen über ein Kanälchensystem in den Nebenhoden, der als Aufbewahrungsort dient. Über den Samenleiter, der durch den Leistenkanal zieht, gelangen die Samenzellen in Höhe der Vorsteherdrüse in die Harnröhre. Kurz vor ihrer Einmündung nehmen sie die Ausführungsgänge der Samenbläschen (Bläschendrüse) auf. Die Gänge der Vorsteherdrüse und Cowper-Drüsen münden direkt in die Harnröhre. Unter dem Einfluss der in den Drüsen gebildeten Sekrete erlangen die Samenzellen ihre Beweglichkeit. Den weiteren Transport der Samenflüssigkeit übernimmt die Harnröhre, deren Schwellkörper die Aufrichtung des Penis (Erektion) und damit das Eindringvermögen in die weibliche Scheide gewährleisten.

Männliche Geschlechtsorgane

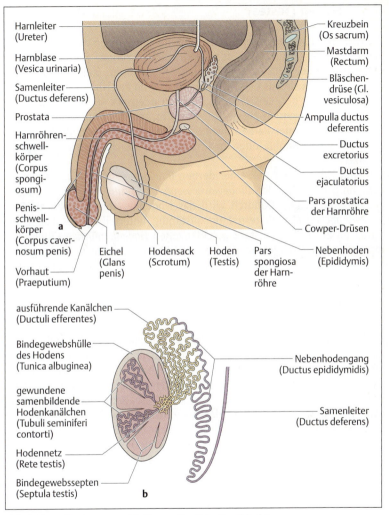

Abb. 11.**1 a** u. **b Innere und äußere männliche Geschlechtsorgane**
a Übersicht
b Kanälchen im Hoden und Nebenhoden

11.2.2 Hoden (Testes)

Die beiden pflaumengroßen Hoden sind die Keimdrüsen des Mannes und liegen in einer Hauttasche, dem *Hodensack (Scrotum)* (Abb. 11.**1a**). Sie entstehen an der Rückwand der Bauchhöhle, und am Ende der Fetalentwicklung treten sie aus einer Bauchfelltasche an der Hinterwand der Leibeshöhle durch den Leistenkanal in den Hodensack *(Descensus des Hodens)*. Dadurch werden sie der inneren Körpertemperatur entzogen, die die Heranreifung der Samen beeinträchtigen würde. Verbleiben die Hoden in der Bauchhöhle oder im Leistenkanal, spricht man von *Kryptorchismus*.

Jeder Hoden wird von einer derben *Bindegewebshülle (Tunica albuginea)* umgeben, von der *Bindegewebssepten (Septula testis)* nach innen ziehen (Abb. 11.**1b**). Dadurch wird das Hodengewebe in mehr als 200 *Hodenläppchen (Lobuli testis)* unvollständig unterteilt. Jedes Läppchen wird von zwei bis vier stark geschlängelten *Hodenkanälchen (Tubuli seminiferi contorti)* aufgebaut, die in ihrer Gesamtheit etwa 350 m lang sind und in deren Epithel die *Samenzellbildung (Spermatogenese)* stattfindet (Abb. 11.**1b**).

Testosteronproduktion

Im Bindegewebe zwischen den Hodenkanälchen liegen die endokrinen *Leydig-Zwischenzellen* (Abb. 11.**2**), die das männliche *Geschlechtshormon (Testosteron)* bilden und an die Blutbahn abgeben. Testosteron fördert die Samenzellbildung, fördert das Wachstum der äußeren Geschlechtsorgane und bestimmt das geschlechtsspezifische Verhalten. Außerdem entwickeln sich unter dem Einfluss des männlichen Geschlechtshormons die *sekundären Geschlechtsmerkmale* (z. B. Behaarung). Darüber hinaus hat es eine anabole Wirkung auf den Stoffwechsel. Die Testosteronproduktion in den Leydig-Zwischenzellen sowie die Samenzellbildung werden vom Hypothalamus über Freisetzungshormone gesteuert, die in der Adenohypophyse die Produktion von *Lutropin (LH)* und *Follitropin (FSH)* auslösen. FSH fördert direkt die Spermatogenese in den Hodenkanälchen und LH regt die Leydig-Zwischenzellen zur Testosteronproduktion an. Der Testosteronspiegel im Blut wiederum beeinflusst das *Hypothalamus-Hypophysen-System* im Sinne eines Rückkopplungsmechanismus (s. Kap. 7.2, Hypothalamus-Hypophysen-System).

Männliche Geschlechtsorgane

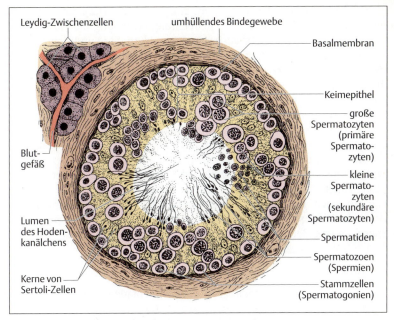

Abb. 11.2 **Querschnitt durch ein Hodenkanälchen (Tubulus seminiferus contortus)**

Samenzellbildung (Spermatogenese)

Die Wand der Hodenkanälchen wird von dem *Keimepithel* (Abb. 11.2), das einer Basalmembran aufsitzt, gebildet. Innerhalb des Keimepithels bilden die so genannten Sertoli-Zellen ein stützendes Grundgewebe, in das die Keimzellen eingebettet sind. Die Samenzellbildung beginnt in der Pubertät und dauert bis ins hohe Alter an. Sie läuft in mehreren Schritten ab, wobei die Zellen von der Peripherie zum Zentrum des Hodenkanälchens wandern:

- 1. **Vermehrungsperiode,**
- 2. **Reifungsperiode,**
- 3. **Differenzierungsperiode.**

In der Vermehrungsperiode teilen sich die diploiden Urkeim- oder Stammzellen (Spermatogonien) mitotisch, um weitere Stammzellen zu bilden. Während der Reifungsperiode entstehen wiederum mitotisch große Spermatozyten (primäre Spermatozyten) (Abb. 11.2), die im weiteren Verlauf in die 1. meiotische Reifeteilung (Trennung der homologen Chromosomen) eintreten (s. auch Kap. 1.5 und Kap. 12.1) und sich zu kleinen Spermatozyten (sekundäre Spermatozyten) entwickeln, die nur noch einen halben Chromosomensatz aufweisen. Bei der nun folgenden 2. meiotischen Reifeteilung (Trennung der Chromatiden) entstehen aus sekundären Spermatozyten kleinere Spermatiden, d. h. am Ende der Reifungsperiode, die etwa 72 Stunden dauert, werden aus einer Spermatogonie acht Spermatiden gebildet, von denen vier ein X- und vier ein Y-Chromosom enthalten (s. auch Kap. 12.1).

Im Verlauf der Differenzierungsperiode wandeln sich die Spermatiden in die Transportform der Keimzellen, die Spermien (Spermatozoen oder Samenzellen) um, die mit ihren Schwänzen in das Lumen der Hodenkanälchen ragen. Jede Stunde verlassen etwa 3–4 Millionen Spermien den Hoden in Richtung Nebenhoden, d. h. in jeder Sekunde werden etwa 1000 Spermien gebildet.

Spermien

Die Spermien, auch Spermatozoen oder Samenfäden genannt, sind bewegliche, geschwänzte Zellen von etwa 50–60 μm Länge (1/20 mm). Der Kopf enthält den haploiden Zellkern und eine kappenartig aufsitzende Struktur (Akrosom) (Abb. 11.3), mit der das Spermium die Eihülle durchdringen kann (s. Kap. 12.2, Befruchtung). Nach unten folgt dem Kopf ein kurzes Halsstück, ein relativ dickes Mittelstück sowie ein Hauptstück, das den längsten Teil des Schwanzes darstellt. Im Bereich des Halses liegt das Zentriol für die Bildung der Teilungsspindel nach Vereinigung des Spermiums mit der Eizelle. Im Mittelstück liegen um den Anfangsteil der Geißel, spiralig angeordnet, zahlreiche Mitochondrien (Spiralfäden), die der Energiebereitstellung für die Bewegung dienen. Im Hauptstück läuft die Geißel als Schwanzstück aus.

Spermien können sich mithilfe ihres Schwanzes durch schlängelnde Bewegung mit einer Geschwindigkeit von 3–4 mm in der Minute vorwärtsbewegen. Um zur befruchtungsfähigen Eizelle zu gelangen, müssen die Spermien durch die Gebärmutterhöhle und entlang der Eileiter bis zu deren Ende wandern. Für diesen Weg benötigen sie ungefähr 1–3 Stunden. Nach Ankunft in der Ampulle des Eileiters sind die Spermien bis zu 4 Tage befruchtungsfähig.

Männliche Geschlechtsorgane **477**

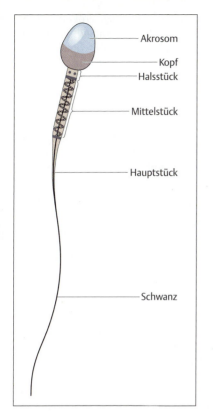

Abb. 11.**3** **Bau eines Spermiums** (Vergrößerung etwa 1.650fach)

11.2.3 Nebenhoden (Epididymis)

Über das *Hodennetz (Rete testis)*, ein weitmaschiges, lakunenartig erweitertes Kanälchensystem, gelangen die Spermien mit einem Flüssigkeitsstrom in den Nebenhoden, der dem Hoden schweifartig aufsitzt und der als *Samenspeicher* dient (Abb. 11.4). Man unterscheidet Nebenhodenkopf, -körper und -schwanz. Der Nebenhoden besteht aus den *Ausführungsgängen (Ductuli efferentes)* des Hodens und dem etwa 5 m langen *Nebenhodengang (Ductus epididymidis)* (Abb. 11.**1 b**). Die Gänge verlaufen stark geschlängelt und sind auf engem Raum bindegewebig zu einem einheitlichen Körper verpackt. Im Nebenhodenschwanz geht der Nebenhodengang in den *Samenleiter (Ductus deferens)* über (Abb. 11.**1 b**).

Das Epithel des Nebenhodenganges resorbiert einen großen Teil der Flüssigkeit und sezerniert Stoffe, die hauptsächlich der *endgültigen Ausreifung* und dem Schutz der Spermien im sauren Milieu des Nebenhodenganges dienen. Durch das saure Milieu werden die Spermien, die nur im alkalischen Milieu beweglich sind, ruhiggestellt („Säurestarre"), so dass sie keine Energie verbrauchen.

Der Transport der Spermien durch den Nebenhoden benötigt etwa 10–12 Tage. Zur vollständigen Entleerung des Nebenhodens bedarf es mehrerer Samenergüsse (Ejakulationen) im Laufe von 24 Stunden. Erfolgt über längere Zeit keine Ejakulation, kommt es zum Abbau von Spermien im Nebenhodenschwanz, hierbei werden die Abbauprodukte vom Epithel bzw. von Makrophagen aufgenommen.

11.2.4 Samenleiter (Ductus deferens)

Der Samenleiter ist etwa 50–60 cm lang und dient dem Transport der Spermien beim Samenerguss (Abb. 11.**4**). Er wird mit den zum Hoden ziehenden Gefäßen und Nerven durch Bindegewebe zum *Samenstrang (Funiculus spermaticus)* gebündelt, der durch den Leistenkanal verläuft und weiter in das kleine Becken zieht. Gegen das Ende hin erweitert sich der Samenleiter zu einer *spindelförmigen Ampulle (Ampulla ductus deferentis)*, nimmt die Mündung der Bläschendrüse auf und durchbohrt als *Spritzgang (Ductus ejaculatorius)* die Vorsteherdrüse (Prostata), um in die Pars prostatica der Harnröhre zu münden (Abb. 11.**1 a**).

Der Samenstrang besitzt eine dreischichtige, etwa 1,5 mm dicke glatte Muskelschicht, die spiralig angeordnet ist und bei Kontraktion (Samenerguss) eine Erweiterung des Lumens bei gleichzeitiger Verkürzung des Samenleiters gestattet. Dadurch werden die Spermien aus dem Nebenhoden regelrecht angesogen. Innerhalb des Samenstranges ist der Ductus deferens aufgrund seiner harten Beschaffenheit leicht zu ertasten.

11.2.5 Bläschendrüsen (Glandulae vesiculosae) oder Samenbläschen (Vesiculae seminales)

Die beiden Bläschendrüsen sind große, dünnwandige Drüsen von etwa 10 cm Länge, liegen auf der Rückseite der Harnblase und grenzen an den Mastdarm (Abb. 11.**1 a** u. 11.**5**). Der Ausführungsgang der Bläschendrüse *(Ductus excretorius)* mündet unterhalb der Ampulle (Ampulla ductus de-

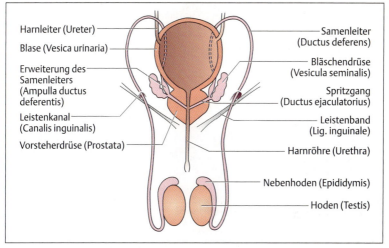

Abb. 11.4 **Verlauf der ableitenden Samenwege**

ferentis) spitzwinklig in den Samenleiter, der nun als gemeinsamer Spritzgang (Ductus ejaculatorius) die Vorsteherdrüse von hinten seitlich durchbohrt und in die Pars prostatica der Harnröhre mündet.

Entgegen der Bezeichnung beinhalten die Samenbläschen keine Samenfäden, sondern produzieren ein leicht alkalisches, proteinreiches Sekret, das die Spermien im sauren Scheidenmilieu beweglich macht. Außerdem enthält das Sekret Fructose, einen einfachen Zucker, der als Energielieferant für die Bewegung der Spermien dient.

11.2.6 Vorsteherdrüse (Prostata)

Die Vorsteherdrüse hat die Gestalt und die Größe einer Esskastanie und liegt zwischen dem Beckenboden (Diaphragma urogenitale) und dem Harnblasengrund (Abb. 11.**1a** u. 11.**5**). Ihre Hinterfläche grenzt unmittelbar an den Mastdarm, über den sie mit dem Finger getastet weden kann *(rektale Untersuchung der Prostata)*. Sie besteht aus 30–50 Einzeldrüsen, die von einer derben Bindegewebskapsel umschlossen sind. Ihre Ausführungsgänge münden in die Harnröhre, die senkrecht durch die Prostata verläuft.

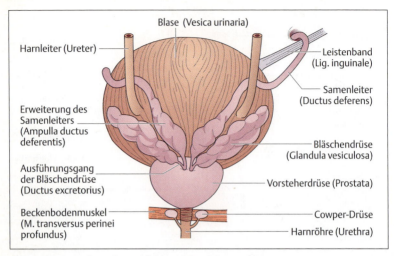

Abb. 11.5 **Aufsicht auf Harnblase und Prostata von hinten**

Die Prostata bildet ein leicht saures, dünnflüssiges, milchig trübes Sekret mit kastanienartigem Geruch. Es enthält zahlreiche Enzyme (z. B. saure Phosphatase), Immunglobuline sowie Prostaglandine zur Stimulation des Uterus. Spermin, ein Protein im Prostatasekret, fördert die Beweglichkeit und die Befruchtungsfähigkeit der Spermien. In der eingetrockneten Samenflüssigkeit bildet es Kristalle, deren Nachweis in der Scheide bei rechtsmedizinischen Gutachten den Tatbestand einer Vergewaltigung dokumentieren kann.

Innerhalb des Drüsengewebes der Prostata werden unscharf drei Zonen unterschieden (Abb. 11.6), eine *Außenzone*, eine *Innenzone* und eine so genannte *Mantelzone*, die direkt die Harnröhre umgibt (periurethrale Zone). Die Außenzone liegt unter der Bindegewebskapsel und stellt den größten Teil des Drüsengewebes. Im Bereich dieser Zone entwickeln sich häufig *bösartige Geschwülste (Prostatakarzinome)*. Das Prostatakarzinom ist einer der häufigsten Tumoren des älteren Mannes. Innerhalb der periurethralen Mantelzone entwickelt sich sehr häufig *gutartige Geschwülste (Prostataadenome)*, von denen über die Hälfte aller Männer über 60 Jahre betroffen ist. Die Prostataadenome führen zu einer Einengung der Harnröhre mit nachfolgender Blasenentleerungsstörungen.

11.2.7 Cowper-Drüsen (Glandulae bulbourethrales)

Die beiden erbsengroßen Cowper-Drüsen liegen in der Beckenbodenmuskulatur des Diaphragma urogenitale und münden mit ihren Ausführungsgängen in den Anfangsteil der Pars spongiosa der Harnröhre (Abb. 11.**1a** u. 11.**5**). Ihr schwach alkalisches Sekret geht der Ejakulation voraus und dient der Neutralisation des sauren Harnröhrenmilieus.

11.2.8 Zusammensetzung des Ejakulats

Die Hauptflüssigkeitsmenge des Ejakulats *(Sperma)* entstammt der Prostata (25%) und den Samenbläschen (75%). Das Sperma ist insgesamt schwach alkalisch und bildet auf diese Weise einen Schutz gegen das saure Scheidenmilieu. Nach dreitägiger sexueller Enthaltsamkeit werden mit einer Ejakulation etwa 3–6 ml Sperma mit 80–100 Millionen Spermien pro Milliliter abgegeben *(Normozoospermie)*. Unter den Spermien eines Ejakulats sind regelmäßig 10–20% nicht voll entwickelt oder missgestaltet. Liegt die Spermienzahl unter 40 Millionen pro Milliliter, spricht man von *Oligospermie*. Sind keine Spermien im Ejakulat nachzuweisen, liegt eine *Azoospermie* vor.

11.2.9 Kastration und Sterilisation

Bei der Kastration werden beide Hoden durch einen chirurgischen Eingriff entfernt, z. B. als Therapie eines bösartigen Hodentumors. Die Kastration führt nicht nur zur Unfruchtbarkeit (Sterilität), sondern auch zu tiefgreifenden hormonellen Störungen. Bei der Sterilisation werden lediglich die Samenleiter durchtrennt, und da das hormonelle System intakt bleibt, sind *Libido (sexuelles Verlangen)* und *Potenz (Beischlaffähigkeit)* erhalten.

11.2.10 Äußere männliche Geschlechtsorgane

Die äußeren männlichen Geschlechtsorgane, *Penis* und *Hodensack*, sind Bildungen der Bauchwand.

Hodensack (Scrotum)

Die Hoden liegen außerhalb der Körperhöhle im Hodensack. Hier ist die Umgebungstemperatur etwa 3 °C niedriger als die Körpertemperatur in der Bauchhöhle. Dieser Temperaturunterschied ist Voraussetzung für eine optimale Samenzellbildung. In der Haut des Hodensacks verlaufen zahlreiche glatte Muskelzellen (Fleischhaut oder Tunica dartos), die die Hautoberfläche runzeln oder glätten können und somit zur Temperaturregulierung beitragen (Oberflächenverringerung).

Männliches Glied (Penis)

Am Penis unterscheidet man die fest am Beckenboden und an den beiden Schambeinästen verankerte *Peniswurzel* und einen freibeweglichen *Penisschaft,* der mit der *Eichel (Glans penis)* endet. Die über dem Penis frei verschiebliche Penishaut bildet über der Eichel eine Hautduplikatur, die *Vorhaut (Praeputium)* (Abb. 11.1a). Ist die Vorhaut verengt, spricht man von einer Phimose.

Als Begattungsorgan besitzt der Penis drei *Schwellkörper,* die eine Aufrichtung des Gliedes (Erektion) ermöglichen (Abb. 11.1a u. 11.6):

- einen paarigen Penisschwellkörper (Corpus cavernosum penis),
- einen unpaaren Harnröhrenschwellkörper (Corpus spongiosum penis).

Der an der Unterseite des Penis verlaufende Harnröhrenschwellkörper umgibt die Harnröhre. Nach hinten verbreitert er sich zu einer Anschwellung *(Bulbus penis),* nach vorn endet er in der Glans penis (Abb. 11.1a). Der Bulbus penis wird von den beiden in der Mitte verwachsenen Mm. bulbospongiosi bedeckt, die helfen, den Harnröhreninhalt auszupressen. Der Penisrücken wird von den beiden Penisschwellkörpern eingenommen, die durch eine bindegewebige Scheidewand (Septum penis) getrennt sind. Über zwei Schenkel sind die Penisschwellkörper an den unteren Schambeinästen befestigt. Alle drei Schwellkörper werden von einer derben 1–3 mm dicken Bindegewebshülle *(Tunica albuginea)* umgeben (Abb. 11.7).

Feinbau des Penis

Der Feinbau des Penis wird hauptsächlich von den blutgefüllten Räumen der Schwellkörper bestimmt (Abb. 11.7). Der paarige Penisschwellkörper stellt ein von Endothel ausgekleidetes Schwammwerk aus kollagenen und

Männliche Geschlechtsorgane 483

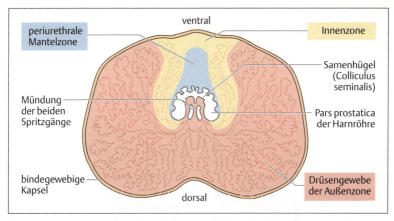

Abb. 11.6 **Horizontalschnitt durch die Prostata** (nach Leonhardt)

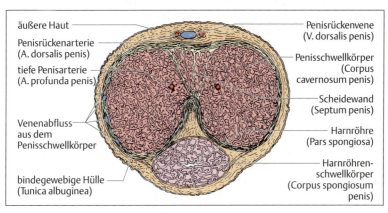

Abb. 11.7 **Querschnitt durch den Penis**

elastischen Bindegewebsfasern dar. Im leeren Zustand sind die Hohlräume spaltförmig, nach Blutfüllung erreichen sie jedoch einen Durchmesser von mehreren Millimetern. Der Harnröhrenschwellkörper hingegen wird größtenteils von einem dichten Venengeflecht ausgefüllt.

In der Mitte der beiden Penisschwellkörper verläuft jeweils eine tiefe Arterie *(A. profunda penis)*, deren Aufzweigungen rankenförmig (Rankenarterien) verlaufen. Sie münden in die Hohlräume des Schwellkörpers und können an ihrem Ende verschlossen werden. Aus den Hohlräumen führen so genannte Drosselvenen durch die derbe Bindegewebshülle und münden zum Teil in die obere Vene des Penis *(V. dorsalis penis)*.

11.2.11 Erektion

Bei einer Erektion öffnen sich die rankenförmig verlaufenden Arterien, und das einströmende Blut spannt die Tunica albuginea. Gleichzeitig werden die durch die Bindegewebshülle verlaufenden Venen (Drosselvenen) komprimiert, und somit herrscht Blutzufuhr bei gedrosseltem Abfluss. Die Penisschwellkörper sind daher sehr hart. Bei Erschlaffung des Penis verschließen sich die Rankenarterien, und bei entspannter Tunica albuginea kann vermehrt Blut über die Vene abfließen.

Das Venengeflecht des Harnröhrenschwellkörpers wird bei der Erektion vermehrt mit Blut gefüllt, das jedoch jederzeit abfließen kann. Dadurch bleibt die Anschwellung relativ weich und ermöglicht so den Transport des Spermas durch die Harnröhre.

11.2.12 Ejakulation

Erektion und Ejakulation sind komplexe Vorgänge und werden durch das vegetative Nervensystem gesteuert. Während die Erektion ein parasympathisch beeinflusster Vorgang ist, wird die Ejakulation durch den Sympathikus hervorgerufen. Bei der Ejakulation kommt es zunächst zur Kontraktion der glatten Prostatamuskulatur, der Bläschendrüsen, des Samenleiters sowie zu einem Verschluss des Blasenhalses. Nach Bereitstellung des Spermas *(Emission)* in der Pars prostatica der hinteren Harnröhre kontrahiert sich die Beckenbodenmuskulatur ruckartig. Dadurch wird das Ejakulat stoßweise aus der Harnröhrenöffnung getrieben.

11.3 Weibliche Geschlechtsorgane

11.3.1 Übersicht

Ähnlich wie bei dem Mann unterscheidet man bei der Frau ebenfalls innere und äußere Geschlechtsorgane. Zu den im kleinen Becken liegenden inneren Geschlechtsorganen zählt man die beiden Eierstöcke, die beiden Eileiter, die Gebärmutter und die Scheide. Bei den äußeren Geschlechtsorganen werden die großen und kleinen Schamlippen, die Clitoris, der Scheidenvorhof, die Vorhofsdrüsen und die Brustdrüsen unterschieden (Abb. 11.**8**).

In den Eierstöcken der Frau wachsen die Eizellen zyklusabhängig heran und gelangen nach dem Eisprung in den Eileiter. Nach erfolgter Befruchtung im ampullären Teil des Eileiters wandert der Keim mit einem Flüs-

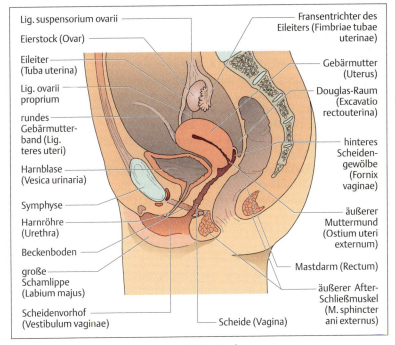

Abb. 11.**8** **Mittelschnitt durch ein weibliches Becken**

sigkeitsstrom in die Gebärmutter, in der die Einnistung in eine hormonell vorbereitete Schleimhaut erfolgt. Den Eintritt einer Schwangerschaft signalisiert der Keim bereits wenige Tage nach der Befruchtung der Hirnanhangsdrüse, unter deren Einfluss der Eierstock Hormone produziert, die die Erhaltung der Gebärmutterschleimhaut in den nachfolgenden Monaten sichert. Die Gebärmuttermuskulatur passt sich durch Hypertrophie dem heranwachsenden Embryo an. Im weiteren Verlauf bilden embryonale und mütterliche Anteile eine Placenta, über die Ernährung und Sauerstoffversorgung des Keimes erfolgen. Bei der Geburt wird durch wiederholte Kontraktionen der Gebärmuttermuskulatur (Wehen) das Kind durch den Geburtskanal ausgetrieben und die Placenta als Nachgeburt aus der Schleimhaut herausgelöst.

11.3.2 Eierstöcke (Ovarien)

Die Eierstöcke entstehen, ähnlich wie die Hoden, an der Rückwand der Bauchhöhle und wandern im Verlauf der Entwicklung nach unten *(Descensus)* in Richtung kleines Becken. Dort liegen sie an der Grenze zwischen großem und kleinem Becken etwa in Höhe der Teilungsstelle der äußeren und inneren Beckenschlagader (A. iliaca externa und A. iliaca interna). Über Bandstrukturen sind sie mit der Beckenwand *(Lig. suspensorium ovarii)* und der Gebärmutter *(Lig. ovarii proprium)* verbunden (Abb. 11.**8** und 11.**13**). Nach vorn sind sie durch ein Aufhängeband *(Mesovarium)* beweglich an dem breiten Mutterband *(Lig. latum uteri)* aufgehängt (Abb. 11.**13**). In Form und Größe gleichen die Eierstöcke zwei Mandeln von je etwa 10–14 g Gewicht.

Neben der Heranreifung und Bereitstellung von Eizellen werden im Ovar Hormone produziert, die über den Blutweg die Vorgänge innerhalb der Gebärmutter und der Scheide koordinieren (Östrogen, Progesteron).

Feinbau des Ovars

Im Eierstock kann man eine *Rinde* und ein *Mark* unterscheiden. Im Mark verlaufen Blutgefäße, die über das Mesovarium in das Ovar eintreten (Abb. 11.**9**). In der Rinde eines reifen Ovars einer Frau im fortpflanzungsfähigen Alter liegen unmittelbar unter der Oberfläche verschiedene Stadien von Eifollikeln *(Primär-, Sekundär-* und *Tertiärfollikel)*, in der Rückbildung befindliche Eifollikel *(atretische Follikel)* sowie Gelbkörper *(Corpus luteum)* und ihre narbigen Reste *(Corpus albicans)* (Abb. 11.**9** u. 11.**10**).

Weibliche Geschlechtsorgane **487**

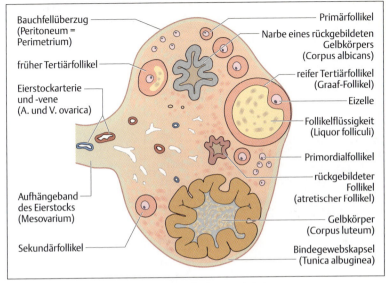

Abb. 11.**9** **Schnittpräparat eines Eierstocks** (Längsschnitt)

Eizellbildung (Oogenese) und Follikelreifung

Bei der Eizellbildung lassen sich, wie bei der Spermatogenese, Vermehrungsperiode und Reifungsperiode unterscheiden. Eine Differenzierungsperiode fehlt. Im Gegensatz zur Samenzellbildung beim Mann, die bis ins hohe Alter erfolgen kann, ist im Ovar zum Zeitpunkt der Geburt die Vermehrungsperiode bereits abgeschlossen. Die Eizellen (Oogonien) wachsen gegen Ende der Fetalzeit zu primären Oozyten heran, die in die Prophase der 1. Reifeteilung eintreten (s. Kap. 1.5, Meiose). In diesem Stadium verharren sie (Diktyotän-Stadium der Prophase) bis zum Eintritt in die Pubertät bzw. bis zu ihrem Untergang. Reift nach Eintritt der Geschlechtsreife eine Eizelle heran (Follikelreifung) (Abb. 11.**10**), beendet die primäre Oozyte kurz vor dem Eisprung (Ovulation) die 1. meiotische Reifeteilung, und es entstehen zwei unterschiedlich große Eizellen mit haploidem Chromosomensatz (eine sekundäre Oozyte und das 1. Polkörperchen, s. auch Kap. 12.1, Keimzellen). Während des Eisprungs wird die 2. meiotische Reifeteilung eingeleitet und nur beendet, wenn die Eizelle befruchtet wird. Bei der 2. Reifeteilung erfolgt eine Trennung der Chromatiden, und es ent-

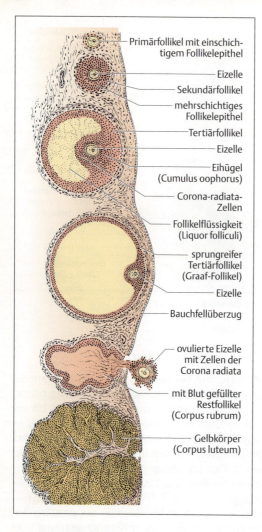

Abb. 11.**10** **Follikelreifung, Follikelsprung und Gelbkörper** (nach Leonhardt)

steht die reife Eizelle (Ovum) und ein weiteres (2.) Polkörperchen (s. auch Kap. 12.1, Keimzellen).

Die Ausbildung von Eifollikeln geschieht im Rahmen der Eireifung. Follikelepithelzellen umgeben die Eizellen (primäre Oozyten) und ernähren sie. In Abhängigkeit von der Art des Follikelepithels, das die primären Oozyten umgibt, unterscheidet man Primordial-, Primär-, Sekundär- und Tertiärfollikel. Zum Zeitpunkt der Geburt enthalten beide Ovarien etwa 1 Million Primärfollikel, von denen bis zur Pubertät eine große Zahl zugrunde geht (Follikelatresie). Mit Beginn der Pubertät treten einige der verbleibenden Primärfollikel in die Entwicklung zum Sekundärfollikel ein, von denen sich innerhalb eines jeden Menstruationszyklus einige wenige zu Tertiärfollikeln weiterentwickeln.

Follikelsprung (Ovulation)

Im Verlauf der Entwicklung vom Primär- zum Sekundärfollikel und schließlich zum Tertiärfollikel teilt sich das Follikelepithel und wird unter dem Einfluss des *follikelstimulierenden Hormons (FSH, Follitropin)* der Hypophyse mehrschichtig (Abb. 11.**10** u. 11.**11**). Die den Follikel umgebenden endokrin tätigen Zellen produzieren weibliche Geschlechtshormone (z. B. Östradiol), die über den Blutweg zur Gebärmutter gelangen und die Schleimhaut aufbauen *(Proliferationsphase)*.

Ein *sprungreifer Tertiärfollikel (Graaf-Follikel)* besitzt innen eine flüssigkeitsgefüllte Höhle, in deren Wand in einem Hügel von Follikelepithelzellen (Cumulus oophorus) die Eizelle sitzt (Abb. 11.**10**). Zur Mitte des Menstruationszyklus rückt einer der reifen Teritärfollikel gegen die Oberfläche des Ovars, und durch den Druck der Follikelflüssigkeit sowie mit Hilfe von Enzymen kommt es zum Follikelsprung (Ovulation). Die ausströmende Flüssigkeit schwemmt die Eizelle mit einigen umgebenden Follikelzellen (Corona radiata, Abb. 11.**10**) aus dem Follikel in den Anfangsteil des Eileiters, der sich zum Zeitpunkt der Ovulation mit seinen Fimbrien über das Ovar stülpt. Durch den Sog des Eileiters gelangt die Eizelle in den ampullären Eileiterteil (Ampulla tubae), in dem auch die Befruchtung stattfindet (Abb. 11.**13**). Wird die Eizelle nicht innerhalb von 12 Stunden befruchtet, geht sie zugrunde.

Gelbkörper (Corpus luteum)

Das im Eierstock zurückbleibende Follikelepithel wandelt sich innerhalb weniger Tage unter dem Einfluss des *Luteinisierungshormons (LH, Lutropin)* der Hirnanhangsdrüse zum Gelbkörper um (Corpus luteum) und beginnt mit der Bildung von Gelbkörperhormonen (z. B. Progesteron) (Abb. 11.**10** u. 11.**11**). Unter ihrem Einfluss wird die Gebärmutterschleimhaut für die Einnistung der befruchteten Eizelle vorbereitet *(Sekretionsphase)*. Im Falle

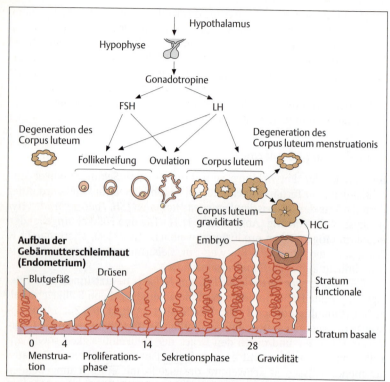

Abb. 11.**11 Schematische Darstellung des Ovarialzyklus und der Veränderungen in der Gebärmutterschleimhaut.** Unter dem Einfluss der Hypophysenvorderlappenhormone FSH (follikelstimulierendes Hormon) und LH (Luteinisierungshormon) kommt es im Ovar zum Wachstum des Follikels, zum Eisprung sowie zur Ausbildung des Gelbkörpers. Hormone des Ovars (Östradiol und Progesteron) wirken über den Blutweg auf die Gebärmutterschleimhaut. Bei einer Schwangerschaft bildet der implantierte Keim das Hormon HCG (humanes Choriongonadotropin), welches den Gelbkörper zur weiteren Produktion von Progesteron anregt (Corpus luteum graviditatis) (nach Langman)

einer Befruchtung übernimmt der Keim bereits nach wenigen Tagen die Bildung von so genannten humanen *Choriongonadotropinen (HCG)*, die wiederum den Gelbkörper zur weiteren Produktion von Progesteron anregen. Der Gelbkörper wird zum *Schwangerschaftsgelbkörper (Corpus luteum graviditatis)* und erfüllt seine Aufgabe bis etwa zum 4. Schwanger-

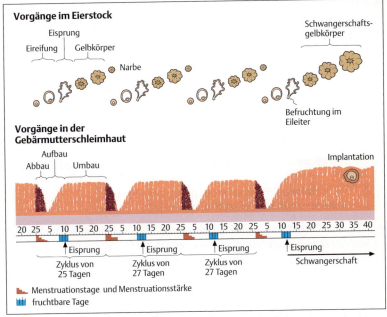

Abb. 11.12 Vereinfachte Darstellung der regelmäßigen zyklischen Veränderungen im Ovar und in der Gebärmutterschleimhaut

schaftsmonat. Danach geht er zugrunde, und die Placenta übernimmt die Gelbkörperfunktion.

Wird die Eizelle nicht befruchtet, stellt das Corpus luteum seine Hormonproduktion nach etwa zwei Wochen ein *(Menstruationsgelbkörper = Corpus luteum menstruationis)*. Durch Absinken des Progesteronspiegels im Blut kommt es innerhalb der Gebärmutterschleimhaut zu einer Abbruchblutung (Menstruationsblutung), und die Schleimhaut wird abgestoßen (Abb. 11.12).

11.3.3 Menstruationszyklus

Während der Geschlechtsreife werden durch den ovariellen Zyklus zyklische Veränderungen innerhalb der Gebärmutterschleimhaut ausgelöst, die periodisch zu einer Schleimhautabstoßung (Menstruationsblutung) führen. Der Beginn der Menstruationszyklen *(Menarche)* liegt zwischen dem 10. und 15. Lebensjahr, das Ende *(Menopause)* um das 50. Lebensjahr, leitet das Klimakterium (Wechseljahre) ein. In dieser Lebensphase sinkt allmählich die ovarielle Hormonproduktion ab, Follikelwachstum und Follikelsprung finden nicht mehr statt, und die Gebärmutterschleimhaut wird zunehmend dünner.

Der Menstruationszyklus wird in drei Phasen eingeteilt und dauert durchschnittlich etwa 28 Tage. Abweichungen nach unten und oben sind sehr häufig (Abb. 11.**12**). Als ersten Zyklustag bezeichnet man den 1. Tag der Menstruationsblutung. Man unterscheidet (Abb. 11.**11**):

- 1. **Abstoßungs- (Desquamations-) und Regenerationsphase: 1.–4. Tag,**
- 2. **Follikelphase (Proliferationsphase): 5.–14. Tag,**
- 3. **Gelbkörperphase (Sekretionsphase): 15.–28. Tag.**

Am Tag der Ovulation (Tag 14 bei einem 28-Tage-Zyklus) geht die Proliferationsphase in die Sekretionsphase über. Da die Sekretionsphase auch bei kürzerer oder längerer Zyklusdauer immer etwa 14 Tage dauert, verschiebt sich entsprechend der Ovulationstermin nach vorn bzw. nach hinten.

Die Abstoßung der Gebärmutterschleimhaut im Rahmen der Menstruationsblutung wird durch den Ausfall des Progesterons verursacht, da sich bei nicht eingetretener Schwangerschaft der Gelbkörper nach 13–14 Tagen zurückbildet. Gleichzeitig kommt es zu einer vorübergehenden Verringerung der Thrombozytenzahl mit herabgesetzter Blutgerinnung. Unmittelbar danach beginnt die Regeneration der Schleimhaut aus dem verbliebenen Stratum basale (Abb. 11.**11**).

In der nun folgenden Proliferationsphase wächst das Endometrium, und die Drüsen der Schleimhaut vergrößern sich. Diese Vorgänge stehen unter dem Einfluss von Östrogenen, die von dem im Ovar heranwachsenden Follikel gebildet werden und über den Blutweg die Gebärmutterschleimhaut erreichen. Die Proliferationsphase endet am 14. Tag zum Zeitpunkt des Eisprungs.

Die anschließende Sekretionsphase steht unter dem Einfluss des Progesterons aus dem Gelbkörper und bereitet die Schleimhaut für die *Einnistung (Implantation)* des Keimes vor. In dieser Phase erreichen die Schleimhautdrüsen ihre größte Länge und bilden ein schleimiges Sekret. Nach der Ovulation steigt durch die Wirkung von Progesteron die Körpertemperatur um 0,5–1 °C an.

Weibliche Geschlechtsorgane **493**

11.3.4 Eileiter (Tuba uterina)

Die Eileiter sind 10–15 cm lange Schläuche, die über ein Aufhängeband *(Mesosalpinx)* an dem breiten *Mutterband (Lig. latum uteri)* befestigt sind (Abb. 11.**13** u. 11.**14**). Sie beginnen mit einer fransigen, trichterförmigen Öffnung *(Fimbriae tubae)* in Höhe des Ovars und münden am Tubenwinkel in die Gebärmutter (Uterus). Man unterscheidet einen uterusnahen engeren Abschnitt *(Isthmus tubae)* und einen erweiterten äußeren Teil *(Ampulla tubae)*, in dem die Befruchtung stattfindet (Abb. 11.**13**).

Die Schleimhautoberfläche des Eileiters wird durch mehrere längsverlaufende Falten stark vergrößert. Die Schleimhaut besitzt ein einschichtiges Flimmerepithel mit zahlreichen Drüsenzellen, die zyklusabhängig ein schleimiges Sekret produzieren. Das Flimmerepithel erzeugt mit seinen Kinozilien einen uteruswärts gerichteten Flüssigkeitsstrom, gegen den die Spermien aufsteigen müssen, der andererseits aber den Transport der befruchteten Eizelle in Richtung Gebärmutter fördert. Unterstützt wird die 4–6 Tage dauernde Tubenwanderung des Keims durch eine *uteruswärts gerichtete Peristaltik* der Tubenmuskulatur.

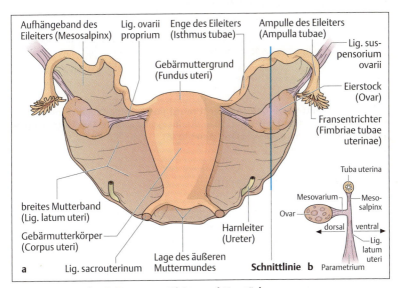

Abb. 11.**13** **a** u. **b** **Gebärmutter, Eileiter und Eierstöcke**
a In der Ansicht von hinten (dorsal),
b Querschnitt durch **a** entlang der eingezeichneten Schnittlinie

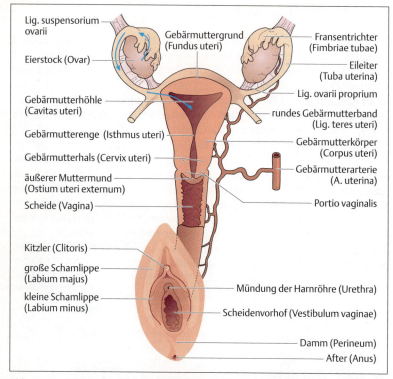

Abb. 11.14 **Schnitt durch Gebärmutter (Uterus) und Scheide (Vagina) mit Ansicht auf Eierstöcke (Ovarien), Eileiter (Tubae uterinae) und äußere Geschlechtsorgane** (blaue Pfeile: Weg der Eizelle vom Ovar zum Uterus)

11.3.5 Gebärmutter (Uterus)

Die Gebärmutter dient in der Schwangerschaft als Fruchthalter. Sie hat die Gestalt und Größe einer Birne und liegt zwischen Harnblase und Mastdarm (Abb. 11.**8**, 11.**13** u. 11.**14**). Man unterscheidet einen *Uteruskörper (Corpus uteri)*, einen zwischen den Eileitermündungen gelegenen *Uterusgrund (Fundus uteri)* und eine am Übergang vom Uteruskörper zum *Uterushals (Cervix uteri)* gelegene *Uterusenge (Isthmus uteri)*. Der Uterushals ist drehrund und nach hinten unten gegen das Scheidengewölbe gerichtet. Der in die Scheide vorragende und von Scheidenepithel überzogene Hals-

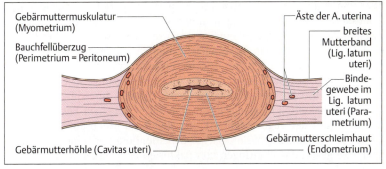

Abb. 11.15 **Querschnitt durch einen menschlichen Uterus**

teil *(Portio vaginalis)* hat eine Öffnung, den so genannten *äußeren Muttermund (Ostium uteri externum)* (Abb. 11.**14**).

Die *Uterushöhle (Cavitas uteri)* ist spaltförmig verengt und von Schleimhaut *(Endometrium)* ausgekleidet. Als weitere Wandschichten folgen nach außen eine bis zu 2 cm dicke Muskelschicht *(Myometrium)* sowie ein Bauchfellüberzug im Bereich des Corpus und des Fundus uteri *(Perimetrium)*. Der Bindegewebsraum seitlich der Gebärmutter wird als Parametrium bezeichnet. In ihm verlaufen wichtige Strukturen wie der Harnleiter oder die zum Uterus ziehenden Gefäße (z. B. A. uterina) (Abb. 11.**13** u. 11.**14**).

Die Uterusschleimhaut ist in Abhängigkeit vom Zyklus zwischen 2 und 8 mm dick und trägt ein einschichtiges Epithel. Im Schleimhautbindegewebe liegen zahlreiche tubulöse Drüsen, die mit ihren Ausführungsgängen in die Uterushöhle münden. Man unterscheidet innerhalb der Schleimhaut zwei Schichten, eine der Muskulatur unmittelbar anliegende *(Stratum basale)* sowie eine darüberliegende Schicht *(Stratum functionale)* (Abb. 11.**11**). Von den zyklusabhängigen Veränderungen an der Schleimhaut ist hauptsächlich das Stratum functionale betroffen.

11.3.6 Scheide (Vagina)

Die Scheide ist ein etwa 10 cm langer, dünnwandiger Schlauch mit einer schwach entwickelten Muskelschicht (Abb. 11.**8** u. 11.**14**). Mit ihrem blinden Ende umgibt sie die Portio vaginalis der Gebärmutter und bildet das *Scheidengewölbe*. Ihre vordere Öffnung mündet in den *Scheidenvorhof*. Sie wird von einem mehrschichtigen unverhornten Epithel ausgekleidet, das zyklusabhängige Veränderungen aufweist. Und zwar kommt es in der zweiten Phase des Zyklus zu einer vermehrten Abstoßung der oberflächlichen Epithelzellen, die in dieser Phase einen besonders hohen Glykogengehalt aufweisen. Der Schleim der Drüsen im Uterushals (Cervixdrüsen) und die abgestoßenen Epithelzellen bilden das saure Scheidensekret. Verursacht wird das saure Scheidenmilieu (pH 4–4,5) durch physiologische Milchsäurebakterien *(Lactobacillus acidophilus = Döderlein-Bakterien)*, die das Glykogen der abgestoßenen Epithelzellen zu Milchsäure umsetzen. Diese so genannte physiologische Scheidenflora ist eine wirksame Schranke gegen das Eindringen von Bakterien oder anderen Krankheitskeimen.

11.3.7 Äußere weibliche Geschlechtsorgane

Die Gesamtheit der äußeren weiblichen Geschlechtsorgane wird als *Vulva* bezeichnet.

Scheidenvorhof (Vestibulum vaginae), kleine und große Schamlippen (Labia minora und majora) und Kitzler (Clitoris)

In den Scheidenvorhof münden die Harnröhre, die Scheide sowie verschiedene Vorhofdrüsen (Abb. 11.**14**). Er wird seitlich und hinten von Hautfalten, den kleinen und großen Schamlippen, vorn von der Clitoris und hinten von einem Hautbändchen *(Frenulum)* begrenzt. Die beiden Mm. bulbospongiosi sind nicht wie beim männlichen Geschlecht miteinander verwachsen, sondern liegen seitlich der kleinen Schamlippen und vereinigen sich auf Höhe des *Damms (Perineum)*. Die beiden Muskeln bedecken die *Vorhofschwellkörper (Bulbi vestibuli)*, ein dichtes schwellfähiges Venengeflecht, das dem Harnröhrenschwellkörper im männlichen Geschlecht entspricht.

Die großen Schamlippen enthalten Fettgewebe, Talgdrüsen, Schweiß- und Duftdrüsen. Die Clitoris entspringt mit zwei Ästen von den unteren Schambeinästen und endet mit der *Glans clitoris*, einem der männlichen Eichel vergleichbaren Schwellkörper. Die Scheidenmündung kann bis zum ersten Geschlechtsverkehr durch ein Häutchen *(Hymen, „Jungfernhäutchen")* teilweise verschlossen sein. Beidseits der Scheidenöffnung münden die großen *Vorhofdrüsen (Bartholin-Drüsen)* mit einem 1–2 cm langen Ausführungsgang, die den Scheideneingang befeuchten.

11.3.8 Weibliche Brust (Mamma) und Brustdrüse (Glandula mammaria)

Die weibliche Brust und die Brustdrüse sind Bildungen der Haut und stehen bei der Frau in einer funktionellen Beziehung zu den Geschlechtsorganen. Sie entwickeln sich in der Pubertät unter hormonellem Einfluss und bauen sich aus Drüsen-, Fett- und Bindegewebe auf (Abb. 11.**16** u. 11.**17**).

Die geschlechtsreife Brust hat die Gestalt einer verformbaren Halbkugel und liegt frei verschieblich auf dem großen Brustmuskel (M. pectoralis

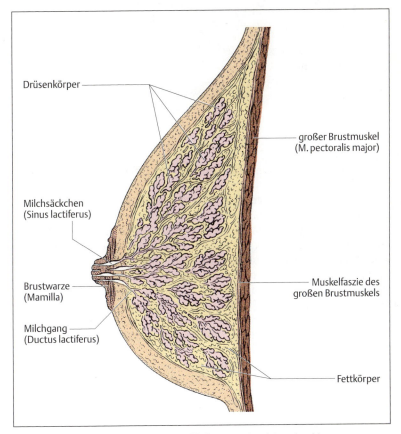

Abb. 11.**16 Längsschnitt durch die weibliche Brust** (nach Leonhardt)

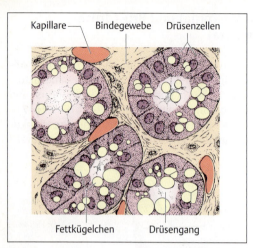

Abb. 11.17 **Schnitt durch eine milchbildende Brustdrüse.** Die Drüsenzellen bilden die Fettkügelchen der Milch

major) in Höhe der 3.–7. Rippe. Ungefähr auf der Brustmitte erhebt sich die *Brustwarze (Mamille)*, auf der die *Milchgänge (Ductus lactiferi)* als Ausführungsgänge der einzelnen Drüsen mit 15–20 Öffnungen *(Sinus lactiferi)* münden.

Während der Schwangerschaft wachsen unter dem Einfluss des Östrogens und des Progesterons das Drüsengangsystem und die Drüsenkörper heran, und die Brustdrüse nimmt erheblich an Größe zu. Gleichzeitig tritt die Brustwarze stärker hervor und der Warzenhof färbt sich dunkler. Im letzten Schwangerschaftsmonat wird zunächst eine *„Vormilch" (Colostrum)* gebildet, die aus Fetttröpfchen und abgestoßenen Zellen besteht. Sie ist im Vergleich zur reifen Frauenmilch eiweißreicher, aber fettärmer. Nach der Geburt führt Prolactin, ein Hormon der Adenohypophyse (s. Kap. 7.3.2), zur Milchbildung, und es kommt zum Einschießen der Milch. Ein Hormon der Neurohypophyse, das Oxytocin, fördert im weiteren Verlauf die Milchabgabe, indem es spezialisierte Zellen um die Drüsenkörper, so genannte *Myoepithelzellen*, zur Kontraktion anregt.

Zusammenfassung Geschlechtsorgane

Die Geschlechtsorgane haben die Aufgabe, haploide Keimzellen zu bilden, ihre Vereinigung zu ermöglichen und die Entwicklung der befruchteten Eizelle über Embryo und Fetus bis zur Geburt sicherzustellen. Zusätzlich bilden die Geschlechtsorgane Hormone zur Steuerung der Keimzellentwicklung und der zyklischen Veränderungen der Gebärmutterschleimhaut. Schließlich haben sie Anteil an der geschlechtsspezifischen Prägung des menschlichen Körpers.

■ Aufbau und Funktion der Geschlechtsorgane
- *Keimdrüsen (Gonaden)* – produzieren Geschlechtszellen und Geschlechtshormone,
- *Geschlechtswege* – transportieren die Geschlechtsprodukte,
- *Geschlechtsdrüsen* – produzieren Sekrete, die eine Vereinigung von Ei- und Samenzelle begünstigen,
- *äußere Geschlechtsorgane* – dienen der geschlechtlichen Vereinigung.

■ Männliche Geschlechtsorgane
- *Innere männliche Geschlechtsorgane:* Hoden, Nebenhoden, Samenleiter, Bläschendrüse (Samenbläschen) und Prostata,
- *Äußere Geschlechtsorgane:* Penis und Hodensack.

Hoden: pflaumengroßes paariges Organ mit fester Bindegewebshülle (Tunica albuginea); das Hodengewebe verteilt sich auf etwa 200 Läppchen mit jeweils 2–4 geschlängelten Hodenkanälchen (Tubuli seminiferi contorti), deren Wände das Keimepithel aus Sertoli- und Samenzellen bilden.

- *Spermatogenese:* Man unterscheidet eine Vermehrungs- (lebenslange mitotische Teilung von Spermatogonien), Reifungs- (aus Spermatogonien entstehen mitotisch primäre Spermatozyten, die in die 1. Reifeteilung eintreten und haploide sekundäre Spermatozyten bilden; über die 2. Reifeteilung entstehen Spermatiden) und Differenzierungsperiode (Spermatiden wandeln sich um in die Transportform: Spermien); Steuerung über Adenohypophyse (FSH); Dauer: etwa 72 Tage.
- *Testosteronproduktion:* Leydig-Zwischenzellen außerhalb der Hodenkanälchen; Steuerung über die Adenohypophyse (LH).

Nebenhoden: Spermien gelangen über das Hodennetz (Rete testis) in den Nebenhoden (Epididymis), in dem die Spermien ausreifen und ruhig gestellt werden („Säurestarre"); Dauer: 10–12 Tage.

Samenleiter: verläuft im Samenstrang (Funiculus spermaticus) zusammen mit Gefäßen und Nerven; etwa 50–60 cm lang; dient dem Transport der Spermien vom Nebenhoden zur Harnröhre. Am Ende erweitert er sich (Ampulla ductus deferentis), nimmt die Mündung der Bläschendrüse auf und mündet als Spritzgang (Ductus ejaculatorius) in die Pars prostatica der Harnröhre.

Bläschendrüse: auch Samenbläschen genannt; produziert den größten Teil des Ejakulats (etwa 75%) mit dem Zucker Fructose (Energielieferant für die Spermienbeweglichkeit) als wichtigsten Bestandteil.

Prostata: Esskastaniengroße Drüse zwischen Blasengrund und Beckenboden; grenzt mit der Hinterfläche an den Mastdarm (rektale Untersuchung der Prostata). Das Drüsengewebe verteilt sich auf eine Außenzone (bevorzugte Zone für die Entwicklung des bösartigen Prostatakarzinoms), eine Innenzone und eine Mantelzone, die die Harnröhre umgibt (Hauptlokalisation der gutartigen Prostataadenome); produziert ¼ der Spermaflüssigkeit (Hauptbestandteile: saure Phosphatase, Immunglobuline, Prostataglandine, Spermin). Die Ausführungsgänge der Prostatadrüsen münden in die Pars prostatica der Harnröhre.

Sperma: Zusammensetzung des Spermas (Ejakulat): 3–6 ml Flüssigkeit (hauptsächlich aus der Bläschendrüse und der Prostata) mit etwa 80–100 Mio. Spermien/ml (Normozoospermie) nach dreitägiger sexueller Enthaltsamkeit (Oligospermie: weniger als 40 Mio. Spermien/ml; Azoospermie: keine Spermien im Ejakulat).

Cowper-Drüsen: erbsengroße paarige Drüsen im Bereich der Beckenbodenmuskulatur; münden in den Anfangsteil der Pars spongiosa der Harnröhre und neutralisieren mit ihrem alkalischen Sekret das saure Harnröhrenmilieu.

Hodensack: enthält die beiden Hoden und ermöglicht eine optimale Umgebungstemperatur (3° niedriger als die Körpertemperatur) für die Spermatogenese.

Penis: besteht aus einer Peniswurzel, einem Penisschaft und der Eichel (Glans penis) sowie einer freiverschieblichen Penishaut. Drei Schwellkörper (paariger Penisschwellkörper: Corpus cavernosum penis, unpaarer Harnröhrenschwellkörper: Corpus spongiosum penis) ermöglichen eine Aufrichtung des Penis (Erektion) und sind von einer derben Bindegewebshülle (Tunica albuginea) umhüllt. Der Harnröhrenschwellkörper schützt die Harnröhre und ermöglicht einen Transport des Spermas während der Erektion.

- *Erektion* (parasympathisch gesteuert): Blut aus den tiefen Penisarterien (Aa. profundae penis) fließt in die Hohlräume der Schwellkörper und die Tunica albuginea spannt sich. Dadurch werden die Drosselvenen komprimiert und es herrscht Blutzufuhr bei gedrosseltem Abfluss.
- *Ejakulation* (sympathisch gesteuert): Kontraktion der glatten Prostatamuskulatur, der Bläschendrüsen und des Samenleiters und Bereitstellung des Spermas in der Pars prostatica der Harnröhre (Emission). Verschluss des Blasenhalses und Kontraktion der Beckenbodenmuskulatur führt zu einem stoßweisen Herausschleudern des Ejakulats aus der Harnröhrenöffnung.

Weibliche Geschlechtsorgane
- *Innere weibliche Geschlechtsorgane:* Eierstöcke, Eileiter, Gebärmutter und Scheide,
- *Äußere weibliche Geschlechtsorgane:* große und kleine Schamlippen, Scheidenvorhof, Vorhofdrüsen, Klitoris,
- *Brust und Brustdrüsen.*

Eierstöcke: Paarige mandelgroße intraperitoneal gelegene Organe, die über das Lig. suspensorium ovarii an der Beckenwand, über das Lig. ovarii proprium an der Gebärmutter und über das Mesovarium (Eintritt der Blutgefäße) am breiten Mutterband befestigt sind. Man unterscheidet eine Rinden- (enthält verschiedene Stadien von Eifollikeln) und eine Markregion (enthält Blutgefäße).

- *Oogenese, Follikelreifung und Eisprung:* Innerhalb der Oogenese unterscheidet man eine Vermehrungs- und eine Reifungsperiode. Am Ende der Vermehrungsperiode, die noch vor der Geburt abgeschlossen ist, werden die primären Oozyten von einem flachen einschichtigen Follikelepithel umgeben (zum Zeitpunkt der Geburt etwa 1 Mio. Primordial- bzw. Primärfollikel) und treten in die erste 1. Reifeteilung ein, die jedoch erst im fortpflanzungsfähigen Alter abgeschlossen wird (Ruhestadium = Diktyotänstadium). Nach Eintritt der Geschlechtsreife reifen in der Rinde zyklusabhängige Eifollikel heran (Reifungsperiode: Primär-, Sekundär-, Tertiär- und sprungreifer Graaf-Follikel). Kurz vor dem Eisprung (Ovulation) in der Zyklusmitte beendet die primäre Oozyte die 1. Reifeteilung (Trennung der homologen Chromosomen) und es entstehen zwei haploide Zellen: eine sekundäre Oozyte und das 1. Polkörperchen. Während des Eisprungs folgt die 2. Reifeteilung (Ergebnis: die reife Eizelle = Ovum und ein weiteres Polkörperchen), die jedoch nur bei einer erfolgten Befruchtung abgeschlossen wird.

- *Hormonelle Steuerung der Follikelreifung:* Unter dem Einfluss gonadotroper Hormone der Adenohypophyse (FSH = follikelstimulierendes Hormon und LH = luteinisierendes Hormon) kommt es zyklusabhängig zur Reifung von Eifollikeln (FSH) und zur Auslösung der Ovulation (LH). Das nach dem Eisprung im Ovar verbleibende Follikelepithel wandelt sich unter dem Einfluss von LH zum Gelbkörper (Corpus luteum) um. Die vom Follikelepithel (Östradiol) und vom Gelbkörper (Progesteron) produzierten weiblichen Geschlechtshormone gelangen über den Blutweg zur Gebärmutterschleimhaut (Endometrium), die hormonabhängige zyklische Veränderungen durchläuft (Menstruationszyklus).

Eileiter: paarige 10–15 cm lange Schläuche mit einer trichterförmigen Öffnung in der Nähe des Ovars und einer Einmündung in die Gebärmutter im Bereich des Fundus uteri; transportieren die in der Ampulle befruchtete Eizelle mit Hilfe ihres Flimmerepithels innerhalb von 4–6 Tagen in die Gebärmutterhöhle.

Gebärmutter: Die Gebärmutter (Uterus) liegt als birnenförmiges Organ zwischen Blase und Mastdarm. Man unterscheidet Uteruskörper, Uterusgrund (Einmündung der Eileiter), Uterushöhle, Uterusenge und einen Uterushals, der als Portio vaginalis in die Scheide ragt und eine Öffnung, den äußeren Muttermund (Ostium uteri externum) besitzt. Wandschichten des Uterus: Endometrium, Myometrium und Perimetrium. Am Endometrium unterscheidet man ein Stratum basale und ein Stratum functionale.

- *Menstruationszyklus:* Beginn des Menstruationszyklus (Menarche) zwischen dem 10. und 15. Lebensjahr; das Ende (Menopause) liegt um das 50. Lebensjahr, danach folgen die Wechseljahre (Klimakterium). Durchschnittliche Dauer eines Menstruationszyklus: 28 ± 3 Tage. Man unterscheidet drei Phasen, wobei der erste Zyklustag der 1. Tag der Menstruationsblutung ist:

  – Abstoßungs- (Desquamations-) und Regenerationsphase: 1.–4. Tag
  – Follikelphase (Proliferationsphase): 5.–14. Tag
  – Gelbkörperphase (Sekretionsphase): 15.–28. Tag

- *Schleimhaut- (Endometrium-)veränderungen während des Zyklus:* Erfolgt nach dem Eisprung keine Befruchtung, stellt der Gelbkörper nach etwa 2 Wochen seine Progesteronproduktion ein (= Corpus luteum menstruationes), es kommt zur Menstruationsblutung und die Schleimhaut wird abgestoßen (Abstoßungsphase). Ausgehend vom Stratum basale beginnt die Regeneration. In der anschließenden Proliferationsphase wird eine neue Schleimhaut aufgebaut (Östradioleinfluss), und zum Zeitpunkt der Ovulation (Bildung des Corpus luteum) beginnt die Sekretionsphase (Schleimhaut wird auf die Implantation des Keims vorbereitet). Im Falle einer Befruchtung produziert der Trophoblast nach der Einnistung (20.–23. Zyklustag) humanes Choriongonadotropin (HCG), das den Gelbkörper zur weiteren Produktion von Progesteron anregt (= Corpus luteum graviditatis). Eine Abstoßung der Schleimhaut bleibt aus und eine Schwangerschaft kann beginnen.

Scheide: dünnwandiger, muskelarmer Schlauch zwischen Scheidenvorhof und Portio vaginalis der Gebärmutter. Das mehrschichtig unverhornte Vaginalepithel weist zyklusabhängige Veränderungen auf: vermehrte Abstoßung oberflächlicher glykogenhaltiger Epithelzellen in der zweiten Zyklushälfte, die von den Milchsäurebakterien (= Lactobacillus acidophilus –„Döderlein-Bakterien") zu Milchsäure umgesetzt werden. Diese permanente physiologische Scheidenflora (pH 4–4,5) bietet Schutz vor Bakterien und Krankheitskeimen und ist in der 2. Zyklushälfte besonders effektiv (zum Schutz der sich eventuell einnistenden befruchteten Eizelle).

Äußere weibliche Geschlechtsorgane (Vulva): Hierzu zählt man den Scheidenvorhof, die kleinen und großen Schamlippen, die Vorhofdrüsen und die Klitoris. In den Scheidenvorhof (Vestibulum vaginae) münden die Harnröhre, die Scheide und die Vorhofdrüsen.

Weibliche Brust und Brustdrüse: Bildungen der Haut, die sich in der Pubertät unter hormonellem Einfluss ausprägen und aus Drüsen-, Fett- und Bindegewebe aufgebaut sind. Die Ausführungsgänge der Brustdrüse (= Milchgänge/Ductus lactiferi) münden mit 15–20 Öffnungen (Sinus lactiferi) auf der Brustwarze (Mamille). Während der Schwangerschaft kommt es zum Wachstum des Drüsenkörpers und des Gangsystems unter hormonellem Einfluss (Östradiol, Progesteron). Nach der Geburt beginnt, ausgelöst durch Prolactin (Hormon der Adenohypophyse), die Milchbildung. Die Milchabgabe wird durch Oxytocin (Hormon der Neurohypophyse) gefördert.

12
Fortpflanzung, Entwicklung und Geburt

Inhaltsübersicht

12.1	**Keimzellen** *506*		**12.6**	**Fetalentwicklung** *520*
12.2	**Befruchtung** *506*		12.6.1	Reifezeichen *522*
	– Geschlechts-bestimmung *509*		12.6.2	Schwangerschaftsdauer und Errechnung des Geburts-termins *522*
12.3	**Eileitertransport und Furchung** *511*		**12.7**	**Geburt** *523*
12.4	**Implantation und Ausbildung des Mutterkuchens (Placenta)** *513*		**12.8**	**Postnatale Entwicklung** *525*
			12.8.1	Körperlänge *526*
12.4.1	Aufbau des Mutter-kuchens *514*		12.8.2	Körpergewicht *526*
			12.8.3	Körperproportionen *526*
12.4.2	Nabelschnur (Funiculus umbilicalis) *516*		12.8.4	Skelettwachstum *527*
12.5	**Embryonalentwicklung** *516*		**12.9**	**Anatomische Biotypologie** *528*
12.5.1	Abkömmlinge der Keim-blätter *518*		12.9.1	Leptosomer Typ *529*
			12.9.2	Pyknischer Typ *529*
12.5.2	Ausbildung der Körper-form *519*		12.9.3	Athletischer Typ *529*
			Zusammenfassung *530*	

Die geschlechtliche Fortpflanzung des Menschen ist gekennzeichnet durch die Vereinigung einer männlichen Samenzelle mit einer weiblichen Eizelle (Befruchtung), den anschließenden Transport des Keims durch den Eileiter, seine Einnistung (Implantation) in die Gebärmutterschleimhaut und die sich anschließende Entwicklung zu einem lebensfähigen Säugling (Embryonal- und Fetalentwicklung). Am Ende der 8. Schwangerschaftswoche geht die *Embryonalentwicklung (Embryogenese)*, in der die Organanlagen gebildet worden sind, in die *Fetalentwicklung (Fetogenese)* über, die durch Wachstum und Differenzierung der Organsysteme gekennzeichnet ist.

12.1 Keimzellen

Bei der Keimzellentwicklung *(Oogenese* und *Spermatogenese)* entstehen aus diploiden Urkeimzellen (Oogonien und Spermatogonien) zunächst mitotisch wiederum diploide primäre Oozyten und Spermatozyten (Oozyte I. Ordnung bzw. Spermatozyte I. Ordnung), die sich während der 1. und 2. meiotischen Reifeteilung (s. Kap. 1) zu haploiden Zellen (Spermien und Eizellen) entwickeln. Bei der Befruchtung verschmelzen Eizelle und Spermium und bilden eine Zygote (s. unten).

Aus einer weiblichen diploiden Keimzelle (primäre Oozyte) mit 44 Autosomen und 2 Geschlechtschromosomen (44XX) bilden sich letztlich vier haploide Tochterzellen, die jeweils 22 Autosomen und ein X-Chromosom besitzen (22X) (Abb. 12.1a). Nur eine jedoch entwickelt sich zu einer reifen Eizelle (Ovum), die anderen drei bilden die so genannten Polkörperchen, die kaum Zytoplasma enthalten und in der weiteren Entwicklung degenerieren. Aus der männlichen diploiden Keimzelle (primäre Spermatozyte) mit 44 Autosomen und 2 Geschlechtschromosomen (44XY) entstehen ebenfalls vier haploide Tochterzellen (Spermatiden), von denen jeweils zwei 22 Autosomen und ein X- bzw. Y-Chromosom (22X und 22Y) besitzen (Abb. 12.1b). Im Gegensatz zur Oogenese entwickeln sie sich jedoch alle zu reifen Spermien.

12.2 Befruchtung

Zur Befruchtung müssen die Spermien die Eizelle aktiv aufsuchen. Für diesen beschwerlichen Weg durch die Gebärmutterhöhle bis zur Ampulle des Eileiters benötigen sie bei einer Wanderungsgeschwindigkeit von

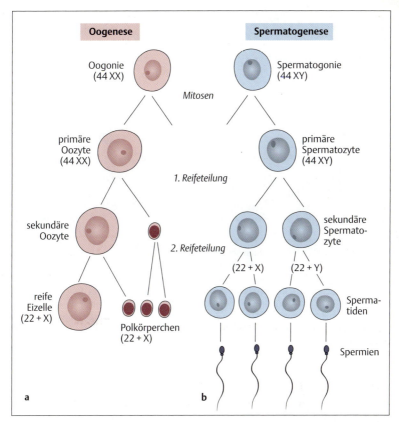

Abb. 12.**1 a u. b Bildung von Eizelle und Spermien** (nach Sadler). **a** Oogenese: Aus den Oogonien entstehen zunächst mitotisch primäre Oozyten, die noch einen diploiden Chromosomensatz (44XX) aufweisen. Die primären Oozyten durchlaufen im Folgenden die 1. und 2. meiotische Reifeteilung, die zu vier haploiden Zellen (22X) führen (eine reife Eizelle und 3 Polkörperchen). **b** Spermatogenese: Diploide Spermatogonien teilen sich mitotisch und bilden primäre Spermatozyten (44XY), die sich meiotisch teilen und vier haploide Spermatiden liefern, von denen jeweils ein X-Chromosom (22X) und ein Y-Chromosom (22Y) aufweisen. Aus den Spermatiden entwickeln sich die beweglichen Spermien

3 mm pro Minute ungefähr 1–3 Stunden. Von den 200–300 Millionen Spermien, die bei einem Geschlechtsverkehr (Kohabitation) im hinteren Scheidengewölbe deponiert werden, erreichen nur etwa 300 Spermien die Eizelle. Im Gegensatz zu den Spermien, die bis zu 4 Tagen im weiblichen

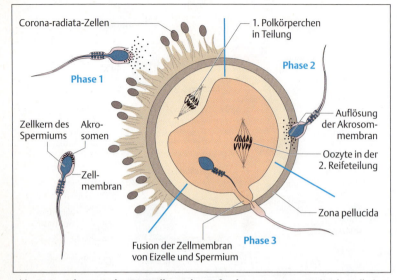

Abb. 12.**2** **Schematische Darstellung des Befruchtungsvorganges** (nach Sadler). In der ersten Phase durchdringt das Spermium die Corona radiata-Zellen, in der zweiten Phase löst sich das Akrosom auf und die Zona pellucida wird enzymatisch angedaut. In der dritten Phase verschmelzen die Zellmembranen von Ei- und Samenzelle und das Spermium gelangt in die Eizelle

Genitalapparat überleben können, müssen die Eizellen nach erfolgter Ovulation innerhalb von 6–12 Stunden befruchtet werden, ansonsten sterben sie ab.

Bei der Befruchtung dringt die Samenzelle mit Hilfe der Enzyme des Akrosoms durch die anheftenden Follikelepithelzellen (Corona radiata) und durch die Zona pellucida in die Eizelle ein. Dieser Vorgang der Befruchtung lässt sich in drei Phasen unterteilen (Abb. 12.**2**):

- Phase 1: Durchdringen der Corona radiata
- Phase 2: Auflösung der Zona pellucida
- Phase 3: Fusion der Zellmembranen von Ei- und Samenzelle

Beim Durchtritt eines Spermiums durch die Corona radiata und die Zona pellucida läuft die so genannte Akrosomenreaktion ab. Hierbei werden zunächst akrosomale Enzyme freigesetzt (Hyaluronidase sowie eiweißspaltende Proteasen), um die Follikelepithelzellen aufzulockern. Nach dem

Kontakt der Samenzelle mit der Zona pellucida löst sich die Akrosommembran auf und die austretenden Enzyme bahnen dem Spermium den Weg zur Eizelle. Im Folgenden verschmelzen die Zellmembranen von Ei- und Samenzelle und das Spermium dringt in die Eizelle ein. Bei Berührung von Samen- und Eizelle läuft die so genannte kortikale Reaktion ab. Hierbei werden spezifische Membranrezeptoren auf der Oberfläche der Eizelle aktiviert und ein entlang der gesamten Zellmembran verlaufendes Aktionspotential wird ausgelöst. Dadurch kommt es in einer Art Kettenreaktion zur Exozytose (Ausschüttung) von intracytoplasmatischen Vesikeln der Eizelle (Rindengranula), deren Inhalt sich in dem Raum (perivitelliner Raum) zwischen Eizellmembran und Zona pellucida entleert. Durch diese Reaktion wird verhindert, dass mehrere Spermien in die Eizelle eindringen (so genannter Polyspermieblock). Der Kopfteil des in die Eizelle eingedrungenen Spermiums schwillt an und bildet den männlichen Vorkern (Abb. 12.3a–f). Fast gleichzeitig beendet die Eizelle ihre 2. Reifeteilung und bildet den weiblichen Vorkern und das 3. Polkörperchen (Abb. 12.3). Auch das 1. Polkörperchen durchläuft die 2. Reifeteilung. Somit entstehen am Ende der Oogenese ein weiblicher Vorkern und drei Polkörperchen mit jeweils einem haploiden Chromosomensatz. Die beiden haploiden Vorkerne mit jeweils 23 mütterlichen bzw. 23 väterlichen Chromosomen verschmelzen zu einer diploiden Zelle, der so genannten *Zygote*. Nach etwa 30 Stunden erfolgt die erste mitotische Zellteilung, aus der zwei Tochterzellen mit jeweils 46 Chromosomen entstehen. Im weiteren Verlauf wird die Zellzahl durch mitotische Zellteilungen laufend verdoppelt.

Geschlechtsbestimmung

In Abhängigkeit von dem *Geschlechtschromosom (X oder Y)* des männlichen Vorkerns wird bei der Verschmelzung das genetische Geschlecht festgelegt. Während alle haploiden Eizellen immer ein X-Chromosom aufweisen, besitzen Samenzellen entweder ein X- oder Y-Chromosom (Abb. 12.**4**). Je nachdem, ob ein Spermium mit einem X-Chromosom oder einem Y-Chromosom auf die Eizelle trifft, kann die entstehende Zygote als Geschlechtschromosomen entweder XX (weiblich) oder XY (männlich) aufweisen.

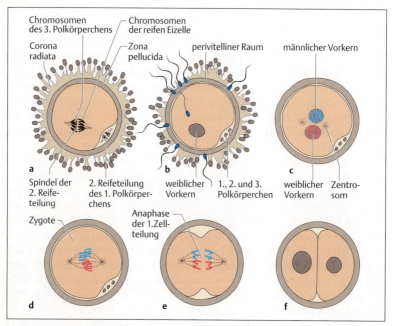

Abb. 12.3 a–f **Vereinfachte Darstellung der Verschmelzung von Ei- und Samenzelle bei der Befruchtung** (nach Sadler)
a Sekundäre Oozyte mit umgebenden Corona radiata-Zellen direkt nach der Ovulation während der 2. Reifeteilung (Anaphase). Unterhalb der Zona pellucida teilt sich das 1. Polkörperchen ebenfalls. **b** Nachdem das Spermium in die Eizelle eingedrungen ist, wird die 2. Reifeteilung beendet und es entsteht der weibliche Vorkern (rot) sowie ein drittes Polkörperchen. **c** Der Kopf des Spermiums entwickelt sich zum männlichen Vorkern (blau). **d** Bildung der Zygote und Beginn der ersten mitotischen Zellteilung. **e** Anaphase der ersten mitotischen Zellteilung. Die drei Polkörperchen sind degeneriert. **f** 2-Zellen-Stadium mit jeweils einem vollständigen Chromosomensatz

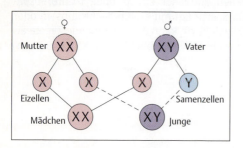

Abb. 12.4 **Geschlechtsbestimmung**

12.3 Eileitertransport und Furchung

Während ihrer 4- bis 5-tägigen Wanderung durch den Eileiter zur Gebärmutter (Abb. 12.5 und 12.6) teilt sich die in der Ampulle des Eileiters befruchtete Eizelle und kommt etwa im 16-Zellen-Stadium im Uteruslumen an. Die befruchtete Eizelle wird mithilfe eines Flüssigkeitsstromes und durch den uteruswärts gerichteten Zilienschlag der Flimmerzellen in Richtung Gebärmutter transportiert. Kommt es zu einer Behinderung des Tubentransports, kann sich der Keim in die Schleimhaut des Eileiters einnisten und zu einer *Eileiterschwangerschaft (Tubargravidität)* führen. Hierbei kann es bereits nach kurzer Zeit (6–9 Wochen) durch das Wachstum des Embryos zu einem Aufplatzen des Eileiters (Tubenruptur) mit

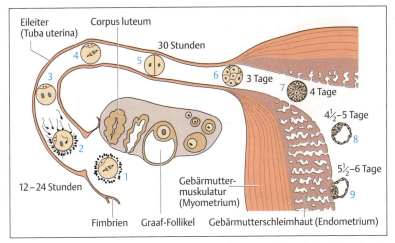

Abb. 12.**5** **Schematische Darstellung der Entwicklungsvorgänge beim Menschen in der 1. Woche** (nach Sadler)
1 Eizelle direkt nach der Ovulation,
2 Befruchtung innerhalb von 12 Stunden,
3 Stadium mit männlichem und weiblichem Vorkern,
4 erste Furchungsteilung,
5 2-Zellen-Stadium,
6 Morulastadium,
7 Eintritt in die Gebärmutterhöhle,
8 Blastozyste,
9 frühes Stadium der Einnistung (Implantation)

512   12 Fortpflanzung, Entwicklung und Geburt

nachfolgender massiver, meist lebensbedrohlicher Blutung kommen. Gelangt die befruchtete Eizelle in die freie Bauchhöhle, entsteht eine *Bauchhöhlenschwangerschaft*. Hierbei setzt sich das Ei am häufigsten im so genannten Douglas-Raum (s. Kap. 11, Abb. 11.**8** u. 11.**14**) fest.

Die durch fortlaufende Zellteilungen entstandenen Furchungszellen bilden eine *Furchungskugel (Morula)*, die kaum größer als die befruchtete Eizelle ist (Abb. 12.**6**). In diesem Stadium erreicht der Keim das Uteruslumen. Hier entwickelt sich innerhalb der nächsten 2 Tage aus der Morula eine so genannte *Keimblase (Blastozyste)*, an der man eine *äußere Zellhülle (Trophoblast)* und eine *innere Zellgruppe (Embryoblast)* unterscheiden kann. Zu diesem Zeitpunkt senkt sich der Keim mithilfe von Enzymen in die Uterusschleimhaut ein, ein Vorgang, den man *Einnistung* oder *Implantation* nennt. Während sich aus dem Embryoblast im weiteren Verlauf der

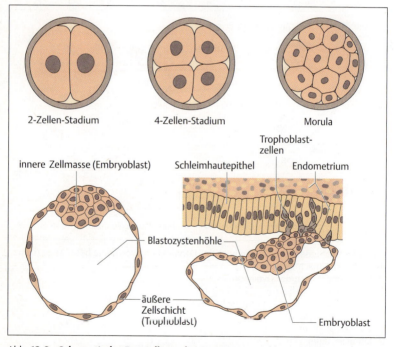

Abb. 12.**6 Schematische Darstellung der Zygotenentwicklung (Zygote = befruchtete Eizelle) vom 2-Zellen-Stadium bis zur Implantation der Blastozyste in die Gebärmutterschleimhaut um den 5.–6. Tag** (nach Sadler)

Implantation und Ausbildung des Mutterkuchens (Placenta)

Embryo entwickelt, bildet der Trophoblast die kindlichen Anteile des Mutterkuchens (Placenta).

12.4 Implantation und Ausbildung des Mutterkuchens (Placenta)

Die Implantation des Keims findet normalerweise im fundusnahen Abschnitt der Gebärmutterhöhle (Fundus uteri, Abb. 11.**14**) statt. Zu diesem Zeitpunkt, etwa 5–6 Tage nach der Ovulation, befindet sich die Uterusschleimhaut auf dem Höhepunkt der Sekretionsphase. Sie wird im weiteren Schwangerschaftsverlauf als *Decidua (hinfällige Haut)* bezeichnet, weil sie als Teil des Mutterkuchens nach der Geburt des Kindes abgestoßen wird.

Zum Zeitpunkt der Implantation in die Uterusschleimhaut bildet der Trophoblast Zotten aus (Chorionzotten oder Zottenhaut) (Abb. 12.**7** und 12.**9**), die zunächst einen Bindegewebskern und später kindliche Blutgefäße aufweisen *(kindlicher Teil des Mutterkuchens)*. Sie bilden zusammen mit Anteilen der Uterusschleimhaut *(mütterlicher Teil des Mutterkuchens)*

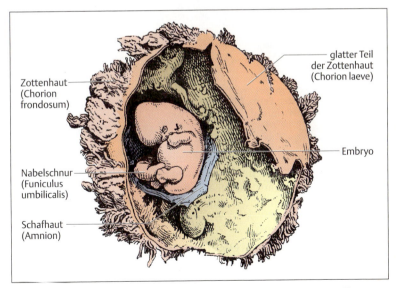

Abb. 12.**7** **Menschlicher Embryo im 2. Schwangerschaftsmonat mit eröffneten Eihüllen**

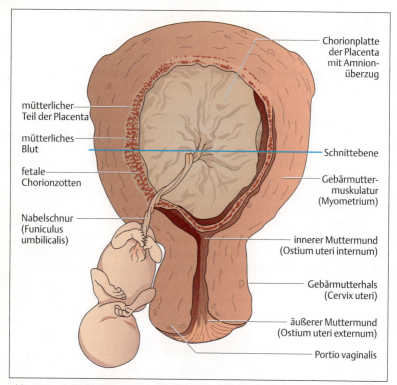

Abb. 12.**8** **Gebärmutter, Fetus, Mutterkuchen (Placenta), Nabelschnur und Eihäute im 6. Schwangerschaftsmonat** (Schnittebene von Abb. 12.**9 a**)

die scheibenförmige Placenta (Mutterkuchen), ein Organ, mit dem der Embryo durch die Nabelschnur verbunden ist. Sie dient der Ernährung des heranwachsenden Keims und übernimmt den Gas- und Stoffaustausch zwischen mütterlichem und kindlichem Blut.

12.4.1 Aufbau des Mutterkuchens

Der reife, d. h. der voll ausgebildete Mutterkuchen ist scheibenförmig mit einem Durchmesser von etwa 18 cm (Abb. 12.**8**, 12.**9 a** u. **b** und 12.**10 a** u. **b**), wiegt zwischen 450 und 500 g und hat die Gestalt eines flachen Topfes. Der

Implantation und Ausbildung des Mutterkuchens (Placenta)

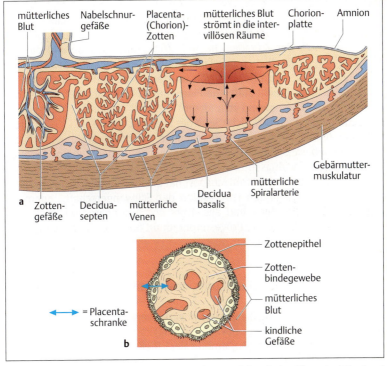

Abb. 12.**9 a** und **b** **Querschnitt durch eine Placenta (a) und eine Placenta-(Chorion-) Zotte (b)**
a Zur Lage der Schnittebene siehe Abb. 12.**8**. **b** Die Chorionzotten werden von mütterlichem Blut umspült und enthalten kindliche Gefäße. Die Placentaschranke (Pfeil) wird vom Zottenepithel, vom Zottenbindegewebe und von der Gefäßwand der kindlichen Gefäße gebildet

Topfboden wird von der Uterusschleimhaut *(Decidua basalis)*, der Deckel des Topfes von kindlichen Trophoblastanteilen *(Chorionplatte)* gebildet. Von der Chorionplatte ragen etwa 15–20 Zottenbäume *(Placentazotten)* in den mit mütterlichem Blut gefüllten Placentaanteil. Das mütterliche Blut strömt über Spiralarterien in die intervillösen Räume, die durch Deciduasepten unvollständig gekammert sind. Die intervillösen Räume einer reifen Placenta enthalten etwa 150 ml Blut, das 3- bis 4-mal pro Minute ausgetauscht wird. Im Inneren der mit einem Epithel überkleideten Placentazotten liegen die kindlichen Gefäße im Zottenbindegewebe (Abb. 12.9). Die Gesamtzottenoberfäche in der reifen Placenta beträgt zwischen 8 und 14 m². Der Gas- und Stofftransport zwischen mütterlichem und kindlichem Blut muss das Zottenepithel, das Zottenbindegewebe und die Gefäßwand der kindlichen Gefäße durchqueren *(Placentaschranke)* (Abb. 12.9b). Eine Vermischung von mütterlichem und kindlichem Blut findet in der Regel nicht statt. Die Placenta löst sich nach der Geburt des Kindes von der Uteruswand ab und wird ebenfalls „geboren" *(Nachgeburt)*. Betrachtet man die mütterliche Seite der Placenta, lassen sich 15–20 leicht erhabene Areale, die Kotyledonen, erkennen, die von einer dünnen Schicht aus Decidua basalis bedeckt sind. Die Furchen zwischen den Kotyledonen werden durch Deciduasepten hervorgerufen (Abb. 12.10a u. b).

Neben dem Gas- und Stofftransport hat die Placenta zahlreiche weitere Aufgaben. Sie sichert den Fortbestand der Schwangerschaft, indem sie Aufgaben der Hypophyse und des Ovars übernimmt und wichtige Hormone, wie z. B. Östrogene, Progesterone und Choriongonadotropine (plazentares Hormon) bildet.

12.4.2 Nabelschnur (Funiculus umbilicalis)

Das in der Placenta mit Sauerstoff angereicherte kindliche Blut gelangt über eine unpaare Nabelvene (V. umbilicalis) zum kindlichen Organismus. Über zwei Nabelarterien (Aa. umbilicales) fließt das sauerstoffarme Blut zurück zur Placenta (s. Kap. 5.2.4, Fetaler Kreislauf). Nabelarterien und Nabelvene verlaufen, eingehüllt in gallertiges Bindegewebe, in der etwa 1,5 cm dicken und bis zu 1 m langen Nabelschnur (Abb. 12.8, 12.9 und 12.10).

12.5 Embryonalentwicklung

Die Zellen des Embryoblasten bilden nach vollständiger Implantation eine zweiblättrige Keimscheibe, die aus dem inneren *(Entoderm)* und dem äußeren Keimblatt *(Ektoderm)* besteht und aus der sich der Embryo entwickelt. Dem Entoderm und dem Ektoderm liegt jeweils ein flüssigkeitsgefülltes Bläschen auf, das Entodermbläschen (Dottersack) und das Ektodermbläschen (Schafshaut oder das die Amnionhöhle bildende Amnion) (Abb. 12.11). Während der Dottersack sich langsam zurückbildet, wächst der Embryo in die von Amnion gebildete *Amnionhöhle* hinein. Diese ent-

Embryonalentwicklung **517**

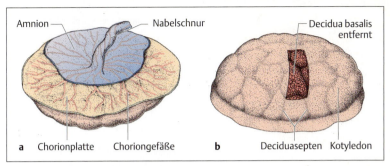

Abb. 12.**10 a** u. **b.** **Placenta nach der Geburt. a** Ansicht der fetalen Seite (das Amnionepithel ist teilweise entfernt). **b** Ansicht der mütterlichen Seite (an einem Teilstück ist die Decidua basalis entfernt), die so genannten Kotyledonen wölben sich vor und sind untereinander durch Deciduasepten getrennt

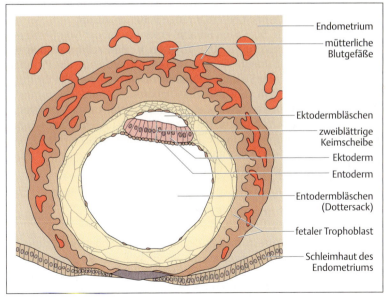

Abb. 12.**11** **Schematische Darstellung einer 12 Tage alten menschlichen Blastozyste** (nach Sadler)

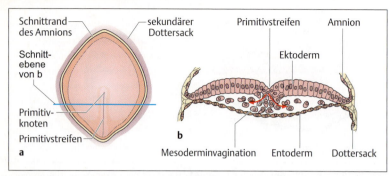

Abb. 12.**12a** u. **b** Schematische Darstellung einer 16 Tage alten menschlichen **Keimscheibe** (nach Sadler)
a Aufsicht auf die Keimscheibe;
c Schnitt durch die Keimscheibe; im Bereich des Primitivstreifens wandern Zellen in die Tiefe und bilden zwischen dem Entoderm und dem Ektoderm das mittlere Keimblatt, das Mesoderm

hält am Ende der Schwangerschaft etwa 1 l Fruchtwasser (Amnionflüssigkeit), das eine schützende und ernährende Funktion ausübt.

Bei einem etwa 16 Tage alten Embryo erscheint auf der Oberfläche des Ektoderms der *Primitivstreifen* (Abb. 12.**12a** u. **b**), eine schmale Rinne, die sich vertieft und zur *Primitivrinne* wird. Das vordere Ende des Primitivstreifens (Primitivknoten) wird zur *Primitivgrube*, von der sich in Richtung des späteren Kopfes ein so genannter *Kopffortsatz (Chordaanlage)* unter das Ektoderm schiebt. In diesem Gebiet finden umfangreiche Zellwanderungen und Zellverschiebungen statt (Gastrulation). Im Bereich des Primitivstreifens wandern Zellen in die Tiefe und bilden zwischen dem Entoderm und dem Ektoderm das mittlere Keimblatt, das *Mesoderm* (Ausbildung der dreiblättrigen Keimscheibe).

12.5.1 Abkömmlinge der Keimblätter

Aus den drei Keimblättern, die am Beginn der Embryonalentwicklung (3. Schwangerschaftswoche) angelegt sind, entwickeln sich die Organanlagen. Das *äußere Keimblatt* bildet im Wesentlichen die Anlage des Zentralnervensystems (Gehirn und Rückenmark sowie Ohrbläschen, Riechgrube und Augenlinsen) und das Oberflächenepithel (Epidermis). Aus dem *mittleren Keimblatt* entstehen das Skelett, die Skelettmuskulatur, die Kreislaufor-

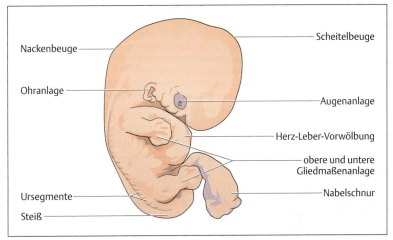

Abb. 12.**13** **Menschlicher Embryo im Alter von 6 Wochen.** Natürliche Größe (Scheitel-Steiß-Länge) etwa 13 mm

gane sowie die Harn- und Geschlechtsorgane. Das Entoderm *(inneres Keimblatt)* schließlich liefert in der weiteren Entwicklung vor allem die epithelialen Anlagen der Verdauungs- und Atemwege.

12.5.2 Ausbildung der Körperform

Der zunächst flache, schildförmige Embryo beginnt sich am Vorder- und Hinterende einzuschnüren. Am Ende der 4. Woche ist die Grundform des Rumpfes herausgearbeitet. Der Kopf wächst sehr schnell und nimmt etwa ein Drittel der Gesamtlänge des Embryos ein. Seine Form wird von den drei Gehirnbläschen und den Augenanlagen bestimmt. Zu Beginn der 5. Woche treten die oberen und unteren Gliedmaßen (Extremitätenknospen) als plumpe Knospen an der seitlichen Rumpfwand in Erscheinung. Der Rumpf ist durch die Anlage des Herzschlauches und der Leber vorgewölbt. Nach hinten verjüngt er sich zum gebogenen Steiß (Abb. 12.**13**).

Im Verlauf des 2. Monats krümmt sich der Embryo stark, wobei besonders die Nacken- und Scheitelbeuge betont werden. Der Kopf nimmt bereits die Hälfte der Gesamtlänge ein; die Anlage des Vorderhirns tritt hier besonders hervor. Die Augenlider werden in Form von Falten angelegt, und Nase, Lippen und Kinn sind erkennbar. Am Übergang zum Hals sind die Ohrmuscheln zu erkennen. Finger- und Zehenstrahlen werden an den Extremitätenknospen sichtbar.

12.6 Fetalentwicklung

Vom Beginn des 3. Schwangerschaftsmonats an nennt man den Keim *Fetus*. Innerhalb der Fetalentwicklung kommt es zum Wachstum und zur Differenzierung der Organsysteme. Hierbei verlaufen die Wachstumsvorgänge in Schüben. Während die Wachstumsgeschwindigkeit bis zur 16. Schwangerschaftswoche gering ist, beschleunigt sich das Körperwachstum bis zur 27. Woche. Danach folgt eine Periode maximalen Wachstums, die bis zur 37. Woche anhält. In dieser Zeit wächst auch die Amnionhöhle (Abb. 12.**14a** u. **b**) zu ihrer endgültigen Größe heran.

Zu Beginn des 3. Monats nimmt der Kopf fast die Hälfte der Gesamtkörperlänge ein, im 5. Monat ein Drittel und zum Zeitpunkt der Geburt ein Viertel (s. Abb. 12.**17**).

Den Zusammenhang zwischen Körperlänge und Alter menschlicher Feten zeigt die *Haase-Regel,* die anhand von Längenmaßen einen Anhalt für das Alter zu geben vermag. Danach entspricht die Gesamtlänge *(Scheitel-Fersen-Länge)* des Fetus im 4. und 5. Fetalmonat dem Quadrat der Monatszahl, ab dem 6. Monat dem Fünffachen der Monatszahl. In der Tab. 12.**1** sind zusätzlich die mittleren Körpergewichte angegeben. Die Längenangaben für den 1., 2. und 3. Schwangerschaftsmonat weichen von der Haase-Regel ab, sie beziehen sich auf die so genannte *Scheitel-Steiß-Länge,* da die untere Extremität zunächst nur als kurzer Fortsatz vorhanden ist.

Zwischen dem 1. Schwangerschaftsmonat und der Geburt nimmt die Körperlänge um das 50fache zu, während das Körpergewicht in etwa vertausendfacht wird. Nach der Geburt vergrößert sich die Körperlänge bis zum Abschluss des Wachstums nur noch um etwa das 3,5fache, das Körpergewicht hingegen um etwa das 20fache.

Eine sehr genaue Kontrolle des fetalen Wachstums ist mit Hilfe des Ultraschalls möglich. Hierbei wird z. B. der Abstand der beiden Scheitelbeine gemessen *(biparietaler Durchmesser),* da der Kopf des Fetus bei der Ultraschalluntersuchung gut sichtbar ist. Eine annähernde Längenbestimmung des Fetus erfolgt nach der Formel:

■ **biparietaler Durchmesser × 5,5 = Körperlänge in cm.**

Zum Zeitpunkt der Geburt beträgt der biparietale Durchmesser etwa 9 cm.

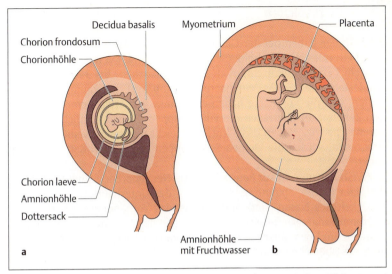

Abb. 12.**14 a** u. **b** **Schematische Darstellung der Beziehung zwischen Eihäuten und Gebärmutter** (nach Sadler)
a Am Ende des 2. Schwangerschaftsmonats. Chorion frondosum = zottentragendes Chorion, wird zum fetalen Teil der Placenta, Chorion laeve = zottenloses Chorion nimmt nicht an der Placentabildung teil. Am Ende des 2. Monats verschwindet die Chorionhöhle. Decidua basalis = mütterlicher Teil der Placenta
b Am Ende des 3. Schwangerschaftsmonats. Die Placenta ist voll entwickelt

Tabelle 12.**1** **Körperlänge und -gewicht menschlicher Feten**

Schwangerschaftsalter	Körperlänge in cm	Körpergewicht in g
Ende 1. Monat	0,4	1
2. Monat	3	3
3. Monat	6	20
4. Monat	16 (4 × 4)	130
5. Monat	25 (5 × 5)	400
6. Monat	30 (6 × 5)	700
7. Monat	35 (7 × 5)	1100
8. Monat	40 (8 × 5)	1800
9. Monat	45 (9 × 5)	2750
10. Monat	50 (10 × 5)	3300

12.6.1 Reifezeichen

Reife Kinder haben bei der Geburt eine Scheitel-Fersen-Länge von etwa 49–51 cm mit einer Sitzhöhe (Scheitel-Steiß-Länge) von etwa 33 cm. Das Gewicht beträgt durchschnittlich 3200 g (Mädchen) bis 3400 g (Jungen), mindestens aber 2500 g. Wollhaare (Lanugohaare) sind kaum mehr anzutreffen, und die Kopfhaare haben eine Länge von etwa 2 cm. Die Finger- und Zehennägel überragen die Fingerkuppen. Beim männlichen Neugeborenen hat der Hoden das Skrotum erreicht und beim weiblichen Neugeborenen werden die kleinen Schamlippen von den großen gerade bedeckt.

Weitere Kriterien zur Beurteilung von Neugeborenen sind der Zustand der Haut (Farbe, Spannung, Ausbildung des Unterhautfettgewebes), die Festigkeit des Nasen- und Ohrknorpels, das Vorhandensein bestimmter neuromuskulärer Reflexe sowie der Zustand der Atmung, der Herzschlagfrequenz und des Muskeltonus. Röntgenologisch ist am unteren Gelenkende des Oberschenkelknochens ein Knochenkern in der Epiphyse sichtbar.

12.6.2 Schwangerschaftsdauer und Errechnung des Geburtstermins

Der Zeitpunkt der letzten Menstruationsblutung bildet den Bezugspunkt für die Bestimmung der Schwangerschaftsdauer. Hierbei beträgt die durchschnittliche Schwangerschaftsdauer, berechnet vom 1. Tag der letzten Regelblutung, 280 Tage, die mittlere Tragezeit hingegen, berechnet vom Zeitpunkt des Eisprungs, 266 Tage. Zur Vereinfachung wird die normale Schwangerschaftsdauer mit 10 Mondmonaten zu 28 Tagen = 280 Tage = 40 Wochen angegeben.

■ **Die Errechnung des genauen Geburtstermins erfolgt nach der Naegele-Regel und legt einen 28-tägigen Menstruationszyklus zugrunde:**
1. Tag der letzten Menstruation minus 3 Kalendermonate plus 7 Tage plus 1 Jahr = Geburtstermin.
Bei verkürztem (z. B. 25-tägigem) oder verlängertem (z. B. 30-tägigem) Zyklus müssen die nach unten oder oben abweichenden Tage subtrahiert (3 Tage) bzw. addiert (2 Tage) werden.
Beispiel: 1. Tag der letzten Menstruationsblutung: 22. 10. 1999. Berechnung auf der Basis eines 28-tägigen Zyklus:
22. 10. 1999 minus 3 Monate (= 22. 7. 1999) plus 7 Tage (= 29. 7. 1999) plus 1 Jahr (Geburtstermin = 29. 7. 2000).

Bei einem 25-tägigen Zyklus wäre der Geburtstermin am 26. 7. 2000 und bei einem 30-tägigen Zyklus am 31. 7. 2000.

12.7 Geburt

Am Ende der Schwangerschaft liegt das Kind mit gekrümmtem Körper und gekreuzten Armen und Beinen geburtsgerecht in der Gebärmutter (Abb. 12.**15**). Es kann entweder der Kopf *(Kopflage)* oder der Steiß *(Steiß-* oder *Beckenendlage)* nach vorn gerichtet sein. Man unterscheidet im Geburtsablauf eine *Eröffnungsphase* und eine *Austreibungsphase*.

Gegen Ende der Schwangerschaft (bei Erstgebärenden) oder mit Beginn der Wehen (bei Mehrgebärenden) tritt der kindliche Kopf in den Beckeneingang. In der Eröffnungsphase wird eine mit Fruchtwasser (Amnionflüssigkeit) gefüllte Fruchtblase gebildet, die dem kindlichen Kopf vorausgeht und die Weichteile des Geburtskanals weitet. Hierbei dienen Gebärmutterhals, Scheide und Beckenboden als so genanntes „*Weichteil-*

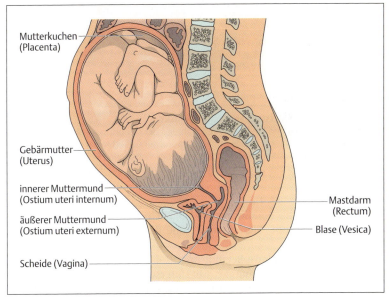

Abb. 12.**15** **Schnitt durch die Gebärmutter mit geburtsreifem Kind** (nach Leonhardt)

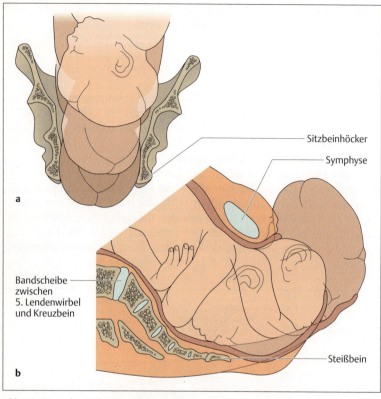

Abb. 12.**16a** u. **b** **Geburtsvorgang** (nach Leonhardt)
a Knöchernes Becken und kindlicher Kopf während der Geburt in der Ansicht von vorn;
b „Durchschneiden" des kindlichen Kopfes während der Geburt in der seitlichen Ansicht. Aufgrund des querovalen Beckeneingangs und des längsovalen Beckenausgangs muss der kindliche Kopf beim „Durchschneiden" eine Drehung um 90 Grad durchführen

ansatzrohr", ein gleichmäßig weiter Schlauch. Am Ende der Eröffnungsphase kommt es zum „*Blasensprung*", und das Fruchtwasser fließt durch die Scheide ab.

Die Austreibungsphase beginnt unmittelbar nach vollständiger Eröffnung des äußeren Muttermundes. Mit Unterstützung der Bauchpresse und durch rhythmische Presswehen (Muskelkontraktionen des Uterus) verkürzt sich die Uterusmuskulatur (Abb. 12.**16a** u. **b**), und das Kind wird nach vorn geschoben. Auf Grund der querovalen Form des Beckeneingangs und des längsovalen Beckenausgangs muss der kindliche Kopf auf seinem Weg durch das Becken eine Drehung um 90 Grad durchführen. Anschließend stellt sich auch die Schulterbreite zuerst in den queren Durchmesser des Beckeneingangs und im weiteren Verlauf in den längsovalen Beckenausgang. Dadurch führt der schon geborene Kopf erneut eine Drehung um 90 Grad durch, unterstützt und gehalten vom Geburtshelfer. Das Durchtreten des kindlichen Kopfes durch die Vulva wird in der Geburtshilfe als das „Durchschneiden" bezeichnet.

Im Anschluss an den Austritt des ganzen kindlichen Körpers wird die Nabelschnur unterbunden und durchtrennt. Dadurch reichert sich das kindliche Blut mit Kohlensäure an, was zur Aktivierung des Atemzentrums führt. Mit dem „ersten Schrei" beginnt das Neugeborene zu atmen. Gleichzeitig beginnt die Umstellung des fetalen Kreislaufes auf den eigenen Körper- und Lungenkreislauf des Neugeborenen.

Nach der Geburt des Kindes verkleinert sich die Gebärmutter, dabei löst sich die Placenta von der Uteruswand ab und wird $1/4$–$1/2$ Stunde später ebenfalls „geboren" (Nachgeburt) (Abb. 12.**10 a** u. **b**).

12.8 Postnatale Entwicklung

Der bis zur Geburt reichenden pränatalen Entwicklung schließt sich die so genannte postnatale Entwicklung an, bei der man aus praktischen Gründen verschiedene Entwicklungs- und Altersstufen unterscheidet:

- **Säuglingsalter:** Zeit von der Geburt bis zum Ende des 1. Lebensjahres.
- **Kleinkind- oder Spielalter:** Beginn des 2. Lebensjahres bis zum Ende des 6. Lebensjahres.
- **Schulalter:** vom 7. Lebensjahr bis zum Eintritt in die Pubertät.
- **Pubertät oder Reifungsalter:** Zeit vom Auftreten der ersten sekundären Geschlechtsmerkmale bis zur vollständigen Geschlechtsreife.
- **Jugendlichenalter oder Adoleszenz:** dauert bis zum Abschluss des Körperwachstums.

Innerhalb der einzelnen Entwicklungsphasen ist die Wachstumsintensität unterschiedlich. Eine normale körperliche Entwicklung lässt sich am besten mit so genannten *„Somatogrammen"* beschreiben, in denen neben dem Alter Körperlänge und Körpergewicht berücksichtigt werden. Verfolgt man das Wachstum von der Geburt bis zu seinem Abschluss, lassen sich Perioden schnellen und langsamen Wachstums unterscheiden.

12.8.1 Körperlänge

Die größte Wachstumsgeschwindigkeit wird im 1. Lebensjahr verzeichnet. So beträgt beispielsweise der Zuwachs im 1. Halbjahr etwa 16 cm, um im 2. Halbjahr auf etwa die Hälfte (ca. 8 cm) zurückzugehen. Bereits am Ende des 2. Lebensjahres werden etwa 50% der definitiven Körperlänge erreicht. Bis zum Beginn der Pubertät liegt die jährliche Zuwachsrate bei ungefähr 5–6 cm pro Jahr. Danach kommt es bei beiden Geschlechtern zu einem deutlichen Wachstumsschub *(puberales Wachstum* bzw. *Reifewachstum)*, der bei Jungen stärker ausgeprägt ist als bei Mädchen (9–10 cm gegenüber 8–9 cm). Mädchen um das 12. Lebensjahr sind im Allgemeinen größer als gleichaltrige Jungen, da der Wachstumsschub bei ihnen etwa 2 Jahre früher einsetzt. Während in Mitteleuropa bei weiblichen Jugendlichen das Längenwachstum mit 17–18 Jahren zum Stillstand kommt, wachsen männliche Jugendliche bis zum 19. Lebensjahr. Die mittlere Körpergröße beträgt bei der erwachsenen Frau 167 +/– 11 cm, beim erwachsenen Mann 177 +/–13 cm.

12.8.2 Körpergewicht

Ebenso wie die Körperlänge zeigt das Körpergewicht während der einzelnen Entwicklungsstufen charakteristische Veränderungen. So hat sich das Geburtsgewicht (3.200–3.400 g) im Alter von 5 Monaten etwa verdoppelt, am Ende des 1. Lebensjahres verdreifacht und im Alter von 4–5 Jahren etwa verfünffacht. Nach Abschluss des Wachstums beträgt das Gewicht etwa das 20fache des Geburtsgewichts.

12.8.3 Körperproportionen

In jedem Alter bestehen zwischen den einzelnen Regionen, Gliedern und Organen des Körpers bestimmte Größenbeziehungen (Proportionen), d. h. sie wachsen mit unterschiedlicher Geschwindigkeit. Derartige Proportionsänderungen sind, ebenso wie in der pränatalen Periode, vor allem im Säuglings- und Kleinkindesalter besonders ausgeprägt. Während die Kopfhöhe bei Embryonen am Ende des 2. Monats etwa die Hälfte der Körperlänge ausmacht (Abb. 12.**17**), misst die Kopfhöhe bei Neugeborenen etwa $1/4$, beim sechsjährigen Kind $1/6$ und beim Erwachsenen $1/8$ der gesamten Körperlänge. Die Beschleunigung des Extremitätenwachstums

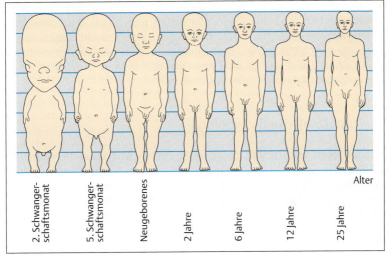

Abb. 12.**17 Änderung der Körperproportionen während des Wachstums** (nach Rauber-Kopsch)

bedingt eine Verschiebung des Nabels von der Körpermitte beim Neugeborenen nach oben. Die Körpermitte liegt beim Erwachsenen etwa auf Höhe der Schambeinfuge.

12.8.4 Skelettwachstum

Die Skelettentwicklung, und hier vor allem das Knochenwachstum, steht in engem Zusammenhang mit der Gesamtentwicklung des Organismus. Es wird für die Beurteilung von Wachstumsstörungen sowie für die Prognose der endgültigen Körpergröße herangezogen. Dabei hat die röntgenologische Untersuchung eine große diagnostische Bedeutung, z. B. um zu erfassen, zu welchen Zeitpunkten Knochenkerne auftreten. Man kann daher aus dem so genannten „*Skelettalter*" oft Rückschlüsse auf die gesamte Entwicklung schließen. Neben dem Auftreten von Knochenkernen wird hierbei vor allem der Schluss von Wachstumsfugen (Apo- und Epiphysenfugen) als Kriterium herangezogen. Übereinkunftsgemäß wird die Untersuchung beim Säugling und Kleinkind am Röntgenbild der linken Hand durchgeführt. Die Entwicklung kann zeitlich verzögert *(Retardation)* oder beschleunigt *(Akzeleration)* sein. Wachstum und Entwicklung sind von vielen Faktoren abhängig. So unterliegen das Körpergewicht und vor allem das Längenwachstum genetischen Einflüssen, es lassen sich aber auch äußere Einflüsse, wie z. B. Qualität und Quantität der mit der Nahrung aufgenommenen Nahrungsstoffe, nachweisen.

12.9 Anatomische Biotypologie

Persönlichkeit und Gestalt einer jeden Person sind einmalig. Man bezeichnet die Gesamtheit der körperlichen und psychischen Eigenschaften sowie ihre Wechselbeziehungen untereinander als *„Konstitution"*. Aus dem Bedürfnis heraus, bestimmte Merkmale (z. B. morphologische, funktionelle, pathologisch-klinische, psychologische) zu kombinieren und bestimmte *„Typen"* zu beschreiben, sind verschiedene Typenlehren entwickelt worden. Eine der ältesten Typenlehren ist die von Hippokrates, welche den cholerischen (jähzornigen), phlegmatischen (langsamen und trägen), sanguinischen (lebenslustigen) und melancholischen (traurigen) Typus unterscheidet.

In der international verbreiteten Typenlehre von Kretschmer werden auf Grund körperlicher Merkmale drei Körperbautypen unterschieden, und zwar der *leptosome*, der *pyknische* und der *athletische Typus*. Aus dem jeweiligen Körperbautypus zieht Kretschmer Rückschlüsse auf den Charakter und auf die Verhaltenspersönlichkeit. Insbesondere glaubt er, bei Geisteskrankheiten auf Grund statistischer Daten einen Zusammenhang zwischen Körperbau und Art der Psychose zu erkennen. Gegen eine solche Klassifizierung werden jedoch von Seiten der Psychologen erhebliche Einwände erhoben, da eine derartige Typisierung nie die gesamte Persönlichkeit, sondern immer nur einen Ausschnitt erfasst. Außerdem wird in den Typenlehren das Verhalten und Erleben immer ohne Berücksichtigung des sozialen Umfeldes beschrieben. Es lassen sich darüber hinaus nur etwa 60% der Bevölkerung einigermaßen deutlich den drei genannten Körperbautypen zuordnen, die restlichen 40% sind Mischformen bzw. *Dysplastiker*, die andersartige Körpermerkmale aufweisen.

12.9.1 Leptosomer Typ

Er ist vor allem durch seinen insgesamt schlanken und grazilen Körperbau gekennzeichnet. Schwach entwickelte Muskeln, Knochen und Gelenke lassen die Extremitäten dünn, den Brustkorb flach und das Gesicht schmal erscheinen. Solche Menschen bleiben selbst bei guter Ernährung mager und setzen auch im Alter kein Fett an. Wenn ein leptosomer Typ an einer Geistes- oder Gemütsstörung erkrankt, so wird er nach Kretschmers Untersuchungen mit großer Wahrscheinlichkeit zur *Schizophrenie* neigen. Die Schizophrenie äußert sich in einem eher zurückhaltenden Verhalten gegenüber der Umwelt sowie in Zerstreutheit und Empfindsamkeit, die sich bis zur misstrauischen Menschenscheu steigern kann.

12.9.2 Pyknischer Typ

Er zeichnet sich vor allem durch einen mittelgroßen, gedrungenen Körperbau aus. Durch seine Neigung zum Fettansatz am Rumpf erscheinen die Konturen des Rumpfes rund und weich. Die Extremitäten sind verhältnismäßig schwach entwickelt, und die Muskulatur ist weich und wenig straff. Hände und Füße sind kurz und plump, das Kinn ist nicht sehr ausgeprägt und geht ohne Übergang in den Hals über. Die Haut zeigt auf Grund der guten Durchblutung im Allgemeinen eine frische Farbe. Nach Kretschmer neigt der Pykniker eher zu *manisch-depressiven Verstimmungen*, die meist spontan und ohne erkennbaren Grund einsetzen. Die Stimmungen sind entweder heiter und ausgelassen (Manie) oder traurig (Depression), was wesentlich häufiger vorkommt.

12.9.3 Athletischer Typ

Der athletische Typ ist durch einen mittelgroßen bis großen, kraftvollen Körperbau gekennzeichnet, wobei Muskulatur und Knochenbau gut entwickelt sind. Der Rumpf ist kräftig und wird um die Hüften schmaler. Die großen Hände und der schmale längliche Kopf mit einem ausgeprägten Kinn sind charakteristisch für diesen Körperbautypus. Nach Kretschmer neigen eher athletische Typen zu *epileptischen Erkrankungen.*

Zusammenfassung: Fortpflanzung, Entwicklung und Geburt

Verschiedene Phasen kennzeichnen die geschlechtliche Fortpflanzung des Menschen:

- Vereinigung einer männlichen Samenzelle mit einer weiblichen Eizelle (Befruchtung),
- anschließender Transport des Keims durch den Eileiter (Eileitertransport),
- Einnistung (Implantation) in die Gebärmutterschleimhaut,
- Entwicklung zu einem lebensfähigen Säugling (Embryonal- und Fetalentwicklung).

■ Keimzellen

Oogenese: Oogonien (Urkeimzellen, 44 + XX) – primäre Oozyten (44 + XX) – sekundäre Ooozyten (22 + X) – Ovum (reife Eizelle, 22 + X) plus 3 Polkörperchen (22 + X).

Spermatogenese: Spermatogonien (Urkeimzellen, 44 + XY) – primäre Spermatozyten (44 + XY) – sekundäre Spermatozyten (22 + X bzw. 22 + Y) – Spermatiden (22 + X bzw. 22 + Y) – Spermien (Spermatozoen, 22 + X bzw. 22 + Y).

■ Befruchtung

Die Spermien müssen die ovulierte Eizelle im Anfangsteil des Eileiters aktiv aufsuchen (von etwa 200–300 Millionen erreichen etwa nur 200–300 die Eizelle, Wanderungsgeschwindigkeit: 3 mm/min). Während die Spermien bis zu 4 Tagen im Eileiter überleben können, müssen die Eizellen innerhalb von 6–12 Stunden befruchtet werden.

Befruchtungsvorgang (3 Phasen): Akrosomenreaktion (Phase 1 und 2): Durchdringung der Corona radiata und enzymatische Auflösung der Zona pellucida; Phase 3: Fusion der Zellmenbranen von Ei- und Samenzelle mit anschließender kortikaler Reaktion (verhindert das Eindringen von anderen Spermien in die Eizelle = Polyspermieblock).

Zum Zeitpunkt der Befruchtung beendet die Eizelle ihre 2. Reifeteilung und bildet den weiblichen Vorkern, der mit dem männlichen Vorkern anschließend zur diploiden Zygote verschmilzt. In Abhängigkeit vom Geschlechtschromosom des männlichen Vorkerns (X oder Y) bildet sich ein weiblicher (XX) oder männlicher Keim (XY).

■ Eileitertransport und Furchung

Während des 5-tägigen Transportes des befruchteten Keims durch den Eileiter in die Gebärmutter beginnt die Zygote sich zu teilen (Furchung): Zygote – 2-Zellen-Stadium – 4-Zellen-Stadium usw. Ab dem 16-Zellen-Stadium spricht man von einer Morula (beerenförmig), danach entsteht die Keimblase (Blastozyste) mit einer äußeren Zellhülle (Trophoblast) und einer inneren Zellgruppe (Embryoblast).

Eine *Eileiterschwangerschaft* tritt bei einer Behinderung des Transports durch den Eileiter auf.

■ Implantation und Ausbildung der Placenta

Implantation: Einnistung der Blastozyste in der Gebärmutterschleimhaut 5–6 Tage nach der Ovulation bzw. Befruchtung (Endometrium auf dem Höhepunkt der Sekretionsphase):

- *Trophoblast:* bildet den kindlichen Anteil des Mutterkuchens (Placenta),
- *Embryoblast:* bildet den Embryo bzw. späteren Feten.

Placenta:
- Funktion: dient dem heranwachsenden Keim zur Ernährung, übernimmt den Stoff- und Gasaustausch, sichert den Fortbestand der Schwangerschaft und produziert Hormone (z. B. Östrogene, Progesterone, Choriongonadotropine).
- Aufbau: besteht aus einem kindlichen (fetalen) Teil mit Chorionplatte und Placentazotten (Chorionzotten), in denen die kindlichen Gefäße verlaufen sowie einem mütterlichen Teil mit Decidua basalis (Uterusschleimhaut), Spiralarterien und Deciduasepten, zwischen denen sich die intervillösen Räume mit dem mütterlichen Blut befinden. Gesamtzottenoberfläche: 8–14 m^2; Durchmesser einer reifen Placenta: ca. 18 cm, Gewicht: 450–500 g.
- Placentaschranke: dient der Trennung von mütterlichem und kindlichem Blut und wird gebildet vom Zottenepithel, vom Zottenbindegewebe und der Gefäßwand der kindlichen Gefäße; besitzt eine selektive Durchlässigkeit für unterschiedliche Stoffe.
- Nabelschnur (Funiculus umbilicalis): verbindet die Placenta mit dem kindlichen Organismus und enthält eine Nabelvene (V. umbilicalis: in ihr fließt sauerstoffreiches Blut von der Placenta zum Kind) und zwei Nabelarterien (Aa. umbilicales: in ihnen fließt sauerstoffarmes Blut vom Kind zur Placenta).

■ Embryonalentwicklung

Nach der Frühentwicklung (Eileitertransport und Implantation, 1. und 2. Woche) beginnt die Embryonalperiode (Bildung der Keimscheibe, Abfaltung des Keimes und Organogenese). Sie endet mit der 8. Schwangerschaftswoche.

Bildung der Keimscheibe: zunächst 2-blättrige (innen Entoderm und außen Ektoderm), später 3-blättrige Keimscheibe mit mittlerem Keimblatt (Mesoderm). Das Mesoderm entsteht im Bereich des Primitivstreifens an der ektodermalen Oberfläche der Keimscheibe und wandert in die Tiefe. Am vorderen Ende (Primitivknoten) bildet sich der Kopffortsatz (Chordaanlage).

Abkömmlinge der Keimblätter: Ektoderm (Zentralnervensystem und Oberflächenepithel); Mesoderm (Skelett, Skelettmuskulatur, Kreislauforgane, Harn- und Geschlechtsapparat), Entoderm (epitheliale Auskleidung der Verdauungs- und Atemwege).

Ausbildung der Körperform: Abfaltung aus der Keimscheibe am Ende der 4. Woche, Bildung der Extremitätenanlagen zu Beginn der 5. Woche, Krümmung des Embryos und Auftreten der Scheitel- und Nackenbeuge zwischen 5. und 7. Woche, am Ende der Embryonalperiode nimmt der Kopf etwa 50% der Gesamtlänge ein.

Am Ende der Embryonalentwicklung liegt der Embryo geschützt in einer mit Fruchtwasser gefüllten Amnionhöhle (Fruchtwasserhöhle), die sich im Weiteren vergrößert und am Ende der Schwangerschaft etwa 1 l Amnionflüssigkeit (Fruchtwasser) enthält.

■ Fetalentwicklung

Von Beginn der 9. Schwangerschaftswoche bis zum Geburtstermin nennt man den Keim Fetus. Innerhalb der Fetalperiode kommt es zum Wachstum und zur Differenzierung der Organsysteme.

Längenzunahme (Scheitel-Fersen-Länge bzw. Scheitel-Steiß-Länge) in Abhängigkeit vom Schwangerschaftsmonat (Haase-Regel): Gesamtlänge des Fetus im 4. und 5. Monat entspricht dem Quadrat der Monatszahl, ab dem 6. Monat dem Fünffachen der Monatszahl.

- Kontrolle des fetalen Wachstums mithilfe des Ultraschalls: biparietaler Durchmesser × 5,5 = Körperlänge in cm.

Anatomische Reifezeichen zum Zeitpunkt der Geburt: Scheitel-Fersen-Länge (49–51 cm), Scheitel-Steiß-Länge (33 cm), Gewicht (3.200–3.400 g), Finger- und Zehennägel überragen die Fingerkuppen. Bei Jungen sind die Hoden im Hodensack, bei Mädchen bedecken die großen Schamlippen die kleinen.

Funktionelle Reifezeichen zum Zeitpunkt der Geburt: Beurteilung von Hautfarbe, Atmung, Herzfrequenz, Muskeltonus und neuromuskulären Reflexen.

Schwangerschaftsdauer: 280 Tage (= 10 Mondmonate zu 28 Tagen): berechnet vom 1. Tag der letzten Regelblutung; 266 Tage: berechnet vom Zeitpunkt des Eisprungs bzw. der Befruchtung.

- *Naegele-Regel* zur Berechnung des Geburtstermins: 1. Tag der letzten Menstruation minus 3 Kalendermonate plus 7 Tage plus 1 Jahr (gilt für einen 28-tägigen Zyklus).

Geburt

Man unterscheidet eine *Eröffnungsphase* und eine *Austreibungsphase:* In der Eröffnungsphase tritt der kindliche Kopf in den Beckeneingang, die mit Amnionflüssigkeit gefüllte Fruchtblase weitet die Weichteile des Geburtskanals (Weichteilansatzrohr: Gebärmutterhals, Scheide und Beckenboden) und der äußere Muttermund (Ostium uteri externum) öffnet sich. Die Austreibungsphase beginnt mit rhythmischen Presswehen (unterstützt durch die Bauchpresse) der Gebärmutter, Drehung des kindlichen Kopfes im Geburtskanal um 90° mit anschließendem Durchtreten („Durchschneiden") durch die Vulva. Nach erfolgter Geburt Unterbindung der Nabelschnur. Placenta löst sich und erscheint als Nachgeburt ca. 30 min später.

Postnatale Entwicklung

- Man unterscheidet verschiedene Alters- und Entwicklungsstufen: *Säuglingsalter* (1. Jahr), *Kleinkindalter* (2.–6. Jahr), *Schulalter* (7. Jahr bis zur Pubertät), *Pubertätsalter* (bis zum Erreichen der vollen Geschlechtsreife), *Jugendalter* oder *Adoleszenz* (bis zum Abschluss des Körperwachstums).
- Beschreibung der körperlichen Entwicklung (Wachstumsintensität, Körperlänge, Körpergewicht und Körperproportionen) in Abhängigkeit vom Alter erfolgt mithilfe so genannter *Somatogramme.*
- Bestimmung des *Skelettalters* (zeitliches Auftreten von Knochenkernen sowie Schluss von Wachstumsfugen) zur Beurteilung von Wachstumsstörungen bzw. zur Prognose der endgültigen Körpergröße: röntgenologische Untersuchung der linken Hand.

Anatomische Biotypologie

Konstitution: Gesamtheit der körperlichen und psychischen Eigenschaften und ihrer Wechselwirkungen.

Typenlehre: Beschreibung von bestimmten „Konstitutionstypen" durch Kombination verschiedener Merkmale (morphologische, funktionelle, pathologisch-klinische, psychologische).

- Älteste Typenlehre von *Hippokrates:* Er unterscheidet den cholerischen (jähzornigen), phlegmatischen (langsamen und trägen), sanguinischen (lebenslustigen) und melancholischen Typus.
- Typenlehre von *Kretschmer:* Er unterscheidet auf Grund von körperlichen Merkmalen einen leptosomen (schlanker und graziler Körperbau), einen pyknischen (mittelgroßer, gedrungener Körperbau) und einen athletischen, (großer, kraftvoller Körperbau) Typus. Bei 40% der Bevölkerung lässt sich keine Zuordnung vornehmen (Mischformen bzw. Dysplastiker). Nach Kretschmers Auffassung neigt der leptosome Typ zur Schizophrenie, der pyknische Typ zu manisch-depressiven Verstimmungen und der athletische Typ zu epileptischen Erkrankungen.

13
Zentrales und peripheres Nervensystem

Inhaltsübersicht

- 13.1 **Gliederung des Nervensystems** 536
- 13.2 **Aufgaben des Nervensystems** 536
- 13.3 **Entwicklung des Nervensystems** 537
- 13.4 **Zentralnervensystem** 538
- 13.4.1 Entwicklung und Einteilung 538
- 13.4.2 Gehirn (Encephalon) 540
  - Großhirn oder Endhirn (Telencephalon) 540
    Großhirnhemisphären 540
    Hirnlappen 542
    Graue und weiße Substanz 543
    Marklager und innere Kapsel (Capsula interna) 543
    Basalganglien 543
    Seitenventrikel 546
    Limbisches System 546
    Funktionelle Hirnrindenareale 548
    Sensorische Aphasie 550
    Motorische Aphasie 550
  - Zwischenhirn (Diencephalon) 551
  - Mittelhirn (Mesencephalon) 552
  - Brücke (Pons) und Kleinhirn (Cerebellum) 552
  - Verlängertes Mark (Medulla oblongata) 555
  - Hirnstamm 557
    Retikuläres System (Formatio reticularis) 558
  - Elektroenzephalogramm (EEG) 558
  - Schlafen und Wachen 559
    REM-Schlaf 559
- 13.4.3 Rückenmark (Medulla spinalis) 559
  - Rückenmarksnerven (Spinalnerven) 560
    Wurzeln der Spinalnerven 560
  - Graue und weiße Substanz des Rückenmarks 563
  - Auf- und absteigende Bahnen des Rückenmarks 565
- 13.4.4 Bahnen der Willkürmotorik (Pyramidenbahn) 566
  - Willkürmotorik des Kopfes 568
  - Willkürmotorik des Rumpfes und der Extremitäten 568
  - Somatotope Anordnung 569
- 13.4.5 Extrapyramidal-motorisches System 570
- 13.4.6 Schädigung des zweiten motorischen Neurons (schlaffe Lähmung) 571
- 13.4.7 Schädigung des ersten motorischen Neurons (spastische Lähmung) 571
- 13.4.8 Rückenmarksreflexe 572
  - Reflexbogen 573
  - Eigen- oder Dehnungsreflex 573
  - Fremd- oder Hautreflexe 573
  - Krankhafte (pathologische) Reflexe 575
- 13.4.9 Hirn- und Rückenmarkshäute 575
  - Hirnhäute 575
  - Rückenmarkshäute 577
- 13.4.10 Gehirn-Rückenmarks-Flüssigkeit und Ventrikelsystem 578
  - Liquorabfluss 579
  - Lumbalpunktion 582
- 13.4.11 Blutversorgung des Gehirns 582
- 13.5 **Peripheres Nervensystem** 588
- 13.5.1 Peripherer Nerv 588
- 13.5.2 Ganglien 588
- 13.5.3 Rückenmarksnerven (Spinalnerven) 589
- 13.5.4 Nervengeflechte (Plexus) 590
  - Plexus cervicalis 590
  - Plexus brachialis 590
  - Plexus lumbalis 590
  - Plexus sacralis 594
- 13.5.5 Hirnnerven 594

Zusammenfassung 597

13.1 Gliederung des Nervensystems

Über das Nervensystem steht der Organismus mit seiner *Umwelt (animalisches Nervensystem)* sowie mit seinen *Eingeweiden (vegetatives* oder *autonomes Nervensystem)* in Verbindung. Bewusste Wahrnehmungen, willkürliche Bewegungen und eine schnelle Informationsverarbeitung sind die wesentlichen Merkmale des animalischen Nervensystems. Das vegetative Nervensystem hingegen ist verantwortlich für die Konstanthaltung des inneren Milieus (Homöostase) und reguliert eigenständig die Organfunktionen entsprechend den Umwelterfordernissen.

Die Verbindungen sind im animalischen wie im vegetativen Nervensystem sowohl sensorisch bzw. sensibel *(afferente Erregung)* als auch motorisch *(efferente Erregung)*. Von afferenter Leitung sprechen wir, wenn die Impulse von der Peripherie (z. B. Empfindungen von der Haut oder den Eingeweiden) zum Zentrum (Gehirn und Rückenmark) geleitet werden. Um eine efferente Leitung handelt es sich, wenn die Erregungen vom Zentrum zur Peripherie (z. B. Skelettmuskulatur, glatte Muskulatur, Drüsenzellen) fortgeleitet werden (Abb. 13.1).

Gemäß seinem räumlichen Aufbau wird das Nervensystem in ein *zentrales Nervensystem (ZNS)* und ein *peripheres Nervensystem (PNS)* eingeteilt. Zum ZNS gehören das Gehirn und das Rückenmark, zum PNS werden alle animalischen und vegetativen Nerven, einschließlich der Nervenzellansammlungen (Ganglien) gezählt.

13.2 Aufgaben des Nervensystems

Zentrales und peripheres Nervensystem stimmen die Leistungen der Organsysteme direkt (über Nerven) oder indirekt (über Hormondrüsen) als übergeordnete Instanz aufeinander ab. Sie steuern die Aktivitäten des Bewegungsapparates, des Atmungs-, Kreislauf-, Verdauungs- und Urogenitalsystems sowie des Systems der endokrinen Drüsen. Während im Zentralnervensystem Integration und Auswertung einlaufender Erregungen erfolgen, vermittelt das periphere Nervensystem einerseits die im ZNS entstandenen Erregungen an die Körperperipherie, andererseits leitet es Impulse aus der Peripherie zum ZNS. Darüber hinaus sind so genannte „höhere" Leistungen des Nervensystems (Gedächtnis, Lernfähigkeit, Denkvermögen, Urteilsfähigkeit, Sprache) an die Tätigkeit des zentralen Nervensystems gebunden.

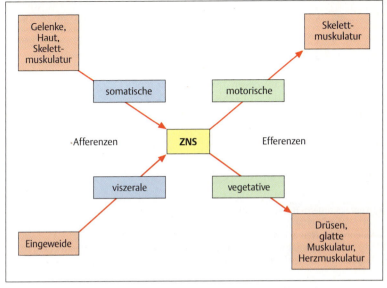

Abb. 13.1 **Schema der Verbindungen zwischen zentralem und peripherem Nervensystem.** ZNS = Gehirn und Rückenmark

13.3 Entwicklung des Nervensystems

Die Anteile des zentralen und peripheren Nervensystems entwickeln sich aus dem äußeren Keimblatt, dem *Ektoderm*. Die erste Anlage erscheint um den 18. Tag der Embryonalentwicklung als flächenhafte Verdickung des Ektoderms der Keimscheibe *(Neuralplatte)* (Kap. 12.5.1). Innerhalb der Neuralplatte entsteht zwischen zwei seitlichen Auffaltungen *(Neuralwülste)* eine Vertiefung, die Neuralrinne, die sich im weiteren Verlauf zu einem *Neuralrohr* schließt und in die Tiefe verlagert. Teile der Neuralwülste, die sich nicht an der Bildung des Neuralrohrs beteiligen, werden zu den Neuralleisten (Abb. 13.**2 a–c**).

Das Neuralrohr wird zum zentralen Nervensystem (Gehirn und Rückenmark), während aus den Neuralleisten das periphere Nervensystem (periphere Nerven und Ganglien) hervorgeht.

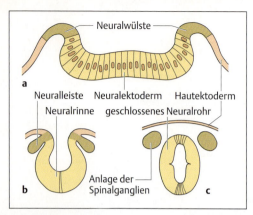

Abb. 13.2a–c **Entwicklung des Nervensystems.** Schematischer Querschnitt durch den oberen Teil einer etwa 20 Tage alten menschlichen Keimscheibe (nach Faller)

a Neuralektoderm (Neuralplatte), das seitlich im Bereich der Neuralwülste in das Hautektoderm übergeht;
b Bildung der Neuralrinne und Abgliederung der Neuralleisten;
c die Neuralrinne hat sich zum Neuralrohr geschlossen und liegt jetzt unter dem Hautektoderm. Aus dem Neuralleistenmaterial entstehen u. a. die Spinalganglien

13.4 Zentralnervensystem

Das zentrale Nervensystem gliedert sich in das *Gehirn (Encephalon)* und das *Rückenmark (Medulla spinalis)*. Beide Teile sind durch knöcherne Wände und durch die Polsterwirkung einer Flüssigkeit *(Liquor cerebrospinalis)* gut gegen äußere Einwirkungen geschützt. Das Gehirn ist in der Schädelhöhle von einer knöchernen Kapsel umgeben, das im Wirbelkanal gelegene Rückenmark wird von der knöchernen Wirbelsäule umgeben. Beide sind eingehüllt in *Hirn-* bzw. *Rückenmarkshäute*, die einen mit Liquor cerebrospinalis gefüllten Raum umschließen.

13.4.1 Entwicklung und Einteilung

Die Einteilung des Gehirns in Großhirn, Zwischenhirn, Mittelhirn, Brücke, Kleinhirn sowie verlängertes Mark (Abb. 13.4) basiert auf der Entwicklung aus den drei *primären embryonalen Hirnbläschen* (Vorderhirn, Mittelhirn und Rautenhirn), die sich am vorderen Neuralrohrende herausbilden (Abb. 13.3a u. b). Der hintere Teil des Neuralrohrs wird zum Rückenmark.

Zentralnervensystem

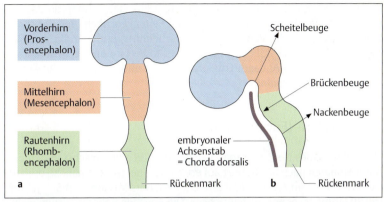

Abb. 13.**3 a** u. **b** **Entwicklung des Gehirns (Drei-Bläschen-Stadium)** (nach Faller)
a Aufsicht;
b Ansicht von der Seite. Die drei primären embryonalen Hirnbläschen entstehen im Bereich des vorderen Neuralrohrendes, der hintere Teil des Neuralrohrs wird zum Rückenmark

Aus der Wand des Neuralrohrs bildet sich die graue und weiße Substanz von Gehirn und Rückenmark, während sich das Lumen des Neuralrohrs im Bereich des Gehirns zu einem Hohlraumsystem (Gehirnventrikel) und im Rückenmark zu einem engen Kanal (Canalis centralis) entwickelt.

Aus der folgenden Aufstellung lassen sich die Abkömmlinge der primären Hirnbläschen erkennen:

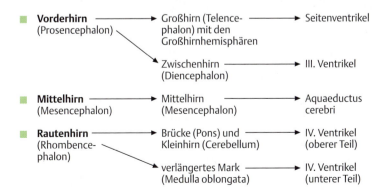

Das Ventrikelsystem (s. Kap. 13.4.10) besteht aus vier im Inneren des Gehirns liegenden Hohlräumen, den beiden Seitenventrikeln der Großhirnhemisphären, dem III. Ventrikel des Zwischenhirns und dem IV. Ventrikel des Rautenhirns. Sie stehen untereinander in Verbindung (z. B. III. und IV. Ventrikel über den Aquaeductus cerebri) und enthalten eine Flüssigkeit, den *Liquor cerebrospinalis*.

13.4.2 Gehirn (Encephalon)

Das Gehirn eines Neugeborenen wiegt etwa 400 g und wächst in den ersten 9 Monaten nach der Geburt auf etwa 800 g heran. Sein nahezu endgültiges Gewicht von etwa 1.310 g erreicht es bereits im Alter von 5–7 Jahren, mit 10 Jahren ist es voll ausgewachsen. Die Angaben über die Hirngewichte schwanken außerordentlich (1.100–1.600 g). Das Gehirn des Mannes wiegt durchschnittlich 1.375 g, das der Frau ungefähr 1.245 g. Hierbei soll das geringere Hirngewicht der Frau die die schwächere Ausbildung des Bewegungsapparates und seiner demzufolge geringeren Repräsentation im ZNS zurückzuführen sein. Setzt man jedoch das absolute Hirngewicht in Beziehung zum Körpergewicht (Hirn-Körpergewichts-Relation), besitzen Frauen durchschnittlich 22 g, die Männer hingegen nur 20 g Hirngewebe pro kg Körpergewicht.

Dass absolute Hirngewichte keinerlei Bedeutung haben, lässt sich am Beispiel des Blauwals eindrucksvoll demonstrieren. Ein etwa 74.000 kg schwerer Wal hat ein Hirngewicht von 7 kg. Setzt man wiederum das Hirngewicht in Relation zum Körpergewicht, entfallen auf 1 kg Körpergewicht nur 0,1 g Hirngewebe. Hätte der Mensch eine ähnliche Hirn-Körpergewichts-Relation, würde sein Gehirn durchschnittlich 7 g (!) wiegen.

Großhirn oder Endhirn (Telencephalon)

Großhirnhemisphären

Das Großhirn ist das *höchste Integrationszentrum des ZNS* und ist daher der am stärksten differenzierte Gehirnabschnitt beim Menschen. Es setzt sich aus zwei wesentlichen Strukturen zusammen: den beiden Großhirnhemisphären und mehreren paarigen grauen Kernen (Basalganglien). Die letzteren, die Teilaufgaben der motorischen Aktivität übernehmen, hier besonders die Einleitung und Durchführung langsamer Bewegungen, liegen

Zentralnervensystem 541

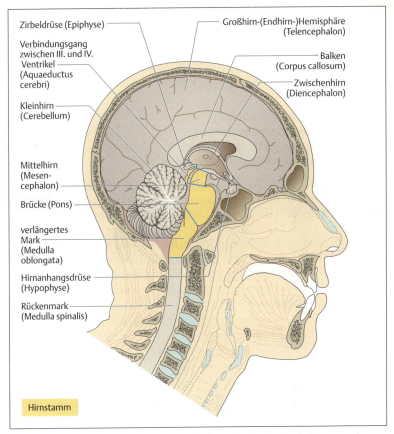

Abb. 13.**4 Gliederung des Gehirns.** Mittelschnitt durch den Kopf eines erwachsenen Mannes, Ansicht von medial auf die linke Hälfte. Mittelhirn, Brücke und verlängertes Mark bilden den Hirnstamm

tief im Innern der Hemisphären und werden erst sichtbar, wenn man das Gehirn durchschneidet. Die beiden umfangreichen Großhirnhemisphären sind voneinander durch einen tiefen Einschnitt, die *Fissura longitudinalis cerebri* (Abb. 13.**7**), getrennt und machen den größten Anteil der sichtbaren Gehirnsubstanz aus.

Hirnlappen

Die Gehirnoberfläche wird von *Windungen (Gyri)* gebildet, die voneinander durch *Furchen (Sulci)* getrennt sind. Mithilfe von zwei Furchen, der seitlichen Hirnfurche (Seitenfurche, Sulcus lateralis) und der Zentralfurche (Sulcus centralis), lässt sich jede Hemisphäre in vier Hirnlappen aufteilen (Abb. 13.**5**):

- **Stirnlappen (Lobus frontalis)**,
- **Scheitellappen (Lobus parietalis)**,
- **Schläfenlappen (Lobus temporalis)**,
- **Hinterhauptslappen (Lobus occipitalis)**.

Der Stirnlappen (Lobus frontalis) liegt vor, der Scheitellappen (Lobus parietalis) liegt hinter dem Sulcus centralis. Unterhalb des Sulcus lateralis befindet sich der Schläfenlappen (Lobus temporalis), und eine imaginäre Linie, die von der Scheitel-Hinterhaupts-Furche (Sulcus parietooccipitalis) abwärts gezogen wird, trennt den Scheitellappen vom Hinterhauptslappen (Lobus occipitalis). In der Tiefe der seitlichen Hirnfurche liegt die Insel (Insula), die von Stirn-, Scheitel- und Schläfenlappen bedeckt wird. Die Insel wird häufig als fünfter Lappen angesehen und besitzt beim Menschen keine bekannte Funktion.

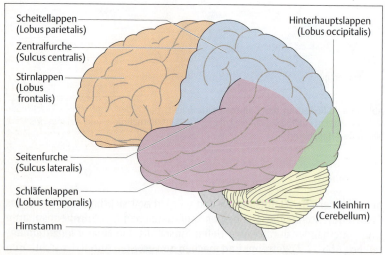

Abb. 13.**5 Lappengliederung des Großhirns.** Ansicht von links (nach Frick u. Mitarb.)

Jeder Lappen wiederum hat seine spezifischen Windungen und Furchen. So ist zum Beispiel im Stirnlappen die *vordere Zentralwindung (Gyrus praecentralis)*, die direkt vor der Zentralfurche liegt, das motorische Zentrum, das Impulse zu den willkürlich innervierten Muskeln sendet. Der am weitesten stirnwärts gelegene Punkt, der Stirnpol (Frontalpol), ist der Sitz der Persönlichkeit.

Graue und weiße Substanz

Wenn man das Gehirn in der horizontalen oder frontalen Ebene durchschneidet, sieht man, dass die Großhirnhemisphäre aus einer äußeren etwa 2–5 mm dicken *grauen Rindenschicht,* der *Großhirnrinde (Cortex cerebri)*, die vorwiegend Zellkörper enthält, und einer inneren *weißen Markschicht*, die aus Nervenfasern (myelinisierten Axonen) besteht, zusammengesetzt ist (Abb. 13.**6a** u. **b** und 13.**7a** u. **b**). Man rechnet innerhalb der Großhirnrinde bei einer Gesamtoberfläche von ca. 2.200 cm^2 etwa 10.000–30.000 Nervenzellen pro mm^3. Demgegenüber liegt in der weißen Substanz eine Gesamtlänge aller Nervenfasern von etwa 300.000–400.000 km vor.

Marklager und innere Kapsel (Capsula interna)

Nervenfasern, die von einer Hemisphäre zur anderen ziehen, heißen *Kommissurenfasern*. Ein Beispiel ist der mächtige *Balken (Corpus callosum)* (Abb. 13.**4** und 13.**6a**), ein Fasersystem, in dem ca. 200 Millionen Nervenfasern zusammenlaufen. Demgegenüber heißen Nervenfasern, die innerhalb einer Hemisphäre verlaufen, *Assoziationsfasern*. Sie ziehen in derselben Hemisphäre von Lappen zu Lappen oder von Furche zu Furche. Schließlich gibt es Nervenfasern, die zwischen der Großhirnrinde und anderen Bereichen des ZNS vermitteln, die *Projektionsfasern*, von denen die meisten die so genannte *Innere Kapsel (Capsula interna)* bilden (Abb. 13.**6a** u. **b** und 13.**7a** u. **b**). Diese Struktur besteht aus einem *vorderen Schenkel (Crus anterius)*, einem *hinteren Schenkel (Crus posterius)* und einem Abschnitt dazwischen, dem *Knie (Genu)*.

Basalganglien

Seitlich vom Knie der inneren Kapsel sind einige Basalganglien lokalisiert (Abb. 13.**6a**, 13.**7a** und 13.**8**), z. B. der *bleiche Körper (Globus pallidus)* und der *Schalenkern (Putamen)*. Globus pallidus und Putamen werden zu-

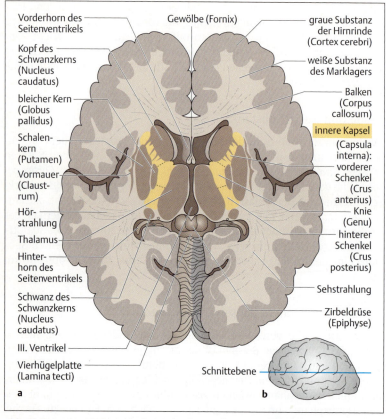

Abb. 13.6 a u. b **Horizontalschnitt durch Großhirn und Zwischenhirn.** Die innere Kapsel ist gelb dargestellt
b Lage des Horizontalschnitts

sammen auch als *Linsenkern (Nucleus lentiformis)* bezeichnet. Der vordere Schenkel der inneren Kapsel wird vom *Schwanzkern (Nucleus caudatus)* und vom Linsenkern begrenzt, die zusammen den *Streifenkörper (Corpus striatum)* bilden. Der hintere Schenkel der inneren Kapsel wird innen vom *Thalamus* begrenzt. Er stellt ein wichtiges Kerngebiet des Zwischenhirns dar und wird nicht zu den Basalganglien gezählt.

Zentralnervensystem 545

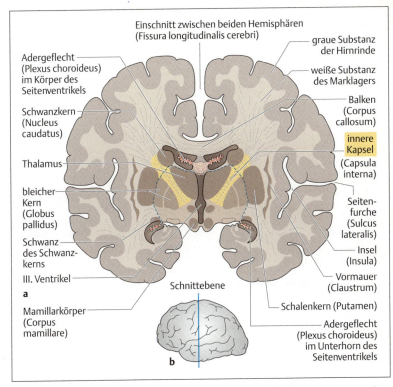

Abb. 13.**7a** u. **b** **Frontalschnitt durch Großhirn und Zwischenhirn.** Grenze zwischen Diencephalon und Telencephalon blau gestrichelt. Die innere Kapsel ist gelb hervorgehoben
b Lage des Frontalschnitts

Die Basalganglien haben eine wichtige Funktion innerhalb des so genannten *extrapyramidal-motorischen Systems* (s. Kap. 13.4.5). Ihre wesentliche Aufgabe besteht nach heutiger Kenntnis darin, Ausmaß und Richtung der willkürlichen Bewegungen zu kontrollieren. Bei Schäden der Basalganglien kommt es vor allem zu Störungen des Muskeltonus sowie zu unwillkürlichen Bewegungsabläufen.

546 13 Zentrales und peripheres Nervensystem

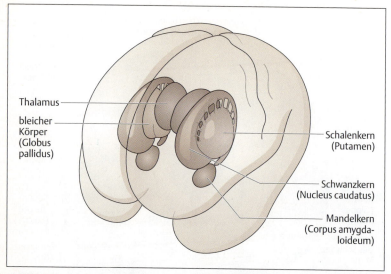

Abb. 13.**8** **Lage der Basalganglien in der Ansicht von links vorn.** Der Thalamus dient zur Orientierung, er wird nicht zu den Basalganglien gezählt. Schalenkern und bleicher Körper = Linsenkern (Nucleus lentiformis), Schwanzkern und Linsenkern = Streifenkörper (Corpus striatum) (nach Duus)

Seitenventrikel

In den beiden Großhirnhemisphären liegen die Seitenventrikel, Teile eines Hohlraumsystems (Hirnkammern), in dem sich Gehirnflüssigkeit (Liquor cerebrospinalis) befindet. Der Liquor wird von einem Adergeflecht (Plexus choroideus) gebildet, das in beide Seitenventrikel hineinreicht. Jeder Seitenventrikel besitzt ein Vorderhorn, ein Zentralteil, ein Hinterhorn und ein Unterhorn (s. Kap. 13.4.10 und Abb. 13.**25a** u. **b**). Durch jeweils eine Öffnung (Foramen interventriculare) sind beide Seitenventrikel mit dem III. Ventrikel des Zwischenhirns verbunden.

Limbisches System

Die Bezeichnung „limbisches System" stammt von der topographischen Lage zum Balken (Corpus callosum), den es wie ein Saum (Limbus) umgibt (Abb. 13.**9**). Während der Evolution entstand das limbische System aus einem alten Teil des Großhirns, der hauptsächlich aus dem *Palaeocortex* und

Zentralnervensystem 547

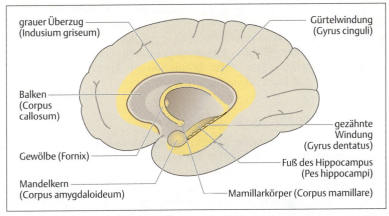

Abb. 13.**9 Limbisches System.** Rechte Großhirnhälfte in der Ansicht von innen. Das limbische System ist gelb hervorgehoben

dem *Archicortex* besteht. Palaeocortex und Archicortex fasst man auch häufig als *Allocortex* zusammen, der z. B. bei niederen Säugetieren den größten Teil der Hirnrinde ausmacht. Beim Menschen werden diese alten Hirnteile von dem entwicklungsgeschichtlich jüngeren und stark entwickelten *Neocortex (Isocortex)* überwachsen.

Der Palaeocortex besteht im Wesentlichen aus dem Riechhirn. Zum Archicortex gehören unter anderem der Mandelkern (Corpus amygdaloideum), das Ammonshorn (Hippocampus), die gezähnte Windung (Gyrus dentatus), die Gürtelwindung (Gyrus cinguli) sowie der graue Überzug (Indusium griseum) auf dem Balken. Vom Hippocampus verläuft eine Faserbahn, der Fornix (Gewölbe), bogenförmig zu Gebieten des Hypothalamus, vor allem zu den Mamillarkörpern (Corpora mamillaria). Von den Mamillarkörpern wiederum ziehen Bahnen zur Formatio reticularis des Hirnstammes (s. S. 557). Der Hippocampus ist zusammen mit dem Gyrus cinguli das Zentrum des limbischen Systems und hat besondere Bedeutung für Lernvorgänge (Gedächtnisausbildung), Aggressions- und Motivationsverhalten.

Im limbischen System werden Erlebnisinhalte affektiv bewertet und emotionale Reaktionen ausgelöst. Bei Reizung dieser Gebiete können z. B. Wut-, aber auch Lustreaktionen erzeugt werden. Somit ist es nicht verwunderlich, dass ein Großteil der Bahnen im Hypothalamus (siehe Zwischenhirn), dem Hauptkoordinations- und Reflexzentrum für viele Empfindungen, wie beispielsweise Geruch und Geschmack, endet. Da der Hypothalamus auch das Kontrollzentrum für das vegetative Nervensystem darstellt (s. S. 610), ist es verständlich, dass psychische Erregungen zu vegetativen Störungen (Blutdrucksteigerung, Erröten, Erblassen usw.) und, umgekehrt, vegetative Störungen zu emotionalen Äußerungen und psychosomatischen Erkrankungen führen.

Funktionelle Hirnrindenareale

Die Großhirnrinde (zerebraler Kortex) ist beim Menschen besonders hoch entwickelt (Abb. 13.**10**). Sie ist für die Eigenschaften verantwortlich, die den Menschen vom Tier unterscheiden. Hierzu gehören z. B. die Fähigkeit, die Hand für geschickte und schwierige Bewegungen zu benutzen, die sehr hoch entwickelte Sprache, logisches Denken, Persönlichkeit und Gewissen. Das alles ist bekannt, weil diese Qualitäten verloren gehen oder stark reduziert sind, wenn bestimmte Areale der Großhirnrinde geschädigt werden.

Innerhalb der beiden Großhirnhemisphären ist in 80–90% der Fälle die linke Hemisphäre dominant, was sich zumeist auch durch Rechtshändigkeit dokumentiert (Projektion der linken Hemisphäre auf die rechte Körperhälfte durch Überkreuzung der Nervenfasern). Man weiß außerdem, dass die beiden Großhirnhemisphären in Bezug auf ihre intellektuelle Leistungsfähigkeit unterschiedlich sind. So sind in der linken Hemisphäre z. B. die Fähigkeiten zum Lesen, Sprechen und Schreiben besonders ausgeprägt. Demgegenüber dominieren in der rechten Hemisphäre Anlagen wie z. B. Gedächtnis, Sprachverständnis, räumliches Vorstellungsvermögen und Musikverständnis.

Bei niederen Säugetieren ist der zerebrale Kortex klein und nahezu ausschließlich für die Verarbeitung von Geruchseindrücken zuständig (Archi- und Palaeokortex), die für die entsprechenden Tiere zu den wichtigsten Empfindungen gehören. Im Thalamus werden alle sensiblen und sensorischen Erregungen verarbeitet, und die Basalganglien sind die motorischen Zentren.

Im Verlauf der Evolution hat sich der zerebrale Kortex vergrößert (Neokortex) und andere Funktionen übernommen. Zum Beispiel ist das wichtigste Zentrum für bewusste Körperempfindungen (somatosensibles Zentrum) nun der hinter der Zentralfurche gelegene *Gyrus postcentralis*, und das phylogenetisch ältere Zentrum, der Thalamus, wird zu einer Durchgangs- und Umschaltstelle für alle der Großhirnrinde zufließenden sensiblen und sensorischen Erregungen, die uns bewusst werden. Die

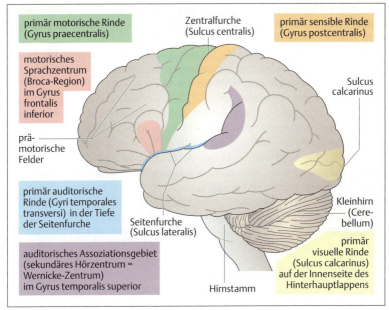

Abb. 13.**10** **Funktionelle Hirnrindenareale in der linken Großhirnhemisphäre** (nach Frick u. Mitarb.)

Entwicklung des motorischen Kortex *(Gyrus praecentralis)* hat zur Folge, dass die Basalganglien beim Menschen nur noch für grobe motorische Aktivität verantwortlich sind (s. S. 545).

Mit der vermehrten Differenzierung des Neokortex und der Zunahme von Funktionen, die er übernimmt, steigt auch die Anzahl der Neuronen. Sie sind in sechs Schichten angeordnet. Um bei gleichbleibendem Kortexvolumen die Oberfläche stark vergrößern zu können, wirft die Großhirnrinde Falten auf, die charakteristischen Gyri und Sulci. Bei niederen Säugern, wie beispielsweise der Ratte, ist die Oberfläche des zerebralen Kortex noch glatt.

Wie bereits erwähnt, kommen bestimmten Gebieten der Großhirnrinde spezifische Funktionen zu (s. S. 548). Man unterscheidet so genannte *Primärgebiete* und *Sekundärgebiete* (Assoziationsgebiete). In Primärgebieten beginnen oder enden spezifische Projektionsbahnen. Beispielsweise haben große Teile der Pyramidenbahn in der vorderen Zentralwindung ihren Ursprung, und in der hinteren Zentralwindung enden sensible Bahnen des Thalamus. 80% der Großhirnoberfläche wird von Assoziationsgebieten eingenommen, die einzelne Primärgebiete umgeben und der Informationsverarbeitung dienen.

Die vordere Zentralwindung (Gyrus praecentralis) (Abb. 13.**10**) ist für die Ausführung willkürlicher Bewegungen verantwortlich *(primär motorische Rinde)*, wohingegen es sich bei der hinteren Zentralwindung (Gyrus postcentralis) um das somatosensible Zentrum für bewusste Empfindungen handelt *(primär sensible Rinde)*. Auf der Innenseite beider Hinterhauptlappen liegt eine Region beidseits der Sehfurche (Sulcus calcarinus), die das Zentrum des bewussten Sehens *(primär visuelle Rinde)* darstellt (Abb. 13.**10**). Sie wird von optischen Assoziationsgebieten, die dem optischen Erkennungsvermögen dienen, umgeben. Die Querwindungen des Schläfenlappens (Gyri temporales transversi) in der Tiefe der seitlichen Hirnfurche bilden die Hörrinde *(primär auditorische Rinde)*. Sie werden von dem auditorischen Assoziationsgebiet (sekundäres Hörzentrum) umrahmt (Abb. 13.**10**).

Sensorische Aphasie

Wenn das auditorische Assoziationsgebiet (Wernicke-Zentrum) (Abb. 13.**10**) auf der dominanten Seite geschädigt ist (die linke Hemisphäre ist in Bezug auf die Sprache bei den meisten Menschen, auch bei Linkshändern, die dominante Seite), spricht man von auditorischer oder sensorischer Aphasie. Der betroffene Patient hört zwar Geräusche bzw. Töne, sie sind jedoch ohne Bedeutung für ihn. Es ist so, als würde um ihn herum in einer fremden Sprache gesprochen. Unter Aphasie versteht man die Unfähigkeit, Informationen in Form von Sprache oder Schrift zu verstehen bzw. zu begreifen und anschließend mitzuteilen.

Motorische Aphasie

Auf der unteren Stirnwindung (Gyrus frontalis inferior) befindet sich das *motorische Sprachzentrum (Broca-Region)* (Abb. 13.**10**). Wenn diese Region bei einem Erwachsenen auf der dominanten Seite verletzt ist, ist der Patient nicht in der Lage zu sprechen, obwohl die Kehlkopfmuskeln nicht gelähmt sind (motorische Aphasie). Der Patient weiß, was er sagen will, aber das einzige, was er hervorbringt, sind verzerrte Töne oder immer wieder aufs neue wiederholte Worte. Tritt die Verletzung in der Kindheit auf, kann das Kind die Sprache neu erlernen, indem die nicht dominante Seite genutzt wird.

Zwischenhirn (Diencephalon)

Das Zwischenhirn ist ein Hirngebiet, das zwischen den Großhirnhemisphären liegt und den III. Ventrikel umgibt (Abb. 13.**11**, 13.**6** u. 13.**7**). Es besteht aus dem *Thalamus*, der die zentrale Schaltstation sensibler Nervenbahnen (Schmerz, Temperatur, Druck, Berührung sowie Sehen und Hören) darstellt, und dem darunter gelegenen *Hypothalamus*. Der Hypothalamus ist ein lebenswichtiges Areal, das z. B. die Körpertemperatur kontrolliert, den Wasserhaushalt regelt, die Nahrungsaufnahme steuert, für das Gefühlsleben verantwortlich ist und die Kontrolle über das vegetative Nervensystem besitzt. Durch den *Hypophysenstiel (Infundibulum)* wird das

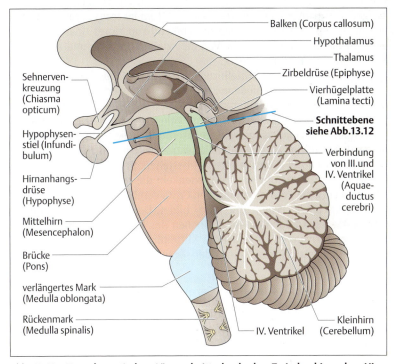

Abb. 13.**11** **Ein schematischer Längsschnitt durch das Zwischenhirn, den Hirnstamm und das Kleinhirn.** Thalamus, Hypothalamus, Zirbeldrüse und Hirnanhangsdrüse sind Bestandteile des Zwischenhirns; der Hirnstamm (farbig) wird von Mittelhirn, Brücke und verlängertem Mark gebildet (nach Duus)

Zwischenhirn zur wichtigsten Verbindung zum Hauptorgan der hormonalen Steuerung, der *Hypophyse* (Kap. 7).

Zu dem Diencephalon gehören auch die *inneren* und *äußeren Kniehöcker (Corpora geniculata medialia* und *lateralia)*, wichtige Umschaltstellen der Seh- und Hörbahn, die als Metathalamus zusammengefasst werden, sowie die *Zirbeldrüse (Corpus pineale)* und die *Habenulae (Zügel)*, die den Epithalamus bilden.

Mittelhirn (Mesencephalon)

Das Mittelhirn ist der kleinste Gehirnteil und liegt zwischen dem Zwischenhirn und der Brücke (Abb. 13.**11** und 13.**12**). Das Areal über dem Aquaeductus cerebri ist das *Mittelhirndach (Tectum)*, das sich aus vier hügeligen Vorsprüngen, der *„Vierhügelplatte" (Lamina tecti)* zusammensetzt. Die beiden oberen Hügel bilden die Colliculi superiores und die beiden unteren die Colliculi inferiores. Von hier ziehen optische und akustische Reflexbahnen zum Rückenmark.

Durch die unter dem Mittelhirndach gelegene *Haube (Tegmentum)* des Mittelhirns ziehen verschiedene Faserbündel. Hier sind auch der *rote Kern (Nucleus ruber)* sowie die Kerne der äußeren Augenmuskelnerven III (N. oculomotorius) und IV (N. trochlearis) gelegen. An der Basis des Mittelhirns findet man ein Paar gewaltiger Faserbündel, die Hirnschenkel (Crura cerebri), die aus den absteigenden Projektionsfasern (z. B. Pyramidenbahn) der inneren Kapsel (Capsula interna) bestehen. Schließlich befindet sich zwischen der Haube und den Hirnschenkeln die *schwarze Substanz (Substantia nigra)*, die zusammen mit den Crura cerebri und dem Tegmentum die *Großhirnstiele (Pedunculi cerebri)* bildet. Der Nucleus ruber und die Substantia nigra bilden die Basalganglien des Mittelhirns. Eine Einklemmung des Hirnstamms, speziell des Mittelhirns, z. B. durch eine Blutung, kann zu Bewusstlosigkeit, Koma oder sogar zum Tod führen.

Brücke (Pons) und Kleinhirn (Cerebellum)

Die Brücke und das Kleinhirn bilden zusammen das Hinterhirn (Abb. 13.**11**). Das Kleinhirn liegt in der hinteren Schädelgrube unterhalb des Hinterhauptlappens des Großhirns, von dem es durch das *Kleinhirnzelt (Tentorium cerebelli)* getrennt ist. Seine Vorderfläche bildet das Dach des IV. Ventrikels. Über die Kleinhirnschenkel steht es mit dem Mittelhirn, der Brücke und dem verlängerten Mark in Verbindung. Das Kleinhirn ist für das Gleichgewicht, den Muskeltonus und die Koordination der willkürli-

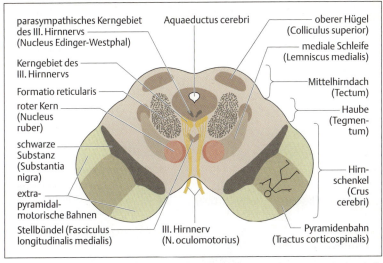

Abb. 13.**12 Querschnitt durch das Mittelhirn in Höhe der oberen Hügel.** Innerhalb der Pyramidenbahn sind die einzelnen Nervenfasern somatotopisch angeordnet. In der Umgebung des Aquaeductus cerebri liegt die zentrale graue Substanz (Substantia grisea centralis). Schnittebene siehe Abb. 13.**11**

chen Muskelaktivität (Zusammenspiel entgegengesetzt wirkender Muskelgruppen, z. B. Beuger/Strecker) verantwortlich. Es kooperiert mit den Basalganglien (S. 543) bei der Programmierung von Bewegungen.

Das Kleinhirn wiegt etwa 130–140 g und gliedert sich in einen unpaaren Mittelteil, den *Kleinhirnwurm (Vermis cerebelli)*, sowie die beiden *Kleinhirnhemisphären* (Abb. 13.**13a** u. **b**). Die Kleinhirnoberfläche weist eine große Zahl schmaler und annähernd parallel verlaufender Windungen und Furchen auf, die viel ausgeprägter als beim Großhirn sind. Vergleicht man die Gesamtoberfläche von Gehirn und Kleinhirn, so beträgt die Kleinhirnoberfläche etwa 75% der Gehirnoberfläche bei allerdings nur einem Zehntel des Gewichts.

Das *Urkleinhirn (Archicerebellum)* ist der entwicklungsgeschichtlich älteste Teil des Kleinhirns und besteht aus dem Nodulus des Kleinhirnwurms und dem paarigen Flocculus (Abb. 13.**13a** u. **b**). Sie bilden zusammen den Lobus flocculonodularis, der für das Gleichgewicht verantwortlich ist. Das *Altkleinhirn (Palaeocerebellum)* ist ein alter Teil des Kleinhirns, der sich aus dem vorderen Lappen (Lobus anterior) der Kleinhirnhemi-

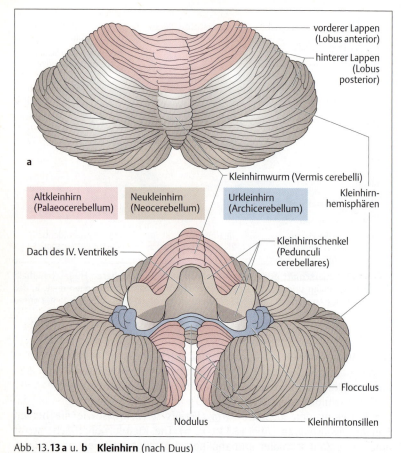

Abb. 13.**13 a** u. **b** **Kleinhirn** (nach Duus)
a Ansicht von oben; **b** Ansicht von unten, Kleinhirnschenkel sind durchtrennt

sphären und einem Teil des Kleinhirnwurms zusammensetzt. Es ist vorwiegend für den Muskeltonus zuständig. Der entwicklungsgeschichtlich jüngste und größte Teil des Kleinhirns ist das *Neukleinhirn (Neocerebellum)*, das aus dem hinteren Lappen (Lobus posterior) der Kleinhirnhemisphären sowie dem größten Teil des Wurms besteht und für die Koordination willkürlicher Muskelaktivität verantwortlich ist.

Außen hat das Kleinhirn eine graue Rinde, nach innen folgt die weiße Substanz, das Marklager, das vier wichtige Kerngebiete (graue Kerne) enthält. Der wichtigste dieser Kerne ist der *gezähnte Kern (Nucleus dentatus)*. Betrachtet man einen Mittelschnitt durch das Kleinhirn, erkennt man eine bäumchenartige Struktur der Schnittfläche, die als *Lebensbaum (Arbor vitae)* bezeichnet wird (Abb. 13.**11**).

Die in das Kleinhirn ein- und austretenden Bahnen bilden die drei Kleinhirnschenkel: den oberen *(Pedunculus cerebellaris superior)*, den mittleren *(Pedunculus cerebellaris medius)* und den unteren *(Pedunculus cerebellaris inferior)* (Abb. 13.**13** und 13.**15**). Die Brücke liegt zwischen dem Mittelhirn und dem verlängerten Mark und ist von dem darüber liegenden Kleinhirn durch einen Hohlraum, den IV. Ventrikel, getrennt. Durch die Brücke ziehen verschiedene aufsteigende und absteigende Faserbündel; sie enthält die Kerne des V., VI. und VII. Hirnnervs (N. trigeminus, N. abducens und N. facialis) (Abb. 13.**14**).

Verlängertes Mark (Medulla oblongata)

Das etwa 4 cm lange verlängerte Mark bildet den Übergang vom Gehirn zum Rückenmark (Abb. 13.**14** und 13.**15**), der sich in Höhe des Hinterhauptlochs (Foramen magnum) vollzieht. In der Vorderansicht erkennt man einen mittleren Einschnitt (Fissura mediana anterior) (Abb. 13.**15**), der durch die Fasern der *Pyramidenbahnkreuzung* (S. 568) unterbrochen wird (Abb. 13.**14**). Beiderseits hiervon verläuft in zwei Strängen die Pyramidenbahn als wichtigste Bahn der Willkürmotorik (s. Kap. 13.4.4), die sich unterhalb der Brücke zu den Pyramiden verdickt. Seitlich davon wölbt sich die Olive, ein gefalteter grauer Kern, vor (Abb. 13.**14**).

Die hintere Fläche wird teilweise vom Kleinhirn überdeckt. Entfernt man das Kleinhirn, blickt man auf den Boden des IV. Ventrikels, der auf Grund seiner Form auch als *Rautengrube* bezeichnet wird (Abb. 13.**15**). Den vorderen Teil der Rautengrube zählt man zur Brücke, den hinteren Teil zum verlängerten Mark. Die Vorwölbungen innerhalb der Rautengrube stellen Orte dar, unter denen bestimmte Hirnnervenkerne liegen. Beidseits der Rautengrube weist das verlängerte Mark jeweils zwei Höcker auf (Nucleus cuneatus und Nucleus gracilis), in denen die zum Thalamus ziehenden sensiblen Hinterstrangbahnen (Fasciculi cuneati und graciles) umgeschaltet werden.

Wie die Brücke und das Mittelhirn enthält das verlängerte Mark aufsteigende und absteigende Fasern und die Kerne von Hirnnerven (VIII bis XII). Hier befindet sich auch der Sitz des *Atmungs-* und *Kreislaufzentrums*.

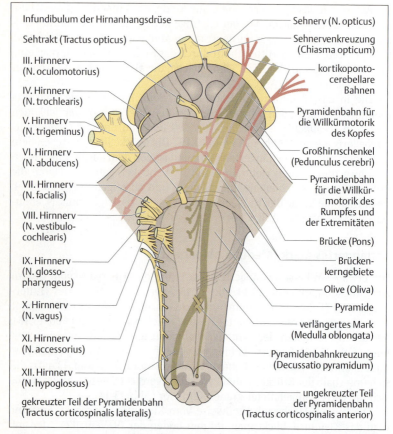

Abb. 13.**14 Hirnstamm mit Großhirnschenkeln, Brücke und verlängertem Mark in der Ansicht von vorn.** Auf der rechten Seite sind die Hirnnerven auf der linken Seite die wichtigsten absteigenden Bahnen dargestellt (nach Faller)

Durch Erhöhung des intrakraniellen Druckes, hervorgerufen z. B. durch Blutungen oder Tumoren, wird die Medulla komprimiert, was zum Koma oder zum Tod führen kann.

Zentralnervensystem **557**

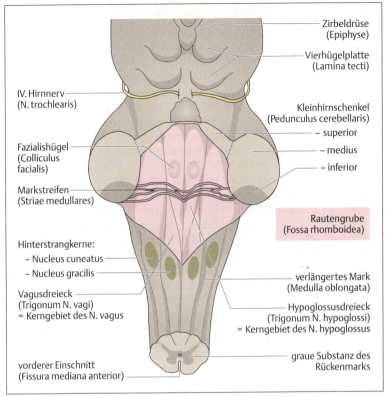

Abb. 13.**15 Hirnstamm in der Ansicht von hinten.** Kleinhirn entfernt und Rautengrube freigelegt (nach Faller)

Hirnstamm

Das Mittelhirn (Mesencephalon), die Brücke (Pons) und das verlängerte Mark (Medulla oblongata) bilden zusammen eine keilförmige Struktur, den Hirnstamm (Abb. 13.**14** und 13.**15**), die sich von der Gehirnbasis zum Foramen magnum des Schädels erstreckt. Im Bereich des Hirnstammes liegen die Kerngebiete der Hirnnerven, die den Hirnstamm als 12 Hirnnervenpaare verlassen. Mit Ausnahme der ersten beiden Hirnnerven (Riechnerv und Sehnerv) handelt es sich um echte periphere Nerven (s. Kap. 13.5).

Retikuläres System (Formatio reticularis)

Tief im Hirnstamm liegt eine Gruppe von diffusen Kerngebieten, die man als retikuläres System oder Formatio reticularis bezeichnet (Abb. 13.**12**). Sie reicht vom verlängerten Mark durch den ganzen Hirnstamm bis zum Zwischenhirn. In der Haube des Mittelhirns ist sie am stärksten entwickelt.

Diese Kerngebiete erhalten Stimuli von hypothalamischen Faserbündeln und stehen ebenfalls mit den Basalganglien in Verbindung. Mit absteigenden Bahnen erreichen sie das Rückenmark und treten in synaptischen Kontakt mit Vorderhornzellen und präganglionären Neuronen des vegetativen Seitenhorns (s. S. 612). Außerdem erhalten sie von allen wichtigen sensiblen und sensorischen Bahnen (z. B. Schmerz, Temperatur, Druck, Berührung sowie Sehen und Hören) Informationen, die zum Thalamus als Schaltstation zahlreicher sensibler und motorischer Fasern weitergeleitet werden und schließlich auch den zerebralen Kortex erreichen.

Das retikuläre System spielt unter anderem eine bedeutende Rolle für den Zustand der Bewusstseinslage, d. h. sowohl für einen aufmerksamen Wachzustand als auch für den Schlaf-Wach-Rhythmus. Es wird vermutet, dass Wachzustand und/oder Schlaf von der Anzahl der Stimuli abhängen, die den zerebralen Kortex über das retikuläre System erreicht. Wird z. B. die Anzahl der Reize aus der Umgebung verringert, lässt die Aufmerksamkeit nach, und es erfolgt ein Übergang in den Schlafzustand. Steigt andererseits die Anzahl der Stimuli, die den zerebralen Kortex erreicht, führt dies zu erhöhter Aufmerksamkeit und somit zu einem Übergang in den Wachzustand.

Elektroenzephalogramm (EEG)

Da bei jeder Erregung von Nervenzellen im Gehirn rhythmische Stromschwankungen (Potenzialschwankungen) von einigen Mikrovolt (1 µV = 0,000.001 V) auftreten, kann man, ähnlich wie beim EKG, diese Schwankungen mit Metallelektroden von der Körperoberfläche (Kopfhaut der Schädeldecke) ableiten und in Form eines Elektroenzephalogramms aufzeichnen. Die im EEG vorkommenden Wellen (α-, β-, δ- und ϑ-Wellen) unterscheiden sich in Abhängigkeit von der Aktivität einzelner Hirnregionen vor allem hinsichtlich ihrer Höhe (Amplitude) und ihrer Häufigkeit (Frequenz). Es lassen sich daher relativ grobe Aussagen über normale und krankhafte Aktivitäten des Gehirns machen.

Schlafen und Wachen

Wie bei fast allen Lebewesen wird auch beim Menschen der normale Schlaf-Wach-Rhythmus von der „*inneren Uhr*" *(biologische Uhr)* gesteuert. Man bezeichnet solche Schlaf-Wach-Perioden als *zirkadiane Rhythmen*, weil sie ungefähr (= lat. circa) der Dauer eines Tages (= lat. dies) entsprechen. Unter natürlichen Lebensumständen werden diese zirkadianen Rhythmen durch äußere Zeitgeber (Arbeits-, Freizeit- und Schlafphasen sowie Hell-Dunkel-Periodik) dem 24-Stunden-Rhythmus des Tages angeglichen.

Während der wache Organismus aktiv mit seiner Umwelt in Verbindung steht und auf äußere Reize reagiert, ist im Schlaf der Kontakt mit der Umgebung weitgehend aufgehoben. Dennoch ist Schlaf, wie das Elektroenzephalogramm zeigt, nicht einfach ein Ruhen des Gehirns, sondern lediglich ein anderer Bewusstseinszustand. Je nach Schlaftiefe treten charakteristische Veränderungen im EEG auf. Man unterscheidet verschiedene Schlafstadien, die mehrmals pro Nacht durchlaufen werden, wobei die Schlaftiefe allgemein gegen Morgen abnimmt.

REM-Schlaf

Eine besondere Rolle spielt der so genannte REM-Schlaf (REM = **r**apid **e**ye **m**ovement), der vor allem durch schnell zuckende Augenbewegungen und einen deutlich herabgesetzten Muskeltonus charakterisiert ist. Solche REM-Phasen dauern durchschnittlich etwa 10–20 Minuten und wiederholen sich etwa alle eineinhalb Stunden. Die im REM-Schlaf häufig auftretenden Traumerlebnisse spiegeln die lebhafte Aktivität des Zentralnervensystems in diesen Phasen wider. Auffallend ist, dass der prozentuale Anteil des REM-Schlafs am Gesamtschlaf besonders bei Säuglingen und Kleinkindern relativ hoch ist (etwa 50%). Man nimmt an, dass der hohe Anteil des REM-Schlafs mit verstärkter neuronaler Aktivität möglicherweise für die Reifung des Gehirns wichtig ist. Mit zunehmendem Alter sinkt der relative Anteil des REM-Schlafs und macht beim Erwachsenen nur etwa 20% des Gesamtschlafs aus.

13.4.3 Rückenmark (Medulla spinalis)

Das Rückenmark ist ein im Wirbelkanal verlaufender fingerdicker, etwa 40–45 cm langer zylindrischer Strang, der am Hinterhauptloch (Foramen magnum) beginnt und in Höhe des 1.–2. Lendenwirbels endet. In ihm verlaufen die *auf-* und *absteigenden Faserbündel*, die die peripheren Nerven mit dem Gehirn verbinden. Die peripheren Nerven sind dem Rückenmark in Form von *31 Spinalnervenpaaren* zugeordnet (Abb. 13.**16** und 13.**17**). Das Rückenmark weist im oberen und unteren Bereich jeweils eine Verdickung auf, in der besonders viele Nervenzellen liegen *(Intumescentia cervicalis und lumbalis)* (Abb. 13.**16**). Diese Nervenzellen sind mit ihren Spinalnervenpaaren der oberen und unteren Extremität zugeordnet.

Rückenmarksnerven (Spinalnerven)

Jedes Spinalnervenpaar tritt zwischen zwei benachbarten Wirbeln im so genannten *Zwischenwirbelloch (Foramen intervertebrale)* aus (Abb. 13.**17**). Die Zahl der Spinalnervenpaare entspricht mit einer Ausnahme (im Halsbereich 7 Halswirbel, 8 Spinalnervenpaare) der Zahl der Wirbel. Es gibt 8 zervikale Spinalnervenpaare aus dem Halsmark (C_1–C_8), 12 thorakale Nervenpaare aus dem Brustmark (Th_1–Th_{12}), 5 Lumbalnervenpaare aus dem Lendenmark (L_1–L_5), 5 Sakralnervenpaare aus dem Kreuzbeinmark (S_1–S_5) und 1–2 Coccygealnervenpaare aus dem Steißbeinmark (Co_1–Co_2). Das erste zervikale Spinalnervenpaar (C_1) tritt zwischen der Schädelbasis und dem ersten Halswirbel (Atlas) aus. Jeder Rückenmarksabschnitt, aus dem ein Nervenpaar stammt, wird als Segment bezeichnet.

Wurzeln der Spinalnerven

Die Spinalnerven bilden sich aus der *vorderen* und *hinteren Wurzel (Radix ventralis* und *dorsalis)* (Abb. 13.**18a**), die in Form von *Wurzelfäden (Fila radicularia)* das Rückenmark verlassen (Abb. 13.**16**). Die hintere Wurzel weist eine Anschwellung auf (Spinalganglion), in der sich sensible Nervenzellen der afferenten Nervenbahnen aus der Peripherie befinden. Die efferenten Nervenbahnen, die vom Rückenmark in die Peripherie ziehen, verlaufen ausschließlich in der vorderen Wurzel (Abb. 13.**18**). Beide Wurzeln vereinigen sich kurz hinter dem Spinalganglion und bilden den gemischten Spinalnerv (afferente und efferente Nervenfasern), der sich nach kurzem Verlauf (1,5 cm) zunächst in einen *hinteren* und *vorderen Ast (R. dorsalis* und *R. ventralis)* aufteilt (Abb. 13.**18** u. 13.**30**).

Die Wurzeln der oberen Rückenmarksnerven laufen mehr oder weniger waagerecht und sind relativ kurz. Je weiter man nach unten kommt, desto mehr verlaufen die Wurzeln nach schräg unten und um so länger ist ihr Verlauf im Wirbelkanal, bevor sie aus dem Zwischenwirbelloch austreten. Ursprünglich haben Rückenmark und Wirbelkanal die gleiche Länge,

Zentralnervensystem **561**

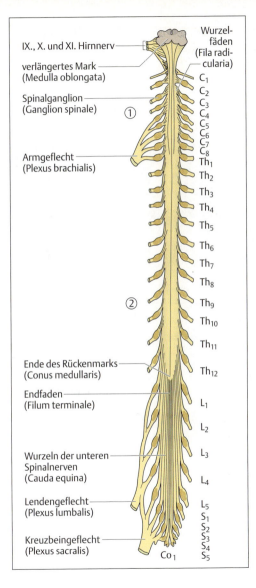

Abb. 13.**16 Rückenmark und austretende Rückenmarksnerven in der Ansicht von hinten.**
1 Hals-Arm-Anschwellung (Intumescentia cervicalis),
2 Lenden-Kreuzbein-Anschwellung (Intumescentia lumbalis)

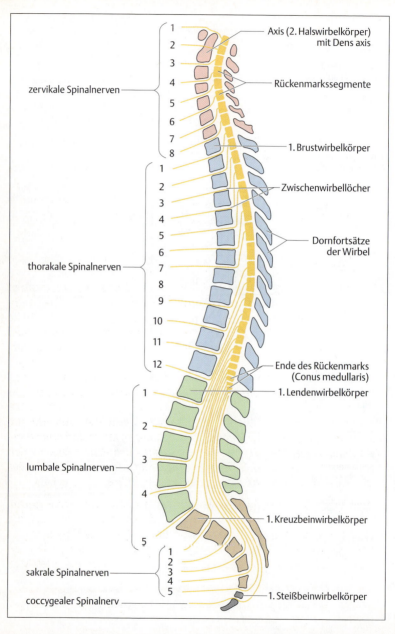

so dass jeder Spinalnerv durch das in gleicher Höhe liegende Zwischenwirbelloch austreten kann. Im Laufe der Entwicklung nimmt jedoch die Wirbelsäule erheblich mehr an Länge zu als das Rückenmark, so dass dessen unteres Ende im Verhältnis zu den umgebenden Wirbeln immer höher steigt. Je tiefer die Wurzeln aus dem Rückenmark entspringen, um so länger ist ihr Verlauf im Wirbelkanal (Abb. 13.**17**). Unterhalb des Rückenmarkendes *(Conus medullaris)* in Höhe des 1.–2. Lendenwirbels enthält der Wirbelkanal nur noch Nervenwurzeln, die auf Grund ihres pferdeschwanzähnlichen Aussehens als *Cauda equina (Pferdeschwanz)* bezeichnet werden (Abb. 13.**16**). Diese anatomischen Verhältnisse ermöglichen es beispielsweise, ohne Gefahr der Rückenmarksverletzung Rückenmarksflüssigkeit (Liquor cerebrospinalis, s. Kap. 13.4.10) zu diagnostischen Zwecken zu gewinnen (Lumbalpunktion) oder Stoffe (z. B. Betäubungsmittel) zu injizieren, um eine Schmerzausschaltung der unteren Körperregion zu erzielen (spinale Lumbalanästhesie, s. Abb. 13.**27**).

Graue und weiße Substanz des Rückenmarks

Das Rückenmark wird durch das bindegewebige *hintere Septum (Septum dorsale)* und durch einen tiefen *vorderen Einschnitt (Fissura mediana anterior)* in zwei symmetrische Hälften gegliedert (Abb. 13.**19**). Im Querschnitt sind zwei verschiedene Bezirke zu erkennen, die in den einzelnen Bereichen des Rückenmarks variieren: die unterschiedlich große schmetterlingsförmige *graue Substanz (Substantia grisea)* und die sie von allen Seiten umgebende *weiße Substanz (Substantia alba)* (Abb. 13.**18**). Genau wie in den Großhirnhemisphären setzt sich die graue Substanz vorwiegend aus Zellkörpern und die weiße aus markhaltigen Nervenfasern zusammen. Die hinteren Vorwölbungen der grauen Substanz werden als *Hinterhörner (Cornua posteriora)* und die vorderen Vorwölbungen als *Vorderhörner (Cornua anteriora)* bezeichnet. Im Brustbereich des Rückenmarks liegt zwischen Hinter- und Vorderhorn jeweils noch ein *Seitenhorn (Cornu laterale)*. In der Mitte der grauen Substanz liegt der mit Liquor gefüllte Zentralkanal.

- **Vorderhörner:** Die Vorderhörner enthalten motorische Nervenzellen, deren Axone das Rückenmark durch die vordere Wurzel verlassen und hauptsächlich die quer gestreifte Skelettmuskulatur innervieren.
- **Hinterhörner:** Die Hinterhörner enthalten sensible Nervenzellen, an denen ein Teil der über die hintere Wurzel eintretenden afferenten

◁ Abb. 13.**17 Seitenansicht des Wirbelkanals mit Rückenmark und austretenden Rückenmarksnerven** (nach Kahle)

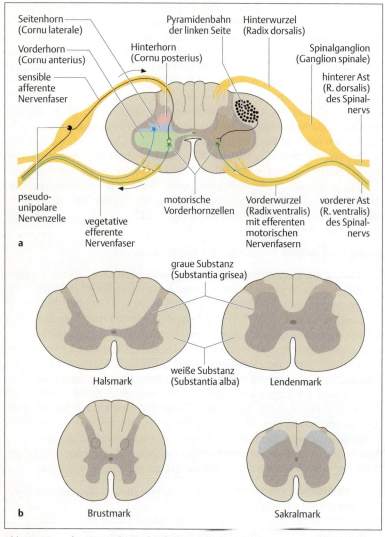

Abb. 13.**18 a** u. **b Querschnitt durch das Rückenmark**
a mit den hinteren und vorderen Wurzeln, **b** in vier unterschiedlichen Abschnitten

Nervenfasern aus der Peripherie synaptisch enden und umgeschaltet werden.
- **Seitenhörner:** Die Seitenhörner enthalten motorische Nervenzellen des vegetativen Nervensystems, deren Nervenfasern das Rückenmark ebenfalls über die Vorderwurzeln verlassen und beispielsweise zur glatten Eingeweidemuskulatur und zu den Drüsen ziehen.

Auf- und absteigende Bahnen des Rückenmarks

Die weiße Substanz des Rückenmarks besteht vorwiegend aus aufsteigenden (afferenten) und absteigenden (efferenten) markhaltigen Nervenfasern, die entsprechend ihrer Funktion in gut abgrenzbare *(Fasciculi)* oder weniger gut abgrenzbare Faserbündel *(Tractus)* zusammengefasst werden und in der Regel nach Herkunft und Ziel ihres Verlaufs benannt werden. Fasciculi und Tractus bilden zusammen so genannte Nervenstränge (Funiculi). Unmittelbar um die graue Substanz verlaufen die Fasern des Eigenapparates des Rückenmarks *(Fasciculi proprii)*. Sie bleiben innerhalb des Rückenmarks und dienen vor allem den Rückenmarksreflexen (s. unten). Nach außen folgen die *Hinter-, Vorder-* und *Seitenstränge (Funiculi dorsales, ventrales* und *laterales)*, wobei die beiden letzteren als Vorderseitenstrang zusammengefasst werden (Abb. 13.**19**).

- **Aufsteigende Bahnen:**
  1. *Vorderseitenstrangbahnen:* Afferente Bahnen zum Thalamus für Druck-, grobe Tast-, Berührungs- sowie Schmerz- und Temperaturempfindungen der Extremitäten und des Rumpfes (Tractus spinothalamicus lateralis und Tractus spinothalamicus anterior).
  2. *Hinterstrangbahnen:* Afferente Bahnen zum Thalamus für bewusste Tiefensensibilität (Informationen über die Stellung von Gelenken und die Spannung von Muskeln = Propriozeption), feine Tast- und Berührungsempfindungen der Extremitäten und des Rumpfes (Fasciculus gracilis und Fasciculus cuneatus).
  3. *Kleinhirnseitenstränge:* Afferente Bahnen zum Kleinhirn für unbewusste Tiefensensibilität (Propriozeption) aus Muskeln, Sehnen und Gelenken (Tractus spinocerebellaris ventralis und Tractus spinocerebellaris dorsalis).

- **Absteigende Bahnen:**
  1. *Pyramidenbahn:* Efferente Bahnen von der motorischen Rinde zu den motorischen Vorderhornzellen für die Willkür- und Feinmotorik der Extremitäten und des Rumpfes (Tractus corticospinalis).

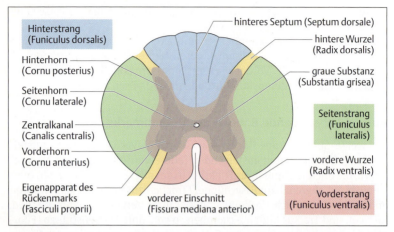

Abb. 13.**19 Graue und weiße Substanz des Rückenmarks.** Hinterstränge, Seitenstränge und Vorderstränge bilden zusammen die weiße Substanz (nach Faller)

2. *Extrapyramidale Bahnen:* Efferente Bahnen aus dem Hirnstamm zu den motorischen Vorderhornzellen für die unwillkürliche Motorik, z. B. Stellung und Haltung, automatisierte Bewegungsabläufe, Mitbewegungen (Tractus reticulospinalis etc.).

13.4.4 Bahnen der Willkürmotorik (Pyramidenbahn)

Der Tractus corticospinalis ist die Hauptbahn für die gesamte willkürlich innervierte Muskelaktivität. Er hat seinen Ursprung in der *vorderen Zentralwindung (Gyrus praecentralis)* des Stirnlappens des Großhirns (Abb. 13.**10** und 13.**20**). Hier liegen seine großen Zellkörper. Da viele von ihnen eine pyramidenähnliche Gestalt haben, wird der Tractus corticospinalis auch *Pyramidenbahn (Tractus pyramidalis)* genannt. Ausgehend von den Zellkörpern verlassen die Axone die Großhirnrinde und ziehen durch die *innere Kapsel (Capsula interna)*, die in Wirklichkeit keine Kapsel ist, sondern den Hauptweg für alle absteigenden und aufsteigenden Bahnen darstellt (s. S. 565).

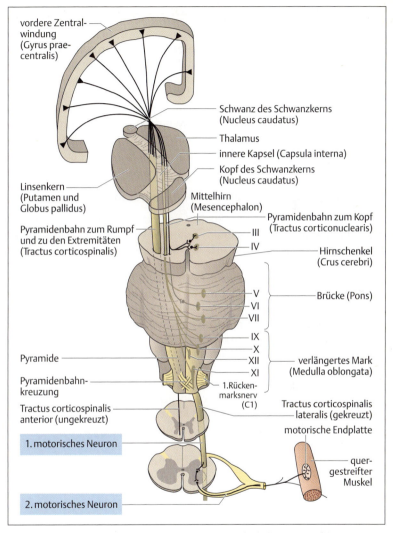

Abb. 13.**20 Verlauf der Pyramidenbahn.** Die Pyramidenbahn zum Kopf (Tractus corticonuclearis) endet an den motorischen Kerngebieten der Hirnnervenkerne. (III) N. oculomotorius, (IV) N. trochlearis, (V) N. trigeminus, (VI) N. abducens, (VII) N. facialis, (IX) N. glossopharyngeus, (X) N. vagus, (XI) N. accessorius, (XII) N. hypoglossus. Die Bahnen zu den Kerngebieten des III., IV. und VI. Hirnnervs sind nicht sicher nachgewiesen (nach Duus)

Wilkürmotorik des Kopfes

Wenn die Axone die innere Kapsel verlassen haben, ziehen sie durch die Hirnschenkel des Mittelhirns (Crura cerebri), um im Hirnstamm zum verlängerten Mark zu gelangen. Auf ihrem Weg durch den Hirnstamm verlassen die Nervenfasern für die Willkürmotorik des Kopfes die Pyramidenbahn *(Tractus corticonuclearis)*, um auf die Gegenseite zu kreuzen und in den motorischen Kerngebieten der Hirnnerven zu enden (Abb. 13.**20**). Dort treten sie in synaptischen Kontakt mit Neuronen, die mit den Hirnnerven den Hirnstamm verlassen und die quergestreiften Kopfmuskeln (z. B. Kaumuskulatur) innervieren.

Willkürmotorik des Rumpfes und der Extremitäten

Im verlängerten Mark kreuzen 80–90% der Pyramidenbahnaxone auf die gegenüberliegende (kontralaterale) Seite des verlängerten Marks (Pyramidenbahnkreuzung), um danach im Rückenmark abzusteigen. Da die absteigenden Fasern in den Seitensträngen des Rückenmarks verlaufen, werden sie als *Tractus corticospinales laterales* bezeichnet. Die Axone, die im verlängerten Mark nicht auf die Gegenseite kreuzen, ziehen auf derselben (ipsilateralen) Seite durch die Vorderstränge des Rückenmarks nach unten und werden deswegen *Tractus corticospinales anteriores* (oder auch *ventrales*) genannt (Abb. 13.**20**).

Die Axone des Tractus corticospinalis lateralis verlieren auf unterschiedlichen Ebenen des Rückenmarks ihre Markscheiden und treten in die graue Substanz des Vorderhorns ein, wo sie enden und mit den motorischen Vorderhornzellen synaptisch in Verbindung treten. An den entsprechenden Stellen des Rückenmarks kreuzen auch die Axone des Tractus corticospinalis anterior auf die Gegenseite und enden ebenfalls synaptisch an motorischen Vorderhornzellen.

Es muss hierbei betont werden, dass sowohl der Tractus corticospinalis lateralis als auch der Tractus corticospinalis anterior in seinem gesamten Verlauf von der vorderen Zentralwindung bis zum Vorderhorn aus einzelnen nicht unterbrochenen Neuronen besteht. Diese Neurone werden auch erste motorische Neurone (1. efferente Neurone) genannt. Sie treten mit sekundären Neuronen in synaptischen Kontakt, deren Axone in den Vorderwurzeln verlaufen und in der Peripherie die willkürlichen Muskeln versorgen. Diese sekundären Neurone werden als *zweite motorische Neurone* bezeichnet (Abb. 13.**20**). Die Unterscheidung zwischen ihnen und den *ersten motorischen Neuronen* ist, wie wir sehen werden, klinisch sehr wichtig (s. Kap. 13.4.6 und 13.4.7). Bei einer etwa 1,80 cm großen Person sind die Axone, die die Zehen versorgen, nahezu 90 cm lang. Dabei beginnen die ersten motorischen Neurone in der vorderen Zentralwindung und enden im unteren Rückenmark, wo die zweiten motorischen Neurone beginnen, deren Axone zu den an der Fußsohle sitzenden Muskeln ziehen.

Somatotope Anordnung

Die Zellkörper der ersten motorischen Neurone sind innerhalb der grauen Substanz der vorderen Zentralwindung (Gyrus praecentralis) in der Art und Weise angeordnet, dass die Neurone, die die Füße und die Muskulatur der unteren Extremität versorgen, auf dem oberen mittleren Teil des Gyrus liegen (Abb. 13.**21**). Gelangt man nach seitlich unten, findet man die Re-

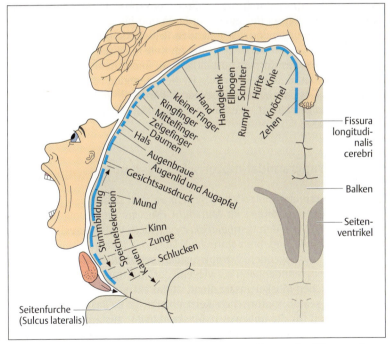

Abb. 13.**21 Motorische Rinde mit somatotoper Anordnung der Körperregionen** (nach Frick u. Mitarb.)

gionen, die die Muskulatur von Rumpf, Brust, Armen, Händen und Gesicht innervieren. Will man es plastischer beschreiben, so entspricht das Verteilungsmuster einer auf den Kopf gestellten Person, deren Füße in der Fissura longitudinalis und deren Kopf am Rand des Sulcus lateralis der Großhirnrinde liegen (Abb. 13.**21**). Man spricht von einer *somatotopen Anordnung* der einzelnen Körperregion, denen unterschiedlich große Areale auf dem Gyrus praecentralis zugeordnet sind.

Die Körperabschnitte, deren Muskulatur differenzierte Bewegungen auszuführen hat, sind in besonders großen Arealen des Gyrus praecentralis repräsentiert. Somit ist die Fläche der Neurone, die beispielsweise die Hand versorgt, unverhältnismäßig groß und spiegelt die große Anzahl von Neuronen wider, die nötig ist, um so feine und komplizierte Bewegungen, wie z. B. beim Violine Spielen, Operieren oder Schreiben ausführen zu können. Eine somatotope Anordnung findet man auch in der inneren Kapsel, dem Hauptweg der aufsteigenden und absteigenden Fasern. Bei einem horizontalen Schnitt durch die Großhirnhemisphären (Abb. 13.**6a** u. **b**) wird die innere Kapsel mit ihrem vorderen und hinteren Schenkel sowie der dazwischen liegenden verbindenden Region, dem Knie, sichtbar. Die Fasern, die das Gesicht versorgen, sind im Knie lokalisiert und diejenigen, die für den Rest des Körpers zuständig sind, findet man in den vorderen zwei Dritteln des hinteren Schenkels. Ist die Knieregion verletzt, so sind die Muskeln des Gesichts betroffen, ist jedoch der mittlere Bereich des hinteren Schenkels geschädigt, so erhalten die Muskeln der unteren Extremität keine Impulse.

13.4.5 Extrapyramidal-motorisches System

Zum extrapyramidal-motorischen System werden neben den *Basalganglien* (s. S. 543), den *Kernen im Mittelhirn (Nucleus ruber* und *Substantia nigra)* (s. S. 552) und den *Vestibulariskernen (Nuclei vestibulares)* auch *Teile der Großhirnrinde* (sog. *prämotorische Felder)*, das *Kleinhirn* sowie die ins Rückenmark absteigenden *extrapyramidal-motorischen Bahnen* gezählt. Während die Pyramidenbahn vorwiegend der Übertragung der Befehle für den willkürlichen Muskeleinsatz dient, ist das extrapyramidal-motorische System mit seinen motorischen Kerngebieten (z. B. Basalganglien) und seinen Bahnen für die *unbewusste Muskelaktivität* zuständig. Es kontrolliert unter anderem Ausmaß und Richtung der willkürlichen Bewegungen.

Eine wichtige Funktion innerhalb des extrapyramidal-motorischen Systems übernimmt das Kleinhirn. Zum Beispiel erhält es in Form einer

Kopie Informationen über den vom motorischen Kortex geplanten willkürlichen Muskeleinsatz (kortikopontocerebellare Bahnen, Abb. 13.**14**). Da das Kleinhirn aber gleichzeitig über die Kleinhirnseitenstränge Informationen aus der Muskulatur erhält, ist es in der Lage, Bewegungsplan und Bewegungsablauf zu koordinieren. Über die Kleinhirnkerne (s. S. 555) übermittelt es seine Korrekturbefehle an die motorischen Zentren im Hirnstamm, an die Basalganglien und an die Hirnrinde. Beispielsweise senden Fasern, die in den prämotorischen Feldern der Hirnrinde (Abb. 13.**10**) ihren Ursprung haben, keine erregenden Impulse zu den willkürlichen Muskeln, sondern sie wirken hemmend auf die zweiten motorischen Neurone und verhindern auf diese Weise überschießende reflektorische Reaktionen der Muskulatur auf sensible Stimuli.

Nach heutiger Kenntnis wird jedoch auf eine Unterteilung des motorischen Systems in ein pyramidales und ein extrapyramidales System häufig verzichtet, da die Funktionen beider Systeme auf das Engste miteinander verflochten sind.

13.4.6 Schädigung des zweiten motorischen Neurons (schlaffe Lähmung)

Eine *schlaffe Lähmung* entsteht z. B. bei der Durchtrennung eines peripheren Nervs auf seinem Weg zum Muskel oder wenn die Zellkörper der Vorderhörner durch das Poliomyelitisvirus (Kinderlähmung) selektiv zerstört werden. In beiden Fällen sind die Muskeln ihrer direkten Nervenversorgung beraubt. Sie sind unfähig sich zu kontrahieren und zeigen die charakteristischen Symptome einer schlaffen Lähmung, d. h. sie werden weich, schlaff und atrophisch. Da der efferente Schenkel des Reflexbogens (S. 573) unterbrochen ist, können die Muskeln natürlich nicht auf einen sensiblen Reiz reagieren.

13.4.7 Schädigung des ersten motorischen Neurons (spastische Lähmung)

Eine *spastische Lähmung* entsteht, wenn bestimmte Anteile des Tractus corticospinalis irgendwo in ihrem Verlauf geschädigt sind: die Zellkörper in der vorderen Zentralwindung oder die absteigenden Fasern in der inneren Kapsel, im Hirnstamm oder im Rückenmark. Der häufigste Ort der Schädigung liegt innerhalb der Hemisphären, noch vor der Pyramidenbahnkreuzung. Verletzungen treten häufig auf, wenn es zu einem Arterienverschluss oder zu einer Hirnblutung kommt und die Nerven ohne Sauerstoffversorgung absterben (Hirninfarkt, Apoplex oder Schlaganfall). Wenn sich die Schädigung oberhalb der Pyramidenbahnkreuzung befindet, dann zeigen die Muskeln auf der kontralateralen Seite die typischen Lähmungssymptome. Ist die Läsion unterhalb der Pyramidenbahnkreuzung lokalisiert, wie z. B. eine Verletzung auf der linken Seite des Rückenmarks, dann wird die nachfolgende Lähmung auf derselben Seite auftreten.

Dieser Lähmungstyp unterscheidet sich in wesentlichen Punkten von der schlaffen Lähmung. Zunächst einmal sind, anders als bei der schlaffen Lähmung, die zweiten motorischen Neurone nicht geschädigt, so dass der Reflexbogen (s. unten) intakt ist und Reflexe ausgelöst werden können. Stattdessen sind bei einer Schädigung der ersten motorischen Neurone auf Grund des engen benachbarten Verlaufs stets auch die hemmenden extrapyramidal-motorischen Fasern betroffen, die somit ihren Einfluss auf die zweiten motorischen Neurone nicht mehr ausüben können. Das Ergebnis ist eine überschießende reflektorische Reaktion der Muskeln auf sensible Reize, weil die zweiten motorischen Neurone unkontrolliert Impulse entsenden. Man bezeichnet diesen Zustand als *Hyperreflexie*: Wenn z. B. das Handgelenk des gelähmten Armes ergriffen und festgehalten wird, findet eine Reihe schnell aufeinanderfolgender, starker Muskelkontraktionen (Kloni) statt. Diesen Zustand gesteigerter Eigenreflextätigkeit, der auf einer Schädigung der ersten motorischen Neurone beruht, bezeichnet man bei gleichzeitig bestehender spastischer Tonuserhöhung der Muskulatur als *spastische Lähmung*.

13.4.8 Rückenmarksreflexe

Unter Reflexen versteht man unbewusste, stets gleichbleibende Reaktionen des Organismus auf Reize, die das ZNS entweder aus der Umwelt oder aus dem Körperinneren erhält. So führt beispielsweise ein leichter Schlag mit einem Reflexhammer auf die Sehne unterhalb der Kniescheibe (Patella) zu einer kurz andauernden Kontraktion (Muskelzuckung) des Kniegelenkstreckers (M. quadriceps femoris). Man nennt diesen Reflex daher auch Patellarsehnenreflex (Abb. 13.**22 a** u. **b**).

Reflexbogen

Grundlage eines solchen Rückenmarksreflexes ist der so genannte Reflexbogen, der eine *funktionelle Einheit* darstellt und aus folgenden Anteilen besteht (Abb. 13.**22 b**):

- einem Rezeptor, der die Information registriert und weiterleitet,
- einem afferenten Neuron, über das die Impulse zum Rückenmark gelangen,
- einer Synapse, in der die Umschaltung auf die motorische Vorderhornzelle erfolgt,
- einem efferenten Neuron, über das die Impulse das Rückenmark verlassen und
- einem Erfolgsorgan (Effektor).

Eigen- oder Dehnungsreflex

Wenn, wie beim Patellarsehnenreflex, zwischen afferentem und efferentem Neuron nur eine Synapse dazwischengeschaltet ist und sowohl der Rezeptor als auch der Effektor in ein und demselben Organ vereinigt sind, nennt man einen solchen Reflex auch *monosynaptischen* Eigen- oder Dehnungsreflex (Abb. 13.**22 a** u. **b**). Charakteristisch für diese Reflexe sind zum einen kurze Reflexzeiten, d. h. die Zeit vom Beginn der Reizung bis zum Auftreten der Kontraktion (etwa 20–50 Millisekunden), die fehlende Ermüdbarkeit und die Tatsache, dass die Eigenreflexe unabhängig von der Stärke des auslösenden Reizes ablaufen.

Die physiologische Bedeutung dieser Dehnungsreflexe liegt unter anderem darin, die Länge und den Spannungszustand (sog. Haltetonus) eines Muskels zu kontrollieren und auf diese Weise den Einfluss der Schwerkraft auszugleichen. Zum Beispiel würden ohne den Haltetonus des M. quadriceps femoris unsere Kniegelenke bei aufrechtem Stand dauernd einknicken. Durch den Reflexbogen ist somit gewährleistet, dass bereits durch ein geringfügiges Einknicken im Knie und die damit verbundene Dehnung des Muskels eine reflektorische Kontraktion ausgelöst und auf diese Weise die Streckstellung im Kniegelenk wiederhergestellt wird.

Fremd- oder Hautreflexe

Bei den Fremd- oder Hautreflexen wird die Haut gereizt, und es erfolgt als Antwort eine Muskelkontraktion. Streicht man z. B. mit einem spitzen Gegenstand über die Bauchhaut, kommt es zur Kontraktion der Bauch-

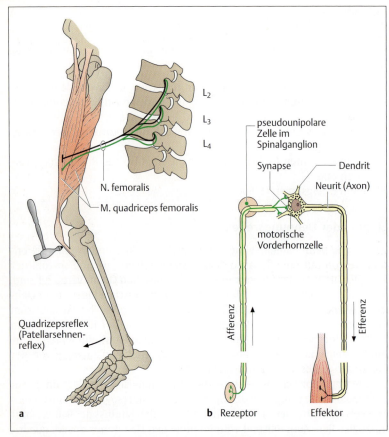

Abb. 13.22 a u. b **Monosynaptischer Eigen- oder Dehnungsreflex**
a Patellarsehnenreflex; b Bestandteile des Reflexbogens

muskulatur (Bauchdeckenreflex). Bei diesem Reflex sind Rezeptor und Effektor – anders als beim Eigenreflex – räumlich getrennt und in verschiedenen Organen lokalisiert. Darüber hinaus sind bei diesen Reflexen stets mehrere Synapsen und Schaltneurone in den Reflexbogen eingeschaltet; man spricht daher auch von *polysynaptischen* Reflexen. Mithilfe von Schaltneuronen können auch benachbarte Rückenmarkssegmente sowie die Gegenseite mit einbezogen werden.

Charakteristisch für solche Reflexe sind verlängerte Reflexzeiten (z. B. 70–150 Millisekunden beim Lidschlussreflex), schnelle Ermüdbarkeit und Anpassung sowie das Phänomen der Summation unterschwelliger Reize. Darunter versteht man die Auslösung eines Reflexes durch ständige Wiederholung kleiner Reize, die für sich allein noch keine Reizantwort auslösen. So wird beispielsweise längeres Jucken der Nasenschleimhaut zu einem überschwelligen Niesreiz aufsummiert. Weitere Beispiele für derartige Schutzreflexe sind Husten, Tränenfluss oder aber der Ernährung dienende Reflexe wie Schlucken und Saugen.

Krankhafte (pathologische) Reflexe

Ein typisches Beispiel für einen pathologischen Reflex ist der so genannte *„Babinski-Reflex"* bei einer Schädigung der Pyramidenbahn. Fährt man beispielsweise mit einem spitzen Gegenstand über den äußeren Fußrand, kommt es normalerweise zur reflektorischen Beugung aller Zehen. Bei einer Pyramidenbahnschädigung jedoch kommt es zur Streckung der Großzehe bei gleichzeitiger Beugung der restlichen Zehen.

13.4.9 Hirn- und Rückenmarkshäute

Das Gewebe von Gehirn- und Rückenmark ist das empfindlichste aller Körpergewebe. Zum Schutz sind diese lebenswichtigen Organe von einer geschlossenen knöchernen Kammer, dem Schädel bzw. dem Wirbelkanal, umhüllt.

Hirnhäute

Damit das Gehirn vor den harten Knochen sowie vor Schlägen auf den Kopf geschützt ist, wird es von drei Häuten, den *Hirnhäuten (Meningen)*, umgeben (Abb. 13.**23**). Die äußere ist die straffe und dicke *harte Hirnhaut (Dura mater encephali)*, die der Innenseite des Knochens fest anliegt und mit der Knochenhaut (Periost) fest verbunden ist. Unter der Dura mater liegt die mittlere Schicht, die dünne und zarte *Spinngewebshaut (Arachnoidea encephali)*. Die dritte und innerste Schicht ist die sehr dünne, empfindliche und kapillarreiche *weiche Hirnhaut (Pia mater encephali)*, die dem Gehirn direkt aufliegt und in die einzelnen Furchen hineinzieht.

Obwohl die harte Hirnhaut der inneren Knochenoberfläche sehr eng anliegt, kann sie sich unter bestimmten Umständen von ihr lösen (Blutun-

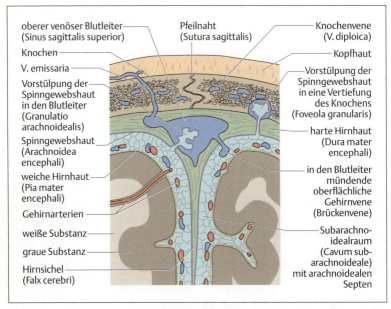

Abb. 13.**23** **Frontalschnitt durch Schädel, Hirnhäute und Gehirn.** Dargestellt ist ein Ausschnitt im Bereich der Hirnsichel (Falx cerebri)

gen), und es entsteht ein als epiduraler Spalt bezeichneter Zwischenraum (z. B. bei so genannten *Epiduralblutungen* nach Schädelbrüchen). Zwischen der harten Hirnhaut und der darunter liegenden Spinngewebshaut befindet sich ein subduraler kapillärer Spalt. Arachnoidea und weiche Hirnhaut werden durch einen relativ großen Spalt getrennt, den *Subarachnoidealraum*, der mit *Liquor cerebrospinalis* gefüllt ist. Diese klare Flüssigkeit füllt den gesamten Spaltraum aus und umhüllt auf diese Weise das Gehirn wie ein schützendes Kissen. Als weitere Schutzeinrichtung wirken bindegewebige Stränge, so genannte arachnoideale Septen, die zwischen Arachnoidea und Pia mater liegen. Sie befestigen das Gehirn an der Arachnoidea und verhindern auf diese Weise, dass es sich übermäßig bewegt, wenn der Kopf plötzlichen Erschütterungen ausgesetzt ist. In dem flüssigkeitsgefüllten Subarachnoidealraum verlaufen die Gehirnarterien und -venen (Abb. 13.**23**, 13.**28 a** u. **b** und 13.**29**). Die Pia mater ist so fest mit dem darunter liegenden Gehirn verbunden, dass kein Zwischenraum vorhanden ist. Auf diese Weise hält die weiche Hirnhaut das Gehirngewebe zusammen.

Die Dura mater zieht in die Fissura longitudinalis cerebri hinein. Diese Falte zwischen den beiden Hemisphären wird als *Hirnsichel (Falx cerebri)* bezeichnet (Abb. 13.**23**). Auch der Raum zwischen dem Kleinhirn und dem darüber liegenden Hinterhauptlappen wird von der harten Hirnhaut ausgekleidet, die auf diese Weise eine zeltartige Bedeckung des Kleinhirns, das *Kleinhirnzelt (Tentorium cerebelli)* bildet. Schließlich zieht die Dura zwischen die Kleinhirnhemisphären als *Kleinhirnsichel (Falx cerebelli)*. Die Hirnhäute, der Subarachnoidealraum und der Liquor cerebrospinalis passieren das Hinterhauptloch (Foramen magnum) an der Schädelbasis.

Rückenmarkshäute

Nach ihrer Passage durch das Hinterhauptloch (Foramen magnum) umhüllen die Hirnhäute in ihrem weiteren Verlauf im Wirbelkanal als Rückenmarkshäute das Rückenmark und die Spinalnervenwurzeln (Abb. 13.**24**). Die *harte Rückenmarkshaut (Dura mater spinalis)* bildet einen kräftigen Sack (Duralsack), der am Hinterhauptloch und in den Zwischenwirbellöchern verankert ist und bis zum zweiten Kreuzbeinwirbel hinunterreicht. Im Gegensatz zur harten Hirnhaut des Gehirns, die am Periost der Schädelknochen fest verankert ist, ist sie nicht mit dem Knochen des Wirbelkanals verbunden, sondern durch einen Zwischenraum *(Epiduralraum = Cavum epidurale)* getrennt. Der Raum ist mit Fettgewebe ausgefüllt und enthält einen starken Venenplexus.

Von innen liegt die *Spinngewebshaut (Arachnoidea spinalis)* der harten Rückenmarkshaut fest an und ist durch feine Bindegewebsstränge mit der *weichen Rückenmarkshaut (Pia mater spinalis)* verbunden. Zwischen Spinngewebshaut und weicher Rückenmarkshaut, die der Oberfläche des Rückenmarks unmittelbar aufliegt, befindet sich der mit Liquor cerebrospinalis gefüllte Subarachnoidealraum (Abb. 13.**24**).

Das im Wirbelkanal gelegene Rückenmark endet auf Höhe des 1. oder 2. Lendenwirbels (Abb. 13.**17**), die weiche Rückenmarkshaut zieht jedoch als Endfaden des Rückenmarks weiter zur Rückfläche des Steißbeins, an der es als *Filum terminale* (Abb. 13.**16**) befestigt ist. Darüber hinaus weist die weiche Rückenmarkshaut über die gesamte Länge des Rückenmarks zahnähnliche Ausdehnungen auf, die so genannten *Ligg. denticulata*. Diese sind an der Dura und der Arachnoidea befestigt und stabilisieren das Rückenmark in der Frontalebene.

Alle Spinalwurzeln, auch die der Cauda equina, sind von der weichen Rückenmarkshaut überzogen, die beim Austritt der Spinalnerven aus dem Wirbelkanal die beiden anderen Rückenmarkshäute einfach „mitnimmt".

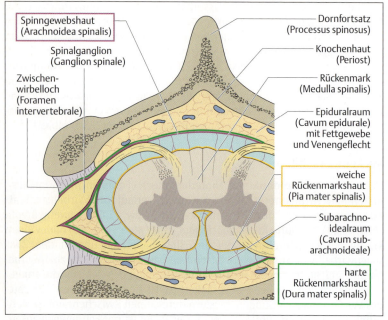

Abb. 13.**24 Querschnitt durch den Wirbelkanal mit Rückenmark und Rückenmarkshäuten**

Auf diese Weise sind die Spinalnerven beim Verlassen des Wirbelkanals auch von der harten Rückenmarkshaut und der Spinngewebshaut umhüllt, die sich im weiteren Verlauf in das Peri- bzw. Epineurium fortsetzen (s. Kap. 2, Nerven).

13.4.10 Gehirn-Rückenmarks-Flüssigkeit und Ventrikelsystem

Die Gehirn-Rückenmarks-Flüssigkeit *(Liquor cerebrospinalis)* ist eine klare Flüssigkeit, die mit einem Volumen von etwa 130–150 ml den gesamten Subarachnoidealraum ausfüllt. Sie wirkt wie ein schützendes „Flüssigkeitskissen" um das Gehirn und das Rückenmark, indem sie Erschütterungen dämpft, die von Schlägen oder Stürzen verursacht werden. Auch der Zentralkanal des Rückenmarks ist mit Liquor gefüllt. Darüber hinaus stellt der Liquor eine wertvolle diagnostische Hilfe dar: Bei einem relativ einfachen Verfahren, der Lumbalpunktion, entnimmt der Arzt eine Probe des Liquors und ist somit nach Untersuchung der Probe in der Lage, sich ein Bild vom Geschehen innerhalb des Schädels und des Gehirns zu machen (Liquordiagnostik bei Störungen innerhalb des ZNS, s. S. 582).

Tief im Innern des Gehirns befindet sich das so genannte Ventrikelsystem (Abb. 13.**25a** u. **b**). Es besteht aus untereinander in Verbindung stehenden Kammern, in denen der Liquor zirkuliert und auch produziert wird. In jeder zerebralen Hemisphäre liegt ein großer Hohlraum, der *Seitenventrikel*, der aus einem im Stirnlappen liegenden *Vorderhorn (Cornu anterius)*, einem im Stirn- und Scheitellappen liegenden *Zentralteil (Pars centralis)* sowie aus einem im Hinterhauptlappen liegenden *Hinterhorn (Cornu posterius)* und einem in den Schläfenlappen ziehenden *Unterhorn (Cornu inferius)* besteht (Abb. 13.**25a** u. **b**). In jedem Seitenventrikel sowie im III. (Zwischenhirn) und IV. Ventrikel (unter dem Kleinhirn) befindet sich ein *Adergeflecht (Plexus choroideus)*. Der Plexus ist die Produktionsstätte des Liquors, der durch Diffusion und aktiven Transport in die Ventrikel gelangt.

Von den Seitenventrikeln fließt der Liquor über jeweils eine Öffnung (Foramen interventriculare) in den unpaaren *III. Ventrikel*, der in der Mittellinie zwischen den Wänden des linken und rechten Zwischenhirns liegt. Der in den Ventrikeln produzierte Liquor fließt schließlich über einen im Mittelhirn liegenden engen Kanal *(Aquaeductus cerebri)* zum unpaaren *IV. Ventrikel*, um von dort aus durch drei Öffnungen *(Aperturae)* im Dach des IV. Ventrikels in die *äußeren Liquorräume* abzufließen (Abb. 13.**26**). Über diese drei Öffnungen verläßt der Liquor die *inneren Liquorräume* (Ventrikel) und gelangt in die *äußeren Liquorräume* (Subarachnoidealraum). In bestimmten Regionen ist der Subarachnoidealraum deutlich vergrößert und bildet die so genannten *Zisternen*, wie beispielsweise die *Kleinhirn-Medulla-Zisterne (Cisterna cerebellomedullaris)* (Abb. 13.**26**).

Liquorabfluss

Da der Liquor mit einer durchschnittlichen Rate von 30 ml pro Stunde gebildet wird, bleibt die Frage offen, wohin die Flüssigkeit abfließt. Im Bereich des oberen mittleren Blutleiters (Sinus sagittalis superior) stülpt sich die Spinngewebshaut durch kleine Öffnungen der harten Hirnhaut in den venösen Blutleiter. Die Ansammlung des Liquors erzeugt einen Druck, durch den die Flüssigkeit über die so genannten *Arachnoidealzotten* in das venöse Blut geleitet wird. Bei der makroskopischen Betrachtung sehen

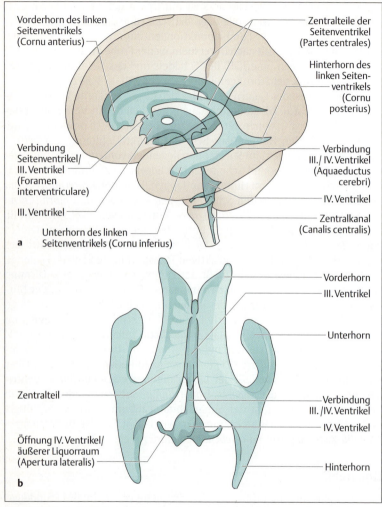

Abb. 13.**25 a** u. **b Schematische Darstellung der Hirnkammern (Ventrikel)** (nach Duus und nach Kahle)
a Seitliche Ansicht mit Gehirnumriss; **b** Ansicht von oben

Zentralnervensystem 581

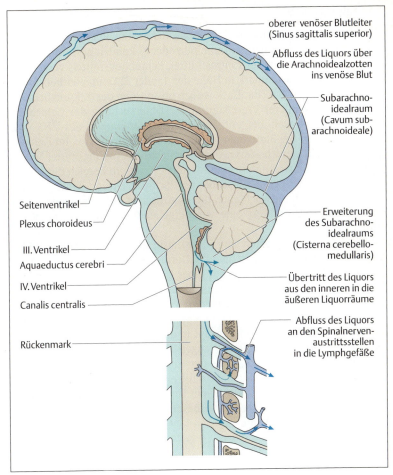

Abb. 13.**26** **Schema der inneren (Ventrikel) und äußeren Liquorräume (Subarachnoidealraum)** (nach Kahle)

diese Arachnoidealzotten wie Zucker- oder Salzkörner aus und werden deswegen als *Granulationes arachnoideales* bezeichnet (Abb. 13.**23**). Der Abfluss des Liquors im Bereich des Rückenmarks erfolgt am Abgang der Spinalnerven, wo ein Übertritt in dichte Venengeflechte und Lymphgefäße stattfindet (Abb. 13.**26**).

Lumbalpunktion

Mithilfe der Lumbalpunktion kann ohne Gefahr der Rückenmarksverletzung Liquor cerebrospinalis entnommen oder es können bestimmte Stoffe (z. B. Arzneimittel, Röntgenkontrastmittel, Betäubungsmittel) verabreicht werden, da das Rückenmark in Höhe des 1. oder 2. Lendenwirbels endet, der mit Liquor gefüllte Duralsack jedoch bis in Höhe des 2. Kreuzbeinwirbels reicht. Besonderer Wert kommt der Untersuchung der Gehirn-Rückenmarks-Flüssigkeit bei entzündlichen Erkrankungen des ZNS (z. B. Meningitis) oder bei Blutungen im Subarachnoidealraum zu. Im Falle der spinalen Lumbalanästhesie wird ein örtliches Betäubungsmittel in den Liquorraum (= Subarachnoidealraum) injiziert, um im Bereich der sensiblen Hinterwurzeln eine Blockade der Schmerzleitung vorzunehmen. Gleichzeitig werden jedoch auch die motorischen Vorderwurzeln ausgeschaltet, und es resultiert eine vorübergehende Lähmung der unteren Körperregion.

Bei der Lumbalpunktion bzw. -anästhesie sticht man vom Rücken her mit einer langen Nadel zwischen den Dornfortsätzen der Lendenwirbel 3 und 4 ein (Einstichstelle liegt auf einer Verbindungslinie zwischen den höchsten Punkten beider Darmbeinkämme) und gelangt über die Bandverbindung zwischen den benachbarten Wirbelbögen (Lig. flavum) und dem mit Fettgewebe ausgefüllten Epiduralraum durch die harte Rückenmarkshaut und die Spinngewebshaut in den liquorgefüllten Subarachnoidealraum (Abb. 13.**27a** u. **b**). Die langen Wurzeln der Cauda equina werden hierbei nicht gefährdet, da sie der eindringenden Nadel ausweichen.

Grundsätzliche Kontraindikation für eine Lumbalpunktion ist ein erhöhter Liquordruck, da es infolge eines Liquordruckabfalls zu gefährlichen Einklemmungen von Hirnteilen, insbesondere des Hirnstamms im Hinterhauptloch kommen kann.

13.4.11 Blutversorgung des Gehirns

Nervenzellen haben einen hohen Sauerstoffbedarf, so dass es bereits nach 3–4 Minuten ohne Sauerstoffversorgung zum Untergang von Neuronen kommt. Die Nervenzellen des zerebralen Kortex reagieren am empfindlichsten, die des Hirnstammes sind am widerstandsfähigsten. Die Bedeutung einer ausreichenden Blutversorgung des Gehirns wird auch daraus ersichtlich, dass das Gehirn zwar nur mit 2% am Körpergewicht beteiligt ist, aber 15–20% des Herzminutenvolumens verbraucht.

Zentralnervensystem **583**

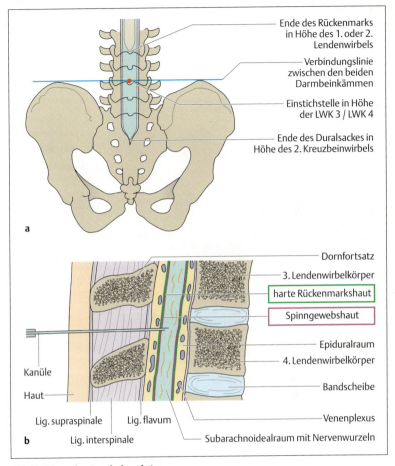

Abb.13.**27 a** u. **b Lumbalpunktion**
a Einstichstelle, LWK = Lendenwirbelkörper;
b Darstellung der Schichten, die bei einer Lumbalpunktion durchstochen werden müssen (Sagittalschnitt)

Das Gehirn erhält seine Blutversorgung aus zwei paarigen Arterien, den *inneren Kopf-(Hals-)schlagadern (Aa. carotes internae)* und den *Wirbelsäulenarterien (Aa. vertebrales)* (Abb. 13.**28 a** u. **b**). Die linke und rechte A. carotis interna verlaufen von der Teilung der A. carotis communis (ge-

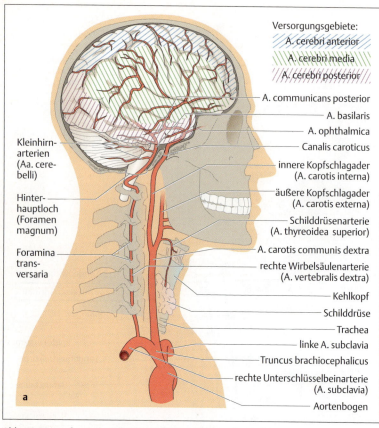

Abb. 13.**28a** u. **b**   **Arterielle Blutgefäßversorgung des Gehirns**
a Verlauf der großen zuführenden Hirnarterien (A. vertebralis und A. carotis interna) sowie Versorgungsgebiete der Großhirnarterien im Bereich der rechten Großhirnhemisphäre (in der Ansicht von rechts)

meinsame Kopfschlagader) ohne Abgabe weiterer Äste zur Schädelbasis, um durch einen Kanal (Canalis caroticus) in das Schädelinnere zu gelangen. Die linke und die rechte A. vertebralis entspringen aus der jeweiligen Unterschlüsselbeinarterie (A. subclavia) und ziehen durch die Querfortsatzlöcher der oberen sechs Halswirbel (Foramina transversaria) hinauf

Zentralnervensystem **585**

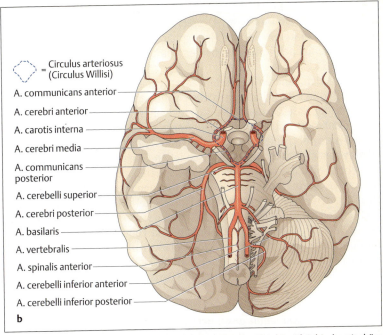

Abb. 13.**28 b** **Arterien der Hirnbasis und Arterienring** (rechte Kleinhirnhemisphäre und rechter Temporallappen wurden entfernt; Circulus arteriosus gestrichelt)

zum Atlas, um durch das Hinterhauptloch (Foramen magnum) ebenfalls in das Schädelinnere zu gelangen. Die vier Arterien sind an der Hirnbasis durch einen *Arterienring (Circulus arteriosus)* untereinander verbunden (Abb. 13.**28 b**). Die Circulus arteriosus sowie sämtliche von ihm abgehende Arterien verlaufen im Subarachnoidealraum.

Nach Eintritt durch das Foramen magnum verlaufen die beiden Wirbelsäulenarterien auf der Vorderseite des verlängerten Marks (Medulla oblongata) und geben jeweils die *untere hintere Kleinhirnarterie (A. cerebelli inferior posterior)* sowie die *Spinalarterien* (z. B. *A. spinalis anterior)* für die Versorgung des Rückenmarks ab (Abb. 13.**28 b**). Am Unterrand der Brücke (Pons) vereinigen sich die Wirbelsäulenarterien zur so genannten *Basisarterie (A. basilaris)*, von der beidseits die *untere vordere (A. cerebelli inferior anterior)* sowie die *obere Kleinhirnarterie (A. cerebelli superior)* abzweigen.

Am Oberrand der Brücke teilt sich die A. basilaris in die linke und in die rechte *hintere Großhirnarterie (A. cerebri posterior)*; diese ziehen nach hinten, um den hinteren Teil der Hemisphären, besonders die Unterflächen der Schläfenlappen und die beiden Hinterhauptlappen zu versorgen (Abb. 13.**28a**).

Die beiden inneren Kopfschlagadern geben unmittelbar nach ihrem Durchtritt durch die Schädelbasis die A. ophthalmica (Versorgung des Auges und Teile der Nase) ab und teilen sich im weiteren Verlauf in die *vordere (A. cerebri anterior)* und *mittlere Großhirnarterie (A. cerebri media)* auf. Die beiden Aa. cerebri anteriores verlaufen innerhalb der Fissura longitudinalis cerebri zunächst nach vorn, um anschließend auf dem Balken nach hinten zu ziehen und die beiden medialen Hemisphären mit Blut zu versorgen. Die beiden Aa. cerebri mediae ziehen zwischen den temporalen und frontalen Hirnlappen nach lateral, um sich im Sulcus lateralis aufzufächern und den größten Teil der seitlichen Großhemisphären zu versorgen (Abb. 13.**28a**). In ihrem Verlauf zwischen Lobus frontalis und Lobus temporalis geben die mittleren Großhirnarterien wichtige Gefäße zur Versorgung der inneren Kapsel *(Aa. striatae)* ab. Die A. cerebri media ist die stärkste der drei Großhirnarterien und stellt die unmittelbare Fortsetzung der A. carotis interna dar.

Die beiden vorderen Großhirnarterien sind über die *vordere Verbindungsarterie (A. communicans anterior)* miteinander verbunden. Die beiden *hinteren Verbindungsarterien (Aa. communicantes posteriores)* verbinden die mittlere und hintere Großhirnarterie (Abb. 13.**28b**). Auf diese Weise wird an der Hirnbasis zwischen den Aa. vertebrales und den Aa. carotes internae ein Arterienring (Circulus arteriosus) gebildet, der eine große klinische Bedeutung hat, da bei Verschluss einer der vier zuführenden Arterien das betroffene Gebiet über die anderen Gefäße versorgt werden kann. Am Circulus arteriosus kommt es häufig zur Ausbildung von so genannten Aneurysmen, d. h. sackförmigen Erweiterungen der Gefäßmuskulatur. Die Schwachstellen der Gefäßwand reißen auf Grund kurzfristiger Blutdruckerhöhung ein und die Folge ist eine Blutung in den Subarachnoidealraum (Subarachnoidealblutung).

Kommt es durch ein lokales Blutgerinnsel (Thrombus) im Verlauf der Gehirngefäße (meistens infolge einer Arteriosklerose der Gefäßwand) oder durch einen verschleppten Thrombus (Embolus), z. B. aus dem Herzen, zu einem Verschluss einer Hirnarterie, ist das Gebiet hinter dem Verschluss von der Blutversorgung abgeschnitten. Die Zellen sterben auf Grund der fehlenden Sauerstoffversorgung schnell ab, und es bildet sich ein Infarkt (so genannter ischämischer Infarkt; Ischämie = Blutleere). Da-

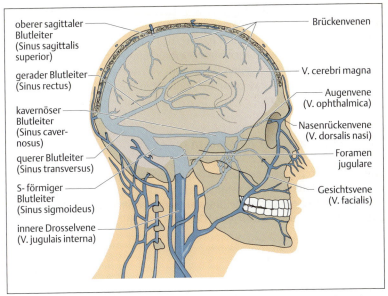

Abb. 13.29 **Hirnvenen und venöse Blutleiter (Sinus) in der Ansicht von lateral**

raus resultiert gewöhnlich ein Schlaganfall (Apoplexie), dessen Ausmaß von dem betroffenen Gefäß und vom Ort des Verschlusses abhängt. Ein Schlaganfall kann aber auch auftreten, wenn eine Arterie zerreißt (hämorrhagischer Infarkt; Hämorrhagie = starke Blutung) und die Nervenzellen auf Grund der Blutung untergehen.

Der venöse Abfluss erfolgt in der Hauptsache über oberflächliche und tiefe Gehirnvenen sowie über venöse Blutleiter (Sinus). Die Venen aus den Kapillargebieten des Gehirns ziehen zur Oberfläche und fließen in größere Venen. Diese verlaufen wie die Arterien im Subarachnoidealraum und münden als so genannte Brückenvenen (Abb. 13.29) in große venöse Blutleiter (z. B. *Sinus sagittalis superior = oberer sagittaler Blutleiter*) im Bereich der harten Hirnhaut ein. Das Blut aus dem Inneren des Gehirns fließt in die tiefen cerebralen Venen und schließlich über die *V. cerebri magna* in den *geraden Sinus (Sinus rectus)*. Sinus sagittalis superior und Sinus rectus fließen an der Innenseite des Hinterhauptbeins zusammen *(Confluens sinuum)*, um danach in den rechten und in den linken *queren Blutleiter (Sinus transversus)* abzufließen; diese setzen sich wiederum jeweils in den S-förmigen Blutleiter (Sinus sigmoideus) fort (Abb. 13.29). Der Abfluss erfolgt schließlich über das Foramen jugulare, eine Öffnung in der Schädelbasis seitlich vom Foramen magnum, in die beiden inneren Drosselvenen (Vv. jugulares internae). Der im Bereich des Türkensattels lokalisierte *kavernöse Blutleiter (Sinus cavernosus)* erhält unter anderem Zufluss aus oberflächlichen Gesichtsvenen (V. facialis – V. dorsalis nasi); der Abfluss erfolgt ebenfalls über das Foramen jugulare in die beiden inneren Drosselvenen (Abb. 13.**29**).

13.5 Peripheres Nervensystem

Zum peripheren Nervensystem werden die vom Rückenmark (Rückenmarksnerven) und vom Hirnstamm (Hirnnerven) in die Körperperipherie und umgekehrt ziehenden *Leitungsbahnen (periphere Nerven)* sowie *Anhäufungen von Nervenzellkörpern (Ganglien)* gezählt.

13.5.1 Peripherer Nerv

Ein peripherer Nerv ist ein *gemischter Nerv,* da er sowohl afferente als auch efferente somatische und vegetative Nervenfasern enthält (S. 610). Somatische Fasern sind jene, die von einem Rezeptor (z. B. Haut- oder Schmerzrezeptor) zum Rückenmark (somatisch afferent) oder von motorischen Vorderhornzellen des Rückenmarks zur Skelettmuskulatur (somatisch efferent) ziehen. Vegetative Fasern sind jene, die mit den Eingeweiden, Gefäßen und Drüsen afferent sowie efferent in Verbindung stehen.

13.5.2 Ganglien

Ganglien sind wenige Millimeter große Verdickungen in Nerven oder Nervenwurzeln und beinhalten Nervenzellkörper. Man unterscheidet *sensible (sensorische)* und *vegetative Ganglien.* Sensible Ganglien (z. B. Spinalganglien oder Hirnnervenganglien) enthalten die Zellkörper des 1. afferenten Neurons sowohl des animalischen als auch des vegetativen Nervensystems. Die Zellkörper haben einen peripheren Fortsatz, der z. B. von einem Schmerzrezeptor der Haut oder der Eingeweide kommt, und einen zentralen Fortsatz, der das Ganglion mit dem Rückenmark verbindet.

Vegetative Ganglien (s. vegetatives Nervensystem) enthalten die Zellkörper des 2. efferenten Neurons (z. B. parasympathische Kopfganglien oder sympathische Grenzstrangganglien). Im Ganglion findet eine synaptische Umschaltung von vegetativen Nervenfasern, die aus dem Rückenmark oder aus dem Hirnstamm kommen *(präganglionärer Verlauf = 1. efferentes Neuron)*, auf die Nervenzellkörper des *2. efferenten Neurons* statt, dessen Nervenfasern *(postganglionärer Verlauf)* in die Peripherie zum Erfolgsorgan (z. B. Drüsen oder glatte Muskulatur) ziehen.

13.5.3 Rückenmarksnerven (Spinalnerven)

Die Rückenmarksnerven teilen sich, nachdem sie den Wirbelkanal verlassen haben, in der Regel in jeweils vier Äste (Rami) auf (Abb. 13.**30**):

- einen *hinteren Ast (R. dorsalis)*, der die Haut auf dem Rücken sensibel und einen großen Teil der Wirbelsäulenmuskulatur (autochthone Rückenmuskeln) motorisch versorgt,

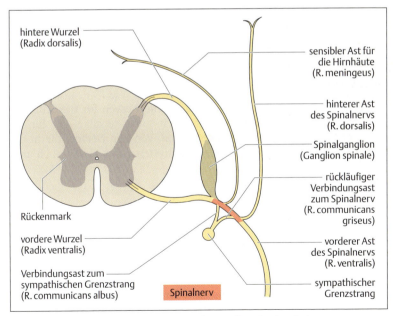

Abb. 13.**30** **Spinalwurzeln, Spinalnerv und seine Äste** (nach Faller)

- einen *vorderen Ast (R. ventralis)* für die sensible und motorische Versorgung des übrigen Rumpfes und der Gliedmaßen,
- einen sensiblen Ast für die Versorgung der Rückenmarkshäute und den Bandapparat der Wirbelsäule *(R. meningeus)* und
- einen Ast, der den sympathischen Anteil des vegetativen Nervensystems (Abb. 14.2) und das animalische Nervensystem verbindet *(R. communicans albus).*

13.5.4 Nervengeflechte (Plexus)

Die vorderen Äste der Spinalnerven bilden im Hals-, Lenden- und Kreuzbeinbereich Nervengeflechte: Das *Halsgeflecht (Plexus cervicalis,* C_1–C_4), das *Armgeflecht (Plexus brachialis,* C_5–Th_1), das *Lendengeflecht (Plexus lumbalis,* Th_{12}–L_4) und das *Kreuzbeingeflecht (Plexus sacralis,* L_5–S_4).

Plexus cervicalis

Die Nerven des Halsgeflechtes versorgen die Hals- und Schulterregion sensibel und sind für die motorische Innervation der Zungenbeinmuskeln und des Zwerchfells (N. phrenicus) verantwortlich.

Plexus brachialis

Aus dem Armgeflecht entspringen motorische Nerven für die Schultergürtelmuskulatur und die obere Extremität sowie sensible Äste für die Haut der Schulter- und Extremitätenregion. Von den Nerven, die in die obere Extremität ziehen, sind die wichtigsten (Abb. 13.**31a** u. **b** und 13.**32**):

- der Ellennerv (N. ulnaris),
- der Muskel-Haut-Nerv (N. musculocutaneus),
- der Mittelnerv (N. medianus),
- der Speichennerv (N. radialis).

Plexus lumbalis

Die Nerven des Lendengeflechtes sind für die sensible Versorgung der Bauchhaut, der Genitalregion und des vorderen Oberschenkels zuständig (Abb. 13.**33a** u. **b**). Die motorischen Äste versorgen hauptsächlich die

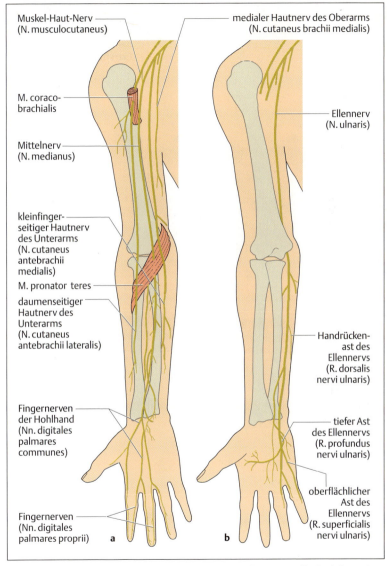

Abb. 13.**31 a** u. **b** **Verlauf der langen Armvenen aus dem Armgeflecht (Plexus brachialis) auf der Vorderseite der oberen Extremität** (nach Feneis)
a Der Ellennerv (N. ulnaris) ist nicht eingezeichnet;
b Verlauf des N. ulnaris

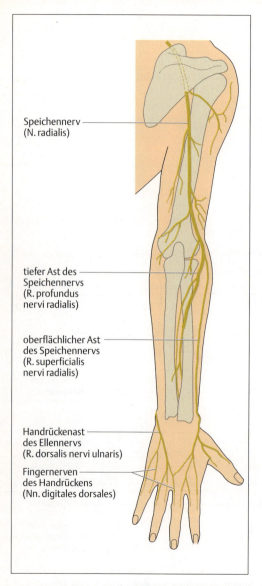

Abb. 13.**32** **Verlauf des Speichennervs (N. radialis) aus dem Armgeflecht auf der Rückseite der oberen Extremität** (nach Feneis)

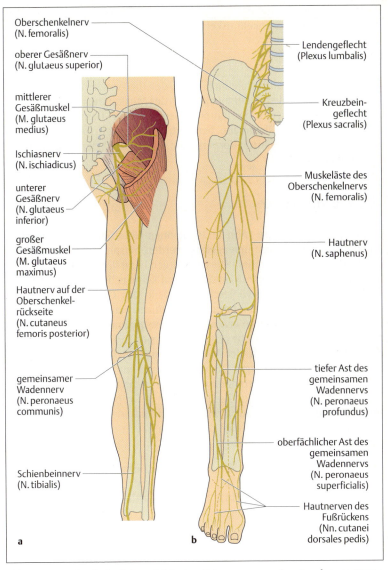

Abb. 13.**33 a** u. **b** **Verlauf der wichtigsten Beinnerven aus dem Lenden- u. Kreuzbeingeflecht an der Rückseite (a) und an der Vorderseite der unteren Extremität (b)** (nach Feneis)

Hüftmuskulatur und mit dem Oberschenkelnerv (N. femoralis) den großen vierköpfigen Oberschenkelmuskel (M. quadriceps femoris).

Plexus sacralis

Das Kreuzbeingeflecht schließlich ist an der motorischen und sensiblen Versorgung der Beckenbodenmuskulatur, der Muskulatur der unteren Extremität sowie der Haut der hinteren Genitalregion (Dammbereich) und der unteren freien Gliedmaße beteiligt. Aus ihm entspringt auch der mächtigste Nerv des ganzen Körpers (Abb. 13.**33** a u. **b**), der Ischiasnerv (N. ischiadicus).

13.5.5 Hirnnerven

Die *12 Hirnnervenpaare* (Abb. 13.**34**) können unter mehreren Gesichtspunkten in Gruppen zusammengefasst werden, beispielsweise im Hinblick auf ihre zentrale Lokalisation: Die Hirnnerven I und II, der *Riechnerv (N. olfactorius)* und der *Sehnerv (N. opticus)*, sind keine echten peripheren Nerven, sondern eigentlich vorgeschobene Teile des Großhirns bzw. Zwischenhirns. Die *Nn. oculomotorius* und *trochlearis*, die Hirnnerven III und IV, sind mit dem Mittelhirn verknüpft. Der *N. trigeminus* (V), der *N. abducens* (VI) sowie der *N. facialis* (VII) befinden sich in Höhe der Brücke, und die restlichen Hirnnerven, der *N. vestibulocochlearis* (VIII), der *N. glossopharyngeus* (IX), der *N. vagus* (X), der *N. accessorius* (XI) und der *N. hypoglossus* (XII), stehen in Verbindung mit dem verlängerten Mark.

Eine andere Möglichkeit, die Hirnnerven in Gruppen zusammenzufassen, ist, eine Einteilung auf Grund ihrer funktionellen neuronalen Bestandteile vorzunehmen. Einige der Nerven haben *ausschließlich sensorische Neurone*. Hierzu gehören:

- **N. olfactorius (I),** der für das Riechen zuständig ist,
- **N. opticus (II),** der das Sehen ermöglicht und
- **N. vestibulocochlearis (VIII),** der der Fortleitung der Gehör- und Gleichgewichtsempfindungen dient.

Andere Hirnnerven sind *ausschließlich aus motorischen Neuronen* zu der willkürlich innervierten Muskulatur zusammengesetzt. Zu ihnen gehören:

- **N. trochlearis (IV),** der einen der äußeren Augenmuskeln, den M. obliquus superior, innerviert,

Peripheres Nervensystem **595**

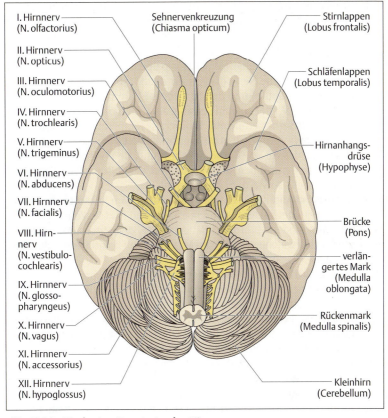

Abb. 13.**34** **Hirnbasis mit austretenden Hirnnerven**

- **N. abducens (VI),** der ebenfalls einen der äußeren Augenmuskeln, und zwar den M. rectus lateralis, innerviert,
- **N. accessorius (XI),** der zwei wichtige Muskeln außerhalb des Kopfes innerviert, und zwar den M. trapezius sowie den M. sternocleidomastoideus und
- **N. hypoglossus (XII),** der sämtliche Muskeln der Zunge innerviert.

Die verbleibenden Hirnnerven haben *gemischte neuronale Funktionen*. Es sind:

- **N. oculomotorius (III),** der motorische und parasympathische Anteile (s. vegetatives Nervensystem u. S. 616) hat:
  1. Willkürliche motorische Fasern zu den vier äußeren Augenmuskeln (Mm. recti superior, inferior und medialis sowie M. obliquus inferior) und dem Lidheber (M. levator palpebrae superioris).
  2. Parasympathische Nervenfasern für den M. sphincter pupillae (Verengung der Pupille) und den M. ciliaris (Akkommodation).
- **N. trigeminus (V),** der sowohl sensible als auch motorische Anteile hat:
  1. Sensible Fasern vermitteln Schmerz-, Temperatur-, Berührungs-, Druck- sowie propriozeptive Empfindungen vom Gesicht, von der Hornhaut des Auges (Cornea), dem Mund, den Nasennebenhöhlen, der Zunge, den Zähnen, den Hirnhäuten, der äußeren Oberfläche des Trommelfells sowie dem Kiefergelenk.
  2. Motorische Anteile für die Kaumuskulatur (Mm. masseter, temporalis, pterygoideus lateralis und medialis) und für Muskeln im Bereich des Mundbodens (vorderer Bauch des M. digastricus, M. mylohyoideus), des weichen Gaumens (M. tensor veli palatini) und der Ohrtrompete (M. tensor tympani).
- **N. facialis (VII),** ein komplexer Nerv mit drei Hauptkomponenten:
  1. Spezielle sensorische Fasern für den Geschmack in den vorderen zwei Dritteln der Zunge.
  2. Parasympathische Fasern zu den Speicheldrüsen (Glandula sublingualis und Glandula submandibularis), zur Tränendrüse (Glandula lacrimalis) sowie zu sekretproduzierenden Drüsenzellen des Mundes und der Nase (Glandulae palatinae und Glandulae nasales).
  3. Willkürliche motorische Fasern zu den mimischen Muskeln sowie zu Muskeln des Zungenbeins (M. stylohyoideus), des Mundbodens (hinterer Bauch des M. digastricus) und des Mittelohrs (M. stapedius).
- **N. glossopharyngeus (IX),** der ebenfalls drei Hauptanteile hat:
  1. Spezielle sensorische Geschmacksneurone für das hintere Drittel der Zunge.
  2. Parasympathische Fasern über das vegetative Ganglion oticum für die Ohrspeicheldrüse (Glandula parotis).
  3. Sensible Neurone (Schmerz-, Temperatur-, Druck- und Berührungsempfindungen) für die Ohrtrompete, den Zungengrund, die innere Oberfläche des Trommelfells, den Schlund sowie den Sinus caroticus (Änderungen des Blutdruckes).
- **N. vagus (X),** ein lebenswichtiger Nerv, mit drei Hauptbestandteilen:
  1. Parasympathische Neurone zu allen vegetativen Strukturen des Brust- und Bauchraumes bis zur linken Krümmung des querverlau-

fenden Dickdarms (z. B. Herz, Koronararterien, Bronchien, Magen, große und kleine Dünndarmarterien sowie Drüsen).
2. Motorische Fasern zu den Muskeln des Kehlkopfes und des Rachens, die zum Sprechen und Schlucken benötigt werden.
3. Sensible Neurone vom Kehlkopf, von den Eingeweiden, dem Glomus caroticum (ein Chemorezeptor), dem Sinus caroticus, von der Hirnhaut der hinteren Schädelgrube sowie dem unteren Teil des Rachens.

Zusammenfassung: Zentrales und peripheres Nervensystem

■ Gliederung und Aufgaben

Gemäß seinem räumlichen Aufbau wird das Nervensystem (NS) in ein zentrales und peripheres NS eingeteilt:

- *zentrales Nervensystem (ZNS):* Gehirn und Rückenmark,
- *peripheres Nervensystem (PNS):* periphere Nerven (Rückenmarks- und Hirnnerven, Nervenzellansammlungen = Ganglien).

Funktionell unterscheidet man innerhalb des ZNS und des PNS ein animalisches und ein vegetatives (= autonomes) Nervensystem:

- *animalisches Nervensystem* (Organismus – Umwelt): zuständig für 1. bewusste Wahrnehmung, 2. willkürliche Bewegungen und 3. schnelle Informationsverarbeitung,
- *vegetatives (autonomes) Nervensystem* (Organismus – Eingeweide): zuständig für 1. die Konstanthaltung des inneren Milieus (Homöostase) und 2. die Regulation der Organfunktionen in Abhängigkeit von den Umwelterfordernissen.

Sowohl im animalischen als auch im vegetativen NS unterscheidet man afferente und efferente Erregungen:

- *Afferenzen:* alle Erregungen, die aus der Peripherie (z. B. Haut, Eingeweide) zum Zentrum (Gehirn und Rückenmark) verlaufen,
- *Efferenzen:* alle Erregungen, die vom Zentrum (Gehirn und Rückenmark) in die Peripherie (z. B. quergestreifte Skelettmuskulatur, glatte Muskulatur der Eingeweide und der Gefäße, Drüsenzellen) gelangen.

■ Entwicklung

ZNS und PNS entwickeln sich aus dem äußeren Keimblatt (Ektoderm) der 3-blättrigen Keimscheibe. Die Anlage erscheint am Ende der 3. Woche als Verdickung des Ektoderms oberhalb der Chorda dorsalis (Neuralplatte = Neuralektoderm). Seitliche Auffaltungen der Neuralplatte (Neuralwülste) führen zur Bildung der Neuralrinne, die sich im weiteren Verlauf zum *Neuralrohr* schließt. Teile der Neuralwülste werden zu den *Neuralleisten*. Aus dem Neuralrohr entwickelt sich das ZNS, aus den Neuralleisten das PNS.

■ Zentralnervensystem (ZNS)

Das ZNS besteht aus dem Gehirn (Encephalon) und dem Rückenmark (Medulla spinalis); beide Anteile entwickeln sich aus dem Neuralrohr: Die Wand des Neuralrohrs bildet die graue und weiße Substanz von Gehirn und Rückenmark, das Lumen des Neuralrohrs entwickelt sich im vorderen Teil zu den Gehirnventrikeln und im hinteren Teil zum Zentralkanal. Der kraniale Teil des Neuralrohrs (primäre Hirnbläschen) wird zum Gehirn, der kaudale Teil bildet das Rückenmark.

- *Abkömmlinge der primären drei Hirnbläschen (Pros-, Mes- und Rhombencephalon):*
  - Prosencephalon (Vorderhirnbläschen): Großhirn (Telencephalon) und Zwischenhirn (Diencephalon),
  - Mesencephalon (Mittelhirnbläschen): Mittelhirn (Mesencephalon),
  - Rhombencephalon (Rautenhirnbläschen): Brücke (Pons), Kleinhirn (Cerebellum) und verlängertes Mark (Medulla oblongata).

Gehirn (Encephalon)

Durchschnittliches Gewicht: Frauen (1.245 g) und Männer (1.375 g), Neugeborenes (400 g), endgültiges Gewicht wird im Alter von 5–7 Jahren erreicht; bezogen auf das Körpergewicht (KG): Frauen (22 g/kg KG) und Männer (20 g/kg KG).

Großhirn- bzw. Endhirn (Telencephalon)

Der am höchsten entwickelte Gehirnteil besteht aus den beiden Großhirnhemisphären, den Basalganglien, den beiden Seitenventrikeln und dem limbischen System. Oberflächenvergrößerung des Großhirns durch Windungen (Gyri) und Furchen (Sulci). Mit Hilfe der Zentralfurche (Sulcus centralis) und der seitlichen Hirnfurche (Sulcus lateralis) lassen sich die beiden Hemisphären in jeweils 4 Hirnlappen gliedern: Stirn-, Scheitel-, Schläfen- und Hinterhauptslappen. Die 2–5 mm dicke **Großhirnrinde** *(Cortex cerebri, zerebraler Kortex)* enthält vorwiegend die Zellkörper (graue Substanz), die innere weiße Markschicht (Marklager = weiße Substanz) die Nervenfasern bzw. -fortsätze (Axone). Nervenfasern können beide Hemisphären miteinander verbinden (Kommissurenfasern), innerhalb einer Hemisphäre verlaufen (Assoziationsfasern) oder von der Großhirnrinde in andere Bereiche des ZNS ziehen (Projektionsfasern). Die größte Kommissur mit ca. 200 Mio. Axonen ist der Balken (Corpus callosum), die wichtigste Projektionsbahn die Pyramidenbahn (Tractus corticospinalis). Fast alle Projektionsfasern verlaufen stark gebündelt zusammen mit den zum Cortex aufsteigenden Faserbahnen durch die innere Kapsel (Capsula interna), die von den Basalganglien und Teilen des Zwischenhirns (Thalamus) begrenzt wird.

Innerhalb des zerebralen Kortex liegen hochentwickelte **funktionelle Hirnrindenareale** mit spezifischen Funktionen: Primärgebiete (hier enden und beginnen Projektionsbahnen) und Sekundärgebiete (Assoziationsgebiete, die etwa 80% der Kortexoberfläche ausmachen und der Informationsverarbeitung dienen).

- Die wichtigsten *Primärgebiete* sind:
  - Gyrus praecentralis (primär motorische Rinde): Ursprung großer Teile der Pyramidenbahn (Ausführung willkürlicher Bewegungen),
  - Gyrus postcentralis (primär sensible Rinde): Zielgebiet afferenter somatosensibler Bahnen für bewusste Empfindungen,
  - Sulcus calcarinus (primär visuelle Rinde): Zielgebiet der Sehbahn,
  - Gyri temporales transversi (primär auditorische Rinde): Zielgebiet der Hörbahn.
- Die wichtigsten *Assoziationsgebiete* sind:
  - Gyrus frontalis inferior (motorisches Sprachzentrum = Broca-Zentrum): Koordination der Sprache (zu 80–90% in der linken, dominanten Hemisphäre lokalisiert); eine Schädigung führt zu einer motorischen Aphasie,
  - Gyrus temporalis superior (sekundäres Hörzentrum/sensorisches Sprachzentrum = Wernike-Zentrum): auditorisches Assoziationsgebiet; eine Schädigung führt zu einer sensorischen Aphasie.

Grundsätzlich ist die linke Hemisphäre für die rechte Körperhälfte und die rechte Hemisphäre für die linke Körperhälfte zuständig (Überkreuzung der afferenten und efferenten Bahnen). Bestimmte Funktionen sind bevorzugt in einer Hemisphäre lokalisiert (Hemisphärendominanz): linke Hemisphäre: Lesen, Sprechen und Schreiben; rechte Hemisphäre: Gedächtnis, Sprachverständnis, räumliches Vorstellungsvermögen und Musikverständnis.

Die **Basalganglien** sind Ansammlungen von Nervenzellkörpern innerhalb des Marklagers und haben eine wichtige Funktion im extrapyramidal-motorischen System (Kontrolle von Ausmaß und Richtung der willkürlichen Bewegungen). Man unterscheidet einen bleichen Körper (Globus pallidus), einen Schalenkern (Putamen) und einen Schwanzkern (Nucleus caudatus): Globus pallidus und Putamen bezeichnet man als Linsenkern (Nucleus lentiformis), Nucleus caudatus und Nucleus lentiformis als Streifenkörper (Corpus striatum).

Das **limbische System** umgibt den Balken wie ein Saum (Limbus) und ist bei der Gedächtnisausbildung sowie der Auslösung und Verarbeitung emotionaler Reaktionen beteiligt. Es wird von phylogenetisch älteren Teilen des Telencephalons gebildet: Palaeocortex und Archicortex; die entwicklungsgeschichtlich jüngeren Teile (im Wesentlichen die Großhirnhemisphären) bezeichnet man als Neocortex (Isocortex). Zum limbischen System zählt man 1. Abkömmlinge des Palaeocortex: Riechhirn, 2. Abkömmlinge des Archicortex: Mandelkern (Corpus amygdaloideum), Ammonshorn (Hippocampus), die gezähnte Windung (Gyrus dentatus), die Gürtelwindung (Gyrus cinguli), den grauen Überzug auf dem Balken (Indusium griseum) und die wichtigste Faserbahn zum Hypothalamus: den Fornix (Gewölbe).

Zwischenhirn (Diencephalon)

Es liegt zwischen den Großhirnhemisphären unterhalb des Balkens und umgibt den III. Ventrikel. Man unterscheidet:

- *Thalamus:* zentrale Schaltstation sensibler Nervenbahnen (Schmerz, Temperatur, Druck, Berührung), „Tor zum Bewusstsein",
- *Metathalamus* (innere und äußere Kniehöcker): zentrale Umschaltstelle der Hör- und Sehbahn,
- *Hypothalamus:* Kontrollstation für das vegetative Nervensystem (z. B. Körpertemperatur, Wasserhaushalt, Nahrungsaufnahme),
- *Hypophyse* (Hirnanhangsdrüse): Hauptorgan der hormonalen Steuerung,
- *Epithalamus* (Zirbeldrüse – Corpus pineale): „biologische Uhr", zuständig für den Zirkadianrhythmus.

Hirnstamm

Der **Hirnstamm** besteht aus Mittelhirn, Brücke und verlängertem Mark und enthält die Formatio reticularis sowie die Kerngebiete der Hirnnerven.

Mittelhirn (Mesencephalon)

Es liegt als kleinster Gehirnteil zwischen dem Diencephalon und der Pons, und besteht aus dem Mittelhirndach (Tectum), der Haube (Tegmentum), dem Aquaeductus cerebri (Verbindungsgang des III. und IV. Ventrikels) und den beiden Hirnschenkeln (Crura cerebri). Das Tectum wird von der Vierhügelplatte gebildet (Colliculi superiores und inferiores = Umschaltstellen optischer und akustischer Reflexbahnen). Im Tegmentum liegen neben den beiden Basalganglien (Nucleus ruber und Substantia nigra) die Kerngebiete des III. und IV. Hirnnervs (N. oculomotorius und N. trochlearis). Durch das Tegmentum ziehen die zum Kortex aufsteigenden, durch die Crura cerebri die absteigenden Bahnen.

Brücke (Pons)

Sie liegt zwischen dem Mittelhirn und dem verlängerten Mark und ist durch den oberen Teil des IV. Ventrikels vom Kleinhirn getrennt. Die Brücke enthält neben auf- und absteigenden Bahnen die Kerngebiete des V., VI. und VII. Hirnnervs (N. trigeminus, N. abducens und N. facialis).

Verlängertes Mark (Medulla oblongata)

Es bildet den Übergang vom Gehirn zum Rückenmark und reicht bis zum Hinterhauptloch (Foramen magnum). Die Medulla enthält das Atmungs- und Kreislaufzentrum sowie die Kerngebiete des VIII.–XII. Hirnnervs (N. vestibulocochlearis, N. glossopharyngeus, N. vagus, N. accessorius und N. hypoglossus). Auf der Vorderseite liegen beidseits der Fissura mediana anterior die Pyramiden und etwas weiter kaudal die Pyramidenbahnkreuzung. Die Hinterseite der Medulla oblongata wird teilweise vom Kleinhirn bedeckt und bildet mit der Rautengrube den Boden des IV. Ventrikels (der obere Teil der Rautengrube wird zur Brücke gezählt). Unterhalb der Rautengrube liegen jeweils zwei Höcker, in denen die Hinterstrangbahnen (Fasciculus cuneatus und Fasciculus gracilis) umgeschaltet werden.

Kleinhirn (Cerebellum)

Es liegt in der hinteren Schädelgrube unterhalb des Kleinhirnzeltes (Tentorium cerebelli) und besteht aus dem Kleinhirnwurm und den beiden Kleinhirnhemisphären, die durch parallel verlaufende Windungen eine große Oberflächenvergrößerung aufweisen. Das Kleinhirn (Gewicht: 130–140 g) steht über die Kleinhirnschenkel mit dem Hirnstamm in Verbindung. Man unterscheidet entwicklungsgeschichtlich unterschiedlich alte Teile: Urkleinhirn (Archicerebellum), Altkleinhirn (Palaeocerebellum) und Neukleinhirn (Neocerebellum).

– *Archicerebellum:* wird gebildet vom Nodulus und dem paarigen Flocculus (Lobus flocculonodularis) und ist zuständig für das Gleichgewicht,

- *Palaeocerebellum:* wird gebildet vom Lobus anterior der Kleinhirnhemisphären und einem Teil des Kleinhirnwurms und reguliert den Muskeltonus,
- *Neocerebellum:* besteht aus dem Lobus posterior der Kleinhirnhemisphären und dem restlichen Kleinhirnwurm und ist verantwortlich für die Koordination der willkürlichen Muskelaktivität.

Rückenmark (Medulla spinalis)

Es verläuft als Teil des Zentralnervensystems außerhalb des Schädels im knöchernen Wirbelkanal und reicht vom Hinterhauptloch bis zum 1.–2. Lendenwirbel. Im Rückenmark verlaufen auf- und absteigende Nervenfaserbündel, über die das Gehirn mit dem peripheren Nervensystem (PNS) kommuniziert.

Rückenmarksnerven (Spinalnerven)

Die 31 Spinalnervenpaare bilden sich jeweils aus einer vorderen und hinteren Wurzel (Radix ventralis und dorsalis) und verlassen den Wirbelkanal über die Zwischenwirbellöcher; man unterscheidet 8 zervikale (aus dem Halsmark C1–C8), 12 thorakale (aus dem Brustmark Th 1–Th 12), 5 lumbale (aus dem Lendenmark L 1–L 5), 5 sakrale (aus dem Kreuzbeinmark S 1–S 5) und 1–2 cocczygeale (aus dem Steißbeinmark Co 1–Co 2) Spinalnervenpaare.

Graue Substanz des Rückenmarks

Im Zentrum des Rückenmarks liegt die schmetterlingsförmige graue Substanz (Substantia grisea), die die Nervenzellkörper enthält; man unterscheidet:
- *Vorderhörner:* enthalten motorische Nervenzellen, deren efferente Axone das Rückenmark über die vordere Wurzel verlassen und im Wesentlichen die quergestreifte Skelettmuskulatur innervieren,
- *Hinterhörner:* enthalten sensible Nervenzellen, an denen ein Teil der über die hintere Wurzel eintretenden afferenten Nervenfasern aus der Peripherie synaptisch enden,
- *Seitenhörner:* enthalten motorische Nervenzellen des vegetativen Nervensystems, deren efferente Axone das Rückenmark über die vordere Wurzel verlassen und u. a. die glatte Eingeweidemuskulatur innervieren.

Weiße Substanz des Rückenmarks

Außen liegt die weiße Substanz (Substantia alba), in der die auf- und absteigenden markhaltigen Nervenfasern verlaufen. Man unterteilt sie in einen Hinter-, Seiten- und Vorderstrang (bzw. Vorderseitenstrang), die Fasern des Eigenapparates des Rückenmarks verlaufen als Fasciculi proprii unmittelbar an der Grenze zur grauen Substanz.

- *Aufsteigende Bahnen:* Vorderseitenstrangbahnen (afferente Bahnen zum Thalamus für Druck-, grobe Tast-, Berührungs- sowie Schmerz- und Temperaturempfindungen der Extremitäten und des Rumpfes); Hinterstrangbahnen (afferente Bahnen zum Thalamus für bewusste Tiefensensibilität, feine Tast- und Berührungsempfindungen der Extremitäten und des Rumpfes); Kleinhirnseitenstränge (afferente Bahnen zum Kleinhirn für unbewusste Tiefensensibilität aus Muskeln, Sehnen und Gelenken),
- *absteigende Bahnen:* Pyramidenbahn (efferente Bahn von der motorischen Rinde zu den Vorderhornzellen für die Willkürmotorik der Extremitäten und des Rumpfes); extrapyramidale Bahnen (efferente Bahnen vom Hirnstamm, den Basalganglien und den prämotorischen Feldern zu den Vorderhornzellen für die unwillkürliche Motorik, z. B. Stellung und Haltung, automatisierte Bewegungsabläufe).

Rückenmarksreflexe

Grundlage aller Rückenmarksreflexe (z. B. Patellarsehnenreflex) ist der Reflexbogen, der aus folgenden Anteilen besteht: 1. Rezeptor, 2. afferentes Neuron, 3. Synapse, 4. efferentes Neuron und 5. Erfolgsorgan. Man unterscheidet Eigen- oder Dehnungsreflexe, Fremd- oder Hautreflexe und krankhafte (pathologische) Reflexe.

Bahnen der Willkürmotorik (Pyramidenbahn)

Pyramidenbahn (Tractus pyramidalis)

Hauptbahn für die gesamte willkürlich innervierte Muskelaktivität. Sie beginnt im Gyrus praecentralis des Lobus frontalis und zieht durch die innere Kapsel zum Hirnstamm, um entweder an den motorischen Kerngebieten der Hirnnerven (Tractus corticonuclearis) oder an den motorischen Vorderhornzellen des Rückenmarks (Tractus corticospinalis) zu enden. Man unterscheidet daher:

- *Tractus corticonuclearis für die Willkürmotorik des Kopfes:* Die efferenten Axone des Tractus corticonuclearis verlassen die Pyramidenbahn im Hirnstamm, kreuzen auf die gegenüberliegende Seite und enden synaptisch an den motorischen Hirnnervenkernen.
- *Tractus corticospinalis für die Willkürmotorik des Rumpfes und der Extremitäten:* 80–90% der Axone kreuzen im verlängerten Mark in der

Pyramidenbahnkreuzung auf die gegenüberliegende Seite und ziehen als Tractus corticospinalis lateralis zu den entsprechenden Vorderhornzellen im Rückenmark; die ungekreuzten Axone ziehen als Tractus corticospinalis anterior auf derselben Seite nach unten, um erst auf Höhe der Vorderhornzellen auf die Gegenseite zu kreuzen. Unabhängig von ihrem Zielgebiet bezeichnet man die motorischen Axone der Pyramidenbahn als *erste motorische Neurone* (= *1. efferente Neurone*); nach synaptischer Umschaltung in den Hirnnervenkernen oder in den Vorderhörnern werden die Axone, die zur quergestreiften Muskulatur weiterziehen, als *zweite motorische Neurone* (= *2. efferente Neurone*) bezeichnet. Kommt es zu einer Schädigung des ersten motorischen Neurons, resultiert eine spastische Lähmung, ist das zweite motorische Neuron betroffen, resultiert eine schlaffe Lähmung.

Extrapyramidal-motorisches System

Zum extrapyramidal-motorischen System zählt man u. a. die Basalganglien des Großhirns (Globus pallidus, Putamen, Nucleus caudatus) und des Mittelhirns (Nucleus ruber, Substantia nigra), die Vestibulariskerne, die prämotorischen Felder der Großhirnrinde, das Kleinhirn sowie die ins Rückenmark absteigenden extrapyramidal-motorischen Bahnen. Es ist für die unbewusste Muskelaktivität zuständig und kontrolliert z. B. Ausmaß und Richtung der willkürlichen Bewegungen.

Hirn- und Rückenmarkshäute

Zum Schutz vor äußeren Einwirkungen werden Gehirn und Rückenmark zusätzlich zu knöchernen Strukturen (Schädel und Wirbelkanal) von bindegewebigen Häuten (Meningen) umgeben. Man unterscheidet eine äußere straffe und derbe harte Hirn- bzw. Rückenmarkshaut *(Dura mater encephali/spinalis)*, eine mittlere zarte und dünne Spinngewebshaut *(Arachnoidea encephali/spinalis)* sowie eine innere, dem Gehirn bzw. Rückenmark direkt aufliegende weiche Hirnhaut *(Pia mater encephali/spinalis)*. Zwischen Arachnoidea und Pia mater befindet sich der mit Liquor cerebrospinalis gefüllte Subarachnoidealraum, in dem die Hirn- bzw. Rückenmarksgefäße sowie Hirnnerven und Rückenmarkswurzeln verlaufen. Während die Dura mater encephali den Schädelknochen direkt anliegt, befindet sich zwischen knöchernem Wirbelkanal und harter Rückenmarkshaut ein mit Fettgewebe und Venen gefüllter Epiduralraum.

Zusammenfassung

Gehirn-Rückenmarks-Flüssigkeit und Ventrikelsystem
- *Liquor cerebrospinalis:* Der Liquor cerebrospinalis befindet sich in den inneren (Gehirnventrikel) und den äußeren (Subarachnoidealraum) Liquorräumen (Gesamtmenge: 130–150 ml). Täglich werden etwa 500–600 ml Flüssigkeit in den Adergeflechten (Plexus choroidei) der Gehirnventrikel produziert; sie gelangen über drei Öffnungen auf Höhe des IV. Ventrikels in den Subarachnoidealraum. Die Resorption erfolgt im Bereich der Arachnoidealzotten (Einstülpungen der Arachnoidea in den Sinus sagittalis superior) sowie am Abgang der Spinalnerven (Austausch des Liquor 3- bis 4-mal/Tag).
- *Ventrikelsystem:* Man unterscheidet zwei Seitenventrikel (I. und II.) in den beiden Großhirnhemisphären, die über jeweils ein Foramen interventriculare mit dem III. Ventrikel (Zwischenhirn) verbunden sind. Ein IV. Ventrikel zwischen Hirnstamm und Kleinhirn steht mit dem III. Ventrikel durch den auf Höhe des Mittelhirns liegenden Aquaeductus cerebri in Verbindung. Auf Höhe des IV. Ventrikels liegen die Öffnungen (Aperturen) zu den äußeren Liquorräumen sowie eine zum Zentralkanal des Rückenmarks.

Blutversorgung des Gehirns
- *Arterieller Zufluss:* erfolgt über die paarigen Aa. vertebrales (durch das Foramen magnum) und Aa. carotes internae (über den Canalis caroticus), deren Äste an der Hirnbasis einen Arterienring (Circulus arteriosus) bilden, von dem das Gehirn mit Blut versorgt wird. Die größeren Gefäße verlaufen zunächst im Subarachnoidealraum, von wo aus sie in das Hirninnere ziehen. Die wichtigsten sind die A. cerebri anterior, die A. cerebri posterior und die A. cerebri media.
- *Venöser Abfluss:* erfolgt über tiefe (z. B. V. cerebri magna) und oberflächliche Gehirnvenen (z. B. Vv. cerebri superiores), die über Brückenvenen in venöse Blutleiter (Sinus) münden: Sinus sagittalis superior, Sinus rectus, Sinus transversus, Sinus sigmoideus, Sinus cavernosus. Die einzelnen Sinus sammeln das venöse Blut und leiten es entlang des Sinus sigmoideus zum Foramen jugulare, wo es über die beiden inneren Drosselvenen abfließt.

■ Peripheres Nervensystem (PNS)
Zum PNS werden die vom Rückenmark (Rückenmarksnerven) und vom Hirnstamm (Hirnnerven) in die Körperperipherie und umgekehrt ziehenden Leitungsbahnen (periphere Nerven) sowie Anhäufungen von Nervenzellkörpern (Ganglien) gezählt.

- *Periphere Nerven:* sind gemischte Nerven, d. h. sie enthalten sowohl afferente wie auch efferente somatische (animalische) und vegetative Axone.
- *Ganglien:* wenige Millimeter große Verdickungen in peripheren Nerven oder Nervenwurzeln; man unterscheidet:
- sensible (sensorische) Ganglien: z. B. Spinalganglien, enthalten die Zellkörper des 1. afferenten Neurons (animalisch und vegetativ),
- vegetative Ganglien: z. B. parasympathische Ganglien, enthalten die Zellkörper des 2. efferenten Neurons (vegetativ).
- *Rückenmarksnerven (Spinalnerven):* entstehen durch Vereinigung der Hinter- (Radix dorsalis) und Vorderwurzel (Radix ventralis) und verlaufen als gemischter Nerv (afferente und efferente Nervenfasern):
- *Radix dorsalis:* enthält ausschließlich afferente Nervenfasern, deren Zellkörper in einer Verdickung (Spinalganglion) der hinteren Wurzel liegen.
- *Radix ventralis:* enthält ausschließlich efferente Nervenfasern, deren Zellkörper im Vorderhorn bzw. im Seitenhorn liegen.

Der *Spinalnerv* teilt sich in 4 Äste auf:
- einen hinteren Ast (Ramus dorsalis): sensible und motorische Versorgung der Haut auf dem Rücken und der autochthonen Rückenmuskulatur,
- einen vorderen Ast (Ramus ventralis): sensible und motorische Versorgung des übrigen Rumpfes und der Gliedmaßen,
- einen rückläufigen Ast (Ramus meningeus): sensible Versorgung der Rückenmarkshäute und der Bänder der Wirbelsäule,
- einen Verbindungsast (Ramus communicans albus): verbindet den sympathischen Anteil des vegetativen NS mit dem animalischen NS.

- *Nervengeflechte (Plexus):* werden von den vorderen Ästen der Spinalnerven gebildet (Ausnahme: Th_2-Th_{11}): *Halsgeflecht* (Plexus cervicalis, C1–C4), *Armgeflecht* (Plexus brachialis, C5–Th1), *Lendengeflecht* (Plexus lumbalis, Th12–L4) und *Kreuzbeingeflecht* (Plexus sacralis, L5–S4).
- *Hirnnerven:* Man unterscheidet 12 Hirnnervenpaare:

(I)	N. olfactorius	(VII)	N. facialis
(II)	N. opticus	(VIII)	N. vestibulocochlearis
(III)	N. oculomotorius	(IX)	N. glossopharyngeus
(IV)	N. trochlearis	(X)	N. vagus
(V)	N. trigeminus	(XI)	N. accessorius
(VI)	N. abducens	(XII)	N. hypoglossus

14
Vegetatives Nervensystem

Inhaltsübersicht

14.1 Funktion und Bestandteile *608*

14.2 Allgemeiner Aufbau *610*

14.3 Sympathisches Nervensystem *611*
14.3.1 Funktion *611*
14.3.2 Aufbau *612*
– Überträgerstoffe *614*
14.3.3 Postsynaptische Rezeptoren an den Erfolgsorganen *614*

14.4 Parasympathisches Nervensystem *615*
14.4.1 Funktion *615*

14.4.2 Aufbau *616*
14.4.3 Kopfteil des Parasympathikus *616*
– III. Hirnnerv (N. oculomotorius) *616*
– VII. Hirnnerv (N. facialis) *616*
– IX. Hirnnerv (N. glossopharyngeus) *617*
– X. Hirnnerv (N. vagus) *617*
14.4.4 Sakraler Parasympathikus *618*

14.5 Darmwandnervensystem *618*

Zusammenfassung *620*

14.1 Funktion und Bestandteile

Das vegetative Nervensystem, das man auch *autonomes* oder *viszerales Nervensystem* nennt, stimuliert und kontrolliert Organfunktionen, die unwillkürlich und unbewusst ablaufen. So unterliegen z. B. Herz-, Kreislauf- und Atmungsfunktion, Verdauung, Stoffwechsel und Ausscheidung sowie Wärme- und Energiehaushalt der ständigen Kontrolle durch das vegetative Nervensystem. Es stimuliert die quer gestreifte Herzmuskulatur, die meisten Drüsen sowie die gesamte glatte Muskulatur, die man in vielen Organen findet. Man unterscheidet drei Teile innerhalb des vegetativen Nervensystems:

- **das sympathische Nervensystem (Sympathikus),**
- **das parasympathische Nervensystem (Parasympathikus) sowie**
- **das Darmwandnervensystem (enterisches Nervensystem).**

In der Regel werden Organe sowohl vom Sympathikus als auch vom Parasympathikus innerviert (Abb. 14.1 a). Dabei wirken die beiden Systeme als *Gegenspieler (Antagonisten).* Zum Beispiel führt sympathische Stimulation des Herzens zu einer höheren Schlagfrequenz, wohingegen parasympathische Stimulation die Frequenz erniedrigt. Sympathische Impulse bewirken eine Erweiterung der Pupillen, wohingegen parasympathische zu einer Verengung führen. Dementsprechend ist das *Gleichgewicht von Sympathikus* und *Parasympathikus* Voraussetzung für eine *optimale Organfunktion.*

Das Darmwandnervensystem oder *enterische Nervensystem* des Magen-Darm-Traktes wird mittlerweile als eigenständiger dritter Teil des vegetativen Nervensystems betrachtet. Argumente für diese Sonderstellung sind die relative funktionelle Unabhängigkeit des Darmwandnervensystems, die extrem hohe Zahl von Nervenzellen (10–100 Millionen) sowie eine besondere funktionelle Organisation. Die Eigenständigkeit des enterischen Nervensystems erklärt sich aus der Tatsache, dass der adäquate Reiz für die Auslösung einer Darmbewegung (Peristaltik) die passive Dehnung der Magen- bzw. Darmwand selbst ist.

Abb. 14.1 a u. b **Vereinfachte Darstellung des autonomen Nervensystems**
a Ursprünge von Sympathikus und Parasympathikus und von ihnen innervierte Organe. Die Ursprünge sind paarig. Dargestellt ist jeweils nur eine Seite;
b Verschaltung der effernten sympathischen und parasympathischen Nervenfasern

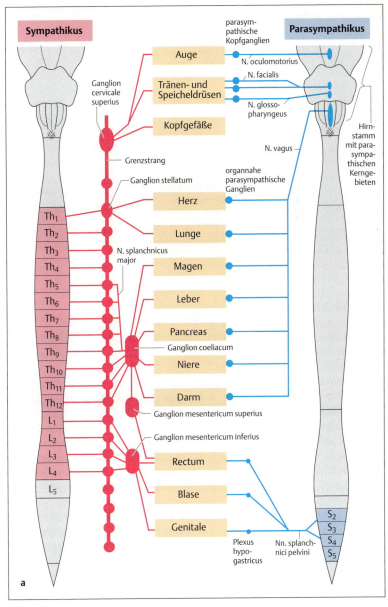

Abb. 14.1 a

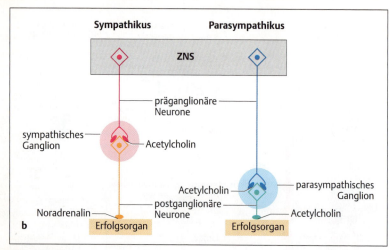

Abb. 14.1 b

14.2 Allgemeiner Aufbau

Sympathikus und Parasympathikus besitzen eine *efferente* und eine *afferente Leitungsbahn*. Kennzeichnend für die Efferenzen sind zwei hintereinandergeschaltete Neurone. Das 1. Neuron leitet Erregungen vom Zentralnervensystem (Rückenmark und Hirnstamm) zu einer synaptischen Umschaltstelle, einem *vegetativen Ganglion*, wo die Nervenzellen des 2. Neurons liegen (Abb. 14.1 a u. b und 14.2). Diese wiederum ziehen weiter zum Erfolgsorgan. Auf Grund seiner Beziehung zur Umschaltstelle im Ganglion wird das 1. Neuron als *präganglionär*, das 2. als *postganglionär* bezeichnet. Trotz des prinzipiell gleichen Aufbaus unterscheiden sich Sympathikus und Parasympathikus hinsichtlich der Ursprünge der präganglionären Neurone im ZNS, der Lage der vegetativen Ganglien sowie der chemischen Überträgerstoffe.

Die Rückmeldungen von den Eingeweiden, z. B. über den Füllungszustand von Organen (Druck oder Spannung), zurück zum Zentralnervensystem erfolgen über afferente vegetative Nervenfasern, deren Zellkörper, ähnlich wie bei den somatisch afferenten Fasern, in den sensiblen Spinalganglien liegen. Es gibt also im Gegensatz zur efferenten Bahn nur ein Neuron.

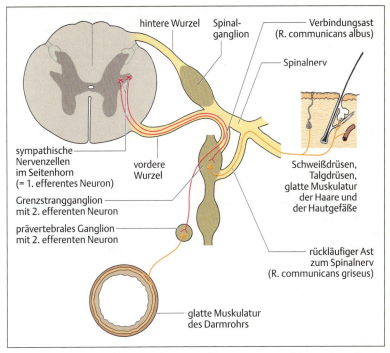

Abb. 14.**2** **Prä- und postganglionäre Nervenfasern im Sympathikus.** Präganglionäre Fasern sind pink, postganglionäre rot dargestellt

14.3 Sympathisches Nervensystem

14.3.1 Funktion

Das sympathische Nervensystem dominiert, wenn man sich in einer *physischen* und *psychischen Stresssituation* befindet. In beiden Fällen fühlt man sich bedroht, und der Körper reagiert automatisch mit der Vorbereitung zur Flucht oder zum Kampf. Unter diesen Umständen beginnen die Muskeln verstärkt zu arbeiten, so dass sie mehr Sauerstoff und Energie benötigen. Die Atemfrequenz steigt, und die Bronchien öffnen sich für eine schnellere und höhere Luftzufuhr, das Herz schlägt schneller und heftiger, um den Auswurf an Blut im Herzen zu erhöhen und den Blutdruck ansteigen zu lassen. Die Arterien des Herzens und der Willkürmuskulatur erweitern sich, damit mehr Blut durchfließen kann, wohingegen sich die Arterien zur Haut sowie zu den peripheren Gebieten des Körpers verengen (daher fühlt die Haut sich in Stresssituationen kalt an). Auf diese Weise wird mehr Blut zu den aktiven Muskeln gelenkt. Die Leber metabolisiert Glykogen zur schnellen Energiebereitstellung, und die Darmperistaltik geht zurück, da der Körper weder Zeit noch Energie zur Verdauung bereitstellt. Um einen besseren Überblick über die Umgebung zu gewinnen, erweitern sich die Pupillen, die Haare stellen sich auf, und man schwitzt.

14.3.2 Aufbau

Die Zellkörper des 1. sympathischen Neurons befinden sich im *Seitenhorn* des Rückenmarks (Abb. 14.2), und zwar nur zwischen dem 1. thorakalen und dem 4. lumbalen Segment (Th$_1$–L$_4$) (Abb. 14.1a). Daher ist auch die Bezeichnung *„thorakolumbales System"* gebräuchlich. Die Nervenfasern verlassen das Rückenmark über die Vorderwurzel und treten über einen Verbindungsast (R. *communicans albus)* in den *sympathischen Grenzstrang (Truncus sympathicus)* ein, der aus einer Anzahl von Ganglien und Nervenfasern besteht und sich beiderseits der Wirbelsäule vom Hals bis zum Kreuzbein erstreckt. Der Grenzstrang wird auch als paravertebrale Ganglienkette bezeichnet.

Zur sympathischen Innervation der *Schweißdrüsen,* der *glatten Muskulatur der Hautgefäße* sowie der *Haare* verlassen die präganglionären sympathischen Axone das Rückenmark über die Vorderwurzel und treten über die Rr. communicantes albi in den Grenzstrang ein. Nach Umschaltung in den Grenzstrangganglien verlaufen die marklosen postganglionären Axone in den Rr. communicantes grisei wieder zurück zum Spinalnerv und erreichen mit den peripheren Nerven ihre Erfolgsorgane.

Die Zellkörper der Neurone, die für die sympathische Innervation von *Herz* und *Lunge* verantwortlich sind, befinden sich im Seitenhorn der Segmente Th$_1$–Th$_4$. Die Axone verlassen das Rückenmark und treten über die Rr. communicantes albi in die Grenzstrangganglien ein, wo sie mit dem 2. Neuron in synaptischen Kontakt treten. Die Letzteren verlassen die Ganglien und bilden spezifische Nerven, die das Herz und die Lungen erreichen. Das 1. Neuron *(präganglionäres Neuron)* ist markhaltig, das 2. *(postganglionäres Neuron)* weist keine Markscheide auf.

Die sympathischen Nervenfasern für die Versorgung der *Drüsen* (z. B. Speicheldrüsen) und der *glatten Muskulatur im Bereich des Kopfes* verlassen als präganglionäre Neurone auf Höhe des ersten thorakalen Segments (Th_1) das Rückenmark, treten über den R. communicans albus in den Grenzstrang ein und steigen auf, bis sie das oberste sympathische Halsganglion *(Ganglion cervicale superius)* in der oberen Halsregion erreicht haben (Abb. 14.1a). Hier treten sie in synaptischen Kontakt mit einem 2. Neuron, dessen postganglionäre Fasern das Ganglion verlassen und die Drüsen sowie andere Strukturen innervieren. Die postganglionären Axone erreichen ihr Zielgebiet, indem sie sich auf ihrem Weg zu den Erfolgsorganen um die Arterien winden, die die innervierten Strukturen versorgen. Auf diese Weise erreichen die Neurone zusammen mit den Arterien die Drüsen und glatten Muskeln, um sie zu innervieren.

Die sympathischen Fasern, die für die Versorgung der *Baucheingeweide* zuständig sind, befinden sich in den Seitenhörnern der Segmente Th_5–Th_{12}. Ihre Axone durchziehen den Grenzstrang, bilden die *Nn. splanchnici major* und *minor* und werden erst in den so genannten prävertebralen Ganglien *(Ganglion coeliacum* und *Ganglion mesentericum superius)* auf das 2. Neuron umgeschaltet (Abb. 14.1a u. **b**). Die postganglionären Axone bilden netzartige Geflechte (z. B. das so genannte *Sonnengeflecht* des Ganglion coeliacum = *Plexus solaris*) (Abb. 14.3) und ziehen mit den Gefäßen zu den Erfolgsorganen.

Einige der präganglionären Axone verlaufen direkt zur *Nebenniere*. Die Zellen des Nebennierenmarks sind *umgewandelte Nervenzellen* (Zellkörper postganglionärer Neurone), die auf die Sekretion von Adrenalin (80%) und Noradrenalin (20%) spezialisiert sind. Beide Hormone werden in den Blutkreislauf abgegeben und unterstützen die neuronalen sympathischen Wirkungen auf die Organe. Sie sorgen vor allem für eine schnelle Bereitstellung von Brennstoffen (z. B. Glucose, Fettsäuren) in körperlichen Stresssituationen. Adrenalin und Noradrenalin werden jedoch auch bei emotionalem Stress an das Blut abgegeben, und es ist gut vorstellbar, dass dauernd sich wiederholende körperliche und seelische Anspannung (z. B. im Straßenverkehr und am Arbeitsplatz) mit einem langfristig erhöhten Adrenalinspiegel im Blut das Entstehen verschiedener Erkrankungen begünstigt.

Die meisten der präganglionären Zellkörper für die *Beckenorgane* befinden sich in den Seitenhörnern der Rückenmarkssegmente L_1–L_4. Ihre Axone treten über den R. communicans albus in den Grenzstrang ein, ziehen ohne synaptischen Kontakt hindurch, um bis zum Ganglion mesentericum inferius abzusteigen. Von hier aus spalten sich die postganglionären Axone fächerförmig auf (Plexus mesentericus inferior), um die Harn- und Genitalorgange sowie den absteigenden Dickdarm, den S-förmigen Dickdarm und den Enddarm zu versorgen (Abb. 14.3).

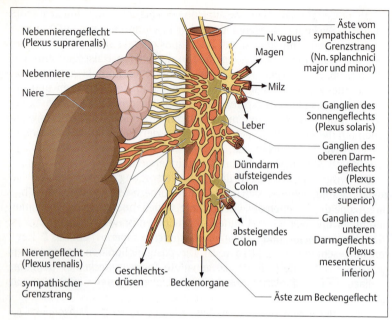

Abb. 14.3   **Die vegetativen Geflechte im Bauchraum**

Überträgerstoffe

Der chemische Überträgerstoff *(Transmitter)* des präganglionären Neurons ist *Acetylcholin*, die Transmitter des postganglionären Neurons sind *Noradrenalin* sowie geringe Mengen von *Adrenalin* (Ausnahme [!]: Acetylcholin an den Schweißdrüsen der Haut).

14.3.3 Postsynaptische Rezeptoren an den Erfolgsorganen

Für das Verständnis der Wirkung der beiden sympathischen Überträgerstoffe Noradrenalin und Adrenalin ist es wichtig zu wissen, dass an den sympathisch innervierten Erfolgsorganen zwei Haupttypen von Rezeptoren existieren: so genannte α- und β-*Rezeptoren*. Die unterschiedlichen Wirkungen von Noradrenalin, das hauptsächlich an den Endigungen der postganglionären sympathischen Fasern abgegeben wird, und von Adrenalin, das vorwiegend aus dem Nebennierenmark freigesetzt wird, lassen sich auf die unterschiedlichen Reaktionen mit den sympathischen Rezeptoren zurückführen. Während α-Rezeptoren besonders gut auf Noradrenalin reagieren, sprechen die β-Rezeptoren besonders auf Adrenalin an. Ganz allgemein übermitteln die α-Rezeptoren die erregende Wirkung des Sympathikus, die β-Rezeptoren dagegen die hemmende.

So führt beispielsweise die Erregung von α-Rezeptoren an der Gefäßwandmuskulatur zu einer Gefäßverengung (Vasokonstriktion) und damit zu einem Blutdruckanstieg. Eine Ausnahme macht die glatte Muskulatur des Magen-Darm-Traktes, wo die Reizung von α-Rezeptoren eine hemmende Wirkung ausübt. Die Folge ist eine Erschlaffung der Muskulatur. Die Erregung von β-Rezeptoren dagegen führt an der Gefäßwandmuskulatur zu einer Gefäßerweiterung (Vasodilatation) und an der Bronchialmuskulatur zu einer Erweiterung der Bronchien. Eine Ausnahme macht in diesem Fall das Herz, wo die Reizung der β-Rezeptoren erregend wirkt. Die Folge ist eine Steigerung der Herzschlagfrequenz.

Von therapeutischem Interesse sind pharmakologische Substanzen, die auf die beiden Rezeptorentypen blockierend wirken, so genannte α- bzw. β-*Blocker*. So kann man beispielsweise mit einem β-Blocker über eine Erniedrigung der Herzfrequenz den Blutdruck eines Hypertonie-Patienten senken. Der Patient dürfte aber nicht gleichzeitig an einem Asthma bronchiale leiden, da die Blockierung von β-Rezeptoren eine Erschlaffung der Bronchialmuskulatur und somit die Erweiterung der Bronchien verhindert (s. oben). Dieser Effekt würde die Atemnot des betroffenen Patienten noch verstärken.

14.4 Parasympathisches Nervensystem

14.4.1 Funktion

Während das sympathische Nervensystem in Stresssituationen dominiert und seine Aktivität katabolen (Körpersubstanz abbauenden) Charakter hat, dominiert das parasympathische System, wenn man ruhig und entspannt ist. In solchen Situationen schlägt das Herz langsamer, die Peristaltik und andere Verdauungsfunktionen sind aktiv, die Pupillen sind verengt und die Atemfrequenz ist verlangsamt. Diese Stoffwechselprozesse haben anabolen (Körpersubstanz aufbauenden) Charakter.

14.4.2 Aufbau

Anatomisch gesehen liegen die präganglionären Zellkörper im *Hirnstamm* sowie in den *Seitenhörnern der Kreuzbeinregion* des Rückenmarks, und deswegen wird dieses System auch *„kraniosakrales System"* genannt.

Überträgerstoff

Der chemische Transmitter des Parasympathikus ist sowohl prä- als auch postganglionär *Acetylcholin*.

14.4.3 Kopfteil des Parasympathikus

Im Hirnstamm liegen die Zellkörper in verschiedenen spezifischen Kernen, deren parasympathische Axone sich dem III., VII., IX. und X. Hirnnerv anschließen (Abb. 14.**4**).

III. Hirnnerv (N. oculomotorius)

Auf Höhe des Mittelhirns liegen präganglionäre Zellkörper im Nucleus Edinger-Westphal, einem parasympathischen Kerngebiet. Die Axone schließen sich den 2. motorischen Neuronen des N. oculomotorius an, um zusammen mit ihnen den Hirnstamm zu verlassen und zum Auge zu ziehen (Abb. 14.**4**). Kurz vorher spalten sich die präganglionären Axone von dem Nerv ab und treten in das Ganglion ciliare ein, um mit postganglionären Axonen in synaptischen Kontakt zu treten. Diese verlaufen als kurze Axone (Nn. ciliares breves) zum M. sphincter pupillae (Verengung der Pupille = Miosis) sowie zum M. ciliaris (Akkommodation = Fern- und Nahsehen).

VII. Hirnnerv (N. facialis)

Die präganglionären Zellkörper, die mit dem N. facialis assoziiert sind, liegen im Nucleus salivatorius superior, und ihre Axone verlaufen zum Ganglion pterygopalatinum sowie zum Ganglion submandibulare (Abb. 14.**4**). Von hier aus ziehen die postganglionären Axone zur Tränendrüse (Glandula lacrimalis), zu den Nasen- und Gaumendrüsen (Glandulae nasales und palatinae) sowie zu der Unterkieferspeicheldrüse und der Unterzungenspeicheldrüse (Glandulae submandibularis und sublingualis).

Parasympathisches Nervensystem

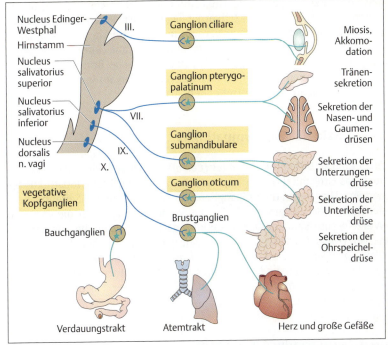

Abb. 14.**4** **Kopfteil des Parasympathikus.** Die parasympathischen Fasern verlassen den Hirnstamm mit dem III. (N. oculomotorius), VII. (N. facialis) und IX. Hirnnerv (N. glossopharyngeus) und werden in den vegetativen Kopfganglien von prä- auf postganglionär geschaltet. Die Fasern des X. Hirnnervs (N. vagus) werden organnah in den Brust- und Bauchganglien umgeschaltet

IX. Hirnnerv (N. glossopharyngeus)

Die präganglionären Zellkörper des parasympathischen Anteils des N. glossopharyngeus liegen im Nucleus salivatorius inferior. Die Axone ziehen zum Ganglion oticum, von dem aus postganglionäre Fasern zur Ohrspeicheldrüse (Glandula parotis) verlaufen (Abb. 14.**4**).

X. Hirnnerv (N. vagus)

Der N. vagus ist der wichtigste Hirnnerv, denn die meisten seiner Fasern sind parasympathische Neurone, die Herz, Lungen sowie alle Baucheingeweide bis zur linken Dickdarmkrümmung (Flexura coli sinistra) innervieren. Die präganglionären Zellkörper liegen im Nucleus dorsalis N. vagus, und die Axone ziehen mit dem N. vagus in die Peripherie, um in Ganglien, die in den Organwänden der obengenannten Organe (intramurale Ganglien) oder in deren Nähe liegen (parasympathische Brust- und Bauchganglien) zu enden (Abb. 14.**4**). Von diesen Ganglien aus innervieren postganglionäre Neurone die betreffenden Strukturen.

14.4.4 Sakraler Parasympathikus

Ab der *linken Dickdarmkrümmung (Colonflexur)* werden der Dickdarm wie auch das Urogenitalsystem vom sakralen Anteil des Parasympathikus innerviert. Hier liegen die präganglionären Zellkörper in den Seitenhörnern der Rückenmarkssegmente S_2–S_5. Die Axone verlaufen über die vorderen Wurzeln zum Spinalnerv, den sie kurz darauf verlassen, um als Beckennerven *(Nn. splanchnici pelvini)* an den parasympathischen Ganglien des *Plexus hypogastricus* zu enden. Nach Umschaltung auf die postganglionären Neurone ziehen die Axone weiter zum absteigenden Dickdarm, zum S-förmigen Dickdarm, zum Mastdarm, zum Harnleiter, zur Blase sowie zu den Genitalorganen (Abb. 14.**1a**).

14.5 Darmwandnervensystem

Das Darmwandnervensystem steuert wesentliche Funktionen des Magen-Darm-Kanals als *Verdauungsorgan, endokrines Organ* und *Immunorgan*. Zum enterischen Nervensystem gehören alle neuronalen Elemente innerhalb des Magen-Darm-Kanals vom Oesophagus bis zum inneren ringförmigen Afterschließer (M. sphincter ani internus). Es besteht aus mehreren Nervengeflechten (Plexus), die sich in den verschiedenen Schichten der Darmwand ausbreiten. Die Nervenzellen befinden sich hauptsächlich in den Ganglien der drei großen Nervengeflechte:

- Plexus myentericus (Auerbach),
- Plexus submucosus externus (Schabadasch),
- Plexus submucosus internus (Meissner).

Der Plexus myentericus liegt zwischen äußerer Längs- und innerer Ringmuskulatur, die beiden anderen Geflechte befinden sich in der Submucosa (Abb. 14.**5**).

Darmwandnervensystem

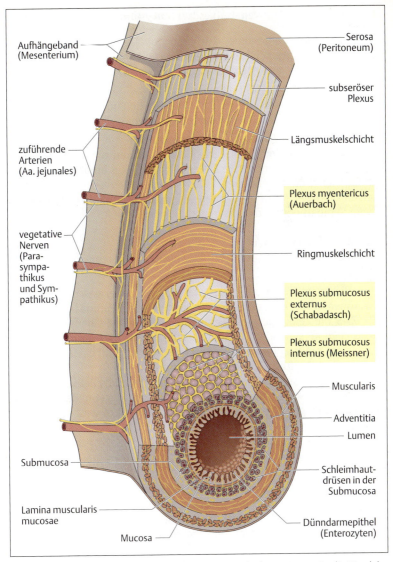

Abb. 14.**5 Nervengeflechte des Dünndarms.** Im Vergleich zum Lumen ist die Wand des Dünndarms in diesem Schema etwas überproportional dargestellt (nach Netter)

Zusammenfassung: Vegetatives Nervensystem

Das vegetative = autonome bzw. viszerale) Nervensystem (NS) beeinflusst Organfunktionen, die unwillkürlich und unbewusst ablaufen (z. B. Herz-, Kreislauf- und Atemfunktion). Man unterscheidet drei Anteile:

- das sympathische NS (Sympathikus),
- das parasympathische NS (Parasympathikus) und
- das enterische NS (Darmwandnervensystem).

Sympathikus und *Parasympathikus* innervieren mit wenigen Ausnahmen alle Organe und sind Gegenspieler (Antagonisten), d. h. sie haben gegensetzliche Wirkungen (z. B. Herz: Sympathikus erhöht, Parasympathikus senkt die Herzfrequenz). Das enterische Nervensystem wirkt als eigenständiger Teil im gesamten Magen-Darm-Trakt, es wird jedoch vom Sympathikus und Parasympathikus beeinflusst.

■ Allgemeiner Aufbau

Sympathikus und Parasympathikus besitzen efferente und afferente Neurone.

- *Efferenzen:* Sie bestehen aus zwei hintereinander geschalteten Neuronen, wobei die Zellkörper des 1. efferenten Neurons innerhalb des ZNS, die Zellkörper des 2. efferenten Neurons in einem vegetativen Ganglion (synaptische Umschaltstelle) liegen. Man spricht auch von einem präganglionären (1. efferentes Neuron) und einem postganglionären Neuron (2. efferentes Neuron).
- *Afferenzen:* Sie bestehen aus einem Neuron, dessen Zellkörper in den sensiblen Spinalganglien liegt, d.h., auf dem Weg vom Rezeptor, z. B. in den Eingeweiden, bis ins Zentralnervensystem wird nicht umgeschaltet.

■ Sympathisches Nervensystem
Funktion

Das sympathische Nervensystem dient der Leistungssteigerung und dominiert in physischen und psychischen Stresssituationen, z. B. Erhöhung des Blutdruckes, Beschleunigung des Herzschlages und der Atemfrequenz, Erweiterung der Bronchien, vermehrte Durchblutung der Skelettmuskulatur, Erweiterung der Pupillen, Aufstellen der Haare, vermehrte Schweißabsonderung, Dämpfung der Darmperistaltik, Verminderung der Sekretion der intestinalen Drüsen, Erhöhung des Energiestoffwechsels.

Aufbau

Die Zellkörper der präganglionären efferenten Neurone liegen in den Seitenhörnern der Rückenmarkssegmente Th_1–L_4. Die Axone verlassen das Rückenmark über die vordere Wurzel und ziehen über einen Verbindungsast (R. communicans albus) zu den paarigen Grenzstrangganglien, in denen die synaptische Umschaltung auf die postganglionären efferenten Neurone erfolgt. Ihre Axone verlaufen über einen Verbindungsast (R. communicans griseus) zurück zum Spinalnerv, um mit ihm zum Erfolgsorgan zu ziehen (Herz, Lungen, Schweißdrüsen, glatte Muskulatur der Hautgefäße und Haare). Die synaptische Umschaltung für die Speicheldrüsen und die glatte Muskulatur am Kopf erfolgt im obersten Grenzstrangganglion des Halses (Ganglion cervicale superius). Für die Bauch- bzw. Beckenorgane erfolgt die synaptische Umschaltung in den unpaaren prävertebralen Ganglien (Bauchorgane: Ganglion coeliacum und Ganglion mesentericum superius; Beckenorgane: Ganglion mesentericum inferius). Sympathische Innervation des Nebennierenmarks erfolgt direkt über präganglionäre Neurone, die synaptisch an den Nebennierenmarkzellen (umgewandelte postganglionäre Neurone) enden und die Ausschüttung der beiden Nebennierenmarkhormone Adrenalin und Noradrenalin (können über α- und β-Rezeptoren sympathische Reaktionen am Erfolgsorgan hervorrufen) ins Blut bewirken.

Chemische Überträgerstoffe (Transmitter)

Acetylcholin (Grenzstrang- bzw. prävertebrale Ganglien) und Noradrenalin (Erfolgsorgan). Ausnahme: Schweißdrüsen (Acetylcholin).

■ Parasympathisches Nervensystem

Funktion

Das parasympathische Nervensystem dient der Regeneration und dem Aufbau der körperlichen Reserven, z.B. Absenkung des Blutdruckes, Verlangsamung des Herzschlages und der Atemfrequenz, Verstärkung der Darmperistaltik und anderer Verdauungsfunktionen, Erhöhung der Speichelsekretion, Förderung der Darm- und Blasenentleerung, Verengung der Pupillen.

Aufbau

Die Zellkörper der präganglionären efferenten Neurone liegen im Hirnstamm (Kopfteil des Parasympathikus) und in den Seitenhörnern der Rückenmarkssegmente S_2–S_5 (sakraler Parasympathikus).

- *Kopfteil des Parasympathikus:* Präganglionäre Neurone verlassen den Hirnstamm mit dem III., VII., IX. und X. Hirnnerv und werden in den vegetativen Kopfganglien umgeschaltet. Ausnahme: Umschaltung der Neurone des N. vagus (organnahe Brust- und Bauchganglien). Ihre postganglionären Neurone innervieren mit Ausnahme des N. vagus innere Augenmuskeln und Drüsen am Kopf:
    N. oculomotorius (III): Ganglion ciliare (innere Augenmuskeln),
    N. facialis (VII): Ganglion pterygopalatinum (Tränendrüse, Nasen- und Gaumendrüsen) und Ganglion submandibulare (Unterzungen- und Unterkieferdrüse),
    N. glossopharyngeus (IX): Ganglion oticum (Ohrspeicheldrüse),
    N. vagus (X): Brustganglien (Atemtrakt, Herz) und Bauchganglien (Verdauungstrakt).
- *Sakraler Parasympathikus:* Präganglionäre Neurone verlassen das Sakralmark (Nn. splanchnici pelvini) und werden in organnahen Ganglien des Plexus hypogastricus auf postganglionäre Neurone umgeschaltet und ziehen zu folgenden Organen: absteigender und S-förmiger Dickdarm, Rectum, Blase, Harnleiter und Genitalorgane.

Chemische Überträgerstoffe (Transmitter)
Acetylcholin (prä- und postganglionär).

Enterisches Nervensystem (Darmwandnervensystem)
Es besteht aus etwa 10–100 Millionen Nervenzellen, die sich in Ganglien der Darmwand befinden und deren Axone untereinander durch Nervengeflechte (Plexus) verbunden sind:

- *Plexus myentericus (Auerbach):* zwischen Ring- und Längsmuskulatur,
- *Plexus submucosus externus (Schabadasch):* äußere Submukosa,
- *Plexus submucosus internus (Meissner):* innere Submukosa.

15
Sinnesorgane

Inhaltsübersicht

15.1 Rezeptoren und Sinneszellen 624

15.2 Auge 624
15.2.1 Aufapfel (Bulbus oculi) 624
– Lage und Wandaufbau des Augapfels 624
– Vorderer Teil des Augapfels 626
  Vordere und hintere Augenkammer 626
  Linse (Lens) und Akkommodationsvorgang 627
  Regenbogenhaut (Iris) und Pupillenreflexe 629
  Hornhaut (Cornea) 629
– Hinterer Teil des Augapfels 630
  Lederhaut (Sclera) 630
  Aderhaut (Choroidea oder Uvea) 630
  Netzhaut (Retina) 630
  Stäbchen und Zapfen 632
  Blinder Fleck (Papilla nervi optici) 632
  Gelber Fleck (Macula lutea) 633
  Augenhintergrund 634
15.2.2 Optischer Apparat 634
– Brechkraft 634
– Fehlsichtigkeit 635
  Kurzsichtigkeit 635
  Weitsichtigkeit 636
  Astigmatismus 636
  Sehschärfe 637
15.2.3 Sehbahn 638
– Gesichtsfeldausfälle 638
15.2.4 Hilfseinrichtungen 640
– Augenlider (Palpebrae) 640
– Tränenapparat 640
– Äußere Augenmuskeln 641

15.3 Ohr 643
15.3.1 Gehörorgan 644
– Äußeres Ohr 644
– Mittelohr 644
– Innenohr 647
– Hörbahn 647
– Hörvorgang 649
– Hörstörungen 650
15.3.2 Gleichgewichtsorgan 650
– Macula utriculi und Macula sacculi 651
– Crista ampullaris 652

15.4 Geschmackssinn 653

15.5 Geruchssinn 654

Zusammenfassung 655

15.1 Rezeptoren und Sinneszellen

Auge, Ohr, Nase sowie Tast- und Geschmacksorgane sind die klassischen Sinnesorgane. Die Haut, in der die Rezeptoren für die Tastempfindungen lokalisiert sind, vermittelt jedoch eine Vielzahl weiterer Sinneseindrücke, für die spezielle Rezeptoren in der Haut sitzen (z. B. Temperatur- und Schmerzrezeptoren). Es sind Einrichtungen der objektiven Sinneswahrnehmung, die subjektive Wahrnehmung hingegen, d. h. die Auslösung von Empfindungen oder entsprechendem Verhalten, ist das Ergebnis der im Zentralnervensystem verarbeiteten Impulse.

Die Rezeptoren (Empfänger) der Sinnesorgane nehmen Umweltreize sowie Reize aus dem Körperinneren (z. B. aus den Eingeweiden oder aus den Muskeln, Sehnen oder Gelenken) auf. Sie sprechen entweder auf physikalische Reize (z. B. Druck-, Photo- oder Temperaturrezeptoren) oder auf chemische Reize (z. B. Chemorezeptoren) an.

Dem Bau nach unterscheidet man hauptsächlich zwei unterschiedliche Arten von Zellen mit Rezeptorfunktion. *Primäre Sinneszellen* sind umgewandelte Nervenzellen mit einem Rezeptorende und einem Nervenfortsatz (Neurit), der die Erregungen dem Nervensystem zuleitet (z. B. Riechzellen, Sehzellen in Form von Stäbchen und Zapfen). *Sekundäre Sinneszellen* sind Epithelzellen, die mit Rezeptoren versehen sind (Geschmackszellen, Rezeptorzellen des Innenohrs) und ihre Erregung über Synapsen auf Nervenzellen übertragen.

15.2 Auge

Zum eigentlichen Sehorgan gehören der Augapfel mit seinem Sehnerv und Hilfseinrichtungen in Form von Augenlidern, Tränenapparat und äußeren Augenmuskeln.

15.2.1 Augapfel (Bulbus oculi)

Lage und Wandaufbau des Augapfels

Der annähernd kugelförmige Augapfel liegt in der knöchernen *Augenhöhle* (*Orbita*), eingebettet in Fettgewebe. Die Wand des Augapfels ist aus drei Schichten aufgebaut, die in der vorderen und hinteren Hälfte des Augapfels unterschiedliche Aufgaben wahrnehmen. Von außen nach innen folgen (Abb. 15.**1**):

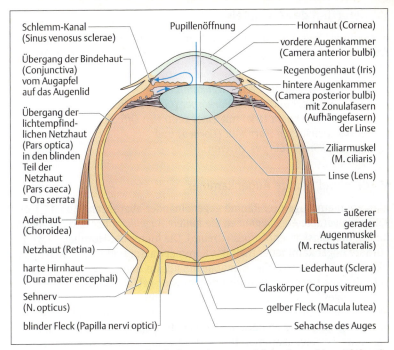

Abb. 15.1 **Horizontalschnitt durch das rechte menschliche Auge** (blaue Pfeile: Abfluss des Kammerwassers)

- die *äußere Augenhaut (Tunica fibrosa bulbi)*, die in der hinteren Hälfte die Lederhaut (Sclera) und in der vorderen Hälfte die Hornhaut (Cornea) bildet,
- die *mittlere Augenhaut (Tunica vasculosa bulbi)*, die als Gefäßhaut (Uvea) in der hinteren Hälfte die Aderhaut (Choroidea) und in der vorderen Hälfte die Regenbogenhaut (Iris) und den Ziliarkörper (Corpus ciliare) bildet,
- die *innere Augenhaut (Tunica interna bulbi)*, die als Netzhaut (Retina) in der hinteren Hälfte die lichtempfindlichen Sinneszellen enthält und in der vorderen Hälfte das Pigmentepithel des Ziliarkörpers sowie die Regenbogenhaut bildet.

Vorderer Teil des Augapfels

Der vordere Teil des Augapfels enthält den optischen (lichtbrechenden) Apparat, der auf der Netzhaut ein Bild erzeugt und aus folgenden Strukturen aufgebaut ist:

- der *vorderen* und *hinteren Augenkammer,*
- der *Linse (Lens)* und dem *Ziliarkörper (Corpus ciliare),*
- der *Regenbogenhaut (Iris)* mit einer *zentralen Öffnung (Pupille),*
- der durchsichtigen *Hornhaut (Cornea)* und
- dem *Glaskörper (Corpus vitreum).*

Vordere und hintere Augenkammer

Man kann am Auge drei Räume gegeneinander abgrenzen (Abb. 15.1 und 15.2): die *vordere Augenkammer,* die *hintere Augenkammer* und das *Augeninnere,* den *Glaskörper (Corpus vitreum).* Die hinter der Hornhaut liegende vordere Augenkammer enthält das Kammerwasser und reicht nach hinten bis an die Pupille und die Regenbogenhaut. Im Bereich des Kammerwinkels, der aus Hornhaut und Regenbogenhaut gebildet wird, liegt ein bindegewebiges Maschenwerk, durch dessen Spalträume das Kammerwasser in eine ringförmig verlaufende Vene, den *Schlemm-Kanal (Sinus venosus sclerae),* gelangt und abfließt. Im Bereich der Pupille steht die vordere mit der hinteren Augenkammer, in der das Kammerwasser gebildet wird, in Verbindung. Die hintere Augenkammer wird von der Hinterfläche der Regenbogenhaut, vom Ziliarkörper (Ziliarmuskel + Zonulafasern) sowie vom vorderen Anteil des Glaskörpers begrenzt. Der Glaskörper enthält weder Gefäße noch Nerven und besteht aus einer wasserklaren gallertigen Substanz (98% Wasser), die im Wesentlichen aus Kollagen und wasserbindender Hyaluronsäure besteht. Er hat eine bulbusstabilisierende Funktion und nimmt etwa 2/3 des gesamten Augapfelvolumens ein.

Augeninnendruck

Die äußere Form des Augapfels wird von seiner bindegewebigen Hülle (Sclera) und vor allem durch einen gegenüber der Umgebung erhöhten Augeninnendruck von etwa 15–20 mmHg (2–3 kPa) aufrechterhalten. Der Augeninnendruck wird durch das Kammerwasser erzeugt, wobei für einen gleichbleibenden Druck das Gleichgewicht zwischen Produktion und Abfluss des Kammerwassers eine wichtige Rolle spielt. Ist beispielsweise der Abfluss im Bereich des Schlemm-Kanals (s. oben) beeinträchtigt, kann es

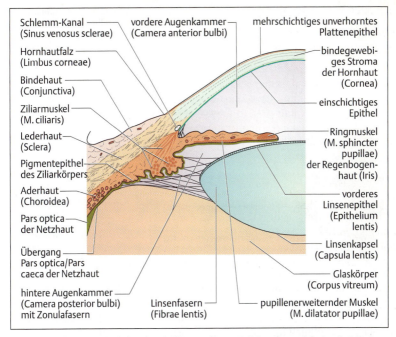

Abb. 15.2 **Horizontalschnitt durch den vorderen Teil des Augapfels** (nach Faller)

zu einer gefährlichen Erhöhung des Augeninnendrucks kommen *(Glaukom* oder *grüner Star)*. Die Druckerhöhung muss medikamentös behandelt werden, da durch den erhöhten Druck eine die Netzhaut schädigende Mangeldurchblutung zustande kommt, die zur Erblindung führen kann.

Linse (Lens) und Akkommodationsvorgang

Durch die hinten stärker als vorn gekrümmte Linse wird das einfallende Licht gebündelt. Die Linse besteht aus Linsenkörper, -epithel und -fasern und ist vollkommen durchsichtig. Sie ist über ein ringförmig angeordnetes Fasersystem (Zonulafasern) am ebenfalls ringförmig verlaufenden *Ziliarmuskel (M. ciliaris)* ausgespannt (Abb. 15.1 und 15.2). Durch Veränderung ihrer Form kann die Linse ihre Brechkraft variieren (s. unten). Auf diese Weise ist das Auge in der Lage, unterschiedlich weit entfernte Gegenstände scharf auf der Netzhaut abzubilden (Akkommodation).

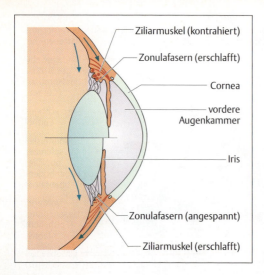

Abb. 15.**3** **Vereinfachte Darstellung des Akkommodationsvorganges.** Obere Hälfte: Naheinstellung (Ziliarmuskel kontrahiert, Zonulafasern erschlafft), untere Hälfte: Ferneinstellung (Ziliarmuskel erschlafft, Zonulafasern angespannt)

Bei Kontraktion des Ziliarmuskels erschlaffen die Zonulafasern auf Grund des verringerten Abstandes zwischen Muskel und Linse (bei einer Muskelkontraktion verkürzt sich der Muskel und der Muskelbauch verdickt sich). Folglich üben die Zonulafasern keinen Zug mehr auf die Linse aus, die sich nun, ihrer eigenen Elastizität folgend, vermehrt wölbt, d. h. ihren Krümmungsradius verändert. Dadurch werden die einfallenden Lichtstrahlen stärker gebrochen, und das Auge akkommodiert auf Nahsehen. Erschlafft der parasympathisch innervierte M. ciliaris, vergrößert sich der Abstand zwischen Linse und Muskel, und die Linse flacht entsprechend dem verstärkten Zug der Zonulafasern ab. Auf diese Weise akkommodiert das Auge auf Fernsicht (Abb. 15.**3**). Die komplizierten Verhältnisse auf einen Blick:

Ziliarmuskel	Zonulafasern	Linse	Brechkraft	Akkommodation
kontrahiert	schlaff	gewölbt	nimmt zu	Nähe
erschlafft	straff	abgeflacht	nimmt ab	Ferne

Mit zunehmendem Alter verlieren die Linsen ihre Elastizität und es kommt zu einer *Verhärtung (Sklerosierung)*. Dadurch verringert sich die Akkommodationsfähigkeit und nahe Gegenstände können nicht mehr scharf gesehen werden *(Alterssichtigkeit* oder *Presbyopie*, s. S. 635).

Regenbogenhaut (Iris) und Pupillenreflexe

Die Regenbogenhaut bildet vor der Linse eine Art *Lochblende (Pupille)*, deren Öffnung durch zwei im Bindegewebe der Regenbogenhaut verlaufende glatte Muskeln *(M. sphincter pupillae* und *M. dilatator pupillae)* verengt und erweitert werden kann (Abb. 15.**2**). Die Kontraktion des parasympathisch innervierten M. sphincter pupillae führt zu einer *Miosis (Verengung)*, während der sympathisch versorgte M. dilatator pupillae die Pupille erweitern kann *(Mydriasis)*. Die Pupillenweite wird reflektorisch reguliert und hängt unter anderem von der Intensität des einfallenden Lichts ab. Sie liegt zwischen 1,5 mm (Miosis) und 8,0 mm (Mydriasis). Dieser Lichtreflex der Pupille lässt sich auch im nicht belichteten Auge auslösen. Trifft beispielsweise Licht aus einer Taschenlampe auf ein Auge, kommt es zur reflektorischen Pupillenverengung in beiden Augen, der so genannten *konsensuellen Lichtreaktion*. Kann der Reflex nicht ausgelöst werden, spricht dies für einen ernsten Zustand innerhalb des ZNS. Auch bei Fixierung eines nahen Gegenstandes kommt es regelmäßig zu einer Verengung der Pupille (Vergrößerung der Tiefenschärfe) sowie zur so genannten *Konvergenzreaktion*. Man versteht darunter das Einwärtsdrehen beider Augenachsen.

Die Farbe der Regenbogenhaut wird durch die Menge und die Lokalisation von Pigmenten im Bindegewebe und rückseitigen Pigmentepithel der Iris hervorgerufen. Ist die Regenbogenhaut völlig pigmentfrei, beruht die rote Farbe auf dem Durchscheinen von Blutgefäßen (Albino).

Hornhaut (Cornea)

Die Hornhaut, als vordere Hälfte der äußeren Augenhaut, ist stärker gekrümmt als die Sclera und liegt als flache Vorwölbung der Vorderseite des Augapfels auf (Abb. 15.**2**). Sie ist frei von Blutgefäßen und wird über Diffusion vom Kammerwasser ernährt. Ihr bindegewebiges Stroma wird an der Außenfläche von einem mehrschichtigen, *unverhornten* (der Begriff „Hornhaut" ist daher irreführend!) Plattenepithel, innen von einem einschichtigen Epithel bedeckt. Ihre Durchsichtigkeit beruht auf einem bestimmten Flüssigkeitsgehalt und Quellungszustand der kollagenfasrigen Lamellen des Stromas. Verändert sich der spezifische Quellungszustand, kommt es zu einer Trübung der Hornhaut.

Hinterer Teil des Augapfels

Im hinteren Abschnitt des Augapfels befinden sich die Lederhaut, die Aderhaut sowie der Wahrnehmungsapparat in Form von Sinneszellen der Netzhaut, deren Fortsätze über den Sehnerv (N. opticus) aus der Bulbushinterwand austreten.

Lederhaut (Sclera)

Die undurchsichtige Lederhaut besteht aus straffen Bündeln kollagener Fasern und hält als dehnungsfeste Bindegewebskapsel, unterstützt durch den Augeninnendruck und den Zug der äußeren Augenmuskeln, die Form des Augapfels aufrecht. Im vorderen Bereich geht die Lederhaut in Höhe des so genannten *Hornhautfalzes (Limbus corneae)* in die Hornhaut über (Abb. 15.**2**), die etwa ein Sechstel der Oberfläche des Augapfels darstellt. An der Austrittsstelle des Sehnervs ist die Lederhaut siebartig durchbrochen *(Lamina cribrosa)* und setzt sich als harte Hirnhaut und Spinngewebshaut auf dem Sehnerv fort (Abb. 15.**1**).

Aderhaut (Choroidea oder Uvea)

Die 0,2 mm dicke Aderhaut ist der Lederhaut von innen aufgelagert und bildet vor dem Limbus corneae den Ziliarkörper, der im Gegensatz zur glatten Aderhaut Leisten, Falten und Fortsätze aufweist. Sein bindegewebiges Stroma setzt sich in die Regenbogenhaut fort. Die Aderhaut besteht aus zartem pigmentiertem Bindegewebe und enthält zahlreiche Blutgefäße (Abb. 15.**5**), die vor allem der Ernährung der angrenzenden Schichten, insbesondere der gefäßfreien äußeren Netzhautschichten, dienen.

Netzhaut (Retina)

Die Netzhaut gliedert sich in den hinteren, *lichtempfindlichen Abschnitt (Pars optica retinae)* und in einen vorderen, *lichtunempfindlichen Teil (Pars caeca retinae)* (Abb. 15.**2**). Die Grenze zwischen beiden Retinaabschnitten verläuft in Form einer gezackten Linie *(Ora serrata)* am hinteren Rand des Ziliarkörpers. Die Pars caeca retinae bedeckt als einschichtiges Epithel den Ziliarkörper und die Hinterfläche der Regenbogenhaut. Im Bereich der Iris ist das Epithel stark pigmentiert.

Die *Pars optica retinae* kleidet den gesamten hinteren Bereich des Augapfels aus und besteht aus zwei Blättern, dem äußeren Pigmentepithel

(Stratum pigmentosum) und der inneren lichtempfindlichen Schicht *(Stratum nervosum)*. Das einschichtige Pigmentepithel grenzt unmittelbar an die Aderhaut und weist längliche braune Pigmentkörnchen auf. Mit unterschiedlich gestalteten Zellfortsätzen reicht das Pigmentepithel bis an die Photorezeptoren des Stratum nervosum. Ihre Hauptfunktion ist die Ernährung der Photorezeptoren.

Der eigentliche lichtempfindliche Teil der Retina ist aus drei Schichten aufgebaut, in denen die Sinneszellen (Photorezeptoren) sowie die 2. und 3. Neurone liegen. Von außen nach innen folgen aufeinander (Abb. 15.4 und 15.5):

- die Schicht der Photorezeptoren (Stratum neuroepitheliale),
- die Schicht der bipolaren Retinaganglienzellen (Stratum ganglionare retinae) und
- die Schicht der Optikusganglienzellen (Stratum ganglionare nervi optici).

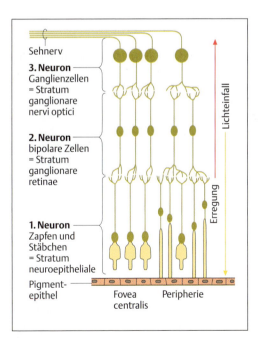

Abb. 15.**4** **Schema der Netzhautschichten.** Im Bereich der Fovea centralis des gelben Flecks kommen als Sinneszellen nur Zapfen vor, außerhalb der Fovea centralis (Peripherie) auch Stäbchen. Man beachte die Richtung des Lichteinfalls! (nach Duus)

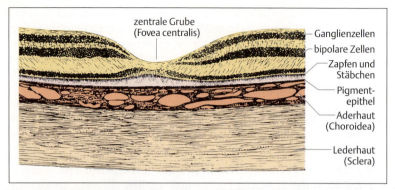

Abb. 15.5 **Längsschnitt durch den gelben Fleck (Macula lutea) eines menschlichen Auges.** In der Fovea centralis fällt das Licht direkt auf die Zapfen

Stäbchen und Zapfen

Die lichtempfindlichen Photorezeptoren, die Stäbchen und Zapfen, liegen in der äußersten, an das Pigmentepithel grenzenden Schicht und werden von Nervenzellen der beiden inneren Schichten überlagert. Dadurch sind die lichtempfindlichen Zellen von der Seite des Lichteinfalls abgekehrt, d. h. das Licht muss zunächst die inneren Schichten der Retina durchdringen, bevor es die Stäbchen und Zapfen erreicht. Man spricht deswegen von einem so genannten *„inversen Auge"*.

Die lichtempfindlichen Sinneszellen bestehen aus etwa 120 Millionen Stäbchen (Hell-Dunkel-Sehen sowie Sehen in der Dämmerung) und etwa 6 Millionen Zapfen (Farbensehen). Sie treten in synaptischen Kontakt mit Schaltzellen (bipolare Retinaganglienzellen, 2. Neuron), deren Axone an den Optikusganglienzellen (3. Neuron) synaptisch enden (Abb. 15.**4**). Die Anzahl der Retina- und Optikusganglienzellen ist erheblich geringer als die der Sinneszellen. Dies bedeutet, dass die Erregung von mehreren Sinneszellen auf nur eine Retina- bzw. Optikusganglienzelle weitergeleitet wird *(Konvergenz der Erregungsleitung).*

Blinder Fleck (Papilla nervi optici)

Schließlich ziehen die zentralen Fortsätze der Optikusganglienzellen zu einer Sammelstelle im Bereich des hinteren Augenpols (Papilla nervi optici), verlassen das Auge über die siebartig unterbrochene Lederhaut (Lamina cribrosa) und ziehen als Sehnerv (N. opticus) zum Zwischenhirn. Im

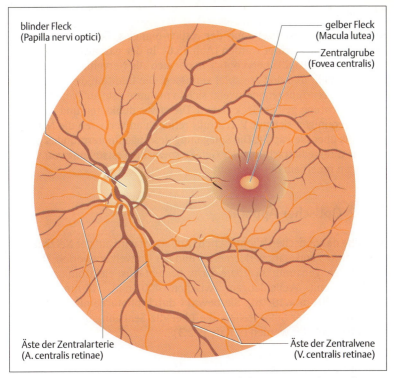

Abb. 15.**6** **Der normale Augenhintergrund eines linken Auges.** In der Papilla nervi optici (blinder Fleck) sammeln sich die Nervenfasern zum N. opticus und die A. centralis retinae tritt ein

Bereich der Papilla nervi optici fehlen Sinneszellen (blinder Fleck). An dieser Stelle treten Gefäße des Sehnervs (A. centralis retinae) ein (Abb. 15.**6**).

Gelber Fleck (Macula lutea)

Am so genannten gelben Fleck, der etwa 4 mm seitlich der Papilla nervi optici liegt (Abb. 15.**5** und 15.**6**), ist die Netzhaut nahezu gefäßfrei und enthält im Bereich einer Vertiefung *(Fovea centralis)* ausschließlich Zapfen. Die übrigen Retinaschichten sind an dieser Stelle zur Seite gedrängt und das einfallende Licht erreicht direkt die Sinneszellen. Macula und Fovea sind daher die Orte des schärfsten Sehens.

Augenhintergrund

Mit einem Augenspiegel kann der rötlich-orange gefärbte Augenhintergrund direkt betrachtet werden (Abb. 15.**6**). In der nasenwärts gelegenen Hälfte liegt die Papilla nervi optici, in der sich alle Nervenfasern der Netzhaut sammeln und den Augapfel verlassen. Die inmitten der Papille eintretende *A. centralis retinae* zweigt sich in mehrere Äste auf, von denen einige in Richtung gelber Fleck ziehen. Die etwas dunkleren und stärkeren Venen vereinigen sich zur *V. centralis retinae* und verlassen die Netzhaut ebenfalls über die Papille. Die Spiegelung des Augenhintergrundes gestattet eine direkte Betrachtung der Gefäße sowie die Feststellung von Veränderungen innerhalb der Netzhaut.

15.2.2 Optischer Apparat

Mit Hilfe des optischen (dioptrischen) Apparates wird auf der Netzhaut ein umgekehrtes und stark verkleinertes Bild der Umwelt entworfen. Das einfallende so genannte *sichtbare Licht* besteht aus elektromagnetischer Strahlung mit Wellenlängen zwischen 400 und 700 nm (1 nm = 0,000.000.001 m = 10^{-9} m). Sie bewirkt durch photochemische Prozesse eine Erregung der Sinneszellen, die über die Sehbahn zur Sehrinde des Großhirns geleitet werden (s. Kap. 15.2.3).

Brechkraft

Das auf der Netzhaut entworfene Bild kommt durch die Brechung der Lichtstrahlen an den gekrümmten Flächen (z. B. Hornhaut, Linse) zustande. Um scharf zu sehen, müssen sich alle Strahlen, die von einem bestimmten Punkt eines Gegenstandes herrühren, auf der Netzhaut wieder punktförmig vereinigen. Der optische Apparat unseres Auges wirkt also wie eine Sammellinse. Je stärker die Linse gekrümmt (gewölbt) ist, um so kräftiger werden die einfallenden Strahlen gebrochen (Brechkraft nimmt zu) und um so kürzer ist ihre Brennweite. Beim Nahsehen *(Nahakkommodation)* muss die Brechung verstärkt werden, beim Sehen in die Ferne *(Fernakkommodation)* ist eine geringere Brechkraft nötig, die Linse flacht sich ab.

Als Maß für die Brechkraft des optischen Apparates des Auges gilt die *Dioptrie (dpt)*. Sie errechnet sich wie folgt:

■ Brechkraft (dpt) = 1/Brennweite (m)

Der gesamte optische Apparat des menschlichen Auges hat bei maximal fernakkommodiertem Auge (abgeflachte Linse) eine vordere Brennweite von 0,017 m (17 mm), die Gesamtbrechkraft ist also 1/0,017 = 59 dpt. Bei maximaler Nahakkommodation (gekrümmte Linse) nimmt die Brechkaft um etwa 10 dpt zu. Diese Brechkraftvergrößerung wird auch *Akkommodationsbreite* genannt. Infolge eines im Alter mehr und mehr zunehmenden Elastizitätsverlustes der Linse (Entspannungsfähigkeit geht verloren) nimmt die Akkommodationsbreite ab und es kommt zur *Alterssichtigkeit (Presbyopie)*. Hierbei ist das Sehen in die Ferne ungestört, zum Nahsehen (z. B. Lesen) muss jedoch eine Brille mit einer Sammellinse verwendet werden.

Kommt es im Alter zu einer Linsentrübung, dem so genannten *grauen Star (Katarakt)*, wird bei fortgeschrittenen Fällen die Linse operativ entfernt. Die verlorene Brechkraft der Linse muss entweder durch eine starke Sammellinse (Starbrille) oder durch eine Kunststofflinse ersetzt werden, die anstelle der entfernten Linse implantiert wird.

Fehlsichtigkeit

Neben der Fehlsichtigkeit im Alter (Presbyopie) können angeborene Fehler der Augapfelform eine Fehlsichtigkeit verursachen. Die Vorderfläche der Hornhaut ist von der Oberfläche der Netzhaut normalerweise genau 24,4 mm entfernt. Ist dieser Abstand zu kurz oder zu lang, resultiert daraus eine Fehlsichtigkeit. Bei zu langem Augapfel spricht man von *Kurzsichtigkeit (Myopie)*, bei zu kurzem Augapfel von *Weitsichtigkeit (Hyperopie)* (Abb. 15.**7a** u. **b**).

Kurzsichtigkeit

Bei Kurzsichtigkeit vereinigen sich die aus dem Unendlichen kommenden Lichtstrahlen bereits vor der Netzhaut und gehen anschließend wieder auseinander. Die Brechkraft des Auges ist somit relativ zur Länge des Auges zu groß, wodurch das auf die Netzhaut projizierte Bild unscharf abgebildet wird. Kurzsichtige (myope) Personen können mit ihrem zu langen Augapfel also nur in der Nähe scharf sehen. Um auch in der Ferne scharf zu sehen, müssen sie eine Brille mit konkaven Linsen (Zerstreuungslinsen) tragen (Abb. 15.**7b**).

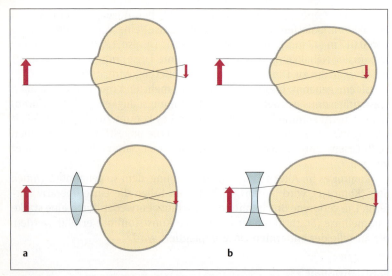

Abb. 15.7a u. b **Weitsichtigkeit (Hyperopie) und Kurzsichtigkeit (Myopie)**
a Bei zu kurzem Augapfel (Weitsichtigkeit) Korrektur mit Sammellinsen (+ Dioptrien),
b bei zu langem Augapfel (Kurzsichtigkeit) Korrektur mit Zerstreuungslinsen (– Dioptrien)

Weitsichtigkeit

Bei Weitsichtigen vereinigen sich die aus dem Unendlichen kommenden Lichtstrahlen wegen des zu kurzen Augapfels erst hinter der Netzhaut. Um entfernte Gegenstände trotzdem scharf erkennen zu können, müssen weitsichtige (hyperope) Personen ständig akkommodieren, d. h. die Brechkraft erhöhen. Daher können Weitsichtige trotz ihres zu kurzen Augapfels Objekte in der Ferne scharf sehen. Für die Betrachtung naher Gegenstände reicht die Brechkraft jedoch nicht mehr aus und sie benötigen zur Korrektur eine konkave Linse (Sammellinse) (Abb. 15.7a). Diese ist auch zum Sehen in die Ferne notwendig, damit die Augen durch die andauernde Kontraktion des Ziliarmuskels nicht ermüden (Kopfschmerzen!).

Astigmatismus

Beim Astigmatismus (Stabsichtigkeit) führt eine unregelmäßige Krümmung der Hornhautoberfläche dazu, dass ein Punkt nicht mehr als Punkt,

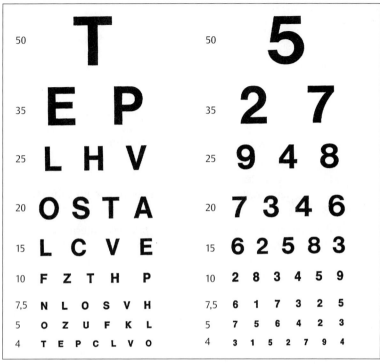

Abb. 15.**8 Sehprobentafel.** Wird die Tabelle in Originalgröße in 5 m Entfernung aufgestellt, so ergibt sich die Sehschärfe (Visus), indem man die Zahl 5 durch diejenige Zahl teilt, welche die noch eben lesbare Zeile bezeichnet; z. B. $5/5$ = 1,0 oder $5/25$ = 0,2 (nach Hollwich)

sondern als Strich abgebildet wird. Dieser Fehler wird durch Zylindergläser, die in der entsprechenden Richtung gekrümmt sind, ausgeglichen.

Sehschärfe

Die Fähigkeit des Auges, in einer bestimmten Entfernung zwei benachbarte Punkte noch getrennt wahrzunehmen, wird als Auflösevermögen oder Sehschärfe (Visus) bezeichnet. Geprüft wird der Visus mit besonderen Schriftprobentafeln, die in der Regel aus einer Entfernung von 5 m gelesen werden. Bei guten Lichtverhältnissen sollte ein normales Auge zwei 1,5 mm entfernte Punkte auf der Tafel als getrennt wahrnehmen (Abb. 15.**8**).

15.2.3 Sehbahn

Jedes Auge hat ein *äußeres (temporales)* und ein *inneres (nasales) Gesichtsfeld*, wobei das einfallende Licht des temporalen Gesichtsfeldes auf den nasalen Teil der Netzhaut trifft und das nasale Gesichtsfeld auf den temporalen Teil der Netzhaut projiziert wird (Abb. 15.9).

Die Sehbahn beginnt in der Netzhaut und endet in der *Sehrinde* im Bereich des *Sulcus calcarinus* des Hinterhauptlappens. Sie besteht aus insgesamt *vier hintereinandergeschalteten Neuronen*, von denen die Zellkörper der ersten drei Neurone in der Netzhaut liegen (Abb. 15.4).

- die Photorezeptoren (1. Neuron),
- die Retinaganglienzellen (2. Neuron) und
- die Optikusganglienzellen (3. Neuron), deren Axone im Sehnerv nach hinten ziehen.

In Höhe der *Sehnervenkreuzung (Chiasma opticum)* unterhalb des Zwischenhirns kreuzen die Axone von den nasalen Netzhauthälften, um sich den nicht kreuzenden Axonen von den temporalen Netzhauthälften anzuschließen. Sie ziehen gemeinsam im *Sehtrakt (Tractus opticus)* weiter nach hinten und enden im äußeren Kniekörper des Zwischenhirns *(Corpus geniculatum laterale)*. Dort treten sie in synaptischen Kontakt mit den 4. Neuronen, deren Axone die Sehstrahlung bilden, die in der Sehrinde des Großhirns endet (Abb. 15.9).

Auf diese Weise wird das linke Gesichtsfeld von jedem Auge auf der Sehrinde der rechten Hemisphäre repräsentiert, wohingegen die rechten Gesichtsfelder auf der Sehrinde der linken Hemisphäre repräsentiert werden. Der Bezirk des schärfsten Sehens, die Macula lutea mit der Fovea centralis, wird im weitaus größten Abschnitt der Sehrinde dargestellt.

Gesichtsfeldausfälle

Bei einer Augenuntersuchung werden die Gesichtsfelder beider Augen geprüft und aufgezeichnet. Wenn beispielsweise der linke N. opticus verletzt ist (Beispiel a in Abb. 15.9), sind beide Gesichtsfelder dieses Auges betroffen, und es resultiert eine *Blindheit (Anopsie)* des linken Auges. Drückt z. B. ein Tumor der Hirnanhangsdrüse (Hypophyse) auf die kreuzenden nasalen Axone beider Sehnerven im Chiasma (Beispiel b in Abb. 15.9), führt dies zu einer *Halbblindheit (Hemianopsie)* der temporalen Gesichtsfelder beider Augen (so genannte *heteronyme bitemporale Hemianopsie)*. Eine Verletzung des linken Tractus opticus (Beispiel c in

Auge 639

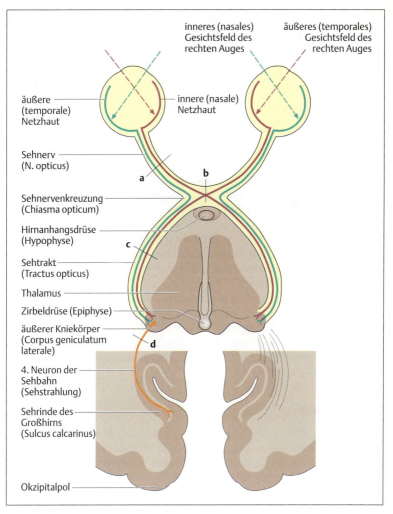

Abb. 15.9 **Sehbahn.** Das innere (nasale) Gesichtsfeld bildet sich auf der äußeren (temporalen) Netzhauthälfte ab, das äußere (temporale) Gesichtsfeld bildet sich auf der inneren (nasalen) Netzhauthälfte ab; Optikusfasern aus der äußeren Netzhauthälfte (grün) laufen ungekreuzt, Optikusfasern aus der inneren Netzhauthälfte (pink) kreuzen auf die Gegenseite. Ausfälle bei Verletzungen des N. opticus (**a**), der inneren Sehnervenkreuzung (**b**), des Tractus opticus (**c**) und des 4. Neurons im Bereich der Sehstrahlung (**d**), s. Text: Gesichtsfeldausfälle

Abb. 15.**9**) wiederum führt zu einem Ausfall des rechten Gesichtsfeldes, einer so genannten *rechten homonymen Hemianopsie* (Ausfall des temporalen Gesichtsfeldes des rechten Auges und des nasalen Gesichtsfeldes des linken Auges). Zu einer ähnlichen Sehstörung führt auch eine Verletzung z. B. der linken Sehstrahlung (Beispiel d in Abb. 15.**9**).

15.2.4 Hilfseinrichtungen

Augenlider (Palpebrae)

Auf der Vorderseite wird der Augapfel schützend von den Augenlidern bedeckt (Abb. 15.**10**). *Oberlid* und *Unterlid* begrenzen die Lidspalte und sind jeweils durch eine *Bindegewebsplatte (Tarsus)* versteift. In den Lidrand eingelagerte verzweigte Talgdrüsen fetten den Lidrand, an dem in mehreren Reihen *Augenwimpern* stehen. Während der äußere Teil der Augenlider von mehrschichtig verhorntem Plattenepithel bedeckt ist, wird die Innenwand der Lider von der *Augenbindehaut (Conjunctiva)* ausgekleidet, deren unverhorntes mehrschichtiges Plattenepithel an der oberen und unteren Umschlagsfalte (Abb. 15.**10**) in die Lederhaut des Augapfels übergeht.

Die wichtigsten Muskeln der Augenlider sind der vom III. Hirnnerv innervierte *obere Augenlidheber (M. levator palpebrae superioris)* (Abb. 15.**11** und 15.**12a** u. **b**) und der vom VII. Hirnnerv versorgte Ringmuskel der Augenhöhle *(M. orbicularis oculi)*, der die Lidspalte schließt. Beide Muskeln unterliegen der Willkürmotorik.

Tränenapparat

Zum Tränenapparat gehören die *Tränendrüse (Glandula lacrimalis)* und die ableitenden Tränenwege. Die seitlich oben vom Augapfel liegende Tränendrüse (Abb. 15.**10**) mündet mit mehreren Ausführungsgängen in den äußeren Teil der oberen Umschlagsfalte. Die Tränenflüssigkeit hält die Vorderfläche des Augapfels ständig feucht und dient der Reinigung und Ernährung der Hornhaut. Sie wird durch den Lidschlag gleichmäßig verteilt und sammelt sich im inneren Augenwinkel.

Die ableitenden Tränenwege beginnen mit den so genannten *Tränenpünktchen*, von denen die Flüssigkeit über das Tränenröhrchen in den Tränensack mündet (Abb. 15.**10**). Von dort gelangt die Tränenflüssigkeit entlang des *Tränen-Nasen-Ganges (Ductus nasolacrimalis)* in die Nasenhöhle im Bereich der unteren Nasenmuschel.

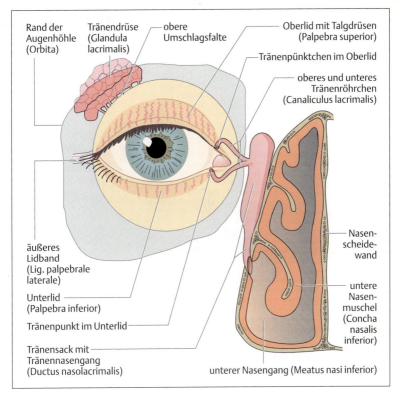

Abb. 15.**10** **Tränenapparat**

Äußere Augenmuskeln

Der im Fettgewebe der *Augenhöhle (Orbita)* liegende Augapfel kann durch sechs quergestreifte äußere Augenmuskeln in alle Richtungen des Raumes bewegt werden (Abb. 15.**11** und 15.**12 a** u. **b**). Hierbei sind die Bewegungen beider Augäpfel funktionell miteinander gekoppelt *(konjugierte Augenbewegungen)*. Man unterscheidet vier gerade *(Mm. recti superior, inferior, medialis* und *lateralis)* und zwei schräge Augenmuskeln *(Mm. obliqui superior* und *inferior)*, die vom III., IV. und VI. Hirnnerv innerviert werden (s. S. 594).

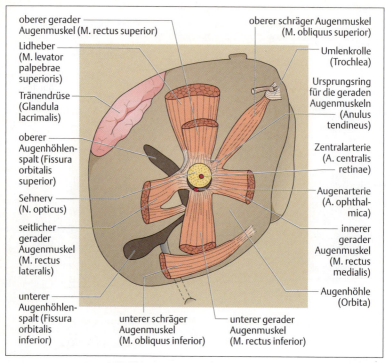

Abb. 15.**11 Ursprung der äußeren Augenmuskeln.** Ansicht von vorn auf die Hinterwand der Augenhöhle (Orbita) (nach Faller)

Die geraden Augenmuskeln entspringen von einem *Sehnenring (Anulus tendineus)* im Bereich des *Sehnervkanals (Canalis opticus)* und ziehen zur Innen- bzw. Außenseite sowie zur oberen und unteren Seite des Augapfels, wo sie mit ihren Sehnen nahe der Cornea in der Lederhaut ansetzen. Auf Grund ihres Verlaufes können sie den Augapfel um eine horizontale Achse heben und senken bzw. um eine senkrechte Achse nach innen und nach außen drehen.

Der obere schräge Augenmuskel entspringt ebenfalls im Bereich des Sehnenringes und zieht entlang der inneren Wand der Augenhöhle schräg nach vorn. Nahe dem Augenhöhlenrand verläuft er durch eine *bindegewebige Schlinge (Trochlea)* (Abb. 15.**11** und 15.**12a** u. **b**), biegt spitzwinklig nach hinten und setzt unter der Sehne des oben geraden Augenmuskels

Ohr **643**

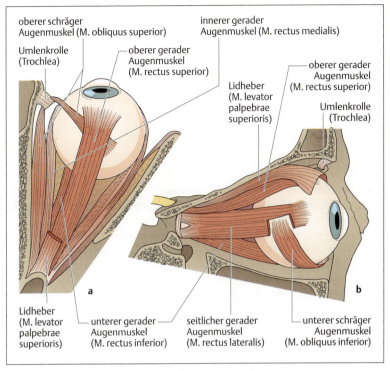

Abb. 15.**12** a u. **b** **Äußere Augenmuskeln des rechten Auges in der Ansicht von oben (a) und von der Seite (b).**
Vorderer Teil des Lidhebers (M. levator palpebrae superioris) in **a** entfernt (nach Kahle)

(M. rectus superior) an. Der untere schräge Augenmuskel kommt vom unteren Orbitarand und zieht zur äußeren Seite des Augapfels. Beide Muskeln bewegen den Bulbus um eine von vorn nach hinten verlaufende (sagittale) Achse.

15.3 Ohr

Das Ohr enthält zwei Sinnesorgane mit unterschiedlichen Funktionen *(Gehör-* und *Gleichgewichtsorgan)*, die aber anatomisch eine Einheit, das *Innenohr*, bilden. Es liegt in der Felsenbeinpyramide des Schläfenbeins (Os temporale) und besteht aus der *Gehörschnecke (Cochlea)* und dem Gleichgewichtsorgan, das aus zwei flüssigkeitsgefüllten *Räumen (Utriculus* und *Sacculus)* und drei ebenfalls mit Flüssigkeit gefüllten *Bogengängen (Ductus semicirculares)* besteht. Das Gehörorgan hat im Gegensatz zum Gleichgewichtsorgan noch Hilfseinrichtungen, die für die Zuleitung der Schallwellen verantwortlich sind: das *äußere Ohr* und das *Mittelohr*.

15.3.1 Gehörorgan

Äußeres Ohr

Zum äußeren Ohr zählt man die *Ohrmuschel (Auricula)*, den etwa 3 cm langen *äußeren Gehörgang (Meatus acusticus externus)* und das *Trommelfell (Membrana tympani)*. Die Ohrmuschel besteht größtenfalls aus elastischem Knorpel, der sich in den Anfangsteil des äußeren Gehörganges fortsetzt. Nach innen folgt der knöcherne Teil des Ganges, der eine leichte S-förmige Krümmung aufweist. Im knorpeligen Teil befinden sich zahlreiche Drüsen *(Glandulae ceruminosae)*, die das „Ohrenschmalz" *(Zerumen)* absondern. Am Ende des knöchernen Gehörganges spannt sich das Trommelfell aus und bildet die Grenze zum Mittelohr.

Mittelohr

Am Mittelohr (Abb. 15.**13a** u. **b**) unterscheidet man eine von Schleimhaut ausgekleidete *Paukenhöhle (Cavum tympani)* mit den *Gehörknöchelchen (Hammer, Amboss* und *Steigbügel)*, ihre Fortsetzung nach vorn in Richtung Rachenraum, die *Ohrtrompete (Tuba auditiva)* sowie zahlreiche kleine mit Schleimhaut ausgekleidete Hohlräume im Bereich des Warzenfortsatzes. Das annähernd runde Trommelfell mit einem Durchmesser von etwa 1 cm bildet die äußere Wand der Paukenhöhle und ist aus drei Schichten aufgebaut. Das größtenteils straffe bindegewebige Gerüst des Trommelfells *(Pars tensa)* ist nur in einem kleinen oberen Bezirk schwächer ausgebildet *(Pars flaccida)* (Abb. 15.**14**) und innen von Schleimhaut und außen von Haut bedeckt. Durch den Zug des am Trommelfell befestigten langen Hammergriffs wölbt es sich trichterförmig nach innen (Abb. 15.**15**).

Zusammen mit dem Trommelfell bilden die Gehörknöchelchen den Schallleitungsapparat. *Hammer (Malleus), Amboss (Incus)* und *Steigbügel (Stapes)* schaffen eine gelenkige Verbindung zwischen Trommelfell und *ovalem Fenster (Fenestra vestibuli)*, in das die Fußplatte des Steigbügels

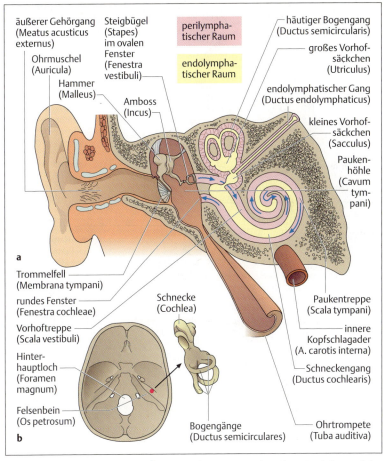

Abb. 15.13 a u. b Schematische Übersicht des äußeren Ohrs, des Mittelohrs und des Innenohrs (Frontalschnitt) (nach Kahle)
a Äußeres Ohr (bis zum Trommelfell), Mittelohr (Gehörknöchelchen und Ohrtrompete) und Innenohr (Gleichgewichtsorgan und Schnecke);
b Lage des Innenohrs im Schädel (Aufsicht auf die Schädelbasis von oben) mit einem Ausgusspräparat des Gehör- und Gleichgewichtsorgans

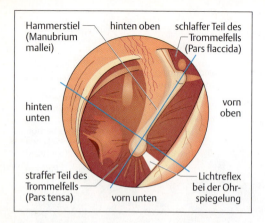

Abb. 15.**14 Aufsicht auf das rechte Trommelfell von außen.** In das Ohrspiegelbild sind hinteres oberes, hinteres unteres, vorderes oberes und vorderes unteres Viertel eingetragen. Vergrößerung ca. 4fach

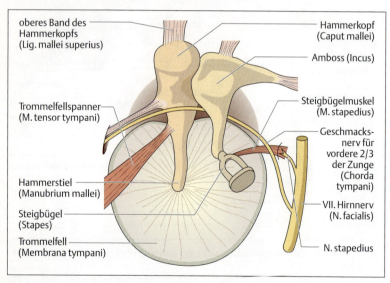

Abb. 15.**15 Aufsicht auf das rechte Trommelfell von innen** (nach Faller)

eingelassen ist. Die Gehörknöchelchen leiten die durch Schallwellen hervorgerufenen Schwingungen des Trommelfells weiter über das ovale Fenster zum Innenohr, das mit der unteren Windung der Gehörschnecke die innere knöcherne Begrenzung der Paukenhöhle (Promontorium) bildet. Der Steigbügelfuß im ovalen Fenster überträgt die Schwingungen auf die Flüssigkeit des Innenohrs. Hammer und Steigbügel werden zusätzlich durch zwei Muskeln fixiert, den Spannmuskel des Trommelfells *(M. tensor tympani)* sowie den Steigbügelmuskel *(M. stapedius)*. Beide können auf die Empfindlichkeit der Übertragung Einfluss nehmen.

Innenohr

Das Innenohr (Abb. 15.**13**) wird von einer harten Knochenkapsel umgeben und stellt ein verzweigtes System von Gängen und Hohlräumen dar *(knöchernes Labyrinth)*, das mit einer Flüssigkeit *(Perilymphe)* gefüllt ist. In das mit Perilymphe gefüllte knöcherne Labyrinth ist das häutige Labyrinth eingelagert, das ebenfalls mit einer Flüssigkeit *(Endolymphe)* gefüllt ist. Peri- und Endolymphe unterscheiden sich vor allem in ihrem Gehalt an Natrium- und Kaliumionen. Das häutige Labyrinth enthält das Gehör- und Gleichgewichtsorgan.

Die etwa 3 cm lange knöcherne *Schnecke (Cochlea)* des Innenohrs stellt einen Gang dar, der sich beim Menschen etwa 2½-mal um eine knöcherne Achse, die *Schneckenspindel (Modiolus)* windet. In einem Querschnitt durch eine Schneckenwindung (Abb. 15.**16** und 15.**17**) lassen sich drei voneinander getrennte Räume unterscheiden: einen mittleren *Schneckengang (Ductus cochlearis)* sowie die darüber liegende *Vorhoftreppe (Scala vestibuli)* und die darunter liegende *Paukentreppe (Scala tympani)*. Scala tympani und Scala vestibuli, die an der Schneckenspitze (Helicotrema) ineinander übergehen, sind mit Perilymphe gefüllt und enden am *runden Fenster (Fenestra cochleae)* bzw. am *ovalen Fenster (Fenestra vestibuli)* (Abb. 15.**13**a).

Der Schneckengang ist mit Endolymphe gefüllt und grenzt mit einer *Basilarmembran (Lamina basilaris)* an die Scala tympani und mit der *Reissner-Membran* an die Scala vestibuli. Die Basilarmembran trägt das so genannte *Corti-Organ* (Abb. 15.**17**) mit mehreren in Reihen angeordneten Hörsinneszellen (innere und äußere Haarzellen) sowie zahlreichen Stützzellen. Die Sinneshaare der Haarzellen sind mit einer darüber gelegenen *gallertigen Schicht (Membrana tectoria)* verbunden.

Hörbahn

Die Haarzellen treten in synaptischen Kontakt mit Neuronen, deren Zellkörper im Ganglion spirale cochleae im Bereich der Schneckenspindel liegen (Abb. 15.**17**). Von hier aus ziehen die zentralen Fortsätze mit dem

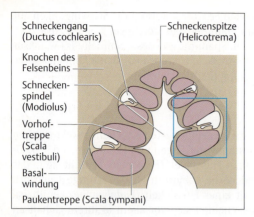

Abb. 15.**16 Querschnitt durch eine menschliche Schnecke.** Schneckenspitze (Helicotrema) mit Übergang der Vorhoftreppe (Scala vestibuli) in die Paukentreppe (Scala tympani) (Ausschnitt s. Abb. 15.**17**)

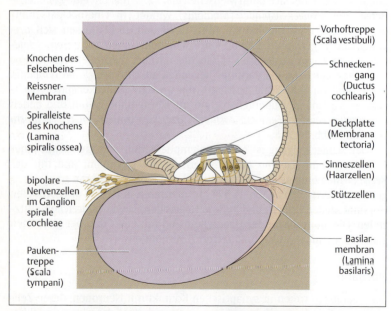

Abb. 15.**17 Querschnitt durch eine Schneckenwindung.** Ausschnitt aus Abb. 15.**16**. Lila: Perilymphe, weiß: Endolymphe

Hörnerv (N. cochlearis) und dem *Gleichgewichtsnerv (N. vestibularis)* als VIII. Hirnnerv (N. vestibulocochlearis) zum Hirnstamm. Dort enden die Axone des N. cochlearis in den Cochleariskernen (Nuclei cochleares), die des N. vestibularis in den Vestibulariskernen (Nuclei vestibulares). Auf ihrem Weg zur Hörrinde im Bereich der queren Schläfenlappenwindungen (Gyri temporales transversi) wird die Hörbahn mehrmals umgeschaltet, unter anderem im inneren Kniekörper des Zwischenhirns (Corpus geniculatum mediale).

Hörvorgang

Schwingungen (Schallwellen), die über das Trommelfell und die Gehörknöchelchen auf das ovale Fenster treffen, erzeugen in der Perilymphe der Vorhoftreppe fortlaufende Druckwellen, die sich zur Schneckenspitze fortsetzen und durch die Paukentreppe zurücklaufen (Abb. 15.**13a**). Durch die gegenläufigen Flüssigkeitsströmungen der Perilymphe in Vorhof- und Paukentreppe wird die Endolymphe im Ductus cochlearis in Schwingungen versetzt, und die Sinneszellen werden über die Sinneshaare in der Membrana tectoria erregt (Abb. 15.**17**). Da die Basilarmembran an der Schneckenbasis schmal und an der Schneckenspitze breiter ist, nimmt die Frequenz der Druckwellen gegen die Schneckenspitze zu. Auf diese Weise werden die hohen Töne an der Schneckenbasis, die tiefen Töne an der Schneckenspitze gehört.

Töne oder Klänge werden hierbei durch regelmäßig wiederkehrende (periodische) Schwingungsvorgänge von bestimmter Frequenz und Intesität hervorgerufen, Geräusche hingegen sind durch unperiodische (unregelmäßige) Schallereignisse charakterisiert. Ganz allgemein kann man sagen, dass Schallwellen mit Frequenzen zwischen 20 und 16.000 Hertz (Hz = Schwingungen pro Sekunde) die Haarzellen im Innenohr erregen und damit Schallempfindungen (Ton, Klang oder Geräusch) auslösen. Je höher die *Schallwellenfrequenz* ist, desto höher wird der Ton (s. oben) empfunden. Frequenzen unter 20 Hz (Infraschall) und über 16.000 Hz (Ultraschall) lösen im menschlichen Innenohr keine Erregungen aus. Auf der anderen Seite müssen Schallereignisse eine bestimmte Intensität (Mindestdruck) überschreiten, um gehört zu werden. Die Hörschwelle, d. h. der *Schalldruck*, der gerade noch eine Hörempfindung auslöst, liegt für einen Ton mit einer Frequenz von 1000 Hz bei etwa 2×10^{-5} Newton pro Quadratmeter (N/m^2 = Pascal). Am empfindlichsten ist das Ohr in einem Bereich zwischen 2.000 und 5.000 Hz, wo bereits sehr niedrige Schalldrücke genügen, um die Hörschwelle zu überschreiten.

Um ein objektives Maß für den Schalldruck zu erhalten, hat man den *Schalldruckpegel* eingeführt, der in *Dezibel (dB)* angegeben wird. Vereinbarungsgemäß hat man den Schalldruck, der gerade noch eine Hörempfindung auslöst, als 0 dB angesetzt. Jede Verzehnfachung des Schalldrucks entspricht einer Erhöhung des Schalldruckpegels um 20 Dezibel.

Hörstörungen

Hörstörungen sind ein sehr weit verbreitetes Problem, das Millionen von Menschen betrifft. Man unterscheidet im Allgemeinen zwei Typen: Der erste ist die so genannte *Mittelohr-* oder *Leitungsschwerhörigkeit*, bei der ein mechanisches Hindernis verhindert, dass der Ton die Cochlea erreicht. Das Hindernis kann z. B. ein zerrissenes Trommelfell oder eine Verstopfung des Gehörganges durch Ohrenschmalz sein. Die häufigste Ursache der Mittelohrschwerhörigkeit ist jedoch die Otosklerose, bei der der Steigbügel des Mittelohrs fixiert ist und somit keine Schwingungen übertragen kann. Der zweite Typ ist die *Innenohrschwerhörigkeit*, die z. B. durch Verletzungen der Cochlea oder des Hörnervs verursacht wird. Auch Rötelninfektionen während der ersten vier Schwangerschaftsmonate können häufig zur Geburt eines völlig tauben Kindes führen.

15.3.2 Gleichgewichtsorgan

Zum Gleichgewichtsorgan *(Vestibularorgan)* gehören drei *Bogengänge (Ductus semicirculares)* mit ihren Erweiterungen *(Ampullae)*, in denen sich die Sinnesleisten mit den Sinneszellen *(Cristae ampullares)* befinden, sowie das *große Vorhofsäckchen (Utriculus)* und das *kleine Vorhofsäckchen (Sacculus)* mit den jeweiligen *Sinnesfeldern (Macula utriculi* und *Macula sacculi)*. Sie bilden das mit Endolymphe gefüllte häutige Labyrinth (Abb. 15.**13** und 15.**18**) und dienen der Registrierung von *Beschleunigungen* und *Lageveränderungen* und somit der Orientierung im Raum. In die Endolymphe ragen spezialisierte Sinneszellen hinein, die empfindlich auf Flüssigkeitsbewegungen reagieren. Bei einer Verlagerung oder einem Wechsel der Position des Kopfes erfolgt eine Bewegung der Endolymphe. Die dadurch stimulierten Sinneszellen senden die Information zum Kleinhirn, das reflektorisch auf die Veränderung reagiert.

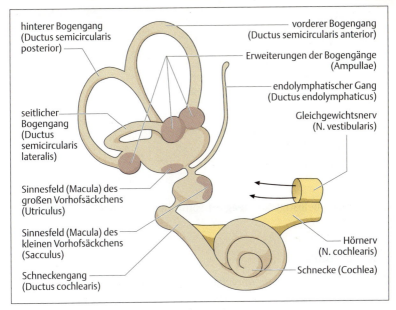

Abb. 15.**18** **Häutiges Labyrinth der rechten Seite**

Macula utriculi und Macula sacculi

Die beiden Sinnesfelder des großen und kleinen Vorhofsäckchens registrieren hauptsächlich geradlinige Beschleunigungen, vor allem horizontale (z. B. Abbremsen eines Autos) und senkrechte Geschwindigkeitsveränderungen (z. B. Fahrstuhl fahren).

Das den Sacculus und den Utriculus auskleidende Epithel ist an bestimmten Stellen verdickt und zu speziellen Stütz- und Sinneszellen differenziert. Auf diesen Sinnesfeldern (Maculae) liegt eine gallertige Membran *(Statolithenmembran)*, die mit winzigen Kalksteinchen (Statolithen) beschwert ist. Von unten ragen Fortsätze der Sinneszellen, so genannte Sinneshaare oder Zilien, in die gallertige Membran hinein (Abb. 15.**19**). Durch Scherkräfte kommt es zu einer Verschiebung zwischen Sinnesepithel und Statolithenmembran und damit zur Auslenkung der Zilien. Da die Macula utriculi am Boden des Utriculus nahezu horizontal ausgerichtet ist, werden ihre Sinneszellen vor allem durch *Horizontalbeschleunigungen* stimuliert. Andererseits ist die Macula sacculi nahezu senkrecht an der Vorderwand

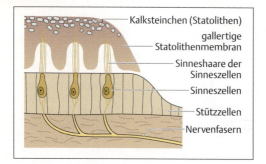

Abb. 15.19 **Vereinfachte Darstellung eines Sinnesfeldes (Macula)**

des Sacculus befestigt und reagiert somit bevorzugt auf *Vertikalbeschleunigungen*.

Crista ampullaris

Die *Sinnesleisten (Cristae ampullares)* in den Erweiterungen der Bogengänge *(Ampullae)* registrieren vor allem Drehbeschleunigungen, welche die Endolymphe in Bewegung setzen. Sie liegen in den drei Hauptebenen des Raumes und dienen im Wesentlichen den reflektorischen Blickbewegungen der Augen.

Jeder Bogengang enthält in seiner Erweiterung eine Sinnesleiste (Crista ampullaris), die Sinnes- und Stützzellen trägt. Mit den Sinneshaaren ragen die Sinneszellen in einen gallertigen *Hut (Cupula)*, der jeder Sinnesleiste kappenartig aufsitzt (Abb. 15.**20**). Wird durch eine Bewegung der Endolymphe die Cupula mit den Sinneshaaren ausgelenkt, kommt es zu einer Erregung der Sinneszellen.

An den Sinneszellen der Maculae und der Cristae enden synaptisch die peripheren Axone des Gleichgewichtsnervs (N. vestibularis), dessen Zellkörper im *Ganglion vestibulare* im Bereich des inneren Gehörgangs liegen. Die in Richtung Hirnstamm verlaufenden zentralen Axone vereinigen sich mit den Neuronen des N. cochlearis und bilden den VIII. Hirnnerv (N. vestibulocochlearis). Sie enden in vier vestibulären Kerngebieten (Nuclei vestibulares), von denen Verbindungen vor allem zum Kleinhirn, zu den Kernen der äußeren Augenmuskelnerven und zum Rückenmark bestehen.

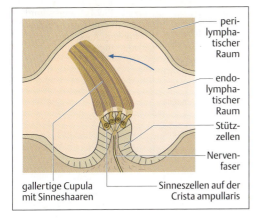

Abb. 15.**20** **Vereinfachte Darstellung einer Bogengangsampulle.** Durch Bewegungen der Endolymphe im endolymphatischen Raum wird die gallertige Cupula ausgelenkt (Pfeil)

15.4 Geschmackssinn

Die Sinneszellen für die verschiedenen Geschmackswahrnehmungen liegen zusammen mit Stützzellen in so genannten *Geschmacksknospen*, die im Bereich der Geschmackspapillen der Zunge angeordnet sind (s. Kap. 9.2.1, Mundhöhle: Zunge). Geschmacksknospen haben die Form einer Tulpenknospe und liegen im mehrschichtig unverhornten Plattenpithel der Zunge (Abb. 15.**21** und 15.**22**). Im Bereich der Epitheloberfläche haben sie eine

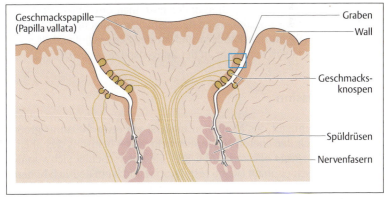

Abb. 15.**21** **Längsschnitt durch eine Geschmackspapille (Papilla vallata).** Ausschnitt s. Abb. 15.**22**

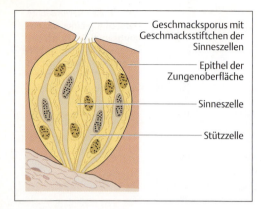

Abb. 15.**22** **Längsschnitt durch eine Geschmacksknospe.** Ausschnitt aus Abb. 15.**21**

Labels: Geschmacksporus mit Geschmacksstiftchen der Sinneszellen; Epithel der Zungenoberfläche; Sinneszelle; Stützzelle

grübchenförmige Einsenkung mit einer Öffnung, dem *Geschmacksporus,* in den die Sinneszellen mit einem *„Geschmacksstiftchen"* hineinragen. Jede Geschmacksknospe wird von mehreren Nervenfasern versorgt, die über verbindende Nerven auch Beziehung zu anderen Geschmacksknospen haben. Die vorderen zwei Drittel der Zunge werden von sensorischen Neuronen des N. facialis (VII. Hirnnerv), das hintere Drittel von sensorischen Neuronen des N. glossopharyngeus (IX. Hirnnerv) versorgt. Die vier Geschmacksqualitäten *(süß, sauer, salzig* und *bitter)* werden in verschiedenen Regionen der Zunge wahrgenommen und wahrscheinlich auch durch unterschiedliche Rezeptoren in den einzelnen Geschmacksknospen registriert. Sauer wird besonders an den seitlichen Zungenrändern wahrgenommen, salzig an den Rändern und an der Zungenspitze, bitter am Zungengrund und süß vor allem an der Zungenspitze (Abb. 9.**5**).

15.5 Geruchssinn

Die Riechschleimhaut des Menschen umfasst ein etwa 500 mm² großes Areal im Bereich der oberen Nasenmuscheln sowie beidseits des oberen Nasenseptums *(Regio olfactoria,* Abb. 8.**1**). Sie unterscheidet sich von der übrigen Nasenschleimhaut (Regio respiratoria) durch ein deutlich höheres Epithel, das vor allem Basalzellen (Ersatzzellen), Stützzellen und Sinneszellen enthält (Abb. 15.**23**). Die beim Menschen etwa 10 Millionen Sinneszellen (Riechzellen) sind bipolare Nervenzellen (Nn. olfactorii), die das 1.

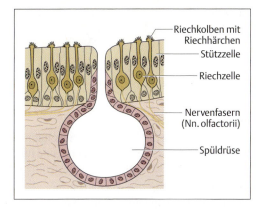

Abb. 15.**23** **Längsschnitt durch die Riechschleimhaut**

Labels: Riechkolben mit Riechhärchen, Stützzelle, Riechzelle, Nervenfasern (Nn. olfactorii), Spüldrüse

Neuron der Riechbahn bilden. Sie tragen am oberen Ende (Dendrit) eine kleine Verdickung, den Riechkolben, mit zahlreichen Riechhärchen. Ihre unteren Fortsätze (Axone) verlaufen durch eine siebartig durchlöcherte Knochenplatte (Lamina cribrosa des Siebbeins) im Bereich der vorderen Schädelgrube (Abb. 4.**55**, S. 192) und enden synaptisch an den Nervenzellen (2. Neuron) des Bulbus olfactorius, einer Verdickung des Riechnervs (N. olfactorius). Der N. olfactorius zieht zum Riechhirn, wo die entsprechenden Sinneseindrücke entstehen.

Unter der Riechschleimhaut liegen zahlreiche *"Spüldrüsen"*, die mit ihren Ausführungsgängen auf dem Epithel münden und deren Sekret für die Lösung und Entfernung von Riechstoffen zuständig ist.

Zusammenfassung Sinnesorgane

Als klassische Sinnesorgane gelten Augen, Ohr, Nase sowie Tast- und Geschmacksorgane; darüber hinaus gibt es zahlreiche spezialisierte Empfänger (Rezeptoren) z. B. in der Haut (Schmerz- und Temperaturrezeptoren) oder in inneren Organen (Chemo- und Osmorezeptoren). Sie nehmen mithilfe von Sinneszellen bzw. Rezeptoren objektive Sinneseindrücke aus der Umwelt sowie aus dem Körperinneren auf, leiten sie zum Zentralnervensystem und verarbeiten die eintreffenden Impulse. Dies führt schließlich zu einer subjektiven Empfindung des Sinnesreizes. Man unterscheidet primäre (umgewandelte Nervenzellen) und sekundäre Sinneszellen (umgewandelte Epithelzellen mit Rezeptorfunktion).

■ Auge

Zum Sehorgan Auge zählt man den Augapfel (Bulbus oculi) und den Sehnerv (N. opticus) sowie Hilfseinrichtungen (Augenlider, Tränenapparat, äußere Augenmuskeln).

Lage und Wandaufbau des Bulbus oculi

Der Bulbus oculi liegt in Fett eingebettet in der knöchernen Augenhöhle, seine Wand ist aus drei Schichten aufgebaut, die in der vorderen und hinteren Hälfte des Bulbus oculi unterschiedliche Aufgaben wahrnehmen:

- *äußere Augenhaut:* Lederhaut (hinten) und Hornhaut (vorne),
- *mittlere Augenhaut:* Aderhaut (hinten) und Regenbogenhaut bzw. Ziliarkörper (vorne),
- *innere Augenhaut:* Netzhaut (hinten) und Pigmentepithel des Ziliarkörpers (vorne).

Vorderer Teil des Bulbus oculi

Der vordere Teil des Bulbus oculi enthält den optischen Apparat und ist aus den folgenden Strukturen aufgebaut:

- *Vordere und hintere Augenkammer:* enthält das Kammerwasser, das in der hinteren Kammer gebildet wird und über die Öffnung in der Regenbogenhaut (Pupille) in die vordere Kammer gelangt, wo es im Kammerwinkel über den Schlemm-Kanal abfließt. Das Kammerwasser erzeugt den Augeninnendruck (15–20 mmHg = 2–3 kPa). Erhöhung des Augeninnendruckes führt zum Glaukom (grüner Star) mit der Gefahr einer Netzhautschädigung.
- *Hornhaut:* begrenzt die vordere Augenkammer und besteht aus einem gefäßfreien, durchsichtigen mehrschichtigen, unverhornten (!) Epithel.
- *Glaskörper:* besteht aus einer wasserklaren gallertigen Substanz (Kollagen und Hyaluronsäure).
- *Linse:* besteht aus Linsenkörper, -epithel und -fasern und ist völlig durchsichtig (Linsentrübung: Katarakt). Über Zonulafasern ist die kreisrunde Linse in ihrem gesamten Umfang am Ziliarmuskel (M. ciliaris) befestigt (Zonulafasern + Ziliarmuskel = Ziliarkörper). Durch Kontraktion bzw. Entspannung des Ziliarmuskels wird die Linsenkrümmung und damit die Brechkraft der Linse verändert (Akkommodation).

- *Regenbogenhaut:* bildet vor der Linse eine Art Lochblende (Pupille), über die der Lichteinfall begrenzt werden kann (Farbe der Iris ist abhängig von der Dichte der Pigmente); der parasympathisch innervierte M. sphincter pupillae verengt (Miosis) und der sympathisch innervierte M. dilatator pupillae erweitert die Pupille (Mydriasis). Pupillenreflexe: konsensuelle Lichtreaktion (trifft das einfallende Licht nur auf ein Auge, kommt es zu einer reflektorischen Verengung in beiden Augen); Konvergenzreaktion (Einwärtsdrehen beider Augenachsen sowie Verengung der Pupille bei Fixierung naher Gegenstände).

Mithilfe des optischen Apparates wird auf der Netzhaut ein umgekehrtes und stark verkleinertes Bild der Umwelt entworfen, der optische Apparat wirkt wie eine Sammellinse. Je stärker die Linse gekrümmt ist, um so mehr nimmt die Brechkraft zu (gemessen in Dioptrien = dpt) und um so kürzer ist die Brennweite: Brechkraft (dpt) = 1/Brennweite (m). Bei maximal fernakkommodiertem Auge (abgeflachte Linse mit einer Brennweite von 0.017 m) beträgt die Brechkaft 1/0.017 m = 59 dpt. Bei maximaler Nahakkommodation (gekrümmte Linse) nimmt die Brechkraft um etwa 10 dpt zu (Brechkraftvergrößerung = Akkommodationsbreite). Durch Elastizitätsverlust der Linse nimmt im Alter die Akkommodationsbreite ab. Folge: Alterssichtigkeit (Brille mit Sammellinse zum Nahsehen notwendig).

Hinterer Teil des Bulbus oculi

Der hintere Teil des Bulbus oculi wird gebildet von der Lederhaut, der Aderhaut und der Netzhaut:

- *Lederhaut:* bildet eine dehnungsfeste Bindegewebskapsel, an der die äußeren Augenmuskeln inserieren. Sie ist an der Austrittsstelle des Sehnervs siebartig durchbrochen.
- *Aderhaut:* besteht aus zartem pigmentiertem Bindegewebe und enthält zahlreiche Blutgefäße.
- *Netzhaut:* liegt zwischen Aderhaut und Glaskörper und besteht aus zwei Blättern, dem äußeren Pigmentepithel (Stratum pigmentosum) und dem inneren lichtempfindlichen Teil (Stratum nervosum), die aus drei Schichten aufgebaut ist (von außen nach innen):
  1. Schicht der Photorezeptoren (1. Neuron) mit Stäbchen und Zapfen: lichtempfindliche Photorezeptoren (etwa 120 Millionen Stäbchen zum Hell-Dunkel-Sehen und etwa 6 Millionen Zapfen zum Farbsehen),

2. Schicht der bipolaren Retinaganglienzellen (2. Neuron),
3. Schicht der Optikusganglienzellen (3. Neuron), die Axone bilden den Sehnerv (N. opticus).

Blinder Fleck (Papilla nervi optici): Sammel- und Durchtrittsstellen der zentralen Axone der Optikusganglienzellen (3. Neuron) durch die Lederhaut, Beginn des N. opticus und Durchtrittsstelle der A. centralis retinae.

Gelber Fleck (Macula lutea): 4 mm seitlich der Papilla nervi optici gelegene Stelle des schärfsten Sehens mit zentraler Grube (Fovea centralis) enthält ausschließlich Zapfen und die darüber liegenden Retinaschichten sind zur Seite gedrängt (direkter Lichteinfall auf die Sinneszellen).

Augenhintergrund: Untersuchung des Augenhintergrundes mit einem Augenspiegel gestattet die direkte Betrachtung von Gefäßen (A. und V. centralis retinae).

Sehbahn

Die Sehbahn beginnt in der Netzhaut und endet im primär visuellen Cortex (Sehrinde) im Bereich des Sulcus calcarinus (Hinterhauptlappen); sie besteht aus insgesamt vier hintereinander geschalteten Neuronen, wobei die ersten drei Neurone in der Netzhaut liegen. Die 3. Neurone der Optikusganglienzellen bilden den Sehnerv (N. opticus), der ab der Sehnervenkreuzung (Chiasma opticum) als Sehtrakt (Tractus opticus) weiter zum Zwischenhirn zieht und im äußeren Kniekörper (Corpus geniculatum laterale) auf das 4. Neuron umgeschaltet wird. Die Axone des 4. Neurons bilden die Sehstrahlung, die in der Sehrinde des Großhirns endet.

- *Gesichtsfelder:* Man unterscheidet an jedem Auge ein inneres (nasales) und ein äußeres (temporales) Gesichtsfeld; das innere Gesichtsfeld projiziert sich auf die temporale, das äußere Gesichtsfeld auf die nasale Netzhauthälfte. Im weiteren Verlauf kreuzen die Optikusfasern der nasalen Netzhauthälften im Chiasma opticum auf die Gegenseite, die Optikusfasern der temporalen Netzhauthälften verlaufen hingegen ungekreuzt. Auf diese Weise wird das linke Gesichtsfeld von jedem Auge auf der Sehrinde der rechten Hemisphäre, das rechte Gesichtsfeld von jedem Auge auf der linken Hemisphäre repräsentiert.
- *Gesichtsfeldausfälle:* Durch Verletzung der Neurone an unterschiedlichen Stellen können partielle oder totale Gesichtsfeldausfälle eintreten.

Zusammenfassung

Hilfseinrichtungen des Auges

Hierzu zählt man die Augenlider, den Tränenapparat und die äußeren Augenmuskeln.

- *Augenlider:* Ober- und Unterlid schützen auf der Vorderseite den Augapfel und begrenzen die Lidspalte. Sie sind durch Bindegewebsplatten verstärkt und ihre Außenseite wird von mehrschichtig verhorntem Plattenepithel, ihre Innenseite von der Augenbindehaut (Conjunctiva) bedeckt. Der obere Lidheber (M. levator palpebrae superioris) wird vom III. Hirnnerv, der Ringmuskel, der die Lidspalte schließt (M. orbicularis oculi), vom VII. Hirnnerv innerviert.
- *Tränenapparat:* Hierzu zählt man die Tränendrüse und die ableitenden Tränenwege. Die von der Tränendrüse gebildete Tränenflüssigkeit dient der Reinigung und Ernährung der Hornhaut. Sie fließt über die Tränenpünktchen und das Tränenröhrchen in den Tränensack und von dort über den Tränen-Nasen-Gang in die Nasenhöhle.
- *Äußere Augenmuskeln:* quer gestreifte Muskeln, die der Bewegung der beiden Augäpfel dienen. Man unterscheidet auf jeder Seite vier gerade (Mm. recti superior, inferior, medialis und lateralis) und zwei schräge Augenmuskeln (Mm. obliqui superior und inferior), die vom III., IV. und VI. Hirnnerv innerviert werden.

■ Ohr

Das Ohr enthält zwei Sinnesorgane, das Gehör- und das Gleichgewichtsorgan. Beide liegen in der Felsenbeinpyramide des Schläfenbeins und bilden das Innenohr, das aus der Gehörschnecke (Cochlea) und dem Gleichgewichtsorgan (großes und kleines Vorhofsäckchen sowie drei Bogengänge) besteht. Die Afferenzen laufen über den VIII. Hirnnerv (N. vestibulocochlearis) zum Hirnstamm und dann entweder weiter zur Hörrinde im Temporallappen oder zum Kleinhirn.

Gehörorgan

Zum Gehörorgan zählt man das Innenohr und als Hilfseinrichtungen das äußere Ohr und das Mittelohr:

- *Äußeres Ohr:* hierzu zählt man die Ohrmuschel, den etwa 3 cm langen äußeren Gehörgang und das Trommelfell, das die Grenze zum Mittelohr bildet.
- *Mittelohr:* hierzu zählt man die Paukenhöhle, die Ohrtrompete (Verbindung zum Rachenraum) und die Gehörknöchelchen (Hammer, Amboss und Steigbügel), die mit dem Trommelfell den Schalllei-

tungsapparat bilden. Durch Schallwellen hervorgerufene Schwingungen des Trommelfells werden über die Gehörknöchelchen auf das ovale Fenster des Innenohrs und damit auf die Perilymphe der Cochlea übertragen. Zwei Muskeln (M. stapedius und M. tensor tympani) können auf die Empfindlichkeit der Übertragung Einfluss nehmen.

- *Innenohr:* verzweigtes, mit einer Flüssigkeit (Perilymphe) gefülltes System von Gängen und Hohlräumen (knöchernes Labyrinth), in das ein mit Endolymphe gefülltes häutiges Labyrinth (enthält das eigentliche Gehör- und Gleichgewichtsorgan) eingelagert ist. Endo- und Perilymphe unterscheiden sich vor allem in ihrem Natrium- und Kaliumgehalt. Die etwa 3 mm lange Gehörschnecke enthält einen Gang, der sich $2^1/_2$-mal um die knöcherne Achse (Modiolus) windet; er enthält im Querschnitt drei voneinander getrennte Räume: den mittleren Schneckengang (Ductus cochlearis), die darüber liegende Vorhoftreppe (Scala vestibuli) und die darunter liegende Paukentreppe (Scala tympani). Die Scala vestibuli beginnt am ovalen Fenster, die Scala tympani endet am runden Fenster. Beide stehen an der Schneckenspitze (Helicotrema) untereinander in Verbindung und sind mit Perilymphe gefüllt. Der mit Endolymphe gefüllte Ductus cochlearis enthält das mit Hörsinneszellen (Haarzellen) ausgestattete Corti-Organ.

Hörvorgang und Hörbahn

Schallwellen, die über den Schallleitungsapparat auf das ovale Fenster treffen, erzeugen in der Perilymphe der Vorhof- und der Paukentreppe fortlaufende gegenläufige Druckwellen, die die Endolymphe im Schneckengang in Schwingungen versetzen und die Haarzellen im Corti-Organ frequenzabhängig erregen (hohe Töne werden an der Schneckenbasis, tiefe Töne an der Schneckenspitze gehört). Die Aktionspotenziale gelangen über den cochleären Teil des VIII. Hirnnervs (N. cochlearis) zu den Cochleariskernen im Hirnstamm und schließlich über die Hörbahn zur primär auditorischen Rinde (Gyri temporales transversi).

Gleichgewichtsorgan

Hierzu zählt man die mit Endolymphe gefüllten drei Bogengänge (Ductus semicirculares) mit ihren Erweiterungen (Ampullae) sowie das große (Utriculus) und das kleine Vorhofsäckchen (Sacculus). Ampullen und Vorhofsäckchen enthalten die mit Haarzellen versehenen Sinnesfelder (Cristae ampullares, Macula utriculi und Macula sacculi), die der

Registrierung von Beschleunigungen und Lageveränderungen im Raum dienen:

- *Cristae ampullares:* Drehbeschleunigungen in den drei Hauptachsen des Raumes,
- *Macula utriculi:* Horizontalbeschleunigungen,
- *Macula sacculi:* Vertikalbeschleunigung.

Die Aktionspotenziale gelangen über den vestibulären Teil des VIII. Hirnnervs (N. vestibularis) zu den Vestibulariskernen im Hirnstamm und von dort zum Kleinhirn, zu den Kernen der äußeren Augenmuskeln sowie zum Rückenmark.

■ Geschmackssinn

Die sekundären Sinneszellen (umgewandelte Epithelzellen) für den Geschmackssinn liegen zusammen mit Stützzellen in den intraepithelial gelegenen Geschmacksknospen der Zunge. Die Geschmacksknospen liegen am Rande von Geschmackspapillen in Einsenkungen des Epithels, an deren Grund Spüldrüsen münden. Die Innervation der Sinneszellen erfolgt über den N. facialis (vordere $2/3$ der Zunge) und den N. glossopharyngeus (hintere $1/3$ der Zunge). Die vier Geschmacksqualitäten (süß, sauer, salzig und bitter) werden an unterschiedlichen Regionen der Zunge durch unterschiedliche Rezeptoren innerhalb der Geschmacksknospen wahrgenommen.

■ Geruchssinn

Die Riechschleimhaut (etwa 500 mm^2) im Bereich der oberen Nasenmuscheln bzw. beidseits des oberen Nasenseptums enthält etwa 10 Millionen Riechzellen (bipolare Nervenzellen), die als Nn. olfactorii das 1. Neuron der Riechbahn bilden. Sie ziehen durch die Lamina cribrosa des Siebbeins zum Bulbus olfactorius, wo sie synaptisch am 2. Neuron enden, dessen afferente Axone im Riechnerv (I. Hirnnerv = N. olfactorius) zum Riechhirn ziehen.

16
Haut und Hautanhangsgebilde

Inhaltsübersicht

16.1 Haut (Cutis) und Unterhaut (Subcutis) *664*
16.1.1 Hautschichten *664*
 – Oberhaut *664*
 – Lederhaut *666*
 – Unterhaut *667*
16.1.2 Hautsinnesorgane *667*
16.1.3 Aufgaben der Haut *667*

16.2 Hautanhangsgebilde *668*
16.2.1 Hautdrüsen *668*
16.2.2 Haare *669*
16.2.3 Nägel *670*

Zusammenfassung *671*

Die Haut bildet als *Hautdecke (Integumentum commune)* die äußere Körperoberfläche und ist über den verschiedenen Körperregionen unterschiedlich differenziert. Als Hautanhangsgebilde bezeichnet man spezifische Bildungen der Haut, wie z. B. die Hautsinnesorgane, die Hautdrüsen, die Nägel sowie die Haare.

16.1 Haut (Cutis) und Unterhaut (Subcutis)

16.1.1 Hautschichten

Die Hautdecke hat beim erwachsenen Menschen eine Oberfläche von annähernd 1,7 m² und setzt sich aus der *Haut (Cutis)* und der *Unterhaut (Subcutis)* zusammen. An der Haut unterscheidet man eine *Oberhaut (Epidermis)* mit einem mehrschichtig verhornten Plattenepithel und eine *Lederhaut (Dermis)* mit einem engen Geflecht aus kollagenen und elastischen Fasern (Abb. 16.**1**). Die Unterhaut ist fest mit der Lederhaut verbunden und durch derbe Bindegewebsfasern unterkammert.

Oberhaut

Die Oberhaut (Epidermis) bildet mit ihrem Epithel die oberflächlichste Schicht der Körperoberfläche. Das *mehrschichtig verhornte Plattenepithel* ist im Bereich der Felderhaut, die den größten Anteil der Haut stellt, etwa 0,1–0,2 mm dick. An der Hohlhand und der Fußsohle (Leistenhaut) ist die Epidermis deutlich dicker (0,8–1,5 mm) (Abb. 16.**2a** u. **b**). In Form von Papillarleisten zeigt sie ein erblich festgelegtes Muster von Linien.

In den untersten Zelllagen der Epidermis *(Stratum basale* und *Stratum spinosum)* teilen sich die Zellen fortwährend *(Regenerationsschicht)* (Abb. 16.**1**), wobei eine Tochterzelle zur Oberfläche wandert, während die andere sich erneut teilt. Auf ihrem Weg nach oben verhornen die Zellen *(Hornbildungsschicht)* und werden an der Oberfläche in Form von Hornschuppen *(Hornschicht)* abgestoßen.

Innerhalb des Epithelverbandes kommen drei weitere Zellarten vor: *Merkel-Zellen, Melanozyten* und *Langerhans-Zellen.* Merkel-Zellen stellen als sekundäre Sinneszellen Mechanorezeptoren dar und kommen hauptsächlich an empfindlichen Hautstellen (Fingerspitzen) vor. Melanozyten sind große Zellen mit langen Ausläufern und enthalten Pigmente (Melanin), deren Bildung durch verstärkte Sonneneinstrahlung provoziert wird (Abb. 16.**3**). Langerhans-Zellen schließlich sind Zellen des spezifischen

Haut (Cutis) und Unterhaut (Subcutis)

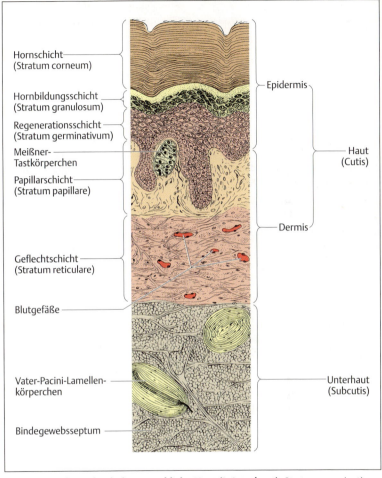

Abb. 16.**1** **Schnitt durch die menschliche Haut (Leistenhaut).** Stratum germinativum = Stratum basale + Stratum spinosum (nach Feneis)

Abwehrsystems und können Antigene aufnehmen (s. S. 283) und T-Helfer-Zellen präsentieren.

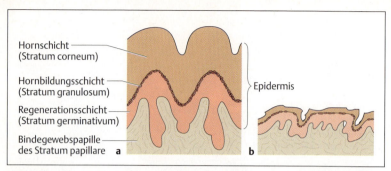

Abb. 16.**2 a** u. **b** **Epidermis der Leistenhaut der Handinnen- und Fußsohlenfläche (a) und der Felderhaut der übrigen Körperregionen (b)**

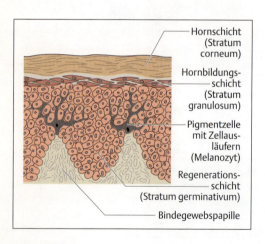

Abb. 16.**3 Pigmentzellen (Melanozyten) in der Epidermis** (nach Leonhardt)

Lederhaut

Die Lederhaut (Dermis oder Corium) verleiht der Haut ihre Reißfestigkeit und ihre Verformbarkeit. Sie besteht aus einem dichten Geflecht kollagener und elastischer Fasern und enthält Blut- und Lymphgefäße, Nervenfasern sowie Bindegewebszellen und Zellen der Abwehr. Auf Grund der Faseranordnung unterscheidet man eine *Papillarschicht (Stratum papillare)* und eine *Geflechtschicht (Stratum reticulare)*.

Die Papillarschicht grenzt unmittelbar an die Epidermis und ist mit ihr durch so genannte *Bindegewebspapillen* verzahnt. Höhe und Anzahl der Papillen hängen von der lokalen mechanischen Beanspruchung ab. Unterschiedlich angeordnete elastische Fasergeflechte der Geflechtschicht verleihen der Haut ihre Dehnbarkeit und sind für das Klaffen einer Hautwunde verantwortlich.

Unterhaut

Die Unterhaut (Subcutis) ist aus lockerem, durch Bindegewebszüge unterkammertem, fettgewebsreichem Bindegewebe aufgebaut und stellt die Verbindung zur oberflächlichen Körperfaszie her. Sie ermöglicht die Verschieblichkeit der Haut. Das Unterhautfettgewebe ist individuell und regional unterschiedlich stark ausgebildet und dient als Fettspeicher. Man unterscheidet *„Baufett"* (z. B. an der Fußsohle) und *„Depotfett"* (z. B. in Form von Fettpolstern am Bauch). Zwischen Subcutis und Cutis verläuft ein Netz von Arterien und Venen, aus dem Äste bis in die Papillarkörper der Lederhaut ziehen (Abb. 16.**1**).

16.1.2 Hautsinnesorgane

Zu den Hautsinnesorganen in der Epidermis, der Leder- und Unterhaut zählt man *Nervenendkörperchen* (Mechanorezeptoren) und so genannte *freie Nervenendigungen* (Mechano-, Schmerz-, Druck- und Temperaturrezeptoren). Ihre afferenten Nervenfasern verlaufen zusammen mit vegetativen efferenten Axonen, die zu Blutgefäßen, Drüsen und Haarmuskeln ziehen, in den Hautnerven.

Außer den in der Epidermis liegenden Merkel-Zellen (Merkel-Tastscheiben) kommen Meißner-Tastkörperchen in den Bindegewebspapillen der Lederhaut sowie Vater-Pacini-Lamellenkörperchen in der Unterhaut vor (Abb. 16.**1**). Freie Nervenendigungen liegen vor allem in der Lederhaut und in Form von Nervenmanschetten um die Haarbälge (Abb. 16.**4**).

16.1.3 Aufgaben der Haut

Mit ihren einzelnen Schichten nimmt die Haut als Organ vielfältige Funktionen wahr:

- **Schutzfunktion:** Durch Verhornung des Epithels und Abgabe von Drüsensekreten Schutz vor mechanischen, thermischen und chemischen Schäden.
- **Temperaturregulation.** Regulierung der Körpertemperatur durch Erweiterung und Verengung von Hautgefäßen sowie durch Flüssigkeitsabgabe über Hautdrüsen.
- **Wasserhaushalt.** Schutz vor Flüssigkeitsverlusten sowie kontrollierte Abgabe von Flüssigkeit und Salzen über Drüsen.
- **Sinnesfunktion.** Hautsinnesorgane in Form von Schmerz-, Temperatur-, Druck- und Tastrezeptoren.
- **Immunfunktion.** Hoher Anteil an spezifischen Abwehrzellen.
- **Kommunikation.** Z. B. Erröten und Erblassen als Ausdruck vegetativer Reaktionen.

16.2 Hautanhangsgebilde

Zu den epithelialen Hautanhangsgebilden werden Hautdrüsen, Haare und Nägel gezählt. An ihrem Aufbau beteiligt sich das umliegende Bindegewebe.

16.2.1 Hautdrüsen

Innerhalb der Hautdrüsen unterscheidet man *Schweißdrüsen, Duftdrüsen* und *Talgdrüsen*. Die insgesamt 2 Millionen Schweißdrüsen sind vermehrt in der Haut der Stirn, der Handinnenflächen und Fußsohlen lokalisiert. Ihr saures Sekret bildet einen so genannten *„Säureschutzmantel"* auf der Hautoberfläche und hemmt dadurch das Bakterienwachstum. Duftdrüsen kommen vor allem in Gesellschaft mit Haaren vor (Achselhöhlen, Kopf- und Schambehaarung). Sie produzieren ein eher alkalisches Sekret und werden durch Sexualhormone stimuliert. Talgdrüsen kommen, wie die Duftdrüsen, ebenfalls fast nur in der behaarten Haut vor (Haarbalgdrüsen) (Abb. 16.4). Ihr Sekret, der Hauttalg, ist reich an Fettsäuren und macht in Verbindung mit dem Schweiß die Haut geschmeidig und trägt zum Glanz der Haare bei.

Hautanhangsgebilde **669**

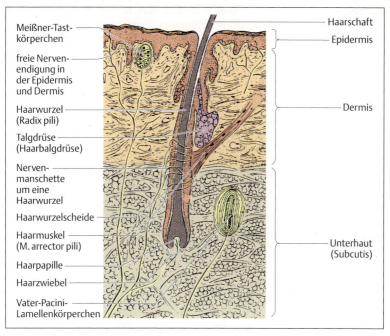

Abb. 16.**4** **Haar und Nervenendigungen in der Kopfhaut** (Haarpapille + Haarzwiebel = Haarfollikel) (nach Leonhardt)

16.2.2 **Haare**

Haare kommen in Form von *Lanugohaaren* beim Neugeborenen und als *Terminalhaare* beim Erwachsenen vor. Sie dienen dem Wärmeschutz und der Tastempfindung. Das Terminalhaar steckt in einer Wurzelscheide, in die eine Talgdrüse mündet. Unterhalb der Talgdrüse entspringt auf der geneigten Seite der *Haarmuskel (M. arrector pili)*, der aufwärts zur Epidermis zieht (Abb. 16.**4**). Er stellt die Haare auf (sympathische Reaktion), indem er die Epidermis grübchenförmig einzieht (Gänsehaut).

Am Haar unterscheidet man einen verhornten Haarschaft mit einer epithelialen Haarwurzelscheide und die Haarwurzel, die mit der epithelialen Haarzwiebel auf einer bindegewebigen Haarpapille sitzt. Haarzwiebel und Haarpapille bilden gemeinsam den *Haarfollikel*, der von

Blutgefäßen versorgt wird und von dem das Haarwachstum ausgeht. Während Lanugohaare im Corium wurzeln, liegen die Wurzeln der Terminalhaare in der oberen Subcutis (Abb. 16.**4**). Die Haarfarbe hängt unter anderem vom Pigmentgehalt (Melanin) der Haare ab. Erlischt die Melaninproduktion oder kommt es zur Einlagerung von Luftbläschen in das Haar, erscheint es grau bis weiß.

16.2.3 **Nägel**

Nägel sind, wie die Haare, spezielle Bildungen der Epidermis und sind als 0,5 mm dicke Hornplatten *(Nagelplatte)* im *Nagelbett* verankert. Das Nagelbett ist das epitheliale Gewebe, aus dem der Nagel ständig nachwächst. Der hintere Rand der Nagelplatte steckt in einer *Nageltasche*, der seitliche in einem *Nagelfalz* (Abb. 16.**5 a–c**). Vor der Nageltasche schimmert das nagelbildende epitheliale Gewebe als weißliches Feld *(Lunula)* halbmond-

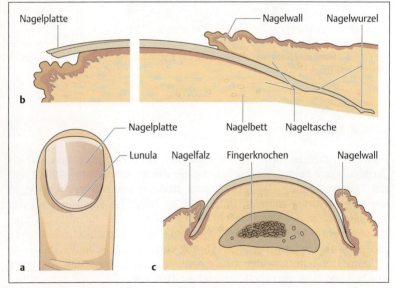

abb. 16.**5 a–c** **Fingernagel** (nach Rauber-Kopsch)
a Aufsicht; **b** Längsschnitt durch das Nagelbett; **c** Querschnitt durch das Nagelbett

förmig durch den Nagel. Durchscheinende Kapillaren geben dem Nagel seine rosa Farbe.

Die Nägel schützen die Endglieder der Finger und Zehen und bilden ein Widerlager für den Druck, der auf den Tastballen ausgeübt wird. Dadurch sind die Nägel wichtige Hilfseinrichtungen für das Tastgefühl.

Zusammenfassung Haut und Hautanhangsgebilde

■ **Aufbau der Haut**

Die Haut bildet als Hautdecke die äußere Körperoberfläche (ca. 1,7 m^2). Man unterscheidet die eigentliche Haut (Cutis) und die Unterhaut (Subcutis). Die Cutis gliedert sich in eine Oberhaut (Epidermis) und in eine Lederhaut (Dermis):

- **Cutis:**
  - *Epidermis:* mehrschichtig verhorntes Plattenepithel mit Regenerationsschicht (Stratum germinativum = Stratum basale und Stratum spinosum), Hornbildungsschicht (Stratum granulosum) und Hornschicht (Stratum corneum). Sie ist unterschiedlich dick (Felderhaut, z. B. Rücken, Bauch, Arme Beine: 0,1–0,2 mm; Leistenhaut, z. B. Fußsohle, Hohlhand: 0,8–1,5 mm) und enthält drei weitere Zellarten: Merkel-Zellen (Mechanorezeptoren), Melanozyten (Pigmentzellen) und Langerhans-Zellen (Abwehrzellen).
  - *Dermis* (auch *Corium* genannt): besteht aus einem dichten Geflecht von kollagenen und elastischen Fasern sowie Nerven und Gefäßen und verleiht der Haut Reißfestigkeit und Verformbarkeit. Man unterscheidet eine epidermisnahe Papillarschicht (Stratum papillare) und eine Geflechtschicht (Stratum reticulare), die an die Subcutis grenzt.
- **Subcutis:**
  Besteht aus lockerem, fettgewebsreichem Bindegewebe (Unterhautfettgewebe) mit zahlreichen Gefäßen (ermöglicht die Verschieblichkeit der Haut) und dient als Fettspeicher: Baufett (z. B. an der Fußsohle) und Depotfett (z. B. Fettpolster am Bauch).

In allen Schichten der Haut kommen **Hautsinnesorgane** vor: Man unterscheidet Nervenendkörperchen (Mechanorezeptoren: Merkel-Zellen in der Epidermis, Meissner-Tastkörperchen im Stratum papillare und Vater-Pacini-Lamellenkörperchen in der Subcutis) und freie Nervenendigungen (Schmerz-, Druck- und Temperaturrezeptoren).

■ Aufgaben der Haut

- *Schutzfunktion:* Durch Verhornung und Abgabe von Drüsensekreten,
- *Temperaturregulation:* durch Erweiterung und Verengung der Hautgefäße sowie durch Verdunstung von Flüssigkeit,
- *Wasserhaushalt:* durch kontrollierte Abgabe von Flüssigkeit und Salzen,
- *Sinnesfunktion:* durch Vorkommen unterschiedlicher Rezeptoren,
- *Immunfunktion:* durch Vorkommen von Abwehrzellen,
- *Kommunikation:* durch Ausdruck vegetativer Reaktionen.

■ Hautanhangsgebilde

- *Hautdrüsen:* hierzu zählt man Schweiß-, Duft- und Talgdrüsen:
  - Schweißdrüsen (v. a. Stirn, Handinnenflächen und Fußsohle): bilden ein saures Sekret („Säureschutzmantel"), das das Bakterienwachstum hemmt,
  - Duftdrüsen (Achselhöhlen, Kopf- und Schambehaarung): bilden ein alkalisches Sekret und werden durch Sexualhormone stimuliert,
  - Talgdrüsen (behaarte Haut): bilden einen an Fettsäuren reichen Haartalg, der die Haut geschmeidig hält.
- *Haare:* dienen dem Wärmeschutz und der Tastempfindung (Lanugohaare des Neugeborenen und Terminalhaare beim Erwachsenen). Das Terminalhaar steckt in einer Wurzelscheide, in die eine Talgdrüse mündet, und wird durch den Haarmuskel aufgestellt. Am Haar unterscheidet man einen verhornten Haarschaft mit der epithelialen Haarwurzelscheide und eine Haarwurzel (epitheliale Haarzwiebel und bindegewebige Haarpapille = Haarfollikel).
- *Nägel:* 0,5 mm dicke Hornplatten (Nagelplatten), die in einem epithelialen Nagelbett (Wachstumszone) verankert sind. Sie schützen die Endglieder der Finger und Zehen und sind eine wichtige Hilfseinrichtung für das Tastgefühl (Widerlager für den Druck auf den Tastballen).

17
Abkürzungen, Messgrößen und Maßeinheiten

Inhaltsübersicht

17.1 Abkürzungen 674

17.2 Messgrößen und Maßeinheiten 674

17.2.1 SI-Basiseinheiten 674
– Einige abgeleitete SI-Einheiten 675

17.2.2 Vielfache und Bruchteile von Maßeinheiten (Zehnerpotenzen) 675

17.2.3 Konzentration und Umrechnungsbeziehungen 676

17.1 Abkürzungen

Folgende Abkürzungen werden verwendet:

A.	= Arteria	Aa.	= Arteriae,
V.	= Vena	Vv.	= Venae,
M.	= Musculus	Mm.	= Musculi,
N.	= Nervus	Nn.	= Nervi,
Lig.	= Ligamentum	Ligg.	= Ligamenta,
R.	= Ramus	Rr.	= Rami.

17.2 Messgrößen und Maßeinheiten

17.2.1 SI-Basiseinheiten

Da in der Medizin – und hier vor allem in der Physiologie – eine verwirrende Vielzahl von Maßeinheiten für dieselbe Messgröße existiert (z. B. mmHg, cmH$_2$O, Torr atü, atm oder kg/cm^2 als Einheiten für eine Druckangabe), wurde in vielen Ländern ein international einheitliches Maßsystem, die so genannten SI-Einheiten (SI = Système Internationale d'Unités), eingeführt. Die Basiseinheiten des SI-Systems sind:

für die Länge:	m (Meter),
für die Masse:	kg (Kilogramm),
für die Zeit:	s (Sekunde),
für die Stoffmenge:	mol (Mol),
für die Temperatur:	K (Kelvin),
für die Stromstärke:	A (Ampere),
und für die Lichtstärke:	cd (Candela).

Von den Einheiten dieses Basissystems lassen sich die Einheiten sämtlicher Messgrößen ableiten, und zwar meistens dadurch, dass die Basiseinheiten untereinander multipliziert oder durcheinander dividiert werden, z. B. für die Fläche: Länge × Länge (m · m) = m^2 oder für die Geschwindigkeit: Länge/Zeit = m · s^{-1}.

Einige abgeleitete SI-Einheiten

Messgröße	Einheit	Definition
Frequenz	Hertz (Hz)	s^{-1}
Kraft	Newton (N)	$m \cdot kg \cdot s^{-2}$
Druck	Pascal (Pa)	$m^{-1} \cdot kg \cdot s^{-2} = N \cdot m^{-2}$
Energie	Joule (J)	$m^2 \cdot kg \cdot s^{-2} = N \cdot m$
Leistung	Watt (W)	$m^2 \cdot kg \cdot s^{-3} = J \cdot s^{-1}$
elektrische Ladung	Coulomb (C)	$s \cdot A$
elektrische Spannung	Volt (V)	$m^2 \cdot kg \cdot s^{-3} \cdot A^{-1} = W \cdot A^{-1}$
elektrischer Widerstand	Ohm (Ω)	$m^2 \cdot kg \cdot s^{-3} \cdot A^{-2} = V \cdot A^{-1}$

Neben den SI-Basiseinheiten und den daraus abgeleiteten Einheiten gibt es eine Reihe zugelassener Einheiten, die weiterhin benutzt werden dürfen: Gramm (g), Liter (l), Minute (min), Stunde (h), Tag (d) und Grad Celsius (°C).

17.2.2 Vielfache und Bruchteile von Maßeinheiten (Zehnerpotenzen)

Zahlen, die sehr viel größer oder sehr viel kleiner als 1 sind, lassen sich nur umständlich und unübersichtlich schreiben. Man verwendet daher so genannte Zehnerpotenzen, z. B.:

$100 = 10 \times 10 = 10^2$
$1.000 = 10 \times 10 \times 10 = 10^3$
$10.000 = 10 \times 10 \times 10 \times 10 = 10^4$

$1 = 10 : 10 = 10^0$
$0{,}1 = 10 : 10 : 10 = 10^{-1}$
$0{,}01 = 10 : 10 : 10 : 10 = 10^{-2}$

Aus Gründen der Übersichtlichkeit werden Vorsilben vor den Maßeinheiten verwendet, die dezimale Vielfache und Bruchteile bezeichnen:

Zehnerpotenz	Vorsilbe		Symbol	Zehnerpotenz	Vorsilbe		Symbol
10^1	Deka-	(zehnfach)	da	10^{-1}	Dezi-	(zehntel)	d
10^2	Hekto-	(hundertfach)	h	10^{-2}	Zenti-	(hundertstel)	c
10^3	Kilo-	(tausendfach)	k	10^{-3}	Milli-	(tausendstel)	m
10^6	Mega-	(millionenfach)	M	10^{-6}	Mikro-	(millionstel)	µ
10^9	Giga-	(milliardenfach)	G	10^{-9}	Nano-	(milliardstel)	n
10^{12}	Tera-	(billionenfach)	T	10^{-12}	Piko-	(billionstel)	p
10^{15}	Peta-	(billiardenfach)	P	10^{-15}	Femto-	(billiardstel)	f
10^{18}	Exa-	(trillionenfach)	E	10^{-18}	Atto-	(trillionstel)	a

17.2.3 Konzentration und Umrechnungsbeziehungen

Konzentrationen können im Rahmen des SI-Systems als Stoffmenge pro Volumen (mol/l) oder als Masse pro Volumen (g/l) angegeben werden. Stoffmengenkonzentration oder molare Konzentration gibt die Zahl der Teilchen (Moleküle) an, die in einem Liter Lösungsmittel (z. B. Blutplasma) enthalten sind. Hierbei werden Stoffmengenkonzentrationen meist dann verwendet, wenn bei chemisch einheitlichen Substanzen die Molekulargewichte bekannt sind.

Fraktionelle Konzentrationen sind Massenverhältnisse (g/g), Mengenverhältnisse (mol/mol) oder Volumenverhältnisse (l/l) und werden als Fraktionen bezeichnet. Sie haben die „Einheit" 1 bzw. 10^{-3}, 10^{-6} usw.

Umrechnung zwischen alten Konzentrationseinheiten und SI-Einheiten

Stoff	Alte Einheit	SI-Einheit
Natrium	1 mg% (10 mg/l)	0,4350 mmol/l
Kalium	1 mg%	0,2558 mmol/l
Calcium	1 mg%	0,2495 mmol/l
Magnesium	1 mg%	0,4114 mmol/l
Chlorid	1 mg%	0,2821 mmol/l
Glucose	1 mg%	0,0555 mmol/l
Harnstoff	1 mg%	0,1660 mmol/l
Cholesterin	1 mg%	0,0259 mmol/l
Harnsäure	1 mg%	59,48 µmol/l
Creatinin	1 mg%	88,40 µmol/l
Bilirubin	1 mg%	17,10 µmol/l
Plasmaeiweiß	1 g%	10 g/l

Umrechnung alter Einheiten für Kraft, Druck und Energie in SI-Einheiten

Größe	Umrechnungsbeziehung	
Kraft	1 dyn = 10^{-5} N	1 N = 10^5 dyn
	1 kp = 9,81 N	1 N = 0,102 kp
Druck	1 cmH$_2$O = 98,1 Pa	1 Pa = 0,0102 cmH$_2$O
	1 mmHg (1 Torr) = 133,3 Pa	1 Pa = 0,0075 mmHg
	1 atm = 101 kPa	1 kPa = 0,0099 atm
	1 bar = 100 kPa	1 kPa = 0,01 bar
Energie	1 erg = 10^{-7} J	1 J = 10^7 erg
Energie als Arbeit	1 mkp = 9,81 J	1 J = 0,102 mkp
Energie als Wärmemenge	1 cal = 4,19 J	1 J = 0,239 cal

18
Glossar

Bei einigen Fachbegriffen ist der Plural in Klammern angegeben, z. B.: Arteria(-ae).

A

Abdomen Bauch, Unterleib
Abduktion Abspreizen
Acetabulum Hüftgelenkspfanne
Acromion Schulterhöhe, Fortsatz des Schulterblattes
Adduktion Heranführen
Adnexe (Anhangsgebilde der Gebärmutter (Eierstöcke und Eileiter)
Adventitia (Tunica adventitia) lockere Bindegewebshülle, die Organe verschieblich mit der Umgebung verbindet und durch Blutgefäße und Nerven zuführt
afferens hinführend
albus weiß
Allantois embryonaler Harnsack
Alveoli kleine Mulden, Hohlräume
- **dentales** Zahnfächer in Ober- und Unterkiefer
- **pulmonis** Lungenbläschen

akzessorisch zusätzlich
Amnion das Fruchtwasser umgebende Eihaut des menschlichen Keims
Amphiarthrose echtes, kaum bewegliches Gelenk
ampullär bauchig erweitert
Anabolismus Aufbaustoffwechsel
Anastomose Vereinigung, Verbindung zweier Kanäle
Anatomie „Zergliederungskunst", Lehre von der Gestalt und Struktur des menschlichen Körpers und seiner Organe
Angulus Winkel
- **inferior** unterer Schulterblattwinkel
- **venosus** Venenwinkel am Zusammenfluss von Hals- und Armvene

Antagonist Gegenspieler
Antebrachium Unterarm
anterior vorn, zur Vorderfläche hin
Anteversion Bewegung des Armes oder des Beines nach vorn
Antrum Höhle
- **mastoideum** Höhle des Warzenfortsatzes im Mittelohr
- **pyloricum** vor dem Magenpförtner liegender Abschnitt des Magens

Anulus Ring
Anus After
Aorta große Körperschlagader
Apertura Öffnung, Loch
Aponeurose flächenhafte Sehne
Appendix Anhang, Anhängsel
- **vermiformis** Wurmfortsatz des Blinddarms („Blinddarm" in der Laiensprache)

Aquädukt Wasserleitung
Aquaeductus cerebri Verbindungsgang zwischen 3. und 4. Ventrikel im Mittelhirn
Arachnoidea Spinngewebshaut des Gehirns und Rückenmarks
Arbor Baum
Arcus Bogen
Arteria(-ae) Schlagader(-n)
- **brachialis** Oberarmschlagader
- **carotis** Kopfschlagader
- **femoralis** Oberschenkelschlagader
- **hepatica** Leberschlagader
- **iliaca** Beckenschlagader
- **mesenterica** Darmschlagader
- **poplitea** Kniegelenkschlagader
- **pulmonalis** Lungenschlagader
- **renalis** Nierenschlagader
- **subclavia** Unterschlüsselbeinschlagader
- **tibialis** Schienbeinschlagader
- **ulnaris** Ellenschlagader
- **vertebralis** den hinteren Teil des Gehirns versorgende Wirbelschlagader

Arthritis entzündliche Gelenkerkrankung
Arthrose degenerative Gelenkerkrankung
Articulatio(-nes) Gelenk(-e)
- **acromioclavicularis** Schultereckgelenk
- **carpometacarpea pollicis** Daumensattelgelenk
- **coxae** Hüftgelenk
- **cubiti** Ellenbogengelenk
- **genus** Kniegelenk
- **humeri** Schultergelenk
- **radiocarpea** proximales Handwurzelgelenk
- **sternoclavicularis** Brustbein-Schlüsselbein-Gelenk
- **talocruralis** oberes Sprunggelenk
- **talotalaris** unteres Sprunggelenk
- **zygapophysialis** kleines Wirbelgelenk

ascendens aufsteigend
Aszites Ansammlung von Flüssigkeit in der Bauchhöhle
Atlas 1. Halswirbel
Atmungskette (mitochondriale) „Multienzymsystem" der inneren Atmung; katalysiert den Transport von Elektronen NADH + H$^+$ auf molekularen Sauerstoff (Elektronentransportkette)
Atrium Vorhof
Atrophie Verminderung der normalen Größe eines Organs
Auricula kleines Ohr, Ohrmuschel
Auris Ohr
Auskultation Abhören von Tönen und Geräuschen am Körper des Patienten mit Hilfe eines Stethoskops
autonomes Nervensystem vom Willen unabhängiges Nervensystem
Axis 2. Halswirbel, um dessen Achse sich der Kopf dreht
azygos unpaarig

B

basal an der Grundfläche befindlich
benigne gutartig
Bifurcatio Gabelung
- **aortae** Teilungsstelle der Aorta in die beiden Beckenschlagadern
- **tracheae** Teilungsstelle der Luftröhre in die beiden Hauptbronchien

bikuspidal zweizipflig
bilateral beidseitig
Biopsie Entnahme von Gewebe
Brachium Arm (Oberarm)
bradytroph stoffwechselträge
Bronchiolus feiner knorpelloser Ast des Bronchialbaums
Bronchus Seitenast der Luftröhre
Bulbus zwiebelförmige Auftreibung
- **duodeni** Anfangsteil des Zwölffingerdarms
- **oculi** Augapfel

Bursa Schleimbeutel
Bursitis Schleimbeutelentzündung

C

Caecum Blinddarm
Calcaneus Fersenbein
Calices renales Kelche des Nierenbeckens
Calvaria Schädeldach
Canalis Kanal, Gang
- **pyloricus** Magenabschnitt vor dem Pförtner
- **opticus** Sehnervkanal

Cartilago Knorpel
Capitulum Köpfchen
Caput Kopf
- **femoris** Oberschenkelkopf
- **humeri** Oberarmkopf
- **mandibulae** Gelenkkopf des Unterkiefers

Cardia Magenmund
Carpus Handwurzel
Caruncula warzenförmige Erhebung
Cauda Schwanz, Schweif
- **equina** „Pferdeschweif", spitz zulaufendes Ende des Rückenmarks mit pferdeschwanzähnlichem Austritt der Rückenmarkswurzeln im Lenden- und Kreuzbeinbereich

Cavitas Höhlung
Cavum Höhle, Hohlraum
- **tympani** Paukenhöhle im Mittelohr

Cerebellum Kleinhirn
Cerebrum Gehirn, Großhirn

Cervix Nacken, Hals
- **uteri** Gebärmutterhals

Chiasma Kreuzungsstelle
Choane hintere Nasenöffnung zum Rachen
Chorda Darm, Darmsaite
- **dorsalis** knorpeliger Achsenstab als Vorstufe der Wirbelsäule bei Schädellosen, Mantel- und Wirbeltieren
- **tympani** „Paukensaite", Ast des VII. Hirnnervs, der durch die Paukenhöhle zieht

Chorion Zottenhaut des Embryos
Choroidea Aderhaut des Auges
Chymus mit Magensaft vermischter Speisebrei
Ciliae Wimpern
Cisterna flüssigkeitsgefüllter Hohlraum
- **chyli** Lymphsammelraum im Oberbauch (erweitertes unteres Ende des Brustmilchganges)

Clavicula Schlüsselbein
Clitoris Kitzler
Cochlea Schnecke im Innenohr
Coenzym Wirkungsgruppe eines Enzyms
Colliculus kleiner Hügel, kleine Erhebung
Collum Hals
- **chirurgicum** halsähnliche, bruchempfindliche Stelle im oberen Drittel des Oberarms
- **femoris** Schenkelhals

Colon Dickdarm
- **ascendens** aufsteigender (rechter) Teil des Dickdarms
- **descendens** absteigender (linker) Teil des Dickdarms
- **sigmoideum** S-förmig gekrümmter unterster Teil des Dickdarms
- **transversum** im Oberbauch quer verlaufender Teil des Dickdarms

Columna Säule, säulenartiges Organ
- **vertebralis** Wirbelsäule

communis gemeinsam
Compacta Kurzform für Substantia compacta (kompakte Knochensubstanz, meist in den äußeren Knochenschichten gelegen)

Concha Muschel
Condylus Gelenkknorren, am Ende langer Röhrenknochen gelegen
Conjunctiva Bindehaut des Auges
Cor Herz
Cornea Hornhaut des Auges
Cornu Horn
Corpus Körper, auch Mittelteil eines Knochens
- **cavernosum penis** Schwellkörper des männlichen Gliedes
- **pineale** Zirbeldrüse
- **sterni** Brustbeinkörper
- **uteri** Gebärmutterkörper
- **ventriculi** Magenkörper
- **vertebrae** Wirbelkörper
- **vitreum** Glaskörper des Auges

Cortex Rinde
Costa Rippe
Cranium Schädel
Crista Leiste
Crus Schenkel (Unterschenkel)
Curvatura Krümmung
Cutis Haut

D

Decussatio Kreuzung
Defäkation Darmentleerung
Dens Zahn, auch der zahnförmige Fortsatz am 2. Halswirbel
Dentes Zähne
dexter rechts
Diaphragma Zwerchfell
Diaphyse Schaftteil langer Röhrenknochen
Diarrhö Durchfall
Diarthrose echtes Gelenk
Diastole Erschlaffungsphase der Herzmuskulatur
Digiti Finger und Zehen
Dilatation Erweiterung
Diploe Schwammknochensubstanz am Schädel
Discus(-i) (Scheibe(-n))
- **intervertebralis(-es)** Zwischenwirbelscheibe(-n) oder Bandscheibe(-n)

distal zum Ende der Gliedmaßen hin
Diurese Harnausscheidung

dorsal zur Rückenfläche hin (Rumpf), zum Hand-, Fußrücken hin
Ductus Gang, Verbindungsgang
- **choledochus** großer Gallengang
- **cysticus** Gallenblasengang
- **deferens** Samenleiter
- **hepaticus** Lebergang
- **semicirculares** Bogengänge im Innenohr
- **thoracicus** Brustmilchgang

Duodenum Zwölffingerdarm
Dura mater harte Hirnhaut
Dyspnoe erschwerte Atmung

E

efferens wegführend
ekto außen, außerhalb
Ektoderm äußeres Keimblatt
Elevation Heben des Armes über die Horizontale
Embryo Leibesfrucht bis zum Ende des 2. Schwangerschaftsmonats
Encephalon Gehirn
endo innen, innerhalb
Endokard Herzinnenhaut
endokrin nach innen (an das Blut) absondernd
Endometrium Schleimhaut der Gebärmutter
Endothel innere Auskleidung der Blutgefäße
Endozytose Aufnahme von Stoffen in das Zellinnere
enteral den Darm betreffend
ento innen, innerhalb
Entoderm inneres Keimblatt
Enzym Biokatalysator, der bestimmte Stoffwechselvorgänge stark beschleunigt
Epididymis Nebenhoden
Epiglottis Kehldeckel
Epikard seröse Haut an der Oberfläche des Herzens
Epiphyse verdicktes Ende langer Röhrenknochen
Erythrozyten rote Blutkörperchen
essenziell 1. ohne erkennbare Ursache, 2. unentbehrlich

exo außen, außerhalb
exogen von außen
exokrin nach außen absondernd
Exozytose Abgabe von Stoffen aus Zellen
Exspiration Ausatmung
Extension Streckung
externus außen, an der Außenseite liegend
extrazellulär außerhalb der Zellen
extrinsic von außen kommend

F

Facies Fläche
Falx Sichel
Fasciculus kleines Bündel (von Muskel- oder Nervenfasern)
Faszie bindegewebige Umhüllung von Muskeln
Femur Oberschenkel (Oberschenkelknochen)
Fettsäuren (gesättigte, ungesättigte, mehrfach ungesättigte) kettenförmige Monocarbonsäuren (mit einer COOH-Gruppe) mit keiner, einer oder mehreren Doppelbindungen
Fetus Leibesfrucht, ab dem 3. Schwangerschaftsmonat
Fibrin geronnener Bluteiweißstoff
Fibrozyt Bindegewebszelle
Fibula Wadenbein
Filum Faden
Fissura Einschnitt
Flexion Beugung
Flexura Biegung
- **coli dextra** rechte Dickdarmbiegung
- – **sinistra** linke Dickdarmbiegung

Follikel Bläschen, Knötchen
Fontanelle häutige Stelle zwischen den Anlagen der Schädelknochen
Foramen Loch
- **intervertebrale** Zwischenwirbelloch
- **magnum** Hinterhauptloch

Fornix Gewölbe
Fossa Grube
frontal stirnseitig
Fundus Grund, Boden
- **ventriculi** oberer Magenanteil (Magenkuppel), Magengrund

G

Gaster Magen
gastrointestinal den Magen-Darm-Trakt betreffend
Genese Entstehung
Genu Knie
glandotrop auf eine Drüse einwirkend
Glandula(-ae) Drüse(-n)
- **mammariae** Brustdrüsen
- **parathyroideae** Nebenschilddrüsen
- **suprarenalis** Nebenniere
- **thyroidea** Schilddrüse

globulär kugelförmig
Globus Kugel
Gonaden Geschlechtsdrüsen
gonadotrop auf die Geschlechtsdrüsen wirkend
Granulozyten weiße Blutkörperchen mit körnigem Protoplasma
Gyrus Windung

H

Hallux Großzehe
Hämoglobin roter Blutfarbstoff
Hämolyse Austreten des roten Blutfarbstoffes aus den Erythrozyten
hämorrhagisch mit Blutaustritt aus den Gefäßen in das Gewebe verbunden
Haustrum(-a) Schöpfrad
- **coli** taschenartige Aussackungen des Dickdarms

Hemiplegie Halbseitenlähmung
Hemisphäre Halbkugel
Hepar Leber
hepatisch die Leber betreffend
Hermaphrodit Zwitter (Mischung von Merkmalen des männlichen Gottes Hermes und Merkmalen der weiblichen Göttin Aphrodite)
heterotop an atypischer Stelle vorkommend oder entstehend
Hiatus Öffnung, Spalt, Schlitz, Lücke
- **oesophageus** Zwerchfellschlitz, durch den die Speiseröhre hindurchtritt

Hilum kleine Einbuchtung oder Vertiefung an einem Organ als Austrittsstelle für Gefäße, Nerven etc.
- **pulmonis** Lungenpforte (Eintrittsstelle der Bronchien und Gefäße)

Histologie Lehre von den Körpergeweben
Homöostase inneres Gleichgewicht
Humerus Oberarmknochen
humoral die Körperflüssigkeiten betreffend
hyalin durchscheinend, glasartig
Hymen Jungfernhäutchen
hyper über, übermäßig, das normale Maß übersteigend
Hyperplasie Organwachstum durch Vermehrung der Zellen
hyperton höheren osmotischen Druck als die Umgebung besitzend (bei Lösungen)
Hypertonie Bluthochdruck
Hypertrophie Organwachstum durch Vergrößerung von Zellen
hyp-, hypo unter, unterhalb, das normale Maß unterschreitend
Hypochondrium Region unter dem Rippenbogen
Hypopharynx unterer Teil des Rachens
Hypophyse Hirnanhangsdrüse
hypoton niedrigeren osmotischen Druck als die Umgebung besitzend (bei Lösungen)
Hypoxie Sauerstoffmangel

I

idiopathisch ohne erkennbare Krankheitsursache
Iliosakralgelenk Gelenk zwischen Kreuzbein und Hüftbein
Ileum Krummdarm, unterer Teil des Dünndarms
Incisura Einkerbung
Incus Amboss
inferior darunter, zum Steißende hin
infra- unterhalb
Infundibulum Hypophysenstiel
inguinal zur Leistengegend gehörig
Inhibition Hemmung
Innervation Nervenversorgung eines Körperteils oder Organs
in situ in natürlicher Lage im Organismus

Inspiration Einatmung
Insuffizienz unzureichende Funktionstüchtigkeit
inter- zwischen
intermedius dazwischen liegend
internus innen
Interstitium Raum zwischen den Zellen
intestinal den Darm betreffend
Intestinum tenue Dünndarm
intra- innerhalb
intravasal innerhalb des Gefäßsystems
intrazellulär innerhalb der Zellen
ipsilateral auf der gleichen Seite
Iris Regenbogenhaut
ischämisch nicht durchblutet
Isthmus enge Stelle

J

Jejunum Leerdarm, oberer Teil des Dünndarms
juxta in der Nähe, nahe bei

K

kapillär die Kapillaren betreffend
Kapillaren Haargefäße
kardial das Herz betreffend
kardiovaskulär das Herz-Kreislauf-System betreffend
Karzinom bösartige epitheliale Geschwulst
Katabolismus Abbaustoffwechsel
kaudal zum Steißende hin
Kinozilien Flimmerhaare
Klimakterium Wechseljahre der Frau
kollateral parallel verlaufend
Konstriktion Verengung
kontralateral auf der Gegenseite
Koronarien Herzkranzgefäße
kortikal die Rinde betreffend
kranial zum Kopfende hin
Kyphose die nach hinten konvexe Krümmung der Wirbelsäule

L

Labium Lippe, Randleiste
Lamina Blatt, dünne Platte, Gewebsschicht
– **externa** äußere Knochenplatte des Hirnschädels
– **interna** innere Knochenplatte des Hirnschädels
Larynx Kehlkopf
Läsion Verletzung
lateral zur Seite hin, seitlich
letal tödlich
Leukozyten weiße Blutkörperchen
Lien Milz
Ligamentum Band
– **latum uteri** seitliches Aufhängeband des Uterus (breites Mutterband)
Linea Linie, Streifen, Kante
– **terminalis** knöcherne Begrenzungslinie zwischen kleinem und großem Becken
Liquor Flüssigkeit
– **cerebrospinalis** Hirn-Rückenmarks-Flüssigkeit
Lobulus Läppchen
Lobus Lappen
longus lang
Lordose die nach vorn konvexe Krümmung der Wirbelsäule
lumbal im Bereich der Lendenwirbelsäule
Lumbalisation Ausbildung des 1. Kreuzbeinwirbels als Lendenwirbel
Luxation Ausrenkung

M

Macula Fleck
maligne bösartig
Malleolus Hämmerchen, Knöchel
Malleus Hammer
Mamilla Brustwarze
Mamma Brust
Mandibula Unterkiefer
Manubrium Griff
– **sterni** oberster Teil („Handgriff") des Brustbeins
Manus Hand
Margo Kante
Maxilla Oberkiefer
Meatus Gang
– **acusticus externus** äußerer Gehörgang
– – **internus** innerer Gehörgang

medial zur Mitte hin
median in der Mitte
Mediastinum Mittelfell
Medulla Mark
- **oblongata** verlängertes Rückenmark (Übergang zum Gehirn)
- **spinalis** Rückenmark

Membran zarte, dünne Haut
Membrana tympani Trommelfell
Menarche Zeitraum des ersten Eintritts der Monatsblutung
Meniskus „mondförmiger Körper", knorpelige Zwischenscheibe im Kniegelenk
Menopause Aufhören der Regelblutungen in den Wechseljahren der Frau
Menstruation Monatsblutung im weiblichen Zyklus
Mesenterium Aufhängeband
meso- in der Mitte, zwischen
Mesoderm mittleres Keimblatt
Metabolismus Stoffwechsel
metabolisch stoffwechselbedingt
Metacarpus Mittelhand
Metastase Tochtergeschwulst
Metatarsus Mittelfuß
Miosis Pupillenverengung
Mitose Zellteilung
Mortalität Sterblichkeit
motorisch die Bewegung betreffend
Mucosa Schleimhaut
Mydriasis Pupillenerweiterung
myeloisch das Knochenmark betreffend
myogen muskulär bedingt
Myokard Herzmuskel

N

Nekrose Gewebstod, Absterben von Zellen
Nephron Bau- und Arbeitseinheit der Niere
nerval durch das Nervensystem vermittelt
Nervus Nerv
Neurit langer Fortsatz einer Nervenzelle
Neurologie Lehre von den Krankheiten des Nervensystems
Neuron Nervenzelle

Nidation Einnistung
Nodi lymphatici Lymphknoten
- - **axillares** Achsellymphknoten
- - **bronchopulmonales** Hiluslymphknoten
- - **inguinales** Leistenlymphknoten
- - **iliaci** Hüftlymphknoten
- - **lumbales** Lendenlymphknoten
- - **paraaortales** neben der Bauchschlagader liegende Lymphknoten

Nodus(-i) Knoten
Nomenklatur Bezeichnung durch Fachausdrücke
Nucleolus kleiner Kern, Kernkörperchen
Nucleus Zellkern, grauer Kern innerhalb des Zentralnervensystems

O

obliquus schräg
Obstipation Verstopfung
Oesophagus Speiseröhre
Olecranon Knochenvorsprung der Elle am Ellenbogen
Omentum Netz
oral den Mund betreffend, durch den Mund
Orbita Augenhöhle
Os(-sa) Knochen, Gebein
- **coccygis** Steißbein (wörtlich „Kuckucksbein")
- **coxae** Hüftbein
- **ethmoidale** Siebbein
- **frontale** Stirnbein
- **hyoideum** Zungenbein
- **ilium** Darmbein
- **ischii** Sitzbein
- **lacrimale** Tränenbein
- **nasale** Nasenbein
- **occipitale** Hinterhauptbein
- **palatinum** Gaumenbein
- **parietale** Scheitelbein
- **pubis** Schambein
- **sacrum** Kreuzbein
- **sphenoidale** Keilbein
- **temporale** Schläfenbein
- **zygomaticum** Jochbein

Ossifikation Verknöcherung
Osteoblasten Knochenbildungszellen

Osteoklasten Knochen abbauende Zellen
Osteozyten Knochenzellen
Ostium Mündung, Öffnung, Eingang
- **urethrae internum** Abgang der Harnröhre aus der Blase
- **uteri** Muttermund
- **uterinum tubae** Mündung der Eileiter in die Gebärmutter

Ovar Eierstock
Ovulation Eisprung

P

Palatum Gaumen
Palpation Untersuchung durch Abtasten
palmar zur Handfläche (Hohlhand) hin
Palpebra Augenlid
Pancreas Bauchspeicheldrüse
Papilla warzenförmige Erhebung
Papillarleisten erblich festgelegtes Linienmuster der Handfläche und der Fußsohle
Parametrium das die Gebärmutter stützende Beckenbindegewebe
Parasympathikus Teil des autonomen Nervensystems
parenteral unter Umgehung des Magen-Darm-Traktes
parietal wandständig
Pars Teil
Patella Kniescheibe
pathogen krankheitserregend
Pathogenese Entstehungsweise krankhafter Veränderungen
Pelvis Becken
- **renalis** Nierenbecken

Penis männliches Glied
peri- um ... herum
Perichondrium Bindegewebshaut des Knorpels
Peridontium Wurzelhaut des Zahnes
Perikard Herzbeutel
Perimetrium Bauchfellüberzug der Gebärmutter
Perimysium kleinere Muskelfaserbündel umhüllendes Bindegewebe
Perineurium Nervenfaserbündel umhüllendes Bindegewebe
peripher außen, am Rand gelegen

Periost Knochenhaut
Peristaltik wellenförmige Kontraktionsbewegungen der Eingeweidemuskulatur
Peritoneum Bauchfell
Perkussion Untersuchung durch Beklopfen und Beurteilung des dabei auftretenden Schalls
Permeabilität Durchlässigkeit
Pes Fuß
Phagozytose Aufnahme von Partikeln in die Zelle
Phalangen Finger- und Zehenglieder
Pharynx Rachen, Schlund
Phospholipide fettähnliche Stoffe mit mehreren unterschiedlichen Grundbausteinen: Phosphorsäure, Fettsäuren, mehrwertige Alkohole
pH-Wert negativ dekadischer Logarithmus der Wasserstoff-Ionen-Konzentration; sagt etwas über die sauren (pH 0–7) bzw. basischen Eigenschaften (pH 7–14) einer Lösung aus
Phylogenese, Phylogenie Stammesgeschichte der Lebewesen
Pia mater weiche Hirnhaut (eigentlich „fromme Mutter", vermutlich, weil die Hirnhaut das Gehirn wie eine Mutter ihr Kind mit den Armen umschließt)
Placenta Mutterkuchen (Nachgeburt)
plantar zur Fußsohle hin
Plasma Blutflüssigkeit
Pleura Brustfell
- **costalis** Rippenfell
- **pulmonalis** Lungenfell

Plexus Geflecht
Plica Falte
Pollux Daumen
Portio Abteilung, Teil, Anteil
- **vaginalis cervicis** in die Scheide ragender Uterusabschnitt

posterior hinten, zur Rückenfläche hin
prävertebral vor der Wirbelsäule liegend
Processus Vorsprung
- **condylaris** Gelenkvorsprung
- **coracoideus** Rabenschnabelfortsatz am Schulterblatt

- **coronoideus** Vorsprung für den Muskelansatz am Unterkiefer
- **mastoideus** Warzenfortsatz am Schläfenbein
- **spinosus** Dornfortsatz am Wirbel
- **transversus** Querfortsatz
- **xiphoideus** Schwertfortsatz am Brustbein

profundus tief
Proliferation Zellvermehrung
Prostata Vorsteherdrüse
proximal zum Rumpf hin
Pulmo Lunge
pulmonal die Lunge betreffend
Pylorus Magenpförtner
Pyramis(-des) Organ von pyramidenförmiger Gestalt, durch die Nervenfasern der Pyramidenbahn gebildete pyramidenförmige Erhebung an der ventralen Seite des verlängerten Marks

R

Rachitis Vitamin-D-Mangel-Erkrankung
Radius Speiche, auf der Daumenseite liegender Röhrenknochen des Unterarms
Ramus Ast
Recessus Ausbuchtung
Rectum Mastdarm
rectus gerade
Ren Niere
renal die Niere betreffend
Resistenz Widerstandsfähigkeit
Resorption Aufnahme von Wasser und gelösten Stoffen durch Zellen
respiratorisch die Atmung betreffend
Rete Netz, Blutgefäßgeflecht
Retikulum kleines Netz, Netzwerk aus Nervenfasern oder Gefäßen
Retina Netzhaut
retro- zurück, nach hinten, rückwärts liegend
Retroperitoneum Bauchraum hinter der Bauchhöhle
Retroversion Bewegung des Armes oder des Beines nach hinten
Rezeptor Empfänger
Rezidiv Rückfall
Ribose einfacher Zucker mit 5 C-Atomen
Rotation Drehung

S

Sacculus Säckchen
sakral im Bereich des Kreuzbeins
Sakralisation Ausbildung des 5. Lendenwirbels als Teil des Kreuzbeins
Salpinx Eileiter, in der Klinik gebräuchliche Bezeichnung für die Tuba uterina
sarkoplasmatisches Retikulum glattes endoplasmatisches Retikulum in einer Muskelzelle
Scapula Schulterblatt
Sclera Lederhaut des Auges
Scrotum Hodensack
Segment Abschnitt
Sekretin in der Darmwand gebildetes Hormon
Sekretion Absonderung von Stoffen durch Zellen
Sella Stuhl, Sessel, Sattel
- **turcica** Türkensattel (Vertiefung im Keilbein)

Semilunarklappe halbmondförmige Taschenklappe
sensibel empfindlich
sensorisch die Sinne betreffend
Septum Scheidewand
serös aus Serum bestehend, ein serumähnliches Sekret absondernd
Serum wässriger, nicht gerinnungsfähiger Teil der Blutflüssigkeit
sinister links
Sinus Vertiefung, Einbuchtung, geschlossener Kanal
- **ethmoidalis** Siebbeinhöhle
- **frontalis** Stirnbeinhöhle
- **maxillaris** Kieferhöhle
- **sphenoidalis** Keilbeinhöhle

Sklerose Verhärtung, Verdichtung
Skoliose seitliche Verkrümmung der Wirbelsäule
Skorbut Vitamin-C-Mangel-Erkrankung
somatisch den Körper betreffend
spastisch verkrampft

Spermatozoen männliche Samenzellen
Spina Dorn, Stachel, Rückgrat
Spina scapulae Schulterblattgräte
spinal das Rückenmark betreffend
Spongiosa Schwammknochensubstanz
Stapes Steigbügel
Stase Stillstand einer Strömung
Stenose Verengung
Sternum Brustbein
Stethoskop Hörrohr
Strabismus Schielen
Stratum Schicht
sub- unterhalb, unter
Subarachnoidalraum Raum zwischen Spinngewebshaut und weicher Hirnhaut, in dem sich die Hirn-Rückenmarks-Flüssigkeit befindet
subkutan unter die Haut
Sulcus costae Rinne am unteren Rippenrand
super- oben, über, darüber
superficialis oberflächlich
superior zum Kopfende hin
supra- oberhalb, über
Sutura Naht (Knochennaht am Schädel)
- **coronalis** Kranznaht
- **lambdoidea** Lambdanaht
- **sagittalis** Pfeilnaht

Sympathikus Teil des autonomen Nervensystems
Symphysis feste, faserige Verbindung zweier Knochenflächen
- **pubica** Schamfuge

Synarthrose unechtes Gelenk, Haft
Synchondrose Knorpelhaft
Syndesmose Bandhaft
Syndrom typische Kombination einer Gruppe von Krankheitszeichen
synergistisch zusammenwirkend (z. B. von Muskelgruppen, auch von Arzneimitteln)
Synostose Knochenhaft
Synovia Gelenkschmiere
Systole Kontraktionsphase der Herzmuskulatur

T

Tachykardie beschleunigte Herzfrequenz
Taenia Band, Streifen
Talus Sprungbein
Tarsus Fußwurzel
Tectum Dach
Tegmentum Haube
temporal zur Schläfe gehörig
Tentorium Zelt
teratogen Missbildungen hervorrufend
Testis Hoden
Testosteron männliches Geschlechtshormon
Thenar Daumenballen
thoracal im Bereich der Brustwirbelsäule
Thorax Brustkorb
Thrombopenie Mangel an Blutplättchen
Thrombozyten Blutplättchen
Thrombus Blutgerinnsel
Thymus Thymusdrüse (Bries)
Tibia Schienbein
Tonsilla Mandel
Tonus Spannungszustand
toxisch giftig
Trachea Luftröhre
Transmitter Überträger
transversal quer, quer verlaufend
transversus quer verlaufend
Trauma Verletzung, Wunde
Trigonum Dreieck
Trochanter Rollhügel (Knochenvorsprung am Oberschenkel)
- **major** großer Rollhügel
- **minor** kleiner Rollhügel

Trochlea Rolle
Truncus pulmonalis Stamm der Lungenschlagadern
Trypsin eiweißspaltendes Enzym
Tuba Röhre, Trompete
- **auditiva** Ohrtrompete
- **uterina** Eileiter

Tuber Höcker
Tuberculum kleiner Höcker, Knochenvorsprung
- **majus** großer Knochenvorsprung am Oberarm
- **minus** kleiner Knochenvorsprung am Oberarm

Tuberositas „Rauigkeit" am Knochen (Ansatzstelle eines Muskels)
Tubulus kleine Röhre
tubulär röhrenförmig
Tumor allgemein jede umschriebene Schwellung (Geschwulst) von Körpergeweben

U

Ulcus Geschwür
Ulna Elle, Röhrenknochen auf der Kleinfingerseite des Unterarms
Umbilicus Nabel
Ureter Harnleiter
Urethra Harnröhre
Uterus Gebärmutter

V

Vagina Scheide
vagus umherschweifend
Valva Klappe
- **mitralis** Mitralklappe (zwischen linkem Vorhof und linker Herzkammer)
- **tricuspidalis** Trikuspidalklappe (zwischen rechtem Vorhof und rechter Herzkammer)

Vas(-a) Gefäß(-e), Bezeichnung für Lymph- und Blutgefäß(-e)
Vasa lymphatica Lymphgefäß
vasculär das Gefäßsystem betreffend
Vasodilatation Gefäßerweiterung
Vasokonstriktion Gefäßverengung
vegetatives Nervensystem autonomes Nervensystem

Vena(-ae) Blutader(-n)
- **cava** große Hohlvene
- **hepatica** Lebervene
- **jugularis** die das Blut vom Kopf abführende große Halsvene
- **portae** Pfortader
- **pulmonalis** Lungenvene
- **renalis** Nierenvene

ventral bauchseitig
Ventrikel flüssigkeitsgefüllte Hohlräume im Gehirn, Herzkammer, Magenhohlraum
Vertebra Wirbel
- **cervicalis** Halswirbel
- **lumbalis** Lendenwirbel
- **prominens** 7. Halswirbel
- **thoracica** Brustwirbel

Vesica Blase
- **fellea** Gallenblase
- **urinaria** Harnblase

Vesicula(-ae) Bläschen
- **seminalis** Samenbläschen, Bläschendrüse

Vestibulum Vorhof
Visus Sehschärfe
viszeral die Eingeweide betreffend
Vomer Pflugscharbein
Vulva äußere weibliche Geschlechtsorgane (Scheidenvorhof, Schamlippen)

Z

zentral zum Inneren des Körpers hin
Ziliarkörper Strahlenkörper
Zisterne Flüssigkeitsbehälter
Zytologie Lehre von den Zellen

18.1 Eigennamen in der Anatomie

Eigennamen finden im Zusammenhang mit anatomischen Bezeichnungen vor allem im klinischen Sprachgebrauch eine häufige Anwendung. Im nachfolgenden Verzeichnis sind Lebensdaten und Wirkungsorte der im Text genannten Personen aufgeführt, deren Namen zu den geläufigsten in der Anatomie gezählt werden. Die meisten Informationen sind folgenden Werken entnommen:

Debson, J.: Anatomical Eponyms, 2nd ed. Livingstone, Edinburgh und London 1962

Faller, A.: Die Fachwörter der Anatomie, Histologie und Embryologie. Bergmann, München 1978

Herrlinger, R.: Eigennamen in Anatomie, Physiologie, Histologie, Embryologie und physiologischer Chemie. G. Fischer, Jena 1947

Bartholin, Caspar Secundus (1655–1738): Arzt, Anatom und Verwaltungsbeamter in Kopenhagen, Beschreibung der weiblichen Vorhofdrüsen (Bartholin-Drüsen).

Bowman, Sir William (1816–1892): Anatom, Physiologie und Augenarzt in London. Beschreibung der Kapsel des Nierenkörperchens (Bowman-Kapsel).

Broca, Paul (1824–1880): Chirurg und Anthropologe in Paris. Nach ihm ist das Broca-Sprachzentrum benannt.

Corti, Marchese Alfonso de (1822–1867): Anatom in Wien, Würzburg, Pavia, Utrecht und Turin. Beschreibung des Corti-Organs in der Hörschnecke.

Cowper, William (1666–1709): Anatom und Chirurg in London. Beschreibung der Bulbourethral- oder Cowper-Drüsen des Mannes.

Döderlein, Gustav (1893–1980): Gynäkologe in Jena und München. Nach ihm sind die Döderlein-Bakterien in der Scheide benannt.

Douglas, James (1675–1742): Anatom und Gynäkologe in London, Beschreibung des Douglas-Raumes, des am tiefsten gelegenen Raumes in der Bauchhöhle.

Edinger, Ludwig (1855–1918): Neuroanatom in Frankfurt. Nach ihm ist der parasympathische Edinger-Westphal-Kern des X. Hirnnervs (N. vagus) benannt.

Eustachio, Bartolomeo (1513–1574): Anatom und päpstlicher Leibarzt in Rom. Nach ihm ist die Eustachische Röhre, die Verbindung zwischen Mittelohr und Mundhöhle, benannt.

Graaf, Regnier de (1641–1673): Arzt und Anatom in Delft und Paris. Nach ihm ist der sprungreife de Graaf-Follikel benannt.

Gennari, Francesco (1752–1797): Anatom in Parma. Nach ihm ist der Gennari-Streifen in der Sehrinde benannt.

Golgi, Camillo (1844–1926): Anatom in Siena und Pavia. Beschreibung des Golgi-Apparates.

Haase, Karl Friedrich (1788–1865): Frauenarzt in Dresden. Mithilfe der Haase-Regel lässt sich in Abhängigkeit vom Schwangerschaftsmonat die Länge des Fetus bestimmen.

Hassall, Arthur Hill (1817–1894): Arzt in London, auf der Insel Wight und in San Remo. Nach ihm sind die Hassall-Körperchen im Mark des Thymus benannt.

Havers, Clopton (1650–1702): Anatom in London. Nach ihm sind die Havers-Kanäle im lamellären Knochen benannt.

Henle, Friedrich Gustav Jakob (1864–1936): Anatom und Pathologe in Zürich, Heidelberg und Göttingen. Nach ihm ist die Henle-Schleife, der im Mark liegende Teil des Nephrons, benannt.

His, William (1863–1934): Internist in Göttingen und Berlin. Nach ihm ist das His-Bündel im Reizleitungssystem des Herzens benannt.

Kerckring, Theodor (1640–1693): Arzt und Anatom in Amsterdam und Hamburg. Nach ihm sind die Kerckring-Falten im Dünndarm benannt.

Kohlrausch, Otto Ludwig Bernhard (1811–1854): Arzt in Hannover. Nach ihm ist die Kohlrausch-Falte im Rectum benannt.

Kupffer, Karl Wilhelm von (1829–1903): Anatom in Kiel, Königsberg und München. Nach ihm sind die phagozytierenden Sternzellen der Leber benannt.

Langerhans, Paul (1849–1888): Pathologe in Freiburg. Nach ihm sind die Langerhans-Inseln der Bauchspeicheldrüse benannt.

Leydig, Franz von (1821–1908): Physiologe und Anatom in Würzburg und Bonn. Nach ihm sind die Leydig-Zwischenzellen des Hodens benannt.

Lieberkühn, Johann Nathanael (1711–1756): Arzt in Berlin. Nach ihm sind die röhrenförmigen Darmdrüsen benannt.

Malpighi, Marcello (1628–1694): Professor der Medizin in Bologna, Pisa und Messina. Nach ihm ist das Malpighi-Körperchen benannt.

McBurney, Charles (1845–1914): Chirurg in New York. Nach ihm ist der McBurney-Punkt (Projektion des Wurmfortsatzes auf die Oberfläche des Bauches) benannt.

Meissner, Georg (1829–1905): Physiologe und Zoologe in Basel, Freiburg und Göttingen. Nach ihm sind Tastkörperchen in den Papillen der Lederhaut benannt.

Merkel, Friedrich S. M. (1845–1919): Anatom in Göttingen. Nach ihm sind die Merkel-Zellen in der Epidermis benannt.

Naegele, Franz (1777–1851): Gynäkologe in Heidelberg. Mithilfe der Naegele-Regel kann der voraussichtliche Entbindungstermin berechnet werden.

Nissl, Franz (1860–1919): Psychiater und Neurohistologe in Heidelberg. Nach ihm sind die Nissl-Schollen in den Nervenzellen benannt.

Pacchioni, Antoine (1665–1726): Arzt in Tivoli und Rom. Nach ihm sind die Pacchioni-Granulationen (Ausstülpungen der Arachnoidea in den venösen Blutleiter) benannt.

Pacini, Filippo (1812–1883): Anatom in Florenz. Nach ihm sind die Vater-Pacini-Körperchen (Druckrezeptoren) benannt.

Peyer, Johann Konrad (1653–1712): Arzt in Schaffhausen. Nach ihm sind die Peyer-Platten, Anhäufungen von Lymphfollikeln im Krummdarm, benannt.

Purkinje, Johannes Evangelista (1787–1869): Anatom und Physiologe in Breslau und Prag. Nach ihm sind die Purkinje-Fasern des Reizleitungssystems im Herzen benannt.

Ranvier, Louis Antoine (1835–1922): Histologe in Paris. Nach ihm sind die Schnürringe in markhaltigen Nerven benannt.

Reissner, Ernst (1824–1878): Anatom in Dorpat und Breslau. Nach ihm ist die Reissner-Membran im Innenohr benannt.

Riva-Rocci, Scipione (1836–1908): Professor der Kinderheilkunde in Pavia. Blutdruckmessung nach Riva-Rocci (RR).

Schabadasch, Arnold Leonowitsch (1898–1978): Anatom und Histologe in Gorki. Beschreibung des Nervengeflechts in der äußeren Zone der Dünndarmsubmukosa (Plexus submucosus externus).

Sharpey, William (1802–1880): Anatom in Edinburgh und London. Nach ihm

sind die Sharpey-Fasern im Desmodont benannt.
Schlemm, Friedrich (1795–1858): Anatom in Berlin. Nach ihm ist der Venenring im Winkel zwischen Regenbogenhaut und Hornhaut benannt.
Schwann, Theodor (1810–1882): Anatom und Physiologe in Löwen und Lüttich. Nach ihm ist die äußere Hülle der Nervenfasern benannt.
Sertoli, Enrico (1842–1910): Physiologe in Mailand. Nach ihm sind die Sertoli-Zellen im Hoden benannt.
Tawara, Sunao (1873–1952): Pathologe in Fukuoka, Japan. Nach ihm sind die Tawara-Schenkel des Reizleitungssystems im Herzen benannt.
Tiffeneau, Marc (1873–1945): Pharmazeut und Mediziner in Paris. Nach ihm ist der Tiffeneau-Test zur Bestimmung der Atemsekundenkapazität benannt.
Vater, Abraham (1684–1751): Anatom und Botaniker in Wittenberg. Nach ihm sind die Vater-Papille im Zwölffingerdarm und die Vater-Pacini-Körperchen benannt.
Wernicke, Karl W. (1848–1905): Nervenarzt in Berlin, Breslau und Halle. Nach ihm ist das Wernicke-Zentrum im Gyrus temporalis superior benannt.

19 Sachverzeichnis

Halbfette Ziffern verweisen auf Seiten mit Abbildungen

A

Abbaustoffwechsel 379
Abduktion 123
ABO-System 266
Abspreizen 123
Abstammungslehre 55
Abwehr, humorale 282
– zelluläre 282
Acetabulum **167**, **177**
Acetylcholin 614
Achillessehne **143**
Achselarterie **236**
Achselvene **242**
Acromion **155**, **161**
ACTH (adrenokortikotropes Hormon) 310, 316
Adamsapfel 340
Adduktion 123
Adduktorenkanal **239**
Adenin 13, **14**, **17**
Adenohypophyse 315
Adenosindiphosphat 9
Adenosintriphosphat 8
Adergeflecht 579
Aderhaut **625**, 630
ADH (antidiuretisches Hormon) 310, 315, 455f
Adoleszenz 525
ADP (Adenosindiphosphat) 9
Adrenalin 247, 325, 613
After **419**
Afterkamm **419**
Afterschließmuskel, äußerer **464**
Agglutinine 266
AIDS (Acquired Immune Deficiency Syndrome) 286
Akkommodationsbreite 635
Akkommodationsvorgang 627, **628**
Akromegalie 317
Akrosom 476, **508**

Akrosomenreaktion 508
Aktinfilamente 86, 91
Aktionspotenzial 100, **102**
– Mechanismus 101
Albinismus 48
Albumin **270**
Aldosteron 455
Allele 40
Alles-oder-nichts-Regel 101
Allicin 388
Allocortex 547
Alterssichtigkeit 635
Altkleinhirn 553, **554**
Aluminium 385
Alveolarventilation 356
Alveolarzellen 357
Alveole, Zahn 394
Alveolen 351
Alveolensäckchen **352**
Amboss **645 f**
Aminopeptidasen **432**
Aminosäure 14
Aminosäuren, essenzielle 382
Ammonshorn 547
Amnion **513**, **515**, **517**
Amnionhöhle **521**
Amphiarthrosen 122
Ampulla ductus deferentis **473**, **480**
– recti 415, **419**
Ampulle des Eileiters **493**
– des Rektums **417**
– spindelförmige 478
Amputationsneurom 107
Amylase 399, 430
Anabolismus 378
Analkanal **417**, **419**
Analverschluss 419
Anämien 277
– aplastische 278
– hämolytische 278

- hyperchrome 277
- hypochrome 277
- perniziöse 277

Anaphase 19 f, **22**
Androgene 310, 323
Angiokardiographie 227
Angiotensin II 455
Angiotensinogen 455
Angulus sterni **139**
Anopsie 638
Anordnung, somatotope **569**
Anoxie 361
Ansatzsehnen **126**
Antagonist 125
Antebrachium 156
Anteversion 123
Antidiurese 456
Anti-D-Prophylaxe 269
Antigenpräsentation 283
Antioxidans 318
Antioxidanzien 386
Antiport **30**
Antrum pyloricum **406**
Anulus fibrosus 135
- tendineus 642

Anus **419**
Aorta **236**
- abdominalis **236**
- thoracica **236**
- Windkesselfunktion **231**

Aortenbogen **209, 236**
Aortenklappe **210, 212, 220**
Apertura thoracis inferior **138**
- - superior **138**

Aphasie, motorische **550**
- sensorische **550**

Apnoe 356
Aponeurosen 75, 147
Apophyse 85
Apoplex 572, 587
Apparat, juxtaglomerulärer **449**, 455
- optischer 634

Appendix epiploica **416**
- vermiformis **288, 410, 416**

Aquaeductus cerebri **580**
Äquatorialebene **20**
Äquivalent, kalorisches 381
Arachnoidea encephali 575
Arachnoidealzotten 579, **581**
Arachnoidea spinalis 577
Arbeitsumsatz 379, 381
Arbor vitae 555
Archicerebellum 553
Archicortex 547
Arcus aortae **236**
- palatoglossus **391**
- palatopharyngeus **391**
- palmaris superficialis **237**
- vertebrae 133

Armgeflecht **561**, 590
Arm-Kopf-Vene **240**
Arsen 385
Artbegriff 57
Arteria (-ae) arcuata 448
- axillaris **236**
- basilaris **585**
- brachialis **226, 236 f**
- carotis communis **187, 236**
- - externa **236, 584**
- - interna **236, 585**
- centralis retinae **633, 642**
- cerebelli inferior anterior **585**
- - - posterior **585**
- - superior **585**
- cerebri anterior **584**
- - media **584**
- - posterior **584**
- circumflexa femoris lateralis **239**
- - - medialis **239**
- communicans anterior **585**
- - posterior **585**
- coronaria dextra **209, 216**
- - sinistra **209, 216**
- cystica **424**
- dorsalis pedis 239
- - penis **483**
- femoralis **236, 239**
- fibularis **239**
- gastrica **425**
- - sinistra **236**
- gastroomentalis **425**
- hepatica propria **236, 425**
- iliaca communis **236, 444**
- - externa **236**
- - interna **236**
- intercostalis **236**
- interlobularis **447**
- interossea anterior **237**

- lienalis 236, **425**
- mesenterica inferior 236
- – superior 236
- ophthalmica **584, 642**
- ovarica **487**
- poplitea **239**
- profunda brachii 237
- – femoris **239**
- – penis **483**
- pulmonalis 336, 347
- radialis 237
- renalis 236, 444, 447
- spinalis anterior **585**
- striata 586
- subclavia **236**
- subscapularis 237
- testicularis **236**
- thyreoidea superior **584**
- tibialis anterior **239**
- – posterior **239**
- ulnaris 237
- umbilicalis **235, 516**
- uterina **494**
- vertebralis **585**

Arterien 206
- Arm **237**
- Aufbau **228, 230**
- Bein **239**

Arterienring, Hirnbasis **585**
Arthrose 120
Articulatio (-nes) acromioclavicularis **155**
- atlantoaxis 134
- atlantooccipitalis 133
- carpometacarpea pollicis 165
- costovertebralis 139
- coxae **167**, 175
- cubiti **163**
- genus **174**, 179
- humeri 160, **161**
- humeroulnaris **158**
- mediocarpea 165
- radiocarpea 165
- radioulnaris proximalis **158**
- sacroiliaca 166
- sternoclavicularis **139, 155**
- talocruralis **183**
- talotarsalis **183**
- temporomandibularis **195, 197**
- tibiofibularis 172, **181**
- zygapophysialis **132**

Ascorbinsäure 384
Assoziationsfasern 543
Assoziationsgebiet, auditorisches **549**
Asthma bronchiale 367
Astigmatismus 636
Astrozyten 105
Atavismus 61
Atemarbeit 367
Atemfrequenz 354
Atemgase, Partialdrücke 358
Atemgaszusammensetzung 358
Atemgrenzwert 356
Atemhilfsmuskeln 140, 365
Atemmechanik 364, **365**
Atemmuskel 149
Atemregulation 362
- chemische 363
- zentrale 362
Atemreize 363
- unspezifische 364
Atemstillstand 361
Atemstoßtest **368**
Atemtest, dynamischer 367
Atemvolumen, maximales 354
Atemzugvolumen 354
Atlas 133, **135**
Atmung, äußere 334
- innere 334
Atmungskammern 357
Atmungskette, mitochondriale 8
Atmungsorgane, Luft leitende 335
- Übersicht **336**
Atmungswiderstände 366
Atmungszentrum 555
ATP (Adenosintriphosphat) 8, **9**, 92
ATPase 27
Atrioventrikularklappen 212
Atrioventrikularknoten **215**
Aufbaustoffwechsel 378
Augapfel 624
- hinterer Teil 630
- vorderer Teil 626
Auge 624
- Bindehaut **627**
- inverses 632
- optischer Apparat 634
Augenarterie **642**

Augenbewegungen, konjugierte 641
Augenbindehaut 640
Augenhaut, äußere 625
- innere 625
- mittlere 625
Augenhintergrund 634
Augenhöhle 624, **643**
Augenhöhlenspalt, oberer **642**
Augeninnendruck 626
Augenkammer, hintere **625**, 626
- vordere **625**, 626
Augenlid 640
Augenlidheber, oberer 640
Augenmuskeln, äußere 641, **643**
- innere 629
Augenvene **587**
Auricula 644
Auslese, natürliche 56
Außenrotation 123
Autosomen 10
AV-Knoten 215
Axis 133, **135**
Axon **98**
Axonhügel **98**
Azoospermie 481

B

Babinsky-Reflex 575
Backenzahn 396
Bahnen, extrapyramidale 566
Bälkchenknochen 81
Balken 543, **547**, 551
Ballaststoffe 389
Bandhaften 117
Bandscheibenvorfall 136
Barium 385
Bartholin-Drüsen 496
Basalganglien 543, **546**
Basalmembran **5**, 68
Basen 13
Basenpaare 13, 40
Basentripletts 14, 40, **17**
Basilarmembran **648**
Basisarterie 585
Bauchaorta **236**
Bauchfell **349, 420**
Bauchfellverhältnisse **420**
Bauchganglien **617**

Bauchhöhlenschwangerschaft 512
Bauchmuskeln 147
- seitliche schräge **148**
- tiefe **148**
- vorderer gerader **148**
Bauchpresse 148
Bauchraum, vegetativer Plexus **614**
Bauchspeichel 421
Bauchspeicheldrüse 310, 325, **326**, 383, 421
- Ausführungsgang **422**
- Form und Lage **422**
Bauchwandmuskulatur 148
Baufett 77
Baustoffwechsel 378
Beatmung, künstliche 361
Becherzelle 72
Becken, Geschlechtsunterschiede **171**
- weibliches **485**
Beckenarterie **444**
- äußere **236**
- gemeinsame **236**
- innere **236**
Beckenausgang 169
Beckenboden 149
Beckenbodenmuskel **463**
Beckeneingangsebene **167, 170**
Beckengürtel 166
Beckenkamm **167, 169**
Beckenneigungswinkel **170**
Beckenring 166
Beckenvene, äußere **240**
- gemeinsame **240, 444**
- innere **240**
Befruchtung 506, **510**
Befruchtungsvorgang **508**
Beischlaffähigkeit 481
Belegzellen 407, **408**
Beriberi 385
Betriebsstoffwechsel 379
Beuger, ulnarer, des Handgelenks **143**
Beugung 123
Bewegungsachse 123
Bewegungssegment 135, **136**
Bifurcatio aortae **236**
- tracheae 344
Bikuspidalklappe 212, 220
Bilirubin 423
Bindegewebe 73

- faserarmes 75
- faserreiches 75
- Funktionen 73
- lockeres 75
- retikuläres 76

Bindegewebsknochen 84
Bindegewebszellen 74
Biotypologie, anatomische 528
Biotin 384
Bizepssehne, lange **161**
Bläschen, synaptisches 103
Bläschendrüse **464**, 478, **480**
Blasendreieck **461**
Blasengalle 426
Blasengrund **461**
Blasenmuskulatur **444**
Blasensprung 524
Blasenzäpfchen **461**
Blastozyste **511, 517**
Blastozystenhöhle **512**
Blinddarm 410
Blindheit 638
Blut, Antikörper 266
- Aufgaben 260
- Hämoglobinkonzentration 276
- Kreuzprobe 267
- O$_2$- und CO$_2$-Transport 274
- Zusammensetzung **270**

Blutadern 206
Blutarmut 277
Blutdruck 217, 225
- diastolischer 225
- Regulation 248
- systolischer 225

Blutdruckamplitude 225
Blutdruckmessung 225, **226**
Blutdruckregulation 247
Bluterkrankheit 50, 281
Blutgefäße, Aufbau 228, **230**
Blutgerinnung **279**
Blutgerinnsel **279**
Blutgruppen 266
Blutgruppenantigene 266
Blutgruppenbestimmung **268**
Blut-Hirn-Schranke **105**
Bluthochdruck 225
Blutkörperchen **261**
- weiße 263

Blutkörperchen-Senkungsgeschwindigkeit (BSG) 273

Blutleiter, gerader **587**
- kavernöser **587**
- oberer gerader **576**
- – mittlerer 579, **587**
- querer **587**
- S-förmiger **587**
- venöser **192, 587**

Blut-Luft-Schranke 357, **360**
Blutmenge 260
Blutplasma 260, 270
Blutplättchen **261**, 266
Blutserum 270
Blutspeicher, venöse 248
Blutstillung 278
Bluttransfusion 266
Blutungszeit 278
Blutzellen **261**, 262
Blutzuckerspiegel 325, 383
B-Lymphozyten **284**, 286
Bogengänge **645, 651**
Bogengangsampulle **653**
Bogen-Sehnen-Konstruktion 133
Botenstoffe 309, 311
Bowman-Kapsel **449**
Brachium 156
Bradykardie 224
Bradykinin 311
Bradypnoe 356
Brechkraft 634
Brennwert, physikalischer 380
- physiologischer 380

Broca-Region **549**, 550
Bronchialbaum **345**, 350
Bronchiolus terminalis 351
Bronchitis, chronische 368
Brücke **551**, 552, **556**
Brückenbeuge **539**
Brückenvenen 587, **587, 576**
Brust, Milchgang **497**
- weibliche **497**

Brustaorta 236
Brustbein **138**
Brustbein-Schlüsselbein-Gelenk **139, 155**
Brustbeinwinkel **139**
Brustdrüse **497**
Brustganglien **617**
Brusthöhlenvene 209
Brustkorb **138**

Brustmark **564**
Brustmuskel, großer **144**
Brustwand 141
Brustwarze **497**
BSG (Blutkörperchen-Senkungsgeschwindigkeit) 273
Bulbus oculi 624
– olfactorius 655
– penis 482
Bursa synovialis **128, 129**
Bürstensaum 71, **411**

C

Caecum **410**
Calcaneus **175, 183**
Calciol 384
Calcitonin 320
Calcium 386
Calix renalis **446**
Camera anterior bulbi **627**
– posterior bulbi **627**
Canaliculus lacrimalis **641**
Canalis analis **417, 419**
– caroticus **192, 584**
– – centralis **580**
– hypoglossus **192**
– inguinalis **479**
– opticus **192, 642**
Capitulum humeri **158, 163**
Capsula adiposa **444**
– interna 543, **544, 567**
– lentis **627**
Caput 186
– costae **139**
– femoris **167, 177**
– fibulae **174**
– humeri **161**
– mandibulae **197**
– radii **158**
Carboanhydrase 274
Carboxypeptidasen **432**
Cardia **406**
Carotissinus 247
Carrier **30**
Cartilago cricoidea **340**
– thyroidea **340**
Caruncula sublingualis **399**
Cauda equina **561**, 563

Cavitas glenoidalis 155, **161**
– nasi **336**
– oris 389
– pericardialis 348
– peritonealis 348
– pleuralis 348
– uteri **494**
Cavum epidurale 577
– subarachnoideale **576, 581**
– tympani **645**
CCD-Winkel **172**
Cementum **395**
Centrum tendineum 149
Centrum-Collum-Diaphysen-Winkel **172**
Cerebellum **551**, 552, **554**
Cervix dentis **395**
– uteri **494**
Chiasma opticum **551, 556, 639**
Chlor 386
Chloridkanal **28**
Chlorogensäure 388
Choanen **191, 338**
Cholecystokinin 311
Cholesterin 428
Chondrone 79
Chondrozyten 79
Chorda dorsalis 79
– tympani **646**
Chordae tendineae 213
Chordaanlage 518
Chordagewebe 79
Chorion frondosum **513, 521**
– laeve **513, 521**
Choriongefäße **517**
Choriongonadotropin 310, 490, 516
Chorionhöhle **521**
Chorionplatte **514, 517**
Chorionzotten 513, **515**
Choroidea **625**, 630
Chrom 385
Chromatiden 11, **20**
Chromosomen 10, **11**, 13, 18, **20**, 40
Chromosomenaberration, nummerische 51
– strukturelle 51
Chromosomenmutation 51
Chromosomensatz 10
– diploider 11, 21
– haploider 11, 21

Chylomikronen 271, **429**
Chylusgefäß **413**
Chymotrypsin 421, **432**
Chymus 404
Circulus arteriosus **585**
Cisterna cerebellomedullaris 579, **581**
– chyli **232**, **240**
Claustrum **544**
Clavicula **155**
Clearance 450
Clitoris **494**
Cobalamin 384
Cochlea **645**
Cochleariskerne 649
Code, genetischer 13
Codon 14 f
Colchicin 11
Colliculus facialis **557**
– seminalis **483**
Collum 185
– costae **139**
– femoris **167**, **177**
Colon ascendens **410**
– descendens **410**
– sigmoideum **410**
– transversum **410**
Colostrum 498
Columna renalis **446**
– vertebralis 130, **132**
Compacta 81, **82**, 83
Conchae nasales 335, **641**
Confluens sinuum 587
Conjugata vera **170**
Conjunctiva **625**, **627**
Conus medullaris **561**
converting enzyme 455
Corium 666
Cornea **625**, **627**, 629
Corona dentis **395**
– radiata **488**, **508**
Corpus albicans **487**
– amygdaloideum **546**
– callosum 543, **547**, **551**
– cavernosum ani **419**
– – penis **464**, **473**, **483**
– costae **139**
– geniculatum laterale 552, **639**
– – mediale 552, 649
– humeri **158**

– luteum **487 f**, 489
– – graviditatis 490
– – menstruationis 491
– mamillare **545**, **547**
– pineale 310, 317, 552
– rubrum **488**
– spongiosum penis **464**, **473**, **483**
– sterni **138**
– striatum 544
– uteri **494**
– vertebrae 133
– vitreum **625**, 626
Corpusculum renale **447**
Cortex cerebri 543, **544**
– renalis **446**
Corti-Organ 647
Cortisol 323
Cortison 323
Cowper-Drüsen **464**, **473**, 481
Crista ampullaris **652**
– – Sinneshaare **653**
– galli **192**
– iliaca **167**, **169**
– tuberculi majoris 156
– – minoris 156
crossing over **22**, 23, 58
Crus 172
– cerebri **553**
Crusta 71
Cumulus oophorus **488**
Cupula **652**
Curvatura ventriculi major 406
– – minor **406**
Cushing-Syndrom 324
Cutis 664
Cytosin 13, **14**, **17**
C-Zellen (parafollikuläre Zellen) 310, **319**, 320

D

Damm **494**
Dammriss 152
Darm, Immunsystem **297 f**
darmassoziiertes lymphatisches Gewebe 413
– – System **297**
Darmbein 169
Darmbein-Lenden-Muskel **444**

Darmbeinmuskel **444**
Darmbeinstachel **167**
Darmwandnervensystem 618, **619**
Darwin, Charles 55
Darwin-Höcker 61
Dauergebiss 396, **396**
– Durchbruch 398
Daumenballenmuskulatur **144**
Daumensattelgelenk 165
Decidua 513
– basalis 515, **521**
Deciduasepten 515
Decussatio pyramidum **556**
Dehnungsreflex 573
Dehnungsrezeptoren 247
Deletion 53
Deltamuskel **129**
Dendrit **98**
Dens axis **135**
– caninus 396
Dentes 394
– incisivi 396
– molares 396
– praemolares 396
Dentin **395**
Dentinkanälchen **395**
Dentition, erste 397
– zweite 397
Depolarisation 101
Dermis **665**, **669**
Desmodontium **395**
Desmosom **5**, 71
Desoxyribonukleinsäure 2, 11, **12**
Desoxyribose 13
Diabetes insipidus 315, 457
– mellitus 327
Diaphragma 149, **150**
– pelvis 151
– urogenitale 151
Diaphyse 81, **85**
Diarthrosen 118
Diaster 21
Diastole **217**
Diathese, hämorrhagische 281
Dickdarm 414
– absteigender **410**
– aufsteigender **410**
– Kontrasteinlauf 415
– querer **410**

– S-förmiger **410**
Dickdarmklappe 414
Dickdarmkrümmung, linke **415**
– rechte **415**
Dickdarmmotorik 417
Dickdarmschleimhaut 416
Dicumarol 281
Diencephalon **551**
Differenzialblutbild 262
Diffusion 29
– erleichterte 29
– freie 29
Diktyotän 21, 487
Dioptrie (dpt) 634
Diplotän 21
Discus articularis (Kiefergelenk) **197**
– intervertebralis 135
Dissimilation 379
Diuretika 457
DNA 11, **12**, **14**
Döderlein-Bakterien 496
Dom-Areal **297**
Dominanz 41
Doppelhelix 11, **12**, **14**
Dornfortsatz 133
Dottersack **517**
Douglas-Raum **485**
Down-Syndrom 54
Dreieckbein **159**
Drosselvene, innere 240, **587**
Druck, intrapleuraler 366
– intrapulmonaler 364
– kolloidosmotischer **31**, **250**
– osmotischer 29, **31**
Drucksehnen 127
Drucktrabekel **82**
Drüsen **308**
– endokrine 72, **312**, **308**
– exokrine **69**, 72, **308**
Drüsenepithel 72
Ductus alveolaris **353**
– arteriosus 235
– Botalli **209**
– choledochus **422**
– cochlearis **645**, **648**
– cysticus **422**, **424**
– deferens **473**, 478
– ejaculatorius **464**, **473**
– endolymphaticus **645**, **651**

- epididymis **473**
- excretorius **473**
- hepaticus communis **422**
- lactiferus **497**
- nasolacrimalis **338, 641**
- pancreaticus **422**
- parotideus **399**
- semicircularis **651**
- thoracicus **232, 240, 288, 298**

Duftdrüsen 668
Dünndarm 407
- Funktion 407
- Nervengeflecht **619**
- Schleimhaut **411**

Dünndarmmotorik 409
Dünndarmschleimhaut 409
Dünndarmzotten **69, 412, 413**
Duodenum 409, **410**
Duplikation 53
Dura mater encephali 575, **576**
- - spinalis 577
Duralsack 577
Durchblutung, Regulation 246
Durchblutungsstörungen, venöse 252
Durchmesser, biparietaler 520
Dysplastiker 528
Dyspnoe 356

E

Eckzahn **396**
EEG **558**
Effektorhormone 313
Eichel **464, 473**
Eierstock 310, **485**, 486, **493**
- Aufhängeband **493**
Eierstockarterie **487**
Eierstockvene **487**
Eifollikel 486
Eigelenk **121**
Eigen- oder Dehnungsreflex 573, **574**
Eihäute **521**
Eihügel **488**
Eikosanoide 311
Eileiter **485, 493**
- Aufhängeband **493**
Eileiterschwangerschaft 511
Eileitertransport **511**

Einheit, motorische 95
Einheitsmembran 5
Einnistung **511**
Einwärtsdreher, runder **144**
Einzeller **2**
Eisen 385
Eisprung 487
Eiweiße 382
Eizellbildung 487
Eizelle, reife **507**
Ejakulat, Zusammensetzung 481
Ejakulation 478, 484
EKG 221
- Brustwandableitung 223
- Extremitätenableitung **222**
EKG-Ableitungen 222
EKG-Kurve 223, **224**
Ektoderm **517**, 518, 537
Elektroenzephalogramm 558
Elektrokardiogramm 221
Elevation 147
Elle **158**
Ellenarterie **237**
Ellenbogen **158, 163**
Ellenbogengelenk **163**
- Bewegung 164
Ellennerv **591**
Embryo, 6 Wochen alt **519**
Embryoblast **512**
Embryonalentwicklung 516
Eminentia intercondylaris **174**
Emission 484
Enamelum **395**
Encephalon 540
Endhirn (Großhirn) 540
Endokard 212, **214**
Endolymphe 647
Endometrium 490, 495
Endomysium **89**, 125
Endoneurium **106**, 107
Endozytose 32, **33**
- rezeptorvermittelte 32
Endplatte, motorische **98**
Energiebedarf 379
Energiegehalt, Fett 380
- Kohlenhydrate 380
- Protein 380
Energiegewinnung 3
Energiestoffwechsel 379

Energieumsatz, Bestimmung 381
Energieumwandlung **9**
Entoderm **517**, 518
Entodermbläschen **517**
Entwicklung, postnatale 525
Enzyme 15
Ependymzellen 105
Epidermis **69**, 664, **665, 669**
- Melanozyten **666**
Epididymis **464**
Epiduralblutung 576
Epiduralraum 577, **578**
Epiglottis **340, 342, 400**
Epikard 214
Epimysium **89**, 127
Epineurium **106**
Epipharynx **400**
Epiphyse 81, **85**, 310, 317, **544, 551**
Epiphysenfuge 79, **85**
Epithalamus 552
Epithelgewebe 68, **69 f**
Epithelkörperchen 310, **319**, 321
ER (endoplasmatisches Retikulum) 6
Erbfaktoren 13
Erbgang, autosomal-dominanter 46, **47**
- autosomal-rezessiver 48, **49**
- dominant-rezessiver **43**
- geschlechtsgebundener 50
- intermediärer 42, **44**
- X-chromosomal-dominanter 50, **51**
- X-chromosomal-rezessiver 50, **52**
Erbinformation 13
Erb-Punkt **220**
Erbsenbein **159**
Erektion 484
Erregungsleitung 101
- saltatorische 99
Erregungsleitungssystem 214
Ersatzknochen 84
Erythroblastose, fetale 269
Erythropoese 277
Erythropoetin 277 f, 311
Erythrozyten **261**, 262
- Färbekoeffizient 276
Erythrozytenbildung 278
Euchromatin 5, 13, **16**
Eupnoe 356
Evolution 55
Evolutionsbegriff 55

Evolutionsbeweise 59
Evolutionsfaktoren 55
Excavatio rectouterina **485**
Exophthalmus 320
Exozytose 32, **33**
Extension 123
Extrasystole 224
Extrazellularmatrix 72
Extremität, obere 153
- untere 166
Extremitätenknospen 519

F

F_1, F_2- Generation 42
Facies patellaris **174**
- - femoris **181**
Falx cerebri **576**
Farbensehen 632
Fasern, elastische 74
Fascia praerenalis **445**
- retrorenalis **445**
- thoracolumbalis **143, 148**
Fasciculus cuneatus 565
- gracilis 565
- longitudinalis medialis **553**
Faserknorpel **80**
Fast-Food-Ernährung 385
Faszie 127
Fazialishügel **557**
Fehlsichtigkeit 635
Felder, prämotorische 549
Felderhaut 664
Felsenbein **190, 192, 645**
Femoropatellargelenk **180**
Femorotibialgelenk **180**
Femurkopf **177**
Fenestra cochleae **645**
- vestibuli **645**
Fenster, ovales **645**
- rundes **645**
Fersenbein **175**
Fetalentwicklung 520
Fette 382
Fettgewebe 77, **78**
- braunes 78
Fettmark 83
Fettsäuren, ungesättigte 382
Fettverdauung 428

Fetus 520
- Körperlänge und -gewicht 521
Fibrae lentis **627**
Fibrin **279**
Fibrinogen **279**
Fibrinolyse **279**
Fibroblasten 74
Fibrose, cystische 48
Fibrozyten 74
Fibula **174**
Fibulaköpfchen **174**
Filialgeneration 42
Filtration 31
- glomeruläre 450
Filtrationsbarriere, glomeruläre 448
Filtrationsdruck, effektiver 451
Filtrationsfläche, glomeruläre 451
Filtrationsgleichgewicht 451
Filtrationsrate, glomeruläre 450
Filum terminale **561**, 577
Fingergelenke 165
Fingernagel **670**
Fingerstrecker **143**
Fissura longitudinalis cerebri 545
- mediana anterior 555
- orbitalis superior **192, 642**
Flavonoide 388
Fleck, blinder **625, 633**
- gelber **625, 632**
Fleischfaser **89**
Flexion 123
Flexura coli dextra **410**
- - sinistra **410**
Flimmerepithel 68, 335
Flimmerhaare 71
Flocculus 553
Flügelmuskel, äußerer **195, 197**
- innerer **195**
Fluor 385
Flüssigkeit, extrazelluläre 26
- intrazelluläre 26
Flüssigkeitstransport 28
Follikel, atretischer **487**
Follikelatresie 489
Follikelflüssigkeit **487**
Follikelphase 492
Follikelreifung 487, **488**
Follikelsprung **488**
Follitropin 489

Folsäure 384
Fontanellen 117, 188, **189**
Foramen caecum **391**
- epiploicum **420**
- interventriculare **580**
- intervertebrale 133, **578**
- jugulare **192, 587**
- lacerum **192**
- magnum **191**
- obturatum **167**
- ovale **192, 235**
- rotundum **192**
- spinosum **192**
- stylomastoideum **191**
- transversarium 134, 584
- venae cavae **150**
- vertebrae 133, **134**
Formatio reticularis **553**, 558
Fornix **547**
- humeri 155, **161**
Fossa hypophysialis **190**
- intercondylaris **174**
- mandibularis **197**
- rhomboidea **557**
- supraspinata **155**
Fovea centralis **632**
Foveolae gastricae 407, **408**
freie Radikale 386
Freizeitumsatz 381
Fremdreflexe 573
Fruchtblase 523
Fruchtwasser 518
Fruchtzucker 430
Fructose 430
FSH (follikelstimulierendes Hormon)
  310, 316, 489
Fuge 117
Füllgelenk 117
Fundus, Magen **406**
- uteri **493f**
- vesicae **461**
Funiculus spermaticus 478
- umbilicalis 516
Furchungsteilung **511**
Fuß 173, **176**
- Knochen 171
- Längsgewölbe 174, **176**
- Quergewölbe 174, **176**
Fußabdruck **176**

Fußrückenarterie **239**
Fußsohle 182

G

GABA (gamma-Aminobuttersäure) 104
Galea aponeurotica **196**
Gallenblase **422, 424**, 426
Gallenblasenarterie **425**
Gallenblasengang **422**
Gallenflüssigkeit 423
Gallengang, großer **422**
Gallenkapillaren **427**
Gallensäuren 423
Ganglien 588
– sensible 588
– vegetative 588
Ganglion cervicale superius **609**, 613
– ciliare **617**
– coeliacum **609**, 613
– mesentericum inferius **609**, 613
– – superius **609**, 613
– oticum **617**
– prävertebrales **611**
– pterygopalatinum **617**
– spinale **561, 578**
– spirale cochleae **648**
– stellatum **609**
– submandibulare **617**
– vegetatives 610
– vestibulare 652
Gänsehaut 669
gap junction 71
Gartenerbse **43**
Gasaustausch 357, **360**
Gaster **404**
Gastrin 311, 404
Gastrulation 518
Gaumen, harter **191, 392**
Gaumenbogen, hinterer 391
– vorderer **391**
Gaumenmandel **288**, 295, 391, **400**
Gebärmutter **485, 493, 523**
Gebärmutterarterie **494**
Gebärmutterband, rundes **485, 494**
Gebärmutterenge **494**
Gebärmuttergrund **493 f**
Gebärmutterhals **494**
Gebärmutterhöhle **494**

Gebärmutterkörper **494**
Gebärmuttermuskulatur 495
Gebärmutterschleimhaut **490**, 495
– zyklische Veränderungen **491**
Geburt 523
– Beckenlage 523
– Reifezeichen 522
– Steißlage 523
Geburtsablauf, Austreibungsphase 523
– Eröffnungsphase 523
Geburtstermin, Berechnung 522
Geburtsvorgang **524**
Gedächtniszellen 287
Gefäßerweiterung 246
Gefäßpol **449**
Gefäßsympathikus 246
Gefäßsystem 228
– physiologische Grundlagen 244
Gefäßtonus 246
Geflechtknochen 84
Geflechtschicht **665**
Gehirn 540
– Blutversorgung 582
– Furchen **542**
– Gewicht 540
– Gliederung **541**
– Hinterhauptslappen **542**
– Scheitellappen **542**
– Schläfenlappen **542**
– Stirnlappen **542**
– Windungen **542**
Gehirn-Rückenmarks-Flüssigkeit 578
Gehörgang **197**
– äußerer **188**, 644
– innerer **192**
Gehörknöchelchen **645 f**
Gehörorgan 644
Gelbkörper **487 f**, 489
Gelbkörperphase 492
Gelbsucht 278
Gelenk, Drehmoment 123
Gelenkbewegungen 123
Gelenke 117
– echte 118
– unechte 117
Gelenkflüssigkeit **119**
Gelenkformen 120
Gelenkfortsatz 133
Gelenkhöhle **119**

Gelenkinnenhaut **119**
Gelenkkapsel **119**, 120
Gelenkknorpel **85**, **119**
- Extrazellularmatrix 119
Gelenklippe 118, 160, **161**, **177**
Gelenkmechanik 122
Gelenkschmiere 120
Gelenkspalt **119**
Gendrift 57 f
Gene 10, 13, 15, 40, 45
Genetik 40
Genfrequenz 57
Genmutation 51
Genom 40
Genommutation 51
Genotyp 41
Genpool 57
Gerinnungsfaktoren 280
Gerinnungszeit 279
Germanium 385
Geruchssinn 654
Gesäßmuskel, großer **143**
Gesäßnerv **593**
Geschlechtsbestimmung 509, **510**
Geschlechtschromosomen 509
Geschlechtshormon, männliches 474
Geschlechtsorgane, männliche 472
- weibliche 485, 496
Geschlechtsverkehr 507
Geschmacksknospen 653, **654**
Geschmacksnerv **646**
Geschmackspapillen **393**, 653
Geschmacksporus **654**
Geschmacksqualität **654**
Geschmackssinn **653**
Gesichtsfeld **639**
Gesichtsfeldausfall **639**
Gesichtsschädel 189
Gesichtsvene **587**
Gewebe, hormonbildende 328
- Stoffaustausch 249
Gewebeatmung 334
Gewebeverträglichkeitsproteine 283
Gewebshormone 311
Gewölbe **547**
Gigantismus 317
Gingiva 395
Gitterfasern 76, **77**
Glandula (-ae) lacrimalis **641**

- bulbourethrales 481
- mammaria **497**
- parathyreoidea 310, 321
- parotis 399
- salivariae **399**
- sublingualis **392**, **399**
- submandibularis **399**
- suprarenales 310, 321, **444**
- thyreoidea 310, **319**
- vesiculosa **464**, 478
Glans clitoris 496
- penis **464**, **473**
Glanzstreifen 97, 221
Glashaut 68
Glaskörper **625**, 626
Glaukom 626
Gleichgewichtsnerv 649, **651**
Gleichgewichtsorgan 650
- Sinnesleiste 652
Gliazellen 97, 104
Glied, männliches 482
- - Querschnitt **483**
Globuline **270**
Globus pallidus 543, **544**
Glomerulus **447**, **449**
Glomus aorticum 363
- caroticum 363
Glottis 340
Glottisödem 343
Glucocorticoide 323
Glukagon 310, 325, 421
Glukosurie 327
Glykocalyx 5, **6**
Glykogen **5**, 383
Glykogensynthese 327
Gold 385
Golgi-Apparat **5**, 7
Golgi-Feld 7
Golgi-Sehnen-Organ 90
Gomphosis 117
Gonosomen 10
Graaf-Follikel **487 f**
Gradient, elektrochemischer 29, **30**
Granula **5**
Granulationes arachnoideales **576**, **581**
Granulozyten 264
- basophile **261**
- eosinophile **261**
- neutrophile **261**

- segmentkernige 264
- stabkernige 264
Grenzstrang, sympathischer 612, **589**
Grenzstrangganglion **611**
Griffelfortsatz **159, 188**
Großhirn (Endhirn) 540
- Frontalschnitt **545**
- Horizontalschnitt **544**
- Lappengliederung **542**
- Seitenventrikel 546
Großhirnarterie, hintere 586
- mittlere 586
- vordere 586
Großhirnarterien **585**
Großhirnhemisphäre, Dominanz 548
Großhirnhemisphären 540
Großhirnrinde 543
- Assoziationsgebiete **549**
- Primärgebiete 549
Großhirnschenkel **556**
Großhirnstiele 552
Grundumsatz 379 f
Grundregel, biogenetische 59
Gruppenfaszie 127
Guanin 13, **14, 17**
Gürtelwindung **547**
Gyrus cinguli **547**
- dentatus **547**
- postcentralis **549**
- praecentralis **549, 567, 569**

H

Haare, Aufbau 669
Haargefäße 206
Haarmuskel **669**
Haarwurzel **669**
Haarzellen **648**
Haase-Regel 520
Haeckel, Ernst 59
Hafte 117
Haftplatten 71
Hagen-Poiseuille-Gesetz 246
Hahnenkamm **192**
Hakenbein **159**
Halbblindheit 638
Hals 185
Hals-Arm-Anschwellung **561**
Halsfaszien 185, **187**

Halsgefelcht 590
Halsmark **564**
Halsmuskeln 185, **186**
Halsschlagader (Kopfschlagader) **236**
Halswirbel **135**
Haltetonus 573
Hämatokrit 260, **270**
Hammer **645 f**
Hämoglobin 263, 274
- Pufferfunktion 275
Hämoglobinkonzentration 276
Hämophilie 50
Hämophilie A 281
hämorrhagische Diathese 281
Hämorrhoiden 418
Hand 157
Handstrecker, radialer kurzer **143**
- - langer **143**
Handwurzel 156
Handwurzelgelenke **159**, 165
Harn, Konzentrierung 456
- Zusammensetzung 457
Harnblase 459, **464**
Harnblasenmuskulatur 461
Harnfilter 448
- Eigenschaften 450
Harnkonzentrierung 456
Harnleiter **444**, 458
- physiologische Engstellen 458
Harnleitermündung, Verschlussmechanismus **462**
Harnpol 449
Harnröhre, männliche 463
- Pars membranacea **464**
- - prostatica **463 f**
- - spongiosa **464, 483**
- weibliche 465
Harnröhrendrüsen 464
Harnröhrenschließmuskel, innerer **461**
Harnröhrenschwellkörper **464, 473, 483**
Harnwege, ableitende 458
Haube **553**
Hauptbronchus **336, 346**
Hauptzellen 407, **408**
Haut 664
- Bindegewebspapillen **666**
- Funktion 667
- hinfällige 513
- Pigmentzellen **666**

- Säureschutzmantel 668
Hautanhangsgebilde 668
Hautdecke 664
Hautdrüsen 668
Hautgefäße 612
Hautreflexe 573
Hautsinnesorgane 667
Havers-Kanal **82**, 83
Havers-System 83
HCG 490
HDL (high density lipoproteins) 271
Helicotrema **648**
Hell-Dunkel-Sehen 632
Hemianopsie **638**
– bitemporale 638
Henle-Schleife **453**
Hepar 423
Hepatozyten 426
Herz **209** f
– Auskultationsstellen 219
– Austreibungsphase **217**
– Erschlaffungsphase 217
– Füllungsphase **217**
– Kammerfüllungsphase 217
– Parasympathikus 219
– Pumpleistung 244
– Rand bildende Strukturen **211**
– Reizleitungssystem **212**
– Ruhe- und Aktionspotenzial 220
– Saugpumpe 218
– Sehnenfäden **213**
– Sogwirkung 251
– Sympathikus 219
– Untersuchungstechniken 227
– venöser Rückstrom 251
– Zwerchfellfläche **209**
Herzbasis 207, **210**
Herzbeutel **208**, **349**
Herzbeutelhöhle 348
Herzfrequenz 218, 224
Herzgeräusche 219
Herzgewicht 207
Herzhaut 214
Herzhinterwand 209
Herzinfarkt 216
Herzkammer **214**
Herzkatheteruntersuchung 227
Herzklappen **213**
Herzkranzarterie 209

Herzkranzgefäße 215, **216**
Herzminutenvolumen 218
Herzmuskulatur 97, **87**, 214
Herznerven 218
Herzohr **209**, **211**
Herzschatten **207**, 211
Herzscheidewand 208, **210**
Herzskelett **212**
Herzspitze 207, **209**
Herztöne 219
Herzzeitvolumen 218, 244
Heterochromatin **5**, 13, **16**
heterozygot 40
Hiatus aorticus **150**
– oesophageus **150**, **403**
Hiatusschlinge **403**
Hilum renale 444
Hinterhauptbein **188**
Hinterhauptloch **191**
Hinterstrangbahnen 565
Hinterstrangkerne **557**
Hinterwurzel **564**
Hippocampus **547**
Hippokrates, Typenlehre 528
Hirnanhangsdrüse 310, **551**
– Rückkoppelungsmechanismus **314**
Hirnarterien **585**
Hirnbasis, Arterien **585**
Hirnbläschen, Abkömmlinge 539
– embryonale 538
Hirnblutung 572
Hirnhaut, harte 575
– weiche 575
Hirninfarkt 572
Hirnkammern 579, **580**
Hirnlappen **542**
Hirnnerven **567**, **595**
Hirnrindenareale, funktionelle 548, **549**
Hirnschädel 187
Hirnschenkel **553**
Hirnsichel **576**
Hirnstamm **556**, **567**
Hirnvenen **587**
His-Bündel **212**
Histamin 265, 311
Histon **12**
HLA (human leucocyte antigen) 283
Hoden 310, 474
Hodenarterie **236**

Hodenkanälchen **473**
– Histologie **475**
Hodennetz **473**, 477
Hodensack **464, 473**
Höhlen, seröse 348, **349**
Hohlhandbogen, oberflächlicher **237**
Hohlhandmuskel, langer **144**
Hohlvene, obere **240**
– untere **240**
Homöostase 25
homozygot 40
Hörbahn 647
Hormon, antidiuretisches 456
– atriales natriuretisches 311
Hormone 309
– Bildungsorte 310
– glandotrope 313
– gonadotrope 316
– Hauptbildungsorte 312
– Wirkmechanismus 309
Hormonsekretion 313
Hornbildungsschicht **665**
Hornhaut **625, 627**, 629
Hornhautfalz 630
Hörnerv 649
Hörstörungen 650
Hörvorgang 649
Hörzentrum, sekundäres **549**
Hüftbein-Kreuzbein-Gelenk **152**
Hüftbeinloch **167**
Hüftgelenk **167**, 175, **177**
– Bewegungen **178**
Hüftlochmuskel, innerer **152**
Hüftpfanne **167, 177**
Humeroulnargelenk **158, 163**
Humerus 156
Hyaloplasma 6
Hyaluronidase 508
Hydrogenkarbonat 274
Hydrolasen 8
Hymen 496
Hyperglykämie 327
Hyperlordosierung 133
Hyperopie 635, **636**
Hyperpolarisation 104
Hyperreflexie 572
Hyperthyreose 320
Hypertonie 225
Hyperventilation 363

Hypervitaminosen 385
Hypoglossusdreieck **557**
Hypomochlion 127
Hypopharynx **400**
Hypophyse 310, **551**
– Rückkoppelungsmechanismus **314**
Hypophysenhinterlappen 315
Hypophysenstiel **551**
Hypophysenvorderlappen 315
Hypothalamus **551**
Hypothalamus-Hypophysen-System 313
Hypothyreose 320
Hypovitaminosen 385
Hypoxie 361

I

Ikterus, hämolytischer 278
Ileum 409, **410**
Iliosakralgelenk 166
Immunantwort **284**
Immunglobuline 272
Immunisierung, aktive 287
– passive 287
Immunkompetenz 290
Immunorgane 287
Immunsystem 281
– Gedächtniszellen 287
– spezifische 283
– unspezifische 282
Implantation **511**
Incisura vertebralis inferior 134
– – superior **134**
Incus **645**
Indole 388
Indusium griseum **547**
Infarkt, hämorrhagischer 587
– ischämischer 586
Information, genetische 2
Infundibulum **551**
Inklination 123
Inkontinenz 152, 418
Innenohr 647
Innenohrschwerhörigkeit 650
Innenrollung 123
Innenrotation 123
Insel **545**
Inselapparat 421
Insula **545**

Insulin 310, 325, 421
Integumentum commune 664
Interkinese **22**
Interkostalmuskulatur 141
Interleukin **284**
Interphase 18
Intersectio tendinea **126**
Interstitium **250**
Interzellularsubstanz 81
Intestinum crassum 414
– tenue 407
Intrinsic factor 407
Intumescentia cervicalis **561**
– lumbalis **561**
Inversion 53
Ionenkonzentration **28**
Ionenpumpe 27
Ionentransport 27
Iris **625**, 629
Ischiasnerv **593**
Isocortex 547
Isolation 57 f
Isothiocyanate 388
Isthmus uteri **494**

J

Jejunum 409, **410, 412**
Jetlag 317
Jochbein **188**
Jochbogen **195**
Jod 385
Jodmangelkropf 320
Jungfernhäutchen 496

K

Kahnbein **159, 175**
Kalium 386
Kaliumkanal **28**
Kalzitonin 310
Kammerflimmern 224
Kammerwasser 626
Kanalprotein **30**
Kapillaren 206
– Aufbau 229
– Blutzirkulation 249
– Flüssigkeitsaustausch **250**
Kapsel, innere 543, **544, 567**

Karbonat-Dehydratase 274
Karyogramm 10 f
Kastration 481
Katabolismus 379
Katarakt 635
Kaumuskulatur 194, **144, 195**
Kehldeckel 340, **342, 400**
Kehldeckelgrübchen **393**
Kehlkopf 339
Kehlkopfbänder 339
Kehlkopfmuskeln 341, **342**
Kehlkopfschleimhaut 341
Kehlkopfskelett 339
Keilbeine **175**
Keilbeinhöhle **190, 337**
Keimblätter, Abkömmlinge 518
Keimepithel 475
Keimesentwicklung 59
Keimscheibe **517 f**
Keimzellen 506
Kerckring-Falten 409, **412**
Kern, gezähnter 555
– roter **553**
Kernkörperchen **5**, 10
Kernmembran **5, 16**
Kernpore **5, 16**
Kiefergelenk **195**, 197
– Bewegungen 197
Kieferhöhle **190, 337**
Kieferköpfchen **197**
Killerzellen, natürliche 282
Kinderlähmung 571
Kinn-Zungen-Muskel **392**
Kinozilien 71, 335
Kitzler **494**, 496
K$^+$-Kanäle 27, 101
Klappenebene **207, 212**
Klappenton 219
Kleinhirn **551**, 552, **554**
Kleinhirnarterie, obere **585**
– untere hintere 585
– – vordere 585
Kleinhirnarterien **585**
Kleinhirnhemisphären 553
Kleinhirn-Medulla-Zisterne 579
Kleinhirnschenkel **554, 557**
Kleinhirnseitenstrangbahnen 565
Kleinhirntonsillen **554**
Kleinhirnwurm 553, **554**

Kleinhirnzelt 552, 577
Klimakterium 492
Klinefelter-Syndrom 54
Kniegelenk **173f**, 179, **181**
Kniehöcker, äußerer 552
– innerer 552
Kniekehlenarterie **239**
Kniekehlenvene **243**
Kniekörper, äußerer **639**
Kniescheibe **181**
Knöchel, äußerer **175**
– innerer **175**
Knöchelgabel 182
Knochen 116
– flache 116
– lufthaltige 116
– überzählige 116
– unregelmäßige 116
Knochenbildungszellen 83
Knochengewebe 80
– Entwicklung 84
Knochenhaften 117
Knochenhaut 81, **85**
Knochenkern 84
Knochenmanschette, perichondrale 84
Knochenmark 263
– gelbes 83
– rotes 83
Knochenmarkshöhle **82**
Knochenmarksriesenzellen 266
Knochenvene **576**
Knochenzellen 81
Knorpel, elastischer **80**
– hyaliner 79, **80**
Knorpelgewebe 79, **80**
Knorpelgrundsubstanz 79
Knorpelhaften 117
Knorpelhaut 79, **80**
Kobalt 385
Kochsalzlösung, physiologische 29
Kochsalz 454
Kodominanz 41, 43
Kohabitation 507
Kohlendioxid, Transport im Blut 274
Kohlenhydrate 383
Kohlenhydratstoffwechsel, Regulation 325
Kohlenhydratverdauung **430**
Kohlenmonoxid 276
Kohlrausch-Falte **419**

Kollagenfasern 74
Kollaps, orthostatischer 248
Kollateralbänder, Ellenbogengelenk **163**
Kollateralkreislauf 240
Koma, diabetisches 327
Kommissurenfasern 543
Komplementsystem 283
Konduktorin 50
Kontraktion, isovolumetrische 217
Konvergenzreaktion am Auge 629
Kopf 186
Kopfbein **159**
Kopfdarm **390**
Kopfdreher **144**
Kopffortsatz 518
Kopfganglien, parasympathische **609**
– vegetative 588
Kopfgelenk 133
– oberes 133
– unteres 133
Kopfhaut **669**
Kopfschlagader (Halsschlagader), äußere **236, 584**
– innere **584**
Kopfschwarte **196**
Koppelung, arteriovenöse 251
– elektromechanische **93**
Korotkow-Geräusche 225
Körper, bleicher 543
Körperachsen 114
Körperebenen 114
Körperform 519
Körpergewicht 526
Körperkreislauf **233**
Körperproportionen 526, **527**
Körperschlagader **236**
Kortex, zerebraler 548
Kortikalis **82**
Kotyledon **517**
Kraftarm **124**
Krampfadern 252
Kranzfurche 211
Kranzvenen 216
Kreatinphosphat 92
Kreislauf 231
– enterohepatischer 429
– fetaler **235**
– postnataler **235**
Kreislauforgane 206

Kreislaufregulation 247
Kreislaufschock 249
Kreislaufzentrum 555
Kretinismus 320
Kretschmer, Typenlehre 528
Kreuzbänder **181**
Kreuzbein **167**
Kreuzbein-Darmbein-Gelenk 166
Kreuzbeingeflecht **561**, 594
Kreuznaht **188**
Kropf 320
Krummdarm 409, **410**
Krummdarm-Blinddarm-Klappe **416**
Kryptorchismus **474**
Kugelgelenke **121**
Kupfer 385
Kurzsichtigkeit 635, **636**
Kyphose 130

L

Labium majus **494**
– minus **494**
Labrum acetabuli **177**
– glenoidale 160
Labyrinth, knöchernes 647
Lactat 92
Lactobacillus acidophilus 496
Lactose 383, 430
Lactose-Intoleranz 431
Ladungsgradient **30**
Lähmung, schlaffe 95, 571
– spastische 95, 571
Lambdanaht **188**
Lamellenknochen 81, 83
Lamina cribrosa **192**
– spiralis ossea **648**
– tecti **551, 557**
Langerhans-Inseln 310
Langerhans-Zellen 664
Lanugohaare 522, 669
Lappenbronchien 346
Larynx 339
Lastarm **124**
Lateralflexion 137
LDL (low density lipoproteins) 271
L-Dopa 106
Leber 423, **424**
– Feinbau 426

– periportales Feld 426
Leberarterie **427**
Leberepithelzellen 426
Lebergang, gemeinsamer **422**
Leberläppchen **427**
Leberlappen, geschwänzter **424**
– viereckiger **424**
Leberpforte 425
Lebersinusoide 426
Lebervenen **240, 427**
Lederhaut **625**, 630, 666
Leerdarm 409, **410**
Leichenstarre 96
Leichtbauweise, Knochen 81
Leistenband 168, **236**
Leistenhaut **665**
– Epidermis **666**
Leistenkanal **479**
Leitungsschwerhörigkeit 650
Lendendreieck, unteres **445**
Lendengeflecht **561**, 590
Lenden-Kreuzbein-Anschwellung **561**
Lendenmark **564**
Lendenmuskel, großer **444 f**
Leukopenie 264
Leukozyten 263
Leukozytendiapedese 264
Leukozytose 264
Levatorschenkel 152
Levatorschlitz 151
Leydig-Zwischenzellen 474, **475**
LH (luteinisierendes Hormon) 310, 316, 489
Liberine 313
Libido 481
Lichtreaktion, konsensuelle 629
Lidheber **643**
Lieberkühn-Krypten 411
Lien 293
Ligamentum (-a) anococcygeum **152**
– anulare radii **163**
– arteriosum **209, 235**
– capitis femoris **177**
– collaterale laterale **181**
– – mediale **181**
– coracoacromiale **161**
– cruciatum anterius **181**
– – posterius **181**
– denticulata 577

- falciforme hepatis **421, 424**
- gastrolienale **421**
- inguinale 168
- ischiofemorale **177**
- latum uteri 486, **493**
- ovarii proprium **485, 493**
- palpebrae laterale **641**
- patella **181**
- pubofemorale **177**
- sacrospinale 166
- sacrotuberale 166
- sacrouterinum **493**
- suspensorium ovarii 486, **493**
- teres hepatis **425**
- – uteri **485, 494**
- vocale 340, **343**

Limbisches System 546, **547**
Limbus corneae **627**, 630
Linea alba **148**
- arcuata **167**
- terminalis **167**

Lingua 391, **400**
Linie, weiße **148**
Linné, Carl von 55
Linse **627**
Linsenepithel, vorderes **627**
Linsenfasern **627**
Linsenkapsel **627**
Linsenkern **544, 567**
Lipase 428
Lipide 382
Lipidperoxidation 387
Lipidtropfen **5**
Lipoproteine 271
Liquor cerebrospinalis **578**
- folliculi **487**
Liquorabfluss 579, **581**
Liquordiagnostik 582
Liquorräume, äußere 579
- innere 579
Lobus caudatus, Leber **424**
- flocculonodolaris 553
- frontalis **542**
- occipitalis **542**
- parietalis 542
- temporalis 542
Loch, blindes **391**
Lordose 130
L-Tubuli (longitudinale Tubuli) **90**

Luftröhre 344
Lumbalanästhesie 582
Lumbalpunktion 582, **583**
Lunge, Acinus 351
- Feinbau 352
- Gasaustausch 357, **360**
- Lymphgefäße 352
- Oberflächenspannung 357
Lungen, Belüftung 353
Lungenarterie **347**
Lungenbläschen 351, **352**
- Blutversorgung **353**
Lungenfell **208, 349**
Lungenfibrose 368
Lungengefäße **347**, 351
- Vasa privata 352
- – publica 352
Lungenhilus **207, 336, 347**, 350
Lungenkapazität 354
Lungenkreislauf **233**
Lungenläppchen 350
Lungenlappen **345**, 350
Lungenödem 368
Lungenschlagader **336**
Lungensegmente **351**
Lungenvenen **216, 347**
Lungenvolumen 354
Lutropin 489
Lymphflüssigkeit 229
Lymphgefäße 206, 229, **288**
Lymphkapillaren 229
Lymphknoten **288 f**, 291
- Aufbau **293**
- Rumpf **292**
Lymphknotenmetastasen 291
Lymphokine 311
Lymphozyten **261**
- B und T 286
- T-Helferzellen 284
- T-Suppressorzellen **284**
- zytotoxische Zellen (T-Killerzellen) 286
Lymphozytenrezirkulation 289
Lymphzisterne **232**
Lysosomen **5**, 8

M

Macula lutea **625, 632**
- sacculi **651**

– utriculi **651**
Macula-densa-Zellen **449**, 455
Magen 404
– Form und Lage 405
– Röntgenaufnahme **405**
Magenarterie **425**
Magenausgang **406**
Magenblase **405**, 406
Magen-Darm-Trakt, Aufhängebänder **420**
Magendrüsen **408**
Mageneingang **406**
Magenfalten **406**
Magengrübchen 407, **408**
Magengrund **406**
Magenkörper **406**
Magenkrümmung **406**
Magensaftsekretion 404
Magenschleimhaut **408**
Magenstraße 406
Magnesium 386
Mahlzahn 396
Makroelemente 386
Makrophagen 265, 284
– Antigenpräsentation 283
Malleolengabel **183**
Malleolus lateralis **175**
– medialis **175**
Malleus **645 f**
Malpighisches Körperchen 448
Mamilla **497**
Mamillarkörper **545**, **547**
Mamma 497
Mandelentzündung 295
Mandelkern **546 f**
Mandeln 295
Mandibula **188**, **197**
Mangan 385
Mantelzellen 105
Manubrium **138**
Manus 157
Marcumar 281
Mark, verlängertes **551**, 555
Marklager **544**
Markscheide **98 f**
Markstrahl, Niere **446**
Mastdarm **153**, **410**, **417**, **419**
Maxilla **188**
McBurney-Punkt 415
Meatus acusticus externus **188**

– – internus **192**
– nasi inferior **641**
Mediastinum **208**
Medulla oblongata **551**, 555
– renalis **446**
– spinalis 559
Megakaryozyten 266
Megaloblasten 277
Mehrzeller 2
Meiose 21, **22**, 23
Meißner-Tastkörperchen **665**, **669**
Melanozyten 664
Melatonin 310, 317
Membran, postsynaptische **103**
– präsynaptische **103**
– semipermeable 29, **31**
Membrana fibrosa **119**
– interossea **163**
– obturatoria **177**
– synovialis **119**
– tectoria 647, **648**
– tympani **645**
Membranporen 27
Membranpotenzial 27, **28**, 101
Menarche 492
Mendel'sche Regeln 41
Meningen 575
Meniskus **181**
Menopause 492
Menstruationsgelbkörper 491
Menstruationszyklus 491, **491**
Merkel-Zellen 664
Merkmalsträger 50
Mesangiumzellen **449**, 455
Mesaxon **99**
Mesencephalon **539**, **551**, 552, **553**
Mesenchym 72
Mesenterien **420**
Mesenterialarterie **236**
Mesocolon sigmoideum **410**
– transversum **420**
Mesoderm 518
Mesopharynx **400**
Mesosalpinx **493**
Mesotendineum **128**
Mesovarium 486, **493**
Metabolismus 378
Metaphase 19, **20**, **22**
Metathalamus 552

MHC (major histocompatibility complex) 283
MHC-I- und -II-Proteine 283
Mikroelemente 385
Mikrogliazellen 105
Mikrotubuli 8
Mikrovilli **5**, 71
– Dünndarm 411
Milchbrustdrüsengang 231, **232**, **240**
Milchgebiss **396**, 397
Milchmolaren **397**
Milchsäckchen **497**
Milchsäure 92, 96
Milchzucker 383, 430
Milieu, inneres 25
Milz **288**, 293
– Aufbau **294**
Milzarterie **425**
Milzknötchen **294**
Milzsinus **294**
Minderwuchs, hypophysärer 317
Mineralocorticoide 323
Mineralstoffe 385
Miosis 629
mischerbig 40
Mitochondrien 8, **5**
Mitose 18 f, **20**
Mitralklappe **212**, **220**
Mitteldruck, arterieller 244
Mittelfußknochen **175**
Mittelhandknochen 157, **159**
Mittelhirn **539**, **551**, **552**
Mittelhirndach **553**
Mittelnerv **591**
Mittelohr **644**
Modiolus **648**
Molybdän 385
Monaster 21
Mondbein **159**
Monosaccharide 383
Monosomie, gonosomale 54
Monozyten **261**, 265
Morbus Addison 324
– haemolyticus neonatorum 269
– Parkinson 106
Morula **511**, **512**
mRNA (mRNS) **16**, **17**
MSH (melanozytenstimulierendes Hormon) 310, 316

Mukoviszidose 48
Mundhöhle 389, **400**
Musculus (-i) adductor longus **144**
– arrector pili **669**
– biceps brachii **124**, **143**
– – femoris **143**
– brachialis **144**
– brachioradialis **143**
– buccinator **392**, **399**
– ciliaris **625**, **627 f**
– coccygeus **152**
– constrictores pharynges 401
– cricoarytaenoideus lateralis **341**
– – posterior **341**
– deltoideus **129**, **143**
– detrusor vesicae **44**, **461**
– dilatator pupillae **627**, 629
– erector spinae 141, **148**
– extensor carpi radialis brevis **143**
– – – – longus **143**
– – digitorum **143**
– – hallucis longus **144**
– flexor carpi ulnaris **143**
– gastrocnemius **143**
– genioglossus **392**
– glutaeus maximus **143**
– gracilis **144**
– iliacus **444**
– iliopsoas **444**
– infraspinatus **143**, 160
– intercostales 140 f
– latissimus dorsi **143**
– levator ani **152**, **419**
– – palpebrae superioris 640, **643**
– levatores pharynges 401
– masseter **144**, **195**
– mylohyoideus **392**, **399**
– obliquus abdominis externus **143**, **148**
– – – internus **148**
– – inferior **643**
– – superior **643**
– obturatorius internus **152**
– palmaris longus **144**
– pectoralis major **144**
– peronaeus brevis **143**
– – longus **143**
– pronator teres **144**
– psoas major **148**, **444 f**
– pterygoideus lateralis **195**, **197**

- – medialis **195**
- puborectalis **153, 419**
- quadratus lumborum **148**
- quadriceps femoris **144**
- rectus abdominis **144, 148**
- – femoris **144**
- – inferior **643**
- – lateralis **643**
- – medialis **643**
- – superior **643**
- scaleni 142, **186**
- semimembranosus **143**
- semitendinosus **144**
- serratus anterior **144, 147**
- soleus **143**
- sphincter ani externus **153, 419, 464**
- – – internus **419**
- – pupillae **627**, 629
- – urethrae 152
- – urethrae externus 462
- – – internus **461**, 462, **463**
- stapedius **646**
- sternocleidomastoideus **142, 144, 186, 195**
- subscapularis 160
- supraspinatus 160
- temporalis **195**
- tensor fasciae latae **144**
- – tympani **646**
- teres major **144**, 160
- – minor 160
- tibialis anterior **144**
- transversus abdominis **148**
- – perinei profundus 151, **463**
- trapezius **143**
- triceps brachii **124, 143**
- – surae **143**
- vocalis **342**
Musikantenknochen 156
Muskel, Aktionspotenzial **93**
- Ansatz 123
- Drehmoment **124**
- Fiederungswinkel 125
- halbmembranöser **143**
- halbsehniger **144**
- physiologischer Querschnitt 125
- Punctum fixum 125
- – mobile 125
- pupillenerweiternder **627**

- trapezförmiger **143**
- Ursprung 123
Muskelbauch 123, 125
Muskeldystrophie 50
Muskelfaser 86, **89**
- langsam zuckende (tonische) 94
- schnell zuckende (phasische) 94
Muskelfaszie **89**, 127
Muskelgewebe 85
- glattes 86, **87**
- quergestreiftes 87, **87**
Muskel-Haut-Nerv **591**
Muskelkater 96
Muskelkontraktion **93**
- isometrisch 94
- isotonisch 94
Muskelkontraktur 96
Muskelkopf 125
Muskeln, mimische **196**
Muskelpumpe 251
Muskelschwund 96
Muskelspindel 88
Muskelstarre 96
Muskelstoffwechsel 92
Muskeltonus 95
Muskeltypen 125, **126**
Muskelzelle **89**
- L-Tubuli **90**
- T-Tubuli **90**
Muskelzittern 86
Muskelzuwachs 96
Muskulatur, Durchblutung 95
- infrahyale **186**, 402
- mimische 194, **196**
- rote 94
- suprahyale **186, 195, 402**
- weiße 94
Mutabilität 57
Mutagene 51
Mutation 57
- germinale 51
- somatische 51
Mutationsdruck 57
Mutterband, breites **493**
Mutterkuchen 310, **513, 515, 521**
Muttermund, äußerer **485, 494, 514**
- innerer **514**
Mydriasis 629
Myelinscheide **99**

Myofibrille 86, **89**
Myofilamente 86
Myoglobin 86, 94
Myokard **214**
Myometrium 495
Myopie 635, **636**
Myosinfilamente 86, 91
Myxödem 320
M-Zellen 296, **298**

N

Nabelarterie 516
Nabelschnur **235, 515**, 516
Nabelvene 516
Nachgeburt 516, 525
Nachtblindheit 385
Nacken 185
Nackenbeuge **519, 539**
Nackenmuskeln, autochthone **187**
NaCl (Natriumchlorid) 454
Naegele-Regel 522
Nägel 670
Nagelbett **670**
Nahrungsfette 428
Nahrungsstoffe 382
– Energiegehalt 380
Na^+-Kanal 27, 101
Na^+/K^+-ATPase 27, **28, 102,** 454
Na^+/K^+-Pumpe 27, **28**, 454
Nasenbein **188**
Nasengang, unterer **641**
Nasenhöhle **336**
Nasenmuscheln 335, **337, 641**
Nasennebenhöhlen **337**
– Mündungen **338**
Nasenpolypen 295
Nasenrückenvene **587**
Nasenscheidewand 335
Natrium 386
Natriumchlorid (NaCl) 454
Natriumkanal **28**
Nebenhoden **464, 473**, 477
Nebenhodengang **473**, 477
Nebenhodenschwanz 477
Nebennieren **236**, 310, 321, **444**, 613
Nebennierenmark 324
Nebennierenrinde **322**
– Zona fasciculata **322**
– – glomerulosa **322**
– – reticularis **322**
Nebennierenrindeninsuffizienz 316
Nebenschilddrüse 310, **319**, 321
Nebenzellen **407 f**
Neocerebellum **554**
Neocortex 547
Nephron 448, **453**
Nerv, gemischter **588**
– peripherer **106**, 588
– Regeneration 107
Nerven, vegetative, postganglionäre 589
– – präganglionäre 589
Nervenfaszikel **106**
Nervengeflecht 590
Nervengewebe 97
Nervenimpuls 100
Nervenkitt 104
Nervensystem, Aufgaben 536
– autonomes **609**
– Entwicklung 537
– Gliederung 536
– parasympathisches 615
– – Überträgerstoffe 616
– peripheres 588
– sympathisches 611
– vegetatives (autonomes) 608, **609**
– – Aufbau 610
– – Überträgerstoffe 614
Nervenzellen 97
Nervus (-i) abducens **192, 556, 595**
– accessorius **192, 556, 595**
– cochlearis 649
– cutaneus femoris posterior **593**
– facialis **192, 556, 595, 616,** 654
– femoralis **593**
– glossopharyngeus **192, 556, 595**, 617, 654
– glutaeus inferior **593**
– – superior **593**
– hypoglossus **192, 556, 595**
– ischiadicus **593**
– medianus **591**
– musculocutaneus **591**
– oculomotorius **192, 553, 556, 595**, 616
– olfactorius **192, 595**, 655
– opticus **192, 595, 625, 639**
– peronaeus profundus **593**
– – superficialis **593**

- radialis **592**
- saphenus **593**
- splanchnici major **609, 614**
- – minor **614**
- – pelvini **609**, 618
- stapedius **646**
- tibialis **593**
- trigeminus **192, 556, 595**
- trochlearis **192, 556 f, 595**
- ulnaris **591**
- vagus **192, 556, 595**, 617
- vestibularis 649
- vestibulocochlearis **192, 556, 595**, 649

Netz, großes **420**
- kleines **420**

Netzhaut **625**, 630
- pars caeca **625**
- – optica **625**
- Pigmentepithel **631**

Neukleinhirn **554**
Neuralektoderm **538**
Neuralleiste 537
Neuralplatte 537
Neuralrohr 537
Neurit **98**
- Ursprungskegel 99

Neurocranium 187, **188**
Neurofilamente 99
Neuroglia 97, 104
Neurohypophyse 315
Neuron 97, **98**, 100, **100**
- bipolares **100**

motorisches, erstes 568
- – zweites 568
- multipolares **100**
- postganglionäres 612
- präganglionäres 612
- pseudounipolares **100**
- unipolares **100**

Neurotransmitter **103**
Neurotubuli 99
Niacin 384
Nickel 385
Niere, Fettkapsel 444
- Sammelrohr **453**

Nieren, Aufgaben 442
- Durchblutung, Autoregulation 452
- Gefäße **236, 444, 447**, 448
- Transportvorgänge 452

Nierenkanälchen 448, 452
Nierenkapsel, bindegewebige **446**
Nierenkelch **446**
Nierenkörperchen **447**, 448
Nierenmark **446**
Nierenpapille **446**
Nierenpforte **444**
Nierenpyramide **446**
Nierenrinde **446**
Nierensäule **446**
Nierentubulus 452
Nierenvene **240, 444, 447**
Nische, ökologische 56
Nissl-Schollen **98**
Nodulus 553
Nodus lymphaticus 291
Non-disjunction 53
Noradrenalin 247, 325, 613
Normozoospermie 481
Nucha **185**
Nucleolus **5**, 10
Nucleus **5**, 10
- caudatus **544**
- cuneatus **557**
- dentatus 555
- dorsalis n. vagi **617**
- Edinger-Westphal **553, 617**
- gracilis **557**
- lentiformis **544**
- pulposus 135
- ruber **553**
- salivatorius inferior **617**
- – – superior **617**

Nukleotide 13
Nuleosomen **12**, 16

O

Oberarm 156
Oberarmarterie **236 f**
- tiefe **237**

Oberarmknochen 156, **158**
Oberarmkopf **161**
Oberarmmuskel **144**
- dreiköpfiger **124, 143**
- zweiköpfiger **124, 143**

Oberarm-Speichen-Muskel **143**
Oberarmvene **242**
Obergrätenmuskel 160

Oberhaut 664
Oberkiefer **188**
Oberlid **641**
Oberschenkelarterie **236, 239**
– tiefe **239**
Oberschenkelknochen **82**, 171, **174**
Oberschenkelkopf **167**
Oberschenkelmuskel, vierköpfiger **144**
– zweiköpfiger **143**
Oberschenkelnerv **593**
Oberschenkelvene **240, 243**
Ödeme 250
Odontoblasten **395**
Oesophagus **400, 403**
Oesophagusengen **403**
Ohr 643
– äußeres 644
Ohrenschmalz 644
Ohrmuschel 644
Ohrspeicheldrüse **399**
Ohrtrompete 339, 401
Olecranon **158, 163**
Oligodendrozyten 99, 105
Oligospermie 481
Olive **556**
Omentum majus **420**
minus **420**
Ontogenese 59
Oogenese 487, **507**
Oogonie **507**
Oogonien 487
Oozyte, primäre 487, **507**
– sekundäre 487, **507**
Opposition 123
Ora serrata **625**, 630
Orbita 624, **643**
Organdurchblutung 245
Organe, homologe 60
– lymphatische 287
– – primäre **288**
– – sekundäre 288
– rudimentäre 288
Orientierungsbezeichnungen 115
Orthopnoe 356
Os (-sa) capitatum **159**
– coccygis **167**
– cuboideum **175, 183**
– cuneiformia **175, 183**
– ethmoidale **188**
– frontale **188**
– hamatum **159**
– hyoideum **186, 195, 340, 400**
– ilium **169**
– ischii 169
– lacrimale **188**
– lunatum **159**
– metacarpale 157
– metatarsale **175, 183**
– nasale **188**
– naviculare **175, 183**
– occipitale **188**
– palatinum **191**
– parietale **188**
– petrosum **645**
– pisiforme **159**
– pubis **169**
– sacrum **167**
– scaphoideum **159**
– temporale **188**
– trapezium **159**
– trapezoideum **159**
– triquetrum **159**
– zygomaticum **188**
Osmose 29
Ossifikation, chondrale 84
– desmale 84
– direkte 84
– indirekte 84
– perichondrale 84
Osteoblasten **82**, 83
Osteoklasten **82**, 84
Osteon **82**, 83
Osteozyten 81, **82**, 83
Ostium uteri externum **485, 494, 514**
– – internum **514**
Östrogene 310
Otosklerose 650
Ovar 310, **485**, 486, **493**
Ovarialzyklus 490
Ovulation 487, 489
Oxytocin 310, 315, 498

P

Pachytän 21
Palaeocerebellum 553
Palaeocortex 546
Palatum durum **392**

Palpebra inferior **641**
– superior **641**
Pancreas 310, 325, **326**, 421
Pancreasamylase **430**
Pancreaskopf **422**
Pancreaskörper **422**
Pancreassaft 421
Pancreozymin-Cholezystokinin 422
Pantothensäure 384
Papilla duodeni major **422**
– nervi optici **625**, 632, **633**
– renalis **446**
– vallata **653**
Papillarmuskel **212**, 213, **217**
Papillarschicht **665**
Paradontium 395
Parametrium 495
Parasympathikus **609**
– Kopfteil 616, **617**
– sakraler 618
Parathormon 310, 321
Parentalgeneration 42
Patella **180f**
Patellarsehnenreflex **574**
Paukenhöhle **645**
Paukentreppe **645**, **648**
p-Cumarin 388
Pecten analis **419**
Pedunculus cerebellaris **554**, **557**
– cerebri 552
Pellagra 385
Pelvis renalis **445**, 458, **459**
Penis, Schwellkörper **464**, **473**, 482, **483**
Penisarterie, tiefe **483**
Penisrückenarterie **483**
Penisrückenvene **483**
Peniswurzel 482
Pepsin 407
Pepsinogen 407, **432**
Perforansvenen 239, **243**
Perichondrium 79, **80**
Perikard **208**, **214**, 349
Perikardhöhle 348
Perikardspalt **214**
Perikaryon **98**
Perilymphe 647
Perimetrium **487**, 495
Perimysium externum **89**, 127
– internum **89**, 125

Perineum **494**
Perineurium **106**, 107
Periost 81, **82**, **85**
Peristaltik 404
Peritonealhöhle 348, **420**
Peritoneum **349**
– parietale **420**
– viscerale **420**
Pes 173, **176**
Peyer-Platten (Peyer-Plaques) **288**, 296, **297**
Pfeilachse **115**
Pfeilnaht **188**
Pflanzenwirkstoffe 387
Pflugscharbein **191**
Pfortader **233**, **427**
Pfortaderkreislauf **241**, 423
Pförtner, Magen **406**
P-Generation 42
Phagozytose 32
Phalangen, Hand 157, **159**
Phalangen, Fuß **183**
Phänotyp 41
Pharynx 339, **400**
Phenylketonurie 49
Phonation 341, 344
Phosphatasen 8
Phospholipide **6**
Phosphor 386
Photorezeptoren **631**, 632
Phyllochinon 384
Phylogenese 59
Pia mater encephali 575, **576**
– – spinalis 577
Pigmentepithel **631**
Pigmentgranulum **5**
Pinozytose 32
Placenta **235**, 310, **513**, **515**, **517**, **521**
– intervillöse Räume **515**
Placentaschranke **515**, 516
Placentazotten 515
Planta pedis 182
Plasmaelektrolyte 273
Plasmafluss, renaler 451
Plasmalemm **5**
Plasmaproteine **270**
Plasmazellen **284**
Plasmin **279**
Plattenepithel 68

- mehrschichtig verhorntes 664
Platysma 185
Pleura costalis 349
- parietalis 349
- pulmonalis 349
- visceralis 349
Pleurahöhle 348
Pleurakuppel **349**
Pleuraspalt **208, 349, 366**
Plexus 590
- brachialis **561**, 590
- cervicalis 590
- choroideus 105, **545**, 579
- hypogastricus **609**, 618
- lumbalis **561**, 590
- mesentericus inferior **614**
- - superior **614**
- myentericus (Auerbach) **619**
- renalis **614**
- sacralis **561**, 594
- solaris 613, **614**
- submucosus externus (Schabadasch) **619**
- - internus (Meissner) **619**
- suprarenalis 614
Plica interureterica **461**
- semilunaris **416**
- vestibularis **343**
- vocalis 340
Pneumothorax **366**
Pneumozyten 357
Podozyten **449**
Poliomyelitis 571
Polkissen **449**, 455
Polkörperchen **487, 507, 510**
Polysaccharide 383
Polyspermieblock 509
Pons **551**, 552
Porta hepatis **425**
Portio vaginalis **494**
Potenz, sexuelle 481
Potenzialdifferenz 27
Praeputium penis **464, 473**
prämotorische Felder 549
Präribosomen **16**
Presbyopie 635
Pressorezeptoren 247
Presswehen 524
Primärfollikel **488**

Primärharn 451, 454
Primitivknoten **518**
Primitivstreifen **518**
Primordialfollikel **487**
PRL (Prolactin) 310, 316
Processus articularis 133
- coracoideus **155, 161**
- coronoideus **197**
- mastoideus **188, 191, 197**
- spinosus 133
- styloideus **188**
- - radii **158**
- - ulnae **159**
- transversus 133
- xiphoideus **138**
Projektionsfasern 543
Proliferationsphase 492
Promontorium **132, 170**
Pronation 162
- Fuß **184**
- Hand
Prophase 19, **20, 22**
Prosencephalon **539**
Prostaglandine 311
Prostata **420, 464, 479 f**
- Außenzone **483**
- Innenzone **483**
- periurethrale Mantelzone **483**
- rektale Untersuchung 479
Prostataadenome 480
Prostatakarzinom 480
Prostatasekret 480
Proteinanionen **28**
Proteinbiosynthese 13
Proteine, zelleigene 7, 382
Proteinsynthese 15
Proteinverdauung 431
Prothrombin **279**
Protuberantia occipitalis externa **191**
Provitamine 384
Ptyalin 430
Pubertät 525
Pulmonalklappe **210, 212, 220**
Pulpa dentis 395
- rote 293
- weiße 293
Pulpavene **294**
Pupertas praecox 318
Pupille 629

Pupillenreflexe 629
Purkinje-Fasern **215**
Putamen 543, **544**
Pyelogramm, intravenöses **460**
Pylorus **406**
Pyramide **567**
Pyramidenbahn **553**, **564**, 565, **567**
Pyramidenbahnkreuzung 555, **556**
Pyridoxal 384

Q

QRS-Komplex 223
Quadrizepsreflex **574**
Querachse **115**
Quotient, respiratorischer (RQ) 381

R

Rabenschnabelfortsatz **155, 161**
Rachen 339, 400
Rachenmandel **288**, 295, **400**
Rachenring, lymphatischer 295, 400
Rachitis 385
Radgelenk **121**
Radikale 386
Radikalfänger 386
Radioulnargelenk, Bewegung 162
– distales **158**
– proximales **158**
Radius **158**
Radiusköpfchen **158**
Radix dentis 395
– dorsalis **564, 589**
– ventralis **564, 589**
Ramus (-i) cirumflexus **216**
– communicans albus **611**
– – griseus **611**
– interventricularis anterior **209, 216**
– – posterior **210, 216**
Rankenarterien 483
Ranvier-Schnürring **98**
Raum, perivitelliner 509, **510**
Rautengrube 555, **557**
Rautenhirn **539**
Reaktion, kortikale 509
– orthostatische 248
Recessus axillaris **161**
– costodiaphragmaticus 365
– piriformis 343
Rechtsherzinsuffizienz 250
Rektum **153, 410, 417, 419**
– Ampulle **419**
Rektusscheide **144, 148**
Recycling 8
Reduktionsteilung 21, **22**
Reflexbogen 573
Reflexe, pathologische 575
Reflextonus 95
Regenbogenhaut **625**, 629
– Ringmuskel **627**
Regenerationsschicht **665**
Regio olfactoria **336**
– respiratorii 335
Reifeteilung (Meiose) 21, **22**, 23, **507**
Reinerbigkeit 40
Reissner-Membran **648**
Reizleitungssystem **215**
Reklination 123
Rekombination 57 f
REM-Schlaf 559
Renin 311, 455
Renin-Angiotensin-Aldosteron-Mechanismus 455
Renin-produzierende Zellen 455
Replikation 13, 18, **19**
Repolarisation 101
Reposition 123
Reservevolumen, exspiratorisches **355**
– inspiratorisches **355**
Residualvolumen 354
Restvolumen, endsystolisches 217
Rete testis **473**
Retikulozyten 263
Retikulum, endoplasmatisches 7
– – glattes **5**
– – raues **5**
– sarkoplasmatisches 90, **90**
Retikulumfasern 74, **77**
Retikulumzellen 295
Retina **625**, 630
– pars caeca retinae 630
– – optica retinae 630
– Stratum nervosum 631
– pigmentosum 631
Retinol 384
Retroversion 123

Rezeptoren **100**, 624
- α-Rezeptoren 614
- β-Rezeptoren 614
Rezessivität 41
Rhesusantikörper 269
Rhesusfaktor 268
Rhombencephalon **539**
Rhythmus, zirkadianer 317, 559
Riboflavin 384
Ribosomen **5**, 7, **17**
Riechhirn 547
Riechkolben **655**
Riechnerv **595**
Riechschleimhaut **336, 655**
Riesenwuchs, hypophysärer 317
Rigor 96
- mortis 96
Rinde, auditorische **549**
- motorische **549**
- - somatotope Anordnung **569**
- sensible **549**
- visuelle **549**
Ringknorpel **340**
Rippen **138**
Rippenatmung 364
Rippenfell **208, 349**
Rippenhals **139**
Rippenknorpel **138**
Rippenkopf **139**
Rippenkörper **139**
Rippen-Wirbel-Gelenke **139**
Riva-Rocci, Blutdruckmessung 225, **226**
RNA (RNS, Ribonukleinsäure) 15
- ribosomale 10
- Boten- (messenger) 16
RNS-Polymerase 15, **16**
Röhrenknochen, Entwicklung 84, **85**
Rohrzucker 430
Rollhügel, großer **177**
- kleiner **177**
Rotatorenmanschette 160
Rubidium 385
Rücken 141
Rückenmark 559, **564**
- absteigende Bahnen 565
- aufsteigende Bahnen 565
- Endfaden **561**
- graue Substanz 563
- Hinterhörner 563
- Pferdeschwanz 563
- Seitenhorn 565, **611**
- Vorderhörner 563
- weiße Substanz 563
Rückenmarkssegmente **562**
Rückenmarkshaut, harte **578**
- weiche **578**
Rückenmarkshäute 577
Rückenmarksnerven 560, **561 f**, 589
Rückenmarksreflexe 572
Rückenmuskel, breiter **143**
Rückenmuskulatur, autochthone 141
Rückenstrecker 141
Rückkoppelungsmechanismus, tubuloglomerulärer 456
Ruhepotenzial
Ruheumsatz 380
Rumpf 129
Rumpfmuskulatur 140
- eingewanderte 141
Rumpfskelett 129 f

S

Saccharose 430
Sacculus **651**
Sägemuskel, vorderer **144**
Sakralmark **564**
Salzsäure, Magen 407
Samenerguss 478
Samenhügel **483**
Samenleiter **473**, 478
Samenstrang 478
Samenwege, ableitende **479**
Samenzellbildung 475
Sammellymphknoten 291
Sammelrohre 456
Saponine 388
Sarkolemm **89**
Sarkomer **89**, 91
Satelliten 13
Satellitenzelle **89**
Sattelgelenk **121**
Sauerstoffmangel 361
Sauerstofftransport 274, 334
Säuglingsalter 525
Säure-Basen-Haushalt 454
Säurestarre 478
Scala tympani **645, 648**

– vestibuli **645, 648**
Schädel 187
– Röntgenaufnahme **190**
Schädelbasis, äußere **191**
– innere **192**
Schädelgruben **192**
Schädelmuskeln 194
Schafhaut **513**, 516
Schalenkern 543, **544**
Schalldruck 649
Schalldruckpegel 650
Schallwellenfrequenz 649
Schambein **169**
Schambeinfuge 166
Schamlippen 496
– große **494**
– kleine **494**
Scharniergelenk **121**
Scheide **485, 494**, 495
Scheidenflora, physiologische 496
Scheidengewölbe 495
– hinteres 485
Scheidenmilieu 496
Scheidenvorhof **485, 494**, 496
Scheitelbein **188**
Scheitelbeuge **519, 539**
Scheitel-Fersen-Länge 520
Scheitel-Steiß-Länge **519**, 520
Schenkelanzieher, langer **144**
– schlanker **144**
Schenkelbindenspanner 144
Schenkelhals **167, 177**
Schenkelhalswinkel **172**
Schienbein **174**
Schienbeinarterie, hintere **239**
– vordere **239**
Schienbeinmuskel, vorderer **144**
Schienbeinnerv **593**
Schienbein-Wadenbein-Gelenk 172
Schilddrüse **187**, 310, **319**
– Blutversorgung **319**
– C-Zellen 310
– Hyperthyreose 320
– Hypothyreose 320
Schilddrüsenarterie **584**
Schildknorpel **186, 340**, 346
Schläfenbein **188**
Schläfenmuskel **195**
Schlaf-Wach-Rhythmus 558

Schlagadern 206
– Arm **237**
– Aufbau **228**
– Bein **239**
Schlaganfall 572, 587
Schlagvolumen **217 f**
Schleimbeutel 128, **129**
Schlemm-Kanal **625, 626, 627**
Schließmuskel, äußerer quergestreifter **419**
– willkürlicher **153**
– innerer glatter **419**
Schluckakt 401
– Ablauf **402**
Schluckreflex 401
Schluckzentrum 401
Schlundheber 401
Schlundschnürer 401
Schlüsselbein **155**
Schnecke 645, 647, **648**
Schneckengang **645, 648**
Schneckenspindel **648**
Schneckenspitze **648**
Schneidezähne 396
Schock, anaphylaktischer 249
Schockzustand 249
Schollenmuskel **143**
Schulter, Schleimbeutel **129**
Schulterblattgräte **155**
Schulterblattgrube, obere **155**
Schulterdach 155, **161**
Schultereckgelenk **155**
Schultergelenk **129**, 160
– Beweglichkeit 162
– Luxation 160
Schultergürtel 153, **155**
Schulterhöhe **155, 161**
Schultermuskel, dreieckiger **143**
Schulterpfanne **161**
Schulterwinkel, unterer 154
Schuppennaht **188**
Schutzimpfung 287
Schwangerschaftsdauer 522
Schwangerschaftsgelbkörper 490
Schwann-Zelle **99**, 105
Schwanzkern **544, 567**
Schwefel 386
Schweißdrüsen 612, 668
Schwertfortsatz **138**

second messenger 311
Segelklappen **210**, 212, **212**
Segmentbronchien **346**
Sehbahn 638, **639**
Sehne 127
Sehnenansatzzone 127
Sehnenplatte, zentrale 149
Sehnenscheide **128**
Sehnerv **595, 625, 639**
Sehnervenkreuzung **551, 556, 595, 639**
Sehnervkanal **642**
Sehprobe 637
Sehrinde **639**
Sehschärfe **637**
Sehstrahlung **639**
Sehtrakt **556, 639**
Seitenfurche **542, 549**
Seitenstränge, lymphatische **391**
Seitenventrikel 579, **580**
Sekretin 311, 422
Sekretion, autokrine 308
– parakrine 308
Sekretionsphase 492
Sekretvesikel 7
Sekundärfollikel **488**
Selektion 55, 57
– klonale 285
Selektionstheorie 56
Selen 385
Sella turcica **192**
Semilunarklappen 213
Seperation, geographische 58
Septum interventriculare 208, **210**
– linguae **392**
Serosa 348
Sertoli-Zellen **475**
Sesambeine 117
Sesamknochen 128
Siebbein **188**
Siebbeinhöhle **337**
Siebbeinplatte **192**
SI-Einheiten 674
Sigmoid 415
Signal- oder Botenstoffe 308
Silizium 385
Sinnesepithel 72
Sinneszellen, primäre 624
– sekundäre 624

Sinus cavernosus **587**
– coronarius 211, **216**
– ethmoidalis **337**
– frontalis **190, 192, 337**
– lactiferus **497**
– maxillaris **190, 337**
– paranasales **337**
– rectus **587**
– renalis **446**
– sagittalis superior **576**, 579, **587**
– sigmoideus **587**
– sphenoidalis **190, 337**
– transversus **192, 587**
– venosus sclerae **625**
Sinusknoten **215**
Sitzbein **169**
Sitzbeinknorren **169**
Sitzbeinstachel **167**
Skelett 116, **131**
Skelettalter 527
Skelettmuskel 123
– Aufbau 88, **89**
Skelettmuskelgewebe 88
Skelettmuskulatur, Kontraktion 91
Skelettwachstum 527
Sklera **625**, 630
Skorbut 385
Skrotum **464, 473**
Somatogramm 525
Somatostatin 310, 325
Sonnengeflecht 613, **614**
Spalt, synaptischer **103**
Spaltungsregel 42, 44
Speiche **158**
Speichel 399
Speicheldrüsen 398 f
Speichenarterie **237**
Speichennerv **592**
Speicherfett 77
Speiseröhre **400, 403**
Sperma 481
Spermatiden **475, 507**
Spermatogenese 475, **507**
Spermatogonie **507**
Spermatogonien 475
Spermatozyte, primäre **475, 507**
– sekundäre **475, 507**
Spermien **475**, 476, **507**
– Aufbau **477**

Spermin 480
Spielbein 179
Spina scapulae 155
Spinalarterie, hintere 585
– vordere 585
Spinalganglion 561, 578, 589, 611
Spinalnerv 564
– R. communicans 589
– – dorsalis 589
– – meningeus 589
– – ventralis 589
Spinalnerven 560, 562, 589
Spinalnervenwurzeln 560, 589
Spindelfaser 8
Spindelpole 20
Spinngewebshaut 575
Spirometer 355
Spongiosa 81, 83, 82
Spongiosabälkchen 81
Spontanatmung 361
Sprachzentrum 550
– motorisches 549
Spritzgang 463, 478
Sprungbein 175
Sprungbeinrolle 175
Sprunggelenk, Bewegungen 184
– oberes 183
– unteres 183
Spurenelemente 385
Stäbchen 632
Stabsichtigkeit 636
Stammesentwicklung 59
Stammzellen 263
Standbein 179
Stapes 645
Star, grauer 635
– grüner 626
Starbrille 635
Stärke 430
Statine 313
Statolithenmembran 651 f
Steigbügel 645 f
Steigbügelmuskel 646
Steißbein 167
Stellbündel 553
Stereozilien 71
Sterilisation 481
Sterilität 481
Sternum 138

STH (somatotropes Hormon) 310, 316
Stimmbandmuskeln 340, 342
Stimmbildung 344
Stimmfalte 340, 343
– falsche 343
Stimmritze 340, 342
Stirnbein 188
Stirnbeinhöhle 190, 192, 337
Stirnwindung, untere 550
Stoffaustausch 24, 25, 249
Stofftransport 28
– intrazellulär 7
Stoffwechsel 3, 378
Stoffwechselfunktion 73
Strang, komplementärer 18
Stratum basale 665
– corneum 665
– ganglionare nervi optici 631
– – retinae 631
– germinativum 665
– granulosum 665
– neuroepitheliale 631
– papillare 665
– reticulare 665
– spinosum 665
Streckung 123
Streifenkörper 544
Stress, oxidativer 387
Strömungswiderstand 245
Struma 320
Stützgewebe 78
Subarachnoidealraum 576, 581
Subarachnoidealblutung 586
Subkutis 664, 669
Substantia compacta 81
– nigra 553
– spongiosa 81
Substanz, schwarze 553
Sulcus calcarinus 549, 639
– centralis 549
– coronarius 211
– lateralis 542, 549
Supination, Hand 162
– Fuß 184
Surfactant 357
Sutura coronalis 188
– lambdoidea 188
– sagittalis 188
– squamosa 188

Suturen 117
Sympathikus **609**
Sympathikusneuron, zweites 325
Symphyse 166
Symport **30**
Synapse **98**, 103, **104**
- erregende 104
- hemmende 104
Synarthrose 117
Synchondrose 117
Syndesmose 117
Synergist 125
Synostose 117
Synovia 119
System, extrapyramidal-motorisches 570
- retikuläres 558
- thorakolumbales 612
- venöses 239 ff
Systole **217**

T

Tachykardie 224
Tachypnoe 356
Taeniae coli 415
Tagesumsatz 381
Tag-Nacht-Rhythmus 317
Talgdrüsen 668
Talus **175, 183**
Tarsus 640
Taschenfalten 343
Taschenklappen **213**
Tast- und Geschmackspapillen **393**
Tawara-Schenkel **215**
Tectum **553**
Tegmentum **553**
Telencephalon 540
Telomer 13, **16**
Telophase 19, **20**
Tentorium cerebelli 552, 577
Terminalhaare 669
Terpene 388
Tertiärfollikel **487**
- sprungreifer **488**
Testis 310, **464**
Testosteron 474
Testosteronproduktion 474
Tetrade 23

Thalamus **544, 551**
T-Helferzelle 285
Thenar **144**
Thiamin 384
Thorax 138
Thrombokinase 266, **279**
Thrombozyten **261**, 266
Thrombozytopenie 281
Thrombus **279**
Thymin 13, **14, 17**
Thymopoetin 290
Thymus 285, **288, 290**
Thyroxin 310, 318
Tibia **174**
Tibiakopf 174
Tibiaplateau **173, 181**
Tiffeneau-Test **368**
tight junction 71
T-Killerzelle 286
T-Lymphozyten 285
Tocopherol 384
Toleranz, immunologische 283
Tonsilla lingualis **288, 295, 391**
- palatina **288**, 295, **391, 400**
- pharyngea **288**, 295, **400**
- tubaria 401
Tonus 95
Totenstarre 96
Totraum, anatomischer 357
Totraumventilation 356
Totraumvolumen 356
Trabeculae carneae 212
Trachea **345**
Tractus corticonuclearis **567**, 568
- corticospinalis **553**, 565, **567**, 568
- - anterior **567**
- - lateralis **567**
- iliotibialis **143**
- opticus **556, 639**
- pyramidalis 566
- spinocerebellaris dorsalis 565
- - ventralis 565
- spinothalamicus anterior 565
- - lateralis 565
Tränenapparat 641
Tränenbein 188
Tränendrüse **641**, 642
Tränennasengang **338, 641**
Tränenpunkt **641**

Tränenröhrchen, oberes u. unteres **641**
Tränensack **641**
Transfusionszwischenfall 267
Transkription **16, 17**
Translation **17**
Translokation 53
Transport, aktiver **30**, 32
– passiver **30**
– vesikulärer 32
Transport-ATPase **30**
Traubenzucker 383, 430
Treppenmuskeln **186**
Trikuspidalklappe **212**, 219
Triglyceride 428
Trigonum lumbale **445**
– lumbocostale **150**
– n. hypoglossi **557**
– – vagi **557**
– vesicae **461**
Trijodthyronin 318
Triplett 15
Trisomie 21 54
Trisomie, gonosomale 54
tRNS (transfer-RNS) **17**
Trochanter major **167**, 177
– minor **167**
Trochlea humeri **158, 163**
Trommelfell **645 f**
– pars flaccida **646**
– – tensa **646**
Trommelfellspanner **646**
Trophoblast **512, 517**
Truncus 129
– brachiocephalicus **236, 584**
– coeliacus **233, 236, 425**
– pulmonalis **347**
Trypsin 421, 432
TSH (thyreoideastimulierendes Hormon) 310, 316
T-Suppressorzelle 285
T-Tubuli (transversale Tubuli) **90**
Tuba auditiva **338**, 339, 401
– uterina **485, 493**
Tubargravidität 511
Tubenruptur 511
Tuber ischiadicum 169, **169**
Tuberculum articulare **197**
– costae **139**
– majus 156
– minus 156
– pubicum **170**
Tuberositas tibiae **173**
Tubulus seminiferus contortus **473, 475**
Tunica albuginea testis **473**
– – penis 482
– fibrosa bulbi 625
– interna bulbi 625
– vasculosa bulbi 625
Türkensattel **192**
Turner-Syndrom 54
Typ, athletischer 529
– leptosomer 529
– pyknischer 529
T-Zellen 285
T-Zell-Rezeptor **284**

U

Übergangsepithel **70**
Überzug, grauer **547**
Uhr, biologische (innere) 317, 559
Ulna **158**
ulnarer Beuger des Handgelenks 143
Ultrafiltration 31
Umgehungskreislauf 240
Unabhängigkeitsregel 42, 45
Unfruchtbarkeit 481
Uniformitätsregel 42
Unterarm 156
Untergrätenmuskel **143**
Unterhaut 664, **665**, 667
Unterkiefer **188, 197**
Unterkieferspeicheldrüse **399**
Unterlid **641**
Unterschenkel 172
– Knochen 171
– Muskulatur 184
Unterschlüsselbeinarterie **236, 237**
Unterschlüsselbeinvene **242**
Unterschultermuskel 160
Unterzungenspeicheldrüse **392, 399**
Uracil **17**
Ureter **444**, 458
Ureterengen 458
Uretermündung **462**
Urethra 463
Urkleinhirn 553, **554**

Urochrome 457
Urogenitalsystem 442
Ursprungssehnen **126**
Uterus **485, 493**
Uterushals, Zervixdrüsen 496
Utriculus **651**
Uvea 625, 630
Uvula **391**
– vesicae **461**

V

Vagina **485, 494, 495**
– synovialis **128**
Vagusdreieck **557**
Vakuole **5**
Vallecula epiglottica **393**
Valva bicuspidalis 213
– ileocaecalis **410**
– tricuspidalis 213
Vanadium 385
Variabilität, genetische 57
Varizen **252**
Vas afferens, Niere 448
– efferens, Niere **448**
Vasodilatation 229, 246
Vasokonstriktion 229
Vasopressin 310, 315, 455
Vater-Pacini-Lamellenkörperchen **665, 669**
Vaterschaftsnachweis 268
Vena (-ae) axillaris **242**
– azygos **209**
– basilica **242**
– brachialis **242**
– brachiocephalica **232**
– cardiaca media **216**
– – parva **216**
– cava inferior **240**
– – superior **240**
– centralis retinae **633**
– cephalica **242**
– cerebri magna **587**
– diploica **576**
– dorsalis nasi **587**
– – penis **483**
– emissaria **576**
– facialis **587**
– femoralis **240, 243**
– hepatica **240, 427**
– iliaca communis **240, 444**
– – externa **240**
– – interna **240**
– interlobularis **447**
– jugularis interna **187, 240, 587**
– mediana cubiti **242**
– ophthalmica **587**
– ovarica **487**
– poplitea **243**
– portae **241**, 423, **427**
– pulmonalis 347
– renalis **240, 444, 447**
– saphena magna **243**
– – parva **243**
– subclavia **242**
– umbilicalis **235**, 516
Venen 206, 239
– Aufbau **230**
Venenklappen 229, **230**, 251
Venenwinkel, linker 231, **232, 240, 288, 298**
– rechter **240**
Venole, postkapilläre **289**
Ventilation 353
Ventilebene **207, 209, 212, 217, 220**
Ventilebenenmechanismus 218
Ventriculus, Magen 404
Ventrikel, Herz **211**
– Gehirn **579, 580**
Verbindungsarterie, hintere 586
– vordere 586
Verdauungsorgane, Übersicht 389, **390**
Vererbung, autosomal-dominante 46
– dominant-rezessive 42, **43**
Vererbungslehre 40
Vermis cerebelli 553, **554**
Verlangen, sexuelles 481
Verrenkung (Schultergelenk) 160
Verschlusskontakt 71
Vertebra prominens **132**
Vesica fellea **422**
– urinaria 459
Vestibulariskerne 649
Vestibularorgan 650
Vestibulum oris **392**
– vaginae **485, 494**
Vieleckbein, großes **159**

– kleines **159**
Vierhügelplatte **544, 551, 557**
Visus **637**
Viszerocranium 189
Vitalkapazität 354, **355**
Vitamin A 384
Vitamin B_1 384
Vitamin B_2 384
Vitamin B_3 384
Vitamin B_5 384
Vitamin B_6 384
Vitamin B_9 384
Vitamin B_{12} 277, 384
Vitamin C 384
Vitamin D 384
Vitamin E 384
Vitamin H 384
Vitamin K 281, 384
Vitamin-K-Antagonist 281
Vitamine 384
– fettlösliche 384
– wasserlösliche 384
VLDL (very low density lipoproteins) 271
Volkmann-Kanal **82**, 83
Volumenmangelschock 249
Vomer **191**
Vorderhirn **539**
Vorderseitenstrangbahnen 565
Vorderwurzel **564**
Vorhaut **464, 473**
Vorhof **210**
Vorhofdrüsen, große 496
Vorhofflimmern 224
Vorhofkammerknoten **215**
Vorhofsäckchen, großes **651**
– kleines **651**
Vorhofschwellkörper 496
Vorhoftreppe **645, 648**
Vorkern, männlicher **510**
– weiblicher **510**
Vormauer **544**
Vormilch 498
Vorsteherdrüse **464, 479**

W

Wachstumsfuge 79, **85**
Wadenbein **174**
Wadenbeinarterie **239**
Wadenbeinmuskel **143**
Wadenmuskel, dreiköpfiger **144**
– zweiköpfiger **143**
Wadennerv **593**
Wangenmuskel **392**
Warzenfortsatz **188, 191, 197**
Wasserhaushalt 73
Wasserstoffbrückenbindung 14
Wechseljahre 492
Weisheitszahn 397
Weitsichtigkeit 635, **636**
Wernicke-Zentrum **549**, 550
Widerstand, peripherer 244
Willkürmotorik 566
– Kopf 568
– Rumpf und Extremitäten 568
Windkesselfunktion 229
Windung, gezähnte **547**
Wirbel, Aufbau **134**
– Gelenkfortsatz **134**
– präsakrale 130
– Randleiste **134**
Wirbelbogen 133
Wirbelbogengelenk **132**
Wirbelkanal 133, **562**
– Querschnitt **578**
Wirbelkörper 133
Wirbelloch 133
Wirbelsäule 130, **132**
– Bandapparat **136**
– Beweglichkeit **137**
– Krümmungen 130
Wunderblume, japanische 42, **44**
Wundheilung 73
Würfelbein **175**
Wurmfortsatz **288, 410, 416**
Wurzel, hintere **589**
– vordere **589**
Wurzelfach 394
Wurzelhaut **395**

X

X-Chromosom 50, 509

Y

Y-Chromosom 50, **509**

Z

Zahnbein **395**
Zahndurchbruch 397
Zähne 394
Zahnfleisch 395
Zahnformel 396
Zahnhals **395**
Zahnhalteapparat 395
Zahnhöhle 394
Zahnkrone **395**
Zahnmark 394
Zahnschmelz 395
Zahnwurzel **395**
Zäpfchen **391**, 632
Zapfengelenk **121**
Zehenstrecker, langer **144**
Zelle, Arbeitsphase 18
– Stoffaustausch 24
Zellen, Grundeigenschaften 3
– Oberflächendifferenzierung 71
Zellkern **5**, 10
Zellkontakte **5**, 71
Zellleib 4
Zellmembran **5 f**
Zellorganellen 6
Zellteilung 18
Zellzahl, Organismus 2
Zement **395**
Zentralarterie **633, 642**
Zentralfurche **542, 549**
Zentralkanal **580**
Zentralnervensystem 538
Zentralspindel **20**
Zentralvene, Auge **633**
– Leber **427**
Zentralwindung, hintere 550
– vordere 550, **567, 569**
Zentriol **5**, 8, 20
Zentromer **12**, 21
Zerumen 644
Ziliarkörper 626, **627**

Ziliarmuskel **625, 627 f**
Zink 385
Zinn 385
Zirbeldrüse 310, 317, **544, 551, 557**
Zona pellucida **508, 510**
Zonulafasern **628**
Zottenhaut 513
Z-Scheiben 91
Zuckerkrankheit 327
Zugsehne 127
Zugtrabekel **82**
Zunge 391, **400**
– Geschmacksempfindungen 393
– Geschmackspapillen **393**
Zungenbein **186, 195, 340, 400**
Zungengrund 391
Zungenmandel **288, 295, 391**
Zungenmuskeln, innere **392**
Zwerchfell 149, **150,** 365
– Pars costalis **150**
– – lumbalis **150**
– – sternalis **150**
Zwerchfellatmung 364
Zwerchfellkuppel 149
Zwergwuchs 317
Zwischenhirn **551**
Zwischenknochenarterie **237**
Zwischenknochenmembran **163**
Zwischenrippenarterie **236**
Zwischenrippenmuskeln **140 f**
Zwischenwirbelloch 133, **134,** 135, **578**
Zwischenwirbelscheibe, Funktion 136
Zwölffingerdarm 409
– Papille **422**
Zygotän 21
Zygote **509**
Zygotenentwicklung **512**
Zytokine 311
Zytoplasma 4, **5,** 6
Zytoskelett 6
Zytosol 6

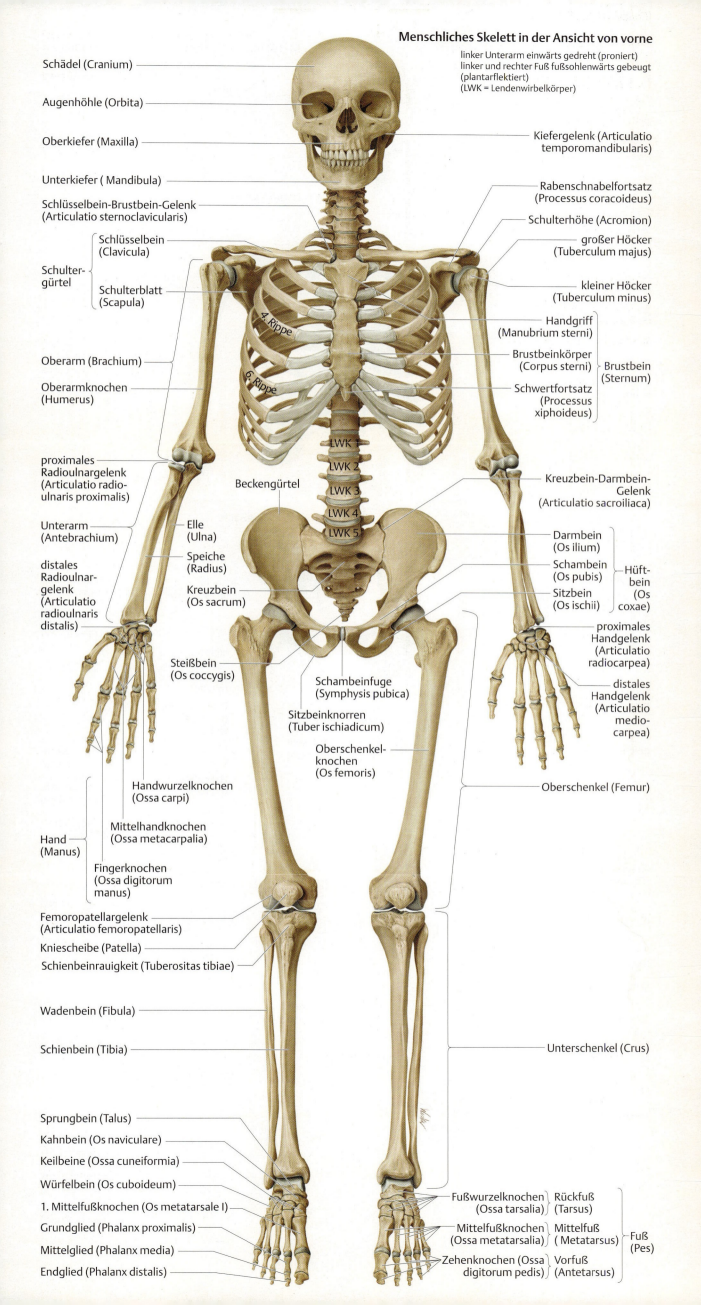

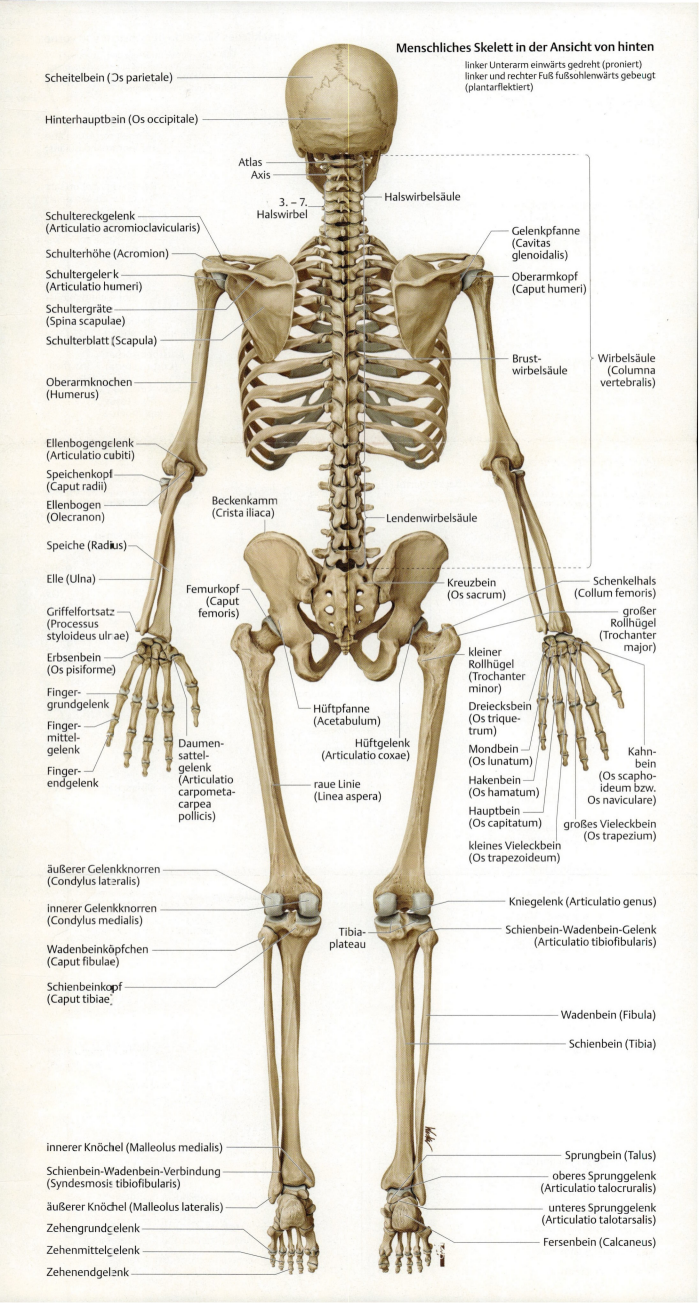